W0262382

HANDBUCH DER THEORETISCHEN UND KLINISCHEN 〈ALLGEMEINEN UND SPEZIELLEN〉 RÖNTGENKUNDE

HERAUSGEGEBEN VON

GUIDO HOLZKNECHT
WIEN

ERSTER BAND

DIE RÖNTGENDIAGNOSTIK DER INTRATHORAKALEN TUMOREN UND IHRE DIFFERENTIAL-DIAGNOSE

VON

ROBERT LENK

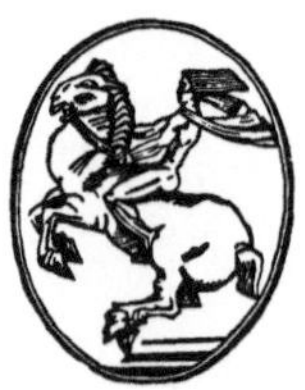

WIEN

VERLAG VON JULIUS SPRINGER

1929

DIE RÖNTGENDIAGNOSTIK DER INTRATHORAKALEN TUMOREN UND IHRE DIFFERENTIAL-DIAGNOSE

VON

DR. ROBERT LENK

DOZENT FÜR MEDIZINISCHE RÖNTGENOLOGIE
AN DER UNIVERSITÄT WIEN

MIT 217 ABBILDUNGEN

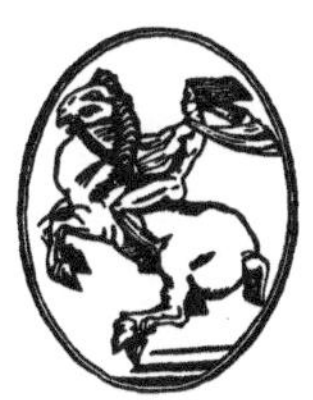

WIEN

VERLAG VON JULIUS SPRINGER

1929

ISBN 978-3-7091-9614-4   ISBN 978-3-7091-9861-2 (eBook)
DOI 10.1007/978-3-7091-9861-2

DEN MEISTERN DER WIENER SCHULE
MEINEN LEHRERN

GUIDO HOLZKNECHT UND ROBERT KIENBÖCK

IN DANKBARKEIT UND VEREHRUNG
GEWIDMET

Vorwort.

Dieses Buch ist nicht nur dem Bestreben entsprungen, das nur teilweise und dann unvollständig bearbeitete Gebiet der Röntgendiagnostik der intrathorakalen Geschwülste auf Grund eigener sehr umfangreicher, in den Instituten KIENBÖCK und HOLZKNECHT gewonnener Erfahrung und unter Zuhilfenahme des gesamten in der Weltliteratur niedergelegten Materials handbuchmäßig, also möglichst vollständig und allseitig betrachtet und übersichtlich darzustellen, sondern es hat mich vor allem die Aufgabe gelockt, an einem der schwierigsten Kapitel der klinischen Röntgenologie eine wenig beachtete und meist unvollkommen geübte röntgendiagnostische Betrachtungsweise anzuwenden, die sich mir bisher didaktisch in Vorlesungen und Ärztekursen, aber auch praktisch-diagnostisch seit Jahren bewährt hat.

Die Einzelheiten dieser Betrachtungsweise sind im ersten Kapitel eingehend behandelt. Im wesentlichen handelt es sich darum, den für eine bestimmte Erkrankung gültigen röntgenologischen Symptomenkomplex nicht aus der summarischen Gegenüberstellung des anatomischen und des röntgenologischen Bildes zu gewinnen, sondern zunächst zu erforschen, welchen Ausdruck jedes einzelne allgemeine und spezielle pathologisch-anatomische Merkmal unter genauester Beachtung der strahlenphysikalischen und optischen Gesetze und Regeln im Röntgenbilde finden kann und dann aus den so gewonnenen Bausteinen die röntgenologischen Symptomenkomplexe aufzubauen. Ermöglicht wird dieses Vorgehen dadurch, daß unvergleichlich häufiger und besser als durch andere Untersuchungsmittel durch die Anwendung der Röntgenstrahlen die anatomischen Substrate der Krankheiten direkt dargestellt werden können (wenn auch modifiziert durch die physikalischen Eigenschaften der Röntgenstrahlen), während die übrigen diagnostischen Methoden — außer den endoskopischen — mehr auf indirekte Symptome angewiesen sind.

Der hier angedeuteten Darstellungsweise entsprechend sind auch die einzelnen allgemeinen und speziellen Kapitel des Buches geordnet. Der röntgendiagnostischen Erörterung geht die Besprechung der pathologischen Anatomie und der nichtröntgenologischen klinischen Untersuchungsergebnisse voran, das erstere deshalb, weil die *pathologisch-anatomischen Substrate die wesentliche Grundlage für den Aufbau der röntgenologischen Symptomenkomplexe bilden,* das letztere zwecks schließlicher Vergleichung des röntgenologischen Ergebnisses mit dem Resultate der übrigen klinischen Untersuchung und der Einreihung des ersteren in das gesamte klinische Bild.

Wenn hier im Gegensatz zu dem gewöhnlichen Vorgehen vieler Untersucher im Einzelfalle nicht vom klinischen Befunde ausgegangen wird, sondern versucht wird, zunächst das durch das Studium der nativen Röntgenbilder Erreichbare erschöpfend zu gewinnen, so ist das nicht in einer Unterschätzung der klinischen und Überschätzung der röntgenologischen Untersuchungsergebnisse begründet, sondern es liegt diesem Gedankengange das Bestreben zugrunde, die Röntgendiagnostik möglichst weitgehend auszubauen und auszuschöpfen, um auch in jenen Fällen, in denen das klinische Bild keine Klarheit bringt oder unter besonderen Verhältnissen gar auf eine irrige diagnostische Bahn lockt, auf den richtigen Weg zu kommen (s. darüber auch im einleitenden Kapitel).

Aus der geschilderten Darstellungsart ist es verständlich, daß das Buch zunächst nicht als Nachschlagewerk gedacht ist und als solches benützt, nicht voll befriedigen kann; denn die Beschreibung der Röntgenbilder der einzelnen Erkrankungen wird nur dann vollkommen verständlich sein, wenn wenigstens die Lektüre des ersten allgemeinen Abschnittes, weiters jene der alle Erkrankungen jeder Region (Lunge, Pleura, Mediastinum) einleitenden Erörterungen und schließlich jene der im Sinne der Röntgendiagnostik ausgewählten und angeordneten speziellen Anatomie und Klinik der einzelnen Erkrankungen vorangegangen ist.

Die der Darstellung zugrunde liegenden Krankenuntersuchungen und die als Illustration der gewonnenen Regeln angeführten Fälle und Bilder entstammen fast ausschließlich dem eigenen, im HOLZKNECHTschen Röntgeninstitute gesammelten Material. Einzelne Fälle wurden mir von den Herren Prof. HAUDEK, Prof. WEBER, Dozent PALUGYAY, Dozent HITZENBERGER, Dr. BORAK, Dr. PRESSER und Dr. POLITZER überlassen, wofür ihnen an dieser Stelle auf das herzlichste gedankt sei. Einige besonders seltene Fälle habe ich der Literatur entnommen.

Für die Überlassung der klinischen Krankengeschichten und Obduktionsbefunde, von denen eine große Reihe in Auszügen vorgebracht werden mußte, sowie für die vielfachen Erläuterungen derselben danke ich den Vorständen und Assistenten des pathologisch-anatomischen Universitätsinstitutes (Prof. MARESCH), der Kliniken (WENCKEBACH, ORTNER, CHVOSTEK, EISELSBERG, HOCHENEGG, HAJEK), sowie der Abteilungen des allgemeinen Krankenhauses (PAL, SCHLESINGER, KOVACS, BÜDINGER) auf das wärmste.

Durch die sachgemäße Exzerpierung vieler Krankengeschichten und Obduktionsbefunde haben mir die Kollegen Dr. JOSEF BERTEL und Dr. FRANZ EHRENBERGER meine Arbeit wesentlich erleichtert.

Sämtliche bronchographischen Kontrastfüllungen, von denen in diesem Buche die Rede ist, hat Herr Dr. FRANZ HASSLINGER, Assistent der Klinik HAJEK durchgeführt, wofür ich ihm auch an dieser Stelle bestens danke.

Die für die Reproduktion notwendigen Verkleinerungen der Originalbilder, sowie die erläuternden Skizzen hat der wissenschaftliche Zeichner des obigen Institutes, Herr OTTO ZIMMERMANN, mit viel Sachkenntnis und Eifer ausgeführt; auch ihm sei hier gedankt.

Mein besonderer Dank gebührt dem Verlage JULIUS SPRINGER in *Wien,* der das Buch ebenso sachverständig wie großzügig ausgeführt und ausgestattet hat.

Wien, im Februar 1929.

ROBERT LENK.

Inhaltsverzeichnis.

Allgemeiner Teil.

I. Einleitung.

(Die derzeitige Methodik, prinzipielle Neuorientierung.)

Kaum auf einem zweiten Gebiete der internen Medizin spielt die Röntgenuntersuchung eine so überragende Rolle wie in der Diagnostik der intrathorakalen Tumoren. Zwar ist sie wie in den übrigen Teilgebieten der Medizin auch hier ein Glied in der Kette der klinischen Untersuchungsmethoden, in den meisten Fällen aber sicher ihr weitaus wichtigstes. Die den Thoraxtumoren seit vielen Jahren zugewendete Aufmerksamkeit und ihr systematisches Studium, welches dieser Monographie zugrunde liegt, hat vollends die Prävalenz der Röntgendiagnostik auf diesem Gebiete ergeben. In diesem Sinne lassen sich auch einzelne Angaben verwerten, die in einer kürzlich erschienenen Arbeit von Ferenczi und Matolcsy aus dem pathologisch-anatomischen Universitätsinstitut in Wien (Vorstand Prof. R. Maresch) enthalten sind. Während unter den vom Jahre 1896—1900 in dem genannten Institut zur Obduktion gekommenen 40 Fällen von Bronchuscarcinom nur 2 (d. i. 5$^0/_0$) klinisch diagnostiziert waren — in einer im Jahre 1904 erschienenen Arbeit von Sehrt aus Leipzig finden sich sogar unter 178 beobachteten Fällen nur 6 (d. i. 3,3$^0/_0$) in vivo erkannte — erreichte bei allmählicher Steigerung der richtigen Diagnosen im Jahre 1925 die Zahl derselben 50$^0/_0$. Die Autoren stehen nicht an, diese bedeutende Verbesserung zum größten Teil der immer mehr geübten Röntgendurchleuchtung gutzuschreiben. Dazu ist zu bemerken, daß auch jetzt noch viele Fälle, namentlich solche, bei denen die klinischen Symptome gar nicht auf den Thorax hinweisen und die Erscheinungen von seiten der Fernmetastasen im Vordergrunde stehen, überhaupt nicht zur Röntgenuntersuchung kommen, so daß der Prozentsatz der zutreffenden Diagnosen sicher noch größer wäre, wenn nur die auch röntgenologisch Untersuchten berücksichtigt würden; ferner ist zu bedenken, daß seit dem Jahre 1925 die röntgenologische Untersuchungsmethodik gerade im Hinblick auf die Lungentumoren bedeutend verbessert wurde, sodaß die Zahl der richtigen Diagnosen seither prozentuell zweifellos noch größer geworden ist.

In der vorliegenden Darstellung der Thoraxtumoren wird natürlich auf die Heranziehung der klinischen Merkmale nicht verzichtet; vor allem werden solche berücksichtigt, welche differentialdiagnostisch eine Rolle spielen; es wird aber immer versucht werden, in erster Linie das Röntgenbild diagnostisch so vollkommen als möglich auszuwerten, zunächst also ohne Berücksichtigung des klinischen Befundes, ja in röntgendiagnostisch eindeutigen Fällen mitunter auch im Gegensatz zu den Vermutungen eines solchen. Denn wenn auch im Einzelfalle alle Symptome herangezogen werden müssen, um die möglichst beste diagnostische Klärung zu erreichen, so kann die Darstellung der röntgendiagnostischen Methode doch nur dann den ihr zufallenden Teil erschöpfen, wenn sie zunächst ohne Berücksichtigung der übrigen Untersuchungsergebnisse abgehandelt wird, ebenso wie die übrigen physikalischen und die chemischen Methoden.

Der Beschreibung der einzelnen, bald mehr, bald weniger charakteristischen Bildtypen wird dabei hier ein diagnostischer Weg zugrunde gelegt werden, der sich mir im Hinblick auf Forschung, Lehre und Praxis in der ganzen Röntgendiagnostik, ganz besonders aber in der Thoraxdiagnostik, bewährt hat, jener Weg, den man als *„angewandte allgemeine Röntgenkunde"* bezeichnen könnte.

Es sei in Kürze auseinandergesetzt, was diese Methode von der praktisch fast allgemein geübten und in den Lehrbüchern tradierten unterscheidet.

Letztere beruht im wesentlichen darauf, daß das mehr oder weniger genau, meist nur ungefähr beschriebene Röntgenbild, oft verquickt mit dem klinischen Befund, mit den Resultaten der Autopsie verglichen wird; wiederholt sich nun in einer größeren Anzahl von Fällen bei einem bestimmten autoptischen Befund immer wieder das gleiche Röntgenbild oder gar das gleiche aus klinischer und Röntgenuntersuchung resultierende Ergebnis, so gilt dieses als mehr oder weniger charakteristischer Symptomenkomplex für die betreffende Erkrankung. Es muß betont werden, daß auf diese Weise die klinische Röntgenologie ganz bedeutend gefördert worden ist, insbesondere, daß dadurch eine Reihe von Irrtümern, welche die frühere Vernachlässigung der autoptischen Kontrolle gezeitigt hat, beseitigt worden ist. Andererseits ist die Zahl der für eine Krankheit charakteristischen Röntgenbilder, welche sich auf diese Weise ergeben hat, eine viel zu kleine geblieben. Das Ergebnis war eine Reihe von „Schultypen" für jede Affektion, geeignet bei ihrer Wiederkehr rasch erkannt zu werden, und zwar mehr optisch-mnemotechnisch als überzeugend. Es ist klar, daß dieses Verfahren, das sich zur Herstellung der Beziehung zwischen Symptom und anatomischem Substrat der Statistik bedient, und das man daher als *„statistische Methode"* bezeichnen könnte, Lücken hinterlassen mußte.

Die oben als „angewandte allgemeine Röntgenkunde" bezeichnete wissenschaftliche Betrachtungsweise, die man als *„physikalisch-pathologische"* der eben geschilderten „statistischen" gegenüber stellen kann, weicht von dieser erheblich ab. Der meist aus Durchleuchtung und Röntgenaufnahme sich ergebende Befund wird zunächst als solcher, also optisch-physikalisch analysiert; welche Symptome bei dieser „Bildanalyse" zu beachten und wie sie zu verwerten sind, wird ausführlich erörtert werden. Jedes einzelne der sich dabei ergebenden Zeichen wird zunächst in seiner röntgenphysikalischen, dann erst in seiner anatomischen, resp. physiologischen Bedeutung zu klären versucht. Nachdem dann jedes aus der Zerlegung des Röntgenbefundes hervorgegangene Zeichen gleichsam aus der optischen in die geometrisch-physikalische und aus dieser in die anatomische, resp. physiologische Sprache übersetzt worden ist, wird nun unter Heranziehung der allgemeinen und speziellen Pathologie versucht, daraus das der Bildveränderung zugrunde liegende pathologisch-anatomische Substrat aufzubauen. Oft wird sich auf diese Weise nur eine grob-anatomische Klärung ergeben, die noch verschiedenartige Deutungen zuläßt. In jenen Fällen dagegen, bei welchen es gelingt, auf die geschilderte Art Einzelsymptome oder Syndrome zu finden, in denen sich ein typisches, bei keiner anderen Affektion vorkommendes anatomisches Merkmal oder eine andere Affektionen ausschließende biologische

Eigenschaft einer Erkrankung ausspricht, haben wir den Röntgenbefund als pathognomonisch für diese Krankheit zu bezeichnen. Wenn man sich in jedem Einzelfalle bemüht, nach derartigen Symptomen, natürlich nicht nur etwa im Bereiche einer auffallenden Bildveränderung, sondern auch in deren näheren und ferneren Umgebung zu suchen, und ihren Spuren folgend durch Variation (Präparation) des Durchleuchtungs- und Photobildes alle im vorliegenden Falle verborgenen Merkmale ans Licht zu ziehen, dann kann man sehr oft solche eindeutig beweisende Röntgenbefunde erheben. Gelingt dies nicht, dann erst wird in dieser Darstellung der gesamte klinische Befund zur Differentialdiagnose herangezogen werden. Daß die Entwicklung dieser Forschungsmethode auch eine möglichst häufige Kontrolle durch einen sehr exakt erhobenen autoptischen Befund erforderte, ist nach der gegebenen Schilderung selbstverständlich.

Ein einfaches Beispiel möge den Unterschied der beiden besprochenen Forschungs- und Untersuchungswege näher illustrieren: bei einer größeren Anzahl von Fällen, die im Röntgenbild durch einen *einseitigen, homogenen, scharf begrenzten Schatten* charakterisiert waren, ergab die Obduktion einen Lungentumor. Auf Grund dieser Befunde wurde der geschilderte Symptomenkomplex als röntgenologischer Ausdruck des Lungentumors beschrieben und galt lange Zeit als für diesen beweisend. Durch weitere Erfahrung wurde aber der Glaube an die Beweiskraft des so charakterisierten Röntgenbildes erschüttert; die Autopsie ergab öfters bei solchen Fällen andere Affektionen. Die Folge davon war, daß viele spätere Autoren dem Röntgenbilde nur im Rahmen der gesamten klinischen Untersuchung eine Bedeutung zuerkennen wollten, meist in dem Sinne, daß derartige Röntgenbefunde bei vorhandenen klinischen Zeichen eine Bestätigung der klinischen Diagnose, bei ihrem Fehlen bloß ein Beweis für das Vorliegen einer gröberen Veränderung irgendwelcher Art sind. Nehmen wir jedoch jedes der genannten drei Symptome unter die Lupe der allgemeinen Röntgenologie, d. h. analysieren wir jedes einzelne nach seiner physikalischen und dann seiner anatomischen Bedeutung (was ausführlich in einem anderen Kapitel geschehen soll), so erkennen wir, daß kein einziges von ihnen patho gnomonisch für einen Tumor und daß auch das Syndrom aller drei nur der Ausdruck für jedes massive Infiltrat ist, demnach bei sehr verschiedenartigen Erkrankungen vorkommen kann und muß. Eine von vornherein angestellte derartige Betrachtung hätte also, ohne erst die Bestätigung oder Widerlegung durch eine größere Anzahl von autoptischen Befunden abwarten zu müssen, die Überschätzung der Dignität des genannten Symptomenkomplexes vermeiden geholfen; in weiterer Folge mußte sie zu der Forderung führen, im Röntgenbilde nach Zeichen zu suchen, die sich aus den spezifischen Tumoreigenschaften, also Eigenschaften, die ihn von allen anderen massiven Infiltraten unterscheiden, herleiten. Diese Forderung konnte, wie im speziellen Teile ausgeführt werden soll, zum großen Teile erfüllt werden und eine Reihe von Obduktionsbefunden hat die Richtigkeit der dabei verfolgten Gedankengänge bestätigt.

Der eben skizzierte Weg hat sich uns in jahrelanger Übung, sowohl in der praktischen Diagnostik, als auch im Unterricht auf das beste bewährt. In der vorliegenden Monographie wird aber zum ersten Male der Versuch unternommen, ihn bei der ausführlichen handbuchmäßigen Darstellung eines Abschnittes der klinischen Röntgenologie zu benützen. Wenn das nicht überall gelungen ist, so möge es mit der natürlichen Unvollkommenheit jedes ersten Schrittes entschuldigt werden.

Die folgenden Kapitel sollen in erster Linie die für das Verständnis der speziellen Diagnostik der verschiedenen Thoraxtumoren notwendigen allgemeinröntgenologischen Kenntnisse vermitteln.

Auf die Darstellung der *normalen Röntgenanatomie* des Thorax kann hier verzichtet und bezüglich derselben auf die vorhandene Literatur, z. B. das Lehrbuch von Assmann, verwiesen werden.

II. Allgemeine Pathologie der Thoraxtumoren unter besonderer Berücksichtigung ihrer röntgenologisch erkennbaren spezifischen Merkmale.

Es ist bei einer klinischen Darstellung der Thoraxtumoren unmöglich, sie auf die Besprechung der Neubildungen im streng pathologisch-anatomischen Sinne zu beschränken. Eine Reihe von Erkrankungen, die die pathologische Anatomie zu den infektiösen Granulationsgeschwülsten, zu den Hyperplasien, zu den Mißbildungen oder zu den parasitären Erkrankungen rechnet, läßt sich klinisch und auch röntgenologisch, sowohl in bezug auf die Symptomatologie, als den Verlauf, teilweise auch die Therapie von den echten Geschwülsten, den „Blastomen" häufig nicht abtrennen. Es muß deshalb auch an dieser Stelle der Begriff des Tumors im weiteren, klinischen Sinne gefaßt werden. Neben den benignen und malignen Blastomen muss also in dieser Monographie auch eine Reihe im Thorax vorkommender Erkrankungen aus den oben genannten Gruppen zur Besprechung gelangen, wie die Lymphogranulome, die im Bereiche des Thorax lokalisierte Leukämie, der Echinokokkus, die Dermoidcysten und Teratome usw.

Die spezielle pathologische Anatomie derselben wird, soweit sie für uns hier von Interesse ist, ebenso wie die der verschiedenen im Thorax vorkommenden benignen und malignen echten Geschwülste, im speziellen Teile besprochen werden. Hier sollen nur einige allgemeine morphologische und biologische Eigenschaften der Tumoren in die Erinnerung zurückgerufen werden, die uns als Grundlage der Besprechung ihrer allgemeinen Symptomatologie dienen sollen.

Auch die moderne pathologische Anatomie definiert den Begriff der echten Geschwülste nicht ganz scharf. Was dem einen Autor als wesentliches unterscheidendes Merkmal gilt, bezeichnet der andere als uncharakteristisch. Immerhin gibt es einige Eigenschaften der Blastome, die wenigstens von einer Reihe namhafter Autoren als wichtige Unterscheidungsmerkmale gegenüber anderen ähnlichen Bildungen anerkannt werden. Neben der Zellatypie, die im Röntgenbilde natürlich keinen Ausdruck findet und daher für uns bedeutungslos ist, ist es in erster Linie das *autonome, excessive, aggressive,* weder das Organ noch den Gesamtorganismus berücksichtigende *Wachstum,* was die Blastome charakterisiert. Sie wachsen dabei *substituierend,* und zwar entweder unter Verdrängung des normalen Gewebes: *exstruktiv, expansiv* oder unter gleichzeitiger Zerstörung desselben: *destruktiv, infiltrierend.* Ersteres findet sich namentlich bei allen benignen, aber auch bei manchen malignen Tumoren; das destruktive Wachstum hingegen gilt als ausgesprochenes Zeichen der Malignität. Von der Zerstörung wird nicht nur das Mutterorgan betroffen, sondern auch die Umhüllungen desselben und darauf die Nachbarorgane. Wie wir im nächsten Kapitel hören werden, kann sich die verschiedene Art des Tumorwachstums im Röntgenbilde trotz der Summation alles Räumlichen auf der Bildfläche sehr deutlich aussprechen. So gelingt es oft, nicht nur die Tumornatur des Prozesses zu erkennen, sondern auch zwischen Benignität und Malignität zu unterscheiden. Das infiltrierende Wachstum des Tumors, von dem eben die Rede war, ist streng von der Lungeninfiltration pneumonischen Charakters im klinischen Sinne zu unterscheiden. Bei ersterer handelt es sich um Destruktion des normalen Gewebes (vielleicht durch ein histolytisches Ferment) und Ersatz desselben durch ein Aftergewebe, bei letzterer um eine Exsudation in die Alveolen, Verdrängung ihres Luftgehaltes durch ein mehr oder weniger zellreiches Exsudat. Es ist deshalb bei dieser eine restitutio ad integrum möglich, während die echte Infiltration in pathologisch-anatomischer Bedeutung günstigsten Falles nur unter Narbenbildung ausheilen kann. Auch diese Unterscheidungsmerkmale werden uns bei der röntgenologischen Differentialdiagnose verschiedenartiger Prozesse beschäftigen.

Innerhalb gewisser Grenzen ist die Entscheidung, welcher Natur ein Tumor ist, möglich, wenn sich erkennen läßt, ob er *uni-* oder *plurizentrisch* entstanden ist. Wenn auch das Vorkommen multipler maligner Tumoren festgestellt ist, so gehört das doch sicher zu den Ausnahmen. In der Regel entstehen wenigstens die Carcinome und meisten Sarkome durch Degeneration einer einzigen kleinen Zellgruppe, vielleicht einer einzigen Zelle. Hingegen ist die Multiplizität bei benignen Tumoren nicht selten, bei den Metastasen maligner Tumoren wieder die Regel; ferner entstehen die meisten Lymphdrüsenerkrankungen, seien sie welcher Natur auch immer, als eine Art Systemerkrankung meistens multizentrisch. Die Unterscheidung zwischen diesen beiden Entstehungsarten der verschiedenen Tumoren gelingt röntgenologisch meistens ganz leicht. Auch wenn durch Konfluenz mehrerer primärer Herde ein einheitliches Gebilde entstanden ist, läßt sich diese Entstehungsart gegenüber der eines unizentrisch gewachsenen sehr häufig im Röntgenbilde feststellen.

Ein weiteres allgemein bekanntes Merkmal der Malignität eines Tumors ist die Bildung von *Metastasen*. Bekanntlich metastasieren Carcinome gewöhnlich auf dem Lymphwege, während die Sarkommetastasen meist hämatogen sind. Im Röntgenbilde der Thoraxtumoren können sowohl die Lymphangioitis carcinomatosa als auch vor allem die Lymphdrüsenmetastasen charakteristische, die Diagnose sichernde Merkmale machen.

Regressive Veränderungen bis zu umfangreichen *Nekrosen* sind in rasch wachsenden bösartigen Geschwülsten viel häufiger als in gutartigen.

Von diagnostischer Bedeutung kann auch mitunter das *röntgenbiologische Verhalten* der Thoraxtumoren, ihre Reaktion auf die Röntgenbestrahlung sein. Wir werden uns damit an anderer Stelle eingehend zu beschäftigen haben.

III. Allgemeine Röntgensymptomatologie der Thoraxerkrankungen unter besonderer Berücksichtigung der Tumoren.

Die folgenden Ausführungen basieren zum großen Teil auf den Lehrsätzen der „allgemeinen Röntgenologie".

1. Die Grundlagen der Röntgendiagnostik der Thoraxeingeweide.

Betrachten wir nebeneinander das Thoraxbild eines totgeborenen Kindes (Abb. 1) und das eines lebenden Neugeborenen (Abb. 2), so fällt uns auf den ersten Blick ein ganz bedeutender zwischen den beiden bestehender Unterschied auf.   Während auf dem letzteren neben der Lunge mit ihren Gefäßverzweigungen eine Reihe von mediastinalen Organen gut differenzierbar ist, erscheint das erstere, wenn wir vom Skeletbilde absehen, als gleichmäßig graue Fläche, in welcher keine Spur irgendeines der oben genannten Organe zu erkennen ist.   Das gilt aber nicht nur für den gesunden Thorax; auch wenn dieses Kind etwa mit einer Pneumonia alba, mit einem angeborenen Vitium, einer kongenitalen intrathorakalen Cyste oder einer Thymushyperplasie tot zur Welt gekommen wäre, so hätte das nichts an dem monotonen Bilde geändert, nichts davon könnte röntgenologisch erkannt werden, während alle diese Krankheiten beim lebend geborenen Kinde sehr markante, meist leicht zu deutende Bilder machen.

Die Ursache für die große Differenz zwischen diesen beiden Bildern liegt darin, daß die eine Lunge geatmet hat, während die andere luftleer ist.   Damit sind wir zu der wichtigsten Grundtatsache der röntgenologischen Thoraxdiagnostik gekommen: *der Luftgehalt der Lunge allein bedingt die große Reichhaltigkeit des normalen Thoraxröntgenbildes;* wir müssen aber noch weiter gehen und feststellen: Abgesehen von den relativ seltenen Fällen, bei denen der Kalkgehalt eines pathologischen Prozesses diesen als solchen erkennen läßt, sind alle jene und *nur jene Thoraxerkrankungen röntgenologisch erkennbar, die auf irgendeine der noch zu besprechenden Arten zu einer Veränderung im normalen Luftgehalte der Lunge führen,* gleichgültig, ob es sich um einen Prozeß in der Lunge, im Pleuraraum oder im Mediastinum handelt.

Die Veränderung des Luftgehaltes kann in einer *Vermehrung* oder in einer *Verminderung* desselben bestehen.   Die pathologische Luftvermehrung führt zu dem Röntgensymptom der abnormen Helligkeit oder *Aufhellung,* die pathologische Luftverminderung zu dem der Trübung oder *Schattenbildung.*

a) Die pathologischen Aufhellungen im Thorax.

Das anatomische Substrat einer pathologischen Luftvermehrung kann ein verschiedenes sein:

1. Bei fast erhaltenem Lungenparenchym ist der Luftgehalt der Alveolen größer als normal (der Raumzuwachs ist entweder durch die Erweiterung des Thoraxraumes oder Atelektase anderer Lungenteile geschaffen), es handelt sich also um ein *Emphysem,* das entweder die ganze Lunge oder nur einen kleinen oder größeren Abschnitt derselben befallen haben kann.

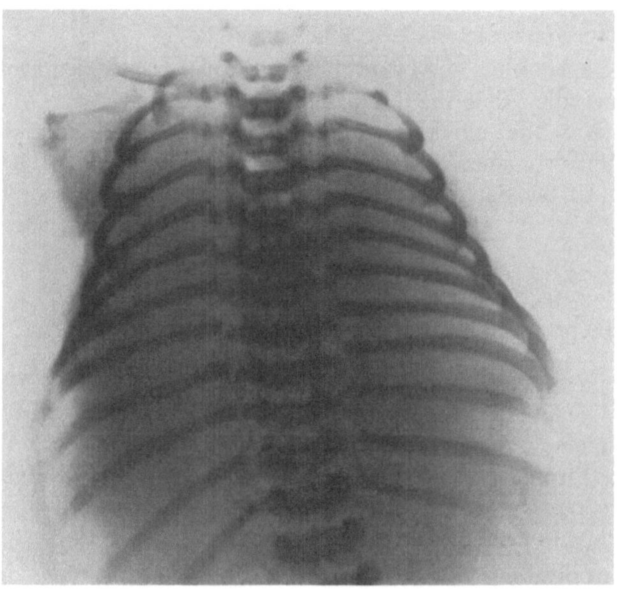

Abb. 1. Thorax eines totgeborenen Kindes. Infolge des fehlenden Luftgehaltes der Lunge ist keines der normalerweise sichtbaren Organe differenzierbar.

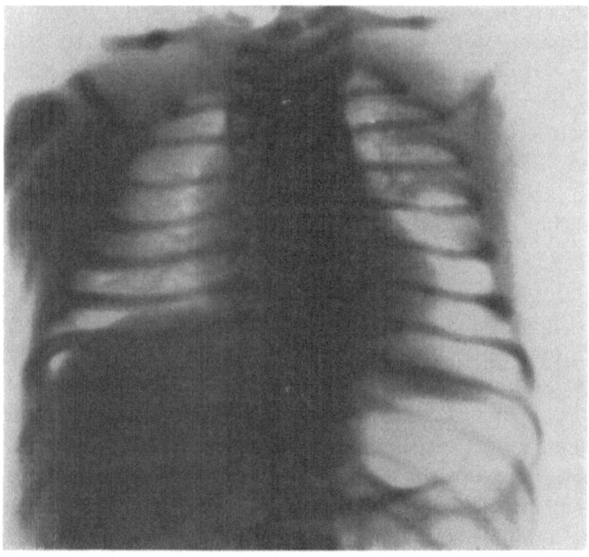

Abb. 2. Thorax eines lebenden Neugeborenen. Der Luftgehalt der Lunge bewirkt allein die Reichhaltigkeit des Thoraxbildes.

2. Das Lungenparenchym ist an einer Stelle zerstört und durch einen Luftraum ersetzt; hier liegt also *Höhlenbildung* in der Lunge vor.

3. Die normale Lunge ist durch eine pathologische Luftansammlung verdrängt: kompletter oder abgesackter *Pneumothorax.*

Diese drei ganz verschiedenen Krankheitsgruppen haben demnach dasselbe Röntgensymptom, die abnorme Helligkeit; das circumscripte vikariierende Emphysem, die Kaverne, ein kleiner abgesackter Pneumothorax können also zu ganz ähnlichen, voneinander zunächst nicht unterscheidbaren Röntgenbildern führen. Es ist Sache der in einem der nächsten Abschnitte zu besprechenden Bildanalyse, sie unter Zuhilfenahme anderer Zeichen richtig zu deuten.

b) Die pathologischen Schattenbildungen im Thorax.

Unter den Ursachen einer Luftverminderung können wir 4 verschiedene Grundtypen pathologischer Prozesse unterscheiden:

1. Bei normalem Lungenparenchym ist der Luftgehalt der Alveolen in einem mehr oder weniger ausgedehnten Gebiete der Lunge aufgehoben; es liegt also eine *Atelektase* vor. Schattenbildend ist in diesem Falle das luftleere, aber sonst gesunde Lungengewebe.

2. Die Luft in den Alveolen ist durch ein die Röntgenstrahlen in höherem Maße, wassergleich absorbierendes Medium ersetzt; das anatomische Substrat ist also ein *exsudativer Lungenprozeß* vom Typus des pneumonischen Infiltrates.

3. Das lufthaltige Lungenparenchym wurde zerstört, an seiner Stelle sitzt eine die Strahlen absorbierende Aftermasse; hierher gehören alle *destruktiv wachsenden pathologischen Bildungen,* vor allem die meisten malignen Tumoren.

4. Das Lungenparenchym wird in verschieden großer Ausdehnung durch ein dichtes Medium *verdrängt;* in diese Gruppe gehören unter den substituierenden alle exstruktiv wachsenden Lungenprozesse, z. B. die benignen Tumoren, ferner alle röntgenologisch erkennbaren Erkrankungen der *Pleura* und des *Mediastinums.* Wenn wir nämlich von den bereits einmal genannten pathologischen Kalkeinlagerungen absehen, sind *nur solche Veränderungen des Pleuraraumes und des Mediastinums im Röntgenbilde darstellbar, die unter Verdrängung der pleuralen Überkleidung in das Lungenfeld hineinragen.*

Ebenso wie die pathologische Aufhellung kann also auch das Röntgensymptom einer pathologischen Verschattung und ihrer Unterstufe, der Trübung, welche bei unvollkommener Verdrängung resp. Ersetzung des normalen Luftgehaltes zustande kommt, durch ganz differente Prozesse der Lunge, des Mediastinums und der Pleura erzeugt sein. Eine Atelektase, ein pneumonisches Infiltrat, ein Lungentumor, ein pleuraler Erguß usw. führen prinzipiell zu der gleichen Veränderung im optisch-physikalischen Sinne, nämlich infolge Ersatz von Luft durch ein stärker absorbierendes Medium zu einer Verdunkelung in dem betreffenden Bereiche. Erst die weitere Analyse kann an diesem Schatten oder an seiner Umgebung Zeichen finden, welche für die eine oder die andere von diesen Erkrankungen charakteristisch sind. Nach welchen Symptomen zu suchen ist und wie diese zu verwerten sind, wird im nächsten Abschnitte dieses Kapitels besprochen.

2. Semiotik der pathologischen Verschattungen und Aufhellungen im Thorax.

Haben wir eine Verdunkelung oder eine Helligkeit im Thorax als pathologisch, d. h. nicht in das normale Röntgenbild des Thorax gehörig erkannt, so haben wir sie zunächst zu beschreiben, indem wir an ihnen folgende 8 Eigenschaften zu erheben trachten:

a) die Lage (Ausgangspunkt, Organzugehörigkeit),

b) die Größe,

c) die Gesamtform,

d) die Schattenintensität,

e) die Struktur,

f) die Konturierung, an der wir wieder die Form der Kontur (Konturführung) und ihre Schärfe zu differenzieren haben,

g) die Beeinflussung der Lage der Nachbarorgane,

h) aktive und passive Bewegungserscheinungen.

Auch wenn man allein vor dem Einzelfalle steht, muß man sich der Mühe, alle diese Punkte zu erheben, unterziehen: keine noch so große Erfahrung kann dafür Ersatz bieten und erlauben, nach einem Blick zur pathologischen Deutung überzugehen. Aber schon die Außerachtlassung des einen oder anderen Punktes kann das diagnostische Endresultat in eine falsche Richtung bringen, und dazu führen, daß man hinter dem heute Erreichbaren zurückbleibt. Denn auch die größte Erfahrung, durch ausgezeichnetes Gedächtnis stets verwendungsbereit — im Verein mit der Fähigkeit, rasch zu assoziieren, die Grundlage der sog. „Blickdiagnosen" — schützt einerseits nicht vor vermeidbaren Irrtümern und hat andererseits den Nachteil, nicht durch Lehre übertragen werden zu können. Sie gewinnt vollen Wert erst auf der Basis bewußter, also wissenschaftlicher Fundierung.

Es soll nun untersucht werden, welche Bedeutung den einzelnen Merkmalen in physikalischer oder anatomischer Beziehung oder in beiden zukommt und an Beispielen, hauptsächlich dem Gebiete der Thoraxtumoren entnommen, soll erläutert werden, was für Schlüsse wir aus der verschiedenen Qualität derselben ziehen können.

a) Die Lage (Ausgangspunkt, Organzugehörigkeit) des Schattens (der Aufhellung). Zu ihrer Feststellung bedarf es meist einer Reihe von lokalisatorischen Maßnahmen, die wir im Kapitel „Untersuchungstechnik" kurz besprechen wollen. Dieses Merkmal ist mitunter für die Diagnose ausschlaggebend; eine besonders große Rolle spielt es, wie im speziellen Teile noch gezeigt werden wird, bei der Differentialdiagnose der verschiedenen mediastinalen Erkrankungen; aber auch in der Lunge kann durch die genaue Feststellung der Lage eines Schattens oder einer Aufhellung die diagnostische Deutung weitgehend gefördert werden; so wissen wir, daß gewisse Tumoren (Bronchialcarcinom), manche Formen der Tuberkulose und die genuine Pneumonie sich mit Vorliebe an den Lappenrändern und in den Lappenspitzen festsetzen.

Große Schwierigkeiten kann es mitunter bereiten, sicherzustellen, ob ein pathologischer Schatten, der der Thoraxwand oder dem Mediastinum anliegt, durch einen die Lunge verdrängenden Krankheitsprozeß der Pleura, resp. des Mediastinums erzeugt ist, oder ob es sich um eine Erkrankung der Lunge selbst handelt, die bis an ihre pleurale Überkleidung reicht. In vielen Fällen kann dabei folgende sehr einfache, erfahrungsgemäß aber häufig ausgezeichnete Dienste leistende Erwägung weiterhelfen: sehr viele Krankheitsprozesse — und das gilt vor allem für die uns hier interessierenden Tumoren — nehmen, solange sie nicht

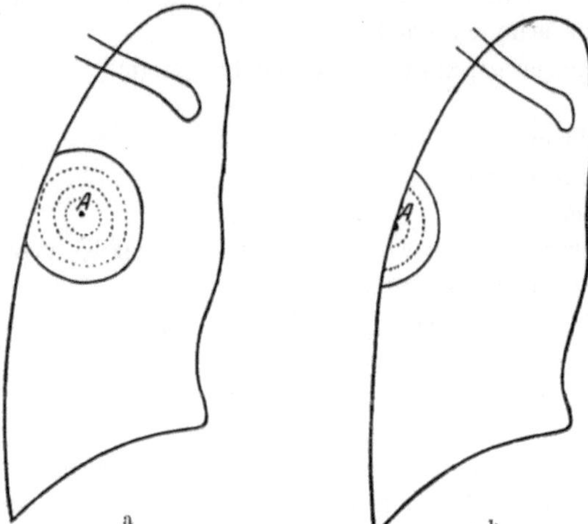

Abb. 3a und b. Unterscheidung zwischen einem pulmonalen bis an die Thoraxwand reichenden und einem pleuralen Gebilde. a) Intrapulmonal bei A entstehender gegen die Thoraxwand wachsender und sie schließlich erreichender Prozeß: Lungenprozeß. b) In der Thoraxwand (Pleura costalis) bei A entstehender, gegen das Thoraxinnere wachsender, die Lunge verdrängender Prozeß: Pleuraprozeß.

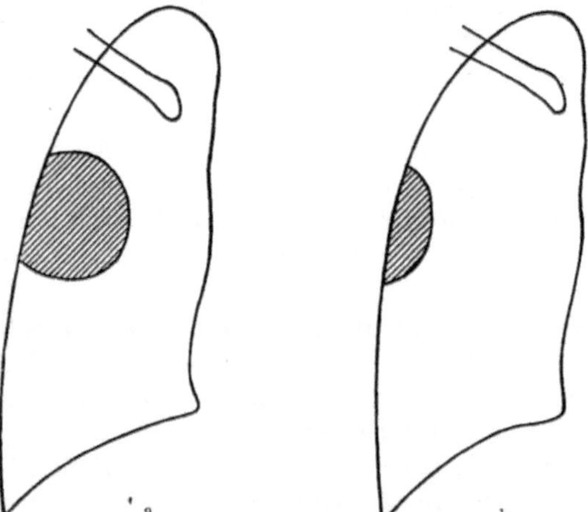

Abb. 4a und b. Aus der in Abb. 3 dargestellten Wachstumsart resultierende Schatten. a) Intrapulmonale, die Thoraxwand erreichende Bildung. b) Pleurale Bildung.

auf einen äußeren Widerstand stoßen, um den Ausgangspunkt herum nach allen Richtungen ziemlich gleichmäßig an Umfang zu; die Folge davon ist, daß sehr häufig der größte Durchmesser dieses Gebildes resp. des durch dieses erzeugten Schattens durch den Ausgangspunkt verläuft, mit anderen Worten: von der Lunge ausgegangene Prozesse haben ihren größten Durchmesser sehr häufig im Lungenfeld und liegen der Thoraxwand, resp. dem Mediastinum mit einer kleineren Sekante an, während Prozesse der Pleura, resp. des Mediastinums in der Regel „breitbasig" der Thoraxwand oder dem Mittelschatten aufsitzen (Abb. 3 u. 4). Es ist dabei gleichgültig, ob der Ausgangspunkt einer mediastinalen Erkrankung nahe oder fern der pleuralen Überkleidung des Mediastinums ist,

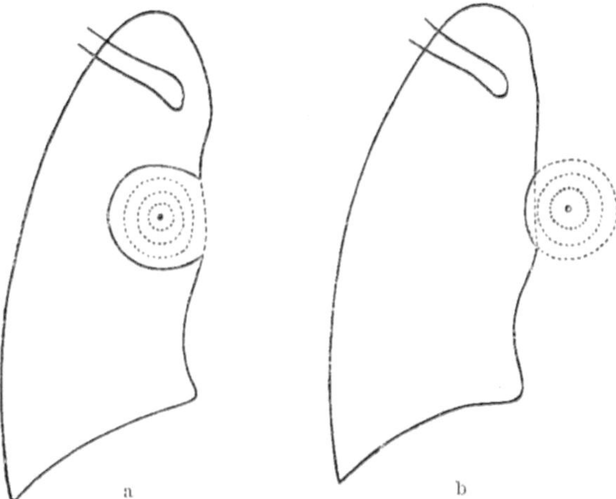

Abb. 5a und b. Unterscheidung zwischen einem pulmonalen, das Mediastinum erreichenden und einem mediastinalen Gebilde. a) Intrapulmonal entstehender, gegen das Mediastinum wachsender, dieses schließlich erreichender Prozeß. b) Im Mediastinum entstehendes, gegen die Lunge wachsendes und diese schließlich verdrängendes Gebilde.

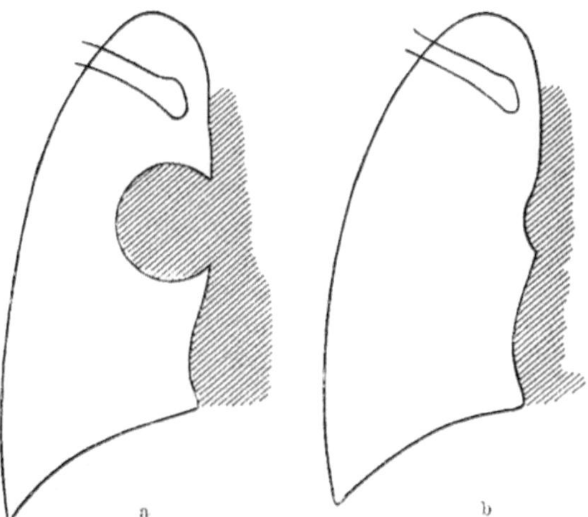

Abb. 6a und b. Resultat des in Abb. 5 dargestellten Wachstumsmodus. a) Intrapulmonales, das Mediastinum erreichendes Gebilde. b) Mediastinales Gebilde.

denn wie schon angeführt, sehen wir von ihr auf jeden Fall nur jenen Anteil, der die Lunge aus ihrer normalen Lage verdrängt hat. Mag also auch der tatsächliche größte Durchmesser der pathologischen Bildung irgendwo mitten im Mediastinum gelegen sein, an der Schattenbildung, die ja nur den die Lunge verdrängenden Sektor des Gebildes wiedergibt, sehen wir als Ausdruck dieser Art des Wachstums das geschilderte breitbasige Aufsitzen am Mittelschatten.

(Siehe Abb. 5 u. 6.) Die eben besprochene Regel ermöglicht aber nicht nur die Lokalisation eines fraglichen Prozesses, sondern kann mitunter auch weitgehende differentialdiagnostische Schlüsse erlauben. So wissen wir, daß Thoraxwandprozesse, die sich nur in das Innere des Thoraxraumes vorwölben, meist von der Pleura costalis ausgehen. Von den Erkrankungen der letzteren zeigen aber nur 2 Gruppen die oben geschilderte Wachstumstendenz: nämlich die abgesackten Ergüsse und manche, allerdings seltene Tumoren. Es bedeutet also ein der Thoraxwand breitbasig aufsitzender Schatten nicht nur, daß wir es mit einem von ihr ausgehenden Prozeß zu tun haben, sondern mit großer Wahrscheinlichkeit auch, daß entweder ein abgesackter Erguß oder ein Pleuratumor (wie wir im speziellen Teile noch ausführlich auseinandersetzen werden, ist das gewöhnlich ein Sarkom) vorliegt. Es sind damit die diagnostischen Erwägungen auf die Differentialdiagnose zwischen diesen beiden Erkrankungen eingeengt.

Auch im Bereiche der Aufhellungsveränderungen kann die sonst nicht ganz leichte Unterscheidung zwischen oberflächlich sitzender Kaverne und kleinem wandständigem Pneumothorax durch Feststellung der Lage des größten Durchmessers der pathologischen Aufhellung ermöglicht werden. Ähnliches gilt auch für Verdunkelungen, die vom Mittelschatten nicht zu trennen sind. So läßt sich auf diese Weise mitunter ein Hiluscarcinom von einem in der Hilusgegend sitzenden Mediastinaltumor unterscheiden: ersteres hat seinen größten Durchmesser in der Regel innerhalb des Lungenfeldes, während der letztere breitbasig dem Mittelschatten anliegt. So primitiv also dieses Merkmal auf den ersten Blick erscheinen mag, so weitgehend können bei einer großen Anzahl von Fällen die daraus zu ziehenden Schlußfolgerungen sein. Wie groß seine Bedeutung ist, geht weiterhin daraus hervor, daß seine Nichtbeachtung die meisten Autoren zu der Annahme gebracht hat, die Differentialdiagnose zwischen Lungen- und Pleuratumoren sei äußerst schwierig oder unmöglich. So heißt es in einer vor nicht langer Zeit erschienenen ausführlichen Arbeit über Lungentumoren wörtlich: „Die Pleuratumoren sind recht selten und weder klinisch noch röntgenologisch von Lungentumoren zu trennen." Abgesehen davon, daß wir im diagnostischen Pneumothorax (darüber siehe später), wenn er durchführbar ist, ein entscheidendes Hilfsmittel zur Differenzierung von Pleura- und Lungenprozessen besitzen, ermöglicht, wie aus eigener großer Erfahrung hervorgeht, die Beachtung des oben ausführlich beschriebenen Merkmales (einschlägige Fälle siehe im speziellen Teile) in den weitaus meisten fraglichen Fällen die Unterscheidung pleuraler gegenüber pulmonalen Erkrankungen.

b) **Die Größe** des Schattens (der Aufhellung). Die Ausdehnung eines Schattens oder einer Aufhellung ist kaum jemals für die Erkennung der Natur einer Erkrankung von Belang. Nur in Kombination mit anderen Merkmalen, namentlich mit der Schattenstruktur kann sie mitunter auch diagnostisch verwertbar sein. So machen, wie wir noch sehen werden, tuberkulöse Infiltrate, wenn sie größere Ausdehnung erlangt haben, nur selten homogene Schatten. Dagegen erlaubt nach Klarstellung der Natur eines Prozesses die Größe des Schattens oft einen Schluß auf das Stadium der Erkrankung. In einzelnen Fällen kann die wiederholte Kontrolle der Größe eines Schattens (Konstanz, langsames, schnelles Wachstum) differentialdiagnostisch aufschlußreich sein. So präsentieren sich, wie an anderer Stelle noch besprochen werden soll, sowohl cystische Bildungen, vor allem der Echinokokkus, als auch manche exstruktiv wachsende Tumoren, von denen besonders das Fibrosarkom erwähnenswert ist, im Röntgenbilde häufig als kreisrunde Schatten. Die Differentialdiagnose kann Schwierigkeiten bereiten. Konstanz der Größe bei Untersuchungen in größeren Pausen spricht natürlich eher für eine cystische Bildung.

c) Die Form des Schattens (der Aufhellung). Daß die wahre Form eines pathologischen Gebildes nur durch Untersuchung in verschiedenen Projektionen festgestellt werden kann, ist ja bekannt. Näheres darüber findet sich in den allgemeinen röntgenologischen Darstellungen der Literatur unter „Projektionslehre". Allerdings erlaubt die Erfahrung, bei manchen typischen, immer wiederkehrenden Schattenformen schon aus einem oder höchstens zwei, durch Aufnahmen bei verschiedenem Strahlengange gewonnenen Bildern die Form des Substrates zu erschließen. So dürfen wir, obzwar das nicht bindend ist, bei einem kreisförmigen Schatten schon aus einem Bilde mit allergrößter Wahrscheinlichkeit ein kugeliges Gebilde annehmen, allerdings nur dann, wenn dieser Kreis einen nicht zu kleinen Durchmesser besitzt, denn auch ein orthoröntgenograd getroffenes Gefäß oder ein anderes strangförmiges Gebilde kann natürlich zu einem kreisrunden Schatten führen. Sein Durchmesser aber überschreitet mit Rücksicht auf die begrenzte Dicke eines Gefäßes oder bindegewebigen Stranges oder eines sekretgefüllten Bronchus kaum jemals die Größe eines halben Zentimeters. Größeren kreisförmigen Schatten liegt daher mit Wahrscheinlichkeit ein circumscriptes kugeliges Gebilde zugrunde.

Aus der Form eines Schattens läßt sich nicht selten die formale Genese des vorliegenden Krankheitsprozesses ablesen. Nehmen wir an, wir hätten durch Bestimmung der Lage eines Schattens erkannt, daß eine pulmonale Bildung vorliegt und wir wollten jetzt einen Schritt weiterkommen und entscheiden, ob es sich um eine in die Gruppe der exsudativen Prozesse gehörige Erkrankung handle oder um eine solche, die in die Gruppe der substituierend wachsenden Bildungen zu rechnen ist, so kann uns die Beschreibung der Schattenform von Nutzen sein: der exsudative Prozeß wird wahrnehmbar, wenn er ein oder mehrere Läppchen ergriffen hat und konfluiert ist; ein solcher Schatten kann natürlich nur die Form eines solchen Läppchenkonglomerates haben, ist also, wofern er nicht an einem Lappenrand sitzt, unregelmäßig, polyedrisch geformt. Niemals kann auf diese Weise ein kugeliges Gebilde, also ein kreisförmiger Schatten entstehen; dieser ist vielmehr immer der Ausdruck eines unizentral entstandenen, substituierend (entweder expansiv oder destruktiv) gewachsenen Prozesses. Wie dieses Beispiel lehrt, kommen wir so durch Bestimmung der Schattenform bis zu einer Art Gruppendiagnose; sie kann zur Wahrscheinlichkeitsdiagnose einer bestimmten Erkrankung erhoben werden, wenn diese in der betreffenden Gruppe zu den häufigen, die anderen zu den seltenen gehören. Zu sicheren Schlüssen kommen wir allerdings meist erst durch eine weitere Analyse des Schattenbildes.

Die gleiche, ja eine noch wichtigere Rolle spielt die Beschreibung der *Form* bei der *pathologischen Aufhellung*. Ebenso wie Ersatz der Luft in den Alveolen zu dem oben beschriebenen unregelmäßig geformten Schatten führt, präsentiert sich der abnorme Luftgehalt der Alveolen in circumscripten Abschnitten der Lunge, also das circumscripte (vicariierende) Emphysem als unregelmäßig begrenzte Aufhellung; die kleinen Blasen des Emphysema bullosum sind kaum jemals als ganz kleine runde Aufhellungen zu sehen. Eine kreisförmig begrenzte abnorme Helligkeit von etwa Kirschengröße an kann also niemals der Ausdruck des Emphysems sein, sondern bedeutet immer Ersatz von Lungengewebe durch Luft, also eine Höhle.

d) Die Schattenintensität. Über die Grundlagen der Schattendichte pathologischer Bildungen, über die Ursache von Schattenintensitätsdifferenzen verschiedenartiger Krankheitsprozesse sind in der Literatur, ja auch in den meisten, selbst den allerbesten Lehrbüchern vielfach unrichtige Anschauungen verbreitet. Unterschiede in der histologischen Struktur, in strahlenphysikalischem Sinne unwesentliche Differenzen in der chemischen Zusammensetzung, Verschiedenartigkeit der Konsistenz zweier verschiedener Organe oder pathologischer Bildungen werden als solche Ursachen angeführt. So heißt es in einer der besten Darstellungen der Röntgenologie der Lungentuberkulose: „Der verschiedenartige histologische Aufbau (der produktiven und exsudativen Herde) bedingt eine verschiedene Strahlenabsorption." An einem anderen Orte ist zu lesen, der Eiweißreichtum des Exsudates sei die Ursache der großen Schattendichte exsudativer Herde. Sehr häufig wird auch die Behauptung ausgesprochen, das derbe Bindegewebe führe eben wegen seiner größeren Konsistenz zu intensiveren Schattenbildungen als das weiche Granulationsgewebe und das sei der Grund für die Dichtigkeitsdifferenz von Schatten ausgeheilter und florider Herde; in einem kürzlich im Rahmen eines Kongresses gehaltenen Referate wird von einem sehr namhaften Röntgenologen die Ansicht ausgesprochen, „eine sehr weiche substernale Struma liefere keinen deutlichen Schatten". Ein anderer bekannter Facharzt für Röntgenologie meint, daß „weiche Sarkommetastasen" sich röntgenologisch nicht sicher nachweisen lassen.

Das Problem der Schattenintensität läßt sich nur von der strahlenphysikalischen Seite in Angriff nehmen. Ganz allgemein ist die absolute Intensität eines Schattens um so größer, je mehr von der Strahlung in dem ihm zugrunde liegenden Substrat absorbiert wurde. Gleiche Strahlenqualität vorausgesetzt, hängt aber die Absorption nur von zwei Eigenschaften dieses Substrates ab, nämlich von seinem Atomgewicht (Ordnungszahl), resp. bei chemisch komplizierten Medien seinem spezifischen Gewicht und von seiner Schichtdicke, d. h. seiner räumlichen Ausdehnung in der jeweiligen Richtung der Durchstrahlung. Von größter Bedeutung für die mehr oder weniger gute Differenzierbarkeit eines Schattens ist ferner aus Gründen der Schwellenabhängigkeit des Sehens seine relative Dichte, d. h. die Dichtigkeitsdifferenz gegenüber dem umgebenden Medium, der „Kontrast" zwischen dem darzustellenden Herd und seiner Umgebung, dessen Größe natürlich wieder von der Größe des Unterschiedes im spezifischen Gewichte oder der Schichtdicken abhängig ist. Auch der Helligkeitsbereich, in welchem die in Rede stehende Dichtigkeitsdifferenz zu liegen kommt, spielt eine Rolle insoferne, als bei sinkender allgemeiner Helligkeit immer kleinere Dichteunterschiede wahrnehmbar werden.

Diese physikalischen Grundlagen der Schattenintensitätsdifferenzen haben wir nun in pathologisch-anatomischer Beziehung zu verwerten und die Bedeutung von spezifischem Gewicht und Schichtdicke und die Unterschiede der beiden in den Krankheitsherden und ihrer Umgebung (Kontrastwirkung) zu besprechen. Es ist von vornherein klar, daß minimale Differenzen im *spezifischen Gewicht* sich wohl bei exakter physikalischer Messung in der Absorptionsgröße aussprechen, daß aber derart kleine Unterschiede nicht mit unserem Gesichtssinne wahrnehmbare Unterschiede in der Schattenintensität hervorrufen können. Die Erfahrung und das Experiment lehren vielmehr, daß nur recht grobe Verschiedenheiten des spezifischen Gewichtes, Verschiedenheiten die schon in der ersten Dezimale zutage treten, mit dem bloßen Auge erkennbare Schattenunterschiede bewirken. Wenn wir von diesem Gesichtspunkte die im menschlichen Organismus vorkommenden Gewebsarten und Medien untersuchen, so können wir sie in 4 deutlich differenzierbare, röntgenologisch sich manifestierende Gruppen (Schattenstufen) einteilen, nämlich Luft, Fett, Wasser (diese Gruppe umfaßt alle Weichteile, indem dieselben hinsichtlich des spezifischen Gewichtes vom Wasser nur in der zweiten Dezimale abweichen) und Kalk. (Näheres darüber in der allgemeinen Literatur.) Im Bereiche des Thorax und seiner Erkrankungen spielt das Fettgewebe kaum eine Rolle. Das spezifische Gewicht von Kalk ist so groß, daß in den Fällen, bei denen er vorhanden ist — gerade bei den uns hier interessierenden Thoraxtumoren ist das recht selten der Fall — die Diagnose „verkalkter Herd" sich auf guten Photogrammen und mit gut abgeblendetem hartem Durchleuchtungslicht ohne weiteres aus dem Symptom der Schattendichte allein stellen läßt. Es bleiben uns also zur Betrachtung nur die beiden restlichen Schattenstufen, Luft und Wasser übrig. Diese beiden sind, wie wir schon in einem früheren Kapitel erwähnt haben, in der Thoraxdiagnostik von allergrößter Bedeutung. Es geht aber aus dem eben Besprochenen hervor, daß innerhalb der Gruppe „Wasser", in die, wie gesagt, sämtliche Weichteilgebilde, sowohl normale als auch pathologische gehören, Schattenintensitätsdifferenzen nicht bestehen. Wir sind nicht in der Lage, aus dem Symptom der Schattenintensität zwischen massivem, alle Luft verdrängendem pneumonischem Infiltrat, Tumorgewebe, Erguß in der Pleura usw. zu differenzieren. Auch die Art eines Ergusses (Transsudat, Exsudat, Blut, Empyem) ist auf Grund der Schattendichte nicht feststellbar. Versuche, die u. a. von WEBER durchgeführt wurden, haben gezeigt, daß die genannten Flüssigkeiten, in gleich weiten Eprouvetten röntgenoskopisch und röntgenographisch untersucht, keine erkennbaren Schattendifferenzen geben. Das gleiche gilt für Weichteile. So behaupten die meisten Autoren, die das Röntgenbild der Lungentuberkulose beschreiben, daß verkäste Herde wegen ihrer chemischen Zusammensetzung stärker absorbieren, also dichtere Schatten erzeugen, als einfache entzündliche Infiltrate. Diese Behauptung schien eine Stütze darin zu finden, daß eine tuberkulöse Lunge tatsächlich im allgemeinen kontrastreicher erscheint als eine lobulär-pneumonische. DEHN und WEINSCHENK haben nun die genannte Lehre durch ein exaktes Experiment auf ihre Berechtigung geprüft. Es wurden gleich große Würfel von stark verkästem, von lobulär-pneumonischem und von croupös-pneumonischem Lungengewebe nebeneinander auf einer Platte röntgenphotographisch aufgenommen; es ergab sich dabei, was ja nach der früher besprochenen Feststellung selbstverständlich' ist, kein merklicher Unterschied im Schatten dieser verschiedenen pathologischen Gewebe. Wenn trotzdem mitunter die tuberkulöse Lunge kontrastreicher ist als die lobulär-pneumonische, und verkäste Herde dichtere Schatten erzeugen können als entzündlich-infiltrative, so hat das andere, später zu besprechende Ursachen.

Es wurde oben festgestellt, daß in der Schattendichte eines massiven pneumonischen Infiltrates und anderer weichteildichter pathologischer Bildungen kein Unterschied bestehe. Das gilt natürlich nur dann, wenn durch das alveoläre

Exsudat die Luft restlos verdrängt worden ist. Bekanntlich ist das aber nicht immer, nicht in jedem Stadium der Pneumonie der Fall; sehr häufig bleiben in vielen einzelnen Alveolen kleinste Luftreste zurück; das manifestiert sich ja beim Durchschneiden einer solchen Lunge darin, daß sich schaumige Flüssigkeit von der Schnittfläche abstreifen läßt. Diese minimalen Luftreste sind natürlich wegen der mikroskopischen Kleinheit der einzelnen Luftbläschen im Röntgenbilde nicht als circumscripte Helligkeiten zu sehen, sie führen aber zu einer Aufhellung des gesamten Schattenbildes oder eines Teiles desselben. In solchen Fällen erscheint also auch ein ausgedehntes pneumonisches Infiltrat häufig beträchtlich heller als andere weichteildichte Gewebe von gleicher Schichtdicke. Dieser Umstand ist auch in der Tumordiagnostik differentialdiagnostisch verwertbar: es ist selbstverständlich, daß die Lunge substituierende oder destruierende Krankheitsherde derartige diffus verteilte Luftreste nicht enthalten können, daß ihr Schatten also beträchtlich dichter sein muß als der der eben genannten exsudativen (pneumonisch-infiltrativen) Prozesse. Es kann demnach unter Umständen das Symptom der Schattendichte die Differenzierung zwischen exsudativem Herd auf der einen, substituierendem auf der anderen erleichtern.

Unterschiede in der *Schichtdicke* als Ursache verschiedener Schattenintensität spielen in der Thoraxpathologie ebenfalls eine Rolle. Allerdings ist zur optischen Wahrnehmung derartiger Intensitätsdifferenzen analog dem über das spezifische Gewicht Gesagten notwendig, daß auch die Dickenunterschiede prozentuell nicht zu klein sind. So kann keineswegs die Zunahme der Intensität des Aortenschattens im höheren Alter mit der hyperplastischen Verdickung ihrer Wand erklärt werden, wie dies fast allgemein geschieht, denn dieser Schatten wird fast ausschließlich durch die etwa 3 cm dicke Blutsäule und nur zum geringsten Teile durch die wenige Millimeter dicke Wand erzeugt; eine Zunahme der Wanddicke um Bruchteile von Millimetern kann also keine merkliche Vertiefung des Schattens bewirken; diese erklärt sich vielmehr, wenigstens zum Teile, durch die Erweiterung des Aortenrohres, die zu einer prozentuell recht beträchtlichen Dickenzunahme der Blutsäule führen kann. Auch der Umstand, daß die Lungenvenen einen auffallend zarteren Schatten erzeugen als die Lungenarterien, kann nicht mit der Zartheit der Venenwand erklärt werden, sondern ebenfalls mit dem kleinen Durchmesser des Gefäßrohres, da ja die großen Lungenvenen sich früher als die Arterien, bereits im Bereiche des Mediastinalschattens verzweigen und daher dort, wo sie sichtbar werden, nämlich im Lungenfelde, viel enger sind, als die korrespondierenden Arterien (ASSMANN). Daß der Schatten von Tumoren in der Lunge meistens sehr dunkel ist, liegt ebenfalls an ihrer Schichtdicke. Der Unterschied in der Schattenintensität exsudativer und produktiver tuberkulöser Herde, als dessen Ursache Differenzen im chemischen Aufbau oder in der histologischen Struktur angegeben werden, ist gleichfalls ausschließlich in der verschiedenen Tiefenausdehnung dieser Herde begründet; der bei Manifestwerden der Erkrankung meist schon große, weil rasch wachsende exsudative Herd ist natürlich auch viel dicker und dadurch stärker schattengebend als der kleine produktive Herd. Auch die relativ große Dunkelheit, die man häufig an dem Schatten verkäster Herde beobachten kann, erklärt sich, wie auch in der früher erwähnten Arbeit von DEHN und WEINSCHENK ausgeführt wird, durch die größere Dicke dieser Herde, da es ja meist erst bei größerer Ausdehnung derselben zur Verkäsung kommt.

Die gleiche Bedeutung hat die Schichtdicke für die Intensität der *Aufhellung* bei pathologischer Luftansammlung. So müssen röhrenförmige, orthoröntgenograd getroffene luftgefüllte Gebilde viel heller erscheinen als Höhlen, deren Durchmesser dem Querschnitt der ersteren gleich ist. Sehen wir also etwa in einer verdichteten Lunge eine kleine ringförmig begrenzte Aufhellung großer Intensität, so spricht dies gegen eine kleine Höhle und für eine quer getroffene röhrenförmige Bildung, also einen ektatischen Bronchus.

Die Schattendifferenz zwischen einem strahlenabsorbierenden weichteildichten Krankheitsherd und der umgebenden lufthaltigen Lunge, also der zur Wahrnehmung eines Schattens notwendige *Kontrast* wird natürlich noch größer, wenn der Luftgehalt der dem Krankheitsherd benachbarten Lunge abnorm groß ist. Daher erscheint in der emphysematösen Lunge die Lungenzeichnung, auch wenn ihr Substrat, die Lungengefäße unverändert sind, auffallend dunkel, daher kann auch die Altersaorta bei gleichzeitigem Emphysem, selbst wenn sie nicht dilatiert ist, bedeutend dunkler erscheinen als die normale. Der große Kontrastreichtum in der tuberkulösen Lunge, von dem früher die Rede war, ist ebenfalls zum größten Teile in dem abnormen Luftreichtum der zwischen den Infiltrationsherden zurückgebliebenen Lunge begründet, und zwar zum Teile infolge Höhlenbildung, zum Teile infolge vikariierenden Emphysems.

e) Die Struktur des Schattens. Ein Schatten kann gleichmäßig (homogen) oder ungleichmäßig (inhomogen, strukturiert, fleckig) sein. Die *physikalische* Grundlage der Homogenität eines Schattens ist die gleichmäßige Strahlenabsorption im Bereiche des ganzen Krankheitsherdes infolge Gleichheit des spezifischen Gewichtes und gleicher Schichtdicke in allen seinen Teilen. Verschiedenheiten im spezifischen Gewichte und der Schichtdicke führen zu inhomogenen Schatten. *Anatomisch* begründet sind Ungleichheiten des spezifischen Gewichtes innerhalb eines Lungenherdes durch Nebeneinanderliegen von Kalk- und Weichteilmasse, also durch teilweise Verkalkung eines Krankheitsherdes, viel häufiger aber durch ungleichmäßige Herabsetzung des Luftgehaltes. Es können sich also auch auf dieses Merkmal differentialdiagnostische Erwägungen gründen. So ist innerhalb substituierender (expansiver und destruktiver) Prozesse, also aller Tumoren der Luftgehalt, wenn es nicht sekundär zu Zerfall mit Luftansammlung gekommen ist, gleichmäßig aufgehoben, ihre Schatten sind daher im allgemeinen homogen; exsudative Prozesse, also pneumonische Infiltrate im klinischen Sinne können zu ungleichmäßiger Herabsetzung des Luftgehaltes führen, sie können daher inhomogen erscheinen. Eine weitere Ursache der Strukturierung mancher pneumonischer Infiltrate liegt darin, daß innerhalb derselben die Gefäßzeichnung der Lunge als dichtere Schattenstreifen zu sehen ist; das kann natürlich nur so erklärt werden, daß in dem infiltrierten Lungenabschnitte der Luftgehalt nicht vollkommen aufgehoben ist, so daß ein Dichtenunterschied zwischen dem blutgefüllten Gefäßrohr, das außerdem pathologisch erweitert ist (entzündliche Hyperämie), und der benachbarten, teilweise noch lufthaltigen, also weniger dichten Lunge entsteht; es ist also dieses Sichtbarwerden der Gefäßzeichnung, also dunklere Strukturelemente in einem sonst homogenen Schatten, ein Beweis für die exsudative Natur des Prozesses und ein Gegenargument gegen die Annahme eines expansiv oder destruktiv wachsenden Gebildes. Noch wichtiger und eindeutig im Sinne einer pneumonischen Infiltration ist das von Fleischner beschriebene Hervortreten des luftgefüllten

Bronchialbaumes innerhalb der infiltrierten Lunge als verästelte Aufhellungen, also als hellere Strukturelemente. Man muß aber das Sichtbarwerden der Lungenzeichnung innerhalb eines Infiltrates sehr wohl unterscheiden von der scheinbaren Strukturierung einer Verdunkelung, die dadurch zustande kommt, daß die vor und hinter dem schattengebenden Prozeß gelegene lufthaltige Lunge mit ihren Gefäßen sich auf den pathologischen Schatten projiziert; zu erkennen ist eine derartige projektivische Vortäuschung der Strukturierung eines Schattens häufig daran, daß man die Lungenzeichnung in solchen Fällen in annähernd gleicher Dichte über die Ränder des Schattens hinaus verfolgen kann. Dies gilt allerdings nur für die Durchleuchtung. Auf sehr kontrastreichen, mit der Buckyblende hergestellten Aufnahmen, namentlich wenn sie reichlich entwickelt oder ausgesprochen überentwickelt sind, kann die Lungenzeichnung gerade an jenen Stellen, wo sie auf einen normalen (z. B. Herz) oder pathologischen Schatten projiziert ist, viel deutlicher hervortreten, als in der übrigen Lunge. Versuche von JAKSCH, sowie von FLEISCHNER und PULGRAM haben gezeigt, daß man durch künstliches Herabsetzen der Helligkeit (mittels Metallfolien usw.) auf geeignete Helligkeitsstufen die Lungenzeichnung und andere Strukturen deutlicher machen kann. Näheres über diese nicht leicht zu erklärenden Erscheinungen kann in der Literatur eingesehen werden. Einwandfrei im Sinne einer echten Strukturierung spricht aber die Sichtbarkeit der Lungenzeichnung, wenn die Möglichkeit einer Überdeckung durch lufthaltige Lunge wegfällt, wenn also der Prozeß die ganze oder den größten Teil der Thoraxtiefe einnimmt, was ja bei den in Betracht kommenden Affektionen sehr häufig der Fall ist.

Ein fleckiger Schatten kann im Bereiche des Thorax auch dadurch vorgetäuscht werden, daß sich über einen Teil des pathologischen Gebildes ein Skelettabschnitt, meist eine Rippe projiziert; es ist bei aufmerksamer Beobachtung natürlich leicht, die Ursache einer solchen Schatteninhomogenität zu erkennen.

Kompliziert werden die Verhältnisse dann, wenn ein destruktiver Prozeß von einem unspezifischen entzündlichen Infiltrate begleitet ist, was, wie wir im speziellen Teile noch hören werden, bei malignen Tumoren nicht selten der Fall ist. Es ist unter Berücksichtigung des oben Besprochenen klar, daß es in solchen Fällen ebenfalls zu Inhomogenität des Schattens kommen kann. Eine besonders auffallende Ungleichmäßigkeit der Schattendichte, die Bildung ausgesprochen fleckiger Schatten ergibt sich dann, wenn zwischen vollkommen luftleeren Infiltrationsherden normale oder gar abnorm lufthaltige Lungenabschnitte liegen. Ersteres charakterisiert vor allem die lobuläre Pneumonie, letztere die tuberkulöse Infiltration. Wir haben darüber bereits im vorausgegangenen Abschnitte gesprochen.

Innerhalb eines pleuralen Ergusses gibt es natürlich keine Differenzen im spezifischen Gewicht; solche Schatten sind also homogen, wenn wir von der allmählichen Intensitätsabnahme von unten nach oben, die durch die Abnahme der Schichtdicke erklärt ist, absehen; sie zeigen jedenfalls keine Struktur.

Bei intrapulmonalen Prozessen spielen Schichtdickenunterschiede als Ursache der Inhomogenität von Schattenbildungen keine sehr große Rolle.

Wenn mehrere, an sich homogene schattengebende Gebilde hintereinander gelegen sind und sich nur teilweise übereinander projizieren, dann kommt es ebenfalls zur Bildung inhomogener Schatten als Ausdruck der verschieden großen, von den Strahlen durchdrungenen Schichtdicken. So kann sich das kulissenartige Hintereinanderliegen von mediastinalen Drüsentumoren, etwa infolge gleichzeitigen Befallenseins des vorderen und des hinteren Mediastinums durch Differenzen in der Schattenintensität manifestieren. Etwas Ähnliches kann durch Konfluenz knotiger Gebilde, z. B. von Tumormetastasen zustande kommen, hier kann also die Inhomogenität der Ausdruck der höckerigen Oberfläche der pathologischen Bildungen sein. (Ein anderes wichtiges Symptom für derartige Tumoren werden wir in einem der nächsten Abschnitte kennen lernen).

f) Die Konturierung des Schattens (der Aufhellung). Wir haben an ihr die *Form* (Konturführung, Konturform) und die *Schärfe* zu beschreiben.

Die *Form* der Kontur ist gesondert von der Gesamtform des Schattens (der Aufhellung) zu betrachten. So ist z. B. der Schatten, der ein Lappenrandinfiltrat erzeugt, in der Regel bandförmig (Gesamtschattenform), von seinen Konturen ist die eine unregelmäßig, die andere häufig linear, bogenförmig (Konturform). In dem eben genannten Falle, bei dem also die Grenze eines pathologischen Schattens mit einer aus der normalen Röntgenanatomie bekannten Organgrenze identisch ist, läßt sich die Konturform für die Lokalisation des Prozesses verwerten. In anderen Fällen kann man aus ihr, ähnlich wie aus der Beschreibung der Gesamtschattenform Schlüsse auf die Pathogenese der Erkrankung ziehen. In dieser Richtung spielt das Merkmal besonders bei mediastinalen Prozessen, bei denen, wie wir schon ausgeführt haben, die Form der gesamten Bildung in der Regel nicht

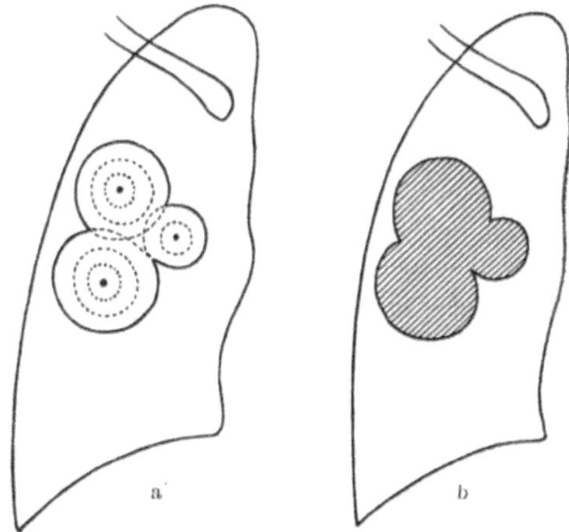

Abb. 7a und b. Plurizentrisches Wachstum im Röntgenbilde. a) Plurizentrisch entstehendes Gebilde. b) Das daraus resultierende Schattenbild.

feststellbar ist, weil man nur den der Lunge unmittelbar benachbarten Teil derselben sehen kann, eine wichtige Rolle; wir haben hier also vorwiegend die Form der sichtbaren Kontur zu beschreiben. Handelt es sich um ein unizentrisch gewachsenes Gebilde, so ist natürlicherweise der erkennbare Schattenabschnitt gewöhnlich ein Segment eines Kreises oder einer Ellipse (Näheres darüber im speziellen Teil), die sichtbare Kontur ist also ein einheitlicher Bogen; liegt jedoch ein durch Konfluenz multizentrisch gewachsener Knoten entstandenes Gebilde vor, dann setzt sich die Kontur aus mehreren Bogen, deren jeder die Begrenzung des einzelnen Knotens darstellt, zusammen; die Grenze ist also gekerbt, polycyklisch. Dieses Merkmal kann von ausschlaggebender diagnostischer Bedeutung sein. Wie im speziellen Teile noch dargestellt wird, kommt eine derartige multizentrische Entstehung besonders häufig den Systemerkrankungen der mediastinalen Drüsen zu; diese Krankheitsprozesse haben daher auch in der polycyklischen Begrenzung ein charakteristisches Röntgensymptom. In ähnlicher Weise kann man auch bei Lungentumoren zwischen den beiden genannten Entstehungsarten unterscheiden. So kann die Konturform bei einem in der Hilusgegend gelegenen Schatten die

Differentialdiagnose zwischen einem Drüsenpaket und etwa einer Cyste ermöglichen: ersteres (plurizentrisch entstanden) hat eine gekerbte, letztere (unizentrisch gewachsen) eine einheitlich kreisförmige Kontur (siehe Abb. 7).

Die *bogige, konvexe Konturierung* eines aus verschiedenen Gründen (mediastinaler Prozeß, teilweise Deckung durch eine andere schattende Bildung) nicht in seiner Gänze sichtbaren Schattens hat dieselbe Dignität wie die Kreisform des Schattens (s. früher).

Eine *zackige Begrenzung* kommt im allgemeinen unter zwei Bedingungen zustande; erstens bei ungleichmäßiger Schrumpfung schwieliger Prozesse; gewöhnlich ist diese Grenzlinie auch scharf (s. später). Die zweite Hauptursache zackiger Konturierung ist das ungleichmäßige Fortschreiten destruktiv wachsender Gebilde; wie aus dem Folgenden hervorgeht, führt diese Wachstumsart auch zu einer Unschärfe der Begrenzungslinie.

Ähnlich wie schattengebende Prozesse im Mediastinum sind auch abnorme Luftansammlungen in der Lunge mitunter nicht in ihrer ganzen Ausdehnung zu sehen, weil sie teilweise von infiltrierter Lunge überlagert sind; die sichtbare Aufhellung kann dadurch eine unregelmäßige Form bekommen, was natürlich die früher besprochene Differentialdiagnose zwischen Höhlenbildung und vikariierendem Emphysem sehr erschwert. In solchen Fällen kann die genaue Betrachtung der Konturform Aufklärung bringen; es gelingt in den meisten Fällen, einen Teil der wirklichen Grenze einer Höhle zu erkennen, die dann einen mehr oder weniger großen Kreisbogen bildet, dessen Konkavität der Aufhellung zugekehrt ist; ein emphysematöser Lungenabschnitt ist aus den in einem früheren Abschnitt besprochenen Gründen gewöhnlich an keiner Stelle kreisbogenförmig begrenzt.

Überraschend weit in der Differenzierung verschiedener Krankheitsgruppen kann man mitunter durch die Beachtung der *Konturschärfe* kommen. Wir nennen die Grenze eines Schattens dann scharf, wenn wir mit freiem Auge hell von dunkel abtrennen können; wir nennen sie unscharf, wenn wir einen allmählichen Übergang des Schattens in die normale Lungenhelligkeit feststellen müssen. Anatomisch gesprochen ist ein Schatten im Thorax dann scharf konturiert, wenn sein Substrat in ganzer oder großer Schichtdicke unmittelbar an normal lufthaltige Lunge grenzt, er ist unscharf begrenzt, wenn in dem ihm zugrunde liegenden Gebilde der Luftgehalt allmählich gegen die Peripherie zunimmt oder die den massiven Schatten umgebende normale Lunge eine mehr oder weniger atelektatische Grenzzone aufweist. Betrachten wir von diesem Gesichtspunkte aus die im Thorax vorkommenden Erkrankungen, so können wir jene, die nach dem Gesagten eine scharfe Begrenzung haben müssen, in mehrere Gruppen einteilen; es gehören hierher alle ausgeheilten, gegenüber der normalen Lunge bindegewebig abgekapselten Herde, weiters alle substituierend, unter Verdrängung der normal lufthaltigen Lunge wachsenden Gebilde, ferner alle Prozesse, zu deren anatomischem Bau eine Kapsel gehört, die sie von der normalen Lunge trennt, schließlich alle Bildungen, die eine natürliche Grenze, d. i. eine pleurale Überkleidung erreicht haben, durch welche sie von der benachbarten normal lufthaltigen Lunge geschieden bleiben. Wir wollen einige wichtige Beispiele aus den verschiedenen Gruppen anführen:

In der Tuberkulosediagnostik ist die Konturschärfe ein wichtiges differentialdiagnostisches Merkmal zwischen ausgeheiltem, resp. in fibröser Ausheilung begriffenem und floridem Herd. Ersterer ist infolge der bindegewebigen Abkapselung scharf begrenzt, während der letztere, infolge der ihn umgebenden, sich in der normal lufthaltigen Lunge allmählich verlierenden unspezifischen perifokalen Entzündung häufig eine unscharfe Grenze hat. Benigne, also exstruktiv wachsende Tumoren, die ihre Grenzen gleichmäßig unter Verdrängung der normalen Lunge in die Umgebung vorschieben, sind gewöhnlich scharf begrenzt, während der maligne Tumor, der in der Regel ein destruktiv-infiltratives Wachstum hat, also allseits seine Ausläufer in die normale Lunge aussendet, aus diesem Grunde meist eine unscharfe Konturierung aufweist, solange er nicht eine natürliche Grenze, die seinem Wachstum zunächst Einhalt gebietet, erreicht. Cysten, deren flüssiger Inhalt von einer Kapsel eingeschlossen ist, sind immer scharf konturiert. Für die letzte der angeführten Gruppen, also jene, bei denen das Substrat der scharfen Grenze die normale Pleura ist, gibt es eine Reihe für uns äußerst wichtiger Beispiele; so erlaubt die Beachtung der Konturschärfe die Erkennung aller lappenrandständigen und interlobären Prozesse, sowie auch die Differenzierung zwischen diesen beiden. Erstere haben eine scharfe Grenze immer nur auf jener Seite, wo sie die Pleura erreicht haben, während die andere Begrenzung, also jene Seite, auf der sich das Infiltrat allmählich in der normal lufthaltigen Lunge verliert, immer unscharf ist; letztere sind allseits scharf begrenzt, da sie ja überall durch die Pleura von der lufthaltigen Lunge getrennt sind. In parenthesi sei hier bemerkt, daß selbst bei großen Ergüssen sich die Atelektase der benachbarten Lunge röntgenologisch gewöhnlich nicht durch Verwaschung der scharfen Grenze ausspricht. Exsudative Prozesse in der Lunge können ebenso wie destruierende aus den angeführten Gründen nur dann scharf konturiert sein, wenn sie einen Lappenrand erreicht haben. Es geht aus dem Gesagten aber auch hervor, daß alle Erkrankungen der Pleura und des Mediastinums ausnahmslos scharf begrenzt sein müssen, solange sie durch die intakte Pleura von der Lunge getrennt sind oder anders gesagt, bei einem durch andere Symptome als pleural oder mediastinal erkannten Schatten bedeutet ein unscharfer Konturabschnitt, gewöhnlich vereint mit zackiger oder unregelmäßiger Konturform (s. früher) mit Sicherheit Destruktion und Durchbruch in die Lunge, es spricht also die unscharfe Begrenzung bei pleuralen oder mediastinalen Bildungen eindeutig für einen malignen Prozeß. So kann auf diese Weise die sonst schwierige Differentialdiagnose zwischen abgesacktem pleuralem Erguß und Pleurasarkom ermöglicht werden. Wir kommen darauf, ebenso wie auf die anderen hier angeführten Beispiele aus der Tumordiagnostik im speziellen Teile zurück.

Die aus der Sprache der photographischen Bildtechnik übernommenen, in der Literatur sehr verbreiteten, ja fast allgemein angewandten Bezeichnungen eines Schattens als „hart" oder „weich" sollten aus der Nomenklatur der röntgenologischen Bildanalyse verschwinden. Abgesehen davon, daß diese Ausdrücke zu Mißverständnissen führen können, ja geradezu zu ihnen verleiten, indem sie vielfach in Beziehung zur Konsistenz des Substrates der durch sie qualifizierten Schatten gebracht werden, beinhaltet jede dieser Bezeichnungen die Beschreibung verschiedener Schattenqualitäten, nämlich der Konturschärfe und der relativen Dichte (Dichtendifferenz gegenüber der Umgebung); es sind das also mehrere Eigenschaften des zu beschreibenden Schattens selbst und des ihn umgebenden Mediums, Eigenschaften, die durchaus nicht immer nur in der einen bestimmten Kombination vorkommen; ein „harter" Schatten ist nämlich ein relativ dunkler und scharf begrenzter Schatten, als „weiche" bezeichnet man weniger dunkle und unscharf begrenzte Schattenbildungen. Es gibt natürlich auch dunkle und unscharf begrenzte und ebenso zarte und scharf begrenzte Schatten, die in der hier beanstandeten Nomenklatur keine Berücksichtigung finden; weiters erscheint aber ein an sich dunkler und scharf begrenzter Schatten in photographischem Sinne „hart", wenn er inmitten einer hellen mit ihm stark kontrastierenden Fläche gelegen ist, also etwa entsprechend einer emphysematösen Lunge und der gleiche Schatten mit dem gleichen Substrat erscheint „weich", wenn seine Umgebung nur um weniges heller ist als er, wenn also etwa der gleiche Herd in einer teilweise atelektatischen Lunge liegt. Auf diese Weise kommt man beim gleichen Substrat zu entgegengesetzten Bezeichnungen, was natürlich Verwirrung anrichten muß, während unsere analysierende Beschreibung den Schatten immer in gleicher Weise qualifiziert und dazu die Qualitäten der Umgebung angibt.

Über die Tatsache, daß jede der beiden hier beanständeten Bezeichnungen mehrere verschiedene Schattenqualitäten mit ganz verschiedener Dignität beschreibt, herrscht allgemein Unklarheit; daher begnügt man sich auch mit der Feststellung, daß diese oder jene Erkrankung „weiche" oder „harte" Schatten macht, ohne sich über die physikalische Grundlage dieser Eigenschaften eine Vorstellung machen zu können. Wie wir aber gesehen haben, ist eine ersprießliche Röntgendiagnostik nur dann möglich, wenn wir imstande sind, auf dem Wege der physikalischen Deutung über die patho-anatomische Grundlage jedes Merkmals des vorliegenden Schattens Rechenschaft abzulegen. Zu diesem Zweck ist es notwendig, das Bild in alle seine Einzelqualitäten aufzulösen, also wirkliche „Bildanalyse" zu betreiben; das schließt aber eine willkürliche Synthese, wie sie den Begriffen „harte" und „weiche" Schatten zugrunde liegt, aus.

g) Beeinflussung der Lage der Nachbarorgane durch das pathologische Gebilde. Die einem Krankheitsherd benachbarten Organe — im Thorax ist es fast ausschließlich das Mediastinum mit allen oder einzelnen seiner Gebilde — können durch ihn verlagert werden und zwar entweder im Sinne einer Verziehung oder einer Verdrängung oder ihre Lage kann vollkommen unverändert bleiben; in letzterem Falle können sie wieder von ihm umwachsen oder infiltriert werden. Aus allen diesen Zuständen der Nachbarorgane zu dem pathologischen Prozeß lassen sich Schlüsse auf seine Natur ziehen. So bedeutet eine Verziehung gegen die kranke Seite meist eine mit Schrumpfung einhergehende Affektion, während die Verdrängung in die gesunde Seite die expansive Natur des fraglichen Prozesses manifestiert. Daß durch die Beachtung dieses Symptomes z. B. die Differentialdiagnose zwischen pleuralem Erguß und Schwarte erleichtert wird, muß wohl nicht weiter auseinandergesetzt werden. In manchen Fällen, besonders bei mediastinalen Erkrankungen, spielt gerade wieder die Nichtbeeinflussung der Lage der Nachbarorgane eine große Rolle für die Beurteilung der Pathologie der fraglichen Erkrankung. Wir wissen, daß ganz besonders die malignen Tumoren dazu neigen, infiltrativ zu wachsen; das kann dazu führen, daß sie die benachbarten Organe, im interstitiellen Gewebe wuchernd, einscheiden, oder daß sie in sie einbrechen, ohne ihre Lage zu verändern. Benigne Tumoren hingegen respektieren die Grenzen des Organes, von dem sie ausgehen, sie führen nur durch ihr expansives Wachstum zur

Vergrößerung desselben und damit in der Regel zu oft recht beträchtlicher Verdrängung der umgebenden normalen Gebilde. So finden wir z. B. fast regelmäßig bei den substernalen Strumen eine Verdrängung der Trachea, häufig auch des Aortenbogens, während selbst mächtige „Mediastinaltumoren" die Lage dieser Organe oft gar nicht beeinflussen. Das kann unter Umständen in schwierigen Fällen für die Diagnose der einen oder der anderen dieser Erkrankungen den Ausschlag geben.

Bei doppelseitigen Lungenprozessen kann man mitunter im Zweifel sein, ob die Verlagerung eines Organes durch Verdrängung von der einen oder Verziehung von der anderen Seite hervorgerufen ist. Die Entscheidung darüber kann von Bedeutung sein. Sie läßt sich auf Grund des Röntgenbildes nicht immer fällen; wenn es sich jedoch um gut sichtbare oder leicht darstellbare Hohlorgane handelt, vor allem die

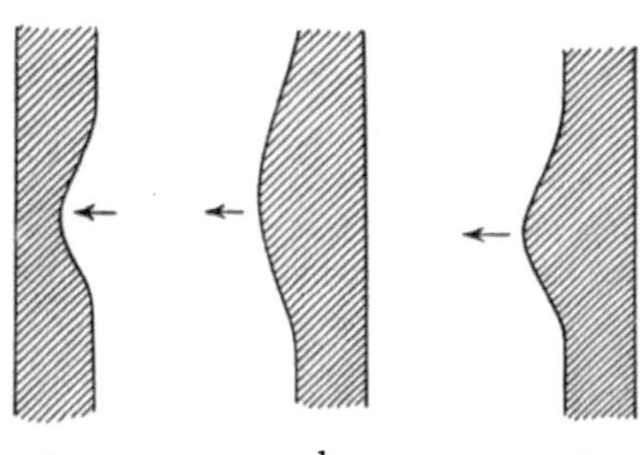

a   b   c

Abb. 8a—c. Verdrängung und Verziehung eines schlauchförmigen Gebildes im Röntgenbilde. a) Impression durch „verdrängenden Prozeß". b) Spindelige Verbreiterung durch „verziehenden Prozeß" (flächenhaftes Angreifen). c) Dasselbe bei circumscriptem Angreifen („zeltförmige Verbreiterung").

Trachea oder den Oesophagus, dann kann unter Umständen die Differenzierung leicht sein. Der verdrängende Prozeß führt meist durch stärkere Eindellung der ihm zugekehrten Wand des röhrenförmigen Organes gleichzeitig zu einer circumscripten Einengung desselben, während bei Schrumpfung, also Verziehung

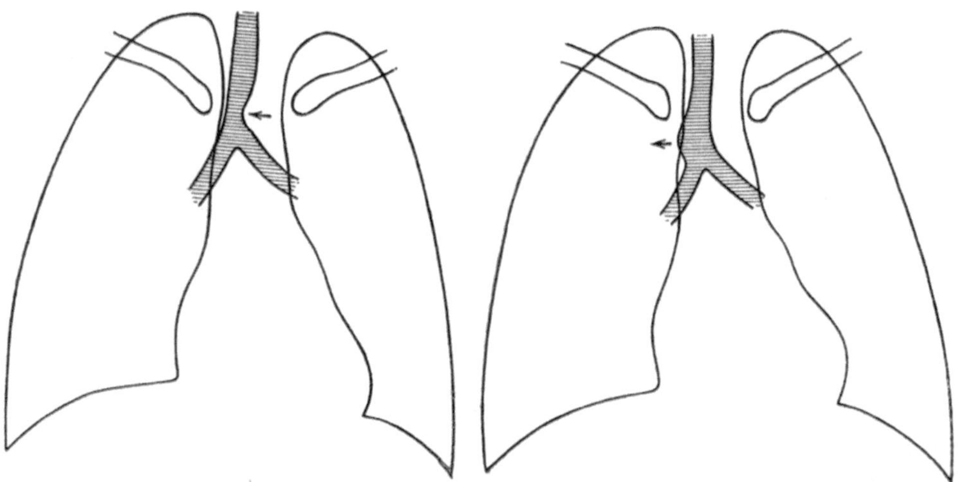

Abb. 9. Impression der Trachea durch einen von links her verdrängenden Prozeß.   Abb. 10. Spindelförmige Verbreiterung der Trachea durch einen von rechts her verziehenden Prozeß.

ebenfalls durch stärkeres Angreifen an der der kranken Seite zugekehrten Wand es mitunter zu einer spindelförmigen Erweiterung kommt (Abb. 8, 9 u. 10). Für die Trachea hat das letztere zum ersten Male Fleischner als interessanten Nebenbefund beschrieben. Daß dieses Symptom differentialdiagnostische Bedeutung haben kann, haben uns eigene spätere Erfahrungen gelehrt.

h) Die Bewegungserscheinungen an den pathologischen Gebilden und ihrer Umgebung. Wir haben auf folgende Bewegungen zu achten: Pulsation, respiratorische Beweglichkeit, Hustenbewegung, Schluckbewegung, passive Verschieblichkeit bei Lagewechsel. Wir wollen uns hier mit ihnen nur insoweit beschäftigen, als sie für die Diagnose und Differentialdiagnose der Thoraxtumoren eine Rolle spielen.

Bei der pulsatorischen Bewegung ist die Entscheidung, ob es sich um aktive, autochthone oder um passive, mitgeteilte Pulsation handelt, häufig nicht möglich, besonders dann, wenn der betreffende Schatten nur geringe Ausdehnung hat. Wie wir uns eine fragliche Pulsation deutlich machen können, soll kurz im Kapitel „Untersuchungstechnik" besprochen werden. Von einer gewissen Bedeutung kann dieses Symptom z. B. für die Unterscheidung zwischen einem Tumor im Mediastinum und einem Aneurysma sein; doch darf seine Wichtigkeit nicht überschätzt werden. Namentlich bei großen Aneurysmen, die in der Regel viel größere diagnostische Schwierigkeiten bereiten als die kleinen, fehlt die Pulsation oft ganz, weil sie zum großen Teile mit frischen oder organisierten Thromben ausgefüllt sind. Auf der anderen Seite können gefäßreiche Tumoren aktiv pulsieren, andere dem Herzen oder der Aorta naheliegende von ihr mitgeteilte Pulsation aufweisen, die sich, wie gesagt, häufig nicht von einer aktiven unterscheiden lassen.

Bei der *respiratorischen Bewegung* haben wir nicht nur ihr Vorhandensein oder ihr Fehlen festzustellen, sondern auch ihre Richtung. Ein wichtiges Beispiel für die Bedeutung des ersteren ist die Differentialdiagnose zwischen pleuralem Erguß und Schwarte. Während der Erguß häufig respiratorisch stark verschieblich ist, steht die Schwarte in der Regel still (HITZENBERGER). Die *Richtung* der Atmungsbewegung kann für die Lokalisation eine gewisse Bedeutung haben; während mit der Thoraxwand im Zusammenhange stehende Prozesse, also auch pleurale Gebilde bei der Atmung die Bewegungen derselben mitmachen, d. h. inspiratorisch nach oben außen steigen, bewegen sich die intrapulmonalen gleichsinnig mit dem Zwerchfell, d. h. sie steigen inspiratorisch nach abwärts. Allerdings ist bei sehr oberflächlich in der Lunge gelegenen Herden durch Verwachsung der Pleurablätter eine Mitbewegung mit dem Thorax möglich. Es spricht daher wohl die Mitbewegung des Schattens oder der Aufhellung mit dem Zwerchfell eindeutig für die intrapulmonale Lage, während die Mitbewegung mit der Thoraxwand aus dem angeführten Grunde nicht mit Sicherheit die extrapulmonale Lage des Prozesses beweist. Es kann sich aber die Bewegungsrichtung bei der Atmung auch umkehren, wenn das Zwerchfell selbst eine paradoxe Bewegung aufweist. Von den Ursachen derselben interessiert uns in diesem Zusammenhange vor allem die Phrenicuslähmung. Sie ist, wie wir im speziellen Teile noch hören werden, keine seltene Begleiterscheinung maligner Tumoren. Bezüglich der Symptomatologie der Zwerchfellähmung selbst muß auf die Literatur der Thoraxdiagnostik verwiesen werden. Das hier in Rede stehende wichtigste Merkmal, die paradoxe Zwerchfellsbewegung, läßt sich bekanntlich am besten durch den MÜLLERschen Versuch, d. i. eine forcierte Inspirationsbewegung bei Verschluß der Glottis oder von Mund und Nase, nachweisen. Erfahrungsgemäß läßt sich der bei weniger intelligenten Patienten oft schwer durchführbare MÜLLERsche Versuch durch eine rasche kräftige Inspiration durch die Nase, „Aufschnupfen", gut ersetzen (HITZENBERGER).

Von großer diagnostischer Bedeutung kann auch die normalerweise fehlende respiratorische Seitenbewegung des Mediastinums, das sog. Mediastinalwandern (HOLZKNECHT, JACOBSOHN) sein. Sie kommt durch eine im Inspirium auftretende Druckdifferenz zwischen den beiden Thoraxhälften zustande: Wenn bei der inspiratorischen Erweiterung des Thorax aus irgendeinem Grunde — in den uns hier interessierenden Fällen handelt es sich meist um Bronchostenosen — die Luft auf einer Seite nicht einströmen kann, so entsteht auf dieser ein Unterdruck, der die elastischen Wände, vor allem das Mediastinum ansaugt; dieses wandert also im Inspirium in die kranke Seite. In ganz seltenen Fällen und zwar dann, wenn ein sog. Ventilverschluß, etwa durch einen flottierenden polypösen Tumor vorliegt, kann eine andere Bewegung zustande kommen: Die im Inspirium einströmende Luft kann durch den Ventilverschluß im Exspirium nur zum geringen Teile entweichen, es kommt zu Überblähung dieser Lunge; der relative Überdruck führt dann zu exspiratorischer Verlagerung des Mediastinums in die gesunde Seite (MANGES, ARNSPERGER, MAX COHN). Näheres über die Symptomatologie der Bronchostenose und des Ventilverschlusses werden wir im speziellen Teile besprechen.

Durch das *Husten,* also eine forcierte Exspiration, kommt es bekanntlich zu einer starken intrathorakalen Drucksteigerung. Von ihren Folgeerscheinungen ist für uns besonders das Emporschleudern einer intrathorakalen Struma aus dem Thoraxraum von Wichtigkeit. Diese Hustenhebung ist, wie wir noch hören werden, eines ihrer wichtigsten Symptome.

Beim *Schlucken* steigt bekanntlich der Larynx und die Trachea in die Höhe. Diese Bewegung machen alle mit ihr in Verbindung stehenden Gebilde mit; unter ihnen ist wieder die Struma das wichtigste und häufigste.

Eine *passive Verschieblichkeit* bei Lagewechsel kommt in geringem Grade allen normalen mediastinalen Organen und bei Fehlen von Verwachsungen auch pathologischen Bildungen im Bereiche desselben zu. Von diagnostischer Bedeutung kann ihr Fehlen mitunter für den Nachweis pleuro-mediastinaler, namentlich pleuro-perikardialer Schwielen sein. Passiv verschieblich sind ferner alle in der Pleura freiliegenden Gebilde, vor allem die pleuralen Ergüsse, auch die entzündlichen (LENK). Dieses Merkmal ist von Bedeutung für die Unterscheidung zwischen Schwarte und Erguß, resp. zwischen freier und abgesackter Flüssigkeitsansammlung.

3. Die Röntgensymptomatologie der wichtigsten Krankheitsgruppen im Thorax.

Die im vorhergehenden Abschnitte entwickelte Symptomenlehre werden wir im speziellen Teile für die Diagnostik der einzelnen Erkrankungen zu verwerten trachten. Dort sollen auch die durch die Lokalisation (Lunge, Pleura, Mediastinum) bedingten Eigenheiten der Symptomatologie zur Sprache kommen.

An dieser Stelle wollen wir versuchen, aus den besprochenen physikalischen und anatomischen Grundlagen der einzelnen Röntgensymptome mehr oder weniger charakteristische Symptomenkomplexe für die uns hier aus diagnostischen Gründen interessierenden großen Erkrankungsgruppen unter Berücksichtigung ihrer, in einem früheren Kapitel besprochenen allgemeinen Pathologie aufzubauen. Wir werden auf diese Weise zur Aufstellung von Schemen kommen, die uns mit mehr oder weniger großer Sicherheit die Differenzierung zwischen diesen Krankheitsgruppen gestatten. Natürlich nehmen wir dabei den Nachteil jedes Schematisierens in Kauf, der darin begründet ist, daß sich in der Praxis zahlreiche Fälle wegen mancher Komplikationen, Unklarheiten, Zwischenstufen, Ausnahmen usw., nicht in das Schema einzwängen lassen. Darauf wird aber bei Besprechung der einzelnen Erkrankungen und Fälle im speziellen Teile Rücksicht genommen werden. Auf der anderen Seite bieten aber gerade in der Thoraxdiagnostik solche Schemen ganz unschätzbare Vorteile. Bei der enormen Kompliziertheit der meisten Thoraxerkrankungsbilder stellen sie die einzige Möglichkeit dar, dem Lernenden feste Anhaltspunkte an die Hand zu geben und ihm so die Verwertung fremder Erfahrungen zu ermöglichen; aber auch dem Geübten leisten sie, wie die spätere Besprechung einzelner Fälle zeigen wird, sehr große Dienste.

Wir können die meisten der in Betracht kommenden pathologischen Veränderungen in eine der folgenden 3 Gruppen einordnen: a) *verdrängende,* b) *destruierende,* c) *exsudative Prozesse*; die beiden ersten kann man als *substituierende* zusammenfassen.

Wir wollen uns zunächst mit der Frage beschäftigen, welche pathologisch-anatomischen Kennzeichen dieser 3 Grundformen der thorakalen Erkrankungen im Röntgenbilde zum Ausdruck kommen können. Die für die makroskopisch-anatomische Diagnose so wichtigen Unterschiede in der Farbe, Konsistenz und groben Struktur sprechen sich, wie aus dem vorausgegangenen Kapitel hervorgeht, in der röntgenologischen Darstellung in keiner Weise aus; da, wie wir früher gezeigt haben, auch der histologische Aufbau und auch die chemische Zusammensetzung (von den relativ seltenen Kalkeinlagerungen abgesehen) die Röntgensymptomatologie gar nicht beeinflussen, so haben wir bei allen diesen 3 Gruppen — röntgenphysikalisch gesprochen — zunächst nur eine die Luft verdrängende oder das lufthaltige Gewebe ersetzende strahlenabsorbierende Masse von der Dichte des Wassers vor uns. Wir müssen also nach anderen charakteristischen pathologisch-anatomischen Zeichen suchen, die sich durch ein oder mehrere Symptome im Röntgenbilde geltend machen.

So haben wir früher gezeigt, daß das *substituierende,* mit *Verdrängung* der lufthaltigen Lunge einhergehende *expansive* Wachstum eines pathologischen Gebildes zu Schattenbildungen führt, die *homogen,* weiters *scharf begrenzt,* ferner häufig, je nachdem sie uni- oder multizentrisch entstanden sind, *rund oder polycyklisch* oder wenigstens stellenweise bogig, konvex *konturiert* erscheinen; solche Bildungen führen ferner wegen ihres expansiven Wachstums oft zu Verdrängung der Nachbarorgane. Wir sind damit zu einem Symptomenkomplex gekommen, der die meisten benignen und cystischen Tumoren, deren wichtigstes patho-biologisches Merkmal ja das expansive Wachstum ist, charakterisiert. Natürlich finden wir das gleiche Syndrom bei jenen seltenen malignen Tumoren, die ebenfalls exstruktiv wachsen. Zur weiteren Differenzierung müssen wir im Zweifelsfalle nach auf anderen pathologischen Eigenschaften fußenden Merkmalen suchen. Solche sind *die Wachstumsgeschwindigkeit,* die langsame Größenzunahme bei den benignen, die rasche bei den malignen Tumoren, welche durch die wiederholte Kontrolle der genauest festzustellenden Größe des Schattens ermittelt wird, ferner die *Metastasenbildung* beim malignen Tumor; diese kann, wenn es sich um regionäre Metastasen handelt, im Thoraxbilde selbst *direkt* oder *indirekt* nachweisbar sein durch Auftreten neuer Schattenbildungen oder durch mehr oder weniger charakteristische Veränderungen an einer Reihe von Thoraxorganen; wir werden uns mit ihnen im speziellen Teile bei der Besprechung des Bronchuscarcinoms, bei dem sie von ganz besonderer Bedeutung sind, ausführlich beschäftigen; schließlich sind regressive Veränderungen, Nekrosen in malignen Tumoren bedeutend häufiger als in benignen; es ist unter Berücksichtigung des Besprochenen klar, daß der Ersatz von gesundem Gewebe durch nekrotisches im Röntgenbilde zunächst nicht in Erscheinung tritt. Nur wenn der Zerfallsprozeß aus irgendeinem Grunde von Gasansammlung begleitet oder gefolgt ist, was entweder durch Kommunikation mit einem Bronchus oder durch Anwesenheit von gasbildenden Bakterien geschehen kann, kommt es zu Veränderungen im Röntgenbilde; wir haben dann alle, im vorangehenden Kapitel besprochenen Zeichen einer Höhlenbildung vor uns, also eine Aufhellung innerhalb des pathologischen Schattens, mitunter mit unregelmäßiger, häufig mit bogiger Begrenzung. Solche Aufhellungen in dem fraglichen Schatten können daher den Symptomenkomplex des malignen Tumors erweitern, während sie in dem des benignen gewöhnlich fehlen.

In den meisten Fällen jedoch sind die malignen Tumoren durch *destruierend-infiltratives* Wachstum gekennzeichnet. Wir haben für dieses eine Reihe von Merkmalen kennen gelernt, die es in charakteristischer Weise vom verdrängenden, expansiven, also von allen benignen Tumoren unterscheiden läßt. Auch hier kommt es bei völliger Destruktion des lufthaltigen Gewebes zu homogenen Schattenbildungen. Ihre Form ist mitunter auch annähernd rund, viel häufiger aber wegen des unregelmäßigen Eigenwachstums und des ungleichen Widerstandes, den die verschiedenen normalen Gewebsarten dem histolytischen Prozeß entgegensetzen, unregelmäßig. Die Begrenzung ist nur dann regelmäßig und scharf, wenn ein widerstandsfähigeres Hindernis, wie vor allem die Pleura, erreicht ist, sonst aber aus den, im früheren Kapitel angeführten Gründen, immer unscharf; dem *homogenen* meist *runden, scharf begrenzten* Schatten des benignen Tumors steht der *homogene,* meist *unregelmäßig geformte* und *unscharf begrenzte* Schatten des malignen Tumors gegenüber. Liegt der Fall so, dann ist also das Suchen nach den anderen früher angeführten Zeichen der Malignität, wie raschem Wachstum, Metastasenbildung, Neigung zu regressiven Veränderungen zwecks Differenzierung zwischen exstruktiv wachsendem benignem und destruktiv wachsendem malignem Tumor meist nicht notwendig.

Wie verhält es sich aber mit der viel häufiger in Frage kommenden Differentialdiagnose zwischen einem malignen Tumor und einem *exsudativen Prozeß* vom Charakter der pneumonischen Infiltration? Wir wollen zunächst aus der Pathologie und ihrer, in den Einzelheiten ebenfalls besprochenen röntgenologischen Ausdrucksform die Röntgensymptomatologie der letzteren aufzubauen trachten. Die Schattenintensität hängt bei diesen Prozessen, deren Wesen der Ersatz von Luft in den Alveolen durch ein Exsudat ist, von dem Verhältnisse der abgesonderten Flüssigkeit zu den zurückgebliebenen Luftresten ab. Der Schatten kann ebenso dicht sein wie der von verdrängenden oder destruktiven Prozessen erzeugte, wenn die Luft vollkommen verdrängt wurde, er ist zarter, wenn viele einzelne Alveolen noch lufthaltig sind. Die gleichen Momente beeinflussen die Struktur des Schattens; er ist homogen bei restlosem Ersatz der Luft durch Exsudat, er kann ungleichmäßig sein, wenn wenig und stark lufthaltige Teile nebeneinander liegen, er kann, wie wir früher gezeigt haben, eine dunkle Lungenzeichnung erkennen lassen, wenn er selbst aus den angeführten Gründen nicht sehr intensiv ist, oder ein helles Astwerk, wenn der Bronchialbaum in seinem Bereiche luftgefüllt bleibt. Die Begrenzung schließlich kann nur dann scharf sein, wenn der Prozeß eine Lappengrenze, also die interlobäre Pleura erreicht hat, sonst ist sie immer unscharf. Es ergibt sich also für einen großen Teil der exsudativen Prozesse ein Symptomenkomplex, der dem der destruierenden vollkommen gleich ist, nämlich die Bildung *dichter, homogener, unscharf begrenzter Schatten.* In jenen Fällen, bei denen wegen zurückgebliebener Luftreste der Schatten weniger dunkel und strukturiert ist, können wir wohl einen destruierenden Prozeß als Substrat desselben ausschließen, ihn jedoch nicht als sicheren Gegenbeweis gegen das Vorliegen eines malignen Tumors ins Treffen führen; denn auch bei letzterem kann es, wie wir noch besprechen werden, teils durch begleitende pneumonische Infiltration der umgebenden Lunge, teils durch mehr oder weniger vollkommene Atelektase einzelner Lungenabschnitte, deren zuführender Bronchus verschlossen oder verengt ist, zur Bildung weniger intensiver und ungleichmäßiger Schatten kommen.

Wir sehen also, daß die Unterscheidung verdrängend wachsender Prozesse gegenüber den anderen 2 Gruppen auf Grund der Röntgensymptomatologie gewöhnlich leicht ist, daß aber die Differenzierung zwischen destruierend wachsenden Gebilden, also den meisten malignen Tumoren und exsudativen Prozessen häufig nicht gelingt. Wohl spricht die runde Form oder eine teilweise konvexe Konstruierung eines Schattens im Sinne eines substituierenden, also auch eines destruierenden Prozesses, das Fehlen dieser Merkmale jedoch nicht gegen ihn. Relativ geringe Intensität und Strukturierung eines Schattens sind wohl Symptome exsudativer Bildungen, diese können aber unter Umständen ebenso wie destruktive Gebilde dunkle, homogene Schatten erzeugen; auch kann ersterer Symptomenkomplex durch Begleiterscheinungen (Pneumonie oder inkomplette Atelektase) maligner Geschwülste erzeugt sein. Wir müssen uns daher bemühen, wenn wir einen malignen Tumor aus dem Röntgenbilde diagnostizieren wollen, noch andere Zeichen zu finden, und zwar vor allem solche, die ihre Charakteristica aus jenen biologischen Eigenschaften herleiten, die unter dem Sammelbegriff „Malignität" zusammengefaßt werden. Daß die Neigung zu regressiven Veränderungen, die bei der Differenzierung zwischen malignem und benignem Tumor von Bedeutung sein kann, bei der Abgrenzung des Tumors gegenüber dem pneumonischen oder einem anderen entzündlichen Infiltrate kein brauchbares Symptom darstellt, ist klar, da auch letztere Prozesse nicht selten von Zerfall des Gewebes mit seinen besprochenen Röntgensymptomen begleitet sein können. Auch das Tempo der Größenzunahme des fraglichen Schattens weist bei den beiden in Rede stehenden Krankheitsformen keine charakteristischen Unterschiede auf. Daß das destruktive Wachstum, solange es nur das Ausgangsorgan betrifft, zu dem gleichen Symptomenkomplex führen kann wie die reine Exsudation, haben wir eben besprochen. Hingegen kann sich ein essentieller Unterschied ergeben, wenn die Organgrenze erreicht ist; während diese vom exsudativen Prozeß im allgemeinen respektiert wird, wird sie vom destruktiven nicht selten unter Zerstörung der Organüberkleidung durchbrochen. Das kann dann zu einem ganz charakteristischen Unterschiede führen: in letzterem Falle wird die sonst ganz scharfe Konturierung unscharf; bei Tumoren in der Lunge kann man das mitunter an der Lappengrenze beobachten, bei Tumoren der Pleura und des Mediastinums an ihrer pleuralen Überkleidung. Dieses Unscharfwerden eines Schattens an einer durch die Pleura gegebenen Grenze ist wohl ein eindeutiges Zeichen für das destruktive Wachstum eines Prozesses, also ein eindeutiges Unterscheidungsmerkmal gegenüber den beiden anderen Gruppen von Thoraxerkrankungen; es ist aber nur in positivem Sinne verwertbar; das Scharfbleiben einer solchen Grenze kann natürlich nicht gegen die Malignität ins Treffen geführt werden; in den nicht seltenen Fällen von malignen Tumoren, bei denen es nicht zum Durchbruch durch die Pleura gekommen ist, bleibt die Grenze scharf.

Daß der Nachweis von *Metastasen* die Diagnose des malignen Tumors, also auch die Differenzierung gegenüber dem entzündlichen Infiltrat wesentlich fördern kann, ist selbstverständlich. Allerdings bereitet die Erkennung von Metastasen nicht selten Schwierigkeiten, sie machen sich mitunter nur durch indirekte Zeichen, manchmal gar nicht bemerkbar. Wir werden über die Symptome von Metastasen maligner Thoraxtumoren im speziellen Teile ausführlich sprechen.

Symptomatologie der wichtigsten Krankheitsgruppen im Thorax (Bildanalyse).

	exsudative	expansive Prozesse	infiltr.-destruierende
Lage	verschieden, häufig Lappenrand	verschieden	verschieden, häufig Lappenrand
Größe	je nach Stadium; häufig rasch zunehmend	je nach Stadium, meist sehr langsam zunehmend	je nach Stadium, häufig rasch zunehmend
Form	meist unregelmäßig	häufig rund	mitunter rund, häufig unregelmäßig
Schattenintensität	meist Weichteildichte, häufig zarter	Weichteildichte	Weichteildichte
Struktur	mitunter homogen, häufig ungleichmäßig	homogen	homogen
Konturform	meist unregelmäßig, mitunter Form der betreffenden Lappengrenze	meist kreisrund oder oval, mitunter polycyklisch	mitunter kreisrund, oval oder polycyklisch, häufig unregelmäßig, zackig
Konturschärfe	nur an der Lappengrenze scharf, sonst immer unscharf	scharf	meist unscharf; an der pleuralen Grenze mitunter scharf, häufig aber auch unscharf
Verhalten der Nachbarorgane	meist unbeeinflußt, mitunter verzogen	häufig verdrängt	mitunter verdrängt, selten verzogen, häufig infiltriert
Bewegungserscheinungen	meist keine	abhängig von der Lage (mitunter mitgeteilte Pulsation, Schluckhebung usw.)	häufig keine, mitunter pathologische Bewegungen an den Nachbarorganen (paradoxe Zwerchfellsbewegung, Mediastinalwandern)

Es ist noch hervorzuheben, daß die malignen Tumoren mitunter durch ihren Sitz charakteristische Merkmale erzeugen; so führen z. B. die in den großen Bronchien sitzenden Carcinome häufig zu den im früheren Kapitel besprochenen Symptomen der Bronchostenose. Daß diese ebenfalls für die Differentialdiagnose gegenüber exsudativen Prozessen verwertbar sind, ist klar. Näheres darüber im Kapitel „Bronchuscarcinom".

In jenen Fällen aber, bei denen die besprochenen Symptome der Malignität fehlen, bei denen es also nicht zur Destruktion der Organüberkleidung, zu einer röntgenologisch nachweisbaren Metastasenbildung oder durch den Sitz bedingten, charakteristischen Erscheinungen gekommen ist, ist eine sichere Diagnose auf Grund des Röntgenbildes allein oft nicht möglich; dann kann zunächst nur ein klinisch-röntgenologisches Syndrom helfen. Wir werden aber im nächsten Kapitel hören, daß uns noch einige Hilfsmethoden, vor allem die Bronchographie und die probatorische Röntgenbestrahlung zur Verfügung stehen, um wenigstens manche der durch die Bildanalyse allein nicht geklärten Fälle einer sicheren Deutung zuzuführen; aber wenn auch diese Hilfsmethoden versagen, dann sind wir an der Grenze des röntgenologisch Erreichbaren angelangt.

Die Erörterungen dieses Kapitels seien mit den genannten Vorbehalten in der vorstehenden Tabelle zusammengefaßt: Die Ergebnisse der im folgenden Kapitel zu besprechenden Hilfsmethoden sind dabei noch nicht berücksichtigt.

IV. Die Untersuchungstechnik.

Es kann natürlich nicht Aufgabe dieser Darstellung sein, alle Haupt- und Nebenapparate zu beschreiben, die zur Durchführung der Röntgenuntersuchung notwendig sind. Bezüglich derselben muß auf die zahlreichen bekannten Lehrbücher der Röntgenphysik und -Technik verwiesen werden. Auch die Handhabung derselben bei der Röntgenuntersuchung innerer Erkrankungen muß als bekannt vorausgesetzt werden; hier sollen nur die Methodik und der Gang der Thoraxuntersuchung zur Sprache kommen, die für die Lösung der Fragen der Tumordiagnostik in Betracht kommen. Wir haben dabei zu unterscheiden zwischen der in jedem Falle notwendigen Gewinnung der Röntgenbilder (Durchleuchtungs- und photographischen Bilder), welche Gegenstand der im früheren Kapitel besprochenen Bildanalyse sind und der Ausführung einiger fallweise in Betracht kommenden Hilfsuntersuchungen.

1. Die technischen Grundlagen der Bildanalyse.

Wir haben im vorausgegangen Kapitel ausführlich besprochen, welche Merkmale wir bei einer vollkommenen Bildanalyse zu beschreiben haben. Wir werden uns jetzt mit der Frage zu beschäftigen haben, auf welche Weise wir am besten die Qualität der genannten Merkmale feststellen können.

Ein Überblick über die zu beschreibenden Kennzeichen zeigt, daß zu einer kompleten Bildanalyse in den meisten Fällen Durchleuchtung und Aufnahme notwendig ist. Die Erkennung der Lage und des Ausgangspunktes eines Krankheitsprozesses ist meist, die Feststellung von aktiven und passiven Bewegungserscheinungen immer und ausschließlich auf Grund der Durchleuchtung möglich;

die Struktur und die Konturschärfe eines Schattens wird häufig von der bei weitem detailreicheren Aufnahme viel deutlicher wiedergegeben als vom Schirmbild. Die umfassendere Methode ist die Durchleuchtung; mit dieser hat daher in jedem Falle die Untersuchung zu beginnen.

Die *Durchleuchtung*, mit der wir uns zuerst befassen wollen, hat nicht nur auf eine schon auf den ersten Blick in die Augen springende Veränderung des normalen Bildes ihre Aufmerksamkeit zu richten, sondern sie muß den gesamten Thorax umfassen; viele zunächst unscheinbare Details, die sich später als wichtig, ja ausschlaggebend erweisen können, werden erst auf diese Weise erkannt. Es ist von Vorteil, sich beim Gange der Durchleuchtung immer an eine bestimmte Reihenfolge zu halten, weil man so am wenigsten Gefahr läuft, etwas zu vergessen oder zu übersehen. Ein solches Untersuchungsschema ist das folgende:

Bei einer Blendenöffnung, die das ganze Thoraxbild auf dem Schirm erscheinen läßt, verschaffen wir uns vor allem einen Überblick, der uns über grobe Veränderungen, auffallende Differenzen zwischen beiden Thoraxhälften usw. belehren soll. Wir begnügen uns zunächst mit der Feststellung, daß solche auffallende Veränderungen fehlen oder vorhanden sind, halten uns aber in letzterem Falle mit der Suche nach Details im Bereiche derselben nicht auf. Wir gehen dann mit der Röhre auf die Höhe des Zwerchfelles, vergleichen mittels schmaler horizontaler Schlitzblende die Konfiguration und Beweglichkeit der beiden Hälften miteinander und betrachten dann unter weiterer Abblendung jede der Zwerchfellhälften gesondert. Besonderes Augenmerk muß dabei auf die Komplementärwinkel gerichtet werden, von denen namentlich der hintere Anteil, der der tiefste von allen ist, häufig der Sitz pleuraler Erkrankungen und ihrer Produkte ist, namentlich solcher, die wenigstens im Beginne frei beweglich sind und der Schwere folgen (Ergüsse, Echinokokken, Fremdkörper). Dieses Absuchen geschieht so, daß man während der Durchleuchtung den Patienten aus der Frontalstellung um seine Längsachse nach beiden Seiten, also in den ersten und in den zweiten schrägen Durchmesser dreht. Wenn das geschehen ist, wird die Röhre allmählich nach oben verschoben und es werden dabei mit enger Blende die ganzen Lungenfelder nach Veränderungen abgesucht. Besonders aufmerksam wird die Hilusgegend, die ja nicht selten der Sitz der verschiedensten Erkrankungen ist, betrachtet. Hier sind leichte Drehungen des Patienten während der Durchleuchtung häufig sehr aufschlußreich, sie ermöglichen es, zu erkennen, ob einem fleckförmigen Schatten ein circumscriptes rundliches Gebilde (etwa eine vergrößerte Drüse) oder eine strangförmige Bildung (z. B. ein Gefäß), das in der Richtung des Strahlenganges verläuft, also auf dem Bilde quer getroffen wurde, zugrunde liegt. Schließlich gelangt man zu den subapikalen Partien und den Spitzenfeldern. Über die spezielle Spitzendurchleuchtungstechnik, die in der Diagnostik der Tuberkulose eine so große Rolle spielt, für die Erkennung und Beschreibung der Tumorbilder aber wenig belangreich ist, möge die einschlägige Literatur eingesehen werden.

Erst wenn auf diese Weise die Lungenfelder durchmustert sind, kehrt man, falls im Bereiche derselben eine pathologische Schattenbildung oder Aufhellung festgestellt worden ist, zu dieser zurück und bemüht sich nun, soweit als möglich die Qualitäten derselben zu erkennen. Vor allem sind dabei jene zu beachten, deren Differenzierung auf einer späteren Aufnahme nur zufällig oder nicht mehr möglich sind, also die Lage, resp. der Ausgangspunkt und die Bewegungserscheinungen.

Zur Bestimmung der Lage oder des Ausgangsorganes bedient man sich einer Reihe von Lokalisationsmethoden, die hier nur in Kürze besprochen werden können; ausführlich sind sie in der Literatur zu finden. Für unsere Zwecke kommen besonders folgende in Betracht: Drehung des Patienten während der Durchleuchtung um seine Längsachse; dabei ist darauf zu achten, ob der fragliche Schatten in sämtlichen möglichen Durchleuchtungsrichtungen in das Bild des Thoraxinneren projiziert erscheint, oder ob er nicht doch bei einer bestimmten Stellung außerhalb der knöchernen Thoraxwand sichtbar wird. In letzterem Falle liegt sein anatomisches Substrat bestimmt nicht im Thoraxraum; wenn der zu lokalisierende Herd in der Nähe des Mittelschattens gelegen ist, so ist die Frage zu entscheiden, ob er dem Mediastinum oder der Lunge angehört. Abgesehen von den, an einer anderen Stelle beschriebenen Merkmalen des breitbasigen Aufsitzens, resp. Fehlens derselben entscheidet auch hier die Durchleuchtung unter Drehung des Patienten: gelingt es auch nur in einer einzigen Durchleuchtungsrichtung, den fraglichen Schatten vom Mittelschatten zu trennen, d. h. zwischen den beiden einen noch so schmalen hellen Streifen lufthaltigen Lungengewebes sichtbar zu machen, so gehört der Prozeß bestimmt nicht dem Mediastinum an, sondern liegt außerhalb desselben, also in der Lunge. Bei der Drehung des Patienten um seine Achse läßt sich in der Regel auch die Lagebeziehung zweier schattender Gebilde (eines normalen und eines pathologischen oder zweier pathologischer), die bei der Ausgangsstellung einen zusammenhängenden Schatten bilden, feststellen, d. h. es läßt sich erkennen, ob die beiden miteinander im Zusammenhang stehen oder nicht und in letzterem

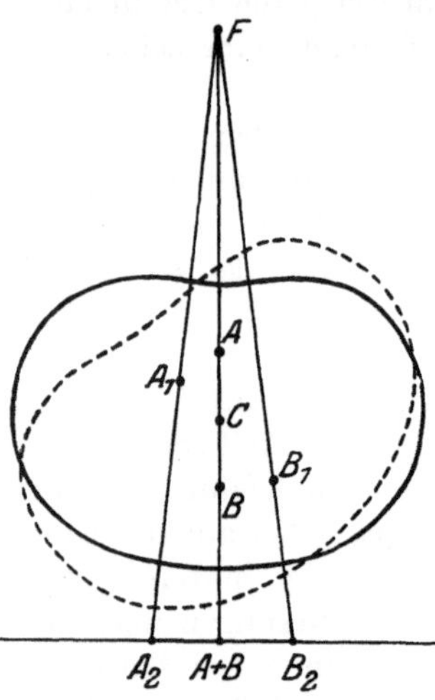

Abb. 11. Bestimmung der Lagebeziehung zweier Bildungen (A und B) zueinander durch Drehung des Patienten. Ausgezogene Linie: Die Ausgangsstellung. Gestrichelte Linie: Stellung nach Linksdrehung. F Röhrenfokus, C Mittelpunkt des Körperquerschnittes. In der Ausgangsstellung projizieren sich A und B aufeinander (A + B). Nach der Linksdrehung wandert A nach A 1, sein Schatten nach A 2, B nach B 1, sein Schatten nach B 2.

Falle, welches von ihnen der Röhre, bzw. dem Schirm näher gelegen ist. Machen bei der Drehung des Patienten die beiden Schatten die gleiche Bewegung und lassen sie sich dabei voneinander nicht trennen, so bedeutet das, daß die beiden Gebilde tatsächlich miteinander zusammenhängen; rücken die beiden Schatten bei dieser Drehung jedoch auseinander, so kann man hieraus nicht nur die räumliche Unabhängigkeit der beiden Gebilde voneinander feststellen, sondern auch erkennen, welches der dem Schirm zugekehrten Thoraxwand näher gelegen ist: es macht nämlich das dem Schirm näherliegende die stärkere Bewegung in der Richtung der Drehung. Abb. 11 erläutert diese Verhältnisse.

Für die Zwecke der Lokalisation nimmt unter den vielen möglichen Durchleuchtungsrichtungen die quere, also die Untersuchung bei frontalem Strahlengang einen besonderen Platz ein. Bei dieser Stellung kommen die meisten

Lappenspalten in die Strahlenrichtung; es lassen sich also die interlobären und die Lappenrandprozesse auf diese Weise besonders deutlich als solche erkennen (FLEISCHNER).

In ganz ähnlicher Weise wie durch die Drehung des Patienten läßt sich ohne Änderung der Stellung desselben durch Verschiebung der Röhre in horizontaler oder vertikaler Richtung eine Vorstellung über die Lage eines Krankheitsprozesses, resp. über die räumliche Lagerung zweier Gebilde zueinander gewinnen. Diesem Verfahren liegt die bekannte Tatsache zugrunde, daß bei jeder Verschiebung der Strahlenquelle der Schatten sich parallaktisch in entgegengesetzter Richtung bewegt, und zwar um so stärker, je näher sein Substrat zur Strahlenquelle liegt. Es wird also z. B. bei einer Verschiebung der Röhre nach rechts das dem Schirm näherliegende Gebilde scheinbar stärker nach links wandern, als das weiter abliegende. Eine Erklärung bringt die Abb. 12.

Es lassen sich natürlich auch die geometrischen Lokalisationsmethoden für die besprochenen Zwecke verwerten. Vor allem kommt hier die *Blendenrandmethode* nach HOLZKNECHT, SOMMER und MAYER in Betracht. Näheres über diese in der einschlägigen Literatur.

Ein weiteres Merkmal, das nur bei der Durchleuchtung zu erkennen ist, sind, wie wir bereits gesagt haben, die *Bewegungserscheinungen*. Um undeutliche aktive Bewegungen, namentlich eine Pulsation, sicherer wahrzunehmen, ist es von Vorteil, den Schirm vom Körper des Patienten zu entfernen; es kommt dabei nicht nur zu Vergrößerung des Thoraxbildes selbst und

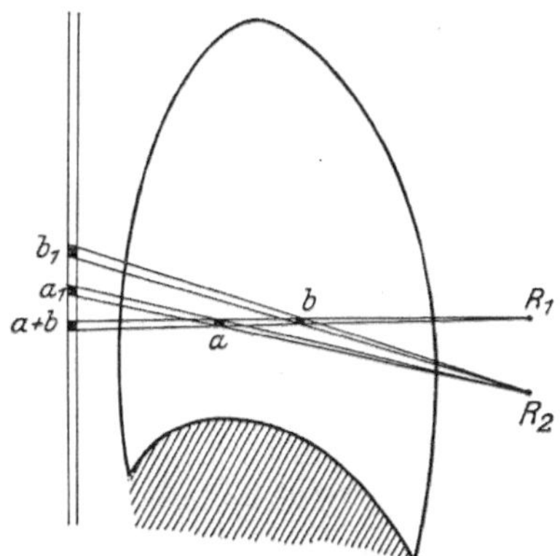

Abb. 12. Bestimmung der Lagebeziehung zweier Gebilde (a und b) zueinander durch Röhrenverschiebung. R 1 Röhre in der Ausgangsstellung; R 2 Röhre nach Abwärtsverschiebung. Bei der Stellung R 1 werden die beiden Körper aufeinander projiziert (a + b). Bei der Stellung R 2 wandern beide Schatten nach aufwärts (parallaktische Verschiebung), der des schirmnäheren Körpers (a) weniger (nach a 1), der des röhrennäheren (b) mehr (nach b 1).

seiner Bestandteile, sondern auch der Exkursionen aller Bewegungserscheinungen. Die Lichtabschwächung, die man bei Entfernung des Schirmes von der Lichtquelle als Nebeneffekt in Kauf nehmen muß, ist dabei meist ohne Belang. (Eine weitere Erscheinung im Gefolge dieser Manipulation, nämlich das Deutlicherwerden minimaler Lichtintensitätsdifferenzen spielt in der Tumordiagnostik kaum eine Rolle, wird daher hier nicht besprochen.)

Die passive Verschieblichkeit eines schattengebenden Prozesses läßt sich mitunter durch Neigung des Patienten nach rechts und links, häufig aber erst durch Umlagerung des Patienten ermitteln. In Fällen, bei denen die Verschieblichkeit geprüft werden soll, ist daher gewöhnlich nach der Untersuchung am stehenden oder sitzenden Patienten eine weitere in Rückenlage durchzuführen.

Auch wenn ein pathologischer Prozeß in der Lunge nachgewiesen wurde, und wenn wir bei der ersten Übersichtsdurchleuchtung keine Veränderung im Bereiche des Mediastinums bemerkt haben, dürfen wir die Untersuchung nicht beenden, bevor wir nicht auch den Mittelschatten genau durchmustert haben. Auch wenn die Konturen desselben normal sind, also kein pathologisches Gebilde zu sehen ist, haben wir darauf zu achten, ob nicht ein solches indirekt nachweisbar ist durch Verlagerung einzelner oder mehrerer mediastinaler Organe. Wir haben dabei vor allem auf die oberen *Luftwege* (Trachea und Hauptbronchien) und den *Oesophagus* zu achten. Die Trachea erscheint gewöhnlich sowohl bei sagittalem Strahlengang, als auch im ersten und zweiten schrägen Durchmesser sehr deutlich; für die Untersuchung der Bifurkation, der großen Bronchien, der Tracheobronchialwinkel, sowie des Bifurkationswinkels eignet sich nach meiner Erfahrung am besten der zweite schräge Durchmesser, also Drehung des Patienten aus der Ausgangsstellung nach rechts um 30—45°. Der Oesophagus läßt sich natürlich nur nach Füllung mit einem Kontrastmittel darstellen. Darüber siehe die Literatur.

Daß außer den eben genannten Merkmalen auch die *Form* einer pathologischen Bildung nur durch Untersuchung in verschiedenen Stellungen, also mittels Durchleuchtung unter Drehung des Patienten sicher bestimmbar ist, haben wir an anderer Stelle bereits hervorgehoben.

Gar nicht selten läßt sich der zu untersuchende Fall an der Hand des Schirmbildes vollkommen analysieren. Sind uns aber einzelne Qualitäten unklar geblieben, weil sie das fluoroskopische Bild nicht deutlich genug wiedergibt, so muß die Untersuchung durch eine photographische *Aufnahme* ergänzt werden.

Die Aufnahmetechnik bei den Thoraxtumoren unterscheidet sich in nichts von der bei allen anderen thorakalen Erkrankungen üblichen. Sie soll daher hier nur kurz besprochen werden. Das Ziel derselben besteht darin, ein Bild zu liefern, das alle jene Details zu erkennen erlaubt, die bei der Durchleuchtung nicht oder nur undeutlich erscheinen. Es soll also möglichst detailreich sein, die einzelnen Gebilde, auch wenn sie in verschiedener Tiefe gelegen sind, möglichst unverzerrt und unvergrößert wiedergeben. Wir haben bekanntlich zwei Mittel zur Verbesserung der *Bildqualität*: nämlich die Aufnahme unter Zwischenschaltung einer Streustrahlenblende *(Buckyblende)* und die *Fernaufnahme*. Die erstere Methode hebt den Kontrastreichtum, letztere vor allem die Bildschärfe. Die Fernaufnahme erfüllt aber auch noch die andere der ebengenannten Forderungen, nämlich die Darstellung aller Teile in *annähernd normaler Größe*. Sie hat daher in der Thoraxuntersuchung die Buckyaufnahme größtenteils verdrängt. Die notwendige Bildschärfe erfordert weiters auch einen möglichst kleinen Röhrenfokus, ferner aber auch weitestgehende Ausschaltung aller durch respiratorische und pulsatorische Bewegungen erzeugten Unklarheiten. Das ist natürlich nur durch kurzzeitige Aufnahmen zu erreichen; daher kann man auch in der Regel auf den die Expositionszeit sehr stark verkürzenden Verstärkungsschirm, der zweifellos manche feine Details verwischt, nicht verzichten. Daß aus dem gleichen Grunde als Aufnahmematerial der doppelseitig begossene Film vor der Platte den Vorzug verdient, gegenüber der er auch noch eine Reihe anderer, hier nicht näher zu besprechender Vorzüge hat, muß wohl nicht weiter begründet werden.

Noch einige Worte über die *Aufnahmsrichtung*. Für die meisten Fälle kommt eine Aufnahme bei *postero-anteriorem* Strahlengang in Betracht; hat sich der Krankheitsherd bei der Durchleuchtung als der hinteren Thoraxwand nahegelegen erwiesen, so kann man auch die umgekehrte Aufnahmsrichtung anwenden, obzwar begreiflicherweise bei Fernaufnahmen der Unterschied zwischen diesen beiden nur gering ist. Der Zentralstrahl soll dabei senkrecht auf die Mitte des Films fallen, also ungefähr durch den sechsten Brustwirbel gehen. In manchen Fällen, namentlich dort, wo es auf die Darstellung von interlobären oder Lappenrandprozessen ankommt, werden weiters Aufnahmen bei *frontalem* Strahlengang angefertigt, und zwar so, daß die kranke Seite der Filmkasette anliegt. Sehr häufig läßt sich aber keine der normalisierten Aufnahmen verwenden, sondern es muß während und mittels der Durchleuchtung jene Stellung des Patienten und der Röhre ermittelt werden, bei der der Krankheitsherd, resp. die darzustellenden Details am deutlichsten erscheinen. Das photographische Bild wird dann bei unveränderter Stellung von Röhre und Patient unmittelbar im Anschluß an die Durchleuchtung, also mit der Durchleuchtungsvorrichtung als sog. „gezielte Aufnahme" angefertigt.

Aus der besprochenen Untersuchungstechnik ergeben sich auch die Anforderungen, die wir an die *Apparatur* zu stellen haben. Unter allen Untersuchungsmanipulationen erfordert die kurzzeitige Fernaufnahme die größte Beanspruchung der Apparatur an Stromstärke. Ihr muß also die Stromleistung des *Hauptapparates* angepaßt sein. Erfahrungsgemäß sind dazu bei Spannungen von 60—70 KV max. Stromstärken von 40—60 MA im sekundären Stromkreis notwendig. Für die Durchleuchtung wird der verbreiteten Coolidge-Durchleuchtungsröhren wegen meist nur 60—70 KV Spannung verwendet. Es ist damit aber das Optimum des Durchleuchtungslichtes namentlich für die schrägen und queren Durchleuchtungen noch lange nicht erreicht. An *Nebenapparaten* erfordert sowohl die Durchleuchtung als auch die Aufnahme eine möglichst scharf zeichnende, letztere auch eine hoch belastbare Röhre. Für die Durchleuchtung ist ferner eine Durchleuchtungswand und ein Trochoskop notwendig, beide mit röhrennahen Blenden versehen, die eine leicht veränderliche horizontale und vertikale schlitzförmige Abblendung gestatten. Die geschilderten Lokalisationsmaßnahmen mittels Röhrenverschiebung erfordern ferner voneinander unabhängige leichte Verschieblichkeit von Röhre und Durchleuchtungsschirm. Für die Aufnahmen sind schließlich noch Fernaufnahmevorrichtung (etwa 2 m Fokus-Filmabstand), sowie eine bewegliche Buckyblende notwendig.

Neuestens wird auch versucht, die *Stereoskopie,* resp. *Stereographie* in den Dienst der Thoraxdiagnostik zu stellen und sie hauptsächlich für die Bestimmung der *Form* des fraglichen Gebildes, sowie der *Lagebeziehung* normaler und pathologischer Bildungen zueinander zu verwenden. Die Frage des Wertes dieser Methode überhaupt und für die Erkennung der Erkrankungen im Thorax im besonderen ist jedoch bisher nicht eindeutig geklärt.

Zweifellos ist sie imstande, die Vorstellung von der Körperlichkeit des Gesehenen beträchtlich zu verbessern und damit auch — wenigstens bis zu einem gewissen Grade — über die *Form* der Schattensubstrate Aufschluß zu geben.

Die zweite wichtige Frage, die wir bei der Durchleuchtung uns zu beantworten bemühen, nämlich die nach der Tiefenbeziehung der einzelnen Gebilde zueinander, erledigt sie aber häufig nur unvollkommen oder gar nicht, wie namentlich HOLZKNECHT und PORDES ausführen. Wie PORDES auseinandersetzt, beruht das räumliche Sehen nicht nur auf der parallaktischen Verschiebung, die der stereoskopischen Methode zugrunde liegt, sondern auch und vielfach, namentlich bei ungleichem Visus und ungleichem Refraktionszustand beider Augen sogar hauptsächlich auf einer Reihe von Teilwahrnehmungen, wie der der Größenverschiedenheit, Deutlichkeit, Konturschärfe, Konturüberschneidung, resp. Deckung der einzelnen Objekte. Alle diese Teilwahrnehmungen haben jedoch im Röntgenbilde eine ganz andere Bedeutung als bei dem von Kindheit auf geübten Sehen im gewöhnlichen Lichte.

Diese Teilwahrnehmungen müssen deshalb in der Röntgenstereoskopie unterdrückt oder durch komplizierte Gedankengänge umgedeutet werden, resp. man muß sich bemühen, die Tiefenbeziehungen nur auf Grund der Größe der paralaktischen Verschiebung zu schätzen. Das bereitet große und bei nicht emmetropen oder mindestens isotropen Augen unüberwindliche Schwierigkeiten.

Für die so wichtige Lokalisation kann demnach die Stereoskopie die früher geschilderten Durchleuchtungsmethoden nicht ersetzen. Ihr diagnostischer Wert ist daher im Vergleich zu dem erforderlichen Aufwand an Zeit und Material derzeit noch gering.

2. Die Hilfsuntersuchungen.

a) Die Bronchographie. Von den Luftwegen sind, wie wir früher ausgeführt haben, normalerweise die Trachea, die Hauptbronchien, auf sehr kontrastreichen Aufnahmen mitunter auch einzelne Lappenbronchien als helle Bänder zu sehen. Innerhalb derselben sich abspielende Prozesse, die zu circumscripter Einengung der Luftwege führen, können mitunter als weichteildichte Schatten in dem hellen Bande zu erkennen sein; dies ist allerdings gewöhnlich nur in der Trachea möglich und auch da keineswegs immer, innerhalb der Bronchien meist jedoch nur sehr undeutlich oder gar nicht zu erkennen. Vor allem gelingt es nur sehr selten, zu unterscheiden, ob die Verdunkelung oder Unterbrechung des hellen Bronchialbandes durch eine intrabronchiale Bildung erzeugt ist, oder ob sich ein in der benachbarten Lunge gelegenes schattengebendes Gewebe auf den Bronchus projiziert. Kleinere Bronchien sind im Röntgenbilde, wie wir früher gesehen haben, nur in Ausnahmsfällen, und zwar, wenn sie innerhalb infiltrierter Lungen gelegen sind, als helles Astwerk zu sehen. Die Röntgendiagnostik der intrabronchialen Erkrankungen würde also nur eine bescheidene Rolle spielen, wenn wir nicht in der Lage wären, durch Einbringung von Kontrastmitteln, also von Medien, die die Strahlen stärker absorbieren als die lufthaltige und auch die luftleere Lunge, den Bronchialbaum in seinen Verzweigungen zur Darstellung zu bringen.

Als erster hat LYNAH (New York) im Jahre 1920 über künstliche Füllung des Bronchialbaumes beim Menschen berichtet. Als Kontrastmittel verwendete er in Olivenöl suspendiertes Wismut, das unter Führung eines Bronchoskopes eingebracht wurde. Die Methode hat sich jedoch erst eingebürgert, nachdem von SICARD und FORESTIER das Lipiodol (eine ölige Jodlösung) als Kontrastmittel angegeben und auch die Technik der Einbringung vereinfacht worden war. Von diesen und von anderen Autoren sind verschiedene Arten der Bronchialfüllung empfohlen worden. Die direkte Einspritzung in die Trachea nach Punktion der Membrana cricothyreoidea mittels einer gebogenen Hohlnadel ist nicht ganz ungefährlich; sie hat außerdem ebenso wie die Instillation mittels der Larynxspritze den großen Nachteil, daß das Einfließen des Kontrastmittels nicht beobachtet werden kann und daß es meist dem Zufall überlassen bleibt, ob es in den gewünschten Lungenabschnitt gelangt oder nicht. Mit derselben Unsicherheit hat die „Verschluckmethode" nach NATHER und SGALITZER zu rechnen, die darin besteht, daß man nach Anästhesierung des Pharynx und Larynx den Patienten das Jodöl trinken läßt, wobei infolge der Anästhesie der größte Teil desselben in die Luftwege gelangt. Wegen der genannten Nachteile sind diese Methoden nicht empfehlenswert und solche vorzuziehen, bei denen das Kontrastmittel unter Kontrolle des Leuchtschirmes eingebracht wird und an jede beliebige Stelle dirigiert werden kann.

Bei den letztgenannten Applikationsarten gestaltet sich die Untersuchung im allgemeinen folgendermaßen: es wird zunächst Rachen und Kehlkopf mit einer $5^0/_0$igen Cocainlösung bepinselt, dann die Trachea und die großen Bronchien anästhesiert, und zwar am besten mittels eines Cocainsprays. Auf diese Weise wird vermieden, daß zu große Cocainmengen in die Tiefe gelangen, wodurch nicht nur die Gefahr einer Cocainvergiftung, sondern auch die aus später zu besprechenden Gründen nachteilige Anästhesierung der kleinsten Bronchien vermieden wird. Sodann wird unter Leitung des Kehlkopfspiegels ein einfacher Gummikatheter eingeführt und unter Kontrolle der Durchleuchtung bis in den Hauptbronchus der zu untersuchenden Seite vorgeschoben; um letzteres zu erleichtern, wird der Patient jeweils auf die rechte oder linke Seite geneigt. Häufig ist es bequemer, den Schlauch statt durch den Mund, durch die Nase einzuführen. Sodann wird unter dem Leuchtschirme mittels einer Spritze das Kontrastmittel instilliert, als das sich das Jodipin ($40^0/_0$) ebensogut wie das Lipiodol bewährt hat. Diese Methode mit dem einfachen Gummischlauch leistet vor allem dann Vorzügliches, wenn es sich um Füllung der Haupt- oder der Unterlappenbronchien und ihrer Verzweigungen handelt, in die das Jodöl bei Untersuchung am stehenden oder sitzenden Patienten spontan eindringt, wenn die Sonde nur in den Hauptbronchus der betreffenden Seite eingebracht ist. Mitunter gelingt es mit dieser Methode, auch den Mittel-, resp. den Oberlappen zu füllen, wenn man den Patienten auf die zu füllende Seite legt, resp. bei Seitenlagerung gleichzeitig das Becken erhöht und die Spitze der Sonde in die Nähe der betreffenden Bronchusöffnung bringt. Zu letzterem Zwecke kann man sich jedoch mit viel größerer Sicherheit der HASSLINGERschen biegsamen, halbstarren Bronchussonde bedienen, die von außen dirigierbar ist und jeden beliebigen Lappenbronchus zu sondieren erlaubt. Allerdings erfordert die Handhabung derselben viel Übung und manuelle Fertigkeit. Wenn man sich auf diese Weise bemüht, nur den kranken Lungenabschnitt zu füllen, so kommt man mit sehr kleinen Jodölmengen aus; je nach Lage und Ausdehnung der Erkrankung werden 5—40 ccm gebraucht.

Über die diagnostischen Ergebnisse der Bronchographie bei den Lungentumoren werden wir im speziellen Teile zu sprechen haben. Hier sei noch einiges über die Art der Entfernung des Kontrastmittels aus den Luftwegen, die Gefahren der Methode und ihre Kontraindikationen bemerkt.

Das Jodöl wird zum größten Teile binnen wenigen Stunden ausgehustet, soweit es nicht in die Alveolen gekommen ist. In den letzteren bleibt es oft monatelang liegen und wird offenbar ganz langsam resorbiert. Manche Autoren nehmen auch eine Austreibung durch peristaltische Bewegung der Bronchialmuskulatur an. Auf Peristaltik beruhende rhythmische Veränderungen in der Form und der Weite der Bronchien glaubt LYNAH, neuerdings auch REINBERG beobachtet zu haben. In der Regel läßt sich jedoch eine peristaltische Bewegung röntgenologisch nicht feststellen.

Bei richtiger Technik ist die Kontrastmittelfüllung selbst sicher völlig ungefährlich. Die Bronchialschleimhaut wird, wie experimentelle Untersuchungen an Hunden mit histologischer Kontrolle zeigen, durch das Jodöl in keiner Weise geschädigt. Bei sehr debilen und herzinsuffizienten Kranken bedeutet allerdings schon die Cocainisierung eine Gefahr; bei ihnen ist daher die Lungenfüllung zu unterlassen. Eine weitere Kontraindikation stellt die Tuberkulose dar. In einzelnen in der Literatur beschriebenen Fällen (u. a. LICHTWITZ) von kavernöser Phthise kam es im Anschluß an die Jodipinfüllung zu schweren Verschlimmerungen, namentlich zu beträchtlichen, langdauernden Temperatursteigerungen. Schwerere Jodvergiftungen sind nie beobachtet worden, hingegen kommt es in sehr seltenen Fällen zu leichtem Jodismus, wenn das ausgehustete Jodipin oder Lipiodol verschluckt wird, und zwar infolge Resorption im Intestinaltrakt. In ganz vereinzelten Fällen kam es, wenn das Jodöl lange Zeit in den Alveolen liegen blieb, zu leichten lobulären Pneumonien. Man soll es daher möglichst vermeiden, daß das Mittel in die Alveolen gelangt; man erreicht das, wenn man erstens dafür sorgt, daß der Hustenreflex in den kleineren Bronchien nicht durch Eindringen größerer Mengen des Anästhesierungsmittels für längere Zeit ausgeschaltet wird — im Gegensatz zu anderen Autoren, z. B. BRAUER und LOREY konnten wir wiederholt feststellen, daß es nach Anästhesierung nur der großen Bronchien zu Hustenreiz kommt, sobald das Kontrastmittel in die kleineren Bronchien eindringt — zweitens durch langsames Einträufeln des Jodöls unter minimalem Druck, drittens dadurch, daß man jede forcierte Atmung während der Untersuchung verbietet und den Patienten nach Abschluß derselben anweist, möglichst viel zu husten.

b) Der diagnostische Pneumothorax. Der Pleuraraum, der unter normalen Verhältnissen einen capillaren Spalt darstellt, ist beim Gesunden im Röntgenbilde nicht zu sehen. Aber auch wenn er von einem strahlenabsorbierenden Medium, z. B. Flüssigkeit erfüllt ist, läßt er sich häufig gegenüber der Lunge nicht abgrenzen, sei es, weil er sie allseitig mantelförmig umgibt, oder weil in anderen Fällen ein gleichzeitiger Lungenprozeß oder eine Atelektase einen gleichen Schatten in der Lunge selbst erzeugt, so daß eine Differenzierung zwischen flüssigkeitsgefülltem Pleuraraum und luftleerer Lunge nicht möglich ist. In solchen Fällen erlaubt die künstliche Herstellung eines Kontrastes zwischen Pleuraraum und Lunge die Abgrenzung der beiden gegeneinander. Als Kontrastmittel eignet sich am besten ein Gas, das sich vermöge der geringen Strahlenabsorption deutlich gegen die kollabierte, also luftärmere und noch besser gegen infiltrierte Lunge abhebt. Man spricht in solchen Fällen von einem diagnostischen Pneumothorax.

Nachdem BRAUER als erster im Jahre 1912 in 2 Fällen zur Erkennung von Pleuratumoren Lufteinblasungen in die Pleurahöhle gemacht hatte und später mehrere Autoren dasselbe Mittel in einzelnen Fällen zur Erkennung verschiedenartiger Lungenprozesse, namentlich von Tumoren angewandt hatten, hat STAHL im Jahre 1922 die planmäßige Anwendung des diagnostischen Pneumothorax für solche Thoraxerkrankungen empfohlen, „in denen die gewöhnliche Durchleuchtung ungenügende Ergebnisse zeitigt". In der Tumordiagnostik spielt dieses Hilfsmittel hauptsächlich dann eine Rolle, wenn ein großes Pleuraexsudat das Lungenfeld vollkommen verschattet und in solchen Fällen, bei denen auf andere Weise die Unterscheidung zwischen Pleura- und Lungentumoren nicht gelingt. Wir werden auf die Bedeutung des Pneumothorax für die Diagnose verschiedener Tumoren im speziellen Teile noch zurückkommen.

Die *Technik* bei der Anlegung des diagnostischen Pneumothorax unterscheidet sich in nichts von der beim artefiziellen Pneumothorax zu therapeutischen Zwecken nach FORLANINI und BRAUER. An Stelle von Stickstoff, der bei der therapeutischen Gaseinblasung oft verwendet wird, weil er nur langsam aufgesaugt wird, empfiehlt es sich, zu diagnostischen Zwecken Luft oder den noch leichter resorbierbaren Sauerstoff einzublasen. Es genügt dabei gewöhnlich eine Menge von 100 ccm. Wenn der Zweck des Pneumothorax erfüllt ist, kann man das Gas wieder absaugen.

Kontraindiziert ist die Anlegung des künstlichen Pneumothorax lediglich bei sehr debilen Patienten oder dann, wenn die Punktion Eiter ergeben hat; in letzterem Falle besteht die Gefahr, durch Lösung von Verklebungen mit einem eventuell abgesackten kleinen Empyem die ganze Pleura zu infizieren.

c) Die probatorische Röntgenbestrahlung. Die Unterschiede in der Natur verschiedenartiger Krankheitsprozesse können sich auch durch verschiedenes Verhalten gegenüber der Einwirkung der Therapie im allgemeinen und der Röntgenstrahlen im besonderen manifestieren. Es kann uns demnach der durch die Bestrahlung erzielte biologische Effekt einen Einblick in die Biologie der vorliegenden Erkrankung und auf diesem Wege mitunter auch in seinen anatomischen Charakter gewähren. In systematischer Weise wurde das zum ersten Male von BORAK und LENK für die Diagnostik der verschiedenartigsten Erkrankungen verwertet.

Ausführlich werden wir die Wirkungsweise der Röntgenstrahlen bei den Thoraxtumoren im röntgentherapeutischen Teile dieser Monographie besprechen. Hier sei nur einiges davon erörtert, was für diagnostische Zwecke von Bedeutung ist.

Die nach Bestrahlung von lebendem Gewebe zutage tretenden Effekte können wir in 2 Gruppen einteilen: die primären und die sekundären Strahlenwirkungen. Erstere bestehen immer in einer Schädigung der von den Röntgenstrahlen getroffenen Zellen. Der Grad der Schädigung, sowie der Verlauf derselben ist jedoch bei verschiedenen Zellarten verschieden, so daß wir mitunter in der Lage sind, daraus einen Schluß auf die vorliegende pathologische Zellart zu ziehen. Von den sekundären Strahlenwirkungen interessieren uns hier nur jene, die dadurch entstehen, daß die aus den geschädigten Zellen freiwerdenden spezifischen oder unspezifischen Abbauprodukte in den Kreislauf gelangen und Wirkungen im Gesamtorganismus entfalten können. Derartige Abbauprodukte können weiters auch in den Körperausscheidungen erscheinen und, wenn sie spezifischer Natur sind, die Art der durch die Strahlen geschädigten pathologischen Zellen erkennen lassen.

Diese Betrachtungsweise erlaubt es uns, 3 Gesichtspunkte zu formulieren, deren Betrachtung die Diagnose und Differentialdiagnose der verschiedenartigsten Erkrankungen ermöglichen kann. Diese Gesichtspunkte sind:

1. Die durch Röntgenstrahlen hervorgerufenen lokalen Veränderungen des pathologischen Gewebes.

2. Die durch Resorption der Abbauprodukte ausgelösten Allgemeinerscheinungen.

3. Die nach der Bestrahlung auftretenden Ausscheidungsprodukte.

Betrachten wir nun diese 3 Gruppen von Strahleneffekten vom Standpunkt ihrer Bedeutung für die Diagnose der intrathorakalen Tumoren, resp. für die Differentialdiagnose gegenüber anderen Thoraxerkrankungen!

Die Wichtigkeit des erstgenannten Effektes, der *lokalen Veränderungen* wird klar, wenn man folgende Erfahrungstatsachen bedenkt: Bronchuscarcinome und ihre mediastinalen und pleuralen Metastasen sind im allgemeinen so gut wie strahlenrefraktär; Sarkome, vor allem aber Lymphosarkome sind sehr häufig durch die Bestrahlung sehr *rasch* reduzierbar; Lymphogranulome pflegen sich gewöhnlich nach Bestrahlung *langsam* zu verkleinern; chronische Pneumonien resorbieren sich häufig *sehr rasch* nach der Bestrahlung; Tuberkulosen sind wohl in einzelnen Formen, die allerdings differentialdiagnostisch gegenüber Tumoren kaum in Betracht kommen, mitunter günstig beeinflußbar, die Ausheilung erfolgt jedoch nicht unter deutlicher Reduktion der röntgenologisch nachweisbaren Veränderungen; benigne Tumoren und Cysten sind durch Röntgenbestrahlung vollkommen unbeeinflußbar. Charakteristische Beispiele der diagnostischen Verwertung der Strahlenwirkung wollen wir im speziellen Teile anführen.

Von den durch Abbauprodukte erzeugten *Allgemeinerscheinungen* interessiert uns hier vor allem das Fieber. Zu Temperatursteigerungen nach Bestrahlung kommt es gewöhnlich erstens bei rapidem Abbau und Resorption eines sehr strahlenempfindlichen Gewebes von größerem Umfang, zweitens durch Ausschwemmung spezifischer Produkte, die temperaturerhöhend wirken, vor allem aus tuberkulösen Lungenherden.

Unter den nach Bestrahlungen nachweisbaren *Ausscheidungsprodukten* ist in der Diagnostik der Thoraxtumoren nur das Melanin, resp. Melanogen von Bedeutung. Aus Beobachtungen von LENK, ferner BORAK und DRIAK geht hervor, daß durch die Bestrahlung von Melanosarkomen die Ausscheidung des Farbstoffes, resp. seiner farblosen Vorstufe im Harn stark erhöht wird, bzw. in Fällen, bei denen sie vollkommen gefehlt hat, in Gang gebracht wird. Es läßt sich so mitunter ein früher ganz unklarer Prozeß durch die Harnuntersuchung nach einer probatorischen Bestrahlung als Melanosarkom erkennen.

Durch Kombination der beschriebenen Strahleneffekte ergeben sich für die Diagnose von Thoraxerkrankungen also folgende Möglichkeiten:

1. Fieber nach der Bestrahlung und rasche Verkleinerung des fraglichen Schattens: das bestrahlte Gewebe war wahrscheinlich ein *Sarkom,* meist *Lymphosarkom.*

2. Geringe Temperatursteigerung nach der Bestrahlung und langsame Verkleinerung des Schattens: es ist in erster Linie an ein *Lymphogranulom* zu denken.

3. Fieber, aber keine nachweisbare Veränderung des Schattens: es handelt sich höchstwahrscheinlich um eine *Tuberkulose.*

4. Kein Fieber, der Schatten selbst schwindet rasch: eine *chronische Pneumonie* ist am wahrscheinlichsten.

5. Kein Fieber und keine Veränderung des Schattens: es dürfte sich um ein *Carcinom* oder einen *benignen Tumor* handeln.

Dazu kommt noch die früher besprochene Melaninausscheidung nach der Bestrahlung, die mit Sicherheit die Diagnose *Melanosarkom* erlaubt.

Natürlich gilt auch hier alles das, was in einem früheren Kapitel über die Verwertung von Schemen für die praktische Diagnostik gesagt wurde. Daß aber derartige Erwägungen ganz ausgezeichnete Dienste leisten, ja in zweifelhaften Fällen für eine bestimmte Diagnose ausschlaggebend sein können, werden Fälle, die wir im speziellen Teile an verschledenen Stellen beschreiben werden, beweisen.

Spezieller Teil.

I. Die Lungentumoren.

A. Die primären bösartigen Geschwülste der Lunge.

1. Das primäre Carcinom der Lunge (Bronchuscarcinom).

Pathologische Anatomie.

Wir wollen uns einleitend in Kürze mit einigen Fragen über das Vorkommen des Lungenkrebses und dann etwas ausführlicher mit seiner formalen Genese und seinem makroskopisch-anatomischen Aufbau beschäftigen, hauptsächlich unter Hervorhebung jener Punkte, die am Zustandekommen des röntgenologischen Symptomenkomplexes beteiligt sind. Dieser Darstellung der Anatomie liegen vor allem die neueren sehr ausführlichen Arbeiten von KIKUTH, HAMPELN, FERENCZY und MATOLCSY, LOEWY-LENZ, das Lehrbuch von KAUFMANN, sowie *eigene Erfahrungen* zugrunde. Die ausgezeichnete, sehr ausführliche anatomisch-klinische Studie von HUGUENIN ist erst nach Fertigstellung dieser Monographie erschienen, konnte hier also nicht mehr berücksichtigt werden.

Häufigkeit: Alle in den letzten Jahren erschienenen pathologisch-anatomischen und klinischen Arbeiten über dieses Thema berichten über eine auffallende, sehr beträchtliche Zunahme des Lungenkrebses. Während in älteren Statistiken, die etwa der zweiten Hälfte des vergangenen Jahrhunderts entstammen (FUCHS, WOLF u. a.), unter vielen tausend obduzierten Fällen nur ganz vereinzelte Bronchuscarcinome angeführt werden, betragen im Jahre 1924 bei FERENCZY und MATOLCSY die Lungenkrebse 10,5% aller zur Obduktion gelangten Carcinome, bei SEYFARTH sogar 15,5%. Es ist gar kein Zweifel, daß diese Erkrankung, die früher als große Rarität galt, jetzt ausgesprochen häufig ist.

Alter: In den meisten Fällen entwickelt sich das Lungencarcinom wie alle anderen Krebse im 5. Lebensjahrzehnt, doch scheint, wie übereinstimmend von verschiedenen Autoren hervorgehoben wird, die Zahl der Fälle, in denen das Bronchuscarcinom früher auftritt als es dem durchschnittlichen Krebsalter entspricht, relativ größer zu sein, als bei den anderen Lokalisationen.

Geschlecht: Es gilt allgemein als feststehend, daß das männliche Geschlecht viel häufiger vom Lungenkrebs befallen wird als das weibliche. So kommen bei FERENCZY und MATOLCSY auf 3 männliche Bronchuscarcinomträger 1 weiblicher.

Sitz: Nach den Statistiken der meisten Autoren wird die rechte Lunge bevorzugt. Von den einzelnen Lappen scheint der Oberlappen am häufigsten befallen zu sein.

Ausgangspunkt: Nur in ganz seltenen Fällen dürfte das primäre Lungencarcinom vom Alveolarepithel ausgehen; in den meisten Fällen läßt sich das Epithel der Bronchialschleimhaut als Ausgangspunkt nachweisen. In mehr als $^1/_3$ der Fälle ist ein Hauptbronchus Sitz des primären Tumors, und zwar entsteht er gewöhnlich wenige Zentimeter unterhalb der Bifurkation (WOLF, KIKUTH u. a.). In den kleineren Bronchien gelten namentlich die Abzweigungsstellen als typischer Ausgangspunkt des Bronchuscarcinoms.

Kausale Genese: Die Verhältnisse sind hier ebensowenig geklärt, wie bei allen anderen Carcinomen. Nach Ansicht vieler Autoren spielen neben einer allgemeinen Disposition chronische lokale Reizwirkungen eine große Rolle. So wird die Bevorzugung der oben genannten Entstehungsorte damit erklärt, daß diese Stellen relativ häufig der Sitz von „Pigmentdurchbrüchen" aus Bronchial- und Bifurkationsdrüsen seien, die zu Narbenbildung Anlaß gäben, die dann den Boden für die Entstehung des Carcinoms bereiten (WOLF). HAMPELN bezeichnet den Bronchuskrebs als Staubinhalationskrankheit und sieht die reichliche Staubentwicklung durch die modernen Verkehrsmittel als Ursache der beschriebenen Häufung der Bronchuskrebse in den letzten Jahren an. Keinem Zweifel dürfte es unterliegen, daß bei dem sog. „Schneeberger Lungenkrebs" die Staubinhalation die Hauptrolle spielt.

Von mehreren Autoren wird der Grippepneumonie eine große Bedeutung in der Ätiologie des Bronchuscarcinomes beigemessen und die Häufung der Lungenkrebserkrankungen in den letzten Jahren mit der großen Grippewelle vom Jahre 1918 in Zusammenhang gebracht (BERBLINGER, LAESCHKE u. a.). Mehrfach sind auch nach abgelaufener Lungengrippe histologisch Epithelmetaplasien, „präcanceröse Formen" nachgewiesen worden (ASKANAZY, MAYER, FEYRTER). Ähnliche Veränderungen bis zu Krebsbildungen sind auch in bronchiektatischen Kavernen gesehen worden (SIEGMUND).

Strittig ist die Frage, ob auch die Tuberkulose eine lokale Disposition für die Entstehung der Bronchuscarcinome schafft. Wenn auch Carcinom und Tuberkulose nicht allzu selten gleichzeitig in einer Lunge vorkommen, so ist damit der genetische Zusammenhang dieser beiden Erkrankungen noch nicht erwiesen. Viele Autoren nehmen an, daß es sich in den meisten Fällen nur um ein zufälliges Nebeneinander handelt; findet man ja oft jede der beiden Krankheiten auf verschiedenen Seiten oder wenigstens in verschiedenen Lappen.

Formale Genese, makroskopisch-anatomischer Aufbau und Ausbreitungsarten: Das makroskopische Bild des Lungenkrebses ist je nach seinem Ausgangspunkt und seiner Ausbreitungsweise verschieden. Mit Rücksicht auf die sich so ergebende Vielgestaltigkeit wird er geradezu als der Proteus unter den Tumoren bezeichnet (CHRISTELLER). Wie wir schon früher ausgeführt haben, ist der Ausgangspunkt bedeutend häufiger die Bronchialschleimhaut als das Alveolarepithel und die großen Bronchien häufiger als die kleinen. Im Anfang, in manchen Fällen aber auch für lange Zeit bleibt er auf die Bronchialschleimhaut beschränkt und bildet dann rauhe Verdickungen, polypöse Wucherungen oder zirkuläre Wandinfiltrate, die alle zu Verengerung oder zu völligem Verschluß des Bronchus führen können. Sehr selten wuchert er entsprechend dem geringsten Widerstand im Lumen der Bronchien weiter bis in die Alveolen und füllt diese, ohne das Lungenparenchym selbst zu zerstören, etwa wie ein pneumonisches Infiltrat aus. Man spricht dann von *„krebsiger Pneumonie"*. In den meisten Fällen jedoch durchbricht er die Wand des Bronchus und kann dann sehr verschiedenartig weiterwuchern. Mitunter durchwächst er das ganze Lungenparenchym der Umgebung, was dann zu großen knotenförmigen Bildungen führt, die mit Rücksicht auf die Bevorzugung der Hauptbronchien häufig in der Hilusgegend sitzen; oder aber er infiltriert nur die Umgebung der Bronchien und begleitet diese peripherwärts. In diesem Falle entsteht ein strahlenförmig nach allen Seiten vordringendes Gewächs. Das Lungenparenchym zwischen diesen Carcinomzügen kann lange Zeit erhalten bleiben und wird erst später unter Destruktion vom Tumor ersetzt oder es kann auch pneumonisch infiltriert werden. Sehr häufig wächst der Tumor jedoch zunächst nur in *einen* Lappen ein und durchwuchert, im Anfange gewöhnlich am Lappenrande fortschreitend, schließlich den ganzen Lappen. Die interlobäre Pleura wird meist sehr lange respektiert, in seltenen Fällen vom Tumor destruiert, worauf es zum Durchbruch in den Nachbarlappen kommt. In anderen Fällen werden vom Ausgangspunkte aus die Lymphbahnen retrograd gefüllt, so daß das Bild der *Lymphangitis carcinomatosa* zustande kommt. Bekanntlich kann man anatomisch in der Lunge 2 Lymphgefäßsysteme unterscheiden, ein oberflächliches, subpleural verlaufendes und ein tiefes in der Lunge selbst gelegenes; beide münden am Hilus in die broncho-pulmonalen Drüsen. Zwischen den beiden Systemen bestehen reichliche Anastomosen. Wie namentlich FRANKE gezeigt hat, umscheiden die Lymphbahnen die Blutgefäße in der Adventitia. Andere Lymphgefäße verlaufen peribronchial. Die carcinomatöse Lymphangitis findet sich mitunter nur in einem, häufig aber in beiden Systemen. Naturgemäß ist bei der von einem Bronchuscarcinom ausgehenden Lymphangitis — wie wir später hören werden, kommt sie häufiger metastatisch bei Carcinomen anderen Sitzes vor — gewöhnlich nur eine Lunge befallen, mitunter aber greift sie durch die zwischen den beiden Seiten bestehenden Anastomosen auf die andere Lunge über.

Im Gegensatz zu diesem häufigsten Ausgangsort mit den verschiedenen beschriebenen Ausbreitungsweisen entsteht der Krebs in sehr seltenen Fällen mitten in einem Lappen, vom Alveolarepithel oder vielleicht von einem Bronchiolus ausgehend; er kann dann in der Art benigner Tumoren nach allen Richtungen gleichmäßig, im wesentlichen exstruktiv wachsen und walnuß- bis mannsfaustgroße, sich gegen die Umgebung scharf absetzende Knoten bilden. Auch Kombinationsformen zwischen den beiden Wachstumsarten kommen vor.

Gleichzeitiges Vorkommen von 2 Primärcarcinomen in 1 Lunge beschreibt SCHMORL in 6 (d. i. 25%), der von ihm untersuchten Fälle von *Schneeberger Lungenkrebs*. Bei Lungencarcinomen anderer Genese gehört das zu den allergrößten Raritäten.

Vom Gesichtspunkte des *Ausgangsortes* und der *Ausbreitungsweise* wird der Lungenkrebs gruppiert, und zwar von den verschiedenen Autoren in verschiedener Weise. Unter gleichzeitiger Berücksichtigung des röntgenologisch Differenzierbaren können wir bei den vom Bronchus ausgehenden Carcinomen unter Erweiterung der üblichen Einteilung folgende 6 Gruppen unterscheiden:

1. Die rein *intrabronchialen Tumoren.*

2. Die *krebsige Pneumonie* (s. früher).

3. Die *Hiluscarcinome,* das sind jene früher beschriebenen Formen, bei denen der Tumor in das den Hauptbronchus umgebende Lungenparenchym eingebrochen ist und in verschiedener Weise weiterwuchert.

4. Die *Lappencarcinome,* also die meist ebenfalls von einem großen Bronchus ausgehenden, zunächst am Rande eines Lappens wachsenden und diesen schließlich ganz durchsetzenden Tumoren.

5. Die *Lymphangitis carcinomatosa.*

Dazu kommen dann noch die relativ seltenen, mitten in einem Lappen entstehenden Tumoren, also,

6. die *intralobären Carcinomknoten.*

Es gibt nicht nur Kombinationen dieser Gruppen, sondern die geschilderten Bilder werden auch oft von einer Reihe von Komplikationen und Folgeerkrankungen begleitet, ja überwuchert, sodaß diese unter den klinischen und den sich röntgenologisch manifestierenden Erscheinungen im Vordergrunde stehen können.

Komplikationen und Folgeerkrankungen: Sie können sehr verschiedenartig sein und durch ihr Auftreten einzeln oder in Kombination das klinische und röntgenologische Bild sehr variabel gestalten.

Bei Sitz in einem größeren Bronchus kann es zu mehr oder weniger hochgradiger *Stenose* desselben kommen. Folge derselben ist eine Luftverarmung bis zu völliger *Atelektase* in dem zugehörigen Lungenabschnitt. Auf der gleichen Basis kommt es mitunter zu chronisch verlaufenden *Pneumonien,* die durch Sekretretention hinter der Stenosenstelle erzeugt sind. Diese pneumonischen Infiltrate können in manchen Fällen das anatomische Bild vollkommen beherrschen; so kann man Fälle beobachten, bei denen der primäre Tumor die Form eines kleinen, das Lumen des Bronchus ausfüllenden Polypen hat, ohne daß es zu einem Einbruch in das Lungenparenchym selbst gekommen wäre, während der ganze Lappen oder ein großer Teil desselben von einem massigen pneumonischen Infiltrat eingenommen wird. Es kann ferner unter Umständen durch Exulceration des Tumors die Einengung geringgradiger werden und dann die Pneumonie spontan ausheilen, um in einem späteren Stadium wieder zu rezidivieren. Von Bedeutung ist es auch, daß innerhalb des pneumonischen Infiltrates *Gangrän-* und *Absceßbildung* auftreten kann (COHN, GOLDSTEIN u. a.). Eine weitere Folge der Bronchostenose und der dadurch bedingten Sekretstauung sind mitunter *Bronchiektasien* (KIRCH u. a.). Diese können dann selbst wieder zu chronischer Pneumonie, Kavernen- und Absceßbildung Anlaß geben.

Daß maligne Tumoren zu regressiven Veränderungen neigen, haben wir im allgemeinen Teile besprochen. Es kann also auch im Bronchuscarcinom selbst zu *Nekrose* und *Höhlenbildung* kommen.

Bei seinem *infiltrativen Wachstum* kann der Tumor die pleurale Überkleidung der Lunge durchwuchern und in die Nachbarorgane eindringen. Die in das Mediastinum eingebrochenen Tumormassen können zu Verlagerung, Kompression, aber auch zu Infiltration einer Reihe mediastinaler Organe führen. So beobachtete man Verdrängung und höchstgradige Einengung der *Trachea,* selten auch sekundäres Einwachsen des Tumors in das Lumen derselben. In anderen Fällen wird der *Oesophagus* in Mitleidenschaft gezogen. KIKUTH beobachtete öfters außer einer erheblichen Einengung durch Druck der Tumormassen eine krebsige Durchwachsung der Speiseröhrenwand mit starker Verdünnung derselben, wobei jedoch die Schleimhaut immer unversehrt blieb. Das *Aortenrohr* wird mitunter eingescheidet, zur Seite gedrängt, seine Wand jedoch kaum jemals durchwachsen (KIKUTH, FERENCZY und MATOLCSY); hingegen kommt es nicht selten zu Einbruch in die *Venen,* namentlich die Cava superior, öfters mit sekundärer Thrombosierung; auch Eindringen in die Arteria pulmonalis mit profuser letaler Blutung ist beobachtet worden (KIKUTH). Gar nicht selten wird auch der *Herzbeutel,* in vereinzelten Fällen auch der *Herzmuskel* ergriffen. Sehr häufig wird der Nervus *recurrens* und der Nervus *phrenicus* in die Geschwulstmassen eingebettet und von ihnen infiltriert. Aus dem Mediastinum weiterwuchernd kann der Tumor schließlich auch die Wirbelsäule destruieren.

Eine weitere Komplikation kann das Bild des Lungenkrebses durch *Metastasierung* erfahren. Von besonderem Interesse sind für uns die *regionären Lymphdrüsenmetastasen.* Um sie zu verstehen, müssen wir einige Worte der *Anatomie des regionären Drüsensystems* des Bronchialbaumes widmen. Sie ist von BARTELS, FRANKE u. a. genauer studiert worden. Die erste Station für auf dem Lymphwege fortschreitende Bronchialerkrankungen sind Drüsen in der Lunge selbst, die nächste die Hilusdrüsen, dann folgen die tracheo-bronchialen Drüsen. Von hier führen Verbindungswege einerseits in das vordere, andererseits ins hintere Mediastinum. Es gibt aber auch direkte Verbindungswege von den Lymphbahnen der Lunge in das hintere Mediastinum, namentlich zum Oesophagus (FRANKE). Im vorderen Mediastinum ist auf der rechten Seite von besonderer Wichtigkeit ein Drüsenpaket am Angulus anonymae, der Teilungsstelle der Cava superior in die beiden Vv. anonymae; mit ihm steht der rechte Nervus phrenicus in enger Beziehung. Auf der linken Seite entspricht ihm ein Drüsensystem zwischen Aortenbogen und Vena anonyma sin., in dessen engster Nachbarschaft der linke Nervus recurrens gelegen ist. Im hinteren Mediastinum interessiert besonders der Lymphweg im Verlaufe der Speiseröhre. Zwischen rechts und links gibt es reichliche Verbindungen. Auch zu den supraclavicularen Lymphdrüsen ziehen Anastomosen. Auf der anderen Seite gibt es Verbindungen durch das Zwerchfell hindurch mit den abdominellen Organen, besonders der Leber.

Regionäre Lymphdrüsenmetastasen finden sich in fast allen Fällen von Bronchuscarcinom. Von besonderer Wichtigkeit für das klinische Bild sind die fast nie fehlenden Metastasen im Mediastinum. Sie kommen viel häufiger vor als der früher geschilderte direkte Einbruch des Primärtumors in den Mittelfellraum und können hier durch Verdrängung der normalen mediastinalen Organe und Einbruch in dieselben die gleichen Erscheinungen machen. Ihrem Sitze entsprechend kommen Verdrängung und Einengung der Trachea und des Oesophagus vor, weiters Spreizung des Bifurkationswinkels und Kompression der Hauptbronchien, so daß diese nicht nur durch den primären Tumor, sondern auch durch Drüsenmetastasen stenosiert sein können. Durch den engen Kontakt mit einem Drüsensystem wird der Nervus phrenicus besonders häufig rechts ergriffen, während der Recurrens wegen seiner tiefen Lage auf der linken Seite viel häufiger in Mitleidenschaft gezogen wird. Es gibt nicht selten Fälle, bei denen der Primärtumor selbst sehr klein ist, während die mediastinalen Drüsenmetastasen mächtig entwickelt sind; das klinische Bild wird von ihnen dann vollkommen beherrscht.

Unter Berücksichtigung der Anatomie ist es verständlich, daß Metastasen in den Lymphdrüsen der Lunge selbst, im Hilus und in den Supraclaviculargruben nicht selten sind.

Fernmetastasen entstehen meist auf dem Blutwege. In der *Lunge* selbst kommen sie in Form einzelner Knoten, mitunter einer reichlichen miliaren oder submiliaren Aussaat vor. Von anderen Organen sind häufig *Leber und Skelet* ergriffen. Von letzterem scheinen die Brustwirbel und das übrige Thoraxskelet ein besonderer Lieblingssitz von osteoklastischen Metastasen zu sein (KIKUTH, SEYFARTH, STRUNZ); unter unseren eigenen Fällen, die auf Knochenmetastasen allerdings nur bei darauf hinweisenden Schmerzen untersucht wurden, fanden sich nur 2 mit derartigen Veränderungen, und zwar saßen bei beiden die Metastasen im Bereiche des Thoraxskeletes. SCHLESINGER hat sie besonders häufig in den Lendenwirbeln und dem Beckenskelet beobachtet. Relativ selten sind die Röhrenknochen befallen. SELKA beschreibt einen Fall mit Metastasen in der Handwurzel. DOSQUET fand in einem besonders großen Prozentsatz Metastasen im *Gehirn* und in den *Nebennieren*. In selteneren Fällen können aber auch fast sämtliche anderen Organe Metastasen enthalten. Auch Hautmetastasen kommen vor und können nach Exstirpation und histologischer Untersuchung die Diagnose unklarer Thoraxerkrankungen ermöglichen. (FRAENKEL, eigene Beobachtung.)

Die *Pleura* wird entweder durch direktes Übergreifen des Primärtumors oder auf dem Lymphwege von der Krankheit ergriffen. Es kann hier zu einer diffusen Infiltration, zu netzförmiger Injektion der Lymphbahnen, mitunter auch zu Bildung kleinster Knötchen kommen; diese sitzen mitunter nur in den tieferen Schichten, während die Pleura selbst oberflächlich normal oder entzündlich verändert sein kann. Sehr häufig kommt es dabei zur Bildung serösfibrinöser oder öfter hämorrhagischer Ergüsse. Diese sind eine äußerst häufige Begleiterscheinung der Bronchuscarcinome; nach Ansicht der meisten Autoren sind sie gewöhnlich durch die den Tumor begleitenden entzündlichen Lungenveränderungen bedingt, also auch entzündlicher Natur. Sie werden mitunter spontan resorbiert. In weiterer Folge entstehen Schwarten, die *Schrumpfungserscheinungen* im Gefolge haben können. Durch reichliche bindegewebige Reaktion können bis mehrere Zentimeter dicke *carcinomatöse Schwielen* entstehen. Die den Tumor so häufig begleitende chronische Pneumonie mit Absceß- und Gangränbildung kann ihrerseits *zu Empyem* der Pleura, Durchbruch von Höhlen zu *Pyopneumothorax* führen.

Eine sehr seltene Folgeerscheinung des Lungenkrebses ist die *Periostitis proliferans* oder *hyperplastica* (Osteoarthropathie hypertrophiante pneumique): symmetrische, periostale Auflagerungen auf den Röhrenknochen von warzighöckerigem Bau, durch einen schmalen Markraum von der Kompakta des Knochens getrennt.

Komplizierte Bilder können schließlich durch die früher erwähnte, nicht seltene Kombination von Lungentumor und *Tuberkulose* entstehen.

Die Klinik des primären Lungencarcinoms.

Die klinischen Erscheinungen des Lungencarcinoms (natürlich mit Ausnahme seiner Röntgensymptome) werden hier nur in aller Kürze besprochen; hauptsächlich sollen solche hervorgehoben werden, die mehr oder weniger charakteristisch sind, also in erster Linie von uns zur Differentialdiagnose herangezogen werden müssen, wenn die Mittel des Röntgenverfahrens erschöpft sind, ohne einen eindeutigen Befund ergeben zu haben.

Den pathologisch-anatomischen Verhältnissen entsprechend ist auch das klinische Bild sehr vielgestaltig. Nach den im Vordergrunde stehenden klinischen Erscheinungen können wir entsprechend einem Vorschlage von STRUNZ zwei große Gruppen unterscheiden, und zwar 1. solche, die unter dem Bilde einer Lungenerkrankung verlaufen und 2. diejenigen, die von den Fernmetastasen beherrscht werden, also je nach Sitz derselben ganz verschiedenartige Organ-symptome hervorrufen. Sehr häufig verlaufen die Bronchuscarcinome allerdings lange Zeit vollkommen symptomlos, so daß sie erst gelegentlich einer manchmal auf eine ganz andere Region gerichteten Röntgenuntersuchung entdeckt werden. Erschwert wird die Diagnose auch dadurch, daß die *Krebskachexie* gar nicht selten auch in den späten Stadien fehlt.

In den Fällen der erstgenannten Gruppe sind die Lungensymptome häufig ganz uncharakteristisch: Hustenreiz mit wenig oder fehlendem Auswurf, Stechen auf der Brust, geringgradige oder stärkere Dyspnoe, also Erscheinungen, wie sie etwa auch bei einem Lungenspitzenkatarrh zu beobachten sind. Verdächtiger ist es schon, wenn bei einem älteren, früher immer lungengesunden Menschen leichte *Blutbeimengungen* im Sputum auftreten, besonders wenn dabei der Bacillenbefund negativ ist. Als charakteristisch für Bronchuscarcinom gilt das „*himbeergeleeartige*" *Sputum,* das durch innige Mischung von Schleim und Blut entsteht. Nach den Berichten sehr erfahrener Autoren ist es aber nur sehr selten zu beobachten. Die mikroskopische Untersuchung des Sputums bringt nur in ganz seltenen Ausnahmefällen Klarheit, wenn es zum Aushusten größerer Tumorteilchen gekommen ist (NUSSBAUM). Die von LENHARTZ als charakteristisch beschriebenen großen Vakuolenzellen lassen sich, wie DE LA CAMP, LOEWY-LENZ u. a. gezeigt haben, auch bei anderen chronischen Reiz-zuständen der Bronchialschleimhaut nachweisen, sind also für Bronchuscarcinom nicht beweisend.

Charakteristisch kann, wie namentlich GRAU betont, die Art des Hustens sein: er stellt sich anfallsweise mit außerordentlicher Heftigkeit, wie etwa beim Keuchhusten ein und fördert dann oft kein oder wenig Sputum zutage. Erklärt wird dieser konvulsivische Husten wie bei der Bronchialdrüsentuberkulose durch Druck offenbar metastatischer Drüsen auf den Vagus.

Temperatursteigerungen können vollkommen fehlen. Mitunter findet man aber auch Fieber von ganz verschiedenartigem Typus; es dürfte in den meisten Fällen durch die entzündlichen Begleiterscheinungen erzeugt sein.

Die *physikalische Untersuchung* ergibt erst dann einen positiven Befund, wenn der Tumor genügend nahe der Oberfläche sitzt und eine entsprechende Größe erreicht hat. Als besonders charakteristisch gilt ein Wechsel zwischen normalem und tympanitischem Perkussionsschall, bei gleichzeitiger Ab-schwächung des Atemgeräusches, Symptome, die durch die Verlegung des

Bronchus und die durch sie bedingte Atelektase erzeugt sind. Auch die Ausbreitung der Dämpfung kann den Verdacht auf Bronchuscarcinom erwecken; so wird vielfach das Freibleiben der Spitze bei Dämpfung der subapikalen Partien als charakteristisch angesehen. NEUMANN weist auf die große Bedeutung einer die Medianlinie des manubrium sterni überschreitenden, infraklavikulären Dämpfung bei gleichzeitiger Abschwächung oder Aufhebung des Atemgeräusches hin. Alle diese Merkmale können jedoch verwischt werden, wenn es zu ausgedehnterer *pneumonischer Infiltration* kommt. Diese beherrscht dann gewöhnlich auch die physikalische Symptomatologie. Ebenso kann der so häufig im Gefolge des Lungenkrebses auftretende *pleurale Erguß* zu einer Überdeckung aller Lungensymptome führen. Entsprechend seiner entzündlichen Genese ergibt die Untersuchung desselben in den meisten Fällen einen ganz uncharakteristischen Befund; gewöhnlich ist er serös oder hämorrhagisch und enthält meist nur Lymphocyten. Riesenzellen oder größere Verbände von Carcinomzellen finden sich nur äußerst selten bei echter carcionmatöser Pleuritis (BENSMARK und QUENSEL). Wir haben bereits im Abschnitt „pathologisohe Anatomie" besprochen, daß es im Gefolge der Pleuritis nicht selten zu Schrumpfungen kommt, die sich klinisch in einer Abflachung der erkrankten Thoraxseite und Verschmälerung der Intercostalräume manifestiert. Die große diagnostische Bedeutung, die ihnen CLAUS beimißt, haben sie jedoch keineswegs. Nach OTTEN, LOEWY-LENZ u. a. findet man sie am häufigsten bei Oberlappentumoren, fast nie bei Sitz des Tumors im Unterlappen.

Unter den Fällen der zweiten Hauptgruppe, die durch das Überwiegen der durch die *Metastasen* erzeugten Symptome charakterisiert ist, sind in erster Linie jene zu erwähnen, bei denen mediastinale Drüsen das Krankheitsbild beherrschen und das Vorliegen eines Mediastinaltumors vortäuschen; man spricht in solchen Fällen auch von „mediastinalem Typus" des Bronchuscarcinoms. Die klinischen Symptome sind durch Kompression, resp. Schädigung der Nachbarorgane erzeugt. Verhältnismäßig häufig beobachtet man Phrenicuslähmungen, namentlich auf der rechten Seite, während links öfter Recurrensparesen vorkommen. Die im früheren Kapitel besprochenen anatomischen Verhältnisse erklären das zur Genüge. Besonders markante Symptome werden durch Kompression, resp. Verschluß der Vena cava superior erzeugt; hochgradiges Ödem der oberen Körperhälfte, mächtige Erweiterungen der Hautvenen und Cyanose im gleichen Bereiche. Viel seltener sieht man die gleichen Erscheinungen im Gebiete der unteren Hohlvene. Diese Symptome beweisen natürlich nur das Vorliegen einer Erkrankung des Mediastinums, müssen aber bei älteren Leuten den Verdacht auf Bronchuscarcinom erwecken; liegen gleichzeitig Lungenerscheinungen vor, dann ist die Diagnose fast gesichert. Mitunter findet man vergrößerte Drüsen auch in den Supraclaviculargruben, kaum jemals sind auch die axillaren Drüsen verändert. Die histologische Untersuchung einer solchen Drüse kann das Vorliegen eines Carcinoms aufdecken und muß dann natürlich Anlaß zu einer eingehenden Untersuchung der Lunge, namentlich einer Röntgenuntersuchung derselben geben. Durch den Druck solcher Drüsenpakete entstehen nicht selten *Neuralgien*. Bei gleichzeitig unklarer Lungenerkrankung müssen sie den Verdacht auf das Vorliegen eines malignen Tumors erwecken.

Fast sicher kommt es zu falschen Diagnosen, wenn die klinischen Symptome nur durch *Fernmetastasen* erzeugt sind und Zeichen einer Lungenerkrankung vollkommen fehlen. Sie sind gar nicht selten (in der Statistik von STRUNZ unter 30 obduzierten Fällen beinahe die Hälfte). So sind Fälle beschrieben, die als Lebertumoren imponierten, andere, die alle Zeichen eines Hirntumors aufwiesen. Besonders häufig sind die Fälle, die unter dem Bilde einer Knochenerkrankung verlaufen, welche durch die metastatische Carcinose erzeugt ist. Der Sitz derselben kann, wie früher besprochen, nach STRUNZ u. a. unter Umständen an den Lungenkrebs als Primärtumor denken lassen, da bei diesem am häufigsten die Knochen des Thoraxskeletes (Wirbel, Rippen, Brust- und Schlüsselbein) ergriffen seien. Ein großer Teil der sich so ergebenden Fehldiagnosen kann vermieden werden, wenn in jedem Falle einer nicht vollkommen eindeutigen Erkrankung eines der genannten Organe eine Röntgenuntersuchung der Lunge vorgenommen wird. Die Bedeutung der allerdings seltenen *Hautmetastasen* für die Aufklärung fraglicher Lungenerkrankungen haben wir bereits hervorgehoben.

Die Röntgendiagnostik des primären Lungencarcinoms.
Einleitung.

Schon im Jahre 1897 hat GRUNMACH das Röntgenbild eines Falles von Lungenkrebs beschrieben. In den folgenden Jahren erschienen vereinzelte kasuistische Mitteilungen. Aber erst die Arbeiten von OTTEN (1905 und 1910), in denen ein größeres Beobachtungsmaterial verwertet wurde, haben den erfolgreichen Versuch unternommen, durch Fixierung typischer Symptomenkomplexe die Röntgendiagnostik des Bronchuscarcinoms auf eine feste Basis zu stellen. Seither ist die Röntgenliteratur des Bronchuscarcinoms beträchtlich angeschwollen. Zum großen Teile handelt es sich um kasuistische Mitteilungen, resp. Statistiken; einzelne von ihnen beschäftigen sich vornehmlich mit Detailfragen. Von größeren zusammenfassenden Publikationen der späteren Zeit sind aus der deutschen Literatur jene von SCHMOLLER aus dem Jahre 1924, GOLDSTEIN 1924, ferner die Arbeiten von LENK aus den Jahren 1926 und 1927, schließlich die von ASSMANN 1927, zu nennen. Von französischen Arbeiten sind die von BECLÈRE, ferner von MIGNOT, von amerikanischen jene von CARMAN, FISHBERG, FRIED, GROVE und KRAMER, HYDE und HOLMES, SETH HIRSCH, sowie KIRKLIN und PATERSON, aus der englischen Literatur die von KERBY hervorzuheben.

Äußerst widersprechend sind die Ansichten auch der erfahrenen Untersucher über die Bedeutung des Röntgenbefundes für die Diagnose des Bronchuscarcinoms. Während OTTEN sich über die Leistungsfähigkeit des Röntgenverfahrens sehr zuversichtlich äußert, tritt SCHMOLLER dieser Ansicht sehr scharf entgegen; so schreibt er über die Befunde von OTTEN: „Keines der von ihm publizierten Bilder ist derartig, daß es nicht auch einen anderen Krankheitsprozeß darstellen könnte" und kommt zu der Anschauung, „ . . . . daß es eine röntgenologische Diagnose kaum gibt, sondern, daß das Verfahren nur im Zusammenhang mit den sonstigen klinischen Zeichen verwendet werden darf". Über die Differentialdiagnose gegenüber der chronischen Pneumonie meint er: „Hier auch nur den Versuch zu machen, röntgenologisch die beiden Krankheitsprozesse abzugrenzen, ist zwecklos." Auch ASSMANN schätzt die röntgendiagnostischen Möglichkeiten in Bezug auf das Bronchuscarcinom nicht sehr hoch ein, indem er hervorhebt, daß ähnliche Bilder auch durch ganz andersartige Lungenerkrankungen hervorgerufen sein können. Ebenso sind in der ausländischen Literatur die Erfolge der Röntgenuntersuchung ganz verschieden gewertet. Während FRIED der Ansicht ist, daß die Röntgenuntersuchung fast immer Aufklärung bringt, bezeichnet FISHBERG den Röntgenbefund gegenüber dem klinischen als minderwertig und unverläßlich. Auch HYDE und HOLMES finden nur selten im Röntgenbilde pathognomonische Symptome; MIGNOT sieht mitunter im Röntgenbilde eine wertvolle Hilfe, kommt aber zu der Ansicht, daß es „kein direkt pathognomonisches Bild gebe".

Es ist zuzugeben, daß kaum eines der sehr verschiedenartigen in der Literatur beschriebenen Bilder eindeutig die Diagnose Bronchuscarcinom ergibt. Das darf uns aber nicht wundernehmen, denn die meisten der als mehr oder weniger charakteristisch beschriebenen Symptomenkomplexe beweisen nur das Vorliegen gewisser grob-anatomischer Verhältnisse, die nicht selten auch bei anderen Affektionen als Tumoren, namentlich bei Infiltraten verschiedenartigster Ätiologie vorkommen. Kaum jemals ist der einzige erfolgversprechende Weg beschritten worden, in einer subtilen Bildanalyse nach Details zu suchen, die den Bildern anderer grob-anatomisch ähnlicher Prozesse fehlen müssen, weil sie durch die spezifische Natur des Tumors, vor allem seine anatomischen und biologischen Malignitätszeichen bedingt sind. Wir haben im allgemeinen Teile dieses Buches für die Auffindung solcher Merkmale den Grund gelegt und wollen sie bei den folgenden Beschreibungen jeweils besonders hervorheben. Solche, und zwar nur solche Zeichen dürfen wir als pathognomonisch für das Bronchuscarcinom werten.

Unsere Beschreibung der pathologischen Anatomie des primären Lungenkrebses hat ergeben, daß schon der Tumor selbst entsprechend seinem verschiedenen Ausgangspunkt und seiner verschiedenen Ausbreitungsweise äußerst differente Formen annehmen kann; es hat sich auch gezeigt, daß er der Art seines Wachstums nach in jede der drei, von uns in einem Kapitel des allgemeinen Teiles besprochenen Hauptgruppen von Lungenprozessen eingereiht werden kann, d. h. also, daß er sowohl destruktiv — infiltrierend, als auch exstruktiv — verdrängend, mitunter sogar in Form der exsudativen Prozesse wachsen, resp. Elemente aller dieser Gruppen enthalten kann. Es geht daraus hervor, daß sein Röntgenbild jeden der Symptomenkomplexe, die wir als charakteristisch für jede der drei genannten Gruppen erkannt haben, resp. von Mischformen derselben aufweisen kann. Es ist weiters klar, daß, selbst wenn einer der drei Symptomenkomplexe in allen seinen Details in dem fraglichen Bilde ausgesprochen erscheint, damit immer erst eine Gruppendiagnose möglich ist; sie kann dann zur Wahrscheinlichkeitsdiagnose „Bronchuscarcinom" erhoben werden, wenn dieses in der betreffenden Gruppe weitaus das häufigste Vorkommnis ist; haben wir etwa einen Symptomenkomplex erhoben, der einen destruktivinfiltrierenden Prozeß eindeutig erweist, so können wir auch bereits mit allergrößter Wahrscheinlichkeit einen Lungenkrebs annehmen, weil andere in diese Gruppe gehörige Lungenerkrankungen zu den größten Seltenheiten gehören; ganz anders werden wir das für einen exstruktiven Prozeß charakteristische Syndrom zu werten haben, da die immer nach diesem Typus sich entwickelnden benignen Tumoren, Cysten und Fibrosarkome kaum seltener sind als die in dieser Form wachsenden Bronchuscarcinome; daß aber der Symptomenkomplex des exsudativen Prozesses kaum die Vermutungsdiagnose „Lungencarcinom" erlaubt, ist bei Berücksichtigung der beträchtlich größeren Häufigkeit anderer exsudativer Prozesse selbstverständlich. Wenn wir weiters bedenken, daß von den drei von uns herausgehobenen Syndromen namentlich das der exsudativen und der destruierenden Prozesse vielfach Ähnlichkeit miteinander haben und daß sie häufig nicht so weit ausgesprochen sind, daß eine Differenzierung zwischen ihnen mit Sicherheit möglich ist — woraus sich die Unmöglichkeit auch nur einer Gruppendiagnose ergibt —, so haben wir damit einen Großteil der Schwierigkeiten begriffen, die die Stellung der Spezialdiagnose „Bronchuscarcinom" bereitet. Immer wieder wird es unsere Aufgabe sein, nach den oben angedeuteten spezifischen Merkmalen zu suchen, wenn wir über eine Wahrscheinlichkeitsdiagnose hinauskommen wollen.

Wir haben in der pathologisch-anatomischen Beschreibung des Bronchuscarcinoms weiters hervorgehoben, daß der primäre Tumor durch eine Reihe von begleitenden, resp. nachfolgenden Erscheinungen kompliziert, ja überwuchert sein kann. Einzelne dieser Komplikationen (wie Bronchostenose, manche Metastasen) können für das Carcinom selbst charakteristisch sein, sodaß ihr röntgenologischer Nachweis, falls er einwandfrei gelingt, zu einer eindeutigen Diagnose führt; es ist selbstverständlich, daß wir nach derartigen Komplikationen in jedem Falle zu suchen haben. Andere Folgeerscheinungen (wie Zerfall und Pleuraexsudate) sind aber vollkommen uncharakteristisch, ja kommen bei andersartigen Erkrankungen so viel häufiger vor, daß ihr Nachweis die Diagnose in keiner Weise fördert.

Die geschilderte Variabilität im primären Tumor selbst, sowie die große Anzahl der vorkommenden Komplikationen und die noch viel größere Zahl der möglichen Kombinationen ergibt eine derartige Vielheit von Röntgenbildern, daß kaum ein Fall einem zweiten gleicht. Es ist daher auch ganz unmöglich, für das Bronchuscarcinom ähnlich wie für die meisten anderen Erkrankungen einen mehr oder weniger charakteristischen, einheitlichen Symptomenkomplex aufzustellen. Um dieser Schwierigkeiten Herr zu werden, müssen wir zunächst die Hauptelemente, die das so komplizierte Bild zusammensetzen können, gesondert und jeweils unbekümmert um die anderen, beschreiben. Es ergeben sich so für unsere Darstellung 3 Hauptkapitel, und zwar:

a) Die Besprechung der *Symptomenkomplexe* der im Kapitel „pathologische Anatomie" aufgestellten 6 *Grundformen* des primären Lungenkrebses ohne Berücksichtigung der möglichen Kombinationen und Komplikationen. Dabei wird darauf zu achten sein, ob sich in dem Symptomenkomplexe ein im obigen Sinne charakteristisches, eindeutig beweisendes Merkmal finden läßt. Ferner werden sich an die Besprechung der einzelnen Bilder differentialdiagnostische Erwägungen anschließen müssen.

b) Die Besprechung der Symptome jeder der einzelnen *Begleiterscheinungen* und *Komplikationen* unter gleichen Erwägungen wie oben.

c) Die Erörterung der Ergebnisse aller für die Röntgendiagnose des Bronchuscarcinoms in Betracht kommenden *Hilfsuntersuchungen,* deren Methodik wir im allgemeinen Teile besprochen haben.

Wir werden auf diese Weise zu einem Gesamtüberblick über alle vorkommenden typischen und atypischen Symptome, resp. über alle möglichen charakteristischen oder uncharakteristischen Symptomenkomplexe kommen.

4*

Es wird sich schließlich eine Zusammenfassung der Differentialdiagnose als notwendig erweisen.

a) Die Grundformen des primären Lungencarcinoms im Röntgenbilde.

α) Die rein intrabronchialen Tumoren.

Der auf die Bronchialschleimhaut beschränkte, sie infiltrierende oder polypöse Tumor ist bisher direkt röntgenologisch nicht nachgewiesen worden. Theoretisch wäre es denkbar, daß auf einer sehr kontrastreichen Aufnahme, namentlich im zweiten schrägen Durchmesser derartige Veränderungen als zarte Schatten in der hellen Luftsäule der Hauptbronchien oder als circumscripte Einengung ihres Lumens mit zackiger Begrenzung erscheinen. In einem Falle, bei dem der Tumor nicht auf das Lumen beschränkt war und daher an anderer Stelle beschrieben werden soll, konnten wir eine solche Veränderung tatsächlich erkennen.

Sehr häufig führen, wie wir im Kapitel pathologische Anatomie besprochen haben, die rein intrabronchialen Tumoren zu sekundären Veränderungen (Bronchostenose, Pneumonie mit ihren Folgeerscheinungen), die dann mehr oder weniger charakteristische Röntgenbilder machen können. Ihre Besprechung erfolgt ebenso, wie die des bronchographischen Nachweises dieser Tumoren, in späteren Kapiteln.

β) Die krebsige Pneumonie.

Diese Form des primären Lungencarcinoms gehört, wie wir schon früher ausgeführt haben, zu den größten Raritäten. Röntgenologisch ist nur ein Fall von Schmoller beschrieben, allerdings ist dort über einen etwaigen Obduktionsbefund nichts gesagt.

Pathologisch-anatomisch unterscheidet sich die reine Form der krebsigen Pneumonie von der pneumonischen Infiltration anderer Art, d. i. also den exsudativen Prozessen der Lunge nur dadurch, daß die Alveolen nicht mit mehr oder weniger zellreicher Flüssigkeit, sondern mit Carcinomzellen ausgefüllt sind. Wie wir im allgemeinen Teile erörtert haben, sind diese anatomisch differenten Elemente vom strahlenphysikalischen Gesichtspunkt vollkommen gleichwertig. Es geht daraus hervor, daß die reine krebsige Pneumonie im Röntgenbilde sich von anderen exsudativen Prozessen überhaupt nicht unterscheidet. Sie muß also jene Symptomenkomplexe aufweisen, die wir im allgemeinen Teile für die exsudativen Prozesse abgeleitet haben, d. h. also, wir finden verschieden lokalisierte, meist unregelmäßig begrenzte, weichteildichte oder zartere, manchmal homogene, mitunter ungleichmäßige Schatten, die im allgemeinen unscharf konturiert sind, eine scharfe Begrenzung nur dort aufweisen, wo sie den Lappenrand erreicht haben. In Bezug auf die Erklärung aller dieser Merkmale sei auf den allgemeinen Teil verwiesen.

Es ist klar, daß ein derartiges Röntgenbild die Diagnose nicht gestattet. Wenn keine der später zu erörternden Komplikationen zu erheben ist und auch die Hilfsmethoden versagen, kann nur ein etwaiges pathognomonisches klinisches Symptom die Differenzierung gegenüber anderen exsudativen Prozessen, vor allem der chronischen Pneumonie, ermöglichen. (Näheres darüber im Kapitel „Differentialdiagnose".)

γ) Das Hiluscarcinom.

Im Gegensatz zu ASSMANN müssen wir diese Form nach unseren eigenen Erfahrungen ebenso wie OTTEN als relativ selten vorkommend bezeichnen.

Der aus dem Lumen eines großen Bronchus in das umgebende Lungenparenchym eingebrochene Tumor, der dann in verschiedener Weise, häufig in den peribronchialen Lymphgefäßen weiterwuchert, muß im wesentlichen jene Merkmale aufweisen, die den destruierenden Lungenprozessen zukommen. Wir finden also einen in der Hilusgegend sitzenden, meist unregelmäßig geformten weichteildichten Schatten; er ist gewöhnlich homogen und zwar dann, wenn in seinem Bereiche das Lungengewebe vollkommen destruiert ist; wenn aber, wie das nach unserer pathologisch-anatomischen Beschreibung vorkommen kann, zwischen den längs der Bronchien wuchernden Carcinomzügen lufthaltiges Lungenparenchym erhalten geblieben ist, dann muß der Schatten natürlich inhomogen erscheinen. Von Bedeutung ist, daß er auch bei allen schrägen und bei querer Durchleuchtung und Aufnahme auf die Hilusgegend projiziert erscheint und unscharfe Begrenzung aufweist, d. h. also, daß er bei keiner Durchleuchtungsrichtung sich als Lappenrandinfiltrat erweist. Denn wäre letzteres der Fall, dann wäre er bereits unter die Lappencarcinome einzureihen (s. später). Seine Konturierung muß, da der Tumor ja bei dieser Form nirgends pleurale Überkleidung hat, immer unscharf sein. Das Fortschreiten in den peribronchialen Lymphgefäßen präsentiert sich im Röntgenbilde als strahlenförmig von der Peripherie des Hauptschattens in die Umgebung verlaufende Streifen. Man bezeichnet sie vielfach als „Krebsfüße". Nach der Ansicht von FLEISCHNER ist das Substrat der letzteren allerdings nicht eine carcinomatöse Lymphangitis, sondern eine im Gefolge des Bronchialverschlusses auftretende Bronchitis und Peribronchitis.

Bevor wir auf eine kritische Besprechung des beschriebenen Symptomenkomplexes eingehen, seien einige charakteristische Fälle angeführt.

Fall 1. Jakob N., 56 Jahre. (Zugewiesen von der 1. med. Abteilung des allgemeinen Krankenhauses, Hofrat Prof. PAL.)

Aus der *Anamnese:* Seit etwa 1 Jahr Heiserkeit. Seit $^1/_2$ Jahr Tumor im rechten Unterkieferwinkel. Seit kurzem Blutspucken. Abmagerung.

Aus dem *klinischen Status:* Lunge: Links Schallverkürzung bis zum 4. Brustdorn, rechts oben gedämpft-tympanitisch paravertebral beim 3. und 4. Dorn. Über beiden Spitzen Bronchialatmen, ebenso links bei D 4 paravertebral und rechts im Dämpfungsbereich. Im Sputum keine Tuberkelbacillen. Linksseitige Recurrensparese.

Aus dem *Röntgenbefund:* Lunge: Beide Spitzen frei, links in der Höhe des Hilus eine mehr hinten gelegene, weniger als handtellergroße, ziemlich homogene, unregelmäßige, unscharf begrenzte Verdichtung (Abb. 13). (Der Röntgenbefund des Zwerchfells und des Mediastinums, der für die Klärung des Falles von ausschlaggebender Bedeutung war, folgt an anderer Stelle.)

Aus dem *Obduktionsbefund:* (Pathologisch-anatomisches Universitätsinstitut, Prof. MARESCH, Obduzent Dr. HAMPERL). An der Teilungsstelle des linken Hauptbronchus in die einzelnen Lappenbronchien erscheint die Wand von einem derben, die Lichtungen, besonders die des Oberlappenbronchus hochgradig einengenden, auf der Schleimhaut exulcerierten Aftergewebe durchsetzt. Entlang den Hauptverzweigungen der Bronchien greift das Aftergewebe per continuitatem auf das Lungenparenchym über. (Befund des Mediastinums folgt später.)

Fall 2. Karl P., 58 Jahre. (Die Platte und der Obduktionsbefund wurden mir von der Röntgenabteilung des Wilhelminenspitals Prof. HAUDEK überlassen.)

Röntgenbefund: In der linken Hilusgegend, den Herzschatten teilweise überragend, ein etwa faustgroßer, unregelmäßig geformter, weichteildichter, homogener, unscharf

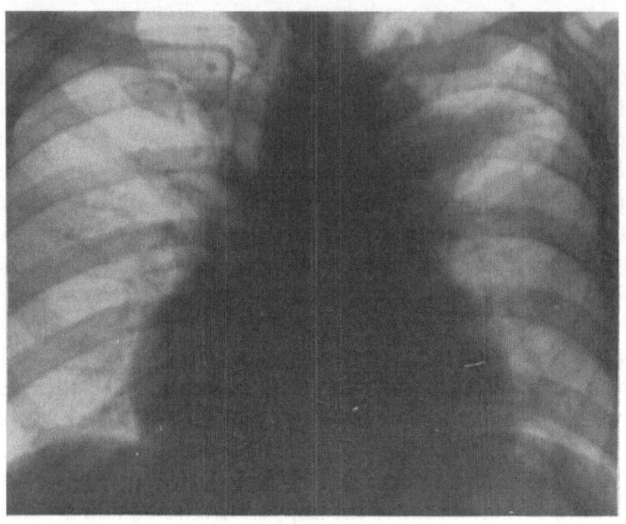

a

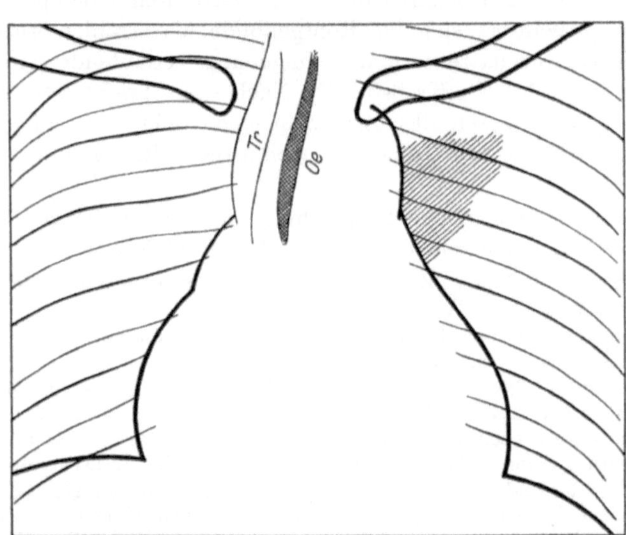

b

Abb. 13 a und b. Linksseitiges Hiluscarcinom (Trachea und Oesophagus durch mediastinale Drüsenmetastasen nach rechts verdrängt). Fall 1. Tr Trachea; Oe Oesophagus.

begrenzter Schatten. Von seiner Peripherie verlaufen nachallen Richtungen, namentlich aber in das Oberfeld teils zarte, teils breite, ziemlich dichte Streifen. Die Intercostalräume links leicht eingeengt. Mediastinum nach links verzogen (Abb. 14).

Aus dem *Obduktionsbefund:* (Obduzent Dr. SPRING.) Exulcerierendes und stenosierendes Carcinom des linken aufsteigenden Bronchus. Es scheidet den ganzen Hilusbaum ein. Im linken Oberlappen Peribronchitis carcinomatosa. Bronchitis putrida in beiden Unterlappen. Die linke Lunge in toto durch eine alte Schwarte mit der Brustwand verwachsen.

Fall 3. Franz L., 65 Jahre. (Zugewiesen von der 2. med. Klinik, Hofrat Prof. ORTNER.)
Aus der *Anamnese:* In der letzten Zeit öfter Fieber, Schüttelfrost, Hämoptysen.
Aus dem *klinischen Status:* Kachektischer Patient. Lunge: Dämpfung rechts vorne in der Hilusgegend; darüber verschärftes Inspirium und verstärkter Stimmfremitus.
Aus dem *Röntgenbefund:* Emphysematöse Lunge. Im rechten Hilus ein ungefähr gänseeigroßer, homogener, unscharf konturierter, vom Mediastinum gut abgrenzbarer Schatten mit in die Umgebung strahlig verlaufenden Ausläufern (Abb. 15). Patient ist außerhalb des Spitals gestorben. Kein Obduktionsbefund.

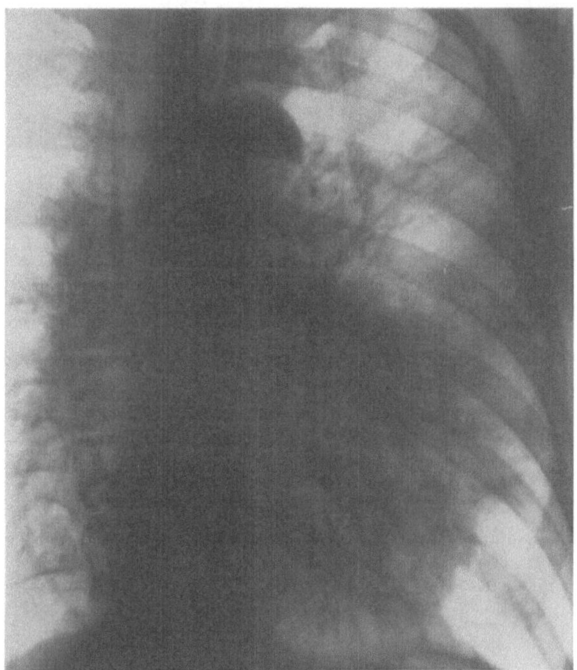

Abb. 14. Großes linksseitiges Hiluscarcinom. Fall 2.

Diese 3 Fälle unterscheiden sich von einander wohl ein wenig durch die Form des Schattens und durch die Ausbreitung des Prozesses, die oben beschriebenen Merkmale des Hiluscarcinoms kommen ihnen aber allen zu.

Es fragt sich nun, ob dieser Symptomenkomplex das Bronchuscarcinom eindeutig charakterisiert, resp. ob vielleicht eines der ihn zusammensetzenden Symptome pathognomonisch für diese Erkrankung ist.

Erinnern wir uns wieder an unsere Erörterungen im allgemeinen Teile! Wir haben dort gesehen, daß alle diese Merkmale den destruktiven Prozessen, also den malignen Tumoren zukommen, daß sie aber auch alle unter Umständen bei *exsudativen Prozessen* vorkommen können. Es erlaubt also der beschriebene Symptomenkomplex an sich nicht einmal die Gruppendiagnose: maligner Tumor. Von den differentialdiagnostisch in Betracht kommenden entzündlichen Erkrankungen ist allerdings die Tuberkulose nur bei Kindern, bei denen das Bronchuscarcinom kaum je in Frage kommt, häufiger am Hilus allein lokalisiert. Beim Erwachsenen sind in der Regel auch noch eindeutig tuberkulöse Veränderungen an anderen Stellen nachweisbar. Trotzdem ist durch deren Nachweis

das Hiluscarcinom nicht mit Sicherheit ausgeschlossen, da ja Kombinationen
der beiden Erkrankungen vorkommen können. Gewöhnlich unterscheidet sich
aber das in der Hilusgegend sitzende *tuberkulöse Infiltrat* vom Hiluscarcinom

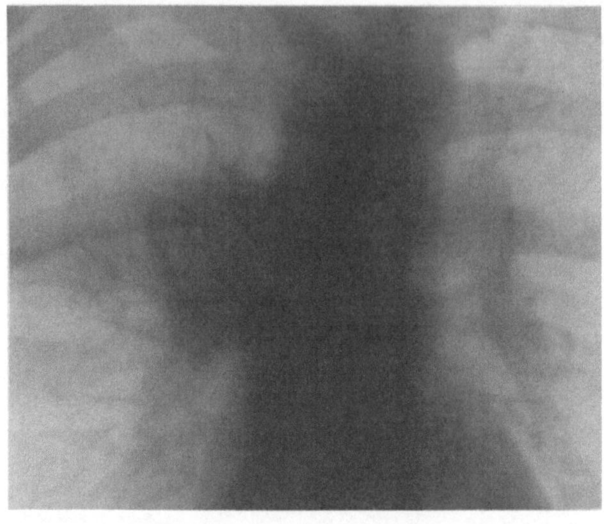

a

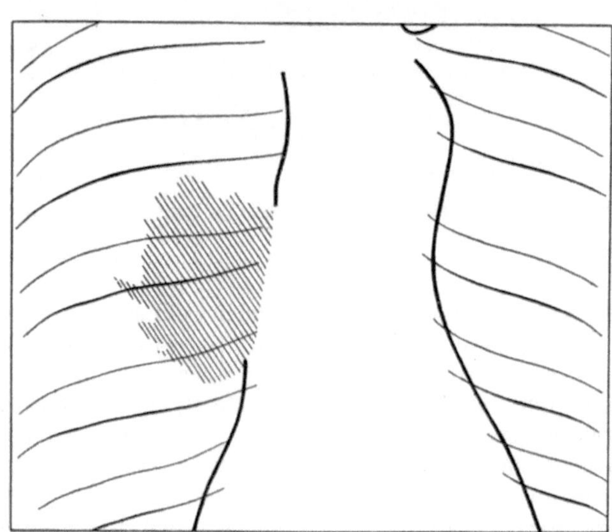

b

Abb. 15 a und b. Hiluscarcinom (?). Kein Obduktionsbefund. Fall 3.

dadurch, daß es bei einer schrägen Durchleuchtung sich durch eine einseitig
scharfe, lappenmäßige Grenze als Lappenrandinfiltrat erweist. Das gleiche gilt
für *pneumonische Infiltrate,* die bei der gewöhnlichen postero-anterioren oder
antero-posterioren Untersuchung auf die Hilusgegend projizierte Schatten mit
allen den oben beschriebenen Qualitäten des Hiluscarcinoms bilden (sog.

„zentrale Pneumonie"), bei seitlicher oder schräger Durchleuchtung aber die Qualitäten des Lappenrandinfiltrates aufweisen. Wir werden über sie später noch zu sprechen haben. Von seltenen entzündlichen Prozessen sind noch die *Lues* und die *Aktinomykose* zu nennen, die bei Lokalisation am Hilus ähnliche Bilder wie das Hiluscarcinom machen können.

Von den *Hilusdrüsentumoren* sind die Hiluscarcinome durch die Art der Begrenzung ohne weiteres zu differenzieren. Erstere haben, da sie von der normal lufthaltigen Lunge durch eine Kapsel abgetrennt sind, eine ganz scharfe Konturierung, die Form derselben ist, da es sich um Konfluenz runder oder rundlicher Knoten handelt, polycyklisch. Wenn allerdings ein Drüsentumor die Kapsel durchbrochen hat und in die Lunge einwuchert, dann gehen beide diese unterscheidenden Merkmale verloren.

Durch die scharfe Konturierung unterscheiden sich auch alle, etwa in der Hilusgegend sitzenden *mediastinalen Prozesse* vom Hiluscarcinom. Gelegentlich der Besprechung anderer Formen des Bronchuscarcinoms soll auf die differentialdiagnostisch in Betracht kommenden mediastinalen Gebilde näher eingegangen werden.

Wir haben also gesehen, daß der aus der pathologischen Anatomie unter Berücksichtigung allgemein-röntgenologischer Prinzipien abgeleitete Symptomenkomplex des Hiluscarcinoms dieses nicht eindeutig charakterisiert. Zur Sicherstellung der Diagnose werden wir versuchen müssen, charakteristische Folgeerscheinungen oder Komplikationen zu finden, resp. eine der in Betracht kommenden Hilfsuntersuchungsmethoden in Anwendung ziehen. In welcher Weise wir bei Versagen derselben durch Kombination des Röntgenbefundes mit den Ergebnissen der klinischen Untersuchung weiterkommen können, soll im Kapitel „Zusammenfassung der Differentialdiagnose" erörtert werden.

SCHMOLLER sieht als wesentlichen Bestandteil des Röntgenbefundes eines von einem Hauptbronchus ausgehenden Carcinoms den Zusammenhang des fraglichen Schattens mit dem Bronchus an und fordert zum Nachweis eines solchen Zusammenhanges die Aufnahme in *einem* schrägen Durchmesser. Es ist klar, daß diese Technik nicht zum Ziele führt; denn, wie aus unseren allgemeinen Besprechungen hervorgeht, ist der Zusammenhang zweier Gebilde nur dann erwiesen, wenn bei keiner einzigen möglichen Durchleuchtungsrichtung, also bei Untersuchung des Patienten unter Drehung desselben um mindestens 180°, besser 360°, die Schatten der beiden voneinander getrennt werden können. Die Untersuchung in *einem* schrägen Durchmesser kann daher niemals die Zugehörigkeit eines fraglichen Gebildes zum Hauptbronchus erweisen. Aber selbst bei Änderung der Technik im obigen Sinne, also bei Untersuchung des Patienten in sämtlichen möglichen Durchleuchtungsrichtungen, ist die erwünschte Lokalisation eines Schattens in Bezug auf den Hauptbronchus nicht möglich, da 1. der letztere nur in wenigen Untersuchungsrichtungen gut zu erkennen ist und 2. selbst, wenn eine derartige Untersuchung durchführbar wäre, die Entscheidung, ob es sich um einen vom Bronchus ausgehenden oder einen ihn allseitig umgebenden Prozeß (etwa ein Infiltrat an der Lungenwurzel oder einen Hilusdrüsentumor) handelt, nicht möglich wäre. Die Organzugehörigkeit, die wir im allgemeinen Teile als einen wichtigen Bestandteil der Symptomatologie der Thoraxerkrankungen kennen gelernt haben, ist in diesem Falle leider nicht erhebbar.

δ) Das Lappencarcinom.

Das Lappencarcinom ist zweifellos die häufigste Form, in der der Bronchuskrebs zur Beobachtung kommt. Seinen röntgenologischen Symptomenkomplex können wir aus der besprochenen Anatomie im Verein mit der allgemein-röntgenologischen Semiotik ableiten. Wir finden also an einem Lappenrand gelegene oder ein Lappenareal vollkommen einnehmende Schatten von Weichteildichte, die vollkommen homogen sind; von größter Bedeutung ist die Form und Schärfe ihrer Begrenzung: auf jener Seite, an der der Lappenrand, also die interlobäre Pleura erreicht ist, ist die Kontur immer vollkommen scharf und hat gewöhnlich die Form der normalen Lappengrenze; auf der anderen Seite, auf der der Tumor im Lappen weiterwuchert, ist die Begrenzung unregelmäßig und unscharf; erst wenn der ganze Lappen ergriffen ist, ist der Schatten allseitig scharf begrenzt.

Gar nicht selten wird aber die normale Lappengrenze durch den Tumor in ganz charakteristischer Weise verändert. Infolge seines expansiven Wachstums und seiner geringen Neigung, die interlobäre Pleura zu durchwachsen, schiebt er die Lappengrenze vor. Dieses Verhalten findet im Röntgenbilde darin seinen Ausdruck, daß die oben beschriebene scharfe Kontur nicht die Form der normalen Lappengrenze hat (konkav oder gerade), sondern mehr oder weniger konvex erscheint, ferner darin, daß das Lappenareal größer ist als normal (LENK, CRAMER). Über das umgekehrte Verhalten, nämlich abnorme Kleinheit des Lappens und abnorm starke Konkavität der Lappengrenze, die eine Folge von Lappenschrumpfung sind, soll später gesprochen werden.

Zu einer sehr charakteristischen Veränderung kommt es in jenen seltenen Fällen, in denen der Tumor nach Destruktion der interlobären Pleurablätter in den Nachbarlappen einbricht. Wie uns aus unseren allgemeinen Besprechungen bereits bekannt ist, muß die Schattengrenze an solchen Stellen unscharf werden (LENK).

a) Beim *Oberlappencarcinom,* das besonders häufig vorkommt, ist die scharfe Begrenzung meistens sehr leicht schon bei der postero-anterioren Durchleuchtung zu erkennen, da ja der Ober-Mittellappenspalt annähernd senkrecht von hinten nach vorne verläuft, also bei dieser Durchleuchtungsrichtung von den ihn abbildenden Strahlen der ganzen Tiefe nach durchdrungen wird, wenn die Röhre ungefähr auf die Mitte des Thorax eingestellt wird.

Fall 4. Berthold P., 54 Jahre. (Zugewiesen von der 2. med. Abteilung, Prim. FRISCH.)

Aus der *Anamnese:* Früher immer lungengesund. Seit ½ Jahr öfter Blutspucken. Starke Abmagerung.

Röntgenbefund: Homogener dichter Schatten, das Areal des rechten Oberlappens einnehmend. Die untere, dem Lappenrand entsprechende Schattengrenze steht in der Höhe des sternalen Anteiles der 4. Rippe, also an normaler Stelle, sie verläuft annähernd linear, ist nur ungefähr in der Mitte leicht nach unten konvex (Abb. 16).

Die *Obduktion* ergab ein Carcinom des rechten Oberlappens, ausgehend vom Oberlappenbronchus.

Viel deutlicher finden wir die charakteristische *Vorwölbung der Lappengrenze* in dem folgenden Falle ausgesprochen:

Fall 5. Anton S., 55 Jahre. (Zugewiesen von der 3. med. Klinik, Hofrat Prof. CHVOSTEK.)

Aus der *Anamnese:* Seit 1 Jahr öfters Hämoptysen. In der letzten Zeit zeitweise Fieber bis 38°. Keine Atembeschwerden.

Aus dem *klinischen Status:* Rechts hinten vom Angulus scapulae nach abwärts tympanitischer Schall; darüber rauhes Vesiculäratmen. Rechts vorne infraclavicular verkürzter

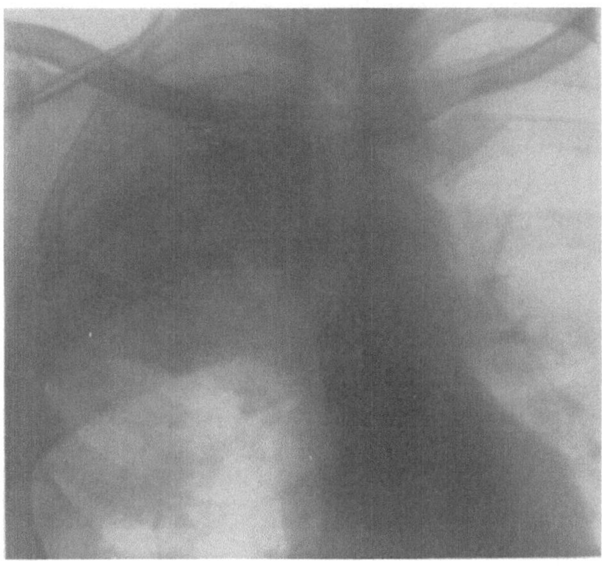

a

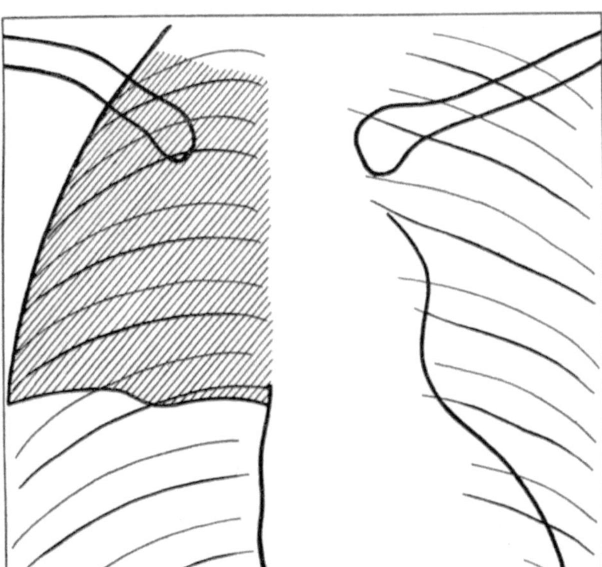

b

Abb. 16 a und b. Rechtsseitiges Oberlappencarcinom. Leichte Vorwölbung der Lappengrenze. Fall 4.

Schall, der an der 2. Rippe in intensive Dämpfung übergeht, von der 4. Rippe abwärts tympanitischer Schall. Über der Dämpfung vorne Fehlen der Atemgeräusche. Wassermann negativ.

Sputumbefund: Erythrocyten, Leukocyten, Epithelien, ferner verfettete, polygonale und runde Zellen, *anscheinend Carcinomzellen.*

Röntgenbefund: Im rechten mittleren Lungenfeld ein die ganze Thoraxbreite einnehmender, mehr als kindskopfgroßer homogener intensiver Schatten, dessen untere Grenze scharf ist; sie hat sowohl bei postero-anteriorer, als auch sinistro-dextraler Untersuchung die Form einer nach unten konvexen Ober-Mittellappengrenze, die abnorm tief steht (in

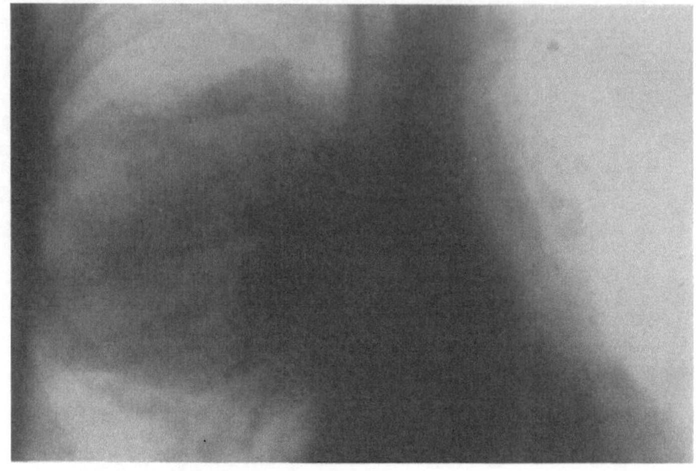

a

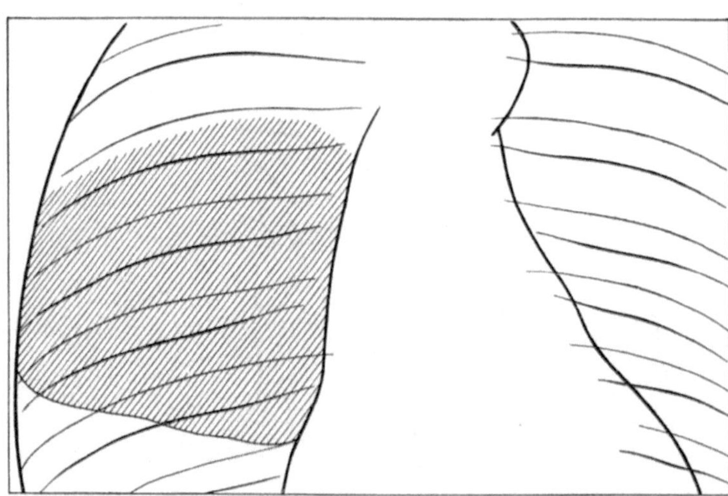

b

Abb. 17 a und b. Rechtsseitiges Oberlappenrandcarcinom. Starke Vorwölbung der Lappengrenze.
Die obere Grenze unscharf, ebenfalls konvex. Fall 5.

der Höhe der 5. Rippe vorne). Die obere Kontur ist in beiden Untersuchungsrichtungen unscharf, zackig, bogenförmig, nach oben konvex. Zwerchfell beiderseits gut beweglich (Abb. 17 u. 18).

Aus dem *Decursus:* Röntgentherapie ohne Erfolg. Ständige Gewichtsabnahme. Später treten Schmerzen vom Charakter der Intercostalneuralgie auf.

Patient wurde auf eigenen Wunsch aus dem Spital entlassen. Kurze Zeit später Exitus. Obzwar ein Obduktionsbefund nicht vorliegt, ist auf Grund des klinischen, Sputum- und Röntgenbefundes an der Richtigkeit der Diagnose Bronchuscarcinom wohl nicht zu zweifeln.

Ein etwas anderes Bild ergibt sich in den Fällen, in denen das Oberlappencarcinom im hinteren Thoraxabschnitt gelegen ist und daher nicht, wie in den früher beschriebenen Fällen den Mittelspalt, sondern die Ober-Unterlappengrenze, erreicht. In diesem Bereiche hat der Oberlappen eine geringere Höhe,

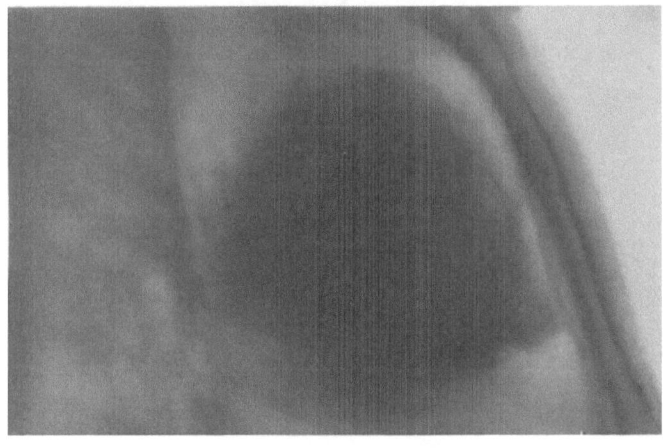

a

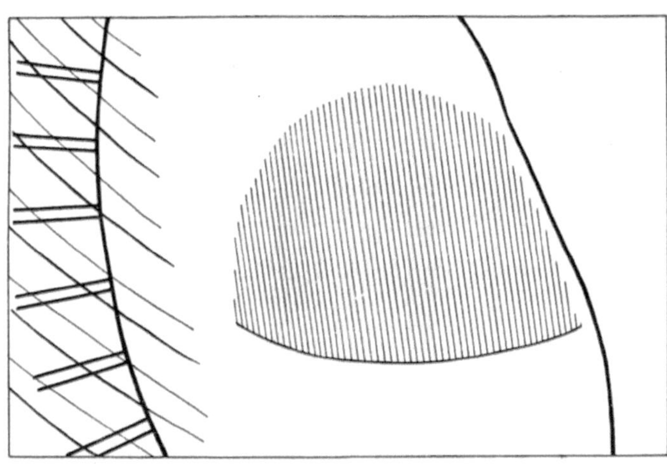

b

Abb. 18 a und b. Derselbe Fall. Sinistro-dextrale Aufnahme. Die Merkmale des expansiven Wachstums noch deutlicher ausgesprochen.

es ist daher der Stand der unteren Schattengrenze in Bezug auf die Frage, ob der Lappenrand tiefer steht als normal, anders zu beurteilen als in den Fällen, in denen die Mittellappengrenze erreicht ist; ferner verläuft dieser Teil der Oberlappengrenze schräg von hinten oben nach vorne unten, sodaß ein hier lappenmäßig begrenzter Prozeß bei einer auf die Mitte des Thorax eingestellten Durchleuchtung oder Aufnahme unscharf begrenzt erscheint; die scharfe Lappengrenze solcher Prozesse ist nur bei Hochstellung der Röhre und bei querer Untersuchungsrichtung röntgenologisch darstellbar.

Ein Bronchuscarcinom, das mit Rücksicht auf seine Lokalisation die eben besprochenen Verhältnisse aufwies, zeigt der folgende Fall:

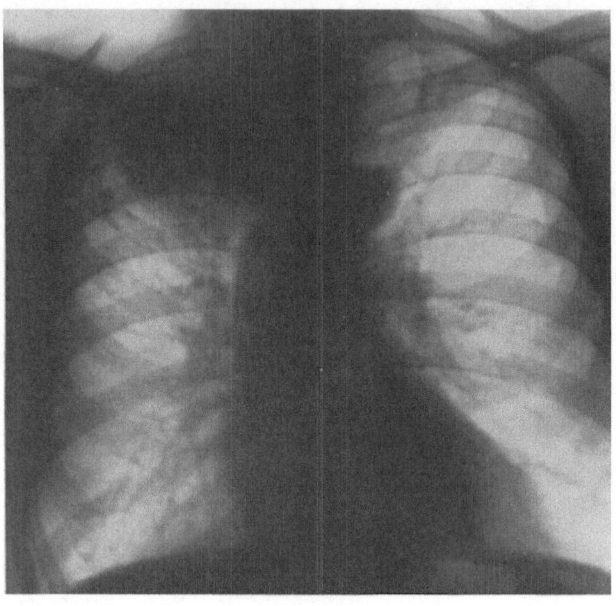

a

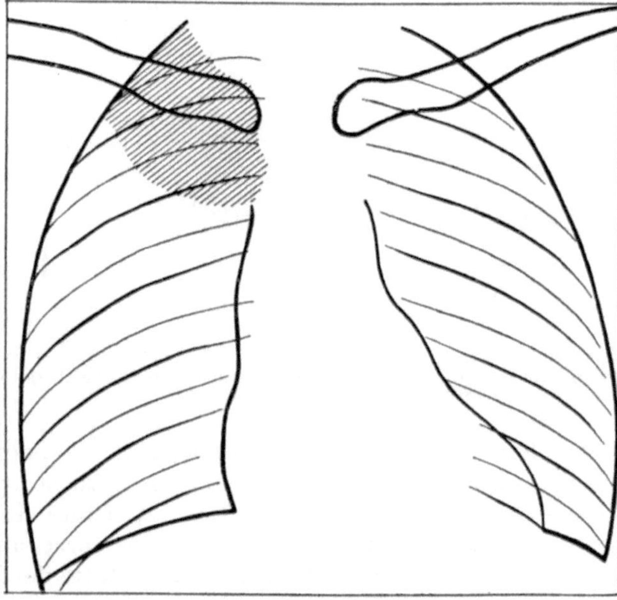

b

Abb. 19a und b. Carcinom in der hinteren Hälfte des Oberlappens bei Normalstellung der Röhre. Die untere Schattenbegrenzung konvex, aber unscharf. Fall 6.

Fall 6. Friedrich T., 69 Jahre. (Ambulatorisch untersucht.) Zur Röntgenuntersuchung des Magens geschickt. Über Beschwerden von seiten der Lunge klagt Patient nicht.

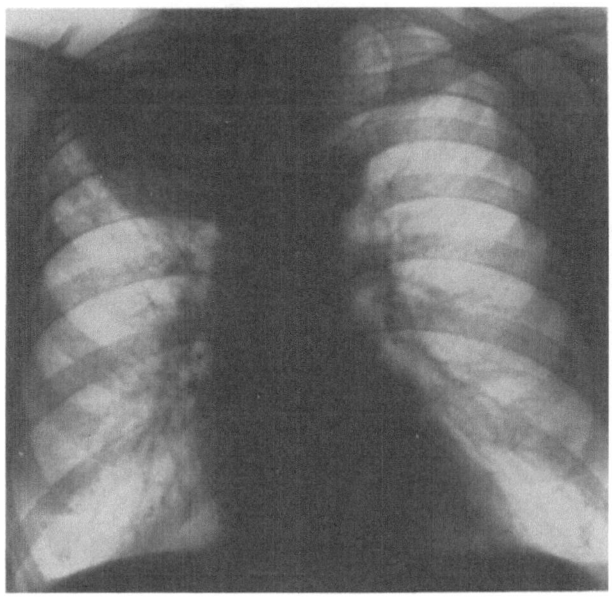

a

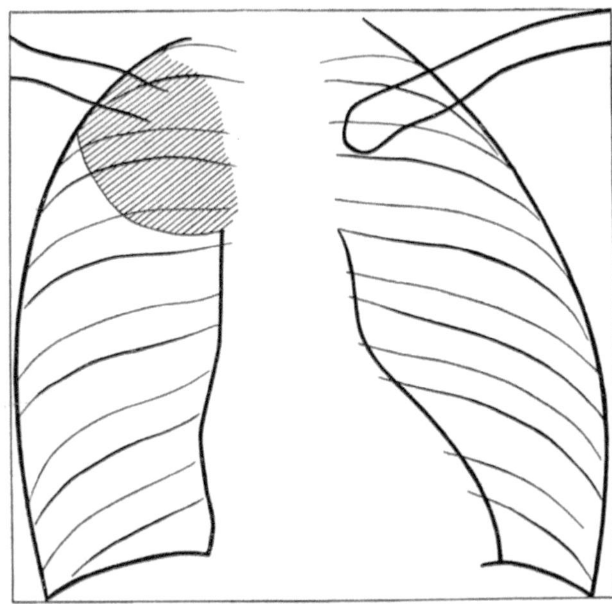

b

Abb. 20 a und b. Derselbe Fall bei Hochstellung der Röhre. Die untere Schattengrenze ist jetzt scharf.

Röntgenbefund: Magen und Darm o. B. *Lunge:* Das rechte obere Lungenfeld ziemlich intensiv homogen verdunkelt. Die untere Schattengrenze ist bei tiefer Röhreneinstellung unregelmäßig, unscharf (Abb. 19), bei Hochstellung der Röhre wird sie ganz scharf und erscheint nach unten konvex, halbkreisförmig (Abb. 20). Bei Untersuchung in frontalem Strahlengang erweist sich der Schatten als im hinteren Thoraxdrittel gelegen. Seine untere Grenze ist scharf und schräg linear von hinten oben nach vorne unten verlaufend; nach vorne ist er unscharf, annähernd bogenförmig begrenzt (Abb. 21).

Durch mediastinale Metastasen (darüber s. später) wurde die Diagnose Bronchuscarcinom bestätigt.

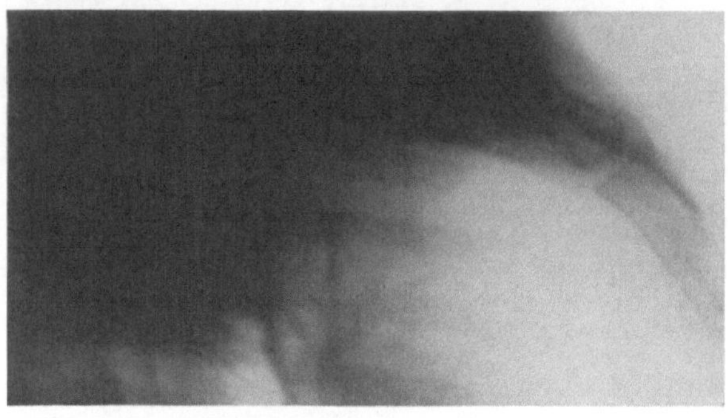

a

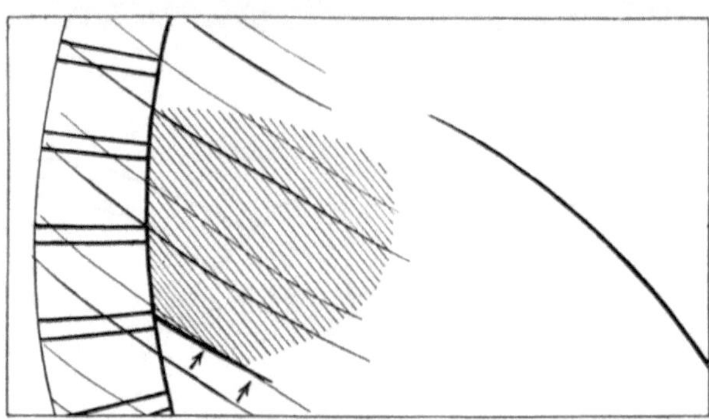

b

Abb. 21 a und b. Derselbe Fall. Dextro-sinistrale Aufnahme. Deutliche lappenmäßige Begrenzung des Schattens. Die Pfeile weisen auf den Ober-Unterlappenspalt.

Obzwar also in derart lokalisierten Fällen der Prozeß nur von verhältnismäßig geringer Ausdehnung zu sein scheint und bei der gewöhnlichen Durchleuchtung eine unscharfe untere Grenze aufweist, müssen wir doch von einer Vorwölbung der Lappengrenze sprechen, wenn es uns gelingt, durch die geeignete Untersuchungstechnik zu erweisen, daß der Ober-Unterlappenspalt erreicht ist und dieser bogenförmig nach unten vorgewölbt wird.

Die *linksseitigen Oberlappencarcinome* lassen sich in der Regel nur bei frontaler Durchleuchtung als Lappen- oder Lappenrandprozesse erkennen, sie haben dann die gleichen Qualitäten wie die eben besprochenen hinten gelegenen rechtsseitigen Lappenrand- oder Lappentumoren. Ausnahmsweise, nämlich bei Vorliegen eines abnormen Mittelspaltes in der linken Lunge können sie aber auch das gleiche Bild darbieten wie die Carcinome des rechten Oberlappens, die mehr vorne gelegen sind, also die Ober-Mittellappengrenze erreichen. Ein solches linksseitiges Oberlappencarcinom fand ich in folgendem Fall:

Fall 7. Johann A., 73 Jahre. (Ambulatorisch untersucht.)

Aus der *Anamnese:* Früher nie lungenkrank. Seit einigen Monaten zunehmende Atemnot. Starke Abmagerung. Klinisch Verdacht auf Neoplasma.

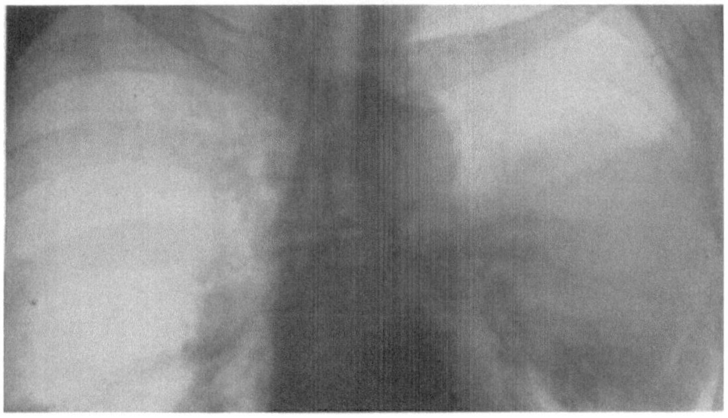

a

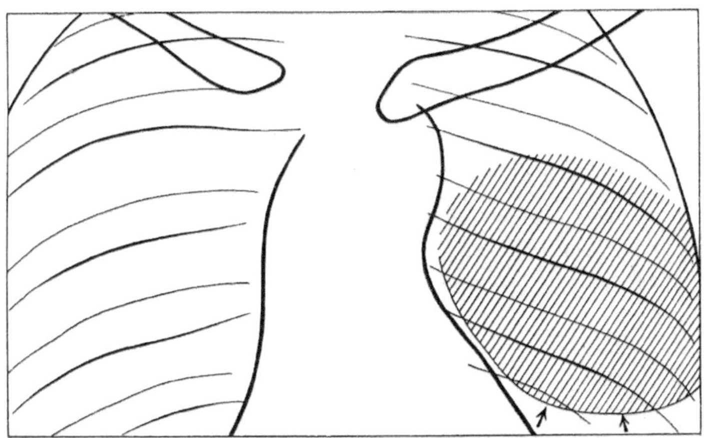

b

Abb. 22 a und b. Linksseitiges Oberlappencarcinom. Annähernd runder Schatten. Fall 7.
Die Pfeile weisen auf den abnormen linksseitigen Mittelspalt.

Röntgenbefund: Im linken mittleren Lungenfeld ein etwa kindskopfgroßer, vollkommen homogener, intensiver Schatten. Die obere Grenze bogenförmig, unscharf, die untere scharf, nach unten zu stark konvex, annähernd halbkreisförmig (Abb. 22). Bei frontaler Untersuchung erscheint die obere und vordere Grenze des Schattens unscharf und weist strahlige Ausläufer gegen das obere Lungenfeld zu auf. Die hintere Grenze ist ganz scharf und verläuft schräg linear von hinten oben nach vorne unten; Lage und Verlauf entsprechen dem oberen Anteile des Hauptspaltes. Die untere Schattengrenze ist ebenfalls vollkommen scharf, sie verläuft nach unten leicht konvex, beinahe senkrecht von hinten nach vorne (Abb. 23).

Lenk, Röntgendiagnostik (Tumoren).   5

Erwägen wir das im allgemeinen Teile über die anatomischen Grundlagen scharfer Begrenzung Gesagte, so kommen wir zu dem Schlusse, daß die untere Schattengrenze in dem eben beschriebenen Falle nur durch einen abnormen

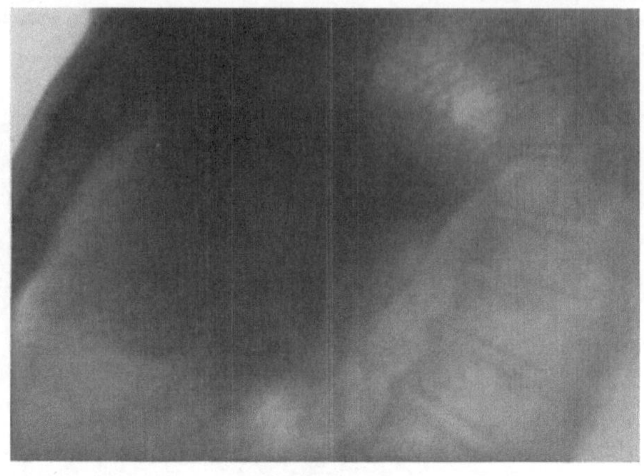

a

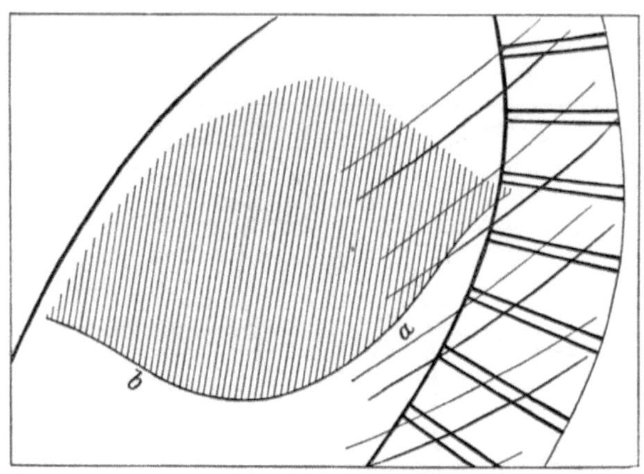

b

Abb. 23 a und b. Derselbe Fall. Die dextro-sinistrale Aufnahme beweist, daß die untere und hintere Grenze dem Lappenrande entspricht und daß ein (abnormer) linksseitiger Mittelspalt vorhanden ist. a Ober-Unterlappengrenze; b abnorme Ober-Mittellappengrenze.

linksseitigen Ober-Mittellappenspalt erzeugt sein konnte. In solchen Fällen ermöglicht die Röntgenuntersuchung neben der Krankheitsdiagnose auch die Erkennung der genannten Anomalie.

Das *Unscharfwerden* einer früher scharfen lappenmäßigen Begrenzung als Ausdruck einer Destruktion der interlobären Pleura konnte an folgendem Falle beobachtet werden.

Fall 8. Karl W., 56 Jahre. (Patient im Röntgeninstitut der Arbeiterkrankenversicherungskasse Wien.)

Aus der *Anamnese:* Früher nie lungenkrank. Seit $^1/_2$ Jahre zunehmende Atemnot, Husten, mitunter Blutspucken.

Aus dem *klinischen Status:* Abgemagerter Patient. Dämpfung des rechten oberen Thorax, darüber abgeschwächtes Atmen und vereinzelte trockene Rasselgeräusche.

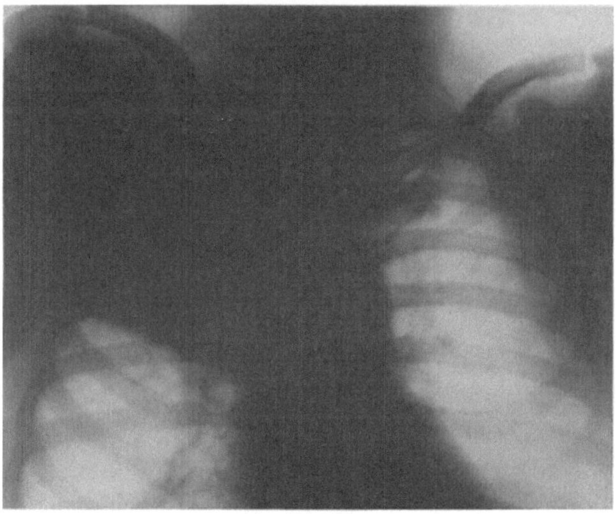

Abb. 24. Oberlappencarcinom mit scharfer lappenmäßiger Begrenzung. Fall 8.

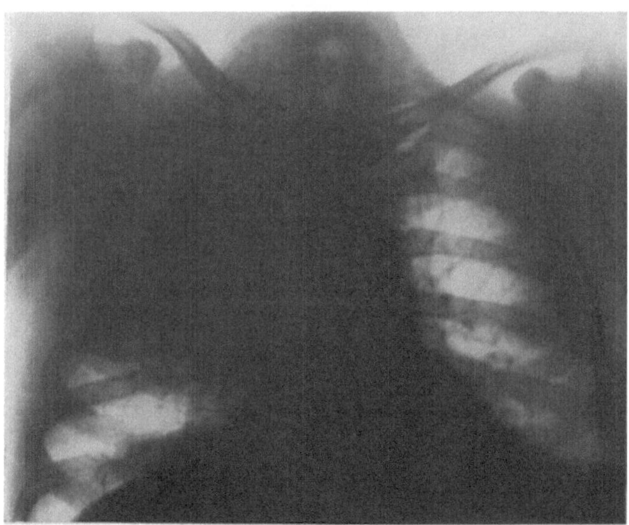

Abb. 25. Derselbe Fall einige Wochen später. Die untere Begrenzung ist jetzt infolge Durchbruches durch die Pleura interlobaris unscharf.

Röntgenbefund: Das rechte obere Lungenfeld intensiv, nicht ganz homogen (darüber s. später) verdunkelt. Die untere Grenze entsprechend einem etwas tiefer gedrängten Mittelspalt, ganz scharf linear (Abb. 24).

Der Patient wurde der Bestrahlungstherapie zugeführt. Einige Wochen später ergab sich folgende Veränderung im Röntgenbefund: Die Schattengrenze ist um einen Intercostalraum tiefer gerückt, sie ist jetzt unregelmäßig und unscharf (Abb. 25).

b) Im rechten *Mittellappen* sind die Lappencarcinome relativ selten gelegen. Sie nehmen dann entweder den ganzen Mittellappen oder nur die Spitze desselben ein; in letzterem Falle liegen sie also ziemlich zentral im Thorax. Ihr

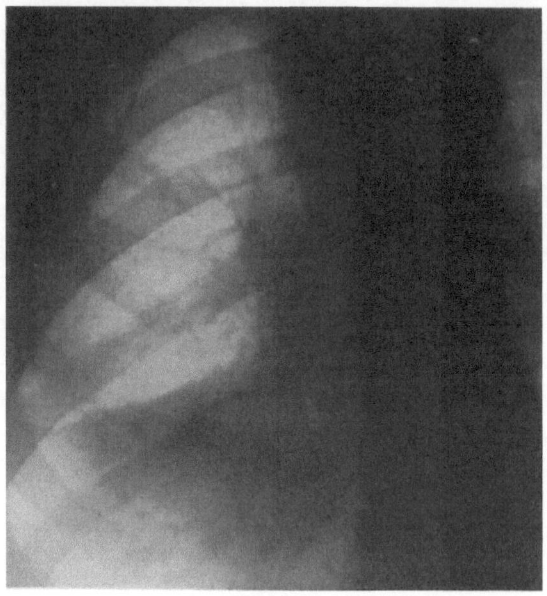

a

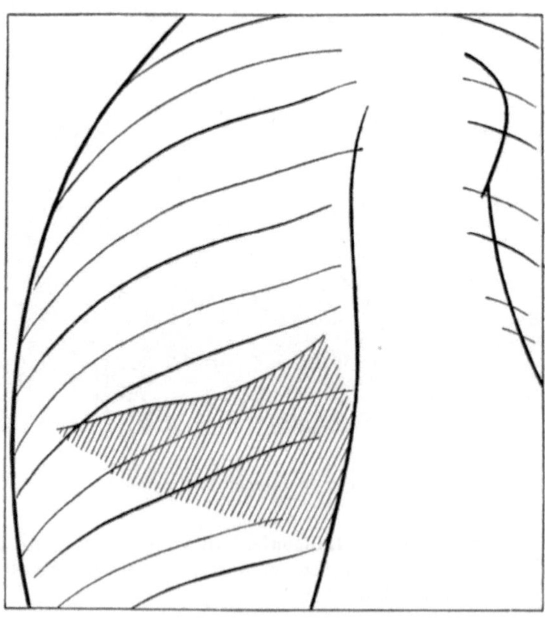

b

Abb. 26 a und b. Carcinom des rechten Mittellappens. Scharfe obere Lappengrenze. Fall 9.

Symptomenkomplex ist derselbe, wie der aller Lappenkrebse, er bekommt eine
eigene Note nur durch die Lokalisation. Die geringere Schattendichte, die die

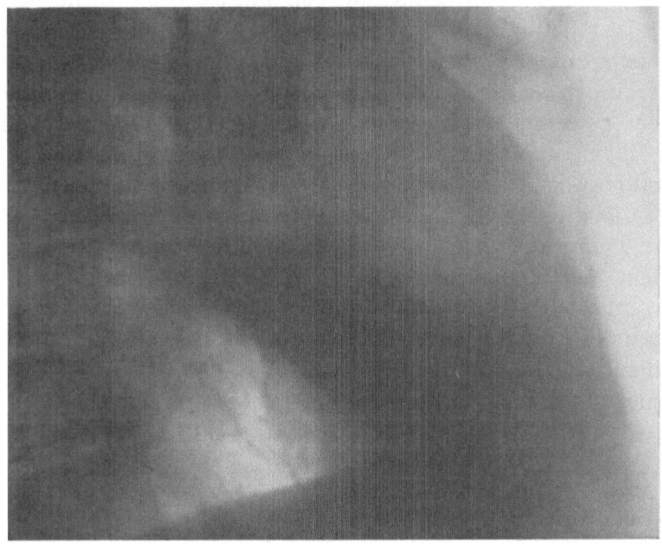

a

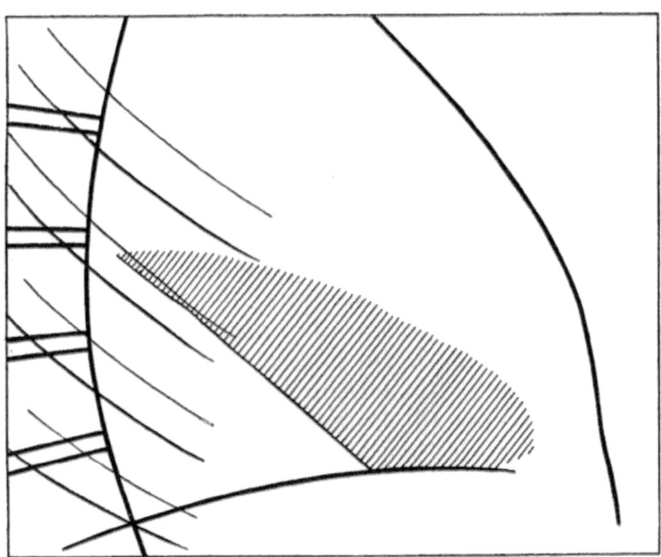

b

Abb. 27 a und b. Derselbe Fall. Sinistro-dextrale Aufnahme. Die scharfe
Mittel-Unterlappenbegrenzung deutlich zu erkennen.

Mittellappentumoren häufig aufweisen, erklärt sich durch die verhältnismäßig
geringe Tiefenausdehnung dieses Lappens, sowie durch die Überdeckung des
Tumors durch den lufthaltigen Unterlappen. Die Bronchialgefäßzeichnung

des letzteren projiziert sich ebenfalls auf den Tumorschatten, wodurch eine scheinbare Inhomogenität desselben erzeugt werden kann. Die obere Begrenzung kann bei Untersuchung in sagittalem Strahlengang scharf sein, wenn der Ober-Mittellappenspalt annähernd senkrecht von hinten nach vorne verläuft. Die untere Grenze ist mit Rücksicht auf den schrägen Verlauf des Mittel-Unterlappenspaltes fast immer unscharf. Bei der Untersuchung im sinistro-dextralen Strahlengang, die unerläßlich ist, erscheint der Schatten in der vorderen unteren Thoraxhälfte gelegen, gewöhnlich dreieckig, entsprechend der Keilform des Mittellappens und ist oben und hinten unten scharf durch 2 annähernd in der Mitte des Thoraxraumes zusammenstoßende Linien konturiert; eine dieser beiden Konturen, häufiger die obere, kann unscharf sein, wenn der betreffende Lappenrand von dem Tumor noch nicht erreicht ist. Vorne erreicht er die Thoraxwand oder ist in den Fällen, in denen nur die Spitze, resp. der hintere Anteil des Mittellappens ergriffen ist, hier unscharf konturiert. Vorwölbungen der Lappengrenze konnten wir in den wenigen Fällen, die bei uns zur Beobachtung kamen, nicht feststellen.

Ein Beispiel für das Mittellappencarcinom ist der folgende Fall:

Fall 9. Alfons P., 63 Jahre. (Zugewiesen von der 3. med. Klinik, Hofrat Prof. CHVOSTEK.)

Aus der *Anamnese:* Bis vor 3 Monaten vollkommen gesund. Seither Husten, niemals Blut. Seit 1 Monat Atembeschwerden.

Aus dem *klinischen Status:* Die rechte Thoraxseite bleibt beim Atmen zurück, beiderseitige Spitzendämpfung.

Aus dem *Röntgenbefund:* Lange, auffallend helle Lungenfelder (Emphysem). Im rechten Unterfeld ein dreieckiger, weichteildichter, nicht ganz homogener Schatten, der oben scharf, horizontal, unten unscharf begrenzt ist (Abb. 26). Bei frontaler Untersuchung liegt der Schatten in der vorderen Thoraxhälfte, ist hinten unten scharf begrenzt durch eine Linie, die der Lage und dem Verlaufe nach dem Mittel-Unterlappenspalt entspricht, die obere Begrenzung ist zackig und unscharf; vorne erreicht der Schatten die Thoraxwand (Abb. 27). Außerdem finden sich bei der Röntgenuntersuchung Zeichen von mediastinalen Metastasen (darüber siehe später).

Aus dem *Obduktionsbefund:* (Pathologisch-anatomisches Universitätsinstitut Prof. MARESCH, Obduzent Dr. FELLER.) Medulläres Carcinom, ausgehend von der Abgangsstelle des rechten Ober- und Mittellappenbronchus.

c) Auch die *Unterlappencarcinome* sind unserer Erfahrung nach beträchtlich seltener als die Lappenkrebse im Oberlappen. Sie nehmen entweder den ganzen Unterlappen ein oder sitzen in der oberen Spitze desselben, resp. am Interlobärspalt. Sie haben also im wesentlichen die Charakteristica der Unterlappen- oder der Unterlappenrandinfiltrate, d. h. ihre obere Grenze ist bei frontaler Untersuchung nur bei hoher Röhreneinstellung scharf. Mit Sicherheit zu lokalisieren sind sie aber nur bei Untersuchung im frontalen Strahlengang, wobei ihre scharfe vordere, dem Hauptspalt entsprechende Begrenzung auffällt. Auch bei den Unterlappencarcinomen konnten wir bisher eine Vorwölbung der Lappengrenze nicht beobachten. (Über Schrumpfung des Lappens im Gefolge eines Neoplasmas siehe in einem folgenden Kapitel.) Die übrigen Merkmale des Unterlappencarcinoms sind von denen der in den anderen Lappen lokalisierten Krebse nicht verschieden. Als Beispiel sei der folgende Fall angeführt:

Fall 10. Heinrich M., 54 Jahre. (Zugewiesen von der 3. med. Abteilung, Hofrat Prof. SCHLESINGER.)

Aus der *Anamnese:* Beginn der Erkrankung vor 3 Monaten mit Stechen in der linken Seite, Husten, blutigem Auswurf; einige Tage Fieber.

Aus dem *klinischen Status:* Massive Dämpfung links unten.

Aus dem *Röntgenbefund:* Das linke untere Lungenfeld ziemlich intensiv verdunkelt; die obere Schattengrenze bei postero-anteriorer Durchleuchtung unscharf (Abb. 28). Bei seitlicher Durchleuchtung erscheint der Schatten vorne ganz scharf konturiert durch

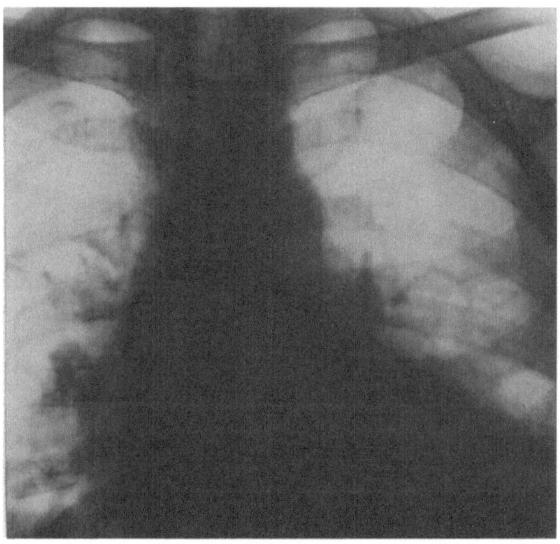

a

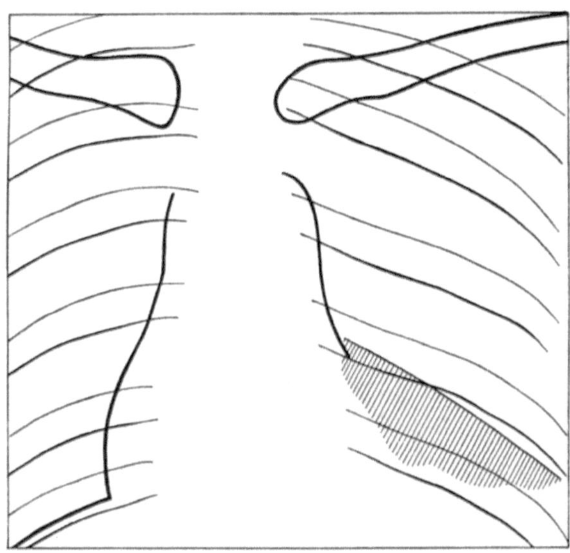

b

Abb. 28 a und b. Carcinom des linken Unterlappens. Scharfe obere Begrenzung. Fall 10.

eine Linie, die der Lage und dem Verlaufe nach dem Hauptspalt entspricht (Abb. 29). Die *Obduktion* ergab ein Carcinom des linken Unterlappens.

Analysieren wir nun den Symptomenkomplex des Lappencarcinoms, der sich zusammensetzt aus den Merkmalen: Dichte verschiedener Intensität je nach

Tiefenausdehnung, Homogenität und scharfe Begrenzung entsprechend dem Lappenrand, so erkennen wir, daß kein einziges dieser Symptome und ebensowenig ihr Zusammentreffen eindeutig für Bronchuscarcinom spricht, sondern daß dieses Syndrom nur den grob-anatomischen Befund eines am Lappenrand sitzenden oder den ganzen Lappen einnehmenden Prozesses erweist. Wir

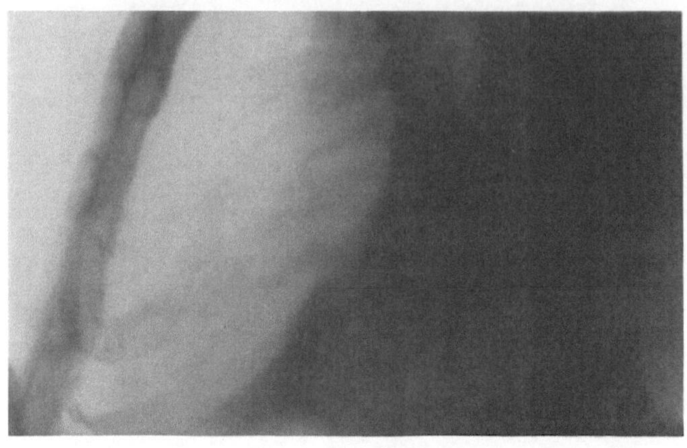

a

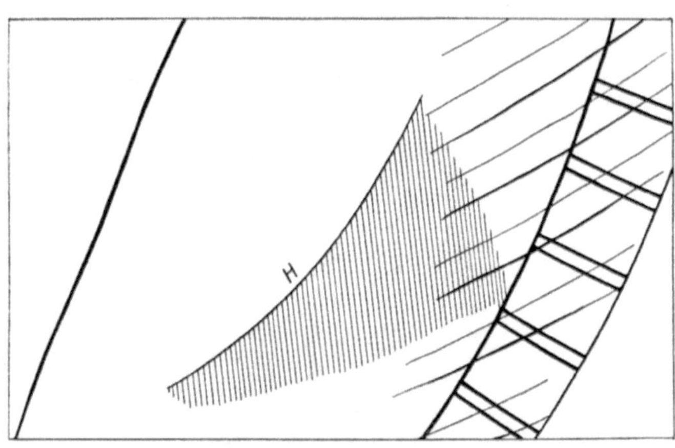

b

Abb. 29a und b. Derselbe Fall. Dextro-sinistrale Aufnahme. Die scharfe vordere Lappengrenze dargestellt. H Hauptspalt.

finden daher den gleichen Röntgenbefund bei allen ebenso lokalisierten entzündlichen Infiltraten, so vor allem bei der *Pneumonie* und manchen Formen der *Tuberkulose,* namentlich den bronchogenen Phthisen und den käsigen Pneumonien, selten bei der *Lues* und ganz ausnahmsweise beim *Lymphogranulom der Lunge* (s. später). Das Freibleiben der Spitze, das von einigen Autoren, namentlich OTTEN als charakteristisch für Oberlappencarcinom gegenüber der Tuberkulose angesehen wird, kann keinesfalls für oder gegen diese Diagnose mit Sicherheit verwertet werden. Vollkommen frei kann das Spitzenfeld bei allen Lappenrandprozessen, auch bei der

Tuberkulose bleiben, auf der anderen Seite kommt es auch beim Bronchuscarcinom zur Verdunkelung der Spitze, sobald sie vom Tumor erreicht wird. Zu bedenken ist dabei aber auch, daß bei völlig gleichmäßiger Infiltration eines Oberlappens das Spitzenfeld gewöhnlich heller erscheint als die subapikalen Partien, weil die Schichtdicke des strahlenabsorbierenden Mediums im Spitzenbereiche naturgemäß eine geringere ist.

Von den genannten exsudativen Prozessen ist es vor allem die chronische *Pneumonie,* die gar nicht selten röntgenologisch und klinisch mit dem Lappencarcinom verwechselt wird, wie die Fälle von BLUM, DEIST u. a. zeigen. Wie wir später noch zeigen werden, gelingt es aber recht häufig, bei weiterer Untersuchung Merkmale zu finden, die das Vorliegen für das Bronchuscarcinom charakteristischer Folgeerscheinungen (vor allem Bronchostenose und Metastasen) erweisen, und schließlich durch Anwendung von röntgenologischen Hilfsmethoden diese schwierige Differentialdiagnose zu ermöglichen.

Unter den von uns beschriebenen Merkmalen des unkomplizierten Lappencarcinoms finden sich aber zwei, die den entzündlich-infiltrativen Prozessen niemals zukommen können, nämlich die konvexe, der Lage und dem Verlaufe nach lappenmäßige Begrenzung und die Unschärfe einer als Lappengrenze erkannten Kontur.

Die *konvexe,* mitunter auch abnorm *tiefstehende* lappenmäßige Begrenzung eines Schattens ist der röntgenologische Ausdruck für das expansive Wachstum eines Prozesses, das unter den in Betracht kommenden Affektionen nur den Tumoren zukommt. Zu bedenken ist dabei, daß ein derartiges Wachstum benigne und maligne Tumoren aufweisen. Es können also alle am Lappenrande sitzenden Tumoren, welcher Natur auch immer, zu einer Vorwölbung der Lappengrenze führen. Es ist also dieses Merkmal für sich allein keineswegs ein das Lappencarcinom eindeutig beweisendes Symptom. Trotzdem gelingt die Differenzierung zwischen benignen und malignen Tumoren der in Rede stehenden Lokalisation ganz leicht. Unmöglich wäre sie bei kompletter Lappenverschattung nur dann, wenn daran zu denken wäre, daß ein benigner Tumor den ganzen Lappen einnimmt, was kaum jemals vorkommt; wohl immer finden wir bei ihnen einen größeren oder kleineren Teil des Lappens frei, d. h. lufthaltig; dann aber weist er gegenüber der lufthaltigen Lunge auch innerhalb des Lappens jene scharfe, bogenförmige Begrenzung auf, die, wie wir im allgemeinen Teile ausgeführt haben, allen benignen Tumoren zukommt. Der maligne lappenmäßig, destruierend wachsende Tumor hingegen ist, wie uns ja bereits bekannt ist, gegenüber den lufthaltigen Lungenanteilen des Lappens, in dem er destruierend wächst, unregelmäßig und unscharf begrenzt. (Über Kombination mit exstruktivem Wachstum s. ein späteres Kapitel.)

Ergibt also die konvexe lappenmäßige Begrenzung im Vereine mit einer unscharfen intralobären Grenze einen für malignen Tumor eindeutig sprechenden Symptomenkomplex, so ist die Art des malignen Tumors damit noch nicht erkannt. Es kann natürlich das *Sarkom* die gleichen Merkmale aufweisen. Allerdings gehört dieser Tumor zu den allergrößten Seltenheiten, so daß das Vorliegen des eben besprochenen Syndroms für sich allein mit größter Wahrscheinlichkeit für die Diagnose Lappencarcinom spricht. Welche Mittel uns darüber hinaus zur Verfügung stehen, um sie zu einer Sicherheitsdiagnose zu steigern, werden wir in den weiteren Kapiteln zu erörtern haben.

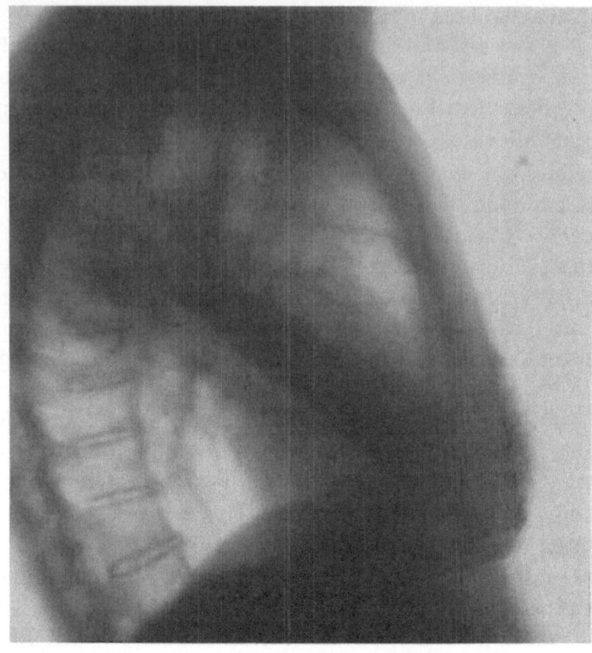

a

b

Abb. 30 a und b. Interlobärer Erguß zwischen Mittel- und Unterlappen. Sinistro-dextrale
Aufnahme. Beiderseitige scharfe Begrenzung.

Wie wir bereits ausgeführt haben, konnte ein solches Verhalten der Lappengrenze bisher nur bei Oberlappencarcinomen beobachtet werden. Es liegt das wohl nur an der besonderen Häufigkeit der Oberlappentumoren. Selbstverständlich müßte bei Mittel- und Unterlappenprozessen dieses Merkmal in gleicher Weise gewertet werden.

Das zweite der oben genannten Merkmale, die *Unschärfe* der Lappengrenze, also der röntgenologische Ausdruck der Pleuradestruktion und des Durchbruchs in den Nachbarlappen, kann nur bei destruierend wachsenden Prozessen, also nur bei malignen Tumoren zur Beobachtung kommen. Über die Unterscheidung zwischen Sarkom und Carcinom gilt auch hier das oben Gesagte.

Das Lappencarcinom könnte außer mit entzündlichen Lappeninfiltraten auch noch, und zwar in jenen Fällen, bei denen es lappenrandständig ist, mit einem *interlobären Erguß* verwechselt werden. Er hat nicht nur die gleiche Lage, sondern naturgemäß häufig eine ganz ähnliche Form, gleiche Schattenintensität, Homogenität und die scharfe lappenmäßige Begrenzung. Trotzdem läßt er sich einwandfrei vom Lappenrandinfiltrat und damit auch vom Lappencarcinom unterscheiden, und zwar dadurch, daß er nicht wie dieses nur einseitig scharf begrenzt ist, sondern, da er allseitig durch die Pleura von der normal lufthaltigen Lunge getrennt ist, durchwegs scharfe Konturierung aufweist. Natürlich erfordert die Darstellung dieses charakteristischen Merkmales die gleiche Untersuchungstechnik, wie wir sie für die Lappenrandinfiltrate kennen gelernt haben. Einen interlobären Erguß zwischen Mittel- und Unterlappen zeigt Abb. 30.

Andere Prozesse als die genannten kommen differentialdiagnostisch gegenüber dem Lappencarcinom nicht in Betracht.

ε) Die Lymphangitis carcinomatosa.

Es ist das die seltenste Form, unter der das primäre Lungencarcinom zur Beobachtung kommt.

Die von einem kleinen, an sich nicht sichtbaren Bronchuscarcinom aus retrograd infiltrierten Lymphgefäße kommen im Röntgenbilde als dunkle, gegen die Peripherie zu sich verjüngende, netzförmig angeordnete Streifen zur Darstellung. Die im Strahlengange verlaufenden quergetroffenen Lymphbahnen bilden sich naturgemäß als kleinere oder größere Fleckchen ab. Das Zentrum dieser Veränderungen ist der Hilus der erkrankten Seite. Von hier aus verjüngt sich die geschilderte Zeichnung gegen die Peripherie und kann schließlich die ganze Seite einnehmen; in späteren Stadien finden wir dann mitunter das gleiche Bild auf der anderen Seite. Nicht selten erscheint die beschriebene Zeichnung in den basaleren Partien dichter als im Bereiche der Oberfelder.

Abb. 31 stellt einen Fall beiderseitiger Lymphangitis carcinomatosa, ausgehend von einem kleinen rechtsseitigen Bronchuscarcinom dar. Das Bild wurde mir in liebenswürdiger Weise von Herrn Prof. WEBER (Riga) zur Verfügung gestellt. Die Diagnose ist durch Obduktion bestätigt.

Da die Lymphbahnen zum größten Teile die Blutgefäße umscheiden, ist es klar, daß sich die Lymphangitis von der *normalen Lungenzeichnung,* die ja bekanntlich durch die Blutgefäße erzeugt ist, im wesentlichen nur durch die Intensität der Streifen, die auch viel weiter peripherwärts sichtbar sind, unterscheidet.

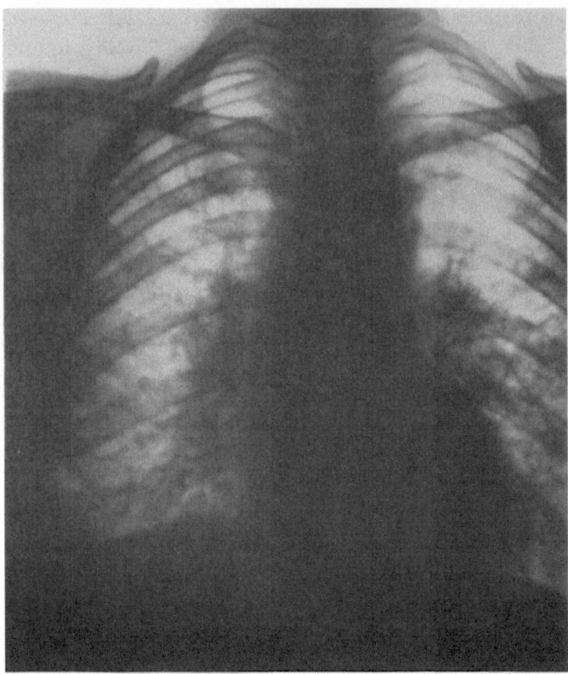

Abb. 31. Beiderseitige Lymphangitis carcinomatosa, ausgehend von einem rechtsseitigen Bronchuscarcinom.

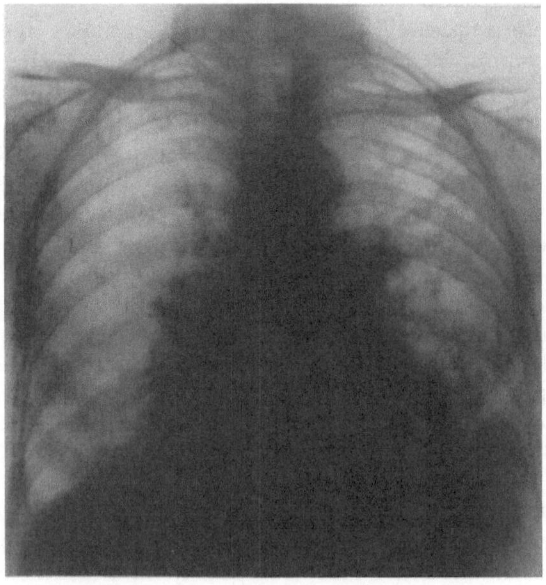

Abb. 32. Stauung im Lungenkreislauf bei dekompensiertem Vitium.

Ein sehr ähnliches Bild kann bei diffuser Verbreiterung der Lungengefäße, also bei einer *Stauung im Lungenkreislauf* entstehen. Diese ist gewöhnlich durch eine charakteristische Anordnung des dichten Netzes gekennzeichnet. Es nimmt nämlich meist gegen die basalen Partien an Dichte, die einzelnen Streifen an Breite zu. Allerdings finden wir, wie erwähnt, eine ähnliche Verteilung mitunter auch bei der Lymphangitis carcinomatosa. Dazu kommt aber bei der Stauung noch, daß die allgemeine Helligkeit des Thoraxbildes von der Spitze gegen die Basis abnimmt, der röntgenologische Ausdruck der Hypostase (LENK). Die Ursache der Stauung, das insuffiziente Herz, ist — eine Stütze für die Diagnose — gewöhnlich am gleichen Bilde gut zu erkennen (Abb. 32.)

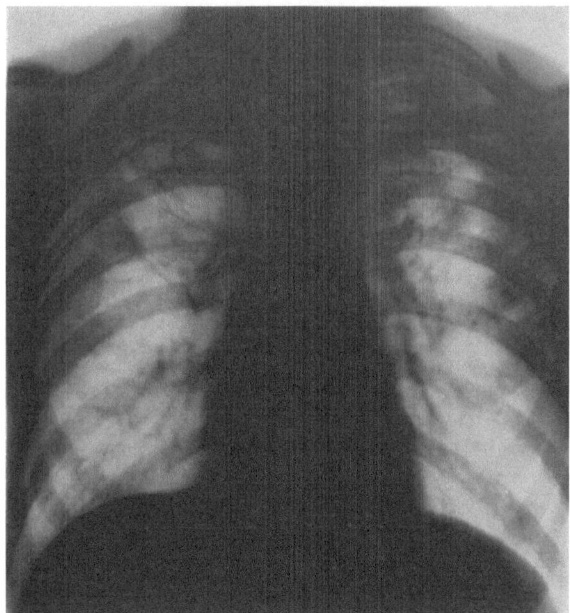

Abb. 33. Peribronchitis tuberculosa.

Von der *metastatischen Lymphangitis carcinomatosa* (meist bei Magencarcinom) ist die von einem Bronchuscarcinom ausgehende natürlich nicht zu unterscheiden. Höchstens könnte der einseitige Sitz der Erkrankung eher für das Bronchuscarcinom ins Treffen geführt werden; entscheidend ist aber auch das nicht. Daß der doppelseitige Sitz das Bronchuscarcinom nicht ausschließt, geht aus dem früher Gesagten hervor.

Die *hämatogene metastatische miliare Carcinose* unterscheidet sich von der Lymphangitis dadurch, daß bei der ersteren nur Fleckchen verschiedener Größe zu sehen sind. Sie soll in einem anderen Kapitel ausführlich besprochen werden. Keineswegs geht es an, die Benennung „miliare Carcinose" vollkommen fallen zu lassen, wie dies LORENZ vorschlägt, weil nach seiner Ansicht diese Form des metastatischen Lungentumors identisch mit der Lymphangitis sei, deren quergetroffene Lymphspalten anatomisch als Knötchen, röntgenologisch als Flecken imponieren. Die Unterscheidung der beiden zweifellos differenten Formen ist vielmehr auf Grund der eben besprochenen Merkmale sicher möglich. Hier sei auch bemerkt, daß die von OTTEN als *diffuse Bronchialcarcinose* beschriebene Form des Bronchuscarcinoms, die von den meisten Autoren mit der Lymphangitis carcinomatosa identifiziert wird, keine eigene Ausdrucksform des Bronchuscarcinoms darstellt, sondern daß es sich in dem von ihm beschriebenen Falle um ein Hiluscarcinom mit miliaren Metastasen in der ganzen Lunge handelt.

In gleicher Weise, wie die miliare Carcinose, ist auch die *miliare Tuberkulose* von der Lymphangitis carcinomatosa zu differenzieren. (Über die Differentialdiagnose zwischen Tuberkulosis und Carcinosis miliaris siehe später.)

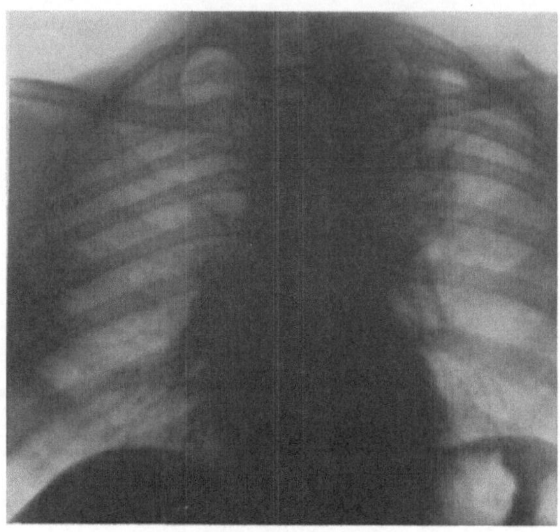

Abb. 34. Fibröse Tuberkulose.

Die *perivasculäre und peribronchiale Lymphangitis tuberculosa* macht verständlicherweise ganz ähnliche Bilder wie die in Rede stehende krebsige Lymphgefäßinfiltration. Meist sind jedoch bei der Tuberkulose die Streifen in den apikalen, vor allem aber in den subapikalen Partien, im Bereiche der vom Hilus gegen die Spitze steigenden Gefäßverzweigungen besonders deutlich ausgesprochen (Abb. 33). Außerdem findet man gewöhnlich auch noch andere charakteristische tuberkulöse Veränderungen.

Eine dichte Streifenzeichnung rufen auch jene Bindegewebssstränge hervor, die die *fibröse Tuberkulose* charakterisieren. Ihr gewöhnlicher Sitz sind die oberen Lungenfelder; sie sind aber weiterhin von der Lymphangitis dadurch zu unterscheiden, daß sie meist nicht die dort beschriebene netzförmige Anordnung und dendritische Verzweigung zeigen und sich gewöhnlich gegen die Peripherie nicht verjüngen, ja vielfach sogar in den Spitzenfeldern breiter werden (Abb. 34).

Von den verschiedenen Formen der *Bronchiektasien* kann die *zylindrische* zu Verwechslung mit der Lymphangitis carcinomatosa führen. Sie präsentiert sich im Röntgenbilde ebenfalls in Form einer verdichteten Lungenzeichnung, und zwar dann, wenn die erweiterten Bronchien mit Sekret gefüllt sind oder das peribronchiale Gewebe infiltriert oder induriert ist. Allerdings haben sie gewöhnlich einen typischen Sitz, der sofort an Bronchiektasien denken lassen muß, nämlich im Bereiche der vom Hilus neben dem Herzschatten nach abwärts verlaufenden Lungenzeichnung (Abb. 35). Einen sicheren Aufschluß kann die mehrfache Kontrolle dieser Bilder erbringen, indem an Stelle einzelner dichter Streifenschatten zeitweise streifenförmige Aufhellungen zu sehen sind, und zwar dann, wenn das Sekret ausgehustet wurde und die erweiterten luftgefüllten Bronchien zutage treten.

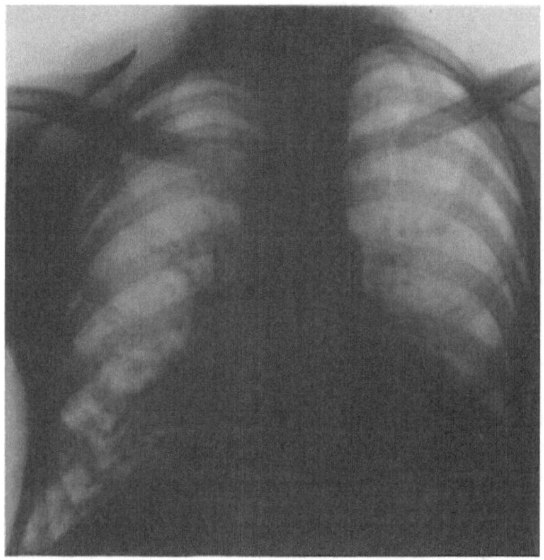

Abb. 35. Bronchiektasien beiderseits im Unterlappen.

Zu ähnlichen Bildern wie die Carcinose der Lymphgefäße können ferner die *Pneumonokoniosen (Anthrakosis, Silikosis, Chalikosis* und *Siderosis)* führen. Auch hier handelt es sich, wenigstens in den Anfangsstadien, im wesentlichen um eine abnorme Füllung und indurative Veränderung der peribronchialen und perivasculären Lymphbahnen. Als typisch bei diesen Staubkrankheiten gilt die symmetrische Ausbreitung der Erkrankung auf beiden Seiten, sowie der Sitz in der Hilusgegend und den subapikalen Partien. Daß in späteren Stadien bei Auftreten von infiltrativen und indurativen Herden, sowie großer Hilusdrüsenpakete Verwechslungen mit Mischformen des Bronchuscarcinoms auf Grund des Röntgenbildes allein nicht vermeidbar sind, ist klar. Bei all diesen Fällen kann nur eine sorgfältige Anamnese, eventuell die Beobachtung des Krankheitsverlaufes die Entscheidung bringen.

Fassen wir das über die Lymphangitis carcinomatosa und ihre Differentialdiagnose Gesagte zusammen, so müssen wir der Erkenntnis Ausdruck geben, daß es keinen eindeutigen röntgenologischen Symptomenkomplex für sie gibt. Wenn auch Sitz, Ausbreitung und Anordnung der fraglichen Streifenzeichnung mitunter sehr wertvolle Anhaltspunkte für die ihr zugrunde liegende Erkrankung geben können, so genügen diese in vielen Fällen nicht, um eine sichere Diagnose zu ermöglichen. Auch hier müssen wir versuchen, charakteristische

Folgeerscheinungen des Bronchuscarcinoms zu finden oder eine der Hilfsmethoden, von denen allerdings hier nur die Bronchographie weiterführen könnte, in Anwendung zu ziehen.

ζ) Die intralobären Carcinomknoten.

Mit diesem Namen haben wir die innerhalb eines Lappens entstehenden, gewöhnlich exstruktiv (expansiv) wachsenden primären Carcinome bezeichnet; sie gehören zu den seltenen Formen des Lungenkrebses.

Die Beschreibung des röntgenologischen Symptomenkomplexes ist mit der Erinnerung an das im allgemeinen Teile über die exstruktiv wachsenden Prozesse Gesagte erschöpft. Kurz zusammengefaßt handelt es sich um beliebig gelegene, weichteildichte, vollkommen homogene Schatten mit einer ganz charakteristischen, nämlich annähernd kreisförmigen und vor allem allseits ganz scharfen Begrenzung. Bei Übergangsformen zwischen expansiv und destruierend wachsenden Krebsen kann die Grenze unter annähernder Beibehaltung der Form eine leichte Unregelmäßigkeit und Unschärfe aufweisen als Ausdruck der destruktiven Komponente.

Hierher gehört der folgende Fall:

Fall 11. Ignaz K., 58 Jahre. (Zugewiesen von der psychiatrisch-neurologischen Abteilung, Prof. Matauschek.)

Aus der *Anamnese:* Seit einigen Monaten Abmagerung und Husten. Vor 14 Tagen epileptiformer Anfall, seither sich öfter wiederholend. Zeitweise Verwirrtheit, Schlafsucht.

Klinisch: Verdacht auf Arteriosklerosis cerebri.

Aus dem *Röntgenbefund:* Im rechten oberen Lungenfeld ein mehr als orangengroßer homogener, dichter Schatten, der in sämtlichen Durchleuchtungsrichtungen unten scharf konvex begrenzt ist und vom Mittelschatten durch einen schmalen lufthaltigen Lungenstreifen getrennt ist. Dieses Freibleiben der medialen Lungenpartie, gegen die der Schatten ebenfalls scharf bogenförmig sich absetzt, spricht dagegen, daß die beschriebene Schattenkontur einer vorgewölbten Lappengrenze entspricht (Abb. 36).

Aus dem *Obduktionsbefund* (6 Tage nach dem Röntgenbefund): (Pathologisch-anatomisches Universitätsinstitut Prof. Maresch.) Ungefähr faustgroßes medulläres Carcinom, ausgehend von einem Aste des rechten Oberlappenbronchus mit zentralem Zerfall. Mehrere Carcinommetastasen im Gehirn.

Ein wohl nicht autoptisch verifizierter, dem Krankheitsverlaufe nach aber höchstwahrscheinlich hierher gehöriger Fall sei noch beschrieben:

Fall 12. Markus P., 64 Jahre. (Zugewiesen von der 4. med. Abteilung, Hofrat Prof. Kovacs.)

Aus der *Anamnese:* Seit einigen Monaten Stauung im Bereiche des Kopfes, des Halses und der oberen Extremitäten.

Aus dem *klinischen Befund:* Hochgradiges Ödem und Cyanose im oben genannten Gebiet. Negativer Thoraxbefund.

Aus dem *Röntgenbefund:* Links in der Höhe des Aortenbogens der vorderen Thoraxwand näher als der hinteren, ein kleinapfelgroßer, weichteildichter, homogener, runder Schatten mit allseits scharfer Begrenzung. Der übrige Thoraxbefund normal (Abb. 37).

Da an die Möglichkeit gedacht werden mußte, daß es sich um eine Metastase handle (siehe später), wurde klinisch und röntgenologisch sorgfältigst nach einem Primärtumor gesucht; ein solcher konnte aber nicht gefunden werden.

Der geschilderte Symptomenkomplex des intralobären runden Lungencarcinoms ist nicht eindeutig. Wie wir gesehen haben, kommt er vor allem sämtlichen exstruktiv wachsenden Tumoren zu. In diese Gruppe gehören aber in erster Linie die *benignen Geschwülste,* resp. geschwulstartigen Bildungen; die wichtigsten und häufigsten unter ihnen sind die *Echinokokken.* Ihr Bild

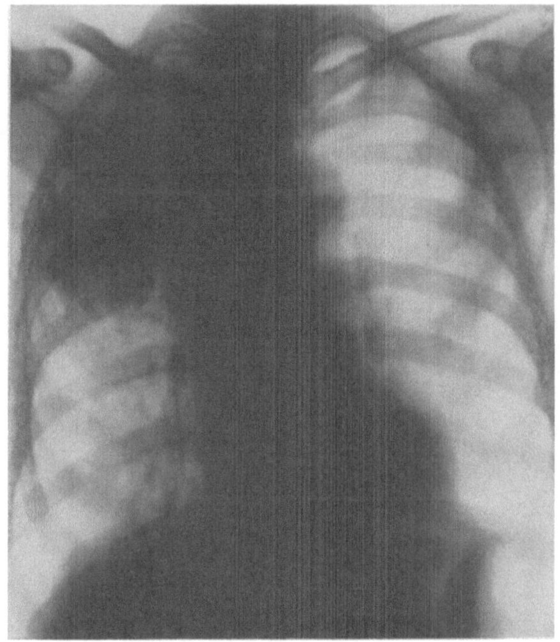

a

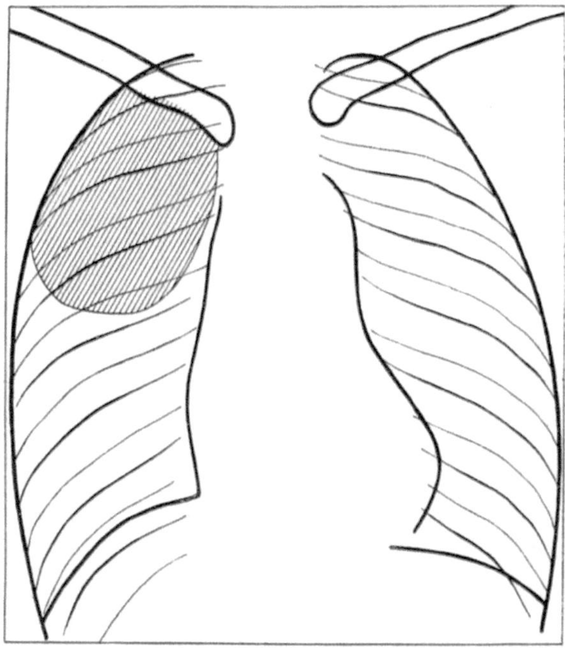

b

Abb. 36 a und b. Großes intralobäres Lungencarcinom. Fall 11.

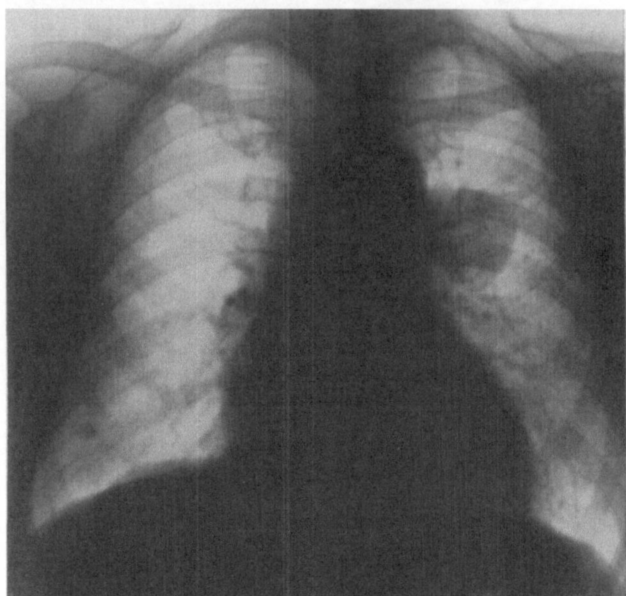

a

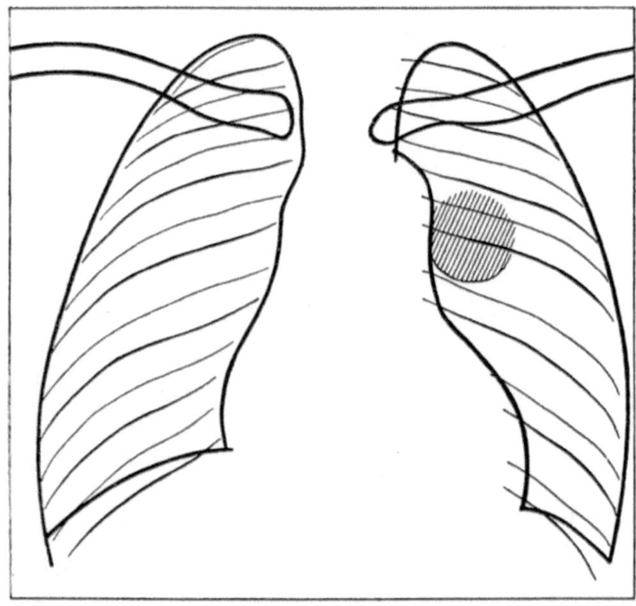

b

Abb. 37 a und b. Kleiner intralobärer Carcinomknoten (?). Keine Obduktion. Fall 12.

weicht von dem beschriebenen in keiner Weise ab. In allerdings äußerst seltenen Fällen kann der Echinokokkusschatten sogar stellenweise unscharf begrenzt erscheinen, wenn nämlich die Cyste von einem pneumonischen Infiltrat begleitet ist (s. Kapitel „Echinokokkus"). Eine Unterscheidungsmöglichkeit bietet die Serienuntersuchung: wenn eine mit mehrwöchentlicher Pause durchgeführte Untersuchung immer wieder die gleiche Größe des Schattens ergibt, ist die Annahme eines benignen Tumors gewiß die näherliegende. Es darf dabei allerdings nicht daran vergessen werden, daß auch Bronchuscarcinome mitunter einen langdauernden Wachstumsstillstand aufweisen können. Mit Rücksicht darauf, daß der Echinokokkus gewiß keine seltenere, in vielen Gegenden sogar eine beträchtlich häufigere Erkrankung ist als das exstruktiv wachsende, knotenförmige intralobäre Carcinom, muß bei Vorliegen des geschilderten Symptomenkomplexes sogar in erster Linie an einen Echinokokkus gedacht werden, wenn kein anderes Merkmal, das für den malignen Tumor verwertbar ist (vor allem Metastasen), nachweisbar ist.

In keiner Weise unterscheidet sich diese Carcinomform von manchen Formen des *Lungensarkoms,* das nicht selten unter dem gleichen Bilde auftritt. Auch hier finden wir mitunter jene oben beschriebene leichte Unregelmäßigkeit und Unschärfe, die den malignen Tumor vom benignen unterscheiden kann. Auch die Serienuntersuchung kann hier natürlich keinen Aufschluß bringen. Allerdings gehört das Lungensarkom zu den sehr seltenen Tumoren. Von röntgenologischen Hilfsmitteln, die die Differenzierung fördern können, werden wir die Probebestrahlung kennen lernen.

In äußerst seltenen Fällen wurden *Lymphogranulome* der Lunge beobachtet, die einen ähnlichen röntgenologischen Symptomenkomplex aufwiesen (s. ein späteres Kapitel).

Die gleichen Schattenformen weisen häufig *metastatische Lungentumoren* auf. Gewöhnlich sind sie wohl durch die Multiplizität als solche zu erkennen; aber es gibt auch solitäre metastatische Knoten in der Lunge. Beispiele dafür werden im Kapitel „Lungenmetastasen" gebracht werden. Sie unterscheiden sich dann in keiner Weise von den primären Bronchuscarcinomen dieser Gruppe. Es ist daher unbedingt bei Vorliegen eines Schattens mit den genannten Qualitäten sorgfältigst nach einem etwaigen Primärtumor zu suchen.

Unter den Tumoren des Mediastinums werden wir vor allem die *Dermoidcysten* und die *Neurofibrome,* resp. *Ganglioneurome* als solche kennen lernen, die in der Regel zu runden scharf begrenzten Schattenbildungen führen. Meist sind sie jedoch durch die im allgemeinen Teile besprochenen Merkmale der Untrennbarkeit vom Mittelschatten und namentlich des breitbasigen Aufsitzens auf demselben leicht als mediastinale Bildungen zu erkennen. Ein großer einseitiger *substernaler Strumaknoten,* wie er z. B. von Lüdin in einer Zusammenstellung verschiedenartiger Erkrankungen des Thorax mit runden Schattenbildungen demonstriert wurde, läßt sich wohl in den meisten Fällen durch die Merkmale, die wir bei Beschreibung der intrathoracischen Strumen als charakteristisch kennen lernen werden, vor allem die deutliche Schluck- und Hustenhebung, richtig diagnostizieren.

Große Schwierigkeiten kann mitunter die Differentialdiagnose zwischen einem runden Bronchuscarcinom und einem großen *Aneurysma* der *Aorta,* namentlich des Arcus bereiten. Die Pulsation fehlt bei dem letzteren nicht selten. Als wichtiges Merkmal des Aneurysma gilt der Nachweis der Dilatation der übrigen Aorta, also der Ascendens bei Verdacht auf Arcusaneurysma und umgekehrt (THOMA-KIENBÖCKsche Regel). Ein zweites Detail, das nach Ansicht KIENBÖCKs für Aneurysma spricht, ist die Stellung des „Aortenovals", zu dem man sich die Bogenkonturen der Ascendens und des Arcus ergänzen kann. Sowohl bei der normalen als auch bei der diffus oder aneurysmatisch erweiterten Aorta verlaufe die Längsachse dieses Ovals schräg von rechts unten nach links oben. Ausschließen läßt sich das Aneurysma mit größter Wahrscheinlichkeit dann, wenn es gelingt, innerhalb des fraglichen Schattens die normale Aorten-kontur darzustellen. Zu diesem Zwecke bedarf es detailreicher Aufnahmen (über die Technik s. allgemeiner Teil). Eine gleichzeitige Hypertrophie des linken Ventrikels wird natürlich eher im Sinne eines Aneurysmas sprechen. (Näheres über die Röntgendiagnostik der Aortenaneurysmen s. im Kap. „Mediastinale Drüsentumoren. Differentialdiagnose). Daß aber sämtliche der geschilderten differentialdiagnostischen Merkmale im Stiche lassen können beweist der Vergleich zwischen den Bildern der beiden folgenden Fälle:

Fall 13. Julius B., 56 Jahre. (Zugewiesen von der 1. med. Abteilung, Hofrat Prof. PAL.)

Aus der *Anamnese:* Vor 21 Jahren Lues. Seit 2 Jahren Schmerzen im linken Thorax. Seit kurzem starke Atemnot und öfter *Blutspucken.*

Aus dem *klinischen Befund: Lunge:* Links Dämpfung der Spitze bis zum 3. Brustdorn, darüber abgeschwächtes Atmen. *Herz:* Dämpfung allseitig leicht vergrößert. Aus-cultatorisch über der Aorta lautes systolisches Geräusch, klappender 2. Ton. Wassermann positiv.

Aus dem *Röntgenbefund:* Das linke obere Lungenfeld von einem kindskopfgroßen homogenen, scharf, bogenförmig begrenzten, die äußere Thoraxwand erreichenden Schatten ausgefüllt. Keine sichtbare Pulsation an den Konturen des Schattens. Der Aortenbogen und die Aorta descendens nicht differenzierbar. Die Aorta ascendens abnorm prominent. *Herz:* Leicht nach links vergrößert (Transv. Durchm. 12 cm). (Abb. 38.)

Röntgendiagnose: Großes Arcusaneurysma.

Aus dem *Obduktionsbefund:* (Pathologisch-anatomisches Universitätsinstitut, Prof. MARESCH.)

Über faustgroßes Aneurysma des Arcus aortae und der Aorta descendens. Ruptur desselben in die Pleurablätter und in die Lunge. Aortitis der Ascendens und des Arcus.

Fall 14. Mathias K., 70 Jahre. (Zugewiesen von der Ambulanz der 2. med. Klinik, Hofrat Prof. ORTNER zur Röntgenuntersuchung des Magens.)

Anamnese: Magenbeschwerden, Ekel vor Speisen, Abmagerung.

Kein *klinischer Befund.*

Aus dem *Röntgenbefund:* Das linke obere Lungenfeld von einem etwa kindskopfgroßen homogenen, scharf bogenförmig begrenzten Schatten ausgefüllt, der subapikal die äußere Thoraxwand erreicht. Keine sichtbare Pulsation an seiner Kontur, der Arcus aortae inner-halb des Schattens nicht differenzierbar, die Aorta ascendens abnorm stark nach rechts prominent, der *Herzschatten* nach links beträchtlich vergrößert (Transv. Durchm. 15¾ cm). (Abb. 39.)

Röntgendiagnose: Großes Arcusaneurysma.

Einige Monate später wurde der Patient an anderer Stelle untersucht, der Schatten war wesentlich verändert, er wies jetzt deutlich Lappenbegrenzung auf.

Die *Obduktion* ergab ein Carcinom im linken Oberlappen, außerdem eine beträchtliche Dilatation der Aorta mit Hypertrophie des linken Ventrikels.

Zwischen diesen beiden Fällen sind röntgenologisch höchstens geringe Größenunterschiede feststellbar. Qualitativ gleichen sie einander vollkommen; trotzdem handelt es sich um zwei ganz verschiedene Erkrankungen. In dem 2. Falle, in dem eine Fehldiagnose gemacht wurde, waren die für Aneurysma als charakteristisch geltenden Merkmale eher deutlicher ausgesprochen als im ersten.

Noch schwieriger ist die Differentialdiagnose, wenn ein sog. *gestieltes Aneurysma* vorliegt, wie es z. B. von FETZER beschrieben ist. Der Schatten sitzt

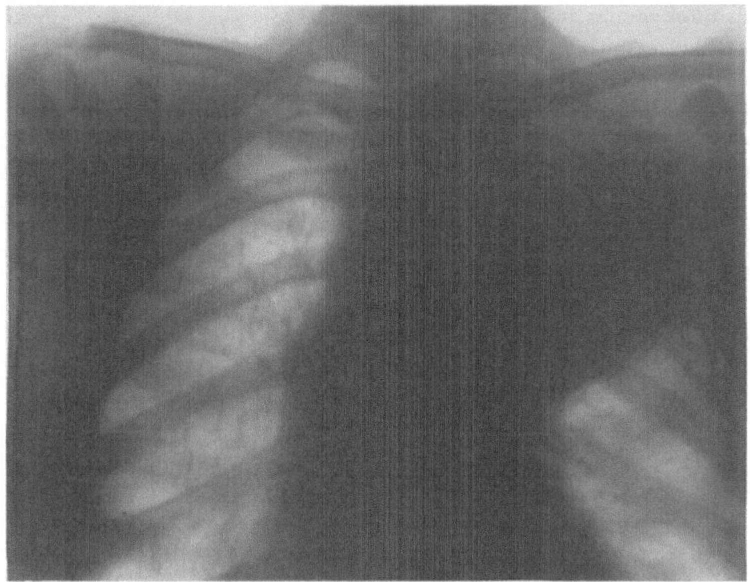

Abb. 38. Großes Aneurysma des Arcus aortae. Fall 13.

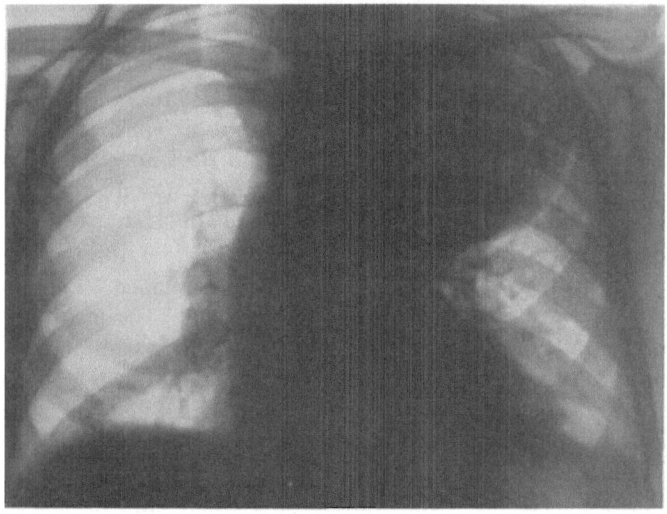

Abb. 39. Carcinom im linken Oberlappen, infolge gleichzeitiger Atheromatose der Aorta ein Aneurysma des Arcus vortäuschend. Fall 14.

dann der Aorta mit einer schmalen Basis auf, sein größter Durchmesser liegt innerhalb des Lungenfeldes, so daß er ganz als intrapulmonales Gebilde imponiert. Hier ist der Nachweis der übrigen Aortenveränderungen, sowie der klinische Befund von besonders großer Bedeutung.

Isolierte annähernd runde Schattenbildungen mit meist unscharfer Begrenzung finden sich auch bei den zuerst von ASSMANN beschriebenen *tuberkulösen „Frühinfiltraten"* Jugendlicher. Charakteristisch ist ihr Sitz: meist infraclaviculär, mitunter auch in den Lappenspitzen. Sie erreichen im allgemeinen höchstens Pflaumengröße. Zu Verwechslung mit malignen Tumoren geben sie schon mit Rücksicht auf den klinischen Befund (s. Kapitel „Zusammenfassung der Differentialdiagnose") kaum jemals Anlaß. Auch Serienuntersuchungen klären über die Natur des Prozesses auf: in einzelnen Fällen heilen diese Herde bald aus, häufiger kommt es zu Zerfall, also Höhlenbildung oder es treten andere charakteristische tuberkulöse Merkmale (s. Kapitel „Zusammenfassung der Differentialdiagnose") hinzu.

In seltenen Fällen können noch andere Erkrankungen runde Schatten im Thorax machen. So kann es vorkommen, daß der *Lungenabsceß* sich unter diesem Bilde präsentiert. Ein solcher Fall ist von LÜDIN beschrieben. In den meisten Fällen enthält er aber neben der Flüssigkeit auch Luft und weist dann unter einer halbmondförmigen Gasblase das charakteristische horizontale Flüssigkeitsniveau auf. In solchen Fällen wird wohl gewöhnlich der klinische Verlauf die Klärung bringen. Es muß aber schon hier bemerkt werden, daß mitunter ein kleines Bronchuscarcinom von einer abscedierenden Pneumonie begleitet sein kann. (S. unter „Komplikationen des Bronchuscarcinoms".)

KIENBÖCK beschreibt einen Fall von flüssigkeitsgefüllter *bronchiektatischer Kaverne,* die zu einem ähnlichen Bilde führte. Hier gilt alles, was eben für den Absceß gesagt wurde.

In vereinzelten Fällen wurden runde, scharf begrenzte Schatten beim *Lungeninfarkt* beschrieben (KOHLMANN, KRAFT). Meist wird dabei der röntgenologische und klinische Befund des dekompensierten Herzens vor Fehldiagnosen schützen.

Der *interlobäre Erguß,* dessen charakteristisches Bild wir früher beschrieben haben, kann in sehr seltenen Fällen bei Absackung ebenfalls annähernd kreisrund erscheinen. Gewöhnlich läßt sich aber dann bei anderen Untersuchungsrichtungen eine Annäherung an die charakteristische Band- oder Spindelform erkennen, sowie die einem Lappenspalt entsprechende Lage feststellen.

Der wandständig *abgesackte pleurale Erguß,* der von LOREY unter jene Erkrankungen gerechnet wird, deren Röntgenbilder zu einer Verwechslung mit einem Lungentumor Anlaß geben können, kann wohl als runder Schatten erscheinen, wenn gerade jene Stelle der Thoraxwand, der er aufsitzt, senkrecht von der Strahlung getroffen wurde. Bei jeder anderen Untersuchungsrichtung wird er mehr oder weniger oval erscheinen, um schließlich bei Untersuchung mit annähernd tangentialem Strahlengang das Bild darzubieten, das wir im allgemeinen Teile als charakteristisch für Thoraxwandprozesse kennen gelernt haben: breitbasig der Thoraxwand aufsitzender Schatten. Es zeigt sich auch hier wieder, daß ein durch Aufnahme in einer Strahlenrichtung zufällig gewonnenes Bild zur Diagnose meist nicht genügt.

Zu den großen Seltenheiten zählen *Gummen* in der Lunge, die auch isolierte, runde, scharf begrenzte Schatten bilden können. Sie erreichen keine besondere Größe. Ihre Diagnose ist nur auf Grund der Anamnese, des serologischen Befundes und des therapeutischen Effektes einer antiluetischen Behandlung möglich.

Ganz vereinzelt steht der von Lüdin beschriebene Fall von *Lungenaktinomykose* da, bei dem sich ebenfalls ein isolierter runder, scharf begrenzter Schatten fand. Im allgemeinen gibt diese Erkrankung röntgenologisch keinen Anlaß zu Verwechslung gerade mit dieser Form des Lungencarcinoms.

Es zeigt sich also, daß das beschriebene Bild des intralobären Carcinomknotens keineswegs für den Lungenkrebs charakteristisch ist. Es gibt wohl einige Erkrankungen mit ähnlichem Röntgenbefund, die sich bei genauerem Studium mit Sicherheit von ihm abtrennen lassen, aber auch manche, deren Differenzierung gegenüber dem Carcinom vollkommen unmöglich ist. Lediglich in Fällen mit etwas unscharfer Begrenzung können wir mit größter Wahrscheinlichkeit einen malignen Tumor annehmen. Die runde Form als Ausdruck des expansiven Wachstums unterscheidet ihn von allen exsudativen Prozessen, die unscharfe Konturierung hingegen von den ebenfalls runden, aber rein expansiv wachsenden benignen Tumoren. Dieser Symptomenkomplex kann demnach als mit allergrößter Wahrscheinlichkeit für malignen Tumor sprechend bezeichnet werden. Allerdings erlaubt er nicht die Differenzierung gegenüber einem primären Sarkom und gegenüber den seltenen solitären Metastasen.

Hier muß auch noch eines Bildes gedacht werden, das eine *Mischform* zwischen der in Rede stehenden Gruppe und dem Lappencarcinom darstellt. Es ist charakterisiert durch einen Schatten mit den Symptomen des Lappenrandinfiltrates, dessen intralobäre Begrenzung wohl unscharf, aber nicht unregelmäßig, sondern deutlich bogig, konvex ist als Ausdruck des expansiven Wachstums. Diese Komponente findet sich z. B. bei den früher beschriebenen Fällen 5 (Abb. 17 u. 18, S. 60) und 7 (Abb. 22 u. 23, S. 65). Das uncharakteristische Bild des Lappenrandinfiltrates wird durch diese konvexe, unscharfe intralobäre Grenze, die ebenso zu deuten und zu werten ist wie die oben besprochene kreisrunde unscharfe Konturierung, eindeutig im Sinne eines malignen Tumors, und zwar mit Rücksicht auf den typischen Sitz am Lappenrande als primärer Tumor geklärt, wobei eine sichere Entscheidung, ob ein Carcinom oder ein (sehr seltenes) Sarkom vorliegt, auf Grund der beschriebenen Merkmale zunächst noch nicht möglich ist.

Rückblick.

Überblicken wir die auf den grobanatomischen Merkmalen aufgebauten Symptomenkomplexe der 6 verschiedenen Grundformen des unkomplizierten primären Lungencarcinoms, so müssen wir sagen, daß keiner von ihnen an sich eindeutig beweisend für den Lungenkrebs ist. Zwei Merkmale haben wir kennen gelernt, die im Verein mit dem Syndrom eines Lappen- oder Lappenrandprozesses die sichere Erkennung eines primären malignen Lungentumors gestatten, nämlich die vorgeschobene Lappengrenze und die Unschärfe einer als Lappengrenze erkannten Kontur. Die gleiche Bedeutung hat auch die unscharfe konvexe intralobäre Grenze neben dem Symptomenkomplex des Lappenrandinfiltrates. Die unscharfe Konturierung eines größeren runden Schattens engt den Bereich der möglichen Erkrankungen wohl fast nur auf die malignen Tumoren ein, erlaubt aber nicht die Differenzierung zwischen primär und metastatisch, schließt auch nicht eine allerdings seltene Form des Lymphogranuloms sowie die ebenfalls seltene pneumonische Infiltration in der Umgebung eines Echinokokkus aus. In der Regel werden wir daher durch die Bildanalyse des vom primären Tumor selbst gebildeten Schattens über eine Vermutungs- oder Wahrscheinlichkeitsdiagnose nicht hinauskommen können. Die Ursachen dafür sind aus unseren Erörterungen im allgemeinen Teile klar ersichtlich.

Mit der Analyse des tumorverdächtigen Schattens sind aber die diagnostischen Möglichkeiten nicht erschöpft. Die nächsten Kapitel werden zeigen, daß der Röntgenologie noch weitere Mittel zur Verfügung stehen, die das Auffinden spezifischer Merkmale des Bronchuscarcinoms gestatten.

b) Die Folgeerscheinungen und Komplikationen des primären Lungencarcinoms im Röntgenbilde.

Die beschriebenen Grundformen des primären Lungencarcinoms sind nicht sehr häufig in reiner Form anzutreffen. Abgesehen von Kombinationen zweier oder mehrerer von ihnen können die verschiedenartigsten, bei der Besprechung der pathologischen Anatomie erwähnten Folgeerscheinungen und Komplikationen ihr Bild in der verschiedensten Weise variieren. Manche Folgeerscheinungen können die primäre Erkrankung derart überwuchern, daß sie im Vordergrunde des röntgenologischen Symptomenkomplexes stehen, ja diesen vollkommen beherrschen. Die richtige Diagnose wird dadurch oft sehr erschwert, mitunter sogar unmöglich gemacht. Es gibt aber auch Komplikationen, die unter Umständen sehr wesentlich zur Klärung des Bildes beitragen können; es sind das solche, die anderen, röntgenologisch sonst ganz ähnlichen Erkrankungen nicht zukommen (z. B. Bronchostenose, Metastasen). Gewöhnlich erlaubt ihr Nachweis für sich allein allerdings noch nicht die eindeutige Diagnose Bronchuscarcinom, diese ergibt sich vielmehr meist durch Kombination eines der im vorausgehenden Kapitel beschriebenen, an sich nicht charakteristischen Bilder mit den Symptomen einer der genannten Komplikationen.

α) Die Bronchostenose und die Atelektase.

Die Einengung oder der Verschluß des Bronchuslumens durch den intrabronchial wuchernden Tumor kann röntgenologisch in sehr verschiedener Weise zum Ausdruck kommen. Mit einiger Wahrscheinlichkeit sind sie allerdings nur an den größeren Ästen (Haupt- und Lappenbronchien) zu erkennen.

In sehr seltenen Fällen gelingt es, eine durch den Tumor bedingte *Aussparung in der hellen Luftsäule des Bronchus* direkt nachzuweisen. Relativ günstige Vorbedingungen dafür sind beim linken Hauptbronchus gegeben, der auf guten Bucky- und Fernaufnahmen schon bei sagittalem Strahlengang, vor allem aber auf den, im zweiten schrägen Durchmesser gemachten Bildern in relativ großer Länge gut zur Darstellung kommt (s. Abb. 40.) In der Literatur sind Fälle, bei denen in der geschilderten Weise die Einengung des Bronchus direkt gesehen werden konnte, bisher nicht beschrieben, doch kann ich über eine eigene Beobachtung berichten.

Fall 15. Adolf T., 44 Jahre. (Zugewiesen vom kaufmännischen Spital, Abteilung Prof. Donath.)

Aus der *Anamnese:* Beginn der Erkrankung vor 8 Monaten mit Stechen in der Brust und leichter Atemnot. 2 Monate später Husten mit Expektoration von wenig hellrotem Blut. Die Hämoptyse wiederholt sich noch zweimal. Kein Fieber, keine Gewichtsabnahme.

Aus dem *Röntgenbefund:* Eine Aufnahme im 2. schrägen Durchmesser zeigt, daß das helle Band des linken Hauptbronchus ungefähr $1^1/_2$ cm hinter der Bifurkation plötzlich abbricht (Abb. 41).

Andere Details des Röntgenbefundes folgen später.

Bronchoskopie, Bronchographie und schließlich die Obduktion ergaben die Diagnose Carcinom, ausgehend vom linken Hauptbronchus.

Solchen Befunden könnte zweifellos große Bedeutung zukommen, leider sind sie nur äußerst selten erhebbar. Bedenken muß man auch, daß schattengebende Prozesse in der Umgebung des Bronchus, die sich bei der Untersuchung über ihn projizieren, ebenfalls zu einer teilweisen Verdunkelung des Bronchusbildes führen, also ähnliche Erscheinungen zeigen können, wie der eben geschilderte Fall aufwies. Es ist also ein solches Bild im Sinne einer Bronchostenose nur dann verwertbar, wenn ein Schatten im Hilus selbst nicht sichtbar ist. Hingegen kann eine erkennbare Einengung des Bronchus mit zackiger Konturierung desselben kaum anders als durch eine intrabronchiale Erkrankung erzeugt sein. (Über die bronchographische Darstellung derartiger Stenosen s. später.)

Die Bronchostenose kann zu abnormen Bewegungserscheinungen am Mediastinum, mitunter auch am Zwerchfell führen. Die wichtigste von ihnen ist das im allgemeinen Teile bereits erwähnte *„Mediastinalwandern"* (HOLZKNECHT-JAKOBSOHNsches Phänomen): Der bei der inspiratorischen Erweiterung des Thorax entstehende Unterdruck kann auf der Seite des Bronchusverschlusses nicht durch die einströmende Luft ausgeglichen werden; es entsteht also zwischen den beiden Seiten eine Druckdifferenz, die durch Ansaugung der elastischen Wände, vor allem des stark beweglichen Mediastinums kompensiert wird. PFEIFER, ferner HASSLINGER und HITZENBERGER haben versucht, durch Experimente den Grad der Bronchusverengerung festzustellen, der imstande ist, das Mediastinalwandern hervorzurufen. Aus den Versuchen der letzteren Autoren geht hervor, daß die ersten Symptome der Stenose eines Hauptbronchus, die inspiratorische Ansaugung des Mediastinums bei tiefer Atmung, erst dann zutage treten, wenn sein Lumen auf ein Drittel des normalen eingeengt ist; vollkommener Verschluß desselben bewirkt schon bei ruhiger Atmung eine ausgiebige Verschiebung des Mittelschattens. Von den Lappenbronchien wurde der Unterlappenbronchus untersucht; komplette Stenosierung desselben rief bei ruhiger Atmung keine oder minimale, bei tiefer Atmung eine deutliche inspiratorische Ansaugung hervor.

Das Mediastinalwandern ist meiner Erfahrung nach keineswegs ein häufiges Symptom des Bronchuscarcinoms. Es mag das daran liegen, daß so hochgradige Einengungen, wie sie nach den experimentellen Untersuchungen erforderlich sind, nicht oft vorkommen. Wahrscheinlich spielt häufig auch die Einschränkung der Beweglichkeit des Mediastinums durch pleuro-mediastinale Schwielen oder noch öfter durch mediastinale Metastasen dabei eine Rolle. Eine deutliche inspiratorische Ansaugung des Mediastinums zeigte der oben beschriebene *Fall 15.* Bei einem später zu beschreibenden Falle, bei dem auf andere Weise eine komplette Stenose des rechten Unterlappenbronchus nachgewiesen werden konnte, sahen wir weder bei oberflächlicher, noch bei tiefer Atmung auch nur eine Andeutung von Mediastinalwandern.

Mitunter bewirkt die Bronchostenose mit nachfolgender Atelektase auch eine *dauernde Ansaugung des Mediastinums,* also eine Verlagerung derselben in die

kranke Seite auch im Ruhezustande, wie zuerst WEINBERGER gezeigt hat:
der von der Luftzufuhr abgesperrte, kollabierte Lungenabschnitt füllt auch im

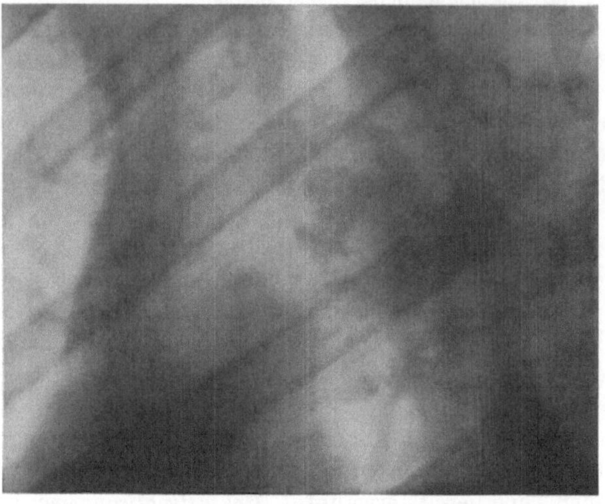

a

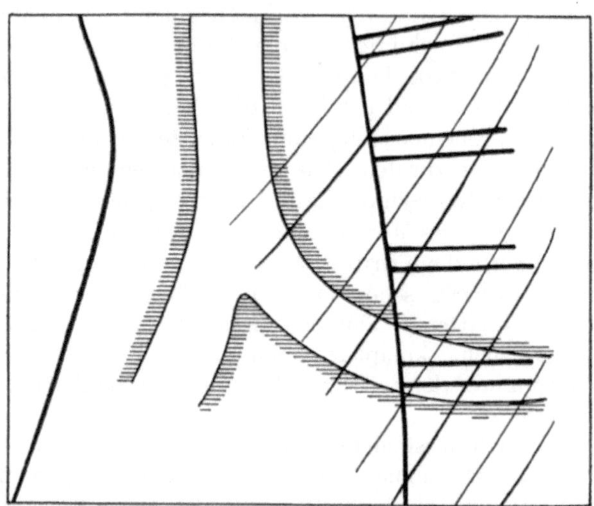

b

Abb. 40 a und b. Normale Bifurkation, dargestellt im 2. schrägen Durchmesser.

Exspirium den ihm zukommenden Teil des Thoraxraumes nicht mehr aus und
bewirkt, vermöge der Retraktionskraft der Lunge die Verlagerung des Mediastinums (s. Abb. 53, S. 111).

Gleichzeitige Fixation des Mediastinums kann, wenn sie keine vollständige
ist, bei Bronchostenose zu einer *nur teilweisen Verlagerung,* resp. inspiratorischen
Ansaugung des Mediastinums führen. Seine beweglichsten Teile sind bekanntlich
seine „schwachen Stellen" (NITSCH), von denen die „obere" in diesem

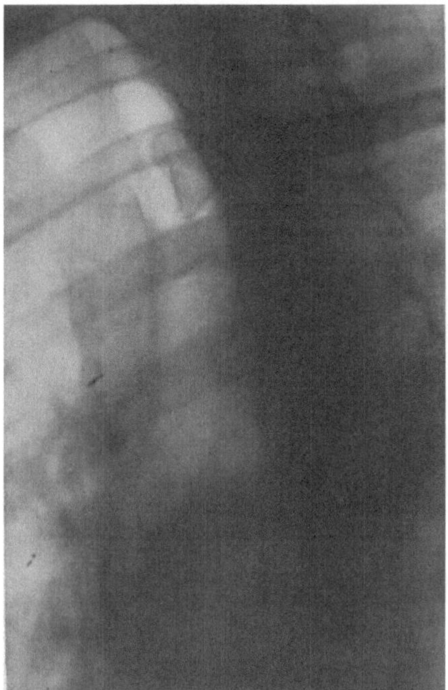

a

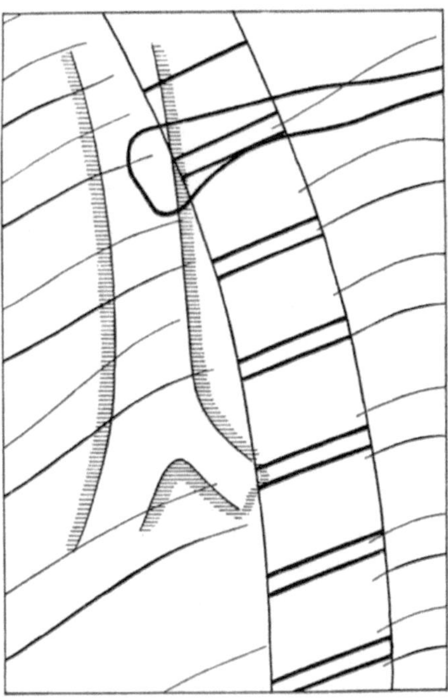

b

Abb. 41a und b. Darstellung der Bifurkation bei einem Carcinom des linken Hauptbronchus.
Das helle Luftband des letzteren bricht kurz hinter der Bifurkation ab. Fall 15.

Zusammenhange eine Rolle spielt. Es handelt sich um den vor den großen Gefäßen gelegenen Abschnitt des Mediastinums, der zwischen den Pleurablättern nur lockeres Zellgewebe enthält. Diese Stelle ist es vor allem, die bei sonstigem

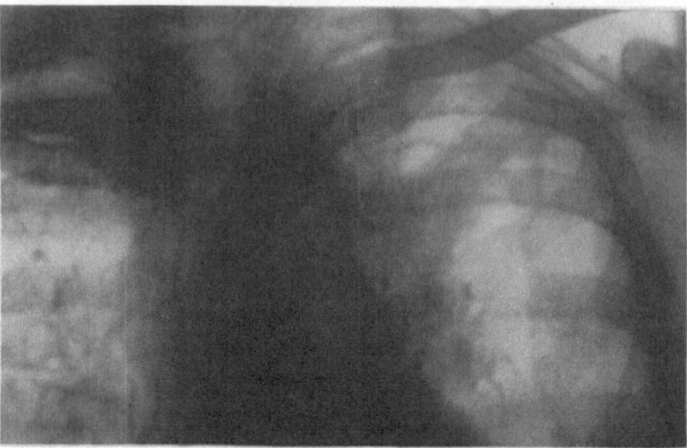

Abb. 42. Inspiratorische Ansaugung der oberen schwachen Stelle des Mediastinums bei stenosierendem Bronchuscarcinom mit Fixation des Mediastinums durch Metastasen. Fall 16 = Fall 1 (Abb. 13).

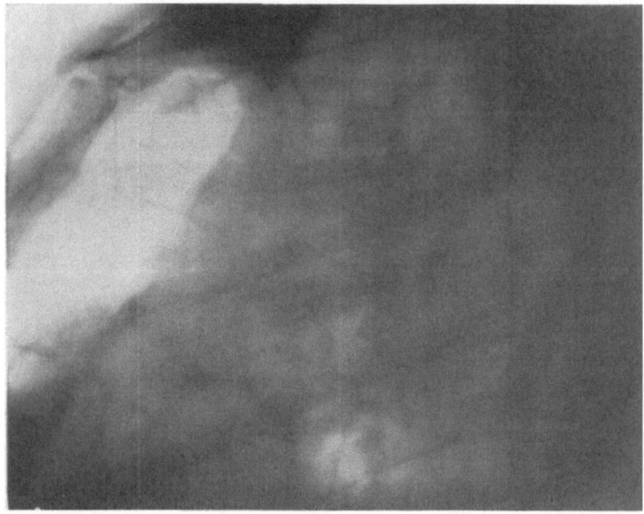

Abb. 43. Derselbe Fall. Dextro-sinistrale Aufnahme. Starke Verbreiterung des Retrosternalraumes durch die an der schwachen Stelle nach links vorgewölbte rechte Lunge.

respiratorischem Stillstehen, resp. normaler Lage des Mediastinums eine inspiratorische Ansaugung oder Dauerverlagerung oder eine Kombination beider aufweisen kann, wie der folgende Fall beweist:

Fall 16 = Fall 1 (s. S. 53).

Fortsetzung des *Röntgenbefundes:* Oesophagus und Trachea im oberen Brustteil sehr stark nach rechts verlagert (s. Abb. 13). Im Bereiche des linken oberen Mediastinums von dem Infiltratschatten teilweise gedeckt, eine nach links, durch eine scharfe bogenförmige Linie begrenzte Aufhellung, die sich beim Inspirium noch stärker in das linke Lungenfeld vorwölbt (Abb. 42). Der erste Gedanke, daß es sich um den deviierten und deformierten linken

Hauptbronchus handle, muß fallen gelassen werden, da die Aufhellung, wie sich bei Drehung des Patienten zeigt, vor den großen Gefäßen liegt. Sie wird daher als Vorwölbung der „oberen schwachen Stelle" des Mediastinums gedeutet. Die Aufhellung ist ein hernienartig vorgewölbter Teil der rechten Lunge, die bogenförmige Begrenzungslinie ist gebildet durch das mediastinale Zellgewebe und die Pleurablätter beider Seiten. Dafür spricht auch die Untersuchung bei dextro-sinistralem Strahlengange, die einen enorm tiefen Retro-Sternalraum ergibt infolge Zwischenlagerung eines Teiles der rechten Lunge zwischen Thoraxwand und große Gefäße (Abb. 43).

Fortsetzung des *Obduktionsbefundes:* Die rechte Pleurahöhle erstreckt sich unter dem Sternum in Form einer tiefen Aussackung in der Mitte des Sternums etwa 5 cm weit auf die linke Seite. Der Oesophagus in seiner Mitte durch einen im hinteren Mediastinum liegenden derben Knoten bogenförmig nach rechts ausgebaucht. Die Trachea beschreibt in ihrem unteren Drittel ebenfalls einen nach links konkaven Bogen. Das hintere mediastinale Zellgewebe kontinuierlich von den Drüsen aus neoplastisch infiltriert, der Arcus und der obere Teil der Brustaorta von Tumormassen ummauert. Vorne am Hilus greift das Neoplasma auf den Herzbeutel über, der hier mit der Lunge verwachsen ist.

Wir haben in diesem und in ähnlichen Fällen also nur eine teilweise Dauer-ansaugung des Mediastinums mit inspiratorischer Verstärkung derselben als Ausdruck der Bronchostenose vor uns. Die inkomplette Verlagerung beweist aber auch das gleichzeitige Vorliegen einer teilweisen Fixation des Mediastinums. (Näheres darüber s. im Abschnitt „regionäre Drüsenmetastasen".)

Das Mediastinalwandern und die Daueransaugung des Mediastinums dürfen aber nicht als eindeutiges Merkmal einer Bronchostenose angesehen werden. Wie BÉCLÈRE und auch schon HOLZKNECHT hervorgehoben haben, können auch andere Prozesse, durch die der Luftgehalt der Lunge vermindert ist, wie größere Infiltrationen oder Exsudate, allerdings nur in sehr seltenen Fällen und nur in geringem Ausmaße die gleichen Erscheinungen aufweisen. Nach neuen Untersuchungen von ZDANSKY beobachtet man sie mitunter auch bei leichten Skoliosen der Wirbelsäule, wobei der Mittelschatten in leichtem Grade gegen die Konkavseite der Krümmung wandert.

Ähnliche Bewegungserscheinungen wie am Mediastinum wurden bei Broncho-stenosen auch am *Zwerchfell* beschrieben, besonders ausführlich von ASSMANN: Das Zwerchfell der kranken Seite steht schon im Ruhezustande abnorm hoch, bei der Atmung zeigt es eine normal gerichtete, aber stark eingeschränkte respiratorische Bewegung, wobei das ruckartige Emporschnellen im Exspirium auffällt; mitunter geht im Inspirium nur der laterale Anteil des Zwerchfellbogens nach abwärts, während der mediale, dem Centrum tendineum entsprechende Abschnitt nach aufwärts steigt, so daß zwischen beiden eine Abknickung entsteht. Ergänzen muß man diesen Symptomenkomplex dahin, daß beim MÜLLER-schen *Versuch* (s. allgemeiner Teil) in solchen Fällen das ganze Zwerchfell der erkrankten Seite aufwärts steigen kann. Nach eigenen Erfahrungen sind aber die beschriebenen Erscheinungen am Zwerchfell bei einer unkomplizierten Bronchostenose nie zu beobachten. Es ist ja selbstverständlich, daß das sich aktiv kontrahierende Zwerchfell der inspiratorischen Ansaugung einen bedeutenden Widerstand entgegensetzt, daß andererseits das verschiebliche Mediastinum allein sehr leicht die Druckdifferenz auszugleichen vermag, das Zwerchfell also zu diesem Zwecke nicht mehr herangezogen werden muß. Ist hingegen das Mediastinum durch teilweise oder völlige Fixation schlecht oder nicht verschieblich, dann ist der Unterdruck imstande, auch den Widerstand des Zwerchfelles zu überwinden. Weiters kann die Bronchostenose zu einer Ansaugung des Zwerchfells führen, wenn dieses infolge einer Phrenicusschädigung nicht seine volle Kontraktionskraft besitzt. Es kann demnach meines Erachtens die Bronchostenose nur dann eine Ansaugung des Zwerchfells bewirken, wenn sie durch eine Fixation des Mediastinums oder durch eine Phrenicusschädigung kompliziert ist. Bei der diagnostischen Auswertung dieser Phänomene muß darauf Bedacht genommen werden. In den meisten Fällen von Bronchuscarcinom, bei denen ein Zwerchfellhochstand mit den beschriebenen respiratorischen Erscheinungen besteht, ist er aber nicht die Folge einer Bronchostenose, sondern der Ausdruck einer durch Metastasen erzeugten Phrenicuslähmung (s. später).

In seltenen Fällen kann man bei einem Bronchuscarcinom die Symptome der *Ventilstenose* beobachten (ARNSPERGER, ZIEGLER, MAX COHN). Die Symptomatologie der Ventilstenose ist auf Grund von Fällen mit anderer Ätiologie (Fremdkörper) ausführlich von MANGES, ferner KEJSER und HUIZINGA beschrieben. In solchen Fällen kann die Luft im Inspirium fast ungehindert einströmen, während im Exspirium der stenosierende Körper, in den uns hier interessierenden Fällen also ein flottierender polypöser Tumor, ventilartig das Lumen verschließt. Es kommt so zu einer Überfüllung des betreffenden Lungenabschnittes mit Luft, die bei der Röntgenuntersuchung durch folgende Symptome charakterisiert ist: große Helligkeitsdifferenz gegenüber der anderen Seite, besonders beim Exspirium, ferner Tiefstand des Zwerchfells auf der kranken Seite, besonders auffallend im Exspirium, schließlich exspiratorische Verlagerung des Mediastinums nach der gesunden Seite; die letzteren beiden Symptome sind der Ausdruck des auf der kranken Seite herrschenden Überdruckes.

Die Bronchostenose kann sich weiters im Röntgenbilde durch die von ihr erzeugte *Atelektase* manifestieren. Ihre Symptome haben wir zum Teile in unseren allgemeinen Besprechungen erörtert. Im wesentlichen handelt es sich um homogene Schattenbildungen, deren Intensität vom Grade der Stenose, resp. der durch sie bedingten Luftverminderung, deren Größe und Begrenzung von der Größe des verschlossenen Bronchus, resp. des ihm zugehörigen Lungenabschnittes abhängig ist.

Handelt es sich um den Verschluß eines kleinen Bronchus, dann können innerhalb des betreffenden Lappens kleine, unregelmäßig und unscharf begrenzte Verdichtungen auftreten, sie können in solchen Fällen der einzige röntgenologisch erkennbare Ausdruck des Bronchuscarcinoms sein. So beschreibt MAX COHN einen Fall, bei dem durch Verschluß eines Astes des Unterlappenbronchus ein homogener, keilförmiger Schatten entstand. In anderen Fällen kann der atelektatische Lungenabschnitt zu einer Vergrößerung des durch den Tumor selbst erzeugten Schattens beitragen; ist in solchen Fällen die Atelektase durch völligen Verschluß des betreffenden Bronchus und restlose Resorption der Luft eine komplette, dann ist ihre Schattenintensität ebenso groß, wie die des Tumors selbst; es entstehen so homogene Schattenbildungen, bei denen Tumor und Atelektase nicht zu differenzieren sind. Gar nicht selten zeigt es sich bei Obduktionen, daß mächtigen homogenen Schatten ein relativ kleiner Tumor mit ausgedehnter Atelektase zugrunde lag. In anderen Fällen und zwar entweder dann, wenn durch eine inkomplette Stenose der Luftgehalt im zugehörigen Lungenabschnitt nur herabgesetzt ist oder wenn die Stenose erst vor kurzem komplett wurde und die Luft in dem betreffenden Lungenbereich noch nicht vollkommen resorbiert ist, ist natürlich die Schattenintensität des atelektatischen Lungenteiles geringer als die des Tumors. Es entstehen auf diese Weise inhomogene Verschattungen. Der früher beschriebene Fall 8 zeigt ein solches Bild (Abb. 24). Die so entstehenden Bilder können begreiflicherweise vollkommen denen eines entzündlichen Infiltrates der Lunge mit ungleichmäßiger Exsudation und stellenweise unvollständigem Ersatz der Luft gleichen.

Die Stenose eines Lappenbronchus führt zu einer gleichmäßigen Verdunkelung des ganzen Lappens. Ist der Verschluß inkomplett, dann findet man nur eine zarte Verschleierung ohne wesentliche Größen- und Formveränderung des Lappens. Ein solches Bild zeigt folgender Fall:

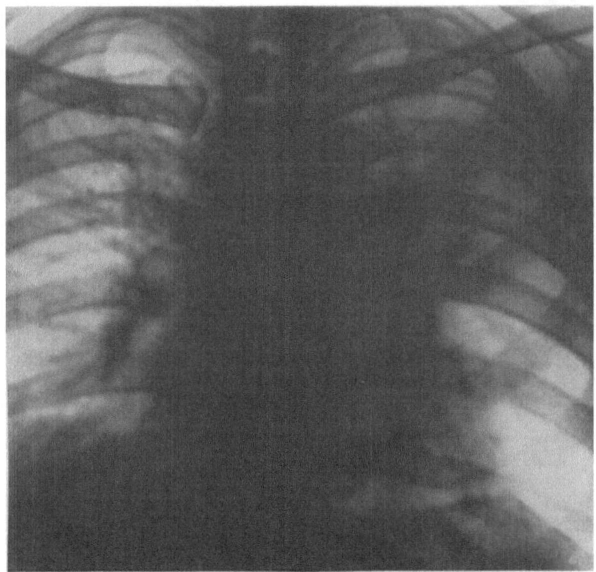

Abb. 44. Inkomplette Atelektase des linken Oberlappens durch stenosierendes Bronchuscarcinom. Fall 17 = Fall 15 (Abb. 41).

Fall 17 = Fall 15 (s. S. 88).

Fortsetzung des *Röntgenbefundes:* Das linke Oberlappenfeld ziemlich gleichmäßig verschleiert (Abb. 44). Inspiratorische Ansaugung des Mediastinums.

Ist die Atelektase höhergradig oder komplett, so kommt außer einer intensiven Verdunkelung als weiteres Merkmal eine starke Verkleinerung des betreffenden Lappenareales hinzu. Gewöhnlich findet man daneben die Zeichen eines *vikariierenden Emphysems* (abnorme Helligkeit) der übrigen Lappen. Die homogene intensive Verschattung mit lappenmäßiger scharfer Begrenzung, kombiniert mit deutlicher Verkleinerung des Lappens und vikariierendem Emphysem der übrigen Lunge ergibt an sich noch keinen eindeutigen Symptomenkomplex für eine Stenose des betreffenden Lappenbronchus. Die gleichen Merkmale kann ein geschrumpfter Lappen (bei Tuberkulose, indurativer Pneumonie oder Tumor) aufweisen. Bei dieser findet man immer gleichzeitig noch andere Merkmale von Schrumpfung, vor allem die Verziehung des Mediastinums oder einzelner mediastinaler Organe. Bei der Atelektase aber können solche

Schrumpfungssymptome fehlen. In solchen Fällen ist aus dem Röntgenbilde die Lappenatelektase und aus ihr die Stenose des Lappenbronchus mit Sicherheit zu erschließen.

Aus einem solchen Symptomenkomplex wurde in folgendem Falle die richtige Diagnose gestellt:

Fall 18. Johann S., 47 Jahre. (Zugewiesen von der 3. med. Abteilung, Hofrat Prof. SCHLESINGER.)

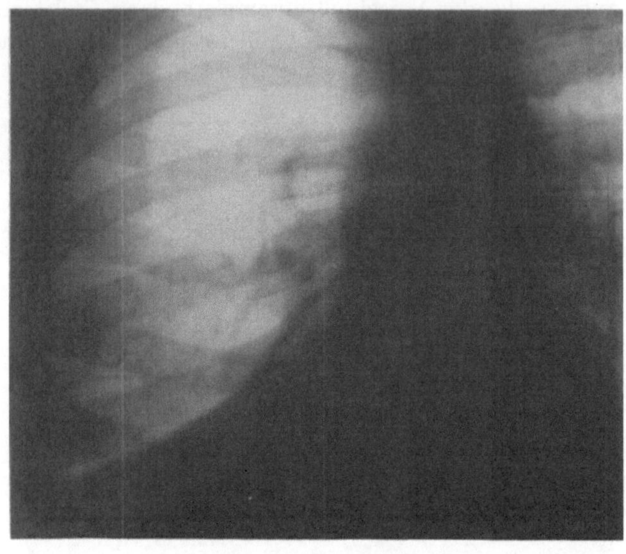

a

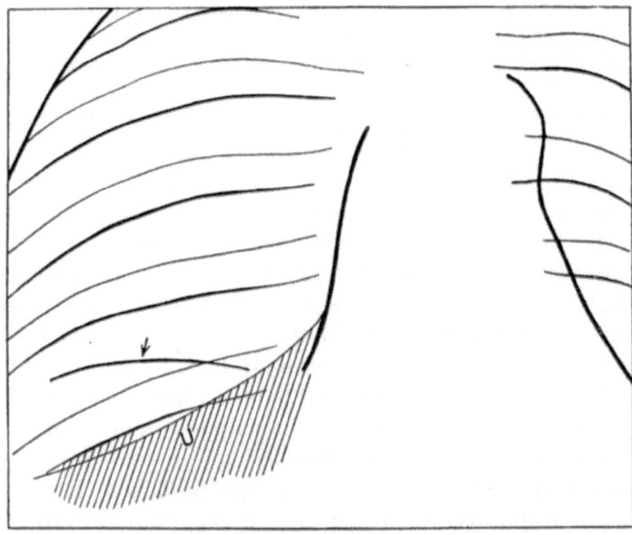

b

Abb. 45a und b. Komplette Atelektase des rechten Unterlappens durch stenosierendes Carcinom des Lappenbronchus. Interlobäre Pleuritis zwischen Ober- und Mittellappen. Fall 18. UDer atelektatische Unterlappen; der Pfeil weist auf eine interlobäre Pleuritis im abnorm tiefstehenden Mittelspalt.

Aus der *Anamnese:* Früher nie lungenkrank. Seit 5 Monaten Husten, Expektoration von Schleim mit Blut gemischt. Seit 2 Monaten zeitweise Temperatur bis 38,3°. In der letzten Zeit normale Temperatur. Starke Schmerzen in der rechten Brustseite. Etwa 20 kg Gewichtsabnahme.

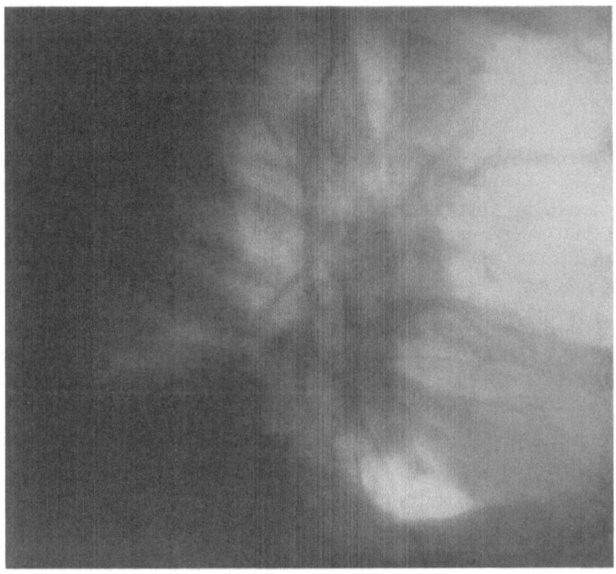

a

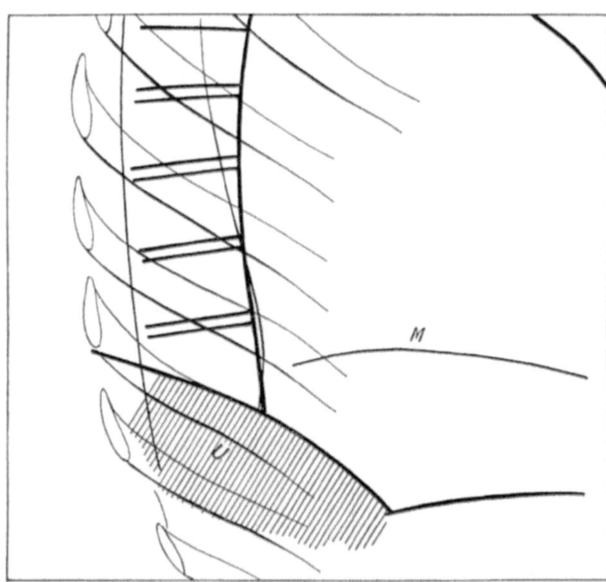

b

Abb. 46 a und b. Derselbe Fall. Sinistro-dextrale Aufnahme. U der atelektatische Unterlappen; M der abnorm tiefstehende Mittellappenspalt bei vikariierendem Emphysem des Oberlappens.

LENK, Röntgendiagnostik (Tumoren). 7

Aus dem *klinischen Status:* Dämpfung rechts basal mit aufgehobener Atmung. Druckschmerzhaftigkeit im Bereiche der rechten hinteren Thoraxwand.

Aus dem *Röntgenbefund:* Intensive homogene Verdunkelung des rechten unteren Lungenfeldes; die obere Schattengrenze erscheint bei Hochstellung der Röhre ganz scharf, schräg von außen nach innen aufsteigend. Gleichzeitig sieht man bei dieser Durchleuchtungsrichtung einen zarten bogenförmigen Schattenstreifen, der einem pleuralen Prozeß in einem abnorm tiefstehenden Ober-Mittellappenspalt entspricht (Abb. 45). Auf der sinistrodextralen Aufnahme sieht man den Schatten in Form eines Dreiecks oberhalb des hinteren Sinus, seine vordere, schräg von oben hinten nach vorne unten verlaufende Grenze entspricht einem abnorm tiefstehenden Hauptspalt, auch auf dieser Aufnahme ist der abnorm tiefstehende Ober-Mittellappenspalt zu sehen (Abb. 46). Der Unterlappen ist also stark verkleinert, der Oberlappen abnorm groß (emphysematös). Sonstige Schrumpfungserscheinungen fehlen, im Bereiche des Mediastinums ist sogar der Oesophagus nach links verdrängt als Ausdruck mediastinaler Drüsenmetastasen (s. später).

Der Nachweis von Skeletmetastasen, sowie die Bronchographie (s. später), bestätigten die Richtigkeit der auf Grund dieser Bildanalyse gestellten Diagnose: Carcinom des rechten Unterlappenbronchus.

Den gleichen Symptomenkomplex zeigt ein in dem bekannten AssmaNNschen Lehrbuche abgebildeter und beschriebener Fall von Oberlappencarcinom. Der Oberlappen ist dort auf ein ganz schmales paravertebral gelegenes Band eingeengt. Auch auf diesen Bildern sieht man keinerlei Zeichen von Schrumpfung am übrigen Thorax.

Durch wiederholte Röntgenuntersuchungen kann man das *Übergreifen* eines Carcinoms des Hauptbronchus *auf die einzelnen Lappenbronchien* feststellen, indem es bei Stenosierung derselben rasch zu einer Verdunkelung des betreffenden Lappenareales kommt. Ein solcher Fall ist zuerst von SCHMOLLER, ein anderer später von FLEISCHNER beschrieben worden. In dem ersteren Falle sah man zunächst einen kleinen keilförmigen Schatten im rechten unteren Lungenfeld. 14 Tage später erschien das ganze Mittellappenareal verdunkelt, weitere 48 Stunden nachher waren auch Ober- und Unterlappen dunkel, dabei bestand inspiratorische Ansaugung des Mediastinums. In dem Falle von FLEISCHNER konnte ein sprunghaftes Fortschreiten der Verdunkelung vom Ober- auf den Mittel- und schließlich auf den Unterlappen binnen wenigen Tagen beobachtet werden. Während SCHMOLLER in seinem Falle als Ursache dieses eigenartigen Verlaufes eine Atelektase durch Übergreifen des stenosierenden Bronchuscarcinoms auf die einzelnen Lappenbronchien ansieht, nimmt FLEISCHNER eine Pneumonie (darüber s. später) in den drei Lappen auf der gleichen Grundlage an. Es sind natürlich beide diese Deutungen möglich. Diese *„etappenweise" Verdunkelung* der einzelnen Lappen einer Lunge, wie man das Symptom nennen könnte, ist nicht anders deutbar als durch Übergreifen eines stenosierenden Prozesses vom Hauptbronchus auf die einzelnen Lappenbronchien, beweist demnach nicht nur die Bronchostenose, sondern auch einen rasch fortschreitenden intrabronchialen Prozeß als Ursache derselben. Es kann also als mit allergrößter Wahrscheinlichkeit für ein Bronchuscarcinom sprechend gewertet werden.

Es kann vorkommen, daß ein stenosierendes Carcinom spontan oder unter therapeutischer Beeinflussung zerfällt, wodurch der Bronchus wieder teilweise durchgängig wird. Die Atelektase und der von ihr erzeugte Schatten kann dann rasch verschwinden, um eventuell in einem späteren Stadium wieder aufzutreten. Ein solches Verhalten zeigte z. B. der oben genannte Fall von M. COHN mit Stenose eines kleinen Bronchus im Unterlappen. Es ist dies eine der Ursachen für das zeitweise Verschwinden oder Kleinerwerden von Schattenbildungen beim Bronchuscarcinom. Man darf sich auf Grund einer derartigen

Erscheinung nicht etwa dazu verleiten lassen, die früher gestellte Diagnose Bronchuscarcinom fallen zu lassen.

Fassen wir nun zusammen, in welcher Weise die Bronchostenose röntgenologisch in Erscheinung treten kann und welche Schlüsse wir aus den einzelnen Erscheinungsformen auf die ihr zugrunde liegende Erkrankung ziehen können!

Wir haben 3 Gruppen von röntgenologischen Zeichen der Bronchostenose kennen gelernt, und zwar 1. die *direkt sichtbaren Veränderungen* in dem hellen Band des Bronchus, 2. verschiedenartige *Bewegungserscheinungen* am Mediastinum und Zwerchfell und 3. die verschiedenen Symptomenkomplexe der konsekutiven *Atelektase*.

Daß unter den besprochenen Kautelen die geschilderten direkt sichtbaren Veränderungen im Bronchiallumen die Bronchostenose eindeutig beweisen, ist selbstverständlich.

Unter den Bewegungserscheinungen spricht das Mediastinalwandern wohl nicht mit Sicherheit, aber wenn es sehr deutlich ausgesprochen ist, mit allergrößter Wahrscheinlichkeit für eine höhergradige Bronchostenose. Daß eine geringgradige inspiratorische Ansaugung des Mediastinums unter Umständen auch bei anderen Prozessen der Lunge und der Pleura, die das volle Einströmen der Luft in die Lunge hemmen, vorkommen kann, haben wir hervorgehoben. Eine geringe Beweiskraft für Bronchostenose besitzen die erörterten funktionellen Veränderungen am Zwerchfell. Hingegen sind die Zeichen der Ventilstenose eindeutig für die Diagnose derselben verwertbar.

Die Atelektase eines Lungenabschnittes ist ein sicheres Symptom des Bronchusverschlusses nur dann, wenn ein die Lunge komprimierender Prozeß, etwa ein großer pleuraler Erguß ausgeschlossen werden kann. Allerdings ist, wie wir bereits im allgemeinen Teile hervorgehoben haben, eine recht beträchtliche Kompression der Lunge erforderlich, damit sie röntgenologisch in Erscheinung trete. Daß die Atelektase als solche mit Sicherheit nur zu erkennen ist, wenn der früher geschilderte Symptomenkomplex des Verschlusses eines Lappenbronchus ohne gleichzeitige Schrumpfungserscheinungen am übrigen Thorax vorliegt, haben wir eingehend erörtert. Ein eindeutiges Symptom der Bronchostenose ist die geschilderte etappenweise Verdunkelung der einzelnen Lungenlappen.

Der Nachweis einer Bronchostenose an sich ergibt noch nicht die Diagnose Bronchuscarcinom. Eine Stenose kann auch durch andere intrabronchiale Erkrankungen, z. B. *Fremdkörper,* gutartige intrabronchiale Tumoren *(Polypen),* in seltenen Fällen durch schrumpfende *luetische* Veränderungen, weiters durch Kompression von außen z. B. durch ein *Drüsenpaket* oder ein *Aneurysma* erzeugt sein. Es ist allerdings das Bronchuscarcinom weitaus die häufigste Ursache der Bronchostenose, sodaß selbst bei sonst völlig unklarem Bild die Erscheinungen des Bronchusverschlusses allein mindestens den dringenden Verdacht auf das Vorliegen eines Carcinoms erwecken müssen.

Von den einzelnen Röntgensymptomen der Bronchostenose gestatten die der ersten Gruppe (direkt sichtbare Veränderungen) wenigstens den Ausschluß aller extrabronchialen Erkrankungen als Ursache derselben. Von den funktionellen Merkmalen können die Zeichen der Ventilstenose ebenfalls nur durch intrabronchiale Prozesse erzeugt sein. Die Atelektase schließlich kann bei allen

Erkrankungen, die zu Bronchusverschluß führen, vorhanden sein; nur die eine Form derselben, nämlich die etappenweise Verdunkelung, ist wohl nur bei intrabronchialen Veränderungen, und zwar solchen mit Neigung zu rascher Progredienz denkbar.

Es zeigt sich also, daß schon die Symptomatologie der Bronchostenose selbst mitunter differentialdiagnostisch aufschlußreich ist, indem sie häufig zwischen intra- und extrabronchialer Ursache derselben zu unterscheiden erlaubt. Ein Symptom, nämlich das der etappenweisen Verdunkelung ergibt sogar für sich allein mit allergrößter Wahrscheinlichkeit die Diagnose des malignen intrabronchialen Tumors, also des Bronchuscarcinoms.

Von größter Bedeutung für die Differentialdiagnose ist aber die Kombination der Zeichen der Bronchostenose mit den übrigen Röntgenmerkmalen der vorliegenden Erkrankung. Sind überhaupt keine anderen pathologischen Veränderungen im Thorax nachweisbar, dann ist wohl eine extrabronchiale Ursache auszuschließen, zwischen den einzelnen rein intrabronchialen Affektionen kann jedoch nicht differenziert werden. Da ein Fremdkörper gewöhnlich aus der Anamnese angenommen oder ausgeschlossen werden kann und eine strikturierende Lues zu den allergrößten Seltenheiten gehört (röntgenologisch ist ein solcher Fall bisher nicht beschrieben), so spitzt sich in solchen Fällen die Differentialdiagnose auf die Unterscheidung zwischen den verschiedenen polypösen Tumoren zu; neben einem Bronchuscarcinom kommen folgende Tumorarten in Betracht: *Lipom* (ROKITANSKY), *Fibrom* (SPIESS, PFEIFFER), *Adenom* (H. MÜLLER, CHIARI), *Ekchondrosen,* resp. *Chondrome* (BLECHER, KIRCH, CHIARI), *versprengte Strumen* (RADESTOCK). Zweifellos sind alle diese Geschwülste beträchtlich seltener als das Bronchuscarcinom. Immerhin erlaubt in solchen Fällen, bei denen also nur der Symptomenkomplex der Bronchostenose vorliegt, die Röntgenuntersuchung allein keine sichere Diagnose. Eine Klärung kann hier mitunter die Bronchographie (s. später), vor allem aber die Bronchoskopie und Probeexcision bringen.

Sind neben der Bronchostenose noch andere Veränderungen im Thoraxbild nachweisbar, dann kann die Kombination derselben, selbst wenn sie an sich nicht pathognomonisch sind, mit den Symptomen der Bronchostenose eine eindeutige Diagnose ermöglichen. Liegt z. B. das Bild einer der früher beschriebenen Grundformen des Bronchuscarcinoms, das ja an sich, wie wir ausgeführt haben, meist nicht eindeutig ist, vor, dann sichern die Zeichen des Bronchusverschlusses in den meisten Fällen die Diagnose Bronchuscarcinom. Keine der differentialdiagnostisch in Betracht kommenden Erkrankungen, also exsudative Prozesse, andersartige Lungentumoren, pleurale Prozesse führen gleichzeitig zu Bronchostenose. (Über Pneumonien im Gefolge gutartiger intrabronchialer Tumoren s. später.) In anderen Fällen spricht der übrige Befund eindeutig für eine extrabronchiale Erkrankung; so ist das auf dem linken Hauptbronchus reitende Aneurysma des Arcus aortae, das in seltenen Fällen, wie schon WEINBERGER gezeigt und später ASSMANN ausführlich beschrieben hat, zu Kompression des Bronchus mit allen Zeichen der Bronchostenose führt, meist leicht durch die in einem früheren Kapitel beschriebenen Merkmale als solches zu erkennen. Mitunter kann aber gerade diese Differentialdiagnose auf große Schwierigkeiten stoßen. Denn, wie wir früher gezeigt haben, gestattet in seltenen Fällen auch die exakteste Bildanalyse an dem fraglichen Schatten

die Unterscheidung zwischen Aneurysma und manchen Formen des Lungencarcinoms nicht. Es kann also in solchen Fällen auch die Kombination mit
den Zeichen der Bronchostenose vollkommen im Stiche lassen. Von großer
Wichtigkeit ist hier die Darstellung des linken Hauptbronchus selbst; er kann
dann beim Aneurysma die Zeichen der Kompression, also eine gleichmäßige Einengung mit scharfer bogiger Konturierung, beim Bronchuscarcinom die Zeichen
einer intrabronchialen Erkrankung, d. h. einen Füllungsdefekt aufweisen.

Auch die andere extrabronchiale Erkrankung, die — allerdings recht selten —
zu Einengungen eines Bronchus führt, nämlich ein großer Drüsentumor, ist
gewöhnlich leicht zu erkennen. Ihren Symptomenkomplex, der von dem aller
Formen des Lungenkrebses wesentlich verschieden ist, haben wir in einem
früheren Abschnitt besprochen. Da aber ein solcher Drüsentumor auch Metastase
eines Bronchuscarcinoms sein kann, so erlaubt sein Nachweis allein noch nicht,
einen Bronchialkrebs auszuschließen.

Es zeigt sich aus diesen Besprechungen, daß der Nachweis der Bronchostenose
für die Diagnose des Bronchuscarcinoms von größter Wichtigkeit ist, daß er
zwar für sich allein nur in seltenen Fällen die Diagnose gestattet, daß er aber
in Kombination mit anderen Merkmalen nicht selten einen eindeutigen Symptomenkomplex ergibt.

Über die große Bedeutung der *Bronchographie* für die Klärung aller dieser
Fragen s. später.

β) Die Pneumonie und die Bronchiektasien.

Diese beiden, sehr häufig miteinander vergesellschafteten Komplikationen
des Bronchuscarcinoms sind, wie wir in einem früheren Kapitel auseinandergesetzt haben, ein weiterer Folgezustand der Bronchostenose. Das anatomische
und klinisch-röntgenologiche Bild kann von ihnen vollkommen beherrscht
werden. Den röntgenologischen Symptomenkomplex dieser beiden Erkrankungen
haben wir bereits besprochen. Von den Bronchiektasien ist beim Lungenkrebs im Röntgenbilde gewöhnlich nichts zu sehen, da sie meist innerhalb der
pneumonisch infiltrierten Lunge liegen.

Es ist uns bereits bekannt, daß sich das pneumonische Infiltrat sehr häufig
röntgenologisch vom Bronchuscarcinom nicht unterscheidet; namentlich das
Lappen-, resp. Lappenrandcarcinom kann, wie wir ausgeführt haben, das Bild
der lobären, bzw. Lappenrandpneumonie in allen seinen Details imitieren.
Es läßt sich daher in den meisten Fällen, auch wenn das Bronchuscarcinom
auf andere Weise sichergestellt wurde, auf Grund der Bildanalyse allein nicht
erkennen, welchen Anteil an dem Schatten der Primärtumor selbst, welchen die
begleitende Pneumonie hat.

Ein Fall, bei dem die röntgenologisch sichtbaren Veränderungen ausschließlich
durch die im Gefolge eines Tumors auftretende Pneumonie erzeugt war, sei hier
geschildert:

Fall 19. Heinrich W., 64 Jahre. (Zugewiesen von der 4. med. Abteilung, Hofrat Prof.
Kovacs.)

Aus der *Anamnese:* Vor 7 Jahren angeblich kurzdauernde Pneumonie, vor $4^1/_2$ Monaten
Furunkel am linken Vorderarm, gleichzeitig täglich Schüttelfröste und Auftreten von
Atembeschwerden; Gefühl des Zusammengeschnürtseins auf der rechten Brustseite, zu-
nehmende Schwäche.

Aus dem *klinischen Status: Lunge:* Rechts Dämpfung vom 8. Brustdorn nach abwärts, darüber fehlendes Atemgeräusch. Temperatur dauernd normal. Pleurapunktion: hämorrhagisches Exsudat, reichliche Lympho- und Erythrocyten enthaltend.

Aus dem *Röntgenbefund:* Rechts in der Höhe des Hilus ein etwa 3 Querfinger breiter, bandförmiger, weichteildichter, ziemlich homogener Schatten, der unten ganz scharf bogenförmig, lappenmäßig begrenzt ist, oben unregelmäßig, zackig unscharf konturiert erscheint (typisches Bild eines Lappenrandinfiltrates). Basaler Schatten entsprechend einem pleuralen Erguß (Abb. 47).

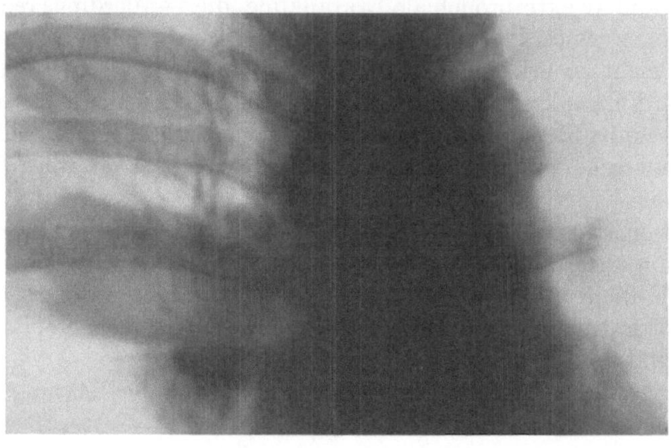

a

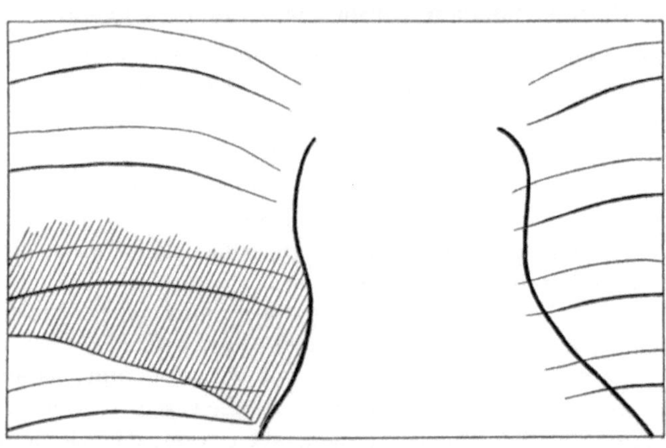

b

Abb. 47 a und b. Pneumonisches Lappenrandinfiltrat bei Verschluß eines Bronchialastes durch einen carcinomatösen Polypen. Fall 19.

Aus dem *Obduktionsbefund:* (Obduzent Prof. ERDHEIM.) Papillom in einem größeren Ast des rechten Oberlappenbronchus. Der Tumor ist etwa bohnengroß, springt ins Lumen vor und obturiert es, während die ganze übrige Bronchialwand von Tumorinfiltration frei ist. Erweiterung des zum obturierten Bronchus gehörigen Bronchialbaumabschnittes mit konsekutiver indurierender und abscedierender Pneumonie des zugehörigen Lungenabschnittes, und zwar des untersten Anteiles des rechten Oberlappens. Ältere serösfibrinös-hämorrhagische Pleuritis. Histologische Untersuchung des Polypen: Carcinom.

An dem Schatten, der uns im Röntgenbilde als Lappen- oder Lappenrandprozeß imponiert, können die beiden Komponenten, primärer Tumor und begleitende Pneumonie in sehr verschiedenem Ausmaße beteiligt sein. Beide zusammen können einen vollkommen homogenen Schatten bilden, wenn auch die pneumonische Exsudation zu völliger Luftverdrängung geführt hat; wenn dies nicht der Fall war, so kann ebenso wie bei der begleitenden Atelektase ein ungleichmäßiges, fleckiges Bild entstehen.

Ebenso wie die rein intrabronchialen, die Hilus- und Lappencarcinome, können auch die intralobären Carcinomknoten von einer unspezifischen, pneumonischen Infiltration begleitet sein. In diesen Fällen wird das charakteristische Bild derselben vollkommen verwischt, wenn die massive Pneumonie infolge völligen Ersatzes der Luft durch Exsudat die gleiche Dichte hat, wie der Tumorknoten. Ist dies aber, wie so häufig bei der Pneumonie, nicht der Fall, dann kann innerhalb des zarteren Pneumonieschattens der dunkle Tumorschatten deutlich hervortreten. Das kann ein sehr charakteristisches Bild ergeben: wir finden einen rundlichen, homogenen, dunklen, scharf oder unscharf begrenzten Schatten, umgeben von einer zarteren, homogenen oder ungleichmäßigen Trübung mit unregelmäßiger, unscharfer, eventuell lappenmäßiger Begrenzung. Ein solches Bild kann sogar meines Erachtens die Diagnose wesentlich fördern, indem es den Kreis der früher beschriebenen Erkrankungen, die zu runden scharf begrenzten Schattenbildungen führen, beträchtlich einengt. Von allen dort genannten Prozessen ist nur das Lungencarcinom häufiger von einer Pneumonie begleitet, in seltenen Fällen finden wir sie auch als Komplikation beim Echinokokkus, nur ganz ausnahmsweise bei Tumormetastasen (eigene Erfahrung, s. Kapitel „Tumormetastasen"). Es ist also bei Vorliegen des beschriebenen Bildes nur noch zwischen intralobärem Carcinomknoten, Echinokokkus und Tumormetastase mit konsekutiver Pneumonie zu differenzieren, wobei das Häufigkeitsverhältnis immer zunächst an die erste dieser 3 Möglichkeiten denken lassen muß.

Ein sehr charakteristisches Bild von intralobärem Carcinomknoten mit begleitender Pneumonie bot folgender Fall:

Fall 20. Olga B., 47 Jahre. (Zugewiesen von der 3. med. Abteilung, Hofrat Prof. SCHLESINGER.)

Aus der *Anamnese:* Seit $^1/_2$ Jahre Schmerzen in der linken Brustseite.

Aus dem *klinischen Status:* Stark abgeschwächtes Bronchialatmen über dem linken Oberlappen.

Aus dem *Röntgenbefund:* Das linke obere Lungenfeld ziemlich intensiv verdunkelt. Bei genauem Zusehen lassen sich zwei Schatten differenzieren, von denen der eine medial vorne gelegen ist und ovoide Form hat. Er liegt dem Mittelschatten an, seinen größten Durchmesser hat er aber innerhalb des Lungenfeldes. Seine Begrenzung ist vollkommen scharf; der zweite Schatten überragt den ersten nach oben und lateral und erreicht die Thoraxwand, er ist ebenfalls homogen, aber weniger dicht (Abb. 48). Auf der seitlichen Aufnahme ist der rundliche Schatten nur undeutlich nahe der vorderen Thoraxwand zu sehen, während der zweite bis zur hinteren Thoraxwand reicht und hinten unten ganz scharf, lappenmäßig begrenzt ist (Abb. 49).

Diagnose: Wahrscheinlich *intralobärer Carcinomknoten mit begleitender Pneumonie.*

1 Monat später war die Verdunkelung deutlich vergrößert, die beiden Schatten nur noch sehr undeutlich gegeneinander differenzierbar, offenbar wegen Dichtenzunahme der Pneumonie (Abb. 50).

Durch das Übergreifen des obturierenden Tumors auf weitere Bronchialäste kann auch die begleitende Pneumonie manchmal sehr rasch an Ausdehnung zunehmen. Erinnert sei hier an die im früheren Kapitel besprochene etappenweise

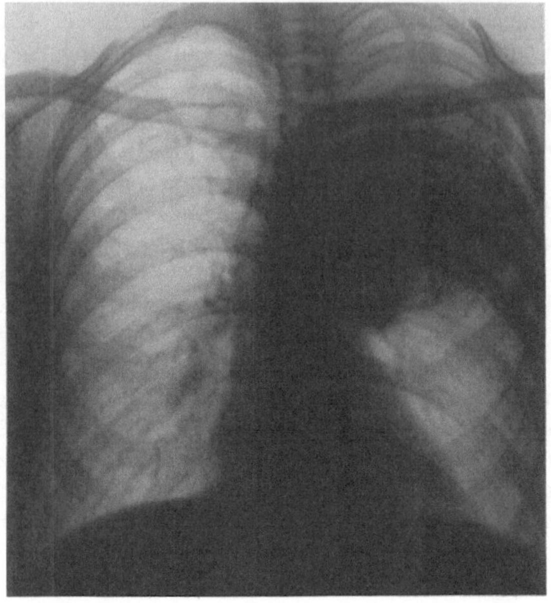

a

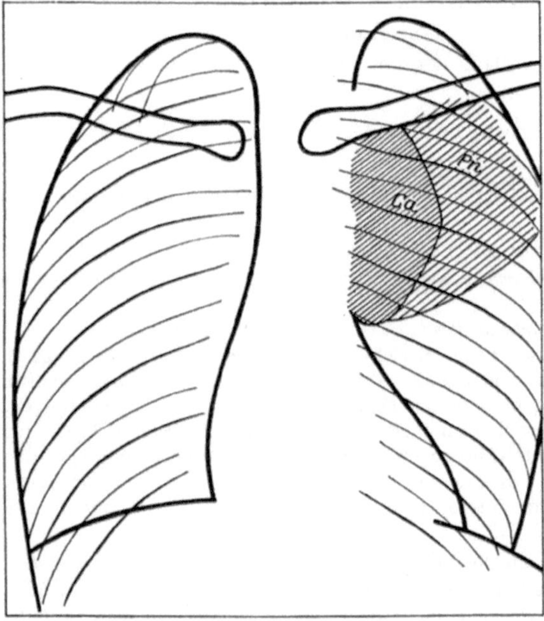

b

Abb. 48 a und b. Intralobärer Carcinomknoten mit begleitender Pneumonie. Fall 20.
Ca Carcinom; Pn Pneumonie.

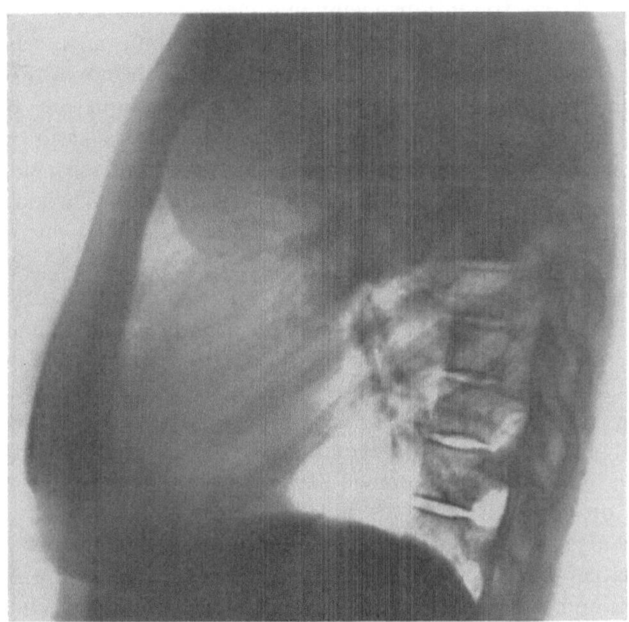

Abb. 49. Derselbe Fall. Dextro-sinistrale Aufnahme.

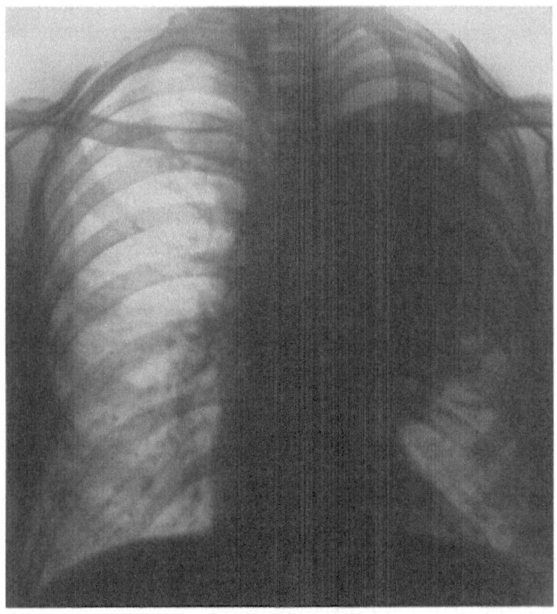

Abb. 50. Derselbe Fall. Einige Wochen später. Carcinom und Pneumonie gegeneinander kaum mehr differenzierbar.

Verdunkelung der einzelnen Lappen, die, wie dort erwähnt, außer durch Atelektase auch durch Retentionspneumonie erzeugt sein kann.

Ebenso wie die Atelektase kann auch die Pneumonie spontan oder durch therapeutische Beeinflussung (vor allem, wie wir noch hören werden, nach Röntgenbestrahlung), wieder verschwinden. Es kann dann ein Restschatten zurückbleiben, dessen Substrat nur der Tumor ist, oder es kann der Schatten vollkommen verschwinden, wenn es sich um einen rein intrabronchialen Tumor handelt. Auch ein solches Ereignis kann dazu verleiten, ein Bronchuscarcinom auszuschließen; sehr bald aber wird man durch neuerliches Anwachsen des Schattens eines Besseren belehrt.

Andererseits kann es aber in dem pneumonischen Infiltrat auch zu Zerfall und Absceßbildung kommen. Solange keine Verbindung mit einem Bronchiallumen besteht, die Zerfallshöhle also keine Luft enthält, ändert sich das Röntgenbild nicht. Nach Durchbruch des Abscesses in einen Bronchus entsteht aber das im allgemeinen Teile beschriebene typische Bild der teilweise mit Luft, teilweise mit Flüssigkeit gefüllten Höhle. Gegenüber diesem Bilde können alle anderen Veränderungen im Thorax vollkommen zurücktreten. Solche Fälle sind namentlich von M. Cohn und Goldstein beschrieben.

Wir haben also gesehen, daß das Auftreten einer Pneumonie nur in ganz vereinzelten Fällen die Diagnose Bronchuscarcinom fördern kann, nämlich wenn ein rundes Carcinom als Kernschatten innerhalb eines pneumonischen Infiltrates erscheint und bei den Fällen mit sprunghafter Verdunkelung der einzelnen Lappen. Sonst wird das Bild des primären Tumors durch die Pneumonie, resp. den konsekutiven Absceß eher verschleiert. Hier kann mitunter die klinische Untersuchung weitere Klärung bringen. Wohl ist die Pneumonie, resp. ihre einzelnen Schübe gewöhnlich von Fieber und den übrigen Symptomen der Pneumonie begleitet. Daneben kann man aber auch einzelne Elemente finden, die für einen malignen Prozeß sprechen, wie Abmagerung und Bluthusten noch vor Beginn des Fiebers. Mitunter verläuft aber die Pneumonie und auch die Absceßbildung unter mäßiger oder gar ohne Temperatursteigerung; in solchen Fällen muß, namentlich wenn es sich um ältere Leute handelt, an ein stenosierendes Bronchuscarcinom gedacht werden.

Die Kombination einer Pneumonie mit den übrigen Symptomen der Bronchostenose muß wohl mit allergrößter Wahrscheinlichkeit an ein Bronchuscarcinom denken lassen. In seltenen Fällen können aber auch alle in dem früheren Kapitel aufgezählten benignen polypösen Bronchusgeschwülste den gleichen Symptomenkomplex aufweisen.

γ) Die regressiven Veränderungen im primären Lungencarcinom.

Wenn manche Autoren, wie z. B. Cohn, die Nekrose in den Lungenkrebsen selbst zu den seltenen Komplikationen rechnen, so kommt das wohl daher, daß sie sich röntgenologisch tatsächlich nur selten manifestiert. Anatomisch sind jedoch Zerfallsprozesse mit Höhlenbildung recht häufig zu beobachten, wie aus der Durchsicht der Obduktionsbefunde unserer eigenen Fälle, ferner aus den Publikationen von Carman, Müser, Krampf und anderen hervorgeht.

Die Ursache dafür, daß derartige Höhlen vom Röntgenbilde nur selten wiedergegeben werden, liegt nicht darin, daß die meist kleinen Erweichungsherde durch die umgebende massive Infiltration verdeckt werden, wie OTTEN meint; es sind vielmehr die im allgemeinen Teile besprochenen pathologisch-anatomischen Bedingungen für das Sichtbarwerden von Höhlen im Röntgenbilde, nämlich die Kontrastbildung gegenüber der dichten Umgebung durch eingetretene Luft bei den Lungencarcinomen nur selten erfüllt, da ja nur in den seltensten Fällen die Tumormasse selbst, mag sie nun destruktiv oder expansiv entstanden sein, mit einem wegsamen Bronchialbaum in Verbindung steht. Ist letzteres der Fall, enthält also die Höhle neben Detritusmassen oder Flüssigkeit auch Luft, dann präsentiert sie sich röntgenologisch ebenso, wie alle lufthaltigen Höhlen in der Lunge, nämlich als Aufhellung innerhalb eines dichten Schattens mit oder ohne horizontales Flüssigkeitsniveau; ihre Begrenzung ist unregelmäßig, unscharf, da dem Zerfallsherd im Carcinom ja die Kapsel fehlt, die andere Höhlen in der Lunge häufig von der Umgebung abschließt.

Fälle, bei denen Höhlenbildungen innerhalb des Lungencarcinoms röntgenologisch zu erkennen waren, sind von WEIL, KRAMPF, AMENVILLE, BIBERFLD, ferner von ROUSLACROIX und HUGUENIN, schließlich von REGNIER beschrieben, während bei den anderen in der Literatur niedergelegten Beobachtungen, wie denen von FRAENKEL, MÜSER, LAACHE, CARMAN, sowie auch bei unseren eigenen die beschriebenen röntgenologischen Merkmale fehlten. Das viel häufigere Substrat einer röntgenologisch sichtbaren Höhle bei einem sichergestellten Bronchuscarcinom ist der im früheren Kapitel beschriebene Absceß innerhalb einer komplizierenden Pneumonie. Die Unterscheidung, ob eine nachgewiesene Höhle dem Tumor selbst oder einer begleitenden Pneumonie angehört, ist röntgenologisch gewöhnlich nicht möglich. Es bestehen überhaupt keine prinzipiellen, diagnostisch verwertbaren Unterschiede zwischen Höhlenbildungen verschiedener Genese. Nur bei scharfer Begrenzung der Aufhellung ist aus den oben angeführten Gründen eine Carcinomhöhle unwahrscheinlich. Weiters spricht nach SCHMIDT die rasche Vergrößerung einer Höhle in der Lunge eher für Carcinom. Der Anschauung REGNIERs, daß der Befund normalen Lungengewebes in der Umgebung des Abscesses für Tumor spreche, kann nicht beigepflichtet werden, da auch ältere pneumonische Zerfallshöhlen, ja nicht selten auch tuberkulöse Kavernen in sonst vollkommen gesunder Lunge sitzen können.

Von Bedeutung kann die *Anamnese* sein. Ist keine Pneumonie vorausgegangen, so muß der Absceß den Verdacht auf Tumor erwecken (SCHMOLLER, BIBERFELD). Der *klinische Befund* gibt für diese Differentialdiagnose keinen Anhaltspunkt. Nach KRAMPF bietet die *Operation* eine Unterscheidungsmöglichkeit, indem die Wand innerhalb eines zerfallenden Carcinoms schmierig belegt und von morschem Gewebe gebildet ist, während der Absceß glattwandig erscheint; nach Ausräumung eventueller Sequester resultiert häufig der Zustand der sog. „Gitterlunge" als Folge der innerhalb des Abscesses erhalten gebliebenen Reste von Lungenparenchym, resp. Stützgewebe.

In dem Symptomenkomplex des Bronchuscarcinoms bedeutet der röntgenologische Nachweis von regressiven Veränderungen an sich im allgemeinen kein die Diagnose förderndes Moment, da ja die verschiedenartigsten Lungenprozesse mit Destruktion des Gewebes einhergehen können. Nur in jenen Fällen, bei denen sich auf Grund der vorliegenden Merkmale die Differentialdiagnose auf die Unterscheidung zwischen Bronchuscarcinom und einem benignen Tumor zuspitzt, sprechen die beschriebenen Zeichen von Gewebszerfall für den

Lungenkrebs, da ja regressive Veränderungen nicht zum anatomischen Bilde der gutartigen Geschwülste gehören und weil sie mangels Kommunikation des expansiv wachsenden Tumors mit dem Bronchialbaum röntgenologisch gar nicht in Erscheinung treten könnten.

δ) Die Metastasen des primären Lungencarcinoms.

I. Die Lungenmetastasen.

Die Lungenmetastasen des primären Lungencarcinoms unterscheiden sich nicht von denen anderer maligner Geschwülste. Wir werden die verschiedenartigen Röntgenbilder der metastatischen Lungentumoren später ausführlich beschreiben; hier sei nur auf dieses Kapitel verwiesen. Auch die Verteilung der metastatischen Knoten ist beim Lungencarcinom ebenso variabel, wie bei anderen malignen Tumoren. Nur in seltenen Fällen findet man sie um den primären Tumor angeordnet. Es ergibt sich dann im Röntgenbilde ein größerer Schatten, der von kleinen Flecken umgeben ist. Nach der Ansicht CARMANs ist ein solches Bild pathognomonisch für das Bronchuscarcinom.

In manchen Fällen findet sich neben dem Bronchuscarcinom nur ein isolierter metastatischer Herd in der Lunge. Ein solcher Fall war der folgende:

Fall 21. Albert W., 69 Jahre. (Zugewiesen von der 3. med. Abteilung, Hofrat Prof. SCHLESINGER.)

Aus der *Anamnese:* Seit 4 Wochen Schmerzen in beiden Hüftgelenken. Seit einiger Zeit Atembeschwerden.

Aus dem *klinischen Status:* Mäßige Dämpfung rechts basal. Klinisch Verdacht auf Bronchuscarcinom mit pleuralem Erguß.

Aus dem *Röntgenbefund:* Im rechten mittleren Lungenfeld, nahe der lateralen Thoraxwand, und zwar bei der frontalen Untersuchung oberhalb des Mittelspaltes lokalisierbar, ein etwa pflaumengroßer, fast kreisrunder, homogener, nicht ganz scharf begrenzter Schatten. Das untere Lungenfeld intensiv homogen verdunkelt. Die obere Grenze dieses Schattens schräg von innen nach außen aufsteigend (pleuraler Erguß). Bei frontaler Durchleuchtung außerdem ein dem Hauptspalt entsprechender, breiter Schattenstreifen, der sich nach vorne zu stark verbreitert und nach beiden Richtungen scharf begrenzt ist (interlobärer Erguß) (Abb. 51 u. 52).

Aus dem *Obduktionsbefund:* (Pathologisch-anatomisches Universitätsinstitut Prof. MARESCH, Obduzent Dr. ALTMANN.) Scirrhöses Carcinom des rechten Unterlappenbronchus mit chronisch-indurativer Pneumonie des Unterlappens und rechtsseitiger fibrinöser Pleuritis. An der Basis des rechten Oberlappens nahe der Lungenoberfläche ein etwa walnußgroßer, scharf begrenzter, gelblichbrauner Herd (Metastase).

Auf der anderen Seite gibt es Fälle mit reichlicher Aussaat von Metastasen über die ganze Lunge. So beschreibt DEHN einen Fall von Carcinom des Oberlappens mit multiplen, zarten, unregelmäßig und unscharf begrenzten, über beide Lungen zerstreuten Verdichtungsherden. Auch wir haben einen ähnlichen Fall beobachtet. (Krankengeschichte und Abbildung s. im Kapitel „Bronchographie".)

Abb. 53, von einem ambulatorisch im Röntgeninstitut der Wiener Arbeiterversicherungskasse untersuchten Patienten stammend, zeigt die für Lungenmetastasen typischen runden, scharf begrenzten Flecke in der rechten Lunge bei einem Carcinom des linken Oberlappens, das außerdem durch Bronchostenose eine Daueransaugung des Mediastinums und durch Drüsenmetastasen eine Deviation des Oesophagus erzeugt hatte (s. auch die Kapitel „regionäre Drüsenmetastasen" und „Bronchostenose").

Der röntgenologische Nachweis von Lungenmetastasen klärt ein an sich uncharakteristisches Bild einer der früher beschriebenen Grundformen im

Sinne eines Lungencarcinoms. Natürlich müssen die Metastasen zu diesem Zwecke eindeutig als solche erkannt sein. Der oben beschriebene Symptomenkomplex von CARMAN (großer Lungenherd, umgeben von einzelnen Flecken),

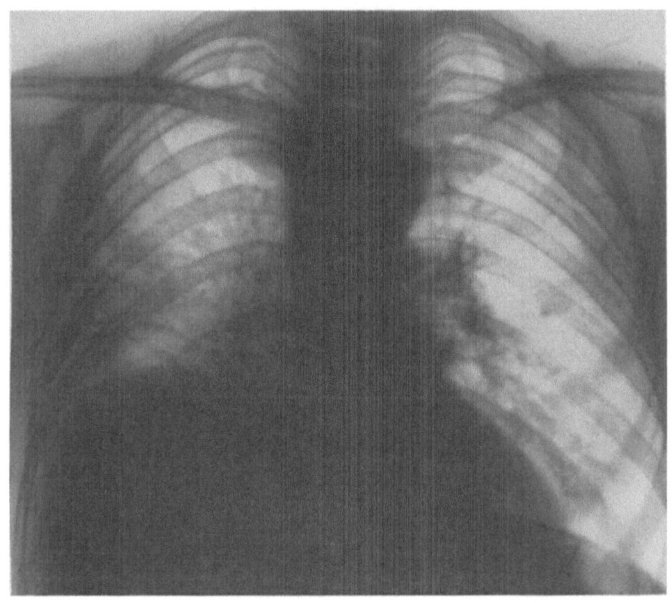

a

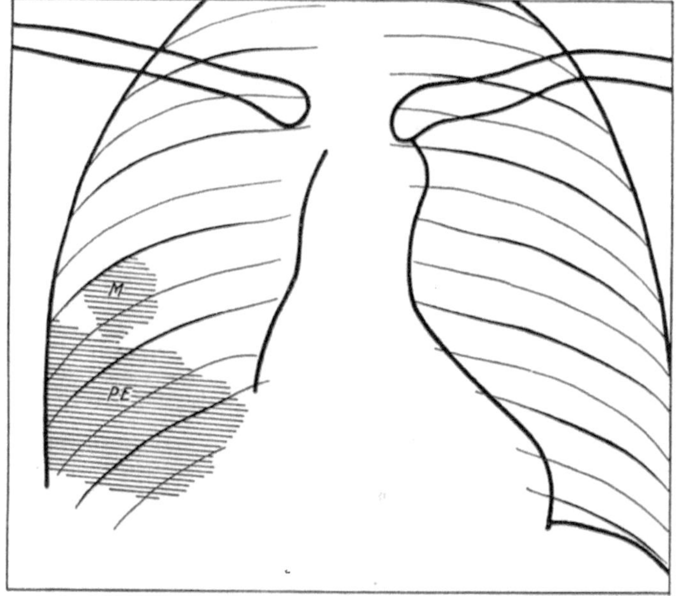

b

Abb. 51 a und b. Isolierte Lungenmetastase im Oberlappen bei einem Unterlappencarcinom, welches durch einen pleuralen Erguß verdeckt ist. Fall 21. M Metastase; PE Pleuraler Erguß.

kann in diesem Sinne keineswegs als pathognomonisch bezeichnet werden, da ähnliche Bilder auch bei manchen Formen der *Tuberkulose* und vor allem der

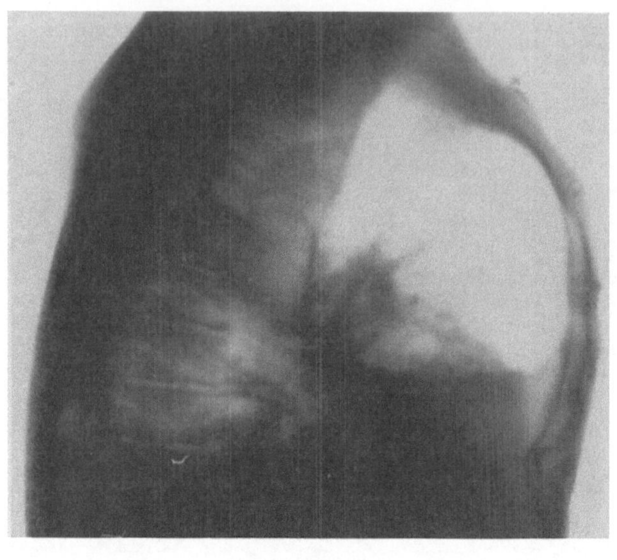

a

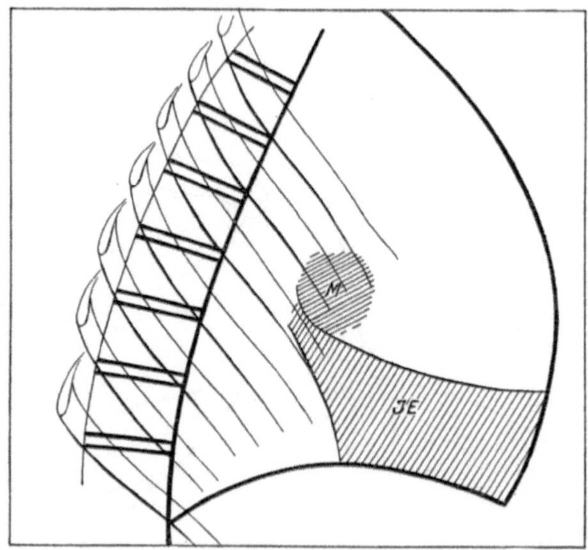

b

Abb. 52 a und b. Derselbe Fall. Sinistro-dextrale Aufnahme. Außer der Metastase ist auch ein interlobärer Erguß zu sehen. M Metastase; J E interlobärer Erguß zwischen Mittel- und Unterlappen.

konfluierenden lobulären Pneumonie vorkommen können. Es muß vielmehr zur Sicherstellung der Diagnose einer der später zu beschreibenden Typen vorliegen.

Hingegen ergibt die Kombination eines uncharakteristischen Lungenherdes und unklarer metastasenverdächtiger Flecken mit einem der früher beschriebenen Zeichen von Bronchostenose mit allergrößter Wahrscheinlichkeit die Diagnose Bronchuscarcinom, da keiner, der im Kapitel „Bronchostenose" angeführten

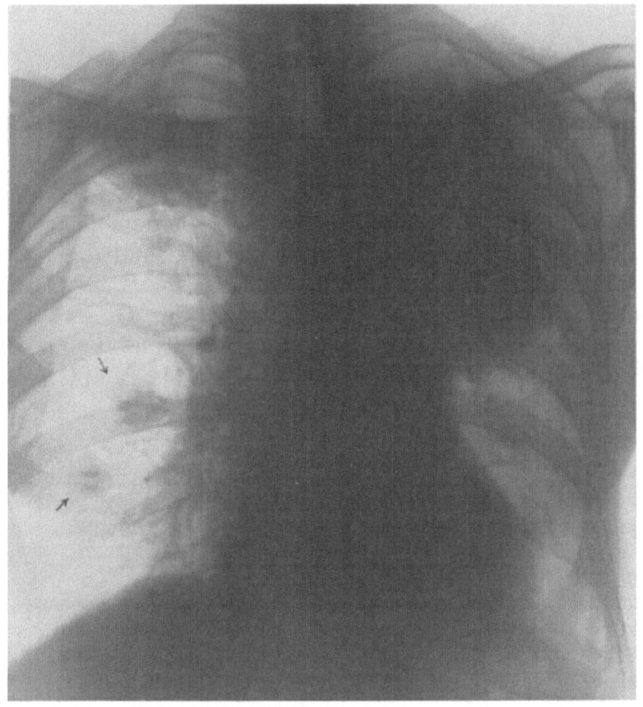

Abb. 53. Carcinom des linken Oberlappens mit Daueransaugung des Mediastinums und Eindellung des Oesophagus durch mediastinale Drüsenmetastasen. Metastasen in der rechten Lunge.

Prozesse, die differentialdiagnostisch gegenüber dem Bronchuscarcinom in Betracht kommen, von herdförmigen Infiltraten in der Lunge begleitet ist, es müßte denn das Zusammentreffen einer dieser Erkrankungen mit einer anderen, die zu solchen Infiltraten führt (Tuberkulose, lobuläre Pneumonie, Tumormetastasen anderen Ursprungs) vorliegen.

II. Die regionären Drüsenmetastasen.

Von diesen können Metastasen im Hilus, in den paratrachealen, tracheobronchialen, Bifurkations- und den übrigen mediastinalen Drüsen röntgenologisch auf verschiedene Weise erkannt werden. Durch die Metastasen selbst, sowie durch ihre Kombination mit dem primären Lungentumor entsteht eine Fülle der verschiedenartigsten, zum großen Teil charakteristischer Bilder. Man kann sie in 3 Gruppen einteilen (LENK), und zwar:

A. *solche, bei denen Lungeninfiltrat und Metastase differenziert zu sehen und als solche durch eine einfache Bildanalyse zu erkennen sind;*

B. *solche, bei welchen zunächst nur die Metastasen nachweisbar sind und als Mediastinaltumor imponieren; wir werden zu besprechen haben, wie es bei solchen Fällen doch gelingen kann, sie als Metastase zu erkennen;*

C. *solche, bei denen nur das Lungeninfiltrat zu sehen ist, während das Vorhandensein von Drüsenmetastasen indirekt aus gewissen Folgeerscheinungen derselben erschlossen werden kann.*

Gruppe A (Sichtbare Drüsenmetastasen).

Bei dieser Gruppe finden wir neben dem Bild einer der Grundformen des Bronchuscarcinoms, das durch eine der beschriebenen oder noch zu beschreibenden Komplikationen verändert sein kann, eine Schattenbildung, die für den Drüsentumor charakteristisch ist, nämlich einen homogenen, scharf und polycyklisch begrenzten, bei mediastinalen Drüsen außerdem dem Mittelschatten breitbasig aufsitzenden Schatten (s. allgemeiner Teil und das spätere Kapitel „Mediastinaltumoren"). Es ist aus der früher besprochenen Anatomie verständlich, daß namentlich in den frühen Stadien der Drüsentumor einseitig, nämlich auf der Seite des Primärtumors nachweisbar ist, während er in späteren Stadien auch doppelseitig sein kann. Bevor wir die sich auf diese Tatsachen aufbauenden differentialdiagnostischen Erwägungen anstellen, seien 2 charakteristische Fälle angeführt:

Fall 22. Franz M., 52 Jahre. (Zugewiesen von der Ambulanz der Ohren-, Nasen- und Kehlkopfklinik, Prof. NEUMANN.)

Aus der *Anamnese:* Beginn der jetzigen Erkrankung vor 2 Monaten mit Kältegefühl, Husten und Heiserkeit. Kein Blutspucken. Seit dieser Zeit 15 kg Gewichtsabnahme.

Laryngoskopischer Befund: Linksseitige Rekurrensparese.

Aus dem *Röntgenbefund:* Das rechte obere Lungenfeld ziemlich intensiv, ungleichmäßig verdunkelt; der Schatten nimmt gegen die Lappenbasis an Dichte und Homogenität zu. Seine untere Grenze ist scharf und entspricht, wie die seitliche Aufnahme ergibt, dem Ober-Unterlappenspalt; die vordere obere Grenze erscheint bei dieser Durchleuchtung unscharf. (Bild eines Lappenrandinfiltrates.) Dieser Schatten wird teilweise durch eine, dem Mittelschatten breitbasig aufsitzende Verdunkelung überlagert, die lateral ganz scharf bogenförmig begrenzt ist. Herz und Aorta nach links verlagert. Links ein kleiner, substernaler Strumaknoten, der die Trachea etwas nach rechts verdrängt. Übriger Thoraxbefund normal (Abb. 54).

Kein Obduktionsbefund.

Fall 23. Franz K., 56 Jahre. (Zugewiesen von der 1. med. Abteilung, Hofrat Prof. PAL.)

Aus der *Anamnese:* Seit 6 Jahren Asthma. Seit einem Jahre verstärkte Atemnot.

Aus dem *klinischen Befund:* Im Bereiche des Sternums intensive Dämpfung, die rechts 3 Querfinger, links 2 Querfinger über das Sternum hinausreicht. Klinische Vermutungsdiagnose: Mediastinaltumor.

Aus dem *Röntgenbefund:* Das rechte obere Lungenfeld, namentlich an der Oberlappenbasis ungleichmäßig, ziemlich intensiv verdunkelt. Wegen äußerst hochgradiger Dyspnoe und großer Schwäche des Patienten ist eine Durchleuchtung in verschiedenen Richtungen nicht möglich. Es läßt sich daher nicht sicher feststellen, ob der Schatten scharfe Lappengrenze hat. Im medialen Anteil erscheint das rechte obere und mittlere Lungenfeld intensiv homogen verdunkelt. Die Verdunkelung ist lateralwärts scharf begrenzt. Auf der linken Seite sind derartige Veränderungen nicht zu sehen. Die Trachea im Bereiche der Bifurkation nach links verdrängt und eingeengt. Der Oesophagus in seinem unteren Drittel bogig nach links verlagert (Abb. 55).

Röntgendiagnose: Carcinom im rechten Oberlappen mit Drüsenmetastasen im Mediastinum.

Aus dem *Obduktionsbefund:* (Pathologisch-anatomisches Universitätsinstitut, Professor MARESCH, Obduzent Dr. CHIARI.) Das hilusnahe Lungenparenchym des rechten Oberlappens von einem unregelmäßig gegen die Umgebung abgegrenzten grauweißen Aftergewebe durchsetzt, das nahe der Abgangsstelle des Stammbronchus für den rechten Oberlappen die Schleimhaut desselben zerstört hat und dessen Lumen stenosiert. Das Tumorgewebe

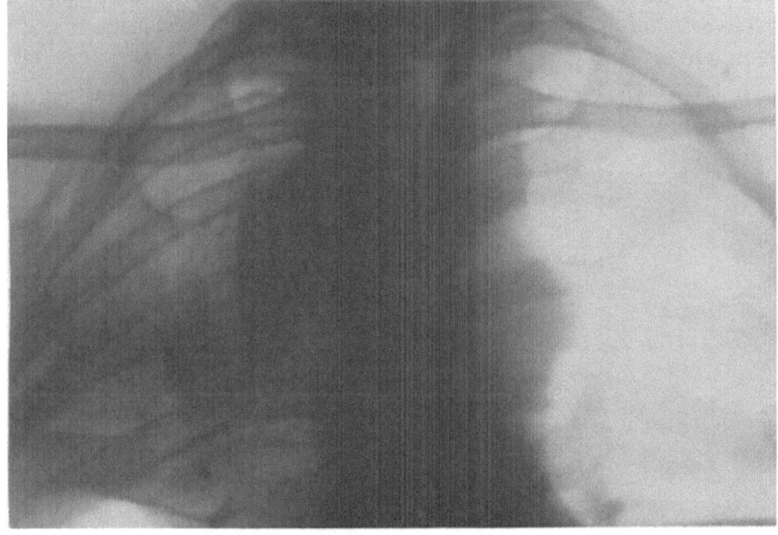

a

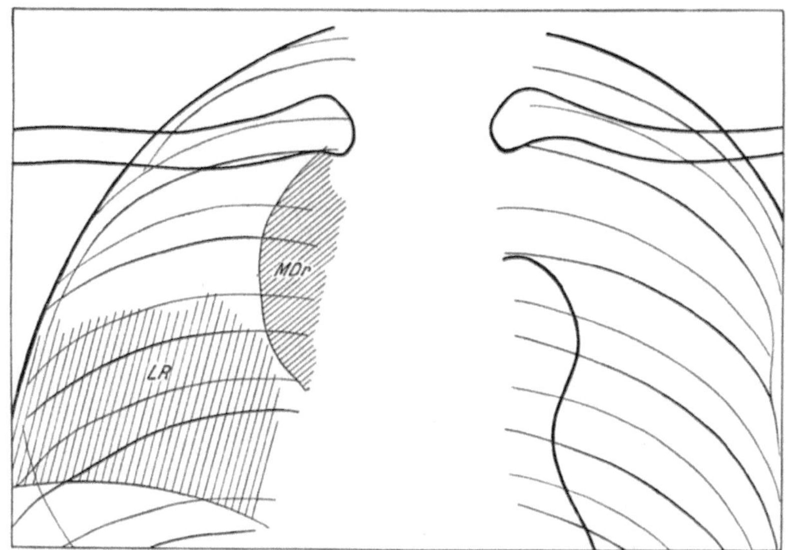

b

Abb. 54 a und b. Rechtsseitiges Oberlappencarcinom mit gleichseitigem metastatischem Drüsenpaket im Mediastinum. Fall 22. LR Lappenrandinfiltrat (an sich uncharakteristisch); MDr mediastinales Drüsenpaket (welches die Diagnose sichert).

wächst längs der Bronchialäste nach der Peripherie zu. Die tracheo-bronchialen Lymphdrüsen der rechten Seite stark vergrößert, von einem grauweißlichen Aftergewebe durchsetzt, die der linken Seite ebenfalls vergrößert, aber weniger stark und makroskopisch frei von Tumorgewebe. Oesophagus nahe der Bifurkation nach der linken Seite verdrängt und durch die vergrößerten Lymphdrüsen eingeengt.

Die *histologische Untersuchung* des Lungentumors ergab das Bild eines kleinzelligen Bronchuscarcinoms.

Der *rein einseitige Sitz* eines mediastinalen Drüsentumors ist, mag das Bild der Lungenveränderungen auch ganz uncharakteristisch sein, mit allergrößter Wahrscheinlichkeit für die Diagnose eines Bronchuscarcinoms mit Drüsenmetastasen zu verwerten (LENK). Die häufigsten Drüsentumoren des Mediastinums, nämlich die primären Geschwülste (Lymphosarkome, Granulome)

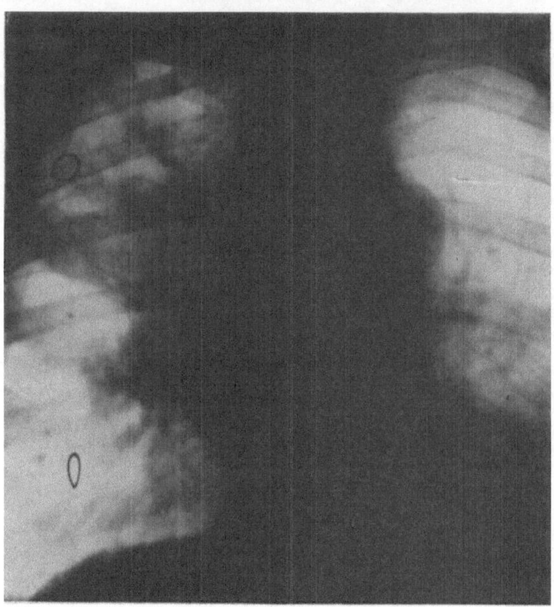

Abb. 55. Carcinom des rechten Oberlappens mit rechtsseitigen mediastinalen Drüsenmetastasen. Fall 23.

ergreifen als Systemerkrankung die Drüsen der beiden Seiten ziemlich gleichzeitig, wir finden also in der Regel eine charakteristische Verbreiterung des Mittelschattens nach beiden Richtungen. Welche Bedeutung die Beachtung dieses Umstandes für die Diagnose hat, beweist der zweite der eben beschriebenen Fälle: der klinische Befund spricht für einen Mediastinaltumor, aus dem Röntgenbefunde wurde trotz uncharakteristischer Veränderungen in der Lunge aus dem einseitigen Sitz des Drüsentumors ein Bronchuscarcinom erschlossen; die Obduktion ergab Knoten in der Lunge und im Mediastinum; auf Grund des makroskopischen Befundes, namentlich der geringen Konsistenz der Tumoren, neigte der Obduzent mehr zur Diagnose Lymphogranulom; erst der histologische Befund bestätigte die Röntgendiagnose.

Ergibt die Röntgenuntersuchung neben einem Prozeß in der Lunge das Bild eines *beiderseitigen* mediastinalen Drüsentumors, dann taucht die Frage auf, ob ein primärer Lungenprozeß mit Metastasen im Mediastinum oder eine *primäre Erkrankung der mediastinalen Drüsen* mit gleichzeitigen Herden in der Lunge vorliegt. In solchen Fällen spielt das Aussehen des Lungenbildes eine große Rolle.

Finden wir, wie in dem ersten der eben beschriebenen Fälle, in der Lunge das Bild eines Lappen- oder Lappenrandprozesses, dann kommt ein Bronchuscarcinom mit allergrößter Wahrscheinlichkeit in Frage, denn ein primärer Drüsentumor des Mediastinums setzt kaum jemals derartige Veränderungen in der Lunge (s. darüber Kapitel „Lymphogranulom der Lunge"). Liegt aber neben dem mediastinalen Drüsentumor das Bild eines Hiluscarcinoms vor, dann ist die Entscheidung nicht mehr zu fällen, denn, wie wir früher erörtert haben, läßt sich ein Hilusdrüsentumor, der durch die Kapsel in die Lunge durchgebrochen ist, röntgenologisch vom Hiluscarcinom nicht unterscheiden, sodaß der Symptomenkomplex: Hilusschatten von dem besprochenen Typus und mediastinaler Schatten vom Typus der Systemerkrankung beiden diesen Krankheitsgruppen zukommt. Die Lungenherde bei einem primären Mediastinaltumor können aber auch in Form einzelner großer Knoten auftreten, die den primären intralobären Carcinomknoten gleichen, sie können in seltenen Fällen auch das Bild der Lymphangitis carcinomatosa imitieren. Auch hier erlaubt der sich so ergebende Symptomenkomplex nicht die Differenzierung zwischen Lungencarcinom und mediastinalem Drüsentumor. Selbst wenn sich zu diesem Syndrom die Zeichen einer der früher beschriebenen Komplikationen, wie Bronchostenose, Pneumonie, Zerfall hinzugesellen, ergibt das noch keinen eindeutigen Befund, denn alle diese Folgeerscheinungen können — wenn auch viel seltener als die Bronchuscarcinome — auch primäre Drüsentumoren aufweisen (s. früher). In solchen Fällen, bei denen auch die subtilste Bildanalyse nicht mehr weiterhilft, führt gewöhnlich die Anwendung von Hilfsmethoden, vor allem der Probebestrahlung, eventuell der Bronchographie zum Ziele (s. später).

Gruppe B (Mediastinaler Typus).

Die Fälle dieser Gruppe unterscheiden sich von denen der eben besprochenen dadurch, daß bei ihnen von Lungenveränderungen röntgenologisch und meist auch klinisch überhaupt nichts nachweisbar ist. Sie liefern also das Bild unkomplizierter Mediastinaltumoren. Es sind das jene Fälle, denen in erster Linie die Bezeichnung „mediastinaler Typus des Bronchuscarcinoms" zukommt. Im Röntgenbilde finden wir ausschließlich die früher skizzierten Merkmale des mediastinalen Drüsentumors, und zwar wiederum im Anfangsstadium häufig einseitig, später auch doppelseitig.

Folgender Fall wies die Röntgensymptome des einseitigen Mediastinaltumors auf:

Fall 24. Josef G., 38 Jahre. (Zugewiesen von der 3. med. Abteilung, Hofrat Prof. Schlesinger.)

Aus der *Anamnese:* Seit vielen Jahren Beschwerden, die auf Cholelithiasis deuten, wegen deren er auch ins Spital aufgenommen wurde. Keine subjektiven Symptome von Seiten des Thorax.

Aus dem *klinischen Status:* Kleine, derbe, verschiebliche Drüse rechts supraclavicular; leichte Erweiterung der Venen am Halse, geringe Dämpfung über dem rechten oberen Sternalende.

Aus dem *Röntgenbefunde:* Das obere und mittlere Mediastinum stark nach rechts verbreitert und hier scharf, wellig konturiert. Die größte Schattenbreite beträgt orthodiagraphisch gemessen 11 cm. Sowohl der Retrosternal- als auch der Retrocardialraum in dieser Höhe verdunkelt. Trachea im oberen Brustteil nach links verlagert, auch die Aorta nach links verdrängt (Abb. 56).

Auf Grund der Einseitigkeit des mediastinalen Drüsentumors wurde die Wahrscheinlichkeitsdiagnose: Metastase bei rechtsseitigem, kleinem, an sich nicht sichtbarem Bronchuscarcinom gestellt. Über den eigenartigen weiteren Verlauf des Falles werden wir in einem späteren Kapitel berichten.

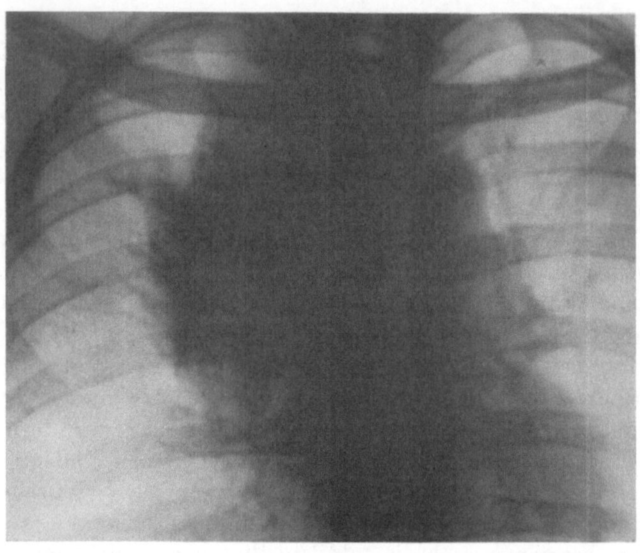

a

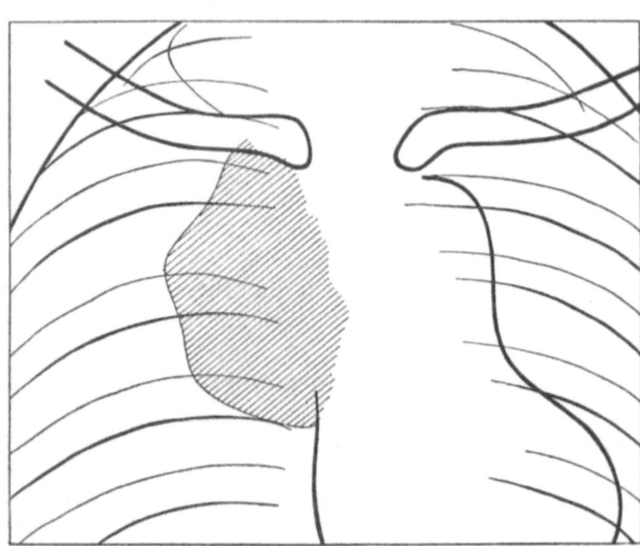

b

Abb. 56a und b. Einseitiger metastatischer Drüsentumor im oberen Mediastinum bei kleinem, nicht sichtbarem Bronchuscarcinom. Fall 24.

Aus dem *Obduktionsbefund:* (Pathologisch-anatomisches Universitätsinstitut Prof. Maresch, Obduzent Dr. Hamperl.) Im rechten Hauptbronchus an seiner Teilungsstelle in die einzelnen Lappenbronchien wölbt sich ein derbes, oberflächlich zerfallenes, weißliches Aftergewebe vor, das die Lichtung des Bronchus fast ringförmig verengt. *Gut faustgroßes, oberhalb der Bifurkation an der rechten Trachealseite gelegenes Lymphdrüsenpaket, das die Trachea bogenförmig nach links ausbuchtet.*

Ein Fall, der sich röntgenologisch unter dem Bilde eines fast das ganze Mediastinum einnehmenden Drüsentumors präsentierte, also zunächst von einem typischen autochthonen Mediastinaltumor überhaupt nicht zu unterscheiden war und außerdem ein großes Hilusdrüsenpaket aufwies, war der folgende:

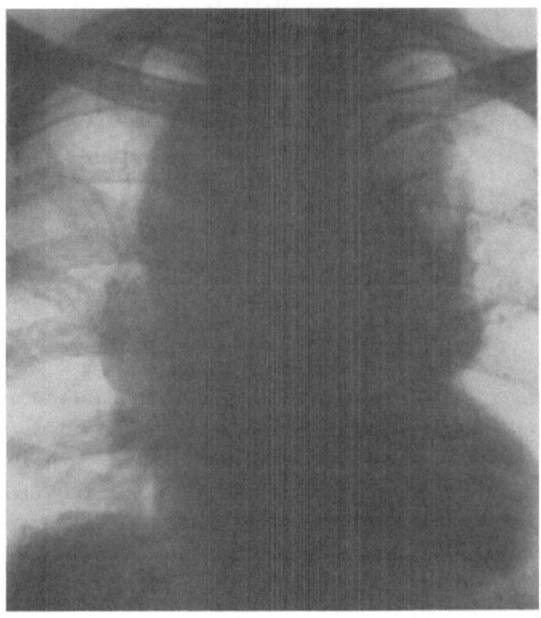

Abb. 57. Doppelseitiger metastatischer Drüsentumor im Mediastinum und rechtsseitiges Hilusdrüsenpaket bei einem nicht sichtbaren Bronchuscarcinom. Fall 25.

Fall 25. Viktor G., 57 Jahre. (Zugewiesen von der 1. med. Abteilung, Hofrat Prof. Pal unter dem Verdachte auf ein Aneurysma der Aorta.)

Aus der *Anamnese:* Seit einigen Monaten Schmerzen auf der Brust und Abmagerung. Keine Atemnot.

Aus dem *Röntgenbefund:* Das obere und mittlere Mediastinum nach beiden Richtungen stark verbreitert; die maximale Breite beträgt orthodiagraphisch gemessen $11^1/_2$ cm. Die Kontur dieses Schattens ist beiderseits scharf und besteht aus mehreren einander überschneidenden Bogen. Der Schatten gehört, wie die Durchleuchtung in verschiedenen Richtungen zeigt, dem vorderen Mediastinum an. Die Aorta läßt sich in allen ihren Teilen innerhalb des Schattens gut differenzieren. In der Hilusgegend rechts, von dem beschriebenen Schatten bei Drehung gut abtrennbar und deutlich weiter hinten gelegen, eine vom Mittelschatten ablösbare, scharf begrenzte, bogig konturierte Verdichtung von Hühnereigröße (Hilusdrüsenpaket). (Abb. 57.)

Auf Grund des Effektes einer intensiven Bestrahlung (s. ein späteres Kapitel), wurde die Wahrscheinlichkeitsdiagnose: metastatisches Drüsencarcinom, und zwar (mit Rücksicht auf das rechtsseitige Hilusdrüsenpaket) am ehesten von einem kleinen rechtsseitigen Lungentumor, gemacht.

Die Probeexcision und histologische Untersuchung einer inzwischen aufgetretenen supraclavicularen Drüse ergab ein Carcinom (Assistent Dr. Hamperl).

Der Patient ist kurz darauf zu Hause gestorben. Kein Obduktionsbefund.

Bei dieser Gruppe läßt sich aus den im früheren Abschnitt angeführten Gründen selbst bei Fehlen von Zeichen einer Lungenerkrankung mit größter Wahrscheinlichkeit ein primärer Lungenkrebs annehmen, wenn ein einseitiger größerer mediastinaler Drüsentumor nachweisbar ist. In den Fällen aber, bei denen der Mittelschatten nach beiden Richtungen verbreitert ist, ergibt sich aus der Analyse des Röntgenbildes zunächst überhaupt keine Möglichkeit einer Unterscheidung zwischen primärem Mediastinaltumor und einem Bronchuscarcinom; ja mit Rücksicht auf die relative Häufigkeit der autochthonen mediastinalen Drüsentumoren und die Seltenheit von Bronchuscarcinomen ohne sichtbare Lungenveränderungen und mit ausgedehnten beiderseitigen mediastinalen Drüsenmetastasen hat man in solchen Fällen in erster Linie an den typischen Mediastinaltumor zu denken. Auch hier liefern die Hilfsmethoden (Probebestrahlung und Bronchographie) weitere Anhaltspunkte zur Sicherung der Diagnose.

Gruppe C (Unsichtbare Drüsenmetastasen).

Aus unseren allgemeinen Besprechungen geht hervor, daß ein mediastinales Drüsenpaket erst dann sichtbar werden kann, wenn es die mediastinale Pleura in das Lungenfeld vordrängt. Eine zweite Voraussetzung für die Sichtbarkeit solcher Drüsen ist der normale oder nur wenig herabgesetzte Luftgehalt der benachbarten Lunge. In zahlreichen Fällen von Bronchuscarcinom mit mediastinalen Drüsenmetastasen ist aber eine oder beide dieser Bedingungen nicht erfüllt. Es darf uns daher nicht wundernehmen, daß die Drüsenmetastasen beim Lungenkrebs trotz ihrer Häufigkeit (wie wir ausgeführt haben, fehlen sie fast niemals) nur verhältnismäßig selten röntgenologisch direkt sichtbar sind. In solchen Fällen gelingt es aber nicht selten, ihr Vorhandensein aus dem Nachweis einer typischen Beeinflussung einzelner Nachbarorgane in Bezug auf ihre Lage oder Funktion zu erschließen.

Aus dem besprochenen Sitze der mediastinalen Drüsen ist es verständlich, daß es sehr häufig zu circumscripten Eindellungen, Verlagerungen oder Einengungen der *Trachea* und des *Oesophagus* oder beider Hohlorgane kommt. Derartige Fälle sind von ATKINSON, FLEISCHNER, LENK beschrieben.

Eine ziemlich beträchtliche Verlagerung der Trachea und des Oesophagus durch mediastinale Drüsen zeigt Abb. 13 (Krankengeschichte s. Fall 1 u. 16, S. 54); auch auf Abb. 53 (S. 111) sahen wir eine starke, durch Drüsenmetastasen erzeugte Deviation des Oesophagus.

Daß sehr große Drüsenpakete unsichtbar sein und sich nur durch die Verlagerung eines Nachbarorgans bemerkbar machen können, beweist folgender Fall:

Fall 26 = Fall 24 (S. 115). Bei der ersten Untersuchung dieses Falles war ein mächtiges rechtsseitiges mediastinales Drüsenpaket nachweisbar (Abb. 56). Einige Zeit später kam es nach vorausgegangener Röntgenbestrahlung (s. später) zu einer pneumonischen Infiltration des rechten Oberlappens. Das Bild war nun vollkommen verändert: homogene Verschattung des rechten oberen Lungenfeldes; von dem Drüsentumor nichts zu sehen, hingegen weist die Trachea im oberen Brustteil eine bogige Verlagerung nach links auf (Abb. 58). Kurz darauf Exitus.

Aus dem *Obduktionsbefund* (s. S. 116) geht hervor, daß das Drüsenpaket tatsächlich nicht geschwunden war.

Derartige Verlagerungen und Eindellungen der Trachea und des Oesophagus werden durch einseitige Drüsenvergrößerung erzeugt; kommt es im weiteren

Verlaufe auch zu Metastasierung auf der anderen Seite, dann kann dies eine beiderseitige Eindellung des betreffenden Hohlorganes zur Folge haben. Eine solche Veränderung des Oesophagus sehen wir auf Abb. 59. Es handelt sich um das Lappencarcinom *Fall 6* (s. S. 63).

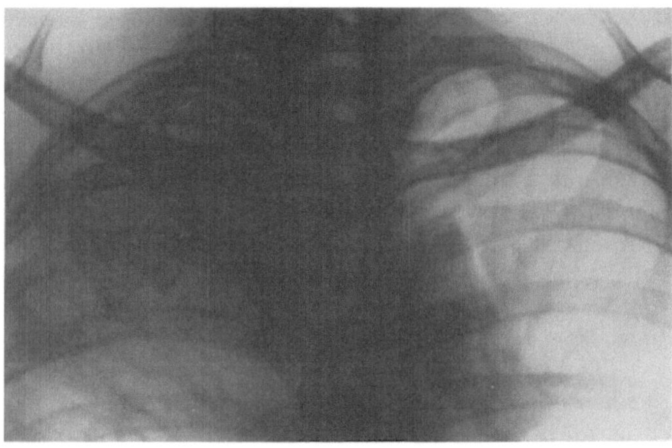

Abb. 58. Verlagerung der Trachea durch nicht sichtbare mediastinale Drüsen bei Carcinom des rechten Oberlappens. Fall 26.

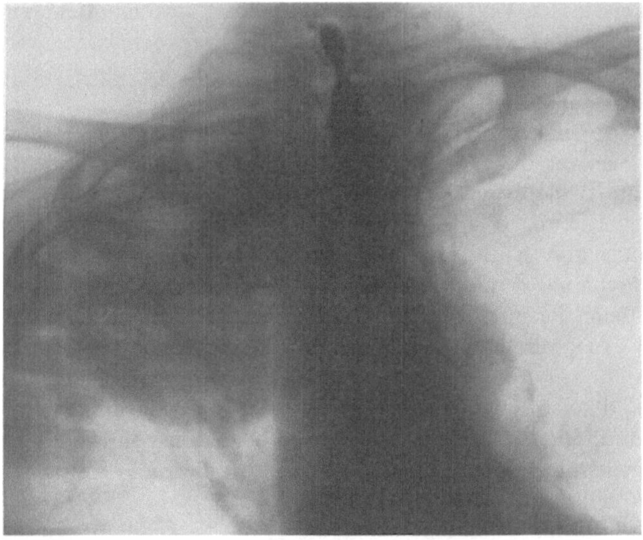

Abb. 59. Beiderseitige Eindellung des Oesophagus durch Drüsenmetastasen bei Carcinom des rechten Oberlappens. Fall 6 (s. S. 63).

Die beschriebenen Lageveränderungen von Trachea und Oesophagus sind für die Diagnose des Bronchuscarcinoms von größter Wichtigkeit; im Verein mit einem der beschriebenen Lungenbilder ergeben sie einen Symptomenkomplex, der mit allergrößter Wahrscheinlichkeit für Bronchuscarcinom spricht. Allerdings ist Form und Ausdehnung der Verlagerung von großer Bedeutung.

Es kann nämlich jeder expansive Prozeß der Lunge selbst ohne gleichzeitige
Veränderungen im Mediastinum, also benigne Tumoren, Cysten, auch ein
expansiv wachsendes Lungencarcinom, schließlich aber auch Ergüsse und große
Tumoren der Pleura eine Verlagerung von Trachea und Oesophagus herbeiführen;
dasselbe sieht man auch sehr häufig bei Aneurysmen der Aorta, die, wie wir
früher ausgeführt haben, das Bild mancher Lungencarcinome imitieren können;
die Ausdehnung und Konfiguration der Luft- und Speiseröhreneindellung
entspricht aber in allen diesen Fällen der mediastinumnahen Begrenzung des
Prozesses: dieser liegt in dem von der Luft- oder Speiseröhre gebildeten Bogen,
wie in einem Becher. Im Sinne von Drüsenmetastasen sind solche Verlagerungen
und Eindellungen nur dann verwertbar, wenn sie sich in Ausdehnung und Form
unabhängig von der des Lungenprozesses zeigen.

Es ist natürlich notwendig, andere Ursachen einer solchen circumscripten
Verlagerung der genannten Organe auszuschließen. Daß eine tumorähnliche
Tuberkulose der Lunge von tuberkulösen Drüsen im Mediastinum mit Eindellung
des Oesophagus oder der Trachea begleitet ist, kann sicherlich vorkommen,
gehört aber zweifellos zu den größten Seltenheiten. Immerhin muß man an diese
Möglichkeit denken und in solchen Fällen nach anderen Merkmalen der Tuberkulose suchen (s. auch Kapitel „Probebestrahlung"). Die im früheren Kapitel
erörterte Möglichkeit einer Verwechslung von primärem Mediastinaltumor mit
gleichzeitigem Lungenherd und einem Bronchuscarcinom mit Metastasen im
Mediastinum kommt in diesem Zusammenhange kaum in Frage, da ja diese
Fälle die mediastinalen Veränderungen meist direkt erkennen lassen, also nicht
in diese Gruppe gehören; weiters aber führen die autochthonen mediastinalen
Drüsentumoren nur sehr selten zu Verlagerungen des Oesophagus und der
Trachea (s. Kapitel „Mediastinaltumoren").

Es muß aber auch die Möglichkeit bedacht werden, daß der fragliche Lungenprozeß von einer mit ihm gar nicht in Zusammenhang stehenden Erkrankung
im Mediastinum begleitet ist, die die Ursache der festgestellten circumscripten
Verdrängung von Luft- oder Speiseröhre ist. Eine besonders häufige Ursache
der Verlagerung und Einengung der Trachea ist die *substernale Struma,* die
auch oft neben einer tumorverdächtigen Lungenerkrankung vorhanden sein
kann; sie läßt sich leicht durch ihre Konfiguration, namentlich aber durch ihre
Schluck- und Hustenhebung erkennen. Auch die in die mediastinale Pleura
hineinreichenden *interlobären Ergüsse* können Oesophagus oder Trachea ein-
dellen. Sie sind leicht an den früher beschriebenen Merkmalen zu erkennen.
Da sie alle entzündlichen Prozesse der Lunge begleiten können, die differentialdiagnostisch gegenüber dem Bronchialcarcinom in Betracht kommen, ist gerade
diese Irrtumsquelle von großer Bedeutung.

Schließlich muß man, soll eine Verlagerung des Oesophagus oder der Trachea
im Sinne von mediastinalen Drüsen verwertbar sein, die Möglichkeit ausschließen,
daß es sich nicht um eine Verdrängung, sondern um eine Verziehung durch
einen schrumpfenden Prozeß handelt. Im allgemeinen wird man wohl berechtigt
sein, eine Verdrängung dann anzunehmen, wenn eine Verlagerung nach der
der tumorverdächtigen Lungenerkrankung entgegengesetzten Seite stattfindet;
immerhin kann es vorkommen, daß auf der anderen Seite ein schrumpfender
Prozeß vorliegt, der Trachea oder Oesophagus verzieht. In solchen Fällen kann
das im allgemeinen Teile beschriebene Merkmal: Dilatation bei Verziehung,

Einengung bei Verdrängung Aufklärung bringen. In folgendem Falle spielt die Beachtung desselben eine entscheidende Rolle:

Fall 27. Josef P., 58 Jahre. (Zugewiesen von der 2. med. Klinik, Hofrat Prof. ORTNER, zur Röntgenbestrahlung mit der Diagnose: Alte Apicitis, Tumor mediastini.)

Aus der *Anamnese:* Im 25. Lebensjahre Lungen- und Rippenfellentzündung. Im 34. Lebensjahre und später wiederholt Blutspucken. Seit 5 Wochen Anschwellung des Gesichtes und Halses.

Aus dem *klinischen Status:* Ödem und Venektasien im Bereiche der oberen Körperhälfte. Kleine Drüsen in der rechten Axilla und der linken Supraclaviculargrube.

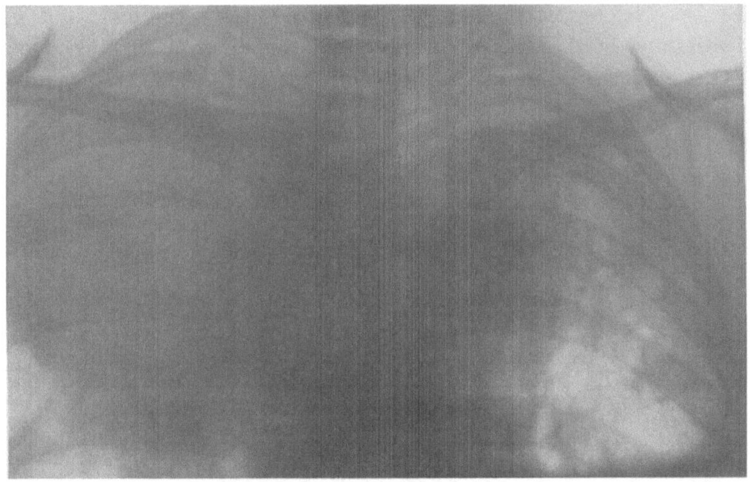

Abb. 60. Rechts Oberlappencarcinom, links schrumpfende Tuberkulose mit Verziehung und spindelförmiger Erweiterung der Trachea. Fall 27.

Aus dem *Röntgenbefunde:* Homogene Verdunkelung des rechten oberen Lungenfeldes, mit ziemlich scharfer unterer Grenze; diese ist bogenförmig, nach unten konvex (vorgeschobene Lappengrenze). Im linken oberen Lungenfelde eine aus netzförmig angeordneten Streifen zusammengesetzte Verdichtung. Das rechte Zwerchfell abnorm hochstehend, es zeigt bei gewöhnlicher Atmung und beim MÜLLERschen Versuch paradoxe Bewegung (Phrenicusparese). Die Trachea nach links verlagert, deutlich spindelförmig erweitert, indem ihre linke Wand stärker links konvex verläuft als die rechte (Abb. 60).

In diesem Falle mußte der rechtsseitige Oberlappenprozeß mit Rücksicht auf die Vorschiebung der Lappengrenze und wegen der gleichzeitigen rechtsseitigen Phrenicuslähmung (s. später) als Lappencarcinom gedeutet werden; es wäre naheliegend gewesen, als Ursache der Linksverlagerung der Trachea ein rechtsseitiges mediastinales Drüsenpaket anzunehmen; die gleichzeitige Dilatation sprach jedoch für Verziehung von links her; es wurde daher als Substrat der Streifenzeichnung im linken Oberlappen nicht eine Lymphangitis carcinomatosa, an die man in erster Linie hätte denken müssen, sondern eine schrumpfende fibröse Tuberkulose angenommen. Die Obduktion bestätigte die Diagnose.

Aus dem *Obduktionsbefund:* Carcinom des rechten Oberlappens, ausgedehnte geheilte Tuberkulose des linken Oberlappens.

Durch Metastasen in den *Bifurkationsdrüsen* kann es zu einer Spreizung der Hauptbronchien und zu einer Abrundung des Bifurkationswinkels kommen. Fälle, bei denen solche Veränderungen im Röntgenbilde direkt gesehen wurden, sind wohl bisher nicht beschrieben, doch müßte sie darauf gerichtete Aufmerksamkeit zutage fördern können. Einen Fall, bei dem wir eine solche Diagnose nach Kontrastfüllung der Bronchien stellen konnten, werden wir später beschreiben.

Die Drüsenmetastasen können einzelne oder einen großen Teil der mediastinalen Organe *einmauern* und sie so unverschieblich machen. Es kann dadurch zu einer Modifikation der funktionellen Symptome einer gleichzeitigen, durch den primären Tumor erzeugten Bronchostenose kommen (s. Kapitel Bronchostenose). Auf Seite 95 haben wir einen Fall beschrieben (*Fall 17*), bei dem eine isolierte Ansaugung der oberen schwachen Stelle des Mediastinums mit einer Bronchostenose bei gleichzeitiger Fixation des übrigen Mediastinums durch Drüsenmetastasen erklärt wurde; die Obduktion ergab die Richtigkeit dieser Annahme. Der gleiche Mechanismus (Bronchostenose kombiniert mit Fixation des Mediastinums durch Drüsenmetastasen) kann einen abnormen Hochstand des Zwerchfelles ohne Lähmung desselben erzeugen (s. früher).

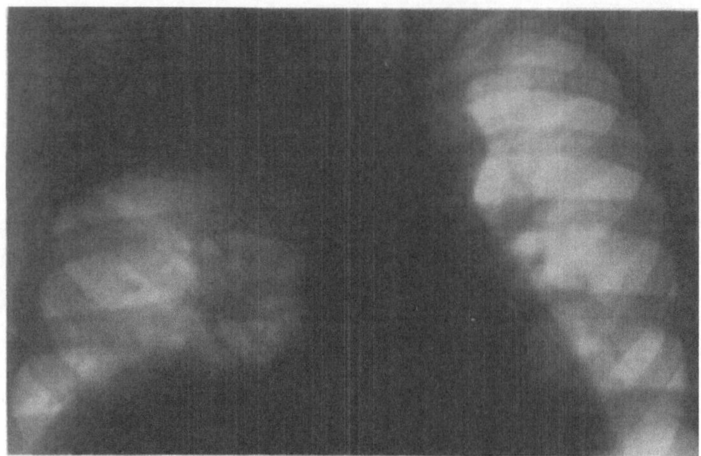

Abb. 61. Zwerchfellähmung bei Carcinom des rechten Oberlappens.

Ein weiteres indirektes Zeichen für das Vorliegen von Drüsenmetastasen im Mediastinum ist die *Lähmung des Nervus phrenicus*. Die früher besprochenen anatomischen Verhältnisse erklären es, daß sie beim rechtsseitigen Bronchuscarcinom häufiger zur Beobachtung kommt als beim linksseitigen. Die Symptome der Zwerchfellähmung sind: Hochstand des Zwerchfells bei eingeschränkter, fehlender oder paradoxer respiratorischer Bewegung, sowie Emporrücken der gelähmten Zwerchfellhälfte beim MÜLLERschen Versuch (Näheres darüber siehe in den bekannten Lehrbüchern der Röntgendiagnostik der inneren Erkrankungen). Die gleichen Merkmale können, wie wir ausgeführt haben, einer Bronchostenose bei gleichzeitiger Fixation des Mediastinums zukommen. Eine sichere Unterscheidung dieser beiden Zustände ist daher röntgenologisch nicht möglich. Höhere Grade des Zwerchfellhochstandes und der abnormen Bewegungserscheinungen sprechen aber mit größter Wahrscheinlichkeit für die Zwerchfellähmung, die außerdem bei weitem häufiger vorkommt als die Ansaugung des Zwerchfells infolge Bronchostenose.

Abb. 61 zeigt einen Fall von kompletter Phrenicusparalyse bei einem Carcinom des rechten Oberlappens.

Die Phrenicuslähmung gehört zu den häufigsten Folgeerscheinungen des Bronchuscarcinoms. Wir selbst haben sie in mehr als $10^0/_0$ unserer Fälle beobachtet. Nach LOEWY-LENZ ist sie nicht selten das erste klinisch feststellbare Merkmal des Lungenkrebses. Zweifellos sind auch mediastinale Metastasen des Bronchuscarcinoms die weitaus häufigste Ursache der Zwerchfellähmung. Ein eindeutiges Zeichen des Lungenkrebses stellt sie allerdings nicht dar. In seltenen Fällen hat sie traumatische oder toxische Genese (Blei, Alkohol oder Diphtherietoxin); die primären Drüsentumoren des Mediastinums führen unserer Erfahrung nach nur äußerst selten zu Lähmungen des Zwerchfells; schließlich wurden sie, namentlich von ARNSTEIN im Gefolge von tuberkulösen Drüsen mit konsekutiven mediastinalen Schwielen beschrieben. Wir selbst haben unter vielen Tausenden von Tuberkulosen nur in zwei Fällen Phrenicusparesen beobachten können.

Es geht daraus hervor, daß die Zwerchfellähmung allein, ohne Zeichen einer Lungenveränderung den dringenden Verdacht auf ein Lungencarcinom erwecken muß, wenn sich eine der seltenen traumatischen oder toxischen Ursachen derselben ausschließen läßt, namentlich dann, wenn es sich um ein älteres Individuum handelt. Gegenüber der tuberkulösen Genese ist in solchen Fällen allerdings eine sichere Unterscheidung nicht möglich, doch spricht das bedeutend häufigere Vorkommen immer eher für ein Bronchuscarcinom. Findet sich aber neben der Phrenicuslähmung das Bild einer der früher beschriebenen, an sich meist uncharakteristischen Grundformen des Bronchuscarcinoms, so ergibt das mit allergrößter Wahrscheinlichkeit (wenn es sich nämlich um ein Bild handelt, das in seltenen Fällen auch bei der Tuberkulose vorkommt, wie z. B. das des Lappenrandinfiltrates) oder fast mit voller Sicherheit (wenn nämlich ein Bild vorliegt, wie es bei der Tuberkulose so gut wie niemals vorkommt, wie z. B. bei größeren, nicht infraclaviculär gelegenen runden Knoten) die Diagnose Lungencarcinom. Von eben solcher Wertigkeit ist die Kombination einer Phrenicuslähmung mit den Zeichen einer Bronchostenose mit oder ohne gleichzeitige Lungenveränderungen.

Die im Gefolge einer Kompression durch metastatische Drüsen entstehende *Erweiterung der Vena cava superior* kann im Röntgenbilde durch Verbreiterung des Mittelschattens nach rechts mit einer scharfen linearen vertikalen Begrenzung zum Ausdruck kommen. In den weitaus meisten Fällen ist sie allerdings durch den Drüsentumor oder den Lungenprozeß verdeckt. Praktisch spielt dieses Merkmal schon deshalb keine Rolle, weil die klinischen Zeichen der Cavastauung viel markanter sind als die röntgenologischen.

Der Nachweis von mediastinalen Drüsenmetastasen, der, wie aus diesen Ausführungen hervorgeht, auf sehr verschiedene Weise geführt werden kann, bedeutet also immer einen äußerst wichtigen Schritt zur Sicherstellung der Diagnose des primären Lungenkrebses.

III. Die Fernmetastasen.

Von den meist auf dem Blutwege zustande gekommenen Metastasen in entfernten Organen sind röntgenologisch nur die des Skeletes nachweisbar. Es handelt sich gewöhnlich um die osteoklastische Form derselben, die im Röntgenbilde durch meist scharf begrenzte Defekte im Strukturbilde des

Knochens ohne Auftreibung desselben und ohne reaktive Veränderungen charakterisiert sind. Nicht selten kommt es in ihrem Bereiche zu Spontanfrakturen. Diese können dann das erste klinische Zeichen des Lungenkrebses

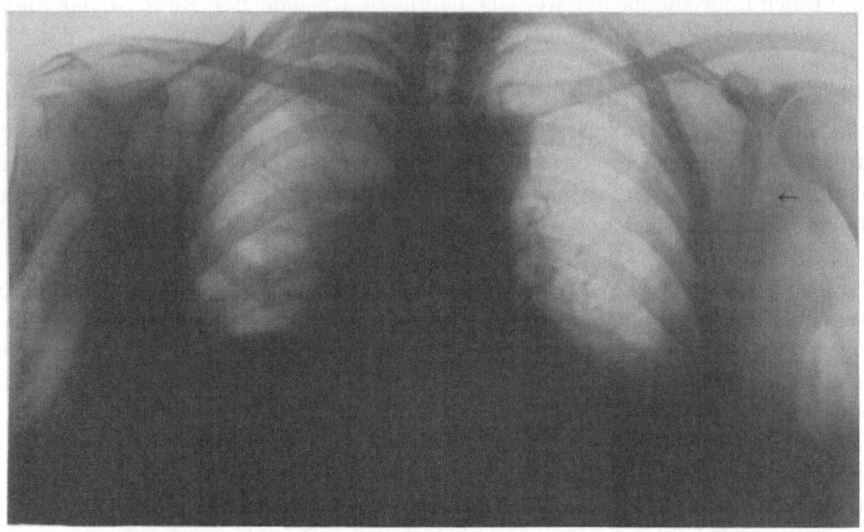

Abb. 62. Metastase in der linken Scapula bei rechtsseitigem Bronchuscarcinom. Fall 28.

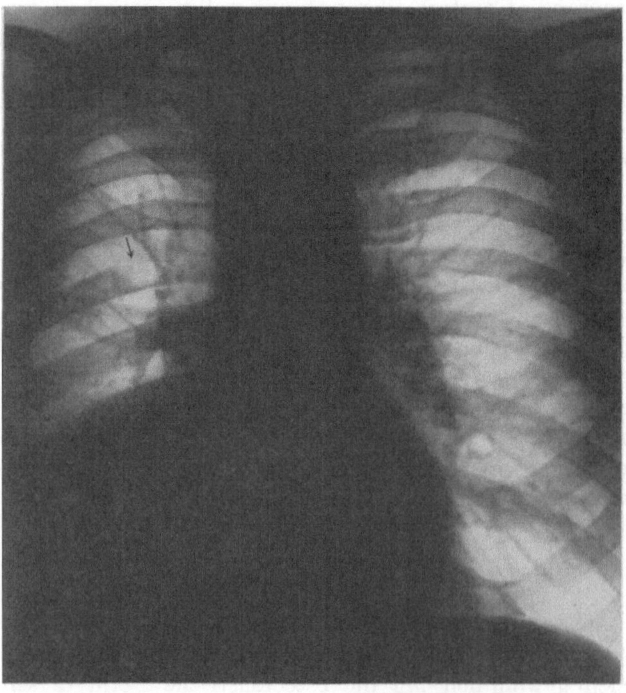

Abb. 63. Rippenmetastase bei Carcinom des rechten Unterlappens. Fall 29.

sein (KIENBÖCK, BIBERFELD, LENZ). Der Nachweis einer solchen Spontanfraktur stellt eine strikte Indikation zur Röntgenuntersuchung der Lunge dar. (Näheres darüber in den Lehrbüchern der Röntgendiagnostik der Skeleterkrankungen.)

Metastasen im Bereiche des Thoraxskeletes fanden sich in einem mir von Dr. PRESSER zur Verfügung gestellten Falle von Hiluscarcinom:

Fall 28. Barbara S., 60 Jahre. (Patientin der Abteilung Prof. DONATH.)

Aus der *Anamnese:* Seit $^1/_2$ Jahre Abmagerung, zunehmende Atemnot, Husten, Blutspucken.

Aus dem klinischen *Status:* Verkürzter Perkussionsschall im Bereiche des rechten oberen Thorax, darüber abgeschwächtes Atmen.

Aus dem *Röntgenbefunde:* In der rechten Hilusgegend eine etwa handflächengroße, homogene, unscharf begrenzte, ziemlich intensive Verschattung mit strahligen Ausläufern in die Umgebung. Das rechte Zwerchfell etwa 3 Querfinger höher als das linke; es bewegt sich bei gewöhnlicher Atmung paradox, beim MÜLLERschen Versuch schnellt es in die Höhe, während das linke nach abwärts geht (Phrenicuslähmung). Die Margo lateralis der linken Scapula weist einen ungefähr daumenkuppengroßen, scharf konturierten Defekt auf (Abb. 62).

Einer der früher beschriebenen Fälle war durch Rippenmetastasen, die auf der gleichen Seite saßen wie das Bronchuscarcinom selbst, kompliziert:

Fall 29 = Fall 18.

Fortsetzung des *Röntgenbefundes:* In der 6. rechten Rippe nahe ihrem vertebralen Ansatz ziemlich ausgedehnter, scharf bogig begrenzter Defekt, der stellenweise nur eine dünne Spange am unteren Rande der Rippe stehen läßt (Abb. 63).

Der Nachweis von Skeletmetastasen, die ja an sich ein fast eindeutiges Röntgenbild liefern, ermöglicht, namentlich wenn ein anderer Primärtumor nicht zu finden ist, bei einem sonst unklaren Lungenbefund fast mit voller Sicherheit die Diagnose des Bronchuscarcinoms, vor allem dann, wenn die Metastasen im Bereiche des Thoraxskeletes lokalisiert sind.

ε) Der pleurale Erguß.

Der im Gefolge von an sich röntgenologisch nicht sichtbaren Pleurametastasen oder einer begleitenden Pneumonie auftretende Erguß ist eine der häufigsten Komplikationen des Bronchuscarcinoms. Er läßt sich in etwa $^1/_3$—$^1/_2$ aller Fälle beobachten. Es kommen *freie, abgesackte* und *interlobäre Flüssigkeitsansammlungen* vor.

I. Der freie pleurale Erguß

ist charakterisiert durch einen homogenen, intensiven, basalen, verschieden hochreichenden Schatten, dessen obere Grenze meist unscharf ist und schräg, gewöhnlich bogenförmig von innen nach außen aufsteigt. Meistens ist er respiratorisch beweglich und weist außerdem eine durch Umlagerung des Patienten feststellbare passive Verschieblichkeit auf; der Mittelschatten erscheint bei höhergradigen Ergüssen in unkomplizierten Fällen in die gesunde Seite verlagert. (S. allgemeiner Teil und die Lehrbücher der internen Röntgendiagnostik.)

Solange der Erguß klein ist, kompliziert er wohl das übrige Bild des Lungenkrebses, ohne aber seine übrigen charakteristischen oder uncharakteristischen Merkmale zu verdecken. Wird er aber größer, so beherrscht er schließlich vollkommen das Röntgenbild, das dann oft keine Symptome der Grundkrankheit enthält.

Abb. 51 des früher beschriebenen *Falles 21* zeigt einen pleuralen Erguß, der den Primärtumor verdeckt, eine Lungenmetastase freiläßt.

Ein Fall der röntgenologisch nur die Zeichen eines hochgradigen pleuralen Ergusses aufwies, war der folgende:

Fall 30. Marie H., 27 Jahre. (Zugewiesen von der 3. med. Abteilung, Hofrat Prof. SCHLESINGER.)

Aus der *Anamnese:* Seit einigen Wochen zunehmende Atemnot, Husten und Stechen auf der rechten Seite. Gewichtsabnahme.

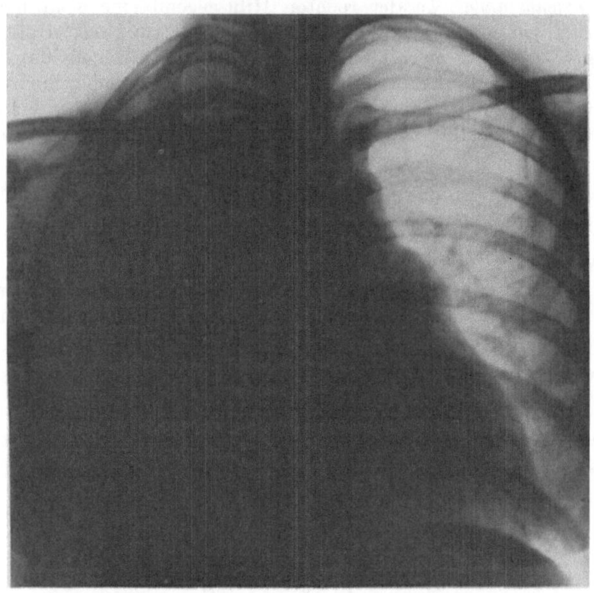

Abb. 64. Großer pleuraler Erguß bei rechtsseitigem Bronchuscarcinom. Fall 30.

Aus dem *klinischen Status:* Massive Dämpfung des ganzen rechten Thorax mit aufgehobener Atmung. Punktion ergibt stark hämorrhagische Flüssigkeit. Vergrößerte Drüsen in der rechten Supraclaviculargrube.

Röntgenbefund: Das ganze rechte Lungenfeld intensiv homogen verdunkelt. Das Mediastinum stark nach links verlagert (Abb. 64).

Trotz wiederholter Punktionen mit reichlicher Entleerung von Flüssigkeit änderte sich das Bild nicht. Auch Röntgenbestrahlung blieb ohne Erfolg.

Im Verlaufe der Erkrankung trat ein ungefähr bohnengroßer Knoten unter der Rückenhaut auf. Histologische Untersuchung nach Excision desselben ergab Carcinom.

Aus dem *Obduktionsbefund:* (Pathologisch-anatomisches Universitätsinstitut Prof. MARESCH, Obduzent Dr. CHIARI.) In der rechten Pleurahöhle etwa 3 l eines rotbraunen, leicht getrübten Exsudates; die Pleura costalis und diaphragmatica durch die Einlagerung eines grauweißen, sehr derben Aftergewebes in eine bis 1 cm dicke Platte umgewandelt. Die rechte Lunge durch die Exsudatmassen nach medial und oben verdrängt; auf der ebenfalls verdickten Pleura visceralis dieser Lunge reichliche grauweiße Tumorknoten. Das Lungenparenchym vollkommen luftleer; im Oberlappen ein dem Verlaufe des Hauptbronchus folgendes Carcinomgewebe, das ins Lumen des Oberlappenbronchus hineinragt. Die Lymphdrüsen im hinteren Mediastinum vergrößert, von einem derben Aftergewebe durchsetzt.

Der Versuch, die Lungenveränderungen nach *Punktion* und möglichster Entleerung des Exsudates zur Ansicht zu bringen, mißlingt meistens, weil es sich gewöhnlich rasch nach der Punktion wieder ansammelt, vor allem aber deshalb, weil die durch das Exsudat komprimierte Lunge sehr lange atelektatisch bleibt und daher schattengebende Veränderungen nicht erkennen läßt.

Mehr Erfolg kann mitunter die Nachblasung von Luft oder Stickstoff nach teilweiser Entleerung der Flüssigkeit bringen (*diagnostischer Pneumothorax*, s. später).

Wenn ein nicht zu reichliches Exsudat, das höchstens die unteren 2 Drittel des Thorax einnimmt, einen hier gelegenen Tumor verdeckt, so kann es gelingen, diesen durch Untersuchung des Patienten in Horizontallage zur Ansicht zu

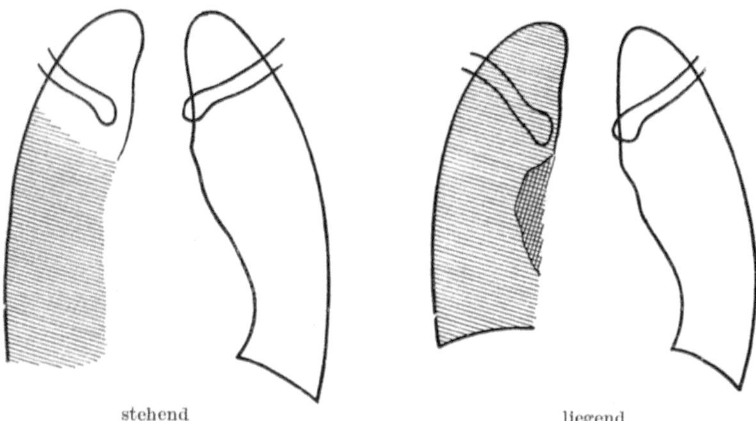

Abb. 65. Hilustumor mit großem pleuralem Erguß. Stehend: Nur der dichte Ergußschatten zu sehen. Liegend: Der Erguß über den ganzen rechten Thoraxraum verteilt und dadurch weniger dunkel; das rechte Zwerchfell und der Tumorschatten heben sich jetzt deutlich ab.

bringen (LENK). Durch die Verteilung der Flüssigkeit über den ganzen Thoraxraum der betreffenden Seite kann ihre Schichtdicke so weit abnehmen, daß das verschleierte Bild der lufthaltigen Lunge zutage tritt, innerhalb dessen der tumorverdächtige Schatten sichtbar wird.

Eine hierher gehörige Krankengeschichte wurde mir von Herrn Professor HOLZKNECHT zur Verfügung gestellt:

Frau H., 55 Jahre.

„Aus der *Anamnese:* Seit 3 Monaten 10 kg Gewichtsabnahme, zunehmende Dyspnoe mittleren Grades, Heiserkeit. Vor längerer Zeit bei einer Röntgenuntersuchung anderwärts: Mediastinum verdächtig.

Aus dem *klinischen Status:* Kachexie, Dämpfung rechts unten; auskultatorisch nihil.

Röntgendurchleuchtung im Stehen: Die oberen Lungenpartien beiderseits gleich hell, die unteren links o. B., rechts verschattet im Bereiche des unteren und mittleren Drittels mit nach oben außen verlaufender oberer Begrenzung. Leichte respiratorische Mediastinalverschiebung. *Diagnose: Pleuraerguß rechts, unbekannter Natur.*

Die Durchleuchtung wird wegen Schwäche der Patientin und im Hinblick auf die LENKschen Feststellungen im Liegen fortgesetzt. Dabei ergab sich die zunächst befremdende Veränderung, daß der basale Ergußschatten verschwunden und nun im rechten Lungenfeld ein aus der Hilusgegend hervortretender, unregelmäßiger, dreieckiger Tumorschatten zutage trat, ferner aber, daß das rechte Lungenfeld, welches bis zum Zwerchfell sichtbar wird, gleichmäßig vom Zwerchfell bis zur Spitze wesentlich dunkler als das linke ist. *Diagnose: Hilustumor mit Pleuraerguß. (Skizzen nach Schirmpause.)*“ (Abb. 65.)

Eine weitere Möglichkeit, einen durch einen Pleuraerguß verdeckten Lungenkrebs zu erschließen oder wenigstens zu vermuten, ist dann gegeben, wenn die Symptome einer charakteristischen Komplikation, Bronchostenose oder Metastasenbildung, vorliegen.

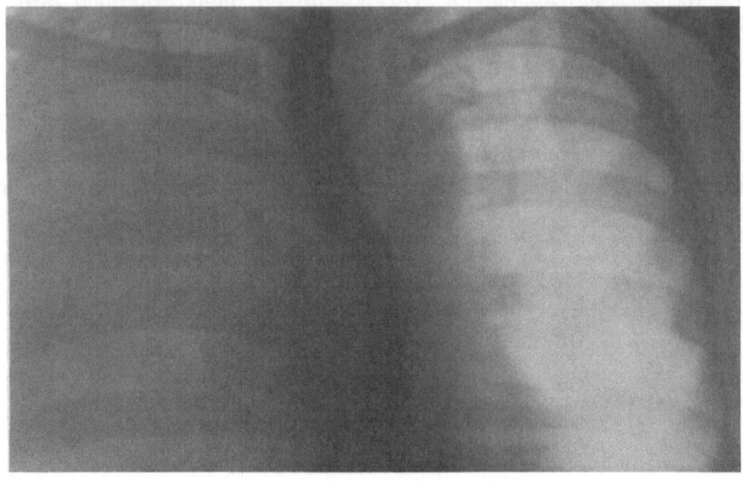

a

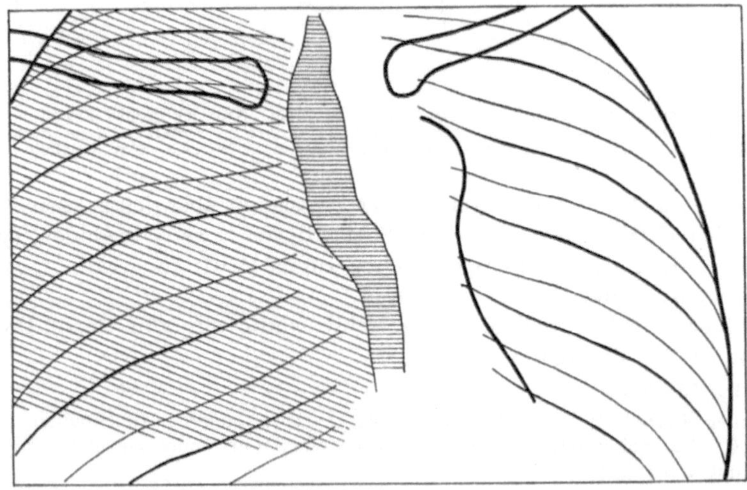

b

Abb. 66a und b. Circumscripte Verlagerung des Oesophagus durch mediastinale Drüsenmetastasen eines durch pleuralen Erguß verdeckten Bronchuscarcinoms. Fall 31.

ASSMANN hat als erster auf die *Verlagerung des Mediastinums in die kranke Seite* bei pleuralen Ergüssen im Gefolge von stenosierenden Bronchuscarcinomen aufmerksam gemacht. Ähnliche Fälle sind von GROVE und CRAMER, FISHBERG, später von FLEISCHNER, sowie von KORNBLUM beschrieben; wir selbst haben bei einem Falle ein inspiratorisches Wandern in die Seite des pleuralen Ergusses gesehen.

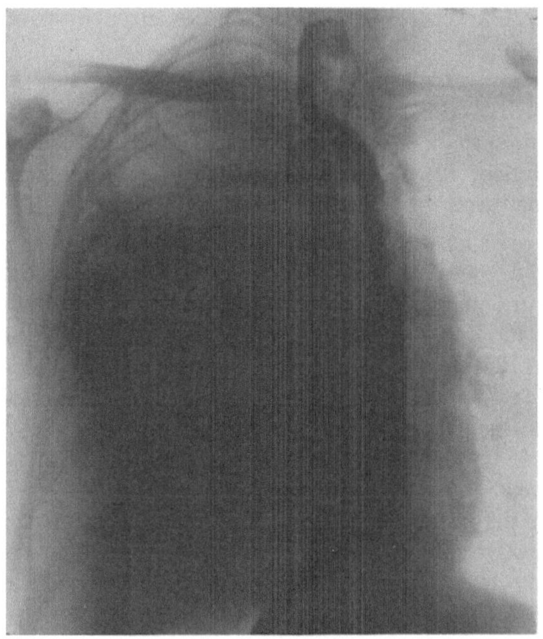

a

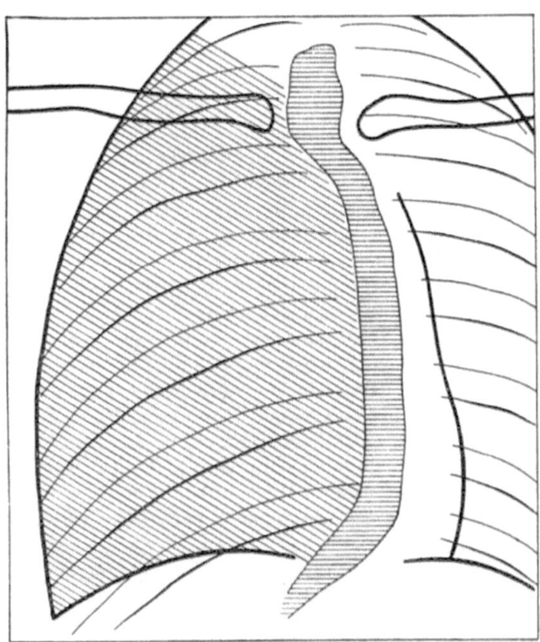

b

Abb. 67 a und b. Verdrängung des Oesophagus in ganzer Ausdehnung durch einen pleuralen Erguß.

Ein solches Verhalten des Mediastinums muß den Verdacht auf ein von dem pleuralen Erguß verdecktes stenosierendes Bronchuscarcinom erwecken. Eindeutig beweisend ist es jedoch nicht, da, wie wir früher bereits hervorgehoben haben, inspiratorische und Daueransaugung des Mediastinums in seltenen Fällen auch aus anderen Ursachen, die das volle Einströmen der Luft in die Lunge verhindern, vorkommen kann. Eine solche Ursache ist, allerdings in sehr seltenen Fällen, ein pleuraler Erguß, der die Lunge zum Kollaps bringt und dabei den dadurch bedingten Unterdruck nicht selbst ausgleicht oder überkompensiert.

Die zweite oben genannte Komplikation, die zur Aufdeckung des Lungencarcinoms bei pleuralem Erguß führen kann, nämlich die *Metastasen,* in erster Linie die Drüsentumoren des Mediastinums sind in den meisten Fällen nur indirekt aus einem der früher beschriebenen Merkmale zu erkennen, da ja der von ihnen gebildete Schatten durch den des pleuralen Ergusses meist verdeckt ist. Unter den maßgebenden indirekten Zeichen spielt die circumscripte, dem pleuralen Erguß nicht kongruente Oesophagusverlagerung die wichtigste Rolle. Auch der Nachweis einer Phrenicuslähmung ist in diesem Zusammenhange von Bedeutung. Allerdings werden ihre Merkmale mitunter dadurch verwischt, daß das gelähmte Zwerchfell durch den pleuralen Erguß nach unten gedrängt wird. Darauf hat ORTNER aufmerksam gemacht. Die paradoxe Zwerchfellsbewegung kann jedoch dabei als Ausdruck der Lähmung erhalten sein.

Aus dem oben beschriebenen Verhalten des Oesophagus und den durch den pleuralen Erguß modifizierten Symptomen einer Phrenicuslähmung wurde in folgendem Falle ein Bronchuscarcinom erschlossen:

Fall 31. Ignaz D., 58 Jahre. (Zugewiesen von der 3. med. Abteilung, Hofrat Prof. SCHLESINGER.)

Aus der *Anamnese:* Seit 3 Monaten Husten mit Auswurf, seit 6 Wochen Schmerzen in der rechten Brustseite und im rechten Arm, seit 3 Wochen Kurzatmigkeit.

Aus dem *klinischen Status:* Extreme Cyanose der Haut des Gesichtes und des Oberkörpers bis zum Rippenbogen. Intensive Dämpfung rechts mit aufgehobenem Atemgeräusch. Venen des Halses extrem gefüllt, kleine Drüsen in der rechten Axilla und der rechten Supraclaviculargrube. Klinische Diagnose: Ca bronchi.

Aus dem *Röntgenbefunde:* Das rechte Lungenfeld fast in ganzer Ausdehnung intensiv homogen verdunkelt. Das rechte Zwerchfell etwa in der Höhe des linken, es weist sowohl bei normaler Atmung als vor allem beim MÜLLERschen Versuch eine deutliche paradoxe Bewegung auf. Oesophagus etwas unter der Mitte in einer Ausdehnung von etwa 10 cm bogenförmig nach links deviiert und eingeengt (Abb. 66).

Aus dem *Obduktionsbefunde:* (Pathologisch-anatomisches Universitätsinstitut, Prof. MARESCH, Obduzent Dr. CHIARI.) In der rechten Pleurahöhle etwa 1 l klarer Flüssigkeit. Im rechten Oberlappen nahe dem Hilus ein kleinapfelgroßer Tumor von weißlicher Farbe und derber Konsistenz (histologisch: Carcinom). Das übrige Parenchym des Oberlappens, wie das des Mittellappens luftleer. Das Tumorgewebe in das Lumen der Vena cav. sup. eingebrochen. Der rechte Nervus phrenicus durch den Tumor eingescheidet, die rechte Zwerchfellhälfte aber nicht hochstehend. Hochgradige Vergrößerung der mediastinalen Drüsen der rechten Seite, wodurch der Oesophagus nach links verlagert erscheint.

Im Gegensatz zu diesem Falle zeigt Abb. 67 eine Verdrängung des Oesophagus in seiner ganzen Ausdehnung durch den pleuralen Erguß selbst.

Auch die beschriebenen indirekten Zeichen mediastinaler Metastasen sichern bei einem pleuralen Erguß noch nicht die Diagnose Bronchuscarcinom. Wohl führen *primäre Mediastinaltumoren,* die ebenfalls von einem Erguß begleitet sein können, in der Regel nicht zu Verlagerung des Oesophagus und zu Phrenicuslähmung. Hingegen können *Tuberkulosen,* allerdings nur in äußerst seltenen Fällen, den gleichen Symptomenkomplex hervorrufen. Auch *Aortenaneurysmen,* die, wie wir früher besprochen haben, sowohl Bronchostenosen als auch Oesophagusverlagerung erzeugen können, sind mitunter von pleuralen Ergüssen begleitet (ASSMANN, CZEPA). Immerhin sind es die Bronchuscarcinome, die weitaus am häufigsten zu dem geschilderten Syndrom führen.

Schließlich steht uns auch in solchen Fällen noch die Bronchographie zur Verfügung (s. später).

Über die klinischen Merkmale, die mitunter auch bei pleuralen Ergüssen den Verdacht auf ein Bronchuscarcinom als Ursache derselben erwecken s. im Kapitel „Zusammenfassung der wichtigsten Symptomenkomplexe".

II. Der abgesackte pleurale Erguß

weist jene Merkmale auf, die wir im allgemeinen Teile als charakteristisch für Thoraxwandprozesse kennen gelernt haben; er präsentiert sich als weichteildichter, vollkommen homogener, der Thoraxwand breitbasig aufsitzender, gegen die Lunge ganz scharf, bogenförmig abgegrenzter Schatten. (Über die Darstellung dieses Symptomenkomplexes s. Kapitel „Pleuratumoren".) Auch dieser Erguß modifiziert das Bild des Lungentumors ganz wesentlich, gewöhnlich jedoch ohne seine Symptome vollkommen zu verwischen. Durch eine exakte Analyse läßt sich meistens der Lungenprozeß und der Erguß in dem Bilde differenziert richtig erkennen.

Als Beispiel folgender Fall:

Fall 32. Rudolf V., 51 Jahre. (Zugewiesen von der 2. med. Klinik, Hofrat Prof. ORTNER.)

Aus der *Anamnese:* Seit einigen Wochen zunehmende Atembeschwerden und einige Male Hämoptysen.

Aus dem *klinischen Status:* Venektasien, Cyanose und Schwellung der rechten oberen Körperhälfte. Dämpfung des rechten oberen Thorax mit aufgehobener Atmung.

Aus dem *Röntgenbefunde:* Das rechte obere Lungenfeld ziemlich intensiv verdunkelt. Es lassen sich 2 Schattenbildungen differenzieren; die eine ist ein halbapfelgroßer, der Thoraxwand breitbasig aufsitzender, homogener, medial scharf bogenförmig begrenzter Schatten (Thoraxwandprozeß); mit ihm teilweise in Deckung der zweite, in der Hilusgegend sitzende dreieckige Schatten, der unten scharf bogenförmig, oben unscharf begrenzt ist (Lappenrandinfiltrat) (Abb. 68).

Die auf Grund des Röntgenbefundes indizierte Punktion ergab ein Exsudat, das teilweise abgelassen wurde (Abb. 69). Über den Verlauf der Erkrankung nach Röntgenbestrahlung s. später.

Die *Obduktion* ergab ein Carcinom im Hauptbronchus (s. Seite 151).

Das Vorhandensein eines wandständigen pleuralen Ergusses fördert die Diagnose des Bronchuscarcinoms in keiner Weise, vermag sie jedoch gewöhnlich auch nicht zu erschweren: Selbstverständlich kann jedes entzündliche Infiltrat der Lunge, das von einem abgesackten Ergusse begleitet ist, ähnliche Bilder erzeugen und es hängt die Möglichkeit, die richtige Diagnose zu stellen, von der Frage ab, ob an dem Lungenschatten selbst oder an anderer Stelle das eine oder andere der früher beschriebenen charakteristischen Tumormerkmale feststellbar ist.

In den meisten Fällen wird es bei gleichzeitigem Nachweis eines Lungenprozesses nicht zweifelhaft sein, daß das Substrat des beschriebenen pleuralen

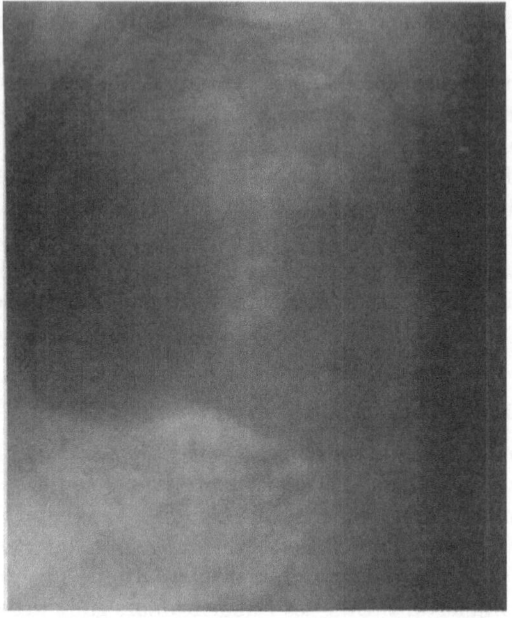

a

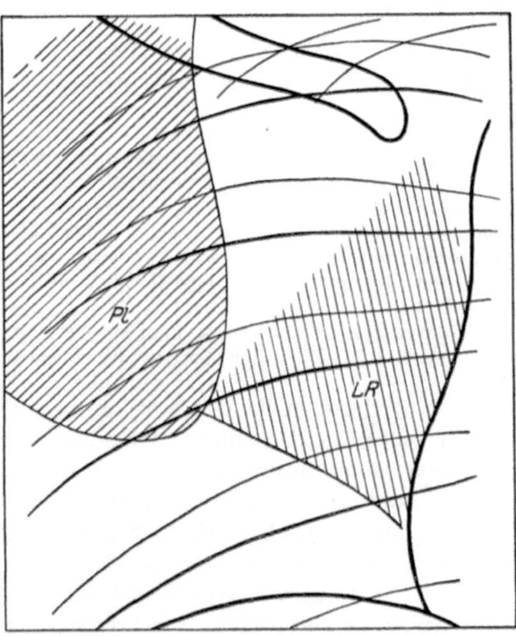

b

Abb. 68 a und b. Oberlappencarcinom mit Pneumonie und wandständig abgesacktem pleuralem Erguß. Fall 32. LR Lappenrandinfiltrat; Pl wandständig abgesackter pleuraler Erguß.

Schattens ein Erguß ist. Schwierigkeiten in der Deutung können dann auftauchen, wenn die Veränderungen in der Lunge Ähnlichkeit mit Tumormetastasen haben, also etwa dann, wenn eine oder mehrere runde Schattenbildungen vorliegen. In solchen Fällen wäre an die Möglichkeit zu denken, daß der pleurale

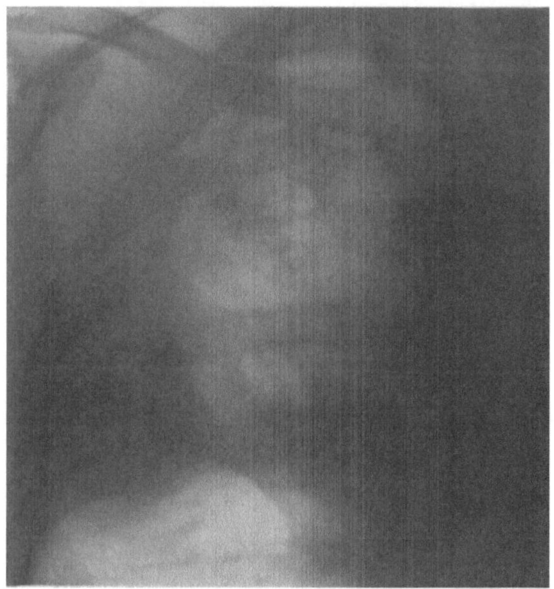

Abb. 69. Derselbe Fall nach teilweiser Entleerung des Ergusses.

Prozeß die primäre Erkrankung ist, also ein maligner Pleuratumor, der im Röntgenbilde die gleichen Qualitäten aufweisen kann, wie der abgesackte Erguß (s. Kapitel „Pleuratumoren"), und daß die Lungenveränderungen Metastasen dieses Tumors darstellen. In solchen Fällen muß der Röntgenbefund die Diagnose offen lassen, die aber in leichtester Weise durch eine Probepunktion zu sichern ist.

III. Die interlobäre Pleuritis

ist charakterisiert durch dichte, allseits begrenzte, der Lage und dem Verlaufe nach einem Lappenspalt entsprechende streifen-, band- oder spindelförmige Schatten (näheres in den Lehrbüchern der internen Röntgendiagnostik). Sie können den Detailreichtum des Tumorbildes vergrößern, ohne es zu verdecken. (S. den früher beschriebenen *Fall 18*, Abb. 45 u. 46, S. 96).

Nicht selten finden sich freier und interlobärer Erguß nebeneinander als Komplikation eines Lungencarcinoms (s. *Fall 21*, Abb. 52, S. 110).

Es kann aber auch vorkommen, daß der interlobäre Erguß im Vordergrunde der röntgenologisch nachweisbaren Erscheinungen steht und die Grundkrankheit unkenntlich macht, wie der folgende Fall beweist:

Fall 33. Ludovika H., 52 Jahre. (Zugewiesen von der 1. med. Abteilung, Hofrat Prof. PAL.)

Aus der *Anamnese:* Mit 14 Jahren Lungen- und Rippenfellentzündung. Vor etwa 7 Monaten Auftreten von stechenden Schmerzen in der rechten Thoraxseite und Husten. Der Auswurf war anfangs weiß, seit 4 Tagen besteht er aus eitrigen Massen und Blut.

Aus dem *Röntgenbefunde:* Im rechten mittleren Lungenfelde ein etwa dreiquerfingerbreiter, spindelförmiger, homogener dichter Schatten, der oben horizontal, unten bogenförmig scharf begrenzt ist (Abb. 70). Auch bei der frontalen Durchleuchtung sind beide Schattengrenzen scharf, die obere bogenförmig, die untere schräg linear, von hinten oben

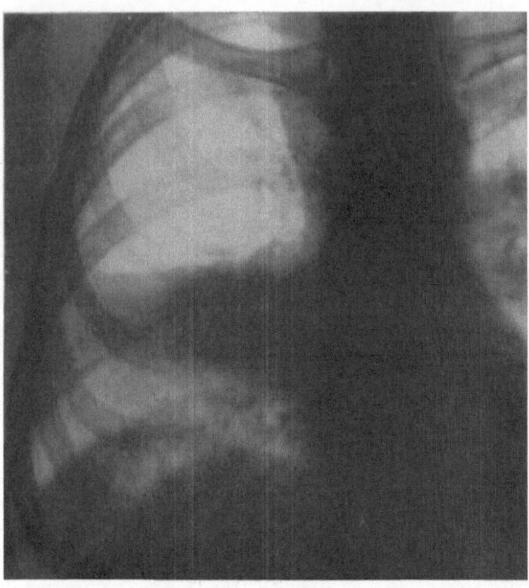

Abb. 70. Interlobäres Empyem bei kleinem, nicht sichtbarem Carcinom des Mittellappenbronchus.
Paratracheales Drüsenpaket rechts. Fall 33.

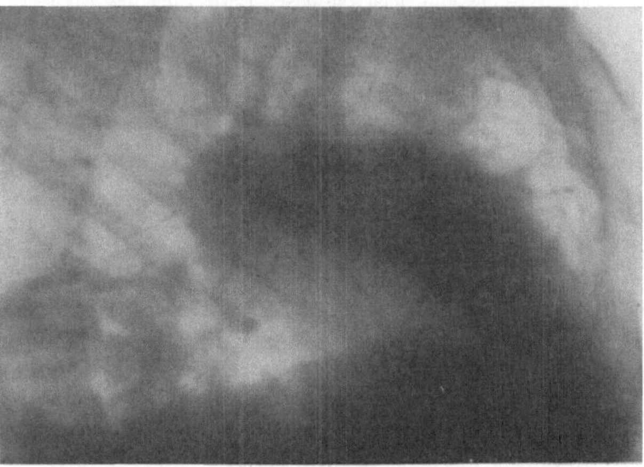

Abb. 71. Derselbe Fall. Sinistro-dextrale Aufnahme.

nach vorne unten verlaufend (Abb. 71). Der Schatten liegt im Bereiche der vorderen Thoraxhälfte, der Lage nach dem Mittel-Unterlappenspalt entsprechend. Unter, resp. hinter diesem Schatten reichliche mitteldichte, unscharf begrenzte Flecke. Das obere Mediastinum nach rechts verbreitert und unscharf, bogenförmig, leicht wellig begrenzt.

Der spindelförmige Schatten wurde als interlobärer Erguß, die Flecken im Unterlappen als lobulär-pneumonische Herde, die Verbreiterung des Mittelschattens als pleuro-mediastinaler Erguß gedeutet.

Nach Rippenresektion wurde reichlich Eiter entleert. Bald darauf Exitus.

Aus dem *Obduktionsbefund:* (Pathologisch-anatomisches Universitätsinstitut, Prof. MARESCH, Obduzent Dr. FELLER.) Abgesackte, dem Interlobärspalt zwischen Mittel- und Unterlappen entsprechende Exsudathöhle, die reichlich Eiter enthält. Der rechte Mittellappenbronchus durch Einlagerung eines exulcerierten weißlichen Aftergewebes im höchsten Grade eingeengt. Die Infiltration seiner Wand reicht auch in den Unterlappenbronchus hinein. Lymphgefäßkrebs der Lunge im Bereiche des rechten Mittellappens, sowie in den benachbarten Partien des rechten Unterlappens. Daneben finden sich im Mittellappen zahlreiche knötchenförmige, weißliche Herde aus Tumorgewebe. Von der tumorinfiltrierten Bronchuswand aus greift die Aftermasse nur wenig auf das benachbarte Lungenparenchym über. Alle Bronchialäste distal von der durch die Tumoreinlagerung verursachten Stenose sind ziemlich bedeutend zylindrisch erweitert und von reichlichem Eiter erfüllt. Die trachealen und die oberen und unteren tracheo-bronchialen Lymphdrüsen der rechten Seite durch Einlagerung von Tumor stark vergrößert.

In dem eben beschriebenen Falle hätte die allerdings nicht ganz charakteristische einseitige Verbreiterung des Mediastinums den Verdacht auf Drüsenmetastasen und damit ein Bronchuscarcinom als Ursache des im Vordergrunde stehenden interlobären Ergusses erwecken müssen. In derartigen Fällen, bei denen vom Primärtumor selbst nichts zu sehen ist, kann nur ein auf eine charakteristische Folgeerscheinung (Bronchostenose oder Metastasen) hinweisendes Symptom auf den rechten Weg führen. Unter den indirekten Zeichen von mediastinalen Drüsen ist die Verlagerung des Oesophagus in der Höhe des interlobären Ergusses nicht im Sinne von Drüsenmetastasen verwertbar, da, wie wir früher ausgeführt haben, der Erguß selbst eine solche Oesophaguseindellung erzeugen kann.

Betont muß werden, daß jeder bei älteren Leuten auftretende interlobäre Erguß, besonders ohne vorausgegangene Pneumonie an die Möglichkeit eines Bronchuscarcinoms denken lassen muß.

IV. Der Pneumothorax,

der bei ganz vereinzelten Fällen von Carcinom im Gefolge des Durchbruches einer Höhle in die Pleura beschrieben wurde, unterscheidet sich nicht von dem aus anderen Ursachen spontan entstandenen oder künstlich erzeugten Pneumothorax (s. Lehrbücher der klinischen Röntgendiagnostik und das spätere Kapitel: „Der diagnostische Pneumothorax beim Lungencarcinom").

ζ) Die Schrumpfung im Gefolge des Lungencarcinoms.

Außer der bereits besprochenen Atelektase kann auch die pleurale Schwielenbildung eine Lappenschrumpfung beim Lungenkrebs zur Folge haben. OTTEN, CLAUS, DE LA CAMP, ABRAHAM, TROMMER haben auf diese Tatsache aufmerksam gemacht. Unserer eigenen Erfahrung nach sind derartige Schrumpfungen verhältnismäßig selten und weisen nie höhere Grade auf. Nach übereinstimmendem Bericht mehrerer Autoren kommt sie fast ausschließlich bei Oberlappentumoren zur Beobachtung, während Unterlappencarcinome fast nie eine Schrumpfung zur Folge haben.

Die röntgenologischen Merkmale der Schrumpfung sind: Trübung und Verschmälerung der betreffenden Thoraxseite, Einengung der Intercostalräume, abnormer Hochstand und abnorme Konkavität der Lappengrenze, eventuell Verziehung der mediastinalen Organe, vor allem der Trachea und des Oesophagus.

Ja sogar eine spindelförmige Erweiterung der Trachea wurde von TROMMER bei zwei schrumpfenden Oberlappencarcinomen beobachtet.

Einen geringen Grad von Schrumpfung, kenntlich an einem abnormen Hochstand der Lappengrenze, zeigt das Oberlappencarcinom Abb. 61, S. 122.

Von der Verkleinerung des Lappens durch Atelektase unterscheidet sich die Schrumpfung durch Schwielenbildung in jenen Fällen nicht, bei denen die Atelektase alle eben beschriebenen Merkmale der Lappenschrumpfung aufweist. Häufig ist erstere jedoch ausschließlich durch Verdunkelung und Verkleinerung des Lappens charakterisiert, während alle anderen Schrumpfungserscheinungen fehlen, wobei das Vacuum durch vikariierendes Emphysem des Nachbarlappens ausgefüllt ist (s. früheres Kapitel „Bronchostenose", S. 95). In solchen Fällen ist sie von der Schrumpfung gut zu unterscheiden.

Die Schrumpfung ist keineswegs, wie manche Autoren annehmen, eine charakteristische für die Diagnose des Bronchuscarcinoms verwertbare Folgeerscheinung desselben. Die gleichen Erscheinungen weisen sogar viel häufiger die Tuberkulose und die indurative Pneumonie auf; höhere Grade derselben sprechen eher für eine der beiden letzteren Erkrankungen (einschlägige Bilder s. im Kapitel „Zusammenfassung der Differentialdiagnose"). Nur der Nachweis anderer charakteristischer Merkmale kann bei einem schrumpfenden Carcinom zur richtigen Diagnose führen.

η) Die Periostitis hyperplastica (Osteoarthropathie hypertrophiante pneumique) als Folge des primären Lungenkrebses.

Diese recht seltene Skeletaffektion wurde auch bei ganz vereinzelten Fällen von Lungencarcinom beobachtet, so von GRAFE und SCHNEIDER, LOCKE, STECKELMACHER, E. FRAENKEL, WEINBERGER, BRUMKE. BIBERFELD beobachtete in einer größeren Anzahl seiner Lungencarcinomfälle Trommelschlägelfinger, die bekanntlich öfter mit der Periostitis hyperplastica vereint vorkommen. Über diese selbst führt er jedoch keine Beobachtungen an. Dasselbe beschreibt GRUETER bei einem Fall von Lungenkrebs.

Die Periostitis hyperplastica ist im Röntgenbilde charakterisiert durch kalkdichte, die Corticalis hauptsächlich der Röhrenknochen, sowie der Metacarpi und Metatarsi begleitende schmale Schattenstreifen, die vom Knochen selbst durch einen hellen Saum getrennt sind (Näheres über diese Erkrankung s. die Lehrbücher der Skeletröntgenologie).

Eine diagnostische Bedeutung kommt diesem seltenen Befunde nicht zu, da er bei anderen chronischen Lungenerkrankungen, vor allem Bronchiektasen, putrider Bronchitis, Lungengangrän, aber auch bei der chronischen Tuberkulose, ferner bei Mediastinaltumoren und Herzfehlern viel häufiger erhoben wurde als beim Lungenkrebs.

Rückblick.

Unter den beschriebenen Folgeerscheinungen des Lungenkrebses kommt also der Bronchostenose und den Metastasen auch eine große diagnostische Bedeutung zu; ihr Vorhandensein im Verein mit einer Lungenerkrankung von einem der früher beschriebenen Typen erlaubt gewöhnlich mit größter Wahrscheinlichkeit, mitunter mit Sicherheit die Diagnose: primäres Lungencarcinom. Eine zweite

Gruppe von Folgeerscheinungen, nämlich die regressiven Veränderungen im Tumor, die Schrumpfung und die Periostitis hyperplastica tragen nichts Wesentliches zur besseren Erkennung des Lungenkrebses bei, während schließlich die Pneumonie, vor allem aber die verschiedenen Formen des pleuralen Ergusses die primäre Erkrankung häufig ganz unkenntlich machen. Bei der Analyse des röntgenologisch erhebbaren Krankheitsbildes haben wir uns daher zu bemühen, nicht nur die Elemente der Grundkrankheit von denen der Komplikationen zu trennen, sondern es muß speziell nach den Zeichen der erstgenannten charakteristischen Folgeerscheinungen gesucht werden. Damit ist ein weiterer Schritt zur Sicherstellung der Diagnose gemacht.

c) Die Ergebnisse der Hilfsuntersuchungsmethoden in der Diagnostik des primären Lungencarcinoms.

α) Die Resultate der Bronchographie.

Die Füllung des Bronchialbaumes mit Kontrastmitteln bedeutet einen wesentlichen Fortschritt in der Diagnostik der intrabronchialen Tumoren. Für diesen Zweck wurde sie zuerst von LENK, HASSLINGER und PRESSER, dann

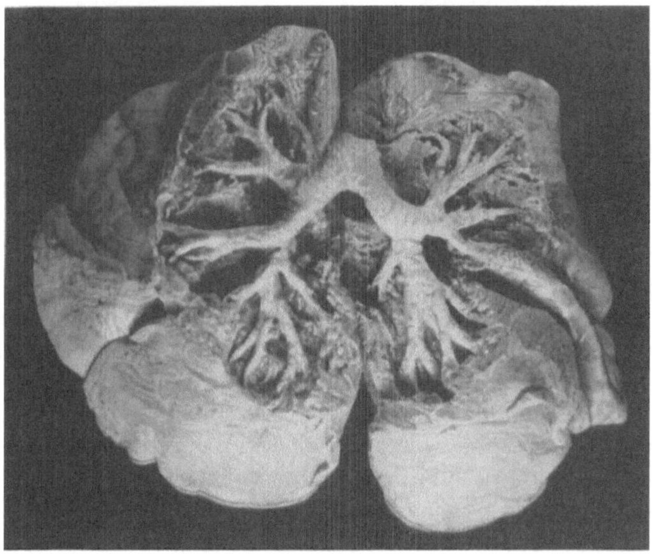

Abb. 72. Leichenlunge mit auspräpariertem Bronchialbaum.

von GLOGAUER, EISLER, FLEISCHNER, ADLER und KAZNELSON, ASSMANN, TROMMER, KEYSER, SNAPPER u. a. verwendet. Sie spielt eine Rolle ganz besonders bei den in den Haupt- und Lappenbronchien sitzenden Carcinomen, während sie für die Erkennung von den kleineren Bronchien ausgehender Tumoren keinen sicheren Befund liefert.

Sehr markante bronchographische Bilder erzeugen vor allem die *Carcinome der Hauptbronchien*. Hier findet sich zunächst häufig als Ausdruck der Bronchostenose das Symptom der *Stauung* des Kontrastmittels vor der Einengung:

während bei normal wegsamem Hauptbronchus das eingeträufelte Kontrastöl rasch den Hauptbronchus durcheilt und nur einen Belag an seiner Wand zurückläßt, um sich in den kleinen Verzweigungen des Bronchialbaumes (und zwar bei Untersuchung am aufrechten Patienten immer in denen des Unterlappens) zu verteilen, staut es sich im stenosierten Bronchus und ergibt häufig ein *komplettes Ausgußbild* desselben.

Die Stauung würde an sich nur die Bronchostenose, aber nicht die Ursache derselben aufdecken. Ganz charakteristisch können jedoch die Qualitäten des Füllungsbildes selbst sein, vor allem die Form und Schärfe seiner Konturen.

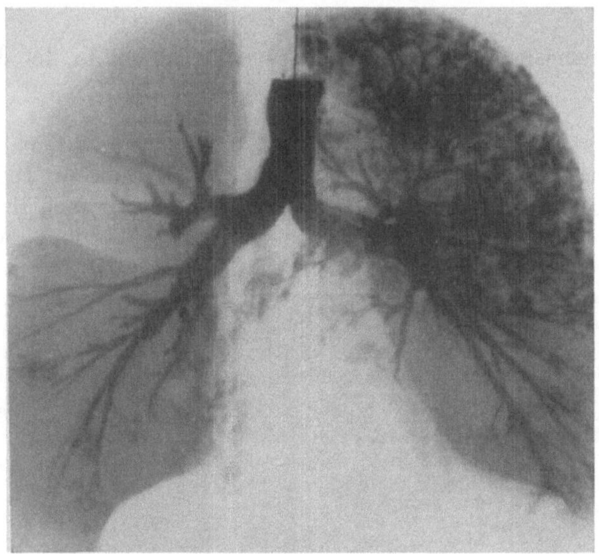

Abb. 73. Kontrastgefüllter Bronchialbaum in einer Leichenlunge.

Sie gleichen im allgemeinen denen der Füllungsbilder von Neoplasmen anderer Hohlorgane, vor allem des Magens; auch im Bronchus finden wir neben der kanalförmigen Verschmälerung zackige, unscharfe Konturierung, unter Umständen lochartige Aussparungen, mit einem Worte das Bild des *Füllungsdefektes*. Ein Fall mit Stauung und Füllungsdefekt sei hier beschrieben:

Fall 34 (= *Fall 15* und *17*, S. 88 und 95).

Fortsetzung des *Röntgenbefundes:* Zwecks völliger Klärung des Falles wird die Bronchographie durchgeführt. Die Sonde wird in den linken Hauptbronchus eingebracht und die Füllung am stehenden, nach links geneigten Patienten vorgenommen (etwa 8 ccm Jodipin). Es ergibt sich ein etwa 3—4 cm langes komplettes Ausgußbild des linken Hauptbronchus; er engt sich dann auf einen kurzen, zackig, etwas unscharf begrenzten, ungefähr strohhalmdicken Kanal ein. Zu einer Füllung der Lappenbronchien kommt es, trotzdem der Patient für längere Zeit auf die linke Seite gelagert wird, nicht, hingegen fließt ein großer Teil des Jodipins über die Bifurkation nach rechts ab und verteilt sich rasch im rechten Unterlappen. Der Vergleich zwischen rechts und links veranschaulicht in instruktiver Weise den Unterschied des Füllungsbildes bei normal wegsamem und bei stenosiertem Bronchus (Abb. 74).

Während einem positiven Röntgenbefunde äußerst große Bedeutung zukommt, ist es nicht gestattet, bei normalem Füllungsbilde eines Hauptbronchus

und der Lappenbronchien und normaler Durchgängigkeit derselben ein Bronchuscarcinom auszuschließen, wie dies z. B. BRAUER und LOREY tun. Die Verhältnisse sind hier bedeutend ungünstiger als z. B. im kontrastmittelgefüllten
Oesophagus. Bei diesem sind wir jederzeit, auch wenn keine Stenose vorliegt,
in der Lage, das Ausgußbild in Ruhe zu betrachten, nicht nur weil wir durch
Verwendung einer zähen Paste ein langes Haftenbleiben des Kontrastmittels
erreichen, sondern weil auch bei normaler oder nur wenig gehinderter Passage
der zeitweilige Kardiaverschluß ein komplettes Füllungsbild gewährleistet und
weil wir schließlich bei zweifelhaftem Befunde beliebig oft nachfüllen können.

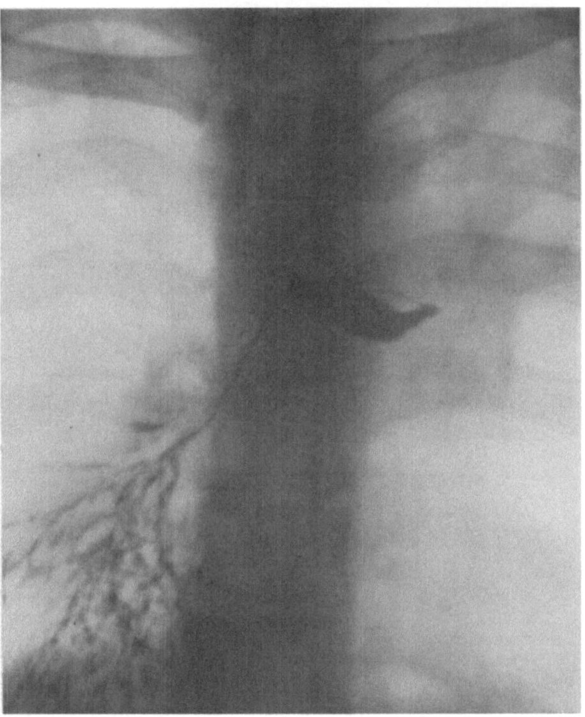

Abb. 74. Stenose und Füllungsdefekt im linken Hauptbronchus durch ein Carcinom. Fall 34.

Alle diese Möglichkeiten fehlen bei der Bronchusfüllung, wenn nicht eben eine
höhergradige Stenose vorliegt; wir bekommen daher in solchen Fällen ebenso
wie bei normal durchgängigem Bronchus *nur Konturbilder* des hellen Bronchialbandes; auch diese sind sehr aufschlußreich, ähnlich denen des baryumgefüllten
und gleichzeitig luftgeblähten Darmes, allerdings nur dann, wenn der erkrankte
Wandabschnitt konturbildend ist; er präsentiert sich in solchen Fällen als
unregelmäßig, zackig verlaufender, dichter Randstreifen. Auch die Verschmälerung des Lumens durch das Wandinfiltrat wird auf diese Weise manifest. Ein
hierher gehöriges Bild s. S. 146. Es ist weiters wahrscheinlich, daß durch
Haftenbleiben kleiner Kontrastmittelmengen auf dem Grunde von exulcerierten
carcinomatösen Wandinfiltraten das Bild von verschieden geformten Schatten-
flecken im hellen Luftbande des Bronchus zustande kommt, ähnlich etwa dem

der Baryumdepots in einem geschwürig zerfallenen Magencarcinom, doch sind solche Fälle bisher nicht publiziert. Die ungünstige Lage der Bronchien gestattet uns aber, nur einen kleinen Teil ihrer Peripherie durch Drehung des Patienten randbildend zu machen, so daß die oben beschriebenen Konturbilder verhältnismäßig nur selten erhalten werden können. Gegenüber den Hohlorganen mit peristaltischer Bewegung der Wand ergibt sich beim Bronchus auch der Nachteil des Fehlens von Symptomen, die sich aus Störungen der motorischen Funktion ableiten; gegenüber dem Magenbilde bedeutet schließlich die Unmöglichkeit, nicht konturbildende Defekte der Vorder- oder Hinterwand durch Kompression

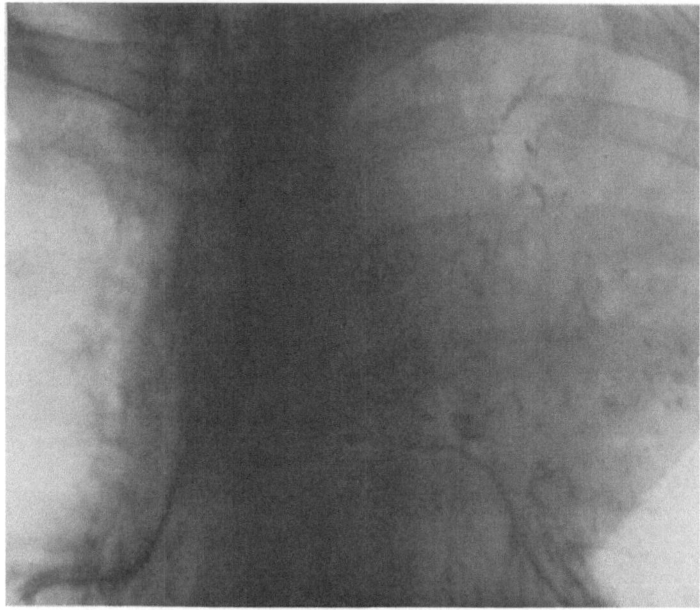

Abb. 75. Normales bronchographisches Bild bei flacher carcinomatöser Infiltration im linken Hauptbronchus. Fall 35.

(Pelotensymptom) oder durch Untersuchung in Bauch- oder Rückenlage darzustellen, einen erheblichen Mangel. Es sind freilich nur relativ flache, einen kleinen Teil der Peripherie einnehmende Infiltrate, die aus den erörterten Gründen der Röntgenuntersuchung nach Bronchusfüllung entgehen müssen, es ist aber aus dem Besprochenen verständlich, daß der negative Bronchialbefund weitaus nicht jene Dignität hat, wie der negative Oesophagus- oder gar Magenbefund.

Ein Fall von Lungencarcinom mit Ausgang vom linken Hauptbronchus, bei dem die Bronchographie versagte, war der folgende:

Fall 35. Johann P., 55 Jahre. (Zugewiesen von der 4. med. Abteilung, Hofrat Prof. KOVACS.)

Aus der *Anamnese:* Seit einigen Wochen zunehmende Atemnot, Hämoptysen.

Aus dem *klinischen Status:* Dämpfung des linken oberen Lungenfeldes mit abgeschwächter Atmung. Vereinzelte Rasselgeräusche.

Aus dem *Röntgenbefunde:* Das linke obere Lungenfeld intensiv, fast homogen verdunkelt, nur im Spitzenbereiche weniger dicht und ungleichmäßig.

Bronchographie in Beckenhochlage: Normale Durchgängigkeit des linken Hauptbronchus. Der Wandbelag zeigt normale Weite und Konturierung desselben. Gute Füllbarkeit des Oberlappens (Abb. 75).

Aus dem *Obduktionsbefund.* Etwa 4 Monate später. (Pathologisch-anatomisches Universitätsinstitut Prof. MARESCH, Obduzentin Dr. CORONINI): *Im linken Hauptbronchus eine anscheinend submukös gelegene, weißliche, flachhöckerige Aftermasse, die das Lumen des Bronchus einengt.* Einerseits reicht diese tumoröse Infiltration bis nahe an die Bifurkation, andererseits läßt sie sich in die Verzweigungen des Hauptbronchus verfolgen. Vom Oberlappenbronchus Durchbruch in die Lunge. Sie reicht bis in die zentralen Anteile des Oberlappens, wo sie jedoch nur mehr peribronchial und perivasculär weiterkriecht. Das dazwischen liegende Lungenparenchym in ein schwieliges Gewebe umgewandelt, in dem sich zahlreiche sackförmige Bronchiektasien finden. Großes Drüsenpaket im linken oberen Mediastinum.

Sehr charakteristische Bilder kann die Bronchographie auch liefern, wenn der *Tumor in einem Lappenbronchus* sitzt. Auch in solchen Fällen findet man eine Stauung verschieden hohen Grades bis zu Unfüllbarkeit des betreffenden Lappens, verbunden mit Füllungsdefekten. Außerdem beobachtet man, wenn die Stenose hochgradig ist, Rückstauung in die anderen Lappen der betreffenden Seite, was besonders auffallend ist, wenn es sich um ein Neoplasma des Unterlappenbronchus handelt. Nimmt man nämlich die Füllung in typischer Weise am aufrechten Patienten unter Neigung desselben nach der erkrankten Seite vor, wobei die Sonde im Hauptbronchus liegt, so wird bei normaler oder wenig eingeschränkter Durchgängigkeit des Unterlappenbronchus immer nur der Unterlappen gefüllt, während Mittel- und Oberlappenbronchus bei dieser Untersuchungsart nicht zur Darstellung kommen; ist jedoch der Unterlappenbronchus hochgradig verengt, so fließen auch nach Einbringung geringer Kontrastmittelmengen diese sehr rasch in den Mittel- und Oberlappenbronchus über, was als weiteres Merkmal der Bronchostenose angesehen werden muß.

In folgendem Falle waren die eben beschriebenen Zeichen der Stenose des Unterlappenbronchus deutlich feststellbar:

Fall 36 (= Fall 18 und *29,* S. 96 und 125).

Fortsetzung des *Röntgenbefundes:* Die Bronchographie ergibt: Das Kontrastmittel läuft bei Untersuchung im Stehen mit leichter Rechtsneigung in den rechten Hauptbronchus ein. Über der Abgangsstelle des rechten Unterlappenbronchus staut es sich, sodaß hier ein Ausgußbild des Bronchus zustande kommt. Er erscheint nach unten konisch und weist an seiner rechten Seite einen zahnartigen, kleinen Füllungsdefekt auf (Abb. 76). Bei weiterer Nachfüllung tritt das Kontrastmittel in den Ober- und Mittellappenbronchus über und verteilt sich in diesen beiden Lappen; der Unterlappen bleibt vollkommen ungefüllt (Abb. 77 u. 78).

Die genaue Kenntnis der Anatomie des Bronchialbaumes ermöglicht es auch, die Unfüllbarkeit *mittlerer Bronchien* festzustellen. Füllungsdefekte sind jedoch in solchen Fällen nicht mehr mit Sicherheit zu erkennen. Damit wird aber die Beweiskraft des bronchographischen Bildes wesentlich geschmälert; denn die Undurchgängigkeit eines solchen Bronchus allein kann auch andere Ursachen haben, von denen besonders die Verstopfung durch Sekret bei entzündlichen Affektionen in die Wagschale fällt, weil ja gerade die Differentialdiagnose gegenüber solchen durch die Bronchographie besonders häufig geklärt werden soll. Dabei muß auch bedacht werden, daß die Nichtfüllbarkeit eines bestimmten Bronchus mittlerer Größe durch eine Anomalie (andere Lage oder Fehlen desselben) vorgetäuscht werden kann.

Die beschriebenen bronchographischen Symptomenkomplexe, und zwar 1. Stauung des Kontrastmittels und Defekt im Füllungsbilde und 2. zackiger

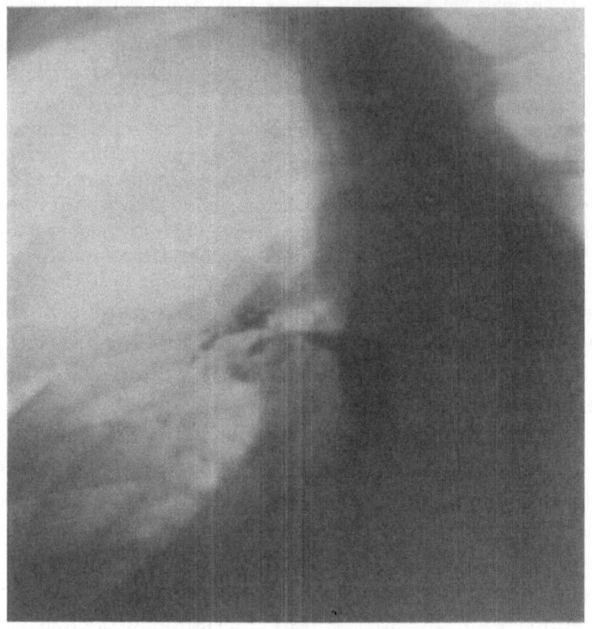

a

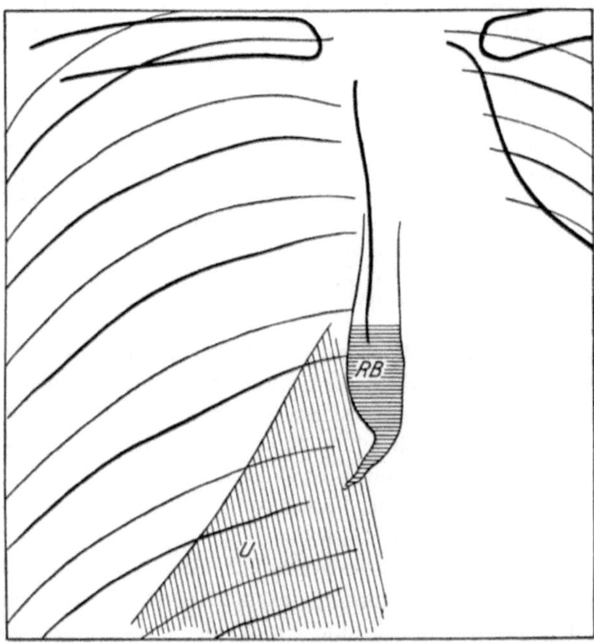

b

Abb. 76a und b. Stauung und Füllungsdefekt am Eingang in den Unterlappenbronchus. Fall 36.
U atelektatischer Unterlappen; RB rechter Hauptbronchus.

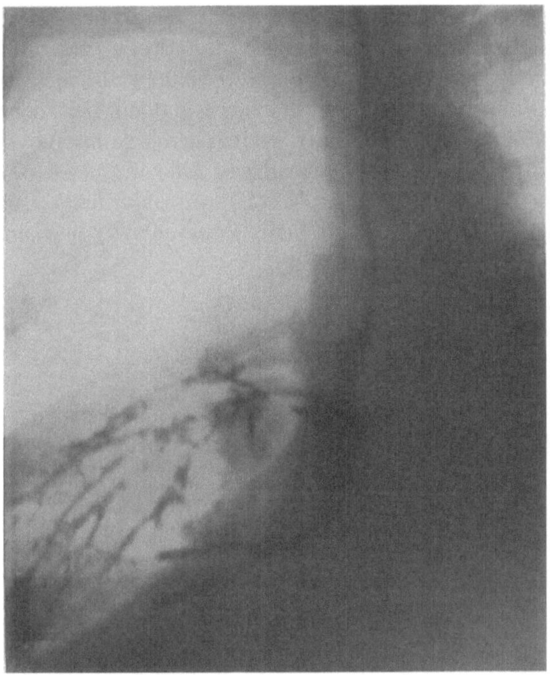

Abb. 77. Derselbe Fall nach stärkerer Kontrastfüllung. Rückstauung in den Mittel- und Oberlappen.

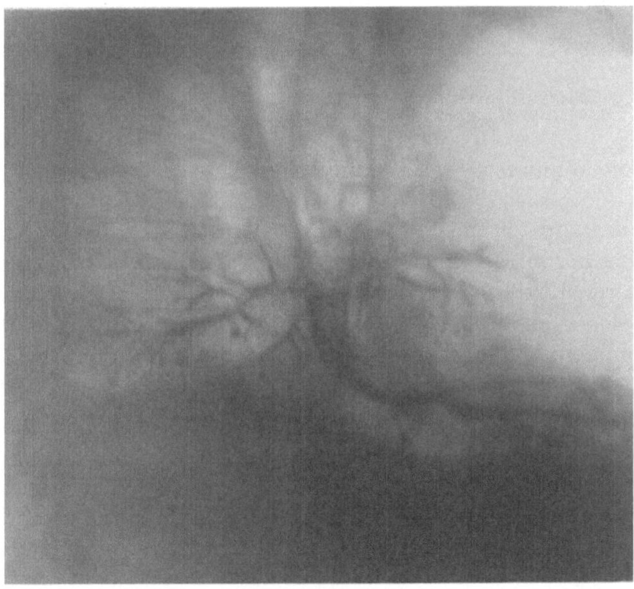

Abb. 78. Derselbe Fall. Sinistro-dextrale Aufnahme. Der homogene Schatten an der Basis über und vor dem Wirbelsäulenschatten ist der nichtgefüllte atelektatische Unterlappen.

Randstreifen mit Einengung der hellen Luftsäule besitzen große Beweiskraft. Denn die seltenen durch *extrabronchiale Prozesse* erzeugten Stenosen müssen eine völlig glatte Konturierung der eingeengten Stelle und des prästenotischen Abschnittes aufweisen. *Gutartige polypöse Tumoren* führen wohl ebenfalls zu Stauung und Füllungsdefekt, dieser erscheint jedoch bei nicht völligem Verschluß des Bronchus als ganz scharf konturierte, rundliche oder ovale Aussparung, während bei völliger Obturierung des Lumens das Bronchialbild ebenfalls mit einer ganz scharfen konvexen Kontur abschließt. Bronchographische Bilder einer strikturierenden *luetischen Wandveränderung* sind bisher nicht

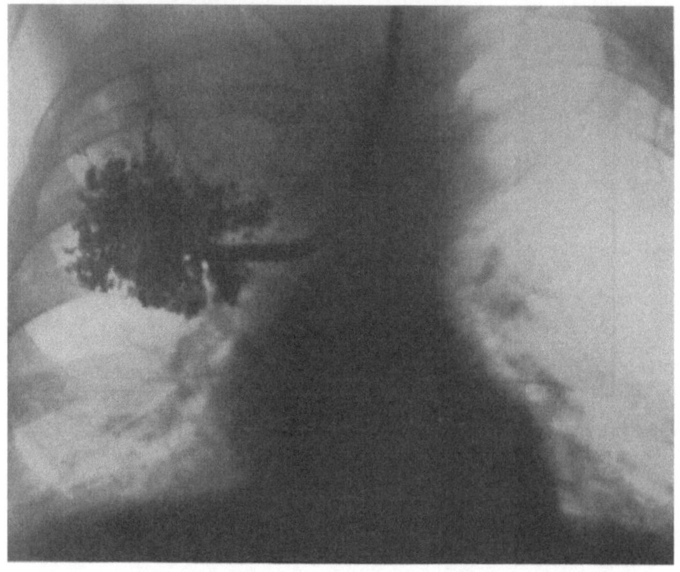

Abb. 79. Oberlappencarcinom nach bronchographischer Füllung des Oberlappens. Die abgebogene HASSLINGERsche Sonde liegt im Oberlappenbronchus. Fall 37.

beschrieben, sie könnten vielleicht Ähnlichkeit mit den beschriebenen Carcinombildern aufweisen. Auch das in ganz vereinzelten Fällen anatomisch beschriebene *Lymphogranulom* der Bronchialschleimhaut (ALTMANN u. a. s. später) dürfte bronchographisch vom Carcinom kaum zu unterscheiden sein. Bei der enormen Seltenheit dieser Lokalisation der beiden letztgenannten Erkrankungen wird man jedoch sicher nur äußerst selten fehlgehen, wenn man auf die beschriebenen Symptomenkomplexe die Diagnose Bronchuscarcinom aufbaut.

Von geringerem Werte als der Nachweis von Stauung und Füllungsdefekt ist die Beachtung des Umstandes, *ob die Bronchien innerhalb eines fraglichen schattengebenden Prozesses füllbar sind oder nicht.* Bei einem Lungencarcinom kommen beide Möglichkeiten in Betracht. Wächst es infiltrativ, ohne gleichzeitig den Bronchialbaum selbst zu zerstören, dann kann man Füllung desselben innerhalb des Tumors beobachten (s. den früher beschriebenen *Fall 35*, Abb. 75, S. 140). In seltenen Fällen kann dies in der Differentialdiagnose gegenüber einem expansiv wachsenden Prozeß, vor allem gegenüber einem benignen Tumor eine Rolle spielen. FLEISCHNER hat einen solchen Fall beschrieben, bei dem die Sichtbarkeit des kontrastmittelgefüllten Bronchialbaumes innerhalb eines rundlichen Schattens entscheidend für die Diagnose eines malignen Tumors war. Natürlich gestattet ein solches Verhalten nicht die Unterscheidung gegenüber entzündlichen Prozessen, bei denen die Bronchialfüllung ebenfalls innerhalb des Schattens sichtbar ist. Häufiger aber bleibt der Tumorschatten selbst frei von Füllung, sei es, weil der zuführende Bronchus verschlossen ist, sei es, weil durch das destruktive Wachstum auch der Bronchialbaum zerstört wurde, sei es schließlich, weil das Carcinom nach Art eines benignen Prozesses verdrängend gewachsen ist. Das Freibleiben des fraglichen Schattens von Kontrastfüllung ist also kein Unterscheidungsmerkmal gegenüber benignen Tumoren und anderen verdrängenden Prozessen der Lunge, erlaubt aber auch nicht mit Sicherheit den Ausschluß einer entzündlichen Erkrankung, da, wie wir oben besprochen haben, die Sekretfüllung den Eintritt des Kontrastmittels verhindern kann.

Freibleiben des Tumorschattens von Kontrastfüllung zeigt folgender Fall:

Fall 37 (= Fall 6). Fortsetzung des *Röntgenbefundes:* Bronchographie: Mit der HASSLINGERschen biegsamen Sonde wird der rechte Oberlappenbronchus entriert und dann in rechter Seiten-Beckenhochlage gefüllt. Es kommt zu einer starken Füllung der Basis des Oberlappens bis in die kleinsten Bronchiolen. Der Schattenbereich bleibt trotz extremer Beckenhochlage ungefüllt (Abb. 79).

Die Bronchographie ist schließlich auch imstande, die in einem früheren Kapitel beschriebene, durch *Intumescenz der Bifurkationsdrüsen* erzeugte Veränderung der Konfiguration der Bifurkation wesentlich leichter erkennbar zu machen und auf diese Weise auch einen metastatischen Drüsentumor an dieser Stelle aufzudecken. Während nämlich normalerweise die medialen Wände der beiden Hauptbronchien miteinander einen Winkel von etwa 90° bilden und an der Vereinigungsstelle spornartig in das Lumen der Trachea hineinragen, erscheint bei starker Vergrößerung der Bifurkationsdrüsen an Stelle des rechten Winkels eine kreisbogenförmige Rundung und der genannte Sporn ist verstrichen. Ein derartiges Bild beweist für sich allein nur das Vorhandensein von geschwellten Bifurkationsdrüsen; ihre Bedeutung und Verwertbarkeit für die Diagnose des Bronchuscarcinoms haben wir früher beschrieben. Kommt es aber zum Durchbruch der Drüsen in das Lumen der Bronchien, dann finden wir nach Bronchographie außer den beschriebenen Merkmalen auch noch die Zeichen des Füllungsdefektes, woraus die maligne Natur der Drüsengeschwulst erschlossen werden kann. Im Verein mit einem an sich nicht charakteristischen Lungenbilde ergibt das wieder mit größter Wahrscheinlichkeit die Diagnose: Lungencarcinom.

In folgendem Falle war eine Reihe der beschriebenen bronchographischen Merkmale deutlich erkennbar:

Fall 38. Ernestine K., 52 Jahre. (Zugewiesen von der laryngologischen Klinik, Prof. HAJEK.)

Aus der *Anamnese:* Vor 20 Jahren Lungen- und Rippenfellentzündung. Vor 5 Jahren Operation wegen eines Tumors des Rectums. Seit 2 Jahren starke Schmerzen im Rücken zwischen den Schulterblättern. Seit etwa 3 Monaten Heiserkeit und leichte Atemnot, die in letzter Zeit zunimmt.

Aus dem *klinischen Status:* Leichte Cyanose. In- und exspiratorischer Stridor. Dämpfung über beiden Spitzen und rechts unten. Bronchialatmen und reichliches Rasseln über beiden Oberlappen.

Laryngoskopie: Beiderseitige Recurrensparese.

Tracheoskopie: An der Bifurkation Granulationsgeschwulst, die sich in beide Hauptbronchien erstreckt; Probeexcision. *Histologischer Befund:* Cylinderzellen-Carcinom.

Aus dem *Röntgenbefunde:* Das ganze linke und die obere Hälfte des rechten Lungenfeldes
durchsetzt von äußerst reichlichen, erbsen- bis über kirschkerngroßen, teils unregelmäßig
geformten, teils runden Flecken (Aussaat von Tumormetastasen). Das rechte untere Lungenfeld intensiv homogen verdunkelt. *Bronchographie:* Bei Einbringung von 5 ccm Jodipin
fließt trotz Neigung der Patientin nach rechts der größere Teil in die linke untere Lunge.
Rechts füllt sich vom Hauptbronchus aus trotz Untersuchung im Stehen direkt der Oberlappenbronchus, in den Mittel- und Unterlappen tritt nichts von dem Kontrastmittel ein.
Die Bifurkation, sowie die beiden Hauptbronchien sind gegenüber der Norm wesentlich
verändert: Der Winkel zwischen den beiden Hauptbronchien hat einer etwa halbkreis-
förmigen Rundung Platz gemacht, der Bifurkationssporn fehlt. Die Hauptbronchien zeigen

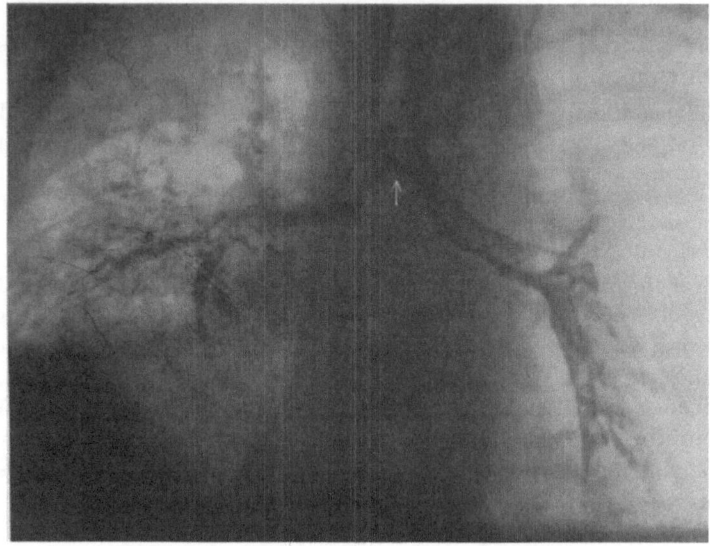

Abb. 80. Carcinom des rechten Unterlappenbronchus. Rückstauung in den Oberlappen. Spreizung
der Bifurkation durch metastatisches Drüsenpaket, Einbruch desselben in die Bifurkation. Fall 38.
Der Pfeil weist auf die in der eben beschriebenen Weise veränderte Bifurkation.

kein komplettes Ausgußbild, sondern einen dichten Wandbelag (s. S. 139). Das Lumen der
beiden Hauptbronchien ist links in einer Ausdehnung von etwa 3 cm, rechts von etwa 5 cm
eingeengt. Die Konturierung der lateralen Wände ist scharf linear, die der medialen deutlich
gezackt (Abb. 80).

Diagnose: Carcinom des rechten Unterlappens mit Verschluß des Unterlappenbronchus,
Metastasen in der Lunge. Metastatisches Drüsenpaket im Bifurkationswinkel, offenbar
mit Durchbruch in die beiden Hauptbronchien.

Die *Obduktion* bestätigte diese Diagnose in allen Details.

Für den Nachweis von *Höhlenbildung* im Neoplasma selbst oder eines Abscesses
in einer begleitenden Pneumonie spielt die Bronchographie keine Rolle. Wie
wir früher besprochen haben, sind solche Höhlen nur in jenen Fällen nicht
direkt sichtbar, die mangels einer Kommunikation mit dem Bronchialbaum keine
Luft enthalten. Aus dem gleichen Grunde sind sie aber auch nicht mit dem
Kontrastmittel füllbar. Besteht hingegen eine Verbindung des Zerfallsprozesses
mit einem Bronchus, dann ist er schon durch seinen Luftgehalt gut zu erkennen,
die Bronchographie zu diagnostischen Zwecken daher meist überflüssig.

Wir sehen also, daß die Bronchographie verschiedenartige Bilder liefern kann, die fast eindeutig zur Diagnose des Bronchuscarcinoms führen oder sie wenigstens sehr wesentlich fördern.

Es ist hier noch die Frage zu erörtern, ob sie dasselbe leistet wie die *Broncho-skopie,* deren große Bedeutung für die Frühdiagnose der intrabronchialen Tumoren namentlich von Ephraim betont wird, resp. ob die eine dieser beiden Methoden die andere zu ersetzen vermag. Zweifellos ist die Bronchoskopie imstande, auch die oben besprochenen, für die bronchographische Untersuchung ungünstig lokalisierten flachen Schleimhautinfiltrate zu entdecken. Ein weiterer Vorteil derselben ist, daß sie durch eine angeschlossene Probeexcision auch die histologische Untersuchung des Tumors ermöglicht. In anderen Fällen aber, nämlich dann, wenn neben dem Tumor eine entzündliche Schleimhautschwellung vorliegt, vermag sie diesen selbst nicht zur Anschauung zu bringen und kann dann nur das Vorliegen einer Bronchostenose feststellen, ohne über die Ursache derselben (extra- oder intrabronchialer Prozeß) etwas Sicheres aussagen zu können. Auf eine solche Feststellung mußte sich z. B. der Bronchoskopiker bei dem oben beschriebenen *Falle 34* (S. 138) beschränken, während das broncho-graphische Bild eindeutig ein Carcinom als Ursache der Stenose ergab. Der Vorteil dieser Methode liegt eben vor allem darin, daß sie nicht nur den Eingang zum stenosierenden Abschnitte, sondern gewöhnlich auch diesen selbst zur Darstellung bringt, was in erster Linie häufig die Differenzierung zwischen den verschiedenen Ursachen derselben, auch zwischen benignem und malignem Tumor (s. o.) ohne histologische Untersuchung ermöglicht, weiters aber auch über die Ausdehnung des stenosierenden Prozesses Auskunft gibt. Schließlich erfaßt die bronchoskopische Untersuchung höchstens noch die Abgangsstellen der Lappenbronchien, während die Bronchographie auch Veränderungen inner-halb der letzteren erkennen lassen kann.

In Bezug auf Gefahrlosigkeit des Verfahrens, damit verbundene Unannehm-lichkeiten für den Patienten, sowie Schwierigkeit der Untersuchungstechnik besteht zwischen den beiden Methoden kein ins Gewicht fallender Unterschied.

Es ergibt sich also, daß die beiden Untersuchungsmethoden einander nicht ersetzen können, sondern im Gegenteil vielfach sich gegenseitig zu ergänzen berufen sind.

β) Der diagnostische Pneumothorax beim Lungencarcinom.

Die Anwendung des künstlichen Pneumothorax zwecks besserer Erkennung auch von Lungentumoren ist wohl in der Literatur mehrfach erwähnt (Schröder, Alexander, Stöcklin, Fishberg, Stahl, Assmann, Schwalm), aus keiner der darin enthaltenen Angaben gewinnt man aber die Überzeugung, daß diesem Hilfsverfahren auch beim Lungencarcinom eine entscheidende diagnostische Bedeutung zukommt. Die Überlegung ergibt, daß in folgenden Fällen der Pneumothorax imstande sein kann, die Diagnose bis zu einem gewissen Grade zu fördern:

I. Bei großen *pleuralen Ergüssen,* die zu völliger Verschattung des betreffenden Lungenfeldes führen, vermag, wie wir früher besprochen haben, die bloße Punktion kaum jemals Klärung über etwa *dahinter verborgene Lungenprozesse* zu bringen. Unmittelbar nachher eingeblasenes Gas schafft aber einerseits den notwendigen Kontrast zwischen Lunge und Pleuraraum und ermöglicht andererseits eine sehr rasche Verschiebung der Flüssigkeit, so daß die einzelnen Abschnitte der Lunge zur Anschauung gebracht werden können. Es ergeben sich dabei wieder zwei Möglichkeiten, nämlich:

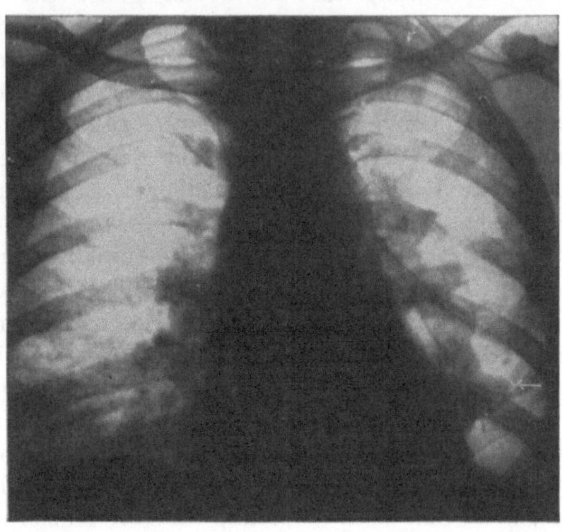

a

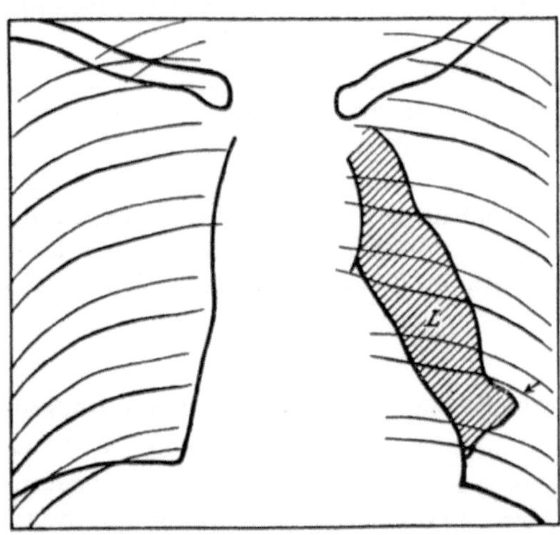

b

Abb. 81a und b. Linksseitiges Unterlappencarcinom nach Entleerung eines Exsudates und Anlegung eines künstlichen Pneumothorax. L kollabierte linke Lunge. Der Pfeil weist auf die durch den Tumor erzeugte Vorwölbung. (Aus Assmann: Fortschr. Röntgenstr. 36, H. 3, 557.)

1. Der erkrankte Lungenabschnitt bleibt infolge pleuraler Adhäsionen ganz oder teilweise entfaltet und läßt auf diese Weise die Lungenerkrankung erkennen. Ob in solchen Fällen die Diagnose möglich ist, hängt ganz davon ab, ob an dem nun sichtbaren Schatten charakteristische Veränderungen nachweisbar sind. Allerdings dürfte gerade in solchen Fällen der diagnostische Pneumothorax

keine große Rolle spielen, da bei gleichzeitigen ausgedehnten Adhäsionen die Flüssigkeitsansammlung kaum jemals so groß ist, daß sie den Lungenprozeß verdecken könnte und da weiters gerade in solchen Fällen wegen des Pleuraverschlusses und der vielfachen Absackungen die Anlegung eines zu diagnostischen Zwecken brauchbaren Pneumothorax großen Schwierigkeiten begegnet.

2. Es kommt zum Kollaps der Lunge. Die Differenzierung des erkrankten gegenüber dem gesunden luftleeren Lungenabschnitte ist dann nicht mehr möglich. Allerdings kann in solchen Fällen der infiltrierte Lungenteil, der ja nicht kollabieren kann, die Konturform des in normalen Fällen pilzförmigen Lungenstumpfes verändern. In den meisten Fällen wird sich auf diese Weise nur erkennen lassen, daß in der Lunge ein starrer Prozeß vorliegt, der die Kompression an dieser Stelle verhindert, welcher Natur er aber ist, wird sich aus der Konturierung dieses Abschnittes gegen den pleuralen Luftraum sehr selten vermuten, kaum jemals mit Sicherheit erkennen lassen. ASSMANN beschreibt einen durch die Obduktion erhärteten Fall von linksseitigem Unterlappencarcinom, bei dem nach Ablassen eines großen Pleuraexsudates und Anlegung eines künstlichen Pneumothorax ein buckeliger Vorsprung der fast völlig kollabierten Lunge einen Tumor wahrscheinlich machte (Abb. 81). Beweisend ist dieses Bild, wie auch ASSMANN bemerkt, keineswegs. Noch weniger überzeugend ist ein kürzlich von SCHWALM beschriebener Fall, auf Grund dessen er den diagnostischen Pneumothorax zur Differentialdiagnose zwischen Tumor und Tuberkulose der Lunge empfiehlt.

II. Bessere diagnostische Ergebnisse sind vom künstlichen Pneumothorax in jenen Fällen zu erwarten, bei denen *mediastinale Drüsenmetastasen* durch einen *pleuralen Erguß* verdeckt sind, also bei der Kombination des „mediastinalen Typus" des Bronchuscarcinoms mit einer Pleuritis. Gelingt es nämlich, nach Entleerung der Flüssigkeit und Einblasen von Gas die Lunge wenigstens teilweise zum Kollaps zu bringen, dann treten die großen mediastinalen Drüsenpakete äußerst deutlich zutage, wie wir bei einem Fall von Lymphogranulom des Mediastinums mit begleitendem pleuralen Erguß sehen konnten (s. Kapitel „Drüsentumoren des Mediastinums"). Wird auf diese Weise ein einseitiger Drüsentumor aufgedeckt, so ist das nach dem früher Besprochenen als äußerst verdächtig im Sinne eines Bronchuscarcinoms zu werten, ebenso wenn sich neben einer ein- oder doppelseitigen mediastinalen Drüsenvergrößerung eine Konfiguration der kollabierten Lunge findet, die, ohne für Tumor charakteristisch zu sein, für eine gleichzeitige Erkrankung derselben spricht. Diese Annahmen ergeben sich aus dem in einem früheren Kapitel über die regionären Drüsenmetastasen Gesagten.

III. Es ist aber auch zu erwarten, daß in Fällen, bei denen *kein pleuraler Erguß* das Lungenbild verdeckt, die Gaseinblasung in die Pleura diagnostischen Nutzen bringen kann. Wie wir früher besprochen haben, ist der Nachweis von *mediastinalen Drüsenmetastasen,* die tatsächlich kaum jemals beim Bronchuscarcinom fehlen, für die Erkennung desselben von größter Bedeutung. Sie gelingt sehr häufig deshalb nicht, weil der mediastinale Schatten sich gegenüber der verdichteten Lunge nicht abhebt. Gelänge es, zwischen diese beiden dichten Medien auch nur eine geringe Menge Luft oder Gas zu bringen, dann wäre damit der Kontrast geschaffen, der die charakteristische Konturierung des pathologischen Mediastinums sichtbar werden läßt. Dies ist ohne weiteres durch Anlegung eines gewöhnlichen Pneumothorax möglich, da ja der thorakale Pleuraraum, in den das Gas eingebracht wird, mit dem Spalte zwischen Pleura pulmonalis und mediastinalis communiciert. Tatsächlich sieht man einen derartigen „Pneumothorax mediastinalis" sehr häufig bei der in der gewöhnlichen Weise durchgeführten Lufteinblasung. Voraussetzung dafür ist ein offener mediastinaler Pleuraspalt; dieser kann nicht nur durch Schwarte, sondern auch infolge Durchwucherns des Tumors in das Mediastinum oder der Drüsenmetastasen in die Lunge verschlossen sein. Fälle, bei denen mediastinale Drüsenmetastasen in der geschilderten Weise zur Ansicht gebracht wurden, sind bisher nicht beschrieben.

IV. Eindeutige Klärung kann der diagnostische Pneumothorax in jenen Fällen bringen, bei denen auf andere Weise die *Differentialdiagnose* zwischen Lungentumor einerseits und *Pleura-* oder *Mediastinaltumor* andererseits nicht mit Sicherheit gelingt. Nach Kollaps oder auch nur geringer Abtrennung der Lunge von der Thoraxwand bleibt der pleurale Schatten mit der letzteren, der mediastinale mit dem Mittelschatten in Verbindung, während der pulmonale innerhalb der verkleinerten oder kollabierten Lunge in der früher besprochenen Weise erkennbar bleibt.

V. Schließlich kann der artefizielle Pneumothorax auch über die Frage Auskunft geben, *ob der erkrankte Lungenanteil mit der Thoraxwand verwachsen ist* oder nicht. Dies kann auch beim Bronchuscarcinom von einer gewissen Bedeutung sein in jenen allerdings sehr seltenen Fällen, bei denen eine operative Entfernung in Frage kommt. Die Wahl der Operationstechnik kann dadurch beeinflußt werden (STÖCKLIN).

Es hat also in den wenigen bisher beschriebenen Fällen der diagnostische Pneumothorax die Diagnose des primären Lungenkrebses nicht wesentlich gefördert. Bei Verbreiterung der Indikation könnte er aber größere Bedeutung gewinnen, wobei vor allem das Sichtbarmachen mediastinaler Drüsenmetastasen sowie die Abtrennung von pleuralen, resp. mediastinalen Prozessen die diagnostischen Erwägungen in die richtige Bahn lenken könnte.

γ) Die Bedeutung der probatorischen Röntgenbestrahlung für die Diagnose des Bronchuscarcinoms.

Die im allgemeinen Teile besprochenen differentialdiagnostisch verwertbaren lokalen und allgemeinen biologischen Strahlenwirkungen und Kombinationen beider können auch in der Diagnostik des Bronchuscarcinoms eine Rolle spielen. Besprechen wir zunächst, welcher Art diese Wirkungen beim Lungenkrebse sind:

I. *Lokal* kann es so wie bei allen Tumoren kurz nach der Bestrahlung zu einer „*Frühreaktion*" kommen, d. h. zu einer vorübergehenden Vergrößerung der Geschwulst infolge Hyperämie und Ödem als Folge einer Gefäßschädigung. Diese Veränderungen sind gewöhnlich so geringgradig, daß sie weder in der röntgenologischen noch in der klinischen Symptomatologie in Erscheinung treten. Wenn aber durch den intrabronchialen Anteil des Tumors das Lumen des Bronchus bereits in höherem Grade eingeengt ist, kann die Frühreaktion einen sehr rasch eintretenden kompletten Bronchusverschluß erzeugen, der dann aus den früher beschriebenen Merkmalen der kompletten Bronchostenose diagnostiziert werden kann. Von großer Bedeutung sind dabei vor allem die

Folgeerscheinungen der Bronchostenose, nämlich *Atelektase* und *Pneumonie*. Es kann daher als indirekter Effekt der Bestrahlung eines Bronchuscarcinoms eine wenige Tage nach der Bestrahlung auftretende komplette Verdunkelung eines Lappens oder Lappenteiles (je nach Sitz des Tumors), bedingt durch Atelektase oder Pneumonie beobachtet werden, von denen sich die erstere ohne, die letztere mit begleitendem Fieber entwickelt. Während die Atelektase nach Ablauf der Frühreaktion wieder rasch zurückgeht, kann die Pneumonie bestehen bleiben.

So konnten wir rasches Auftreten einer lappenmäßigen Verdunkelung unter Fiebererscheinungen bei dem früher beschriebenen *Falle 24* (= *Fall 26*) nach intensiver Bestrahlung der mediastinalen Drüsengeschwulst beobachten. Abb. 56 zeigt den Fall vor, Abb. 58 wenige Tage nach der Bestrahlung (s. S. 116 und 119).

Die *Obduktion* bestätigte die auf Grund dieses Röntgeneffektes gemachte Annahme eines stenosierenden Bronchuscarcinoms mit ausgedehnter pneumonischer Infiltration des Oberlappens.

Das Bronchuscarcinom selbst und auch seine Drüsenmetastasen sind gegenüber der Strahleneinwirkung äußerst *resistent*, ja fast völlig refraktär; die spontanen regressiven Veränderungen können wohl begünstigt und beschleunigt werden, zu merklichen Veränderungen der vom Tumor selbst erzeugten Schattenbildungen kommt es jedoch nicht. Als Folge von teilweisem Zerfall eines stenosierenden Tumors kann eine früher bestandene Atelektase zurückgehen, ja sogar eine konsekutive Pneumonie allmählich ausheilen.

Weitgehende *Verkleinerung* ja fast völliges Verschwinden eines Schattens nach Bestrahlung kann aber nicht nur durch Lockerung einer Stenose mit konsekutivem Rückgange von Atelektase und Pneumonie bedingt sein, sondern auch durch direkte Beeinflussung des pneumonischen Infiltrates, das wie viele andere Entzündungen häufig der Bestrahlung weicht. Diesen Effekt beobachtet man gewöhnlich schon nach Anwendung kleiner Dosen, während Zerfall eines stenosierenden Neoplasmas mit konsekutivem Rückgange der Pneumonie nur durch intensive Bestrahlung erzeugt werden kann.

Ein Fall von Bronchuscarcinom, bei dem die Bestrahlung weitgehenden Rückgang eines Schattens, der von einer begleitenden Pneumonie erzeugt war, zur Folge hatte, war der folgende:

Fall 39 (= *Fall 32*, s. S. 131, Abb. 68 u. 69).

Nach Röntgenbestrahlung mit kleinen Dosen kommt es ohne reaktive Temperatursteigerung zu einer allmählich fortschreitenden Aufhellung der Lunge bis auf einen kleinen dreieckigen Rest am Hilus und einen zarten Streifen entsprechend der Ober-Mittellappengrenze. An Stelle des früheren Schattens jetzt vollkommen normale Lungenstruktur (Abb. 82).

Die mehrere Monate später durchgeführte *Obduktion* ergab ein kleines Carcinom des Hauptbronchus; die Basis des rechten Oberlappens etwas pigmentreicher als die übrige Lunge als Ausdruck der abgelaufenen Pneumonie. Interlobäre Schwarte zwischen Ober- und Mittellappen.

Daß die Verkleinerung oder das Verschwinden eines Lungenschattens bei einem sichergestellten Bronchuscarcinom nach Röntgenbestrahlung nicht auf Reduktion des Tumors selbst, sondern auf Behebung einer Atelektase oder Resorption eines pneumonischen Infiltrates zurückzuführen ist, kann man auch daran erkennen, daß in diesen Fällen an Stelle des Schattens immer normale Lungenstruktur zutage tritt. Das spricht dafür, daß die Lunge nicht durch einen destruktiven Prozeß ersetzt war, da dieser höchstens unter Narbenbildung,

niemals aber mit Regeneration des Lungengewebes ausheilen kann. Nur bei
erhalten gebliebenem Lungenparenchym, also dann, wenn die Schattenbildung
durch Atelektase oder durch einen exsudativen Prozeß erzeugt war, kann
restitutio ad integrum eintreten. Bei den in der Literatur beschriebenen Fällen
von Verkleinerung, resp. Aufhellung eines Lungenschattens bei Bronchuscarcinom nach Röntgenbestrahlung (DE LA CAMP, CLAUS) hat es sich wohl
auch immer um Beseitigung einer begleitenden Atelektase oder Entzündung
gehandelt.

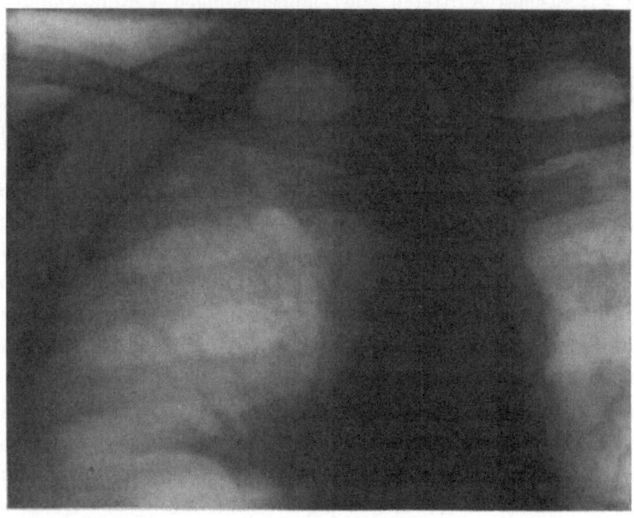

Abb. 82. Bronchuscarcinom mit begleitender Pneumonie (s. Abb. 68 und 69) nach
Röntgenbestrahlung. Fall 39.

Wir haben also gesehen, daß die Röntgenbestrahlung beim Bronchuscarcinom
eine Pneumonie und eine Atelektase sowohl hervorrufen als auch beseitigen
kann: die Erzeugung von Pneumonie und Atelektase geschieht immer sekundär
nach frühreaktiver Schwellung eines stenosierenden Tumors, Beseitigung derselben durch direkte Beeinflussung des entzündlichen Infiltrates oder sekundär
nach teilweiser Zerstörung einer stenosierenden intrabronchialen Geschwulst.

II. Unter den differentialdiagnostisch verwertbaren *Allgemeinerscheinungen*
spielt nur das Fieber eine Rolle; wie wir früher ausgeführt haben, kann die
frühreaktiv erzeugte Pneumonie mit Fieber einhergehen. Tritt dieses seltene
Ereignis nach der Bestrahlung nicht ein, so bleibt auch jegliche Temperatursteigerung aus (s. Temperaturkurve Abb. 83).

Diesen verschiedenartigen Bestrahlungseffekten kommt unter folgenden
Umständen differentialdiagnostische Bedeutung zu:

1. Eine rasch nach der Bestrahlung unter oder ohne Fieber auftretende
Verschattung eines ganzen Lappens oder größeren Abschnittes kann kaum
anders erklärt werden als mit einer Atelektase oder Pneumonie infolge frühreaktiver Verstärkung einer schon früher bestandenen Bronchostenose. Von
den möglichen extrabronchialen Ursachen einer solchen erzeugen die einen
(Drüsentumoren) kaum jemals eine so hochgradige Einengung, daß sie selbst

bei reaktiver Anschwellung zu einem völligen Bronchusverschlusse führen könnte, andere, wie das Aneurysma, mediastinale Cysten usw. reagieren auf die Bestrahlung niemals mit Vergrößerung. Es bleiben also nur intrabronchiale Erkrankungen als Ursache einer derartigen Erscheinung übrig. Von diesen fallen wieder die luetischen und anderen schrumpfenden Schleimhautveränderungen weg, da sie ebenfalls keine oder keine nennenswerte Frühreaktion aufweisen. Außer den Bronchuscarcinomen bleiben demnach nur die äußerst seltenen

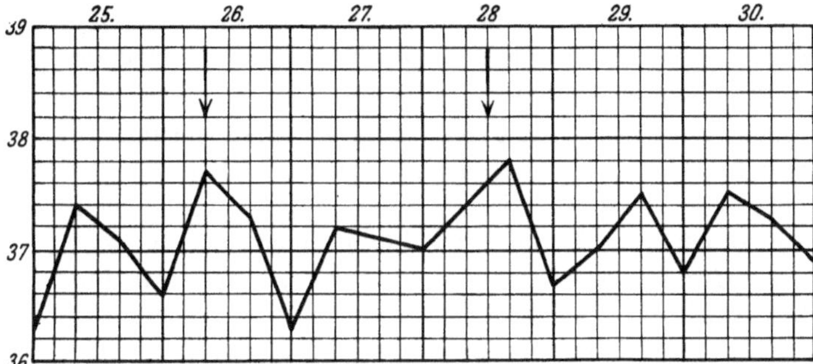

Abb. 83. Temperaturkurve bei Bestrahlung eines Bronchuscarcinoms. Bei den Pfeilen erfolgt die Strahlenapplikation. Die Kurve wird durch sie nicht beeinflußt.

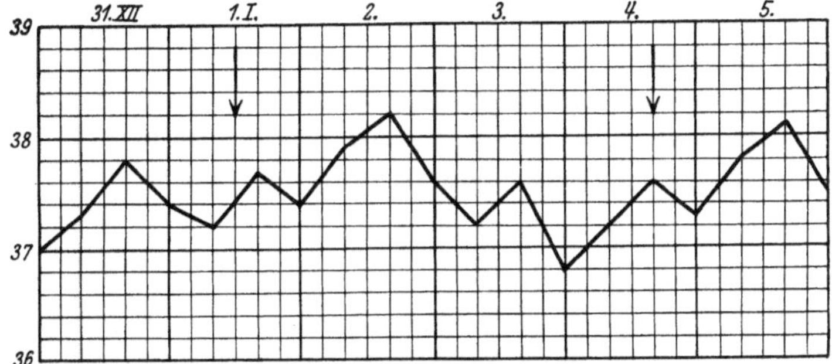

Abb. 84. Temperaturkurve bei Bestrahlung einer Lungentuberkulose. Bei den Pfeilen erfolgt die Strahlenapplikation. Am nächsten Tage deutliche Temperaturzacke.

benignen polypösen Tumoren als mögliche Ursache der beschriebenen Folgeerscheinung einer Bestrahlung übrig. Man kann also aus der rasch auftretenden Verschattung eines Lappens oder größeren Lappenteiles nach einer probatorischen Bestrahlung allein mit größter Wahrscheinlichkeit ein Bronchuscarcinom erschließen; findet sich noch ein an sich uncharakteristisches Merkmal, das aber den einzig und allein differentialdiagnostisch in Betracht kommenden benignen intrabronchialen Tumoren nicht zukommt, etwa ein pleuraler Erguß, dann ist das in Rede stehende Resultat der Probebestrahlung eindeutig im Sinne eines Bronchuscarcinoms verwertbar.

2. Verschwinden oder Verkleinerung eines lappenmäßig begrenzten Schattens nach der Röntgenbestrahlung mit Wiedererscheinen des normalen Lungenbildes spricht mit Sicherheit dagegen, daß ein Tumor Substrat dieses Schattens war. Daraus läßt sich aber ein Bronchuscarcinom nicht mit Sicherheit ausschließen, da ja ein kleiner Tumor mit einer ausgedehnten Pneumonie oder einer Atelektase,

die durch die Bestrahlung behoben wurden, vorliegen kann. Da, wie vielfache Erfahrung lehrt, chronische Pneumonien durch die Röntgenbestrahlung meist reduziert oder behoben werden, spricht in jenen Fällen, bei denen auf Grund der übrigen Symptome nur ein Lappencarcinom oder eine chronische Pneumonie in Betracht kommt, ein unveränderter Befund nach der Bestrahlung für das Carcinom, während Verkleinerung oder Verschwinden für die Annahme einer Pneumonie oder eines intrabronchialen Tumors mit konsekutiver Pneumonie verwertbar ist. Wurde aber durch andere Merkmale ein Bronchuscarcinom sichergestellt, dann kann Verkleinerung oder Verschwinden des Schattens nach der Bestrahlung nur im Sinne einer den Tumor komplizierenden Pneumonie oder Atelektase gedeutet werden.

3. Tritt nach der Bestrahlung eine Temperatursteigerung auf, und zwar ohne die früher beschriebene gleichzeitige Verdunkelung und auch ohne wesentliche Reduktion des Schattens, dann ist mit größter Wahrscheinlichkeit eine Tuberkulose anzunehmen, da die Bestrahlung einer solchen so gut wie regelmäßig Erhöhung der Temperatur zur Folge hat (s. Temperaturkurve Abb. 84), meist ohne das Infiltrat selbst merklich zu verändern. Es läßt sich allerdings in solchen Fällen eine Kombination der Tuberkulose mit einem Bronchuscarcinom nicht ausschließen. Ist aber das Carcinom aus anderen Symptomen sichergestellt, dann spricht eine reaktive Temperatursteigerung nach der Bestrahlung (wenn es sich nicht um die früher beschriebene leicht erkennbare Pneumonie durch frühreaktiven Verschluß des Bronchus handelt) für eine Komplikation des Tumors durch eine Tuberkulose. Ferner ist, wenn die Differentialdiagnose durch andere Merkmale auf die Unterscheidung zwischen Bronchuscarcinom und Tuberkulose eingeengt ist, bei Ausbleiben einer Temperatursteigerung mit Wahrscheinlichkeit ein Tumor anzunehmen.

4. Liegt das Bild eines mediastinalen Drüsentumors vor, dann kann man bei Verkleinerung oder Verschwinden desselben nach der Bestrahlung mit allergrößter Wahrscheinlichkeit einen primären Mediastinaltumor annehmen (Näheres darüber im Kapitel „Mediastinaltumoren"). Carcinommetastasen im Mediastinum lassen sich durch die Bestrahlung ebenso wie die primären Tumoren kaum jemals merklich reduzieren. Bleibt ein mediastinaler Drüsenschatten also nach der Bestrahlung unverändert, so spricht das mit größter Wahrscheinlichkeit für einen metastatischen Tumor. Da die weitaus häufigste Ursache mediastinaler Drüsenmetastasen ein Lungenkrebs ist, muß selbst bei Fehlen anderer Symptome ein solches Verhalten gegenüber der Röntgenbestrahlung den dringenden Verdacht auf das Vorliegen eines Bronchialkrebses erwecken. Im Verein mit einer an sich uncharakteristischen Lungenveränderung ergibt sich diese Diagnose mit allergrößter Wahrscheinlichkeit.

In dem auf S. 117 beschriebenen *Falle 25* mit dem typischen Bilde eines doppelseitigen mediastinalen Drüsentumors ohne nachweisbare Lungenveränderung (Abb. 57) ergab eine intensive Bestrahlung nicht die mindeste Veränderung. Daraus wurde ein Carcinom erschlossen, was durch die histologische Untersuchung einer supraclavicularen Drüse bestätigt wurde.

5. Bei gleichzeitigem Vorliegen von Veränderungen in der Lunge und im Mediastinum, die an sich nicht erkennen lassen, ob es sich um einen primären Lungenkrebs mit mediastinalen Metastasen oder einen primären mediastinalen Drüsentumor (Sarkom oder Granulom) handelt, also in jenen Fällen, bei denen

auf Grund des Röntgenbildes nur eine dieser beiden Erkrankungen in Betracht kommt, bringt die Probebestrahlung eine fast sichere Entscheidung: Reduktion oder Verschwinden der Schatten bedeutet einen primären Mediastinaltumor, Gleichbleiben oder gar Vergrößerung einen primären Lungenkrebs. Zu denken wäre in letzterem Falle höchstens noch an das äußerst seltene „akute Lymphogranulom", das sich aber durch sein klinisches Verhalten nicht schwer vom Lungenkrebs unterscheiden läßt. (S. darüber im Kapitel „mediastinale Drüsentumoren".)

6. Ist bei einem lappenmäßig begrenzten Schatten durch andere Merkmale, etwa durch das Symptom der vorgeschobenen Lappengrenze nur zwischen primärem Carcinom und primärem Sarkom zu differenzieren, dann spricht der unveränderte Befund nach der Bestrahlung für Carcinom, während Verkleinerung oder Verschwinden meist unter Fieber ein Sarkom äußerst wahrscheinlich macht.

7. Wenn bei einem runden Schatten mit Rücksicht auf die Unschärfe oder Konturierung ein maligner Tumor sichergestellt ist, dann erlaubt eine deutliche Verkleinerung oder Verschwinden nach der Bestrahlung, ein primäres Carcinom auszuschließen; es kommt dann ein primäres Sarkom oder eine solitäre Metastase, evtl. ein Lymphogranulom in Betracht; wird der Schatten durch die intensive Bestrahlung nicht verändert, dann spricht das wohl mit größerer Wahrscheinlichkeit für Carcinom, doch läßt sich ein Fibrosarkom oder eine solitäre Metastase nicht mit Sicherheit ausschließen.

8. Wenn aber der röntgenologische Symptomenkomplex nur die Differentialdiagnose zwischen einem exstruktiv wachsenden malignen Tumor und einer benignen Geschwulst, resp. einer Cyste offen läßt (runder scharf begrenzter Schatten), dann ist nur eine merkliche Beeinflussung des Prozesses durch die Röntgenbestrahlung diagnostisch verwertbar, nämlich im Sinne eines Sarkoms oder einer solitären Metastase; Carcinom und benigner Tumor unterscheiden sich voneinander durch den nachweisbaren biologischen Effekt nicht in diagnostisch verwertbarer Weise, d. h. es kommt bei beiden weder zu Fieber noch zu einer Veränderung des Schattens. Die Unterscheidung zwischen diesen beiden Tumoren ist also auf Grund des Bestrahlungseffektes nicht möglich.

Es zeigt sich also, daß die Beachtung der lokalen und allgemeinen Strahlenwirkungen zwar für sich allein kaum jemals eine sichere Entscheidung bringen kann, daß diese aber im Verein mit anderen, an sich nicht charakteristischen Symptomen oder Symptomenkomplexen große Bedeutung haben, ja manchmal den Ausschlag für oder gegen das Vorliegen einer bestimmten Erkrankung geben können.

d) Zusammenfassung der wichtigsten Symptome und Symptomenkomplexe des primären Lungencarcinoms.

Wir haben in den vorausgehenden Ausführungen versucht, die einzelnen röntgenologischen Merkmale der verschiedenen Lungencarcinombilder, deren enorme Vielfältigkeit aus der Vielheit der Grundformen, der großen Anzahl der vorkommenden Komplikationen und Folgeerscheinungen, sowie der Unzahl der möglichen Kombinationen von Grundformen und Komplikationen und schließlich den reichlichen Möglichkeiten, die die verschiedenen zur Verfügung stehenden Hilfsuntersuchungen bieten, sich erklärt, aus ihren pathologisch-anatomischen und strahlenphysikalischen Grundlagen abzuleiten und zu deuten. Es ist uns gelungen, neben einer Mehrzahl von uncharakteristischen Zeichen und Syndromen eine Reihe von Symptomen und Symptomenkomplexen aufzufinden, die nur den primären Lungencarcinomen oder daneben nur noch anderen sehr seltenen malignen Lungentumoren oder schließlich noch andersartigen, aber seltener vorkommenden Erkrankungen der Lunge zukommen, die also eindeutig oder mit großer Wahrscheinlichkeit für Bronchuscarcinom sprechen oder wenigstens den dringenden Verdacht auf das Vorliegen dieses Tumors erwecken müssen. Aus einigen Beispielen haben wir auch ersehen, daß ein Fall zu verschiedenen Zeiten ganz verschiedenartige Bilder bieten kann, indem nicht nur durch das Wachsen des primären Tumors die Größe, Form und Begrenzung des Schattens sich ändert, sondern durch das Hinzutreten von Komplikationen neue markante Symptome erscheinen oder aber vorher charakteristische Bilder verwischt werden und daraus die Forderung abgeleitet, durch *Serienuntersuchung* dem Fortschreiten des Prozesses nachzugehen und auf diese Weise unter Umständen seine Art zu erschließen.

Es lassen sich natürlich nicht sämtliche möglichen Kombinationen erörtern, also sämtliche Bilder beschreiben, unter denen sich röntgenologisch das Bronchuscarcinom präsentieren kann. Wir wollen im folgenden versuchen, die wichtigsten Symptome und Symptomenkomplexe des primären Lungencarcinoms, die sich aus unseren früheren Besprechungen ergeben haben, nach ihrer Wertigkeit geordnet, zusammenzustellen. Neben jeden einzelnen von ihnen sollen *in Klammer jene Erkrankungen* gesetzt werden, *die* bei Vorliegen des betreffenden Merkmales oder Syndroms *differentialdiagnostisch in Betracht kommen.* Zum Schlusse sollen dann die in einem früheren Kapitel besprochenen *klinischen Merkmale* zusammengefaßt werden, deren Heranziehung die Klärung mehrdeutiger Röntgenbilder fördert oder ermöglicht.

Die röntgenologischen Symptome und Symptomenkomplexe des primären Lungencarcinoms sollen in folgender Weise gruppiert werden:

1. solche, deren Feststellung den *Verdacht* auf ein vorliegendes Lungencarcinom erwecken muß; es sind das jene, die entweder noch vielen anderen Erkrankungen zukommen oder zwar nur vereinzelten Krankheiten, die sich aber sehr häufig unter diesem Bilde präsentieren;

2. solche, deren Nachweis den *dringenden Verdacht* auf einen primären Lungenkrebs beinhaltet, das sind jene, die noch bei anderen, auch häufigen Erkrankungen vorkommen, die aber verhältnismäßig selten gerade unter diesem Bilde auftreten;

3. solche, die einen primären Lungenkrebs *äußerst wahrscheinlich, fast sicher* erscheinen lassen; sie finden sich sonst nur noch bei einzelnen, an sich sehr seltenen Krankheiten;

4. solche, die *mit Sicherheit* für das primäre Lungencarcinom sprechen; wir wollen in diese Gruppe aber auch jene rechnen, die für sich allein keine sichere Unterscheidung gegenüber dem *primären Lungensarkom* erlauben. Denn dieser Tumor ist beträchtlich seltener als der Lungenkrebs; weiters ist die Differenzierung zwischen diesen beiden Tumorarten praktisch vollkommen belanglos und schließlich ermöglicht die Probebestrahlung (s. o.) oft eine Unterscheidung zwischen den beiden Geschwülsten.

Gruppe 1. (Verdacht auf primäres Lungencarcinom.)

Das Bild des exsudativen Prozesses, das sind homogene oder inhomogene, weichteildichte, unregelmäßig, unscharf begrenzte Schatten verschiedener Größe (differentialdiagnostisch in Betracht kommen: Pneumonie, Tuberkulose, Lues, Aktinomykose, Lymphogranulom, andere maligne Tumoren);

das Bild des Lappen- und Lappenrandinfiltrates, das sind meist homogene, dunkle, lappenmäßig scharf und intralobär unscharf begrenzte Schatten (akute und chronische Pneumonie, Tuberkulose, primäres Sarkom, Lymphogranulom);

dasselbe Bild mit gleichzeitiger Schrumpfung, also abnorm hochstehender Lappengrenze und eventuell Verziehung einzelner mediastinaler Organe (chronische Pneumonie, schrumpfende Tuberkulose);

das Bild der Lymphangitis, also netzförmig angeordnete abnorm dunkle Streifen, besonders wenn sie einseitig sind und gegen die Basis zu dichter werden (Bronchiektasien, selten Peribronchitis tuberculosa, Metastasen, Stauung);

ein isolierter, runder, scharf begrenzter, allseitig von normaler Lunge umgebener Schatten (häufiger benigner Tumor, vor allem Echinokokkus, ferner Sarkom, Metastasen, selten Absceß, sehr selten Lymphogranulom);

das Bild des reinen unkomplizierten Mediastinaltumors, also Verbreiterung des Mediastinums nach beiden Seiten mit scharfer welliger Konturierung (viel häufiger primärer Mediastinaltumor, sehr selten Metastase eines anderen Primärtumors, Leukämie);

jede beliebige Lungenveränderung, die durch das Bild eines mediastinalen Drüsentumors kompliziert ist (primärer Mediastinaltumor mit gleichzeitiger Manifestation in der Lunge, ein anderer Primärtumor mit Metastasen in der Lunge und im Mediastinum, Leukämie);

Vorwölbung der schwachen Stelle des Mediastinums ohne Pneumothorax (Tuberkulose, schrumpfende Pneumonie, Bronchiektasie);

Bild der Ventilstenose, das ist abnorme Helligkeit, Zwerchfelltiefstand, exspiratorische Verlagerung des Mediastinums in die gesunde Seite ohne sonstige nachweisbare Veränderung (Fremdkörper, benigner Polyp).

Gruppe 2 (dringender Verdacht auf primäres Lungencarcinom).

Konvexität und Unschärfe eines verschieden großen Konturanteiles eines sonst beliebig gearteten und geformten Schattens (andere maligne Tumoren, Metastasen, äußerst selten Lues, Aktinomykose);

das Bild des Hiluscarcinoms; das sind in der Hilusgegend gelegene homogene, weichteildichte unscharf begrenzte Schatten mit strahligen Ausläufern in die umgebende helle Lunge, bei Fehlen einer scharfen Lappengrenze auch bei allen schrägen und bei querer Untersuchungsrichtung (Hilusdrüsentumor mit Perforation in die Lunge oder mit perifokaler Entzündung, sehr selten Lues, Aktinomykose, „tumorartige" Tuberkulose);

isolierter, scharf begrenzter, allseitig von normaler Lunge umgebener Schatten, der bei Serienuntersuchung rasche Größenzunahme zeigt (primäres Sarkom, Metastase);

isolierter, runder von normaler Lunge umgebener Schatten mit durchwegs unscharfer Konturierung (primäres Sarkom, Metastase, tuberkulöses Frühinfiltrat, dieses jedoch nur bei kleinem Schatten und bestimmten Lokalisationen, Lymphogranulom);

isolierter, runder, scharf begrenzter Schatten innerhalb einer weniger intensiven (pneumonischen) Verdunkelung (selten Echinokokkus oder Tumormetastase mit Pneumonie);

das Bild des doppelseitigen mediastinalen Drüsentumors ohne Veränderung
nach intensiver Röntgenbestrahlung (seltener Metastasen eines anderen Primärtumors);

dasselbe, kompliziert durch einen einseitigen Hilusdrüsentumor, also einen
in der Hilusgegend gelegenen, vom Mittelschatten abtrennbaren, scharf, wellig
konturierten Schatten (w. o.);

dasselbe, kompliziert durch multiple, verschieden geformte Flecke in der
Lunge (w. o.);

circumscripte Verlagerung und Eindellung von Oesophagus und Trachea
ohne nachweisbare Ursache (selten nicht sichtbare andersartige Tumoren des
Mediastinums oder Aneurysmen);

das Bild der Zwerchfellparese, also Hochstand und paradoxe Bewegung
ohne sonstige nachweisbare Veränderungen im Thorax (sehr selten Tuberkulose oder andersartige Tumoren im Mediastinum);

das Bild einer nicht abgekapselten, innerhalb verdichteter Lunge gelegenen
Höhle, also eine unregelmäßig begrenzte Aufhellung innerhalb eines homogenen
Schattens, wenn sie bei Serienuntersuchung rasche Größenzunahme zeigt
(seltener Absceß, Gangrän, Kaverne);

das Bild des pleuralen Ergusses, d. i. ein homogener, dichter, oben durch
eine schräge von innen nach außen aufsteigende Linie begrenzter Schatten,
bei gleichzeitiger Verlagerung des Mittelschattens in die Seite des Ergusses
(selten Pleuritis anderer Genese mit Atelektase oder Rezidivpleuritis nach vorheriger Schrumpfung);

das Mediastinalwandern, also die inspiratorische Verlagerung des Mediastinums ohne sonstige nachweisbare Veränderung (seltener Bronchostenosen
anderen Ursprungs, wie benigne Polypen, Fremdkörper, schrumpfende Schleimhautlues).

Gruppe 3 (primäres Lungencarcinom äußerst wahrscheinlich, fast sicher).

Runder, intensiver, homogener, unscharf begrenzter Schatten, umgeben
von einer weniger dunklen, unscharf oder lappenmäßig scharf begrenzten
Verschattung (sehr selten Metastasen);

das Bild des einseitigen mediastinalen Drüsentumors, also Verbreiterung des
Mittelschattens nach einer Richtung mit scharfer welliger Konturierung (äußerst
selten primärer Mediastinaltumor oder Metastase eines anderen Primärtumors);

das Bild eines exsudativen Prozesses oder Lappen- bzw. Lappenrandinfiltrates
oder eines Hiluscarcinoms oder einer Lymphangitis mit gleichzeitiger circumscripter Verlagerung und Eindellung von Oesophagus oder Trachea (sehr selten
Tuberkulose);

runder, scharf oder unscharf begrenzter intrapulmonaler Schatten mit nicht
korrespondierender Eindellung von Oesophagus oder Trachea (sehr selten
Metastasen eines anderen Primärtumors);

Bild eines Lappen- oder Lappenrandinfiltrates, kompliziert durch Phrenicusparese (äußerst selten Tuberkulose);

runder, scharf oder unscharf begrenzter intrapulmonaler Schatten, kompliziert durch Phrenicusparese (selten metastatischer Tumor);

Bild des pleuralen Ergusses mit gleichzeitiger Phrenicusparese, wobei das Zwerchfell häufig in normaler Höhe, eventuell abnorm tief steht und paradoxe Bewegung aufweist (äußerst selten Tuberkulose);

Bild des pleuralen Ergusses und gleichzeitig circumscripte Eindellung von Oesophagus oder Trachea (äußerst selten Tuberkulose oder Aneurysma);

Bild des pleuralen Ergusses und gleichzeitig inspiratorische Ansaugung des Mediastinums (äußerst selten und sehr unwahrscheinlich Tuberkulose oder Aneurysma);

Bild des Hiluscarcinoms mit Mediastinalwandern (äußerst selten und sehr unwahrscheinlich Lues oder Lymphogranulom);

Bild des Lappen- resp. Lappenrandinfiltrates, kombiniert mit Mediastinalwandern (äußerst selten benigner Polyp mit konsekutiver Pneumonie);

Bild der Lymphangitis, kombiniert mit Mediastinalwandern (äußerst selten Tuberkulose);

multiple, an sich uncharakteristische Herde in der Lunge, kombiniert mit Mediastinalwandern (äußerst selten Tuberkulose);

Bild des mediastinalen Drüsentumors, kombiniert mit Mediastinalwandern (äußerst selten primärer Drüsentumor);

circumscripte Verlagerung und Eindellung von Trachea oder Oesophagus ohne erkennbare Ursache, kompliziert durch Mediastinalwandern (äußerst selten primärer Drüsentumor);

Atelektase eines ganzen Lappens, d. i. Verdunkelung und Verkleinerung des Lappens ohne sonstige Schrumpfungserscheinungen (äußerst selten Fremdkörper oder benigner Polyp);

Lungenbild einer der Grundformen des Bronchuscarcinoms, kompliziert durch Knochenmetastasen außerhalb des Thoraxskeletes (sehr unwahrscheinlich Lungenprozeß anderer Art, kompliziert durch Metastasen eines anderen Primärtumors);

beliebige Lungenveränderungen, kompliziert durch das Bild des einseitigen Mediastinaltumors (äußerst selten Sarkom, sehr unwahrscheinlich Lymphogranulom);

Lappeninfiltrat mit ein- oder beiderseitigem mediastinalem Drüsentumor (w. o.);

Nichtfüllbarkeit eines Lappenbronchus bei der Bronchographie mit Rückstauung in die anderen Lappen (sehr selten Bronchostenose anderer Genese);

Stauung des Kontrastmittels in einem Hauptbronchus mit Ausgußbild desselben ohne Füllungsdefekt (sehr selten andersartige Stenose);

Verdunkelung eines ganzen Lappens kurz nach intensiver Bestrahlung mit oder ohne Fieber (sehr selten Frühreaktion bei benignem Polypen).

Gruppe 4 (eindeutige Symptomenkomplexe).

Bild des Lappen- oder Lappenrandinfiltrates mit vorgeschobener, d. i. abnorm tiefstehender und abnorm konvexer Lappengrenze (äußerst selten primäres Sarkom);

Bild des Lappen- oder Lappenrandinfiltrates mit stellenweise unscharfer Lappengrenze (w. o.);

Bild des Lappenrandinfiltrates mit konvexer, unscharfer intralobärer Grenze (w. o.);

etappenweise Verdunkelung der einzelnen Lungenlappen;

beliebige Lungenveränderungen, kompliziert durch das Bild des einseitigen Mediastinaltumors, der röntgenstrahlenrefraktär ist;

Lappen- oder Lappenrandinfiltrat mit ein- oder beiderseitigem strahlenrefraktärem mediastinalem Drüsentumor;

Bild des Hiluscarcinoms oder eines Lappen- bzw. Lappenrandprozesses, kombiniert mit dem Bilde von Lungenmetastasen;

Bild des Hiluscarcinoms oder eines Lappenprozesses mit gleichzeitiger circumscripter Verlagerung von Trachea oder Oesophagus ohne Fieber nach probatorischer Bestrahlung;

die gleichen Lungenveränderungen mit gleichzeitiger Spreizung und Abrundung des Bifurkationswinkels ohne Fieber nach Bestrahlung;

Bild eines exsudativen Lungenprozesses oder eines Lappen- bzw. Lappenrandinfiltrates oder eines Hiluscarcinoms, kombiniert mit inspiratorischer Ansaugung der schwachen Stelle des Mediastinums und Zwerchfellhochstand ohne Fieber nach probatorischer Bestrahlung;

Bild des Lappen- oder Lappenrandinfiltrates mit Phrenicusparese ohne Fieber nach Bestrahlung;

pleuraler Erguß und nach Bestrahlung auftretende Lappenverdunkelung;

Kombination von Mediastinalwandern und Phrenicusparese ohne sonstige nachweisbare Veränderungen im Thorax;

Lungenbild einer der Grundformen des Bronchuscarcinoms, kompliziert durch Metastasen im Thoraxskelet;

Einengung der Luftsäule in einem Hauptbronchus mit zackiger Konturierung desselben;

unregelmäßig zackiger Verlauf des Wandbelages in einem großen Bronchus nach Bronchographie ohne Stauung;

Stauung des Kontrastmittels in einem großen Bronchus, Ausgußbild mit Füllungsdefekt (bronchographische Bilder der äußerst seltenen Fälle von Lues oder Lymphogranulomatose der Bronchialschleimhaut, die vielleicht die letzten 3 Symptomenkomplexe imitieren können, sind bisher nicht bekannt).

Selbstverständlich ist der Röntgenbefund in jedem Falle durch die *Anamnese* und den *klinischen Status* zu ergänzen. Durch sie sind wir nicht nur häufig in der Lage, die Röntgendiagnose zu erhärten, sondern können nicht selten den erhobenen Symptomenkomplex erweitern, wodurch er in seiner Wertigkeit höher rücken, ja etwa von einem verdächtigen bis zum völlig eindeutigen Syndrom werden kann. Aber selbst vollkommen uncharakteristische und an sich unverdächtige röntgenologische Merkmale können durch anamnestische Daten oder klinische Zeichen, die für sich allein sehr vieldeutig, ja belanglos sein können, zu verdächtigen, eventuell wahrscheinlichen Zeichen eines Bronchuscarcinoms erhoben werden. So muß z. B. jeder pleurale und interlobäre, namentlich nach Punktion rasch rezidivierende Erguß, ebenso jeder Absceß und jede Gangrän, wenn sie ohne nachweisbare Ursache bei älteren Menschen auftreten, dringend verdächtig auf einen Lungenkrebs erscheinen. Auch das Fehlen von Fieber oder Bestehen nur geringer Temperatursteigerungen bei den letzteren Prozessen zwingt, nach sicheren Zeichen des Bronchuscarcinoms zu suchen.

Unter den in einem früheren Kapitel besprochenen klinischen Merkmalen, auf die im Interesse der Förderung der Diagnose besonders zu achten ist, spielen natürlich vor allem jene eine Rolle, die schon für sich allein an ein Bronchuscarcinom denken lassen müssen. Erinnert sei hier an den allerdings nur äußerst selten gelingenden Nachweis von Tumorzellen im Auswurf, weiters das himbeergeleeartige Sputum, ferner die Zeichen von Metastasen; von den Symptomen mediastinaler Drüsenmetastasen sind im klinischen Befunde die Stauung im Bereiche der Vena cava superior und die Recurrensparese die markantesten. Ebenso wie diese Zeichen müssen Metastasen im Skelet, in der Leber, durch Metastasen erzeugte Gehirnsymptome im Verein mit uncharakteristischen, klinisch oder röntgenologisch erwiesenen Lungenprozessen auf das Vorliegen eines Lungenkrebses aufmerksam machen. Als sehr verdächtige Merkmale sind weiters die heftigen neuralgischen Schmerzen im Bereiche des Thorax, sowie der geschilderte pertussisähnliche Husten zu werten.

Über die große Bedeutung der *Bronchoskopie* für die Diagnose des Bronchuscarcinoms haben wir an anderer Stelle gesprochen.

Es kann aber bei zweifelhaftem klinisch-röntgenologischem Befunde auch dadurch Klärung gebracht werden, daß der mehrdeutige Symptomenkomplex durch charakteristische röntgenologische oder klinische Zeichen einer anderen Erkrankung erweitert wird, was natürlich das Bronchuscarcinom ausschließt oder aber dadurch, daß das Fehlen derartiger Symptome festgestellt wird, was den Lungenkrebs wieder wahrscheinlicher macht. Die für die einzelnen Erkrankungen in Betracht kommenden Merkmale wollen wir im nächsten Kapitel zusammenfassen.

e) Zusammenfassung der Differentialdiagnose.

Wir haben bei der Beschreibung der einzelnen Grundformen, Komplikationen und verschiedenen Kombinationen nur die Differentialdiagnose gegenüber jenen Formen der verschiedenen intrathorakalen Erkrankungen besprochen, die die einzelnen dort beschriebenen Bilder imitieren können. Im vorausgehenden Kapitel haben wir jene Merkmale zusammengefaßt, die zugunsten des Lungencarcinoms ins Treffen geführt werden können. Wir müssen nun die differentialdiagnostischen Erwägungen von der anderen Seite her ergänzen, indem wir zusammenfassend die charakteristischen röntgenologischen und klinischen Merkmale der gegenüber mehreren oder allen Formen des Lungenkrebses differentialdiagnostisch in Betracht kommenden Erkrankungen besprechen. Ausführliche Beschreibungen der Röntgensymptomatologie dieser Erkrankungen sind in den bekannten Lehrbüchern enthalten.

Wir können hier auf die Besprechung der Unterscheidung zwischen Bronchuscarcinom und den *übrigen intrathorakalen Tumoren* (der Lunge, der Pleura und des Mediastinums) verzichten, da diese in den folgenden Kapiteln dieser Monographie ausführlich beschrieben werden. Die übrigen mediastinalen Erkrankungen, die zu Verwechslung mit Tumoren Anlaß geben können, werden im Kapitel „Mediastinaltumoren" differentialdiagnostisch besprochen. Wir können uns also hier auf die pulmonalen und einzelne pleurale, nicht-neoplastische, resp. -geschwulstartige Erkrankungen beschränken.

Die Tuberkulose. Das wichtigste anatomische Element derselben, der tuberkulöse Infiltrationsherd ist röntgenologisch charakterisiert durch den verschieden großen, meist unregelmäßig geformten, im floriden Stadium unscharf, bei Ausheilung oft scharf begrenzten Fleck. Die bei verschiedenen Formen verschieden stark ausgesprochene, meist in Strangform erfolgende bindegewebige Induration ist das Substrat von verschieden breiten und dunklen Schattenstreifen. Aus diesen beiden Schattenelementen setzen sich die meisten Bilder der häufigsten Tuberkuloseformen zusammen. Zwischen den einzelnen Flecken und Streifen findet sich normal helle oder häufig infolge vikariierenden Emphysems abnorm helle Lunge. Dazu gesellen sich oft noch die im allgemeinen Teile beschriebenen Bilder von Höhlen, die unregelmäßig geformt sein können, meist jedoch wenigstens stellenweise die Zeichen bindegewebiger Abkapselung, also scharfe ring- oder bogenförmige Begrenzung aufweisen. Als weiteres Charakteristicum kommt die typische Lokalisation hinzu, und zwar meist in den Oberlappen oder in den Spitzen und an den Rändern der übrigen Lappen.

Diese weitaus häufigsten Bilder der Tuberkulose geben zu Verwechslungen mit dem Lungencarcinom niemals Anlaß; unter den vielen Formen des letzteren, die wir kennen gelernt haben, hat keine Ähnlichkeit mit dem eben angedeuteten Symptomenkomplex. Es sind nur einzelne, seltenere Formen der Tuberkulose, die tumorähnliche Bilder machen können. In allen diesen Fällen ist es von Wichtigkeit, neben dem tumorverdächtigen Schatten nach den eben beschriebenen Merkmalen in der ganzen übrigen Lunge zu suchen. Wenn man derartige typische tuberkulöse Veränderungen gefunden oder ausgeschlossen hat, so hat man einen wichtigen Schritt auf dem Wege zur Differenzierung zwischen Tumor und Tuberkulose getan; eine sichere Entscheidung ist jedoch damit nicht getroffen. Denn es gibt, wenn auch nicht allzu häufig, Fälle von Tuberkulose, bei denen außer dem atypischen, tumorähnlichen Symptomenkomplexe keine weiteren Veränderungen nachweisbar sind; auf der anderen Seite erlaubt der Nachweis von tuberkulösen Herden nicht, einen Tumor mit Sicherheit auszuschließen, da diese beiden Erkrankungen auch nebeneinander vorkommen können (s. unten).

Sehr charakteristisch ist der Effekt einer probatorischen Röntgenbestrahlung. Wie wir in einem früheren Kapitel bereits besprochen haben, kommt es bei Vorhandensein florider Herde in der Lunge schon nach Applikation minimaler Dosen wenige Stunden nach der Bestrahlung regelmäßig zu Temperatursteigerungen. An dem Lungenbilde selbst ändert sich dabei nichts. Das Auftreten dieser charakteristischen Reaktion erlaubt fast mit voller Sicherheit den Schluß auf Vorhandensein eines floriden tuberkulösen Prozesses, das Ausbleiben derselben mit eben so großer Wahrscheinlichkeit die Annahme des Fehlens derartiger Veränderungen.

Von den *klinischen Merkmalen*, auf die wir zwecks Sicherstellung der Tuberkulose zu achten haben, seien das Alter, die typische Temperaturkurve, die Nachtschweiße, die meist weniger massive Dämpfung, die reichlichen, beim Tumor gewöhnlich fehlenden feuchten und klingenden Rasselgeräusche, sowie vor allem der Bacillennachweis im Sputum hervorgehoben.

Wir wollen nun in Kürze die einzelnen in den früheren Abschnitten bereits besprochenen Formen der Tuberkulose, deren röntgenologische Bilder große Ähnlichkeiten mit manchen Grundformen des Lungencarcinoms aufweisen, rekapitulieren.

Mit dem *Hiluscarcinom* können die sehr seltenen Formen der Tuberkulose verwechselt werden, die ASKANAZY als *„tumorartig"* beschrieben hat und die grobanatomisch durch besondere Größe der Herde, derbe Konsistenz derselben infolge Neigung zu bindegewebiger Umwandlung und mangelnde Tendenz zu

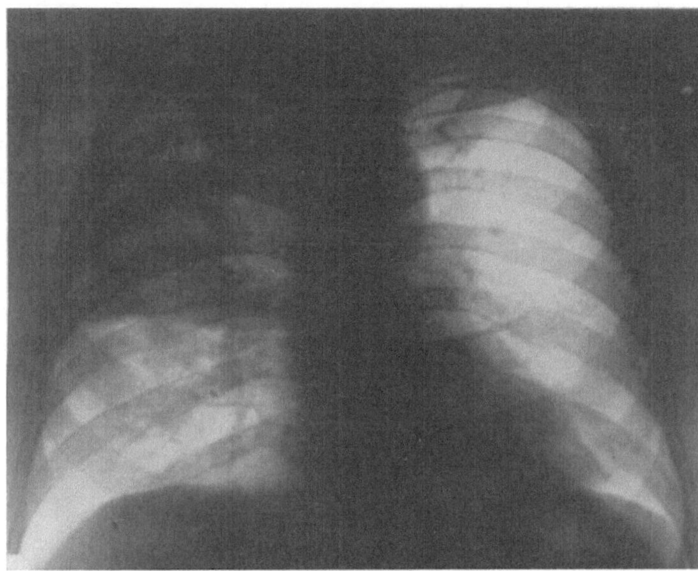

Abb. 85. Tuberkulose des rechten Oberlappens mit Lappenrandinfiltrat.

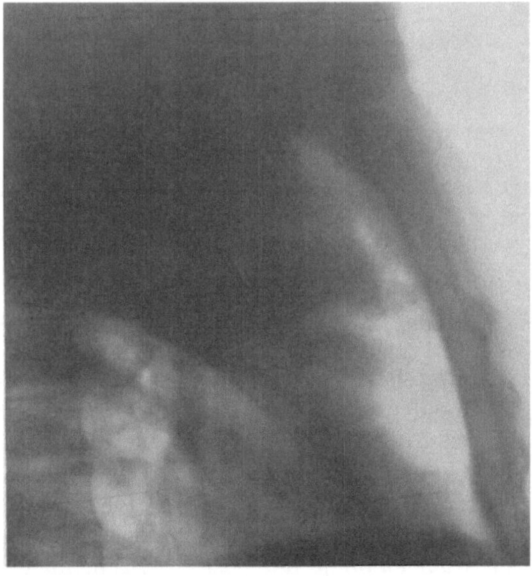

Abb. 86. Derselbe Fall. Sinistro-dextrale Aufnahme.

Einschmelzung charakterisiert sind. Röntgenologisch müssen derartige Bildungen sich unter dem gleichen Symptomenkomplexe präsentieren, den wir beim Hilus-carcinom kennen gelernt haben. Die Diagnose läßt sich jedoch meistens durch

11*

den Nachweis oder den Ausschluß entweder von charakteristischen Tumormerkmalen oder eines oder mehrerer der oben beschriebenen charakteristischen
Tuberkulosezeichen, häufig ohne, eventuell unter Zuhilfenahme einer Hilfs-
untersuchungsmethode sicherstellen. Niemals darf man sich mit der Analyse
des Hilusbildes allein begnügen.

Die *Hilusdrüsentuberkulose* ist im allgemeinen durch die scharfe, wellige
Konturierung des Schattens vom Hiluscarcinom wohl zu unterscheiden. Nur
wenn es zum Durchbruche der Drüsen in die Lunge oder zu einer perifokalen
unspezifischen Entzündung gekommen ist, fällt das Unterscheidungsmerkmal,

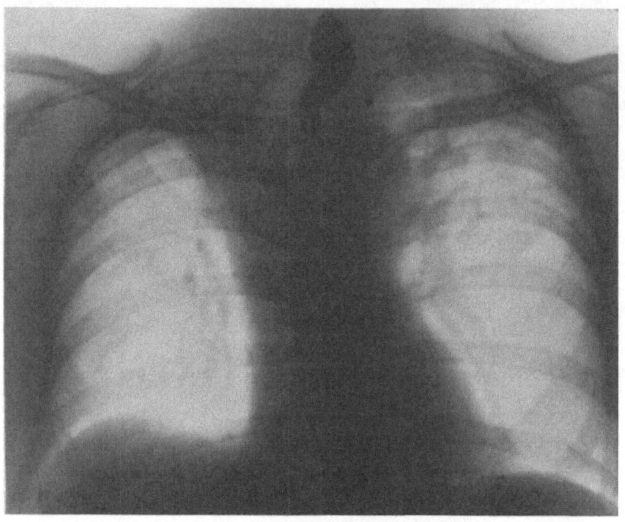

Abb. 87. Stark geschrumpfter rechter Oberlappen bei Tuberkulose. Links fibröse Phthise.

die charakteristische Begrenzung weg. Die Untersuchung muß dann in gleicher
Weise weitergeführt werden, wie das oben für die „tumorartige" Tuberkulose
besprochen wurde.

Nicht allzu selten erzeugt die Tuberkulose *Lappenrandinfiltrate,* und zwar
am häufigsten im rechten Oberlappen (käsige oder kongestive Pneumonie,
bronchogene Phthise), die für sich allein von dem reinem Bilde des Lappencarcinoms nicht zu unterscheiden sind. In den meisten Fällen findet man
daneben in der Spitze und den subapikalen Partien die charakteristischen tuberkulösen Fleckschatten (s. Abb. 85 u. 86), häufig auch Kavernen, die oft nicht
so, wie die Höhlen im Tumor mitten in dem massiven Schatten, sondern innerhalb des weniger dichten Fleckenbereiches sitzen. Niemals fehlt in solchen
Fällen die charakteristische Reaktion auf probatorische Bestrahlung, unter den
klinischen Merkmalen wohl kaum je der positive Bacillenbefund.

Eine Vorwölbung der Lappengrenze, wie wir sie beim Lappencarcinom beschrieben haben, kommt bei der Tuberkulose niemals vor, hingegen ist diese
sehr häufig von *Schrumpfung* des ganzen Lappens gefolgt. Es können dann
ähnliche Bilder resultieren wie beim schrumpfenden Lappencarcinom. Ist
dieser Prozeß zum Abschlusse gekommen, die Tuberkulose ausgeheilt, dann

können wichtige Tuberkulosezeichen, nämlich die Fieberreaktion nach Bestrahlung, die abendliche Temperatursteigerung und der Bacillenbefund fehlen. Die Untersuchung muß in solchen Fällen hauptsächlich mit der Suche nach eindeutigen Tumorsymptomen weitergeführt werden. Sehr hochgradige Schrumpfung, bei der das Lappenareal beträchtlich eingeengt ist, die Lappengrenze sehr stark konvex verläuft, Trachea und Oesophagus stark verzogen und spindelförmig erweitert, die Intercostalräume beträchtlich verschmälert sind, spricht aber mit allergrößter Wahrscheinlichkeit für Tuberkulose (s. Abb. 87). Die Atelektase bei stenosierendem Bronchuscarcinom, bei der das Lappenareal ebenfalls weitgehend verkleinert ist, unterscheidet sich von einer solchen Schrumpfung meist durch das Fehlen anderer Schrumpfungserscheinungen, wie Verziehung des Mediastinums und Einengung der Zwischenrippenräume.

Die *fibröse Phthise,* die anatomisch im wesentlichen durch Bindegewebsstränge, röntgenologisch durch dichte Streifenzeichnung charakterisiert ist, unterscheidet sich von der Lymphangitis carcinomatosa, mit der sie verwechselt werden könnte, gewöhnlich durch ihren Sitz (meist Oberlappen), weiters dadurch, daß die Streifen gegen die Peripherie meist breiter werden und sich nicht oder nur wenig dendritisch verzweigen (s. Abb. 34, S. 78). Von den übrigen Tuberkulosezeichen fehlen häufig die gleichen wie bei der Lappenschrumpfung. Hingegen ist auch diese Tuberkuloseform meist von Schrumpfungserscheinungen begleitet, die bei der Lymphangitis carcinomatosa fehlen.

Das ASSMANNSche *tuberkulöse Frühinfiltrat* kann, wie wir früher beschrieben haben, röntgenologisch ähnliche Qualitäten aufweisen, wie der intralobäre Carcinomknoten (Abb. 88). Als unterscheidende Merkmale haben wir die verhältnismäßig geringe Größe dieser tuberkulösen Herde, ihren typischen Sitz, sowie den mittels Serienuntersuchung zu beobachtenden Krankheitsverlauf kennen gelernt. Dazu kommen die meist eindeutigen klinischen Merkmale: das jugendliche Alter, das Fieber, sowie der Sputumbefund und schließlich die charakteristische Röntgenreaktion.

Die *Kombination von Bronchuscarcinom und Tuberkulose,* die mehrfach beschrieben ist (GIEGLER, JESSEN, SCHMORL, BIBERFELD u. a.), ist röntgenologisch bisher nicht häufig erkannt worden. JESSEN beschreibt einen Fall, bei dem eine solche Diagnose klinisch aus dem Krankheitsverlaufe richtig gestellt wurde. Wir selbst haben durch Analyse des Röntgenbildes ein rechtsseitiges Lappencarcinom und eine linksseitige fibröse Phthise in vivo feststellen können (s. *Fall 27,* Abb. 60, S. 121). Auch in dem folgenden Falle, der allerdings autoptisch nicht verifiziert ist, ist ein solches Zusammentreffen mit größter Wahrscheinlichkeit anzunehmen.

Fall 40. Franz S., 60 Jahre. (Zugewiesen von der 3. med. Abteilung, Hofrat Prof. SCHLESINGER.)

Aus der *Anamnese:* Seit $1^1/_2$ Jahren Atembeschwerden, seit einigen Tagen rapide Anschwellung der Beine. Stechen im Rücken.

Aus dem *klinischen Befunde:* Über dem linken Oberlappen intensive Dämpfung. Über beiden Spitzen spärliches Rasseln. Im Sputum keine Tuberkelbacillen.

Aus dem *Röntgenbefunde:* In der rechten Spitze einzelne abnorm dunkle Schattenstreifen, im linken Oberfeld, das deutlich verschmälert ist, ziemlich intensive, aus Streifen zusammengesetzte Verdichtung. Im rechten Unterfeld, nahe der vorderen Thoraxwand ein etwa orangengroßer, annähernd kreisrunder, allseits von normal heller Lunge umschlossener, homogener, intensiver Schatten. Trachea stark nach links verzogen (Abb. 89). Da der runde Schatten auch einer isolierten Lungenmetastase entsprechen konnte, wurde klinisch und röntgenologisch nach einem anderen Primärtumor gesucht; ein solcher konnte jedoch nicht gefunden werden.

Die Erkennung der Kombination der beiden Erkrankungen kann demnach schon aus dem Röntgenbilde allein möglich sein, wenn sich charakteristische Zeichen beider Prozesse im Röntgenbilde finden, was besonders dann der Fall

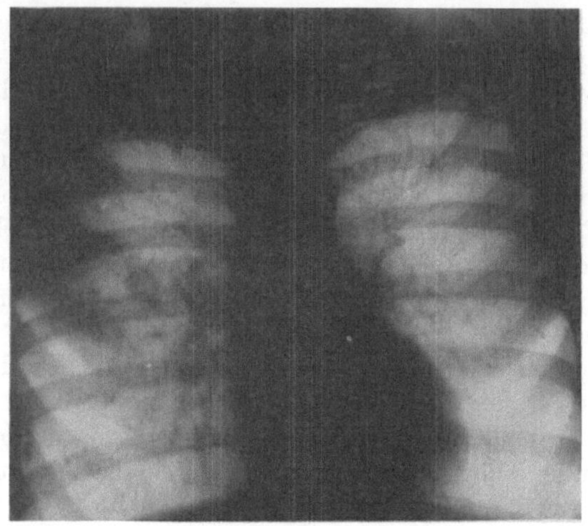

a

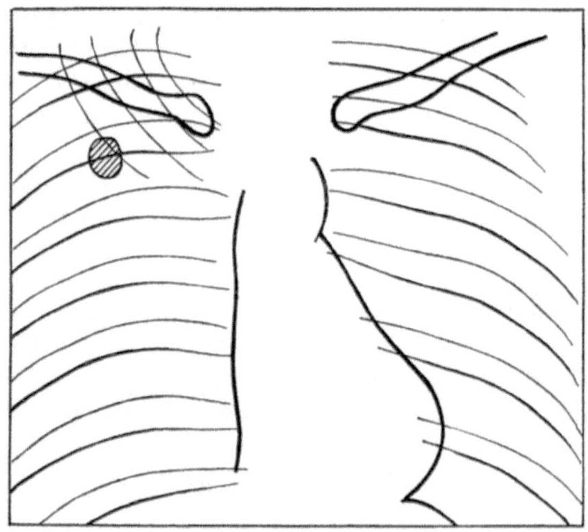

b

Abb. 88 a und b. Infraclaviculäres tuberkulöses Frühinfiltrat.

ist, wenn sie auf verschiedenen Seiten oder wenigstens in verschiedenen Lappen sitzen. Häufiger aber dürfte bei Sitz im gleichen Lappen der Symptomen-komplex des Tumors den der Tuberkulose verdecken. Auch dann gibt es noch eine Reihe von Möglichkeiten, das Zusammentreffen der beiden Krankheiten festzustellen. So müßte bei einem der eindeutigen Symptomenkomplexe des

Lungencarcinoms eine Temperatursteigerung nach probatorischer Bestrahlung mit kleiner Dosis ohne deutliche Veränderung des Schattens mit größter Wahrscheinlichkeit für das gleichzeitige Vorhandensein einer Tuberkulose sprechen. Der Nachweis von Tuberkelbacillen bei röntgenologisch oder klinisch oder durch

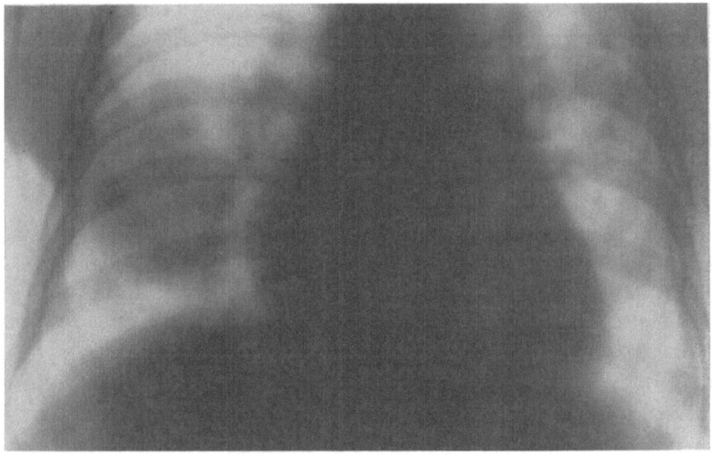

a

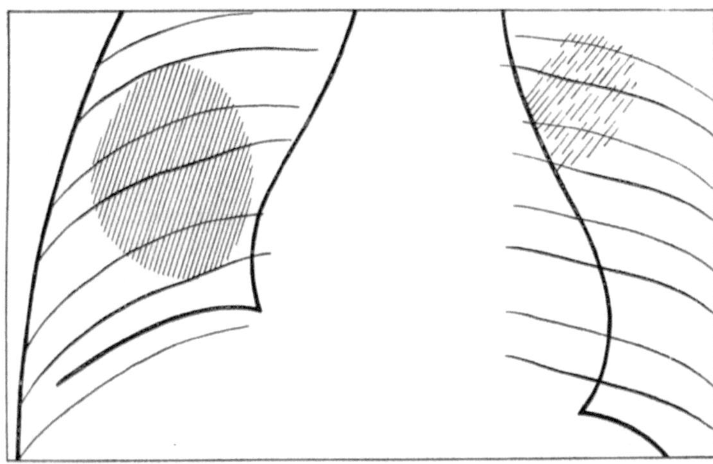

b

Abb. 89 a und b. Tumor im rechten Mittellappen, fibröse Phthise im linken Oberlappen. Fall 40.

beide Untersuchungen gemeinsam sichergestelltem Tumor klärt den Fall ebenfalls im Sinne eines Zusammentreffens dieser beiden Krankheiten. Unmöglich wird die Erkennung vor allem dann sein, wenn ein Tumor und eine ausgeheilte Tuberkulose im gleichen Lappen sitzen.

Die Pneumonie. *Die akute Lungenentzündung* ist schon aus ihren markanten klinischen Symptomen (Schüttelfrost, hohes Fieber, rubiginöses Sputum) in den meisten Fällen mit Sicherheit zu erkennen. Es gibt allerdings vereinzelte

Fälle, bei denen das Manifestwerden eines Bronchuscarcinoms sich an akut
entzündliche Erscheinungen angeschlossen hat. Im Hinblick darauf soll bei
älteren Leuten nach abgelaufener Pneumonie der Lungenbefund öfters kon-
trolliert werden.

Große Schwierigkeiten kann aber die Unterscheidung zwischen Lungencarcinom und *chronischer Pneumonie* bereiten. Hier können vor allem die
akuten initialen Erscheinungen (Schüttelfrost und Fieber) fehlen, auch im
weiteren Verlaufe ist die Temperatur häufig subfebril oder dauernd normal,
wie in dem von BLUM beschriebenen Falle. Auch unter den übrigen klinischen
Symptomen, wie Atemnot, Hämoptysen, massive Dämpfung und Schrumpfungserscheinungen findet sich kein charakteristisches Unterscheidungsmerkmal
gegenüber dem Lungencarcinom.

Im Röntgenbilde kann das pneumonische Infiltrat zwei Formen des Lungencarcinoms vortäuschen: die *zentrale Pneumonie,* häufig in der Höhe des Hilus
sitzend, kann namentlich Charakteristica des Hiluscarcinoms aufweisen; gewöhnlich läßt sich aber durch schräge oder quere Durchleuchtung eine scharfe
Lappengrenze nachweisen, da diese Pneumonien fast durchwegs an einem
Lappenrande oder in einer Lappenspitze gelegen sind. Die einen ganzen Lappen
ausfüllende *lobäre* oder nur einen Teil desselben einnehmende *Lappenrandpneumonie* muß begreiflicherweise die gleichen Qualitäten aufweisen, wie das
unkomplizierte Lappencarcinom: auch hier finden wir einen häufig homogenen,
intensiven Schatten mit unscharfer intralobärer und scharfer Lappengrenze,
oft auch Zeichen von Schrumpfung, also Hochstand der Lappengrenze,
eventuell Verziehung mediastinaler Organe.

SCHMOLLER hat daher vollkommen Recht, wenn er die Unmöglichkeit,
diese beiden Krankheitsprozesse gegeneinander abzugrenzen, betont, allerdings
nur dann, wenn man nichts als das Bild des Lappen- bzw. Lappenrandprozesses
im Auge hat und bei der Feststellung desselben stehen bleibt. Auch in den
beiden häufig zitierten Fällen von DEIST und von BLUM hätte aus den in den
beiden Publikationen beschriebenen Symptomenkomplexen, die nichts als ein
Lappen-, bzw. Lappenrandinfiltrat erwiesen, nicht ein Lungencarcinom diagnostiziert werden dürfen, sondern es wäre geboten gewesen, auf Grund derselben die Differentialdiagnose zwischen Tumor und chronischer Pneumonie
offen zu lassen und nach weiteren, für eine oder die andere dieser Erkrankungen
charakteristischen Zeichen zu suchen.

Eine Folgeerscheinung, aus der sich mitunter eine schrumpfende chronische
Pneumonie erkennen läßt, sind die durch die Schrumpfung zustande gekommenen
Bronchiektasien innerhalb der verdichteten Lunge. Sie sind, wenn sie auf dem
Bilde quer getroffen erscheinen, oft deutlich als scharf ringförmig begrenzte
multiple, manchmal wabenartig angeordnete Aufhellungen zu sehen (Abb. 90).
Allerdings kommen, wie wir früher ausgeführt haben, Bronchiektasien auch
innerhalb des sekundären pneumonischen Infiltrates bei stenosierendem Bronchuscarcinom vor. Es ist also durch den Nachweis derselben nur das Vorliegen
einer chronischen Pneumonie erwiesen, ein intrabronchialer Tumor als Ursache
derselben jedoch nicht ausgeschlossen.

Es gibt noch ein Merkmal, das die Pneumonie vom Carcinom selbst unterscheidet, nämlich die Reaktion auf probatorische Bestrahlung: sehr häufig
wird der Schatten rasch nach der Bestrahlung durch Resorption des Exsudates

zarter und ungleichmäßiger und kann schließlich ganz verschwinden (s. Abb. 91 u. 92). Auch im oben genannten Falle von DEIST führte eine unter der Annahme eines Tumors zu therapeutischen Zwecken durchgeführte Bestrahlung zu zeitweisem fast völligem Verschwinden des Schattens; das hätte wenigstens an eine komplizierende Pneumonie denken lassen müssen, da, wie wir früher ausgeführt haben, das Carcinom selbst niemals einen derartigen Rückgang nach Bestrahlung aufweist. Es ergibt also auch der geschilderte Bestrahlungserfolg nur das Vorhandensein einer Pneumonie, ein kleiner Tumor als Ursache

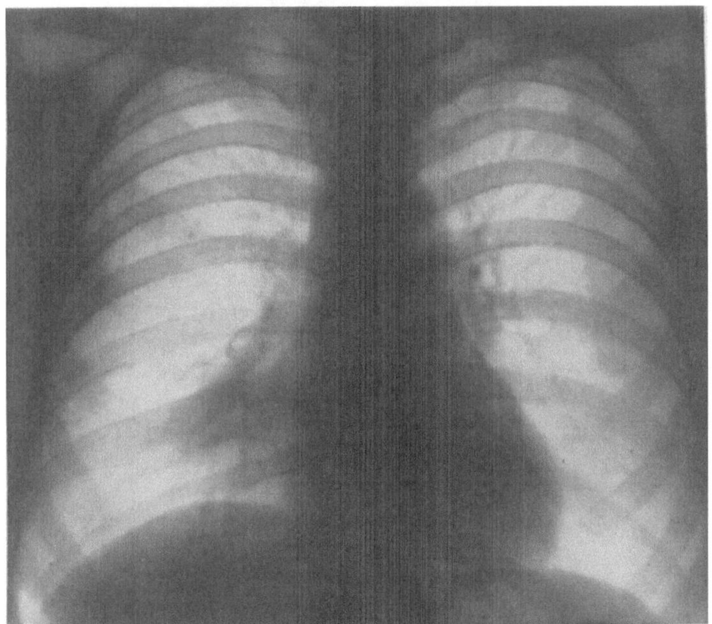

Abb. 90. Chronische Pneumonie mit Bronchiektasien.

derselben liegt jedoch im Bereiche der Möglichkeit. Erinnert sei hier an den auf den Seiten 131 u. 151 beschriebenen Fall 32, bzw. 39 (Abb. 68, 69 u. 82). In solchen Fällen ist daher eine weitere Beobachtung, eventuell die Vornahme einer Bronchographie geboten.

Es gibt demnach in dem Symptomenkomplex der chronischen Pneumonie zwar Merkmale, die ihre Diagnose mit Sicherheit erlauben, jedoch keines, das den Ausschluß eines Bronchuscarcinoms als Ursache derselben gestattet. Es darf also in jedem dieser Fälle, die das Röntgenbild des Lappen- und Lappenrandinfiltrates aufweisen, die Untersuchung nicht mit der Analyse desselben abgeschlossen werden, sondern sie muß mit der Nachforschung nach Tumormerkmalen fortgesetzt werden, vor allem also nach den Zeichen der Bronchostenose, regionärer und Fernmetastasen; falls auch dann noch das Bild unklar bleibt, kommt die Anwendung der Hilfsuntersuchungsmethoden in Betracht. Nur bei positivem Resultate erscheint der Fall im Sinne eines Bronchuscarcinoms geklärt, bei negativem Ausfall darf ein unkompliziertes Lappencarcinom nicht ausgeschlossen werden. In den weitaus meisten Fällen fördert aber die

Serienuntersuchung schließlich doch ein oder das andere charakteristische Merkmal zutage.

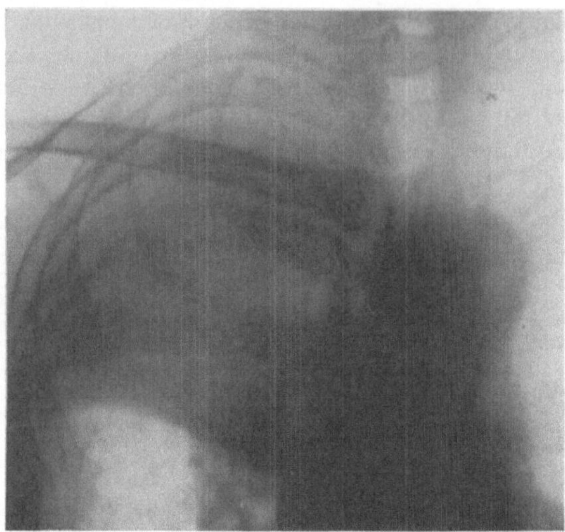

Abb. 91. Chronische Pneumonie des rechten Oberlappens mit Schrumpfung.

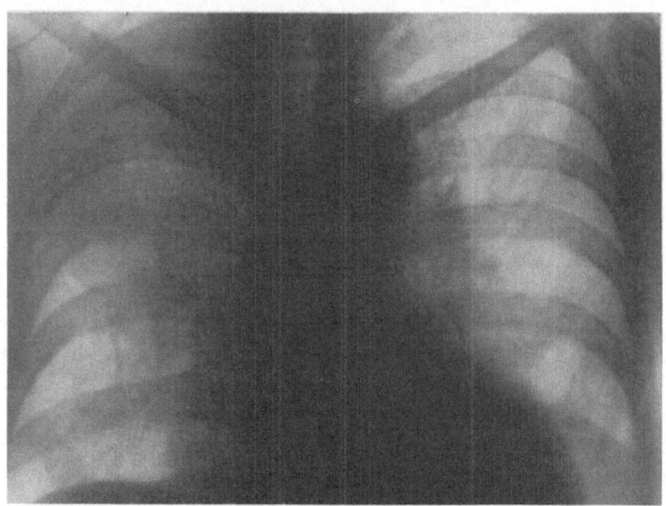

Abb. 92. Derselbe Fall 2 Wochen nach Röntgenbestrahlung.

Bei Berücksichtigung aller dieser Momente ist also der Versuch, zwischen chronischer Pneumonie und Lungencarcinom zu differenzieren, durchaus nicht so zwecklos wie SCHMOLLER meint.

Der Lungenabsceß. Nur in äußerst seltenen Fällen kann der Absceß tumor-ähnliche Bilder machen und dann an runde intralobäre Carcinomknoten erinnern (s. S. 86). Meistens ist er durch das horizontale Flüssigkeitsniveau eindeutig charakterisiert. Unter den klinischen Symptomen sind die Anamnese, die auf eine vorausgegangene Pneumonie hindeutet, die häufig septischen Temperaturen und Schüttelfröste und der Punktionsbefund von Bedeutung. Erinnert muß aber daran werden, daß ein Absceß auch selten innerhalb eines Lungencarcinoms, häufig in einer den Tumor begleitenden Pneumonie auftreten kann (s. S. 106), so daß die röntgenologische und klinische Sicherstellung eines Abscesses einen Tumor nicht ausschließt; vor allem muß, wie früher ausgeführt, der Nachweis eines Lungenabscesses bei älteren Leuten an die Möglichkeit eines Tumors denken und nach charakteristischen Symptomen desselben suchen lassen.

Die Lungengangrän. Sie präsentiert sich röntgenologisch unter dem Bilde des pneumonischen Infiltrates, also eines exsudativen Prozesses, innerhalb dessen bei Verbindung des zerfallenen Lungenabschnittes mit einem wegsamen Bronchus unregelmäßige Aufhellungen, eventuell mit horizontalem Flüssigkeitsniveau erkennbar sind. Klinisch sind sie aus den septischen Temperaturen und vor allem dem reichlichen foetiden Sputum leicht zu diagnostizieren. Noch viel häufiger als der Absceß ist aber die Gangrän bei alten Leuten die Folgeerscheinung einer ein Carcinom begleitenden Pneumonie. Eine genaue Untersuchung mit dem Ziele der Auffindung von Tumorsymptomen ist daher in solchen Fällen dringend erforderlich.

Die Lues. Es interessieren uns hier nur einige beim Erwachsenen vorkommende Formen der tertiären Lues, die mit Rücksicht auf ihre pathologisch-anatomischen Merkmale, ihre Lokalisation und Ausbreitungsart zu Verwechslung mit primären Lungentumoren Veranlassung geben können. Zweifellos sind sie aber alle bedeutend seltenere Vorkommnisse als der primäre Lungenkrebs.

Die häufigste Form der Lungenlues ist eine hauptsächlich im interstitiellen Gewebe peribronchial und interlobulär fortschreitende *chronische Entzündung* mit Neigung zu bindegewebiger Induration und Schrumpfung. Letztere kann zu Bildung von Bronchiektasien führen. Gewöhnlich ist der Prozeß im Hilus lokalisiert und breitet sich strahlig in die Peripherie aus. Die aus diesem pathologisch-anatomischen Bilde leicht ableitbare Röntgensymptomatologie ist vollkommen identisch mit der des *Hiluscarcinoms,* von der reinen Grundform des letzteren also auf Grund des Röntgenbildes allein nicht zu unterscheiden.

Viel seltener sind *isolierte Gummen,* die zu runden, scharf begrenzten Schattenbildungen führen. Sie erreichen aber niemals die Größe der intralobären Carcinomknoten, mit denen sie verwechselt werden könnten.

Ebenfalls verhältnismäßig selten sind gummöse exulcerierende und im Vernarbungsstadium schrumpfende *Infiltrate der Bronchialschleimhaut,* die zu schweren Stenosen führen können und dann sämtliche Merkmale der *intrabronchial wuchernden Carcinomknoten* hervorrufen können. Bronchographische Bilder dieser Formen sind bisher nicht beschrieben.

Es zeigt sich demnach, daß die Lues einzelne Formen des Bronchuscarcinoms weitgehend imitieren kann. Besonders wenn die erstbeschriebenen interstitiellen Entzündungen im Hilus mit schrumpfenden Schleimhautinfiltraten vergesellschaftet sind, kann die Differenzierung bedeutende Schwierigkeiten bereiten. Da auch die luetischen Infiltrate nach der probatorischen Röntgenbestrahlung keinerlei lokale und allgemeine Veränderungen aufweisen, bleiben nur wenig Merkmale des Hiluscarcinoms und seiner Folgeerscheinungen übrig, die der Lues nicht zukommen und daher vorkommendenfalls die Carcinomdiagnose ermöglichen. Hierher gehören vor allem die verschiedenen Zeichen von Metastasen, sowie pleurale Ergüsse. Es gibt wohl auch Pleuraveränderungen bei der Lues, die jedoch in der Regel nicht zu Ergüssen, sondern nur zu gummöser Schwartenbildung führen.

In all diesen Fällen kommt der *klinischen Untersuchung,* sowie der Beobachtung des Krankheitsverlaufes überragende Bedeutung zu. Zu beachten ist dabei vor allem die Anamnese in Bezug auf einen überstandenen Primäraffekt, weiters die Beachtung anderer florider oder vernarbter luetischer Veränderungen und der Ausfall der Wassermannschen Probe. Eindeutig ist die Diagnose jedoch nur ex juvantibus aus dem Erfolge einer antiluetischen Behandlung zu stellen.

Die Aktinomykose. Pathologisch-anatomisch handelt es sich bei dieser sehr seltenen Lungenerkrankung um eine interstitielle Entzündung mit Bildung von Granulationsgewebe, das Neigung teilweise zu Zerfall, teilweise zu bindegewebiger Induration zeigt. Diese Veränderungen sind immer von unspezifischer Exsudation in die Alveolen begleitet. Das Röntgenbild dieser Erkrankung ist also das aller exsudativen Prozesse, weist demnach keine charakteristischen Merkmale auf. Besonders häufig ist ihr Sitz die Hilusgegend. Die Ausbreitung erfolgt oft radiär. Auf diese Weise kommt der Symptomenkomplex des unkomplizierten *Hiluscarcinoms* mit allen seinen Einzelheiten zustande.

Röntgenologisch gelingt die Differenzierung also nur dann, wenn neben dem Bilde der Grundform eindeutige Tumormerkmale auffindbar sind, eventuell unter Zuhilfenahme der Hilfsuntersuchungen. Von diesen spielt neben der Bronchographie auch die probatorische Bestrahlung eine gewisse Rolle. Im Gegensatz zu anderen Autoren müssen wir auf Grund eigener Erfahrungen feststellen, daß die Aktinomykose der Lunge durch Röntgenbestrahlung restlos ausheilen kann. Der Rückgang der röntgenologisch nachweisbaren Veränderungen geschieht allmählich ohne reaktive Allgemeinerscheinungen. Durch diesen Bestrahlungseffekt unterscheidet sich die Aktinomykose vom Bronchuscarcinom selbst, aber auch von einer komplizierenden Pneumonie, die häufig schon nach einer Bestrahlung ziemlich rasch resorbiert wird.

Die klinischen Erscheinungen sind ebenfalls fast durchwegs uncharakteristisch: Brustschmerzen, Husten, subfebrile Temperaturen, eventuell septisches Fieber, allmähliche Abmagerung. Für die Erkrankung beweisend ist nur der Nachweis der Aktinomycesdrusen im Sputum. Nicht selten greift der Prozeß auf die Pleura und die Thoraxwand über, in der derbe Infiltrate, Abscesse und Fisteln entstehen. Im Eiter derselben ist der Pilz dann regelmäßig zu finden.

Die zylindrischen Bronchiektasien, die Pneumonokoniosen und die Stauung im Lungenkreislauf kommen nur gegenüber einer Form des Lungenkrebses, der *Lymphangitis carcinomatosa* differentialdiagnostisch in Frage. Sie wurden daher bei der Beschreibung dieser Grundform erörtert.

Der freie pleurale Erguß. Das Röntgenbild desselben ist so charakteristisch, daß es kaum mit einem Tumorbilde verwechselt werden kann: homogener dichter Schatten mit schräger, von innen nach außen aufsteigender oberer Begrenzung, Verdrängung des Mediastinums und Verschieblichkeit des Schattens bei Lagewechsel (Abb. 93).

Unter den *klinischen Merkmalen* ist neben der massiven Dämpfung und der aufgehobenen Atmung der Punktionsbefund das wichtigste.

Erinnert muß hier jedoch daran werden, daß der pleurale Erguß eine häufige Folgeerscheinung des Lungenkrebses ist. Auf welche Weise ein solches Zusammentreffen röntgenologisch geklärt werden kann, haben wir ausführlich besprochen. Wichtig ist es, bei pleuralen Ergüssen, die sich nach Punktion und Entleerung immer rasch wieder auffüllen, besonders wenn es sich um ältere Patienten handelt, immer an die Möglichkeit eines Bronchuscarcinoms zu denken.

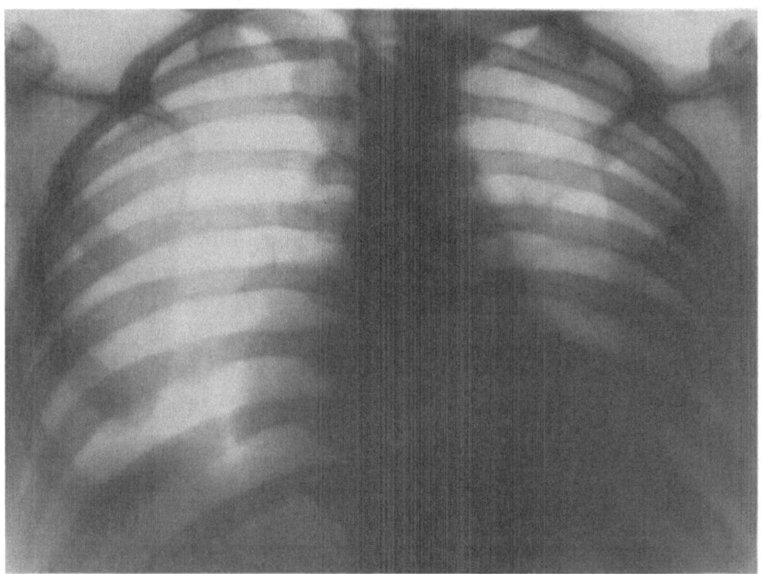

Abb. 93. Freier pleuraler Erguß.

Der abgesackte pleurale Erguß ist durch das breitbasige Aufsitzen des Schattens auf der Thoraxwand mit Sicherheit vom Lungentumor zu unterscheiden. Nur die Abgrenzung gegenüber einer pleuralen Geschwulst kann Schwierigkeiten bereiten. Wir kommen deshalb auf ihn bei der Beschreibung der Pleuratumoren zurück.

Der interlobäre Erguß. Die Flüssigkeitsansammlung in einem Interlobärspalt ist röntgenologisch, wie wir bereits ausgeführt haben, durch einen meist spindel- oder bandförmigen, selten runden homogenen Schatten mit allseits scharfer Konturierung charakterisiert (s. Abb. 30, S. 74). Letztere unterscheidet ihn vom *Lungencarcinom,* die Lage im Bereiche eines Interlobärspaltes vom *intralobären* Carcinomknoten.

Von den *klinischen Merkmalen* ist neben hohem, manchmal septischem Fieber, vor allem ein positiver Punktionsbefund von Wichtigkeit. Es darf jedoch nicht daran vergessen werden, daß der eindeutige Nachweis einer interlobären Pleuritis das Bronchuscarcinom nicht ausschließt, weil es nicht nur als Begleiterscheinung desselben auftreten, sondern dabei im röntgenologischen und klinischen Krankheitsbilde prävalieren kann (s. *Fall 33,* Abb. 70 u. 71, S. 134). Bei älteren Patienten ist daher, namentlich, wenn nicht eine akute Pneumonie vorausgegangen ist, ja auch in letzterem Falle bei Auftreten eines interlobären Ergusses stets nach Carcinommerkmalen zu suchen.

f) Der Gang der Röntgenuntersuchung beim Bronchuscarcinom.

Aus der besprochenen Symptomatologie und Differentialdiagnostik ergibt sich die Art und die Aufeinanderfolge der anzuwendenden röntgenologischen Untersuchungsmethoden.

Die Untersuchung beginnt mit der Durchleuchtung, die in der Weise durchzuführen ist, wie wir sie im Kapitel „Untersuchungstechnik" des allgemeinen Teiles besprochen haben. Da, wie wir gesehen haben, in der Bildanalyse die Lokalisation (Lappenrand, Abtrennbarkeit von der Thoraxwand und vom Mediastinum) eine große Rolle spielt, sind auch die dort besprochenen Lokalisationsmethoden anzuwenden. Bei der Untersuchung des Zwerchfelles ist wegen der großen Bedeutung der Phrenicusschädigung für die Diagnose auf den Stand und die Bewegung bei normaler und vertiefter Atmung, sowie beim MÜLLERschen Versuch zu achten. Die Beobachtung des respiratorischen Verhaltens des Mittelschattens ist für die Erkennung einer der wichtigsten Komplikationen des Lungencarcinoms, der Bronchostenose von eminenter Wichtigkeit.

Der Untersuchung und Analyse des Lungenbildes ist eine exakte Untersuchung des Mediastinums anzufügen, die vor allem die Suche nach mediastinalen Drüsenmetastasen zur Aufgabe hat. Es ist dabei nicht nur auf die Breite und Konturierung des Mittelschattens zu achten, sondern auch auf die Lage der einzelnen mediastinalen Organe. Speziell ist nach circumscripten Verlagerungen und Einengungen der Trachea und des Oesophagus zu fahnden. Die Füllung des Oesophagus mit Baryumpaste darf in keinem Falle, der an die Möglichkeit eines Lungencarcinoms denken läßt, verabsäumt werden. Auf jeden Fall sind bei Durchleuchtung im zweiten schrägen Durchmesser die Bifurkation und die beiden Hauptbronchien zu besichtigen, und zwar sowohl in Bezug auf die Breite und Konfiguration der Luftsäule als auch auf die Größe und Form des Bifurkationswinkels.

Die bisherige Untersuchung wurde am stehenden, resp. sitzenden Patienten durchgeführt. Sie ist bei Verdacht auf pleuralen Erguß oder auch, wenn dieser bereits erwiesen ist, bei Horizontallage des Patienten fortzusetzen, und zwar einerseits zwecks Sicherstellung des Ergusses, andererseits zwecks Sichtbarmachung eines eventuell hinter ihm verborgenen Lungenprozesses.

Die Durchleuchtung wird zweckmäßig durch Aufnahmen ergänzt, wobei neben Fernaufnahmen bei frontalem und sagittalem Strahlengange häufig gezielte Aufnahmen in Betracht kommen.

In jedem Falle von Schmerzen im Bereiche des Skeletes ist eine Aufnahme des betreffenden Skeletabschnittes und daneben auch noch des Thorax- und Beckenskeletes zu machen mit dem Zweck, eventuelle Knochenmetastasen nachzuweisen.

Ist durch die auf diese Weise durchgeführte Bildanalyse die Diagnose nicht geklärt, dann kommen die Hilfsuntersuchungen an die Reihe. Als erste von ihnen ist die probatorische Bestrahlung anzuwenden, da sie die geringste Belastung für den Patienten bedeutet. Der diagnostische Pneumothorax kommt nur für vereinzelte, früher besprochene Fälle in Betracht. Erst wenn alle diese Mittel gemeinsam mit den Ergebnissen der klinischen Untersuchung keine Klarheit geschaffen haben, muß die wichtigste Methode, die Bronchographie herangezogen werden. Sie bedeutet den wichtigen Schlußstein im diagnostischen Aufbau des Lungenkrebses.

Auf keinen Fall hat man das Recht, von Unergiebigkeit oder Unklarheit des Röntgenbefundes zu sprechen, wenn man nicht sorgfältigst in der angegebenen Weise die Untersuchung durchgeführt hat.

2. Das primäre Sarkom der Lunge.
Pathologische Anatomie.

In den Lehrbüchern der pathologischen Anatomie ist dieses Kapitel äußerst stiefmütterlich behandelt, offenbar mit Rücksicht auf die Seltenheit dieses Lungentumors, teilweise wohl auch im Hinblick auf die Schwierigkeit der Abgrenzung gegenüber dem Lungencarcinom. Die folgende Darstellung der pathologischen Anatomie des Lungensarkoms baut sich deshalb hauptsächlich auf größere Einzeldarstellungen auf, von denen besonders die von SEYDEL aus dem Jahre 1910, sowie jene von BOSCHOWSKY aus dem Jahre 1912 und von SACHS aus dem Jahre 1924 hervorzuheben sind.

Häufigkeit: Bei Besprechung dieser Frage ist darauf Rücksicht zu nehmen, daß aus verschiedenen Gründen die makroskopische, ja sogar die mikroskopische Erkennung des primären Lungensarkoms großen Schwierigkeiten begegnet, so daß ein großer Teil der unter diesem Namen publizierten Fälle zweifellos nicht hierher gehört. In einer kürzlich erschienenen röntgenologischen Darstellung der intrathorakalen Geschwülste bezweifelt MELVILLE überhaupt das Vorkommen primärer Sarkome in der Lunge und meint, daß die in der Literatur beschriebenen metastatischer Natur gewesen sein dürften. An der gleichen Stelle betont FINZI, wie schwierig es in manchen Fällen sei, die Entscheidung zu treffen, ob ein intrathorakales Sarkom vom Mediastinum oder von der Lunge ausgegangen ist. Viele der als primäres Lymphosarkom der Lunge publizierten Fälle sind sicher primäre Mediastinaltumoren mit Einbruch oder Metastasierung in die Lunge gewesen. Aber auch in vielen Fällen, bei denen der Ausgangspunkt von der Lunge einwandfrei erwiesen ist, steht keineswegs die Diagnose Sarkom sicher, namentlich bei den in den älteren Publikationen mitgeteilten Fällen. Sagt ja selbst ein so erfahrener Histologe wie CARL STERNBERG noch im Jahre 1926, daß „die Unterscheidung zwischen Rundzellensarkomen und Carcinomen manchmal sehr schwierig sein kann". Wenn durch entsprechende Anordnung der Stromasepten die Tumoren einen alveolären Bau bekommen, werde „bei den Rundzellensarkomen die Ähnlichkeit mit Carcinomen noch wesentlich erhöht". Welche Unklarheit bei der Beurteilung des histologischen Charakters von Tumoren, speziell von Lungengeschwülsten herrscht, bzw. bis vor kurzem herrschte, beweist auch der Umstand, daß die eigenartige, bei den Schneeberger Bergleuten vorkommende Lungenerkrankung *(Schneeberger Lungenkrebs),* die zuerst von HÄRTING und HESSE im Jahre 1875 eingehend pathologisch-anatomisch untersucht wurde, von diesen Autoren auf Grund verschiedener u. a. von WEIGERT vorgenommener mikroskopischer Untersuchungen für ein Lymphosarkom gehalten wurde und als solches bis vor nicht zu langer Zeit galt. Erst im Jahre 1911 hat ARNSTEIN bei 2 von ihm histologisch untersuchten Fällen die epitheliale Natur derselben erkannt. Im Jahre 1926 hat dann Schmorl auf Grund von 21 anatomisch untersuchten Fällen festgestellt, daß es sich bei dieser Erkrankung durchwegs um echte Carcinome handle.

Alle diese Umstände müssen bei der Verwertung der in der Literatur vorliegenden Statistiken in Rechnung gestellt werden. Rechnet doch z. B. Seydel, der die Fälle des Münchener pathologischen Institutes zusammengestellt hat, die Schneeberger Lungenkrankheit zu den Sarkomen und Sachs bemerkt bei 3 Fällen, deren mikroskopische Diagnose offen gelassen wurde, daß sie den Bildern des Schneeberger Lungenkrebses ähnlich waren.

Trotzdem also das primäre Lungensarkom sicherlich noch weit seltener ist als sein Vorhandensein angenommen wurde, konnte Boschowsky im Jahre 1912 aus der Literatur von 55 Jahren nur 63 Fälle zusammenstellen. Er berechnet als Durchschnitt mehrerer Statistiken die Zahl der Lungensarkome mit 0,009 bis $0,02^0/_0$ sämtlicher Obduktionen. Eine von Lenz kürzlich vorgenommene Durchsicht der im Sternbergschen pathologisch-anatomischen Institute obduzierten und histologisch genauest untersuchten Fälle der letzten 5 Jahre ergab unter etwa 5600 Autopsien 57 primäre Lungenkrebse und nur 1 primäres Lungensarkom. Wir selbst haben bei etwa 100 autoptisch verifizierten Lungencarcinomen kein einziges durch den Obduktionsbefund erwiesenes Sarkom gesehen. 1 Fall, der nach dem klinischen und röntgenologischen Befunde, sowie dem Verlaufe nach mit großer Wahrscheinlichkeit als primäres Lungensarkom angesehen werden muß, soll später beschrieben werden.

Alter: Das Vorkommen dieses Tumors ist in den Lebensaltern zwischen 2 und 80 Jahren beschrieben. Doch sind die jüngeren Jahrgänge vom Sarkom relativ häufiger befallen als vom Carcinom. So berechnet Seydel aus den ihm zur Verfügung stehenden Statistiken, daß $34,6^0/_0$ der Lungensarkome vor dem 40. Jahre aufgetreten sind, während von den Carcinomen nur $10,9^0/_0$ in diesen Lebensjahren zur Beobachtung kamen.

Geschlecht: Wie vom Carcinom wird auch vom Lungensarkom das männliche Geschlecht bevorzugt. So findet es Boschowsky bei Männern $2^1/_2$ mal so oft wie bei Frauen.

Sitz: Zwischen den beiden Seiten scheint kein großer Unterschied zu sein; nach Boschowsky soll rechts meist der Oberlappen, links meist der Unterlappen befallen sein.

Ausgangspunkt und histologischer Bau: Das Lungensarkom geht vom peribronchialen und interalveolären Bindegewebe, in manchen Fällen von den Lymphdrüsen, namentlich des Hilus aus. Histologisch handelt es sich am häufigsten um Rundzellensarkome (klein- und großzellige werden annähernd gleich oft beschrieben), seltener um Spindelzellen-, noch seltener um gemischtzellige Sarkome, schließlich mitunter um Lymphosarkome. Verhältnismäßig häufig sind Fibrosarkome, sehr selten Myxosarkome, äußerst selten Mischgeschwülste, wie Chondrosarkome beschrieben.

Makroskopischer Aufbau und Ausbreitungsweise: Ebenso wie die Carcinome können auch die Sarkome sowohl infiltrativ-destruierend, als auch exstruktiv-expansiv wachsen, resp. in ihrem Aufbau Elemente beider Wachstumsarten aufweisen. Die exstruktive Komponente scheint jedoch häufiger vertreten zu sein als beim Lungenkrebs. Bei ihrem Fortschreiten wird der peribronchiale und perivasculäre Weg weniger bevorzugt als vom Carcinom. Diese Umstände führen dazu, daß beim Sarkom die knotenförmigen, gegen das übrige Lungengewebe gut abgegrenzten Tumoren eine verhältnismäßig häufige Form darstellen; ja mitunter sind sie sogar durch eine Kapsel von der übrigen Lunge abgeschlossen, wie in einem von BOSCHOWSKY beobachteten Falle, bieten also ein ähnliches makroskopisches Bild dar wie die benignen Tumoren. Sowohl diese Formen als auch die überwiegend infiltrativ wachsenden Geschwülste nehmen schließlich einen ganzen Lappen ein. Die interlobäre Pleura scheinen sie ebenso, wie die Carcinome, sehr lange zu respektieren. Es sind aber auch Fälle beschrieben (SARTORARI u. a.), bei denen mehrere Lappen vom Tumor befallen waren.

Die meist von den Hilusdrüsen ausgehenden Lymphosarkome können bald die Kapsel durchbrechen und wuchern dann ebenso, wie die Sarkome anderer Genese, im umgebenden Lungengewebe weiter.

Unter Berücksichtigung des Ausgangspunktes und der Ausbreitungsweise können wir also aus den verschiedenartigen Formen des primären Lungensarkoms folgende Typen herausheben:

1. die primären Sarkomknoten,
2. die Lappensarkome,
3. die primären Sarkome der Lymphdrüsen.

Komplikationen und Folgeerscheinungen: Die beim Carcinom so häufige *Bronchostenose* gehört nicht zu den typischen Folgeerscheinungen des Sarkoms, da es ja nicht von der Bronchialschleimhaut ausgeht. Bei dem von MÜTHLER im Jahre 1873 beschriebenen Falle, in dem ein von ihm als Sarkom bezeichneter apfelgroßer Tumor den linken Hauptbronchus verlegte, hat es sich wohl entweder um ein Carcinom oder um ein von außen in den Bronchus eingebrochenes Sarkom der Lymphdrüsen gehandelt. Letztere Formen können durch Druck von außen zu Einengung des Bronchus führen, wie das FRÄNKEL beschrieben und auch ASSMANN in einem Falle beobachtet hat, eventuell durch Einbruch in denselben eine Stenosierung hervorrufen, wie das offenbar bei einem von KÖHLER beschriebenen Sarkome der Fall war. Sicher ist aber die Bronchostenose beim Sarkom auch relativ beträchtlich seltener als beim Carcinom. Dementsprechend sind auch die weiteren Folgen derselben, wie *Atelektase* und *Pneumonie* beim Sarkom nur sehr selten zu beobachten. In dem oben genannten Falle von MÜTHLER ist eine Induration der Lunge und reichliche *Bronchiektasien* als Folge des stenosierenden Tumors beschrieben.

Zu *Höhlenbildung* soll es nach SCHMOLLER im Sarkom selten, im Lymphosarkom nie kommen. FRÄNKEL beschreibt einen Lungentumor, der sich bei der mikroskopischen Untersuchung als ein aus Spindel- und Rundzellen zusammengesetztes Alveolarsarkom erwies mit einer gänseeigroßen Zerfallshöhle und konsekutivem Empyem.

Metastasen scheinen beim Lungensarkom nicht so häufig zu sein, wie beim Carcinom. SEYDEL beschreibt sie in $42,9^0/_0$, BOSCHOWSKY in $75^0/_0$ der durchgesehenen Fälle. Die uns mit Rücksicht auf ihre röntgenologische Erkennbarkeit besonders interessierenden Metastasen in den mediastinalen Drüsen sind in den von BOSCHOWSKY zusammengestellten 63 Fällen nur dreimal verzeichnet, während SEYDEL, ohne ihre Zahl zu nennen, sie an erster Stelle vormerkt. Erinnert sei hier daran, daß sie beim Lungencarcinom so gut wie nie fehlen. Verhältnismäßig häufig scheinen beim Sarkom Lebermetastasen zu sein; von

Skeletmetastasen werden von Boschowsky nur dreimal solche in der Wirbelsäule, einmal im übrigen Skelet angeführt, während sie Seydel überhaupt nicht erwähnt.

Beteiligung der *Pleura* an der Erkrankung ist öfters beschrieben. Gewöhnlich kommt es so wie beim Carcinom zu hämorrhagischen *Ergüssen*. Hingegen ist in keinem der in der Literatur beschriebenen Fälle von *Schrumpfung* durch Pleuraschwielen die Rede.

Von Schech ist auch in einem Falle die Kombination von Sarkom mit einer floriden Lungentuberkulose erwähnt.

Die Klinik des primären Lungensarkoms.

Die klinischen Merkmale dieses Tumors unterscheiden sich kaum von jenen des Lungenkrebses. Die einschlägigen Arbeiten besprechen daher auch immer die beiden Erkrankungen gemeinsam. Einzig und allein das jugendliche *Alter* des Patienten könnte in der Differentialdiagnose zwischen den beiden Tumorarten zugunsten des Sarkoms ins Treffen geführt werden. Was die *Dauer* der Erkrankung anlangt, so wird von den meisten Autoren angeführt, daß sie ebenso rasch verläuft wie das Carcinom und etwa im Laufe eines Jahres zum Tode führt. Bemerkenswert ist ein von P. Meyer beschriebener Fall von Lungensarkom, dessen Krankheit 30 Jahre lang beobachtet worden sein soll.

Die Röntgendiagnostik des primären Lungensarkoms.

Röntgenologisch sind Lungensarkome von Grunmach (der erste Lungentumor, der überhaupt mit Röntgenstrahlen untersucht wurde), Köhler, Elkan, Krause, Otten, Schech, Sokolowsky, Pritchard, Assmann, Rolly, Fränkel, Sessa, Sartorari, Lüdin, Campatelli beschrieben.

Wie aus unseren anatomischen Besprechungen hervorgeht, gleicht das Lungensarkom in seinem grobanatomischen Aufbau einzelnen Grundformen des Lungenkrebses vollkommen, sodaß die makroskopische Unterscheidung dieser beiden Tumorarten gewöhnlich nicht möglich ist. Es darf uns daher nicht wundern, daß sie auch röntgenologisch meistens nicht zu differenzieren sind. Eine biologische Eigenheit des Sarkoms, die nur in seltenen Fällen dem Carcinom zukommt, nämlich das häufige Überwiegen der expansiven Komponente im Wachstum dieser Geschwulst, findet röntgenologisch seinen Ausdruck in den Symptomen, die wir als charakteristisch für diese Wachstumsart im allgemeinen Teile kennen gelernt haben, nämlich die konvexe, scharfe Konturierung; das daneben vorhandene destruktive Element ändert an der Form der Begrenzung nichts, führt nur zu einer leichten Unschärfe der Kontur. Das Merkmal der konvexen Begrenzung können wir bei allen Grundformen des Lungensarkoms beobachten. Wir finden es auf Grund dieser Überlegung verständlich, daß die meisten der oben genannten Autoren, die Röntgenbilder von Lungensarkomen beschreiben, die konvexe, häufig scharfe Konturierung des Lungenschattens hervorheben. Ein eindeutig beweisendes Bild ergibt sich durch dieses Merkmal wohl nicht, da auch das Lungencarcinom (allerdings relativ selten) und auch eine Reihe anderer Erkrankungen, die wir im Kapitel „Die intralobären Carcinomknoten" besprochen haben, dieses Symptom aufweisen können; es ist dies jedoch sicher das wichtigste, aus der Pathologie des Sarkoms verständliche Zeichen, das an die Möglichkeit eines Lungensarkoms denken lassen muß.

Außer dem häufigen Überwiegen der exstruktiven Wachstumskomponente, der geringeren Neigung zu manchen Komplikationen und einem besonderen röntgenbiologischen Verhalten, das wir später besprechen wollen, gibt es in der makroskopischen Anatomie und der Biologie des Lungensarkoms keine Merkmale, die es vom Carcinom unterscheiden, daher auch keine einzelnen ihnen entsprechenden Röntgenzeichen, die differentialdiagnostischen Wert haben. Trotzdem werden wir Kombinationen von Symptomen kennen lernen, welche die Diagnose erlauben. Wir können uns also unter Hinweis auf die Beschreibung der Röntgenbilder des Lungencarcinoms im folgenden auf eine kurze Besprechung a) der einzelnen Grundformen, b) der Komplikationen und Folgeerscheinungen, c) der Ergebnisse der verschiedenen Hilfsuntersuchungsmethoden beim primären Lungensarkom beschränken.

a) Die Grundformen des primären Lungensarkoms im Röntgenbilde.

α) Die primären Sarkomknoten.

Diese anscheinend häufigste Form des Lungensarkoms ist grob-anatomisch jenen Formen des Lungenkrebses gleich, die wir als intralobäre Carcinomknoten bezeichnet haben. Sie weisen daher auch denselben röntgenologischen Symptomenkomplex auf: homogene, weichteildichte, annähernd kreisrunde, scharf oder leicht unscharf begrenzte Schatten. In den Fällen, bei denen der Tumor durch eine Kapsel abgeschlossen ist und jenen, bei welchen das destruktive Wachstumselement vollkommen fehlt, ist die Begrenzung absolut scharf, wie bei Cysten und benignen Tumoren. Die runde Form kann verloren gehen, wenn der Tumor über eine bestimmte Größe hinauswächst, lateral und medial die Thoraxwand, resp. das Mediastinum erreicht; er erscheint dann mehr oval; schließlich ist häufig seine mediale Grenze nicht mehr zu sehen, da sie sich gegenüber dem Mittelschatten nicht absetzt. Dort wo er die Thoraxwand erreicht, formt diese natürlich seine Konturierung. Es bleibt dann, je nachdem, ob er im oberen oder im unteren Lungenfelde sitzt, als Charakteristicum nur die bogenförmige untere oder obere Grenze zurück, deren Dignität die gleiche ist, wie die der kreisförmigen Begrenzung.

Der beschriebene Symptomenkomplex ist selbstverständlich nicht charakteristisch für das Lungensarkom. Es kommen differentialdiagnostisch alle jene Erkrankungen in Betracht, die wir im Abschnitte „intralobäre Carcinomknoten“ beschrieben haben. Die Unterscheidung gegenüber dem Carcinom wollen wir am Schlusse des Kapitels zusammenfassend besprechen. Das wichtigste Merkmal, welches das Sarkom von den anderen an der genannten Stelle erörterten Erkrankungen unterscheidet, ist die rasche Größenzunahme des Schattens, die sich aus Serienuntersuchungen erkennen läßt; allerdings läßt auch dieses Zeichen keine Abgrenzung gegenüber anderen malignen Tumoren, also dem primären Carcinom und der isolierten Metastase zu. Welche Kennzeichen der anderen differentialdiagnostisch in Betracht kommenden Erkrankungen zu beachten sind, haben wir früher (S. 83 ff.) besprochen.

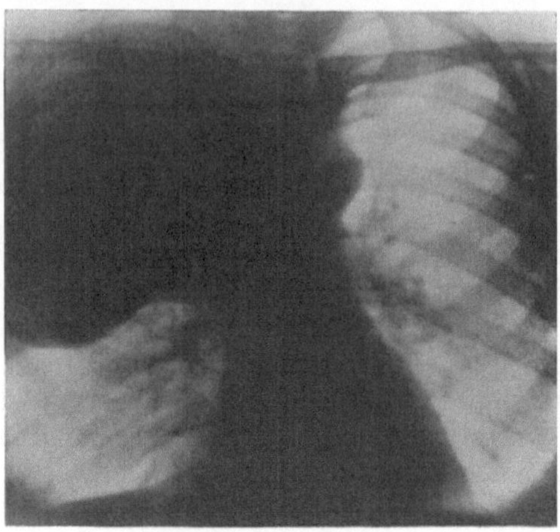

Abb. 94. Fibrosarkom des rechten Oberlappens. (Aus Assmann: Die klinische Röntgendiagnostik
der inneren Erkrankungen.)

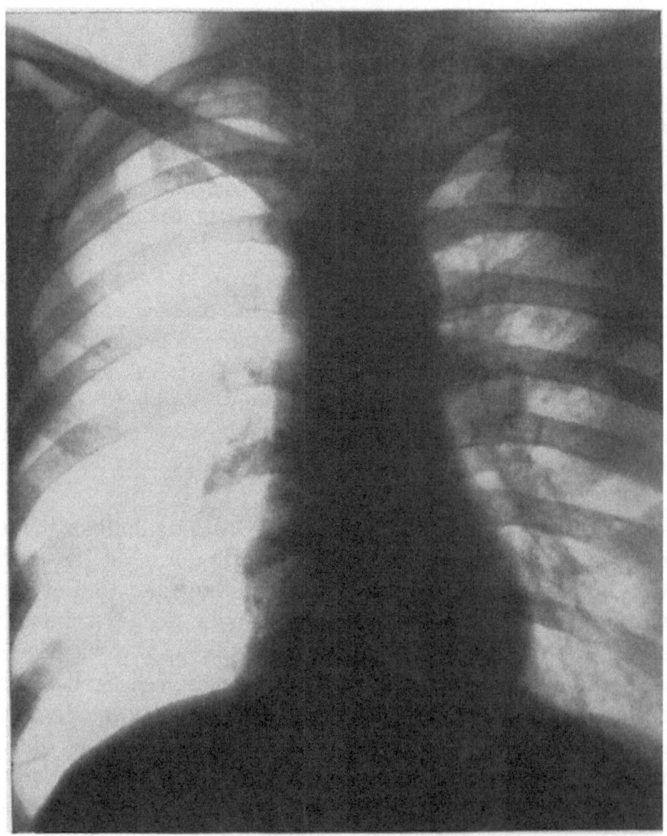

Abb. 95. Sarkom des linken Hilus, offenbar ausgehend von den Hilusdrüsen. (Aus Assmann: Die
klinische Röntgendiagnostik der inneren Erkrankungen.)

β) Das Lappensarkom.

Diese offenbar seltenere Form — grob-anatomisch nicht unterscheidbar von Lappeninfiltraten anderer Genese — unterscheidet sich auch röntgenologisch nicht von jenen Bildern, die wir als charakteristisch für Lappenprozesse, also auch Lappencarcinome kennen gelernt haben, d. h. sie sind charakterisiert durch homogene, das ganze Lappenareal oder nur den Lappenrand einnehmende Schatten mit lappenmäßiger, scharfer Begrenzung. Das expansive Wachstumsmoment, das auch bei dieser Sarkomform häufig eine große Rolle zu spielen scheint, führt zu jenen Veränderungen, die wir bei Besprechung des Lappencarcinoms als röntgenologischen Ausdruck dieser Wachstumsart kennen gelernt haben, nämlich zu einem Vorwölben der Lappengrenze, kenntlich an der abnormen Konvexität dieser Kontur und Vergrößerung des Lappenareales. Mehrere der in der Literatur beschriebenen Fälle weisen dieses Merkmal auf; allerdings wird dort diese konvexe Linie allgemein nicht als vorgeschobene Lappengrenze, sondern als konvexe Kontur des Tumors gedeutet, in dem Sinne, wie wir das bei der ersten Form besprochen haben. Die Lage dieser Grenze, sowie der Vergleich mit den Bildern des Lappencarcinoms, vor allem des Lappenrandtumors, der nur auf der Seite des Lappenrandes diese scharfe konvexe Begrenzung aufweist, spricht jedoch für die hier gegebene Erklärung.

In diese Gruppe gehört offenbar der von ASSMANN an mehreren Stellen reproduzierte Fall von Oberlappensarkom, der alle die oben beschriebenen Merkmale aufweist (Abb. 94). Die Autopsie und histologische Untersuchung ergab ein *Fibrosarkom*.

Die Merkmale des Lappensarkoms sind ebenso zu werten, wie die des Lappencarcinoms, d. h. sie sind im allgemeinen für den malignen Tumor nicht spezifisch. Nur das Symptom der vorgebauchten Lappengrenze spricht eindeutig für die primäre bösartige Geschwulst. Die Entscheidung, ob es sich um ein Carcinom oder ein Sarkom handelt, läßt aber auch dieses Zeichen nicht zu.

γ) Das primäre Sarkom der Lymphdrüsen.

In diese Gruppe dürften auch die als vom Hilus ausgehende Sarkome beschriebenen Tumoren gehören. Solange sie auf die Drüsen beschränkt sind, weisen sie alle jene röntgenologischen Merkmale auf, die wir bei unseren allgemeinen Besprechungen als typisch für Drüsentumoren kennen gelernt haben: homogene, scharf und polycyklisch begrenzte Schatten. Ist es aber zum Durchbruch durch die Drüsenkapsel gekommen, dann geht diese charakteristische Begrenzung verloren, der Schatten bekommt jene Merkmale, die bei Destruktion der pleuralen Überkleidung, resp. einer anderen den Prozeß von der Lunge abgrenzenden Hülle auftreten, nämlich die unregelmäßige, unscharfe Begrenzung mit strahligen Ausläufern in die Umgebung, mit anderen Worten, das Röntgenbild muß in diesem Stadium so aussehen, wie das des Hiluscarcinoms.

In diese Gruppe gehört offenbar der im ASSMANNschen Lehrbuche abgebildete Fall von Tumor des linken Hilus (Abb. 95), der durch die Obduktion als Sarkom der Lymphdrüsen erwiesen ist.

Differentialdiagnostisch kommen im ersten Stadium alle Drüsentumoren in Betracht. Eine Unterscheidung ist auf Grund des Röntgenbildes allein nicht möglich. In manchen Fällen kann die klinische Untersuchung entscheiden, indem sie das Vorliegen eines Drüsentumors anderer Genese erweist, so etwa

eine Leukämie durch den charakteristischen Blutbefund oder eine Tuberkulose
durch andere klinische Zeichen dieser Erkrankung oder bei gleichzeitigem Vorliegen äußerer Drüsen eine oder die andere Erkrankung durch den histologischen
Befund nach Probeexcision. Über die Bedeutung der probatorischen Bestrahlung
für die Differentialdiagnose werden wir später sprechen.

Im zweiten Stadium, also nach Durchbruch der Drüsenkapsel ist die Dia-
gnosenstellung noch beträchtlich schwieriger. Es kommen jetzt neben dem Hiluscarcinom alle jene Prozesse in Frage, die wir bei Besprechung des letzteren
angeführt haben. Auch hier ist das Ergebnis einer Bestrahlung von großer
Bedeutung.

b) Die Komplikationen und Folgeerscheinungen des primären Lungensarkoms im Röntgenbilde.

Ihre Symptomatologie unterscheidet sich kaum von der der Folgeerscheinungen des Carcinoms. Wir können uns daher bei ihrer Besprechung kurz fassen.

Die seltene *Bronchostenose* ist, wie wir im anatomischen Teile erörtert haben,
meist durch Kompression erzeugt und nur sehr selten Folge eines Einbruchs
des Tumors in das Bronchiallumen. Ihre funktionellen Symptome sind nicht
verschieden von denen, die auch beim Carcinom zur Beobachtung kommen.
Nur wenn der stenosierte Bronchus selbst auf einer entsprechenden Aufnahme
zur Darstellung kommt, dürfte die glatte Konturierung des Bronchiallumens
gegenüber der zackigen beim intrabronchialen Carcinom auffallen; dieser Unterschied fällt jedoch weg, wenn die Stenose Folge eines Durchbruchs des Tumors
in das Lumen des Bronchus ist. Diese Verhältnisse lassen sich durch die Bronchographie viel augenscheinlicher darstellen (s. später).

Die Merkmale der *Atelektase,* die im Gefolge der Bronchostenose auftreten
kann, sind beim Lungencarcinom ausführlich besprochen, desgleichen die der
Pneumonie, die, wie wir ausgeführt haben, nur in einem unsicheren Falle von
Sarkom als Folgeerscheinung desselben beschrieben ist.

Die in der Diagnostik des Lungencarcinoms eine so große Rolle spielenden
Drüsenmetastasen sind, wie aus unseren anatomischen Besprechungen hervorgeht, auch beim Sarkom, allerdings, wie es scheint, beträchtlich seltener, zu
beobachten. Sie müssen auf die gleiche Weise nachgewiesen werden, wie beim
Carcinom. Der Effekt einer Probebestrahlung kann sie von Carcinommetastasen
unterscheiden helfen (s. später). Wenn aber die sarkomatöse Natur des Prozesses
in solchen Fällen erwiesen ist, ist es kaum möglich, zu erkennen, ob ein primäres
Lungensarkom mit Metastasen im Mediastinum oder ein primärer Drüsentumor
des Mediastinums mit Metastasen in der Lunge vorliegt. Mit Rücksicht auf die
Häufigkeit ist sogar letztere Annahme immer bedeutend wahrscheinlicher.
Eine Ausnahme davon machen nur jene Fälle, bei denen Lungenveränderungen
vorliegen, wie sie bei Metastasen eines Mediastinaltumors kaum jemals zur
Beobachtung kommen, also unter den besprochenen Formen des primären
Lungensarkoms die Bilder des Lappen- und Lappenrandprozesses.

Der *pleurale Erguß* kann das Bild des Sarkoms in gleicher Weise kom-
plizieren, ja unkenntlich machen, wie das des Carcinoms. Die Aufdeckung der
Ursache der Pleuritis kann in solchen Fällen noch schwieriger sein als beim

Lungenkrebs, da sie sich, wie wir dort besprochen haben, zum großen Teile auf die Erkennung charakteristischer Folgeerscheinungen, nämlich der Bronchostenose und mediastinalen Metastasen stützt, die ja beim Sarkom nicht so häufig vorkommen.

Die Merkmale der *Schrumpfung* könnten vielleicht in negativem Sinne verwertbar sein, insofern als sie beim Sarkom bisher nicht beschrieben ist, also vorkommenden Falles gegen diese Diagnose ins Treffen geführt werden könnte.

c) Die Ergebnisse der Hilfsuntersuchungsmethoden in der Diagnostik des primären Lungensarkoms.

α) Die Resultate der Bronchographie.

Bronchographische Bilder sind bisher beim Lungensarkom nicht beschrieben. Gewisse Aufschlüsse könnten sie in dem früher erwähnten Sinne bringen, indem sie durch die vollkommen glatte Konturierung des stenosierten Bronchusabschnittes auf das Zustandekommen der Stenose durch Druck von außen hinweisen würden. Aus den auf die Anatomie der beiden Prozesse sich aufbauenden Gründen würde ein solches Bild, falls sich aus den übrigen Merkmalen die Differentialdiagnose auf die Unterscheidung zwischen primärem Carcinom und Sarkom zugespitzt hat, eher für ein Sarkom sprechen. Allerdings können Carcinommetastasen in den Hilusdrüsen die gleiche Art der Bronchostenose erzeugen. Im übrigen sei betreffs der Bedeutung der Bronchographie auf die Ausführungen im Kapitel „Lungencarcinom" verwiesen.

β) Der diagnostische Pneumothorax beim Lungensarkom.

Diese Untersuchungsmethode kann beim Sarkom keine anderen Bilder liefern als beim Carcinom. Für die Differentialdiagnose zwischen diesen beiden Tumoren spielt sie daher keine Rolle.

γ) Die Bedeutung der probatorischen Röntgenbestrahlung für die Diagnose des Lungensarkoms.

Die Verwertung des Bestrahlungseffektes für die Diagnose des Sarkoms gründet sich auf die im allgemeinen Teile betonte größere Strahlenempfindlichkeit dieser Tumorart, die sich durch rasche Verkleinerung, eventuell zeitweises Verschwinden des Tumorschattens, manchmal unter gleichzeitiger Temperatursteigerung manifestiert. Besonders rasch schmelzen Lymphosarkome ein.

Über Bestrahlungen von Lungensarkomen, die zu therapeutischen Zwecken gemacht wurden berichtet u. a. SACHS: unter sämtlichen bestrahlten Lungentumoren (meist Carcinomen) zeigte sich nur bei einem Sarkom ein vorübergehender Erfolg mit subjektiver Erleichterung. ROLLY erzielte bei einem 8 jährigen Knaben mit einem fast die ganze linke Lunge einnehmenden Lymphosarkom durch intensive Bestrahlung völlige klinische Heilung mit Schwinden des Tumorschattens; über die Dauer der Symptomenfreiheit sagt er nichts aus. Bei einem kleinzelligen Rundzellensarkom des rechten Ober- und Mittellappens konnte SARTORARI keinen Effekt nach röntgentherapeutischer Bestrahlung beobachten.

Aus unserer eigenen Beobachtung sei folgender Fall angeführt, der zwar autoptisch nicht verifiziert ist, dem Verlaufe nach jedoch mit allergrößter Wahrscheinlichkeit ein Lungensarkom war:

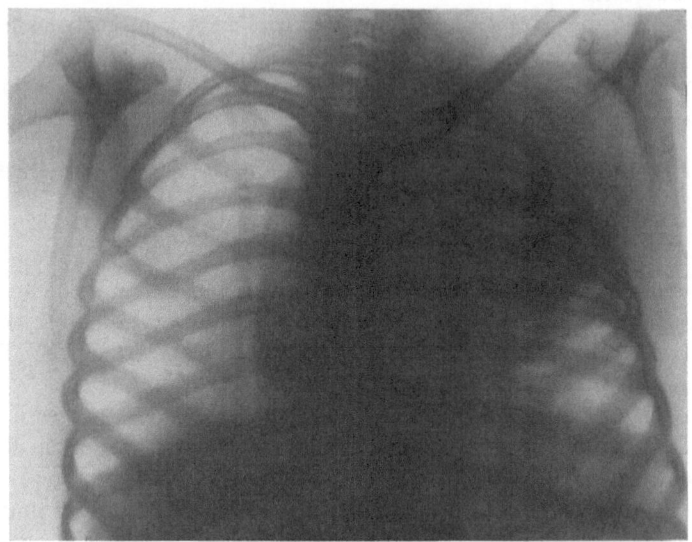

Abb. 96. Sarkom des linken Oberlappens. Fall 41.

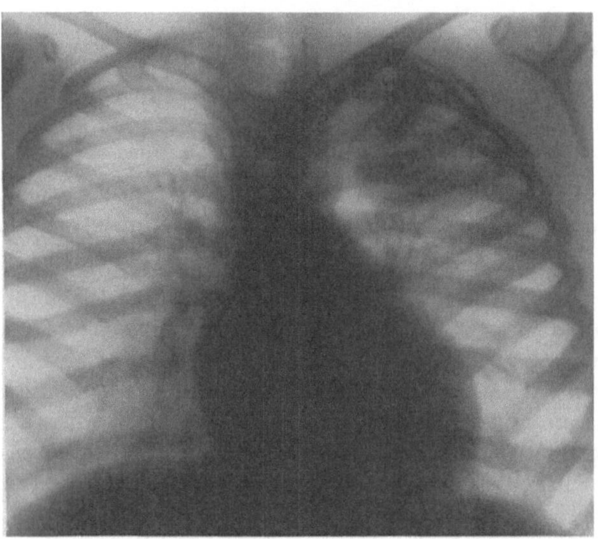

Abb. 97. Derselbe Fall, 2 Wochen nach intensiver Röntgenbestrahlung.

Fall 41. Johann P., 14 jähriger Knabe. (Zugewiesen von der 1. chirurgischen Klinik, Hofrat Prof. EISELSBERG mit der Diagnose inoperabler Lungentumor zur therapeutischen Bestrahlung.)

Aus der *Anamnese:* Beginn der Erkrankung vor 5 Wochen mit Schmerzen im linken Arm; kurz darauf Auftreten einer Geschwulst auf der vorderen Brustwand links.

Aus dem *klinischen Status:* Blasser, abgemagerter Patient. Klagt über heftige Schmerzen im linken Thorax mit Ausstrahlung in den linken Arm. Ziemlich hochgradige Dyspnoe.

Links supraclavicular ein flaches derbes Drüsenpaket. Infraclavicular ein etwa kindskopfgroßer, derber, auf der Thoraxwand fixierter Tumor, Haut darüber verschieblich.

Linkes oberes Lungenfeld intensiv gedämpft, darüber abgeschwächtes bronchiales Atmen.

Aus dem *Röntgenbefunde:* Die obere Hälfte des linken Lungenfeldes intensiv, homogen verdunkelt. Untere Schattengrenze ziemlich scharf. Bei seitlicher Durchleuchtung ergibt sich, daß der Schatten die ganze Thoraxtiefe einnimmt, die untere Begrenzung entspricht dem Verlaufe nach anscheinend der Ober-Unterlappengrenze. Normaler Stand und normale Beweglichkeit des Zwerchfells. Mediastinum weder verdrängt noch verzogen. (Die Einengung der Intercostalräume ist Folge der Rechtsskoliose, einer Haltung, die der Patient andauernd wegen seiner Schmerzen einnimmt) (Abb. 96).

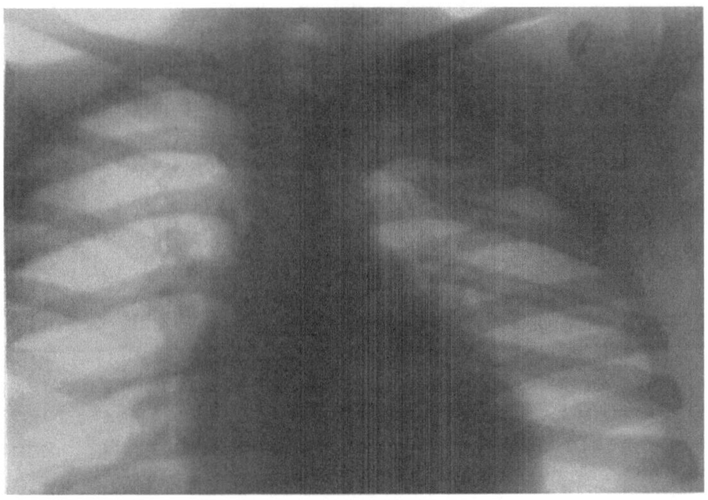

Abb. 98. Derselbe Fall nach weiteren 2 Bestrahlungsserien ($2^1/_2$ Monate nach Beginn der Behandlung).

Patient wurde der Bestrahlungstherapie zugeführt; er wurde an 5 aufeinanderfolgenden Tagen von 5 verschiedenen Hautfeldern aus bestrahlt; jedes derselben erhielt die volle Hauttoleranzdosis, gefiltert durch 0,3 mm Z.

14 Tage später: Nach der Bestrahlung leichte Temperatursteigerung. Schmerzen vollkommen geschwunden. Sowohl die supraclavicularen Drüsen als auch der infraclaviculare Tumor kaum mehr palpabel.

Neuer Röntgenbefund (14 Tage nach der Bestrahlung): Der Schatten stark verkleinert; er ist jetzt etwa apfelgroß, nach unten ganz scharf halbkreisförmig begrenzt (Abb. 97).

In den beiden folgenden Monaten wurde noch je eine Bestrahlungsserie in gleicher Weise wie oben appliziert.

Befund nach der 3. Bestrahlungsserie: Subjektiv beschwerdefrei, Drüsen und infraclavicularer Tumor nicht mehr nachweisbar.

Neuer Röntgenbefund: Links über der Spitze und der infraclavicularen Partie nur ein zarter homogener Schleier (offenbar narbiger Prozeß) (Abb. 98).

Etwa 5 Monate später kam der Patient mit einem Rezidivtumor in der Lunge, der sich auf die Bestrahlung nur wenig verkleinerte. Der Kranke stand dann noch etwa 1 Jahr in Beobachtung und wurde wiederholt mit immer geringerem Erfolge bestrahlt, bis der Tumor trotz Behandlung unaufhaltsam weiterwuchs.

Etwa 2 Jahre nach Beginn der Behandlung ist der Patient zu Hause gestorben. *Kein Obduktionsbefund.*

Epikrise: Daß hier ein maligner Tumor vorlag, ist durch die äußerlich nachweisbaren Metastasen sichergestellt. Daß der Schatten, der nach der Bestrahlung verschwand, nicht etwa durch eine einen Tumor begleitende Pneumonie erzeugt war, sondern durch den Tumor selbst, ist aus der charakteristischen bogenförmigen Begrenzung, namentlich auf dem zweiten Bilde, mit Sicherheit anzunehmen. Daß dieser Tumor der Lunge und nicht der Pleura angehörte, ergibt sich mit großer Wahrscheinlichkeit aus dem ersten Röntgenbefunde (lappenmäßige Begrenzung). Mit Rücksicht auf das jugendliche Alter, vor allem aber auf den Effekt der Röntgenbestrahlung kann es sich wohl nur um ein Sarkom (Lymphosarkom) gehandelt haben.

Es ergibt sich aus diesen Besprechungen die überragende Bedeutung des Bestrahlungseffektes für die Diagnose des Lungensarkoms: er ist das *einzige Merkmal*, das unter Umständen mit Sicherheit zwischen primärem Carcinom und Sarkom zu differenzieren erlaubt. Freilich ist nur der positive Erfolg der Bestrahlung verwertbar; er beweist das Sarkom; Unbeeinflußbarkeit des Prozesses durch die Röntgenstrahlen schließt das Sarkom nicht mit Sicherheit aus, da es, wie wir gesehen haben, auch röntgenrefraktäre Sarkome gibt.

Aber auch Verkleinerung oder Verschwinden des Schattens nach der Bestrahlung kann nur dann in der oben genannten Differentialdiagnose entscheidend sein, wenn die vorhergehende Untersuchung festgestellt hat, daß der fragliche Schatten durch den Tumor selbst und nicht etwa zum Teile oder vollständig durch eine konsekutive Pneumonie erzeugt war. Daß auch diese durch die Bestrahlung rasch zur Resorption gebracht werden kann, haben wir im Kapitel „Carcinom" erörtert und durch einschlägige Bilder belegt. Es muß also, wenn dem Bestrahlungsresultate entscheidende Bedeutung zugesprochen werden soll, der Schatten selbst deutliche Tumorsymptome aufweisen, die ihn mit Sicherheit von einem pneumonischen Infiltrate unterscheiden, vor allem also kreisrunde Form oder wenigstens teilweise konvexe Konturierung (etwa wie in dem eben geschilderten Falle) oder Vorwölbung der Lappengrenze.

Wie eben ausgeführt wurde, ist der Bestrahlungseffekt nur für die Differentialdiagnose zwischen primärem Carcinom und primärem Sarkom eindeutig verwertbar, also dann, wenn die vorherige Untersuchung ergeben hat, daß nur einer dieser beiden primären Tumoren in Frage kommt. Abgesehen vom pneumonischen Infiltrat können durch die Röntgenbestrahlung auch metastatische Tumoren und Lymphogranulome (s. später) zum Rückgange gebracht werden. Wenn also etwa die Röntgenuntersuchung nur einen scharf oder leicht unscharf begrenzten Schatten ergeben hat, dann erlaubt ein deutlicher Erfolg der Bestrahlung wohl den sicheren Ausschluß eines primären Carcinoms, jedoch nicht den eines isolierten metastatischen Tumorknotens (beliebiger Genese) und den eines in der Lunge lokalisierten Lymphogranuloms. Nur wenn der Schatten sehr rasch nach der Bestrahlung, binnen wenigen Tagen, eventuell unter hohem Fieber verschwindet, ist mit allergrößter Wahrscheinlichkeit ein Lymphosarkom als Substrat desselben anzunehmen. Allmählicher Rückgang kommt Sarkomen anderer histologischer Zusammensetzung, Lymphogranulomen und metastatischen Tumoren zu. Vollkommenes Refraktärbleiben nach der Bestrahlung spricht fast mit völliger Sicherheit gegen Lymphosarkom und Lymphogranulom, erlaubt aber nicht die Unterscheidung zwischen primärem Sarkom eines anderen Aufbaues, primärem Carcinom, Metastase, benignem Tumor und cystischer Bildung.

Trotz dieser Einschränkungen spielt die probatorische Bestrahlung in der Diagnostik des Lungensarkoms eine sehr wichtige Rolle.

d) Zusammenfassung der Symptomatologie und der Differentialdiagnose des primären Lungensarkoms.

Mit Rücksicht darauf, daß gegenüber dem Lungensarkom alle jene Erkrankungen differentialdiagnostisch in Betracht kommen, die wir im Kapitel „Lungencarcinom" besprochen haben, können wir hier auf die Erörterung der für die Differentialdiagnose verwertbaren Symptomatologie der letzteren verzichten und uns auf die Zusammenfassung jener Symptome und Symptomenkomplexe beschränken, die das Lungensarkom eindeutig beweisen oder wahrscheinlich machen, also jener Merkmale, die gleichzeitig für die Differentialdiagnose zwischen primärem Sarkom und primärem Carcinom von Bedeutung sind.

Es muß hier nochmals auf die *enorme Seltenheit* des primären Lungensarkoms im Vergleiche zum Carcinom aufmerksam gemacht werden, so daß man im Zweifelsfalle immer mit viel größerer Wahrscheinlichkeit ein Carcinom anzunehmen hat.

Unter den Unterscheidungsmerkmalen müssen wir hier zunächst den einzigen bedeutsamen klinischen Hinweis herausgreifen, nämlich das *jugendliche Alter*. Wenn es auch nicht entscheidend ist, so wird man bei Vorliegen eines der Symptomenkomplexe des primären malignen Tumors eher an ein Sarkom zu denken haben und in solchen Fällen unbedingt die Röntgenbestrahlung durchführen, was nicht nur zu diagnostischen Zwecken, sondern auch aus therapeutischen Gründen unerläßlich ist.

Unter den röntgenologisch feststellbaren Symptomen, die für die Unterscheidung der beiden malignen Primärtumoren herangezogen werden können, ist der bei mehrfachen Kontrolluntersuchungen feststellbaren Wachstumsrichtung, die SCHMOLLER als Unterscheidungsmerkmal ansieht, indem Sarkome im allgemeinen zentripetal (gegen das Mediastinum zu), Carcinome eher zentrifugal (gegen die Thoraxwand zu) wachsen, kaum eine Bedeutung beizumessen. Die Wachstumsrichtung hängt vielmehr wohl eher von der zufälligen Lokalisation, in der die beiden Tumorarten sich nicht wesentlich unterscheiden, und von den örtlichen Widerständen ab.

Die runde Schattenform und die konvexe Begrenzung, die von manchen Autoren als Zeichen des Sarkoms angesehen werden, haben wir als Ausdruck exstruktiven, resp. expansiven Wachstums kennen gelernt, kommt daher beiden in Rede stehenden Geschwülsten zu, da ja dieser Wachstumstypus — prozentuell allerdings seltener als dem Sarkom — auch dem Carcinom eigen ist. Nur insofern, als diese Wachstumskomponente beim Sarkom stärker betont wird, müssen wir vor allem bei Vorliegen runder Schatten mit etwas größerer Wahrscheinlichkeit an ein Sarkom denken als das bei Symptomenkomplexen, die dieses Merkmal nicht enthalten, in Frage kommt. Allerdings wird die relative Häufigkeit, mit der das Sarkom dieses Merkmal aufweist, durch die absolute Seltenheit, mit der es überhaupt vorkommt, weitaus aufgewogen.

Eine gewisse diagnostische Bedeutung kommt auch manchen Komplikationen zu. Wir haben mehrere kennen gelernt, von denen das Sarkom verhältnismäßig seltener begleitet ist als das Carcinom, z. B. die mediastinalen Drüsenmetastasen, andere, die nur in Ausnahmefällen beim Sarkom zu beobachten sind, wie der

Zerfall im Tumor und die Bronchostenose, vor allem die durch die Bronchographie feststellbare intrabronchial entstandene, und schließlich solche, die beim Sarkom anscheinend überhaupt nicht zur Beobachtung kommen, wie die Schrumpfung. Der Nachweis derartiger Folgeerscheinungen ist daher mit Wahrscheinlichkeit, resp. Sicherheit gegen die Annahme eines Sarkoms verwertbar. Der pleurale Erguß, der nach ADLER gegen Sarkom sprechen soll, wird von anderen Autoren als recht häufige Komplikation desselben beschrieben.

Die weitaus größte Bedeutung für die Unterscheidung zwischen Carcinom und Sarkom hat die im vorhergehenden Abschnitte erörterte *probatorische Bestrahlung,* die unter den dort geschilderten Umständen mitunter eindeutige Entscheidung bringt.

Fassen wir zum Schlusse jene Symptomenkomplexe zusammen, die mit größerer Wahrscheinlichkeit für Sarkom als für Carcinom sprechen, resp. die erstere Diagnose völlig sichern:

Die meisten der im Kapitel „Lungencarcinome" zusammengefaßten, wahrscheinlichen oder eindeutigen Symptomenkomplexe mit Ausnahme jener, die das Merkmal einer Komplikation enthalten, die beim Sarkom regelmäßig fehlt, müssen den dringenden Verdacht auf das Vorliegen eines Sarkoms erwecken, wenn sie bei einem jugendlichen Individuum zur Beobachtung kommen.

Eindeutig für primäres Sarkom sprechen Symptomenkomplexe, die charakteristisch für einen primären Lungentumor (ohne begleitende Pneumonie) sind mit einem deutlichen Effekt der Röntgenbestrahlung, also in erster Linie das Syndrom des Lappen- oder Lappenrandprozesses mit vorgebauchter Lappengrenze oder konvexer intralobärer Konturierung, kombiniert mit einem deutlichen Erfolg der Röntgenbestrahlung, oder der Symptomenkomplex eines Lappen- oder Lappenrandprozesses mit normaler Lappengrenze kombiniert mit Metastasen, vor allem in den mediastinalen Drüsen und deutlichem Effekt der Bestrahlung auch an den Metastasen.

Alle anderen Symptomenkomplexe des primären Lungensarkoms sind auch bei nachweisbarer Wirksamkeit der Röntgenbestrahlung, wie aus den Erörterungen in einem früheren Abschnitte hervorgeht, mehrdeutig.

Aussichtslos erscheint also der Versuch, ein primäres Lungensarkom als solches zu erkennen oder wenigstens mit großer Wahrscheinlichkeit zu erschließen, durchaus nicht.

B. Die gutartigen Geschwülste der Lunge.

1. Die intrabronchialen Tumoren (Polypen).

Pathologische Anatomie.

Wie wir bereits im Kapitel „Bronchuscarcinom" im Verlaufe unserer differentialdiagnostischen Erwägungen hervorgehoben haben, gehören gutartige Geschwülste innerhalb der Bronchien zu den größten Seltenheiten. Anatomisch beschrieben sind: *Fibrome* (SPIESS, PFEIFFER), *Lipome* (ROKITANSKY), *Adenome,* ausgehend von den Schleimdrüsen der Bronchialschleimhaut (H. MÜLLER, CHIARI, v. EICKEN), *versprengte Strumen* (RADESTOCK).

Alle diese Formen können zu *Bronchostenosen* mit allen ihren Folgeerscheinungen führen. Als solche sind vor allem die *Atelektase,* sowie *Bronchiektasien* und *Pneumonien* beschrieben.

Klinische Erscheinungen.

Wenn wir von *Blutungen* absehen, die in manchen Fällen das einzige Zeichen der bestehenden Erkrankung darstellen, wie z. B. in einem von Burrel und Trail beschriebenen Falle von Fibrom im linken Unterlappenbronchus, macht sich die Erkrankung nur durch die Bronchostenose und deren Folgeerscheinungen bemerkbar. Sie kann, namentlich bei Sitz in der Nähe der Bifurkation zu Dyspnoe mit in- und exspiratorischem Stridor führen. Die klinische Untersuchung ergibt mitunter abgeschwächte oder aufgehobene Atmung über der erkrankten Lungenseite mit abgeschwächtem Stimmfremitus, sowie inspiratorisches Einsinken der Intercostalräume. Wenn es zu Bronchiektasien oder Pneumonie gekommen ist, dann treten sie auch im klinischen Bilde hervor.

Die genannten Merkmale stellen eine Indikation zur Anwendung der *Bronchoskopie* dar, die das sicherste Mittel nicht nur zum Nachweis der intrabronchialen Tumoren, sondern auch zur Erkennung der Art derselben (nach Probeexcision oder Exstirpation) ist.

Die Röntgendiagnostik.

Die Tumoren sind röntgenologisch direkt bisher nicht gesehen worden. Es ist wohl, wie wir bereits beim Bronchuscarcinom ausgeführt haben, denkbar, daß sie bei Sitz in den Hauptbronchien auf guten Aufnahmen als Aussparungen in der hellen Luftsäule sichtbar werden können, über eine Vermutungsdiagnose wird man auf diese Weise jedoch kaum jemals hinauskommen. Es ist aber gar kein Zweifel, daß bei Fehlen von Folgeerscheinungen der Röntgenbefund ganz negativ sein kann. Ist es zu Bronchostenose gekommen, dann können alle jene Erscheinungen beobachtet werden, die wir an der betreffenden Stelle im Kapitel „Bronchuscarcinom" beschrieben haben. Die Zahl der in der Literatur beschriebenen Fälle, bei denen ein positiver Röntgenbefund erhoben wurde, ist äußerst gering. So beschreibt Pfeiffer einen Fall, bei dem klinisch zwei Jahre dauernde asthmatische Beschwerden bestanden und der Röntgenbefund neben einer Verschattung an der linken Lungenbasis ein sehr deutliches Mediastinalwandern nach links ergab, also eine Bronchostenose aufdeckte. Die auf Grund des Röntgenbefundes ausgeführte Bronchoskopie förderte einen polypösen Tumor im linken Hauptbronchus zutage. Er wurde extrahiert und erwies sich histologisch als Fibrom.

Ist es zu Pneumonie gekommen, dann wird das Röntgenbild von derselben beherrscht. Wenn nicht gleichzeitig Bronchostenosesymptome bestehen, dann ist röntgenologisch auch nur die Pneumonie diagnostizierbar.

Weitgehende Aufschlüsse sind von der *Bronchographie* zu erwarten. Abgesehen von der im Kapitel „Bronchuscarcinom" beschriebenen Stauung des Kontrastmittels kann sie auch Füllungsdefekte zutage fördern, die sich von denen des Carcinoms durch die glatte bogige Konturierung unterscheiden lassen dürften. In dem oben genannten von Burrel und Trail beschriebenen Falle deckte die Bronchographie eine Blockade des linken Unterlappenbronchus auf. Dieser Befund gab Veranlassung zur Durchführung der Bronchoskopie, die ein Neoplasma im linken Unterlappenbronchus zeigte, das sich nach der Exstirpation als Fibrom erwies.

Die Differentialdiagnose.

Wir verweisen hier auf unsere Ausführungen in den Abschnitten „Bronchostenose" und „Bronchographie" des Kapitels „Bronchuscarcinom". Zu bedenken ist immer, daß die benignen Polypen im Vergleiche zum Bronchuskrebs verschwindend selten sind. Mit Sicherheit ausschließen wird man sie aber nur in jenen Fällen können, bei denen eines von den beschriebenen Malignitätssymptomen nachweisbar ist; mit Sicherheit diagnostizieren, also gegenüber dem Carcinom abgrenzen, kann man sie jedoch röntgenologisch überhaupt nicht, wenn auch das früher beschriebene bronchographische Bild mitunter eine Vermutungsdiagnose gestatten dürfte. Die Bronchoskopie mit angeschlossener Exstirpation und histologischer Untersuchung des fraglichen Tumors ist hier dem Röntgenverfahren zweifellos überlegen.

2. Die gutartigen Tumoren des Lungenparenchyms.
a) Das primäre Chondrom der Lunge.
Pathologische Anatomie.

Dieser Tumor ist weitaus die häufigste unter den gutartigen Lungengeschwülsten. So stellen HICKEY und SIMPSON im Jahre 1926 aus der anatomischen Literatur 40 Fälle zusammen und fügen ihnen 2 eigene an, von denen einer auch röntgenologisch untersucht wurde. In diese Gruppe dürfte auch der von EDLING röntgenologisch und anatomisch beschriebene, kompliziert, „organoid" gebaute, der Hauptsache nach aus Knorpel bestehende Tumor gehören. Als Ausgangspunkt dieser Geschwülste werden allgemein nicht die Knorpel der Bronchien, sondern versprengte Knorpelkeime angesehen. Die Tumoren sind meist solitär und können eine recht beträchtliche Größe erreichen; so maß ein von LESSER im Jahre 1877 beschriebenes Chondrom im linken Unterlappen 15 cm im Längsdurchmesser. Die Tumoren setzen sich meist aus einzelnen Knollen zusammen, die eine höckerige Oberfläche der Geschwulst zur Folge haben. Meist finden sich innerhalb der einzelnen Knoten mehr oder weniger reichliche Verkalkungen und Knochenbildung. Gegen die Lunge sind sie durch eine bindegewebige Kapsel abgeschlossen. Manche Autoren führen auch an, daß die Tumoren gewöhnlich knapp unter der Pleura pulmonalis gelegen sind. *Folgeerscheinungen,* wie Entzündungen in der Umgebung sind bei diesen Tumoren niemals beschrieben.

Klinische Erscheinungen.

Das Chondrom der Lunge scheint klinisch vollkommen symptomlos zu verlaufen. Wenigstens sind bisher in keinem Falle irgendwelche subjektiven oder objektiven Erscheinungen beschrieben.

Die Röntgendiagnostik.

Unter den 40 von HICKEY und SIMPSON zusammengestellten Fällen waren 4 röntgenologisch untersucht worden; dreimal hatte man auf Grund dieser Untersuchung einen Echinokokkus, einmal Bronchiektasien mit Verlegung des rechten Hauptbronchus angenommen. Auch in dem von ihnen röntgenologisch untersuchten Falle glaubten die beiden Autoren, am ehesten an Echinokokkus denken zu müssen. Ebenso wurde in dem oben genannten Falle von EDLING auf Grund der Röntgenuntersuchung ein Echinokokkus diagnostiziert.

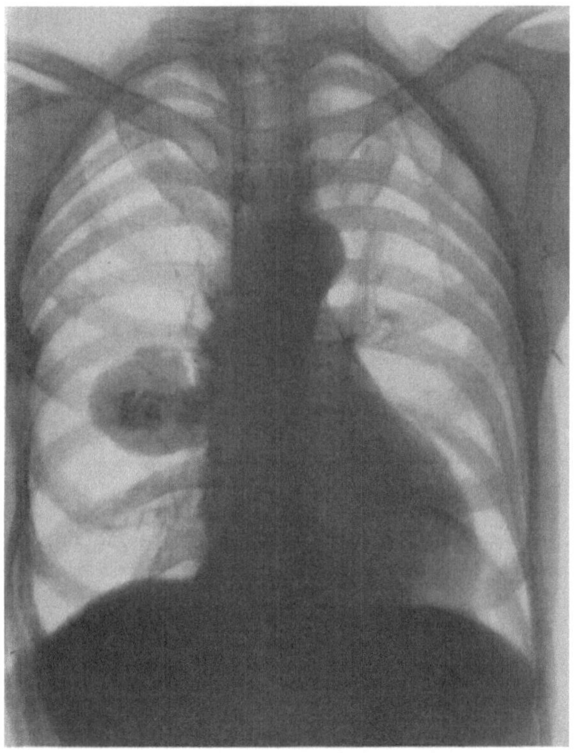

Abb. 99. Chondrom der Lunge. (Aus HICKEY und SIMPSON: Acta radiol. [Stockh.] 5, 475. 1926.)

Wie HICKEY und SIMPSON in der Epikrise zu ihrem Falle ausführen, könnte vielleicht der lappig-knollige Bau des Chondroms, sowie die unregelmäßigen Verkalkungen differentialdiagnostisch verwertbar sein. Auf Grund des anatomischen Baues, sowie unserer allgemein-röntgenologischen Erwägungen müssen wir für diesen Tumor folgenden Symptomenkomplex annehmen: im allgemeinen weichteildichter, homogener Schatten, jedoch meist durchsetzt von unregelmäßig angeordneten, kalkdichten Streifen und Flecken; ganz scharfe polycyklische Konturierung. Dazu kommt vielleicht noch die intrapulmonale Lage, und zwar nahe der Lungenoberfläche knapp unter der Thoraxwand. Diesen Symptomenkomplex finden wir tatsächlich in dem Röntgenbilde von HICKEY und SIMPSON ausgesprochen (Abb. 99); über die Lagebeziehung zur Thoraxwand ist dort allerdings nichts ausgesagt.

Es sei hier noch ein eigener, autoptisch nicht verifizierter Fall angeführt, dessen Röntgenbild den oben beschriebenen Symptomenkomplex aufwies.

Fall 42. Franz T., 36 Jahre. (Zugewiesen von der Magenambulanz Prof. SCHÜTZ, *zur Untersuchung des Magens* wegen Schmerzen nach dem Essen. Von einer Lungenerkrankung weiß Patient nichts, auch *klinische Symptome* weisen auf keine solche hin.)

Aus dem *Röntgenbefunde:* Rechts in der Höhe des Hilus knapp unter der vorderen Thoraxwand ein etwa mandarinengroßer, ovaler, ganz scharf polycyklisch begrenzter

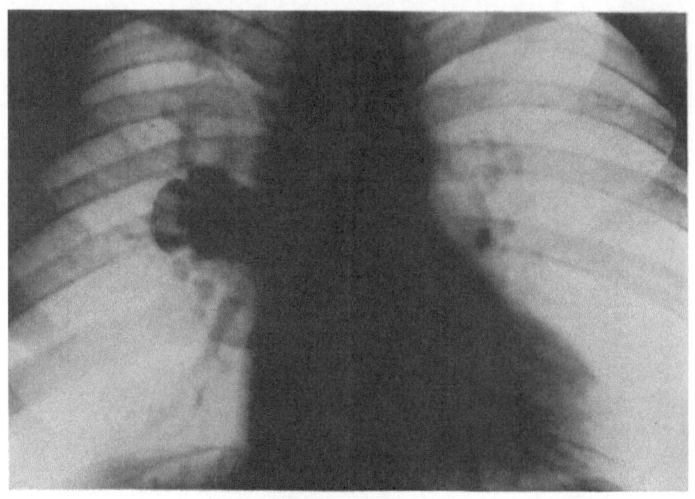

Abb. 100. Osteochondrom der Lunge (?). Fall 42.

Schatten mit äußerst reichlichen, zum Teile netzförmig angeordneten, kalkdichten Einlagerungen. Die Kontur wird fast durchwegs von einem kalkdichten Streifen gebildet (Abb. 100).

Ein verkalktes Hilusdrüsenpaket, an das man hier eventuell hätte denken können, kam schon deshalb nicht in Betracht, weil der Schatten weit vor dem Hilus unter der vorderen Thoraxwand gelegen war.

Von den *Hilfsuntersuchungsmethoden* kann weder die *Bronchographie* noch der *diagnostische Pneumothorax* etwas zur Förderung der Diagnose beitragen. Eine gewisse, allerdings nicht ausschlaggebende Bedeutung kommt dem Effekt einer *probatorischen Röntgenbestrahlung* zu; das Chondrom ist wie alle benignen Tumoren vollkommen strahlenrefraktär; es lassen sich also weder lokale Veränderungen noch Allgemeinerscheinungen nach der Bestrahlung beobachten. Demnach würde Verkleinerung des Schattens nach der Bestrahlung oder auch nur Temperatursteigerung nach derselben gegen das Chondrom sprechen.

Die Differentialdiagnose.

Das markanteste Röntgensymptom des Chondroms ist die polycyklische Konturierung seines Schattens. Fehlt dieses Merkmal, ist also bei glatter Oberfläche der Geschwulst die Konturierung regelmäßig kreisförmig, dann kommen differentialdiagnostisch alle jene Erkrankungen in Betracht, die wir im Abschnitte „intralobäre Carcinomknoten" des Kapitels „Bronchuscarcinom" besprochen haben. Während die Abgrenzung gegenüber den malignen Tumoren (primär und metastatisch) und den nicht-neoplastischen Erkrankungen, die unter diesem Bilde auftreten können, auf Grund der in dem genannten Kapitel besprochenen Erwägungen möglich ist, ist eine Unterscheidung von anderen benignen Tumoren ausgeschlossen und vom Echinokokkus auch nur dann möglich, wenn ein spezifisches Merkmal dieser Erkrankung nachweisbar ist; der Röntgenbefund allein erlaubt auch diese Differentialdiagnose nicht. Es ist aber zu bedenken, daß der Lungenechinokokkus bei weitem häufiger vorkommt als das Chondrom und daß vor allem letzteres nur äußerst selten aus einem einzigen runden Knollen besteht, im Röntgenbilde also kreisförmig konturiert erscheint.

Bei Vorliegen der viel häufigeren polycyklischen Begrenzung muß der Versuch gemacht werden, die Erkrankung gegenüber den plurizentrisch entstandenen Tumoren abzugrenzen, die, wie wir im allgemeinen Teile besprochen haben, gewöhnlich das Substrat von Schatten mit scharfer, gekerbter Konturierung sind. Bei den differentialdiagnostischen Erwägungen, die sich an die Feststellung derartiger Schattenbildungen anschließen, müssen wir zwei Möglichkeiten unterscheiden, nämlich erstens, daß der polycyklisch konturierte Schatten vollkommen homogen ist (beim Chondrom sehr selten) und zweitens, daß in dem sonst gleichmäßigen Schatten Kalkeinlagerungen nachweisbar sind (was beim Chondrom gewöhnlich der Fall ist).

Ist der polycyklisch begrenzte Schatten *vollkommen homogen,* dann kommen differentialdiagnostisch alle Tumoren in Betracht, die plurizentrisch zu entstehen pflegen, das sind vor allem alle *Drüsentumoren,* weiters manche Formen von *Tumormetastasen,* die zu größeren Paketen konfluieren können, ferner multiple, nahe beieinanderliegende *Echinokokken,* schließlich mehrkämmerige *Dermoidcysten.*

Drüsentumoren von der Größe der meisten Chondrome sind in der Lunge fast ausschließlich in der Hilusgegend lokalisiert. Mit Ausnahme von Carcinommetastasen, die durch den Nachweis des primären Tumors als solche zu erkennen sind, sprechen sie in der Regel auf eine Röntgenbestrahlung an, und zwar mit Temperatursteigerung und langsamem Rückgange, wenn es sich um tuberkulöse Drüsen handelt, mit mehr minder rascher Verkleinerung, resp. Verschwinden bei den meisten Drüsen anderer Ätiologie (s. späteres Kapitel „mediastinale Drüsentumoren"). Durch ihre *Lage* und durch den *Bestrahlungseffekt* sind also die Drüsentumoren meistens röntgenologisch zu erkennen. Dazu kommt noch der klinische Befund, bei dem neben dem Nachweis von Drüsenschwellungen anderer Lokalisation dem Allgemeinzustande, eventuell dem Blutbefunde Bedeutung zukommt.

Konfluierende Tumormetastasen können den gleichen röntgenologischen Symptomenkomplex hervorrufen. Der Nachweis anderer typischer isolierter Metastasen, sowie vor allem des Primärtumors wird meistens die Diagnose sichern (s. auch Kapitel „metastatische Lungentumoren").

Multiple Echinokokken, die so nahe aneinander liegen, daß sie den Eindruck eines einheitlichen Gebildes machen, gehören in der Lunge zu den Seltenheiten; allerdings sind ja auch die Chondrome, vor allem die hier in Betracht kommenden Formen ohne Kalkeinlagerung seltene Tumoren. Röntgenologisch ist eine

Differentialdiagnose zwischen diesen beiden Erkrankungsformen unmöglich. Das klinische Bild kann jedoch nicht selten die Entscheidung bringen, da, wie wir gehört haben, das Chondrom überhaupt keine klinischen Erscheinungen zu machen pflegt, während der Echinokokkus sich durch die mannigfaltigsten klinischen Merkmale manifestieren kann (s. späteres Kapitel „Echinokokkus").

Gegenüber der mehrkämmerigen *Dermoidcyste,* die übrigens in der Lunge sicher noch viel seltener vorkommt als das Chondrom, ist eine Unterscheidung röntgenologisch nicht möglich; da auch bei dieser Geschwulstart klinische Erscheinungen gewöhnlich fehlen, könnte höchstens ein Punktionsbefund klärend wirken.

Gegenüber der viel häufigeren Form des Chondroms mit teilweiser *Verkalkung* und *Verknöcherung* kommen differentialdiagnostisch nur jene plurizentrisch wachsenden Tumoren in Betracht, bei denen es ebenfalls Verkalkungen gibt. Von den *Drüsentumoren* sind das nur die *tuberkulösen;* metastatische Tumoren kommen nicht in Frage; an *verkalkte Echinokokken* ist hingegen zu denken.

Verkalkte tuberkulöse Drüsen sind in der Lunge äußerst häufig; meist sind sie als einzelne oder multiple kalkdichte Flecke von Erbsen- bis Kirschengröße oder als weichteildichte Schatten mit einem zentralen Kalkkern oder peripherem Kalkring leicht zu erkennen. Es kommen wohl auch größere Pakete, vor allem im Hilus vor, allerdings kaum jemals von der Größe von Chondromen; aber auch in solchen Fällen sind die einzelnen Drüsen, aus denen sich das Paket zusammensetzt, als distinkte Kalkschatten gut differenzierbar. Die Probebestrahlung ergibt bei verkalkten tuberkulösen Drüsen ein negatives Resultat.

Verkalkungen in Echinokokkuscysten sind nicht so unregelmäßig wie in den Chondromen. Die Kalkablagerung findet in der Kapsel statt, präsentiert sich also röntgenologisch als bogen- oder kreisförmiger kalkdichter Streifen (s. später).

Zusammenfassung.

Das *unverkalkte Chondrom* ist demnach aus dem Röntgenbilde allein nicht mit Sicherheit diagnostizierbar. Vom Drüsentumor läßt es sich wohl durch die Lage und den Effekt einer Probebestrahlung unterscheiden, hingegen ist eine Abgrenzung von konfluierenden Tumormetastasen, von dichtstehenden multiplen Echinokokken und von mehrkämmerigen Dermoidcysten gewöhnlich nicht möglich. Bei dem ersteren kann mitunter das Röntgenbild noch eine Entscheidung bringen, wenn es andere typische Metastasen oder den Primärtumor erkennen läßt.

Die viel häufigere Form des *Chondroms mit Verkalkungen* ist hingegen durch den beschriebenen Symptomenkomplex ziemlich eindeutig charakterisiert. Von verkalkten tuberkulösen Drüsen unterscheidet es sich durch die Größe, die Lage, sowie die Art der Kalkeinlagerung, vom verkalkten Echinokokkus hauptsächlich durch die letztere.

Wesentlich gefördert kann die Differentialdiagnose, namentlich bei der erstgenannten Gruppe durch die klinische Untersuchung werden. Während sie beim Chondrom in der Regel ein völlig negatives Resultat ergibt, fördert sie bei den röntgenologisch ähnlichen Erkrankungen häufig ein oder mehrere charakteristische Merkmale zutage.

Es zeigt sich also, daß im Gegensatz zur allgemeinen Ansicht auch diese Tumorart röntgenologisch oder in Kombination mit der klinischen Untersuchung mit Wahrscheinlichkeit oder Sicherheit diagnostizierbar ist.

b) Die übrigen benignen Tumoren des Lungenparenchyms.

Noch viel seltener als Chondrome sind andere gutartige solide Geschwülste der Lunge. Die in der anatomischen und röntgenologischen Literatur beschriebenen intrathorakalen benignen Tumoren gehörten fast durchwegs der Pleura und dem Mediastinum an (s. später).

Vereinzelte Angaben über benigne Lungengeschwülste finden sich in der anatomischen Literatur. So sind solitäre und multiple *Fibrome* (RINDFLEISCH u. a.), *Myome, Angiome,* (TUFFIER), *Osteome* (VIRCHOW, HESCHL, WAGNER) beschrieben. Es handelt sich dabei meist um scharf abgegrenzte Gebilde von geringer Größe. In dem Falle von RINDFLEISCH erreichten die multiplen fibromatösen Geschwülste nur Hanfkorngröße. In dem von VIRCHOW mitgeteilten Falle fand sich neben mehreren walnußgroßen, eine faustgroße Knochengeschwulst in der Lunge, während die Osteome sonst Kirschengröße nicht überschreiten.

In den beschriebenen Fällen handelt es sich durchwegs um Nebenbefunde, die *klinisch* keinerlei Erscheinungen gemacht hatten.

Röntgenologisch ist keiner dieser Fälle untersucht, zum großen Teile deshalb, weil die meisten von ihnen in der vorröntgenologischen Aera beobachtet sind. Bei den reinen Weichteilgeschwülsten ohne Kalk- und Knocheneinlagerung sind Bilder zu erwarten, die denen aller expansiv wachsenden Gebilde gleichen, also homogene, weichteildichte, scharf begrenzte, meist wohl runde Schatten. Multiple Bildungen könnten an Metastasen erinnern. Fälle, wie der oben beschriebene von RINDFLEISCH, mit reichlichen kleinsten Tumoren sind rein röntgenologisch kaum von anderen Krankheiten mit „getüpfeltem Lungenbilde" (miliare Tuberkulose, miliare Carcinose) zu unterscheiden (s. späteres Kapitel „Tumormetastasen"). Die Osteome dürften die gleichen Bilder machen, wie reichlich verkalkte Chondrome.

In jüngster Zeit hat BLUM das Röntgenbild eines Falles beschrieben, das er als *Neurofibrom* der Lunge deutet. Es handelt sich um einen kleinapfelgroßen Schatten, der vollkommen homogen, rund und scharf begrenzt ist, also zweifellos alle Qualitäten von exstruktiv wachsenden Gebilden, zu denen als gutartige Geschwulst auch das Neurofibrom gehört, aufweist. Daß es sich um ein solches handle, vermutet BLUM aus der Tatsache, daß der Patient gleichzeitig an einer multiplen Neurofibromatosis der Haut (RECKLINGHAUSEN) litt. Nun gibt es tatsächlich ein Zusammentreffen dieser Erkrankung mit großen Nervengeschwülsten in den inneren Organen. Im Bereiche des Thorax sind sie bisher aber nur in der Thoraxwand und vor allem im Mediastinum bekannt; wir werden sie in den betreffenden Kapiteln eingehend beschreiben. Im Falle BLUMS, bei dem der Tumorschatten admediastinal lag, scheint es sich, wie die Beschreibung des Durchleuchtungsbefundes und das beigegebene, bei schrägem Strahlengange aufgenommene Bild zeigt, tatsächlich um eine intrapulmonale Bildung gehandelt zu haben. Der gleichzeitige Morbus RECKLINGHAUSEN legt es sehr nahe, an ein Neurofibrom zu denken, wie dies BLUM tut; ein sicherer

Beweis aber dafür, daß es sich nicht um ein zufälliges Zusammentreffen mit einer anderen Erkrankung, etwa dem viel häufigeren Echinokokkus handelt, liegt mangels eines autoptischen Befundes nicht vor.

C. Die Lymphogranulomatose der Lunge.

Das Lymphogranulom gilt jetzt allgemein als eine Infektionskrankheit, die durch einen dem Tuberkelbacillus nahestehenden Erreger erzeugt wird. Trotzdem wir es also nicht mit einem Blastom zu tun haben, müssen die intrathorakalen Manifestationen dieser Erkrankung in dieser Monographie zur Sprache kommen, da sie sich sowohl klinisch, als auch röntgenologisch, als auch makroskopisch-anatomisch in der Regel unter Bildern präsentieren, die von den echten Geschwülsten kaum zu unterscheiden sind.

Die gewöhnliche intrathorakale Lokalisation, sehr häufig die erste Lokalisation der Erkrankung überhaupt sind die mediastinalen Drüsen. Wir werden sie daher nochmals ausführlich im Kapitel „mediastinale Drüsentumoren" zu besprechen haben. Dort soll auch das Wesentliche über die pathologische Anatomie und Histologie, sowie die Klinik dieser Krankheit erörtert werden.

An dieser Stelle sollen nur die nicht sehr häufigen Formen des in der Lunge lokalisierten Lymphogranuloms, vor allem aber jene sehr seltenen Fälle beschrieben werden, bei denen die Lungenerkrankung das klinisch-röntgenologische und auch das anatomische Bild beherrscht.

Pathologische Anatomie.

Der häufigste Ausgangspunkt der Lymphogranulomatose der Lunge sind die Lymphdrüsen des Hilus, wo sie größere Pakete bilden können; aber auch einzelne Drüsen können mehr als hühnereigroß werden. Wie NAEGELI ausführt, durchbrechen granulomatöse Drüsenwucherungen fast niemals die Kapsel, zweifellos kommen aber Fälle vor, bei denen das Lymphogranulom ähnlich wie ein maligner Tumor die Kapsel destruiert und in der Umgebung, in unserem Spezialfalle also in der Lunge, infiltrativ weiterwächst. So beschreibt NAEGELI selbst einen von ihm durch 4 Jahre beobachteten Fall, bei dem von der Hilusgegend aus sich allmählich ein Infiltrat beinahe des ganzen linken Oberlappens bildete.

In anderen Fällen entstehen ganz ähnlich wie bei der hämatogenen Aussaat der Tuberkulose oder von Tumormetastasen über die ganze Lunge verstreute, kleinere oder größere granulomatöse Knoten, die ebenfalls den Charakter destruierender Prozesse annehmen können; solche Fälle sind von DIETLEN, FORSCHBACH, KUZNITZKY, ZIEGLER u. a. beschrieben worden.

Eine seltene Form der in der Lunge lokalisierten Lymphogranulomatose sind solitäre oder multiple intrapulmonale große Knoten, die wahrscheinlich von Lymphdrüsen der Lunge ausgegangen sind. Auch sie können entweder die Drüsenkapsel respektieren oder in die Lunge durchbrechen. Innerhalb solcher Gewächse kann es zu Nekrose kommen. In diese Gruppe gehörige Fälle sind von ASSMANN, STEINER, TEUFL, BLUM beschrieben.

Zu den allergrößten Seltenheiten dürften jene Fälle gehören, bei denen der Lungenprozeß von der Bronchialschleimhaut ausgeht, hier tumorartige

Wucherungen bildet und zu Bronchostenose mit allen ihren Folgeerscheinungen führt. Einen solchen Fall beschreibt ALTMANN. Es fanden sich hier nicht nur im linken Stammbronchus, sondern auch in den Lappenbronchien, weiters aber auch in den kleineren und kleinsten Bronchialästen zahlreiche, zum Teil konfluierende Herde, die stellenweise das Lumen fast vollkommen verschlossen. Als Folge davon war es zu Bronchiektasien, sowie zu einer ausgedehnten pneumonischen Induration gekommen. Daneben waren zahlreiche, zum Teil konfluierende, unscharf abgegrenzte, kleine Herdchen in der Lunge zu sehen. Interessant ist, daß sich keine vergrößerten Lymphdrüsen fanden. Dieser Umstand, sowie das anscheinend multizentrische Auftreten der Infiltrate sprachen gegen ein Bronchuscarcinom, an das die Veränderungen in den Bronchien und in der Lunge sonst in erster Linie denken ließen. Die histologische Untersuchung ergab ein typisches Lymphogranulom. Ähnliche Fälle sind von KOCH, sowie FRAENKL und MUCH beschrieben. Auch STERNBERG berichtet über ein in den Bronchien wucherndes Lymphogranulom. Vielleicht gehört auch der oben erwähnte Fall von NAEGELI in diese Gruppe.

Bei gleichzeitigem Ergriffensein der Pleura kommt es zu Ergüssen in der Pleurahöhle vom Charakter des Exsudates.

Wir können demnach folgende Formen des Lymphogranuloms der Lunge unterscheiden:

1. Die Hilusdrüsenpakete mit oder ohne Durchbruch durch die Kapsel.
2. Die miliare und submiliare Aussaat in der Lunge.
3. Die großen intrapulmonalen Knoten.
4. Die Infiltrate der Bronchialschleimhaut mit Bronchostenose und deren Folgeerscheinungen.

Klinische Erscheinungen.

Die Erscheinungen seitens der Lunge sind durchaus uncharakteristisch. Sie hängen von der Art und Ausdehnung der Veränderungen ab. Manchmal finden sich nur die Zeichen einer Bronchitis, in anderen Fällen, wie in dem von ALTMANN beschriebenen, alle Merkmale eines infiltrativen Prozesses.

Wenn der Lungenprozeß nur die Begleiterscheinung einer auch an anderen Stellen lokalisierten oder generalisierten Erkrankung ist, ist die Diagnose in der Regel leicht zu stellen. Fast niemals fehlen *supraclaviculare Drüsen*; die Konsistenz derselben ist wenigstens im Anfange der Erkrankung gewöhnlich weich oder mittelweich; die einzelnen Drüsen sind gut gegeneinander und unter der Haut verschieblich; zu einer Erweichung und Perforation derselben kommt es nicht. Eine Probeexcision und histologische Untersuchung kann die Diagnose sichern. In manchen Fällen fehlen aber solche äußere Drüsen vollkommen, so in dem oben beschriebenen Falle ALTMANNs.

Kurz erwähnt seien einige wichtige *Allgemeinsymptome*. Hierher gehören vor allem *Temperatursteigerungen,* meistens nicht sehr hoher Grade. Charakteristisch ist nach NAEGELI der mitunter zu beobachtende Wechsel von hohem Fieber und Fieberfreiheit. Nicht selten sind aber die Temperaturen dauernd normal. *Schweiße,* manchmal profuser als bei der Tuberkulose, sind sehr häufig zu beobachten. Eine häufige Begleiterscheinung ist das *Hautjucken;* auch verschiedene *Exantheme,* wie Urticaria und Erythem sind vor allem von PALTAUF, ferner von Schur beschrieben. Sie können nach Beseitigung der Geschwulst, z. B. nach Exstirpation (Blaschko) oder Röntgenbestrahlung (Schur) verschwinden. Im Blute findet sich gewöhnlich eine *neutrophile Leukocytose* bei relativer oder absoluter Lymphopenie, mitunter auch Vermehrung der eosinophilen Leukocyten. Es gibt aber auch Fälle mit normalen, seltener mit subnormalen Leukocytenwerten. Die *Milz* ist meist erst in den späteren Stadien deutlich vergrößert und hart, ihre Oberfläche mitunter höckerig. Der Harnbefund ist manchmal durch eine sehr ausgesprochene *Diazoreaktion* charakterisiert. In dem bei begleitender Pleuritis gewonnenen *Punktat* finden sich gewöhnlich ein hoher Eiweißgehalt, hohes spezifisches Gewicht und zum Unterschiede vom tuberkulösen Exsudate meist reichliche neutrophile Leukocyten.

Der *Verlauf* der Erkrankung ist in der Regel sehr chronisch. Sie dauert unter spontanen und röntgentherapeutisch erzielten Remissionen gewöhnlich viele Jahre. Äußerst selten sind akut verlaufende Erkrankungen (nach Naegeli in etwa 10 Fällen beschrieben), die in 4—8 Wochen zum Tode führen.

Der Röntgenbefund beim Lymphogranulom der Lunge.

a) Die einzelnen Grundformen des Lymphogranuloms.

α) Die Hilustumoren.

Das Röntgenbild der in den Hilusdrüsen lokalisierten Lymphogranulomatose unterscheidet sich in keiner Weise von dem anderer Hilusdrüsentumoren, wie wir es z. B. beim Sarkom der Lymphdrüsen beschrieben haben. Solange die Drüsenkapsel intakt ist, erscheint der Schatten homogen, scharf und polycyklisch begrenzt, nach Durchbruch in die Lunge wird die Begrenzung unregelmäßig und unscharf. Beide diese Phasen sind in folgendem Falle in den beiden Hili zu beobachten.

Fall 43. Marie H., 30 Jahre. Zugewiesen von der 4. med. Abteilung (Hofrat Prof. Kovacs).

Aus der *Anamnese:* Beginn der Erkrankung vor $1^1/_2$ Jahren mit Drüsenschwellungen am Halse rechts und in der linken Axilla. Sie schwanden nach mehreren Röntgenbestrahlungen vollständig. Vor $^1/_2$ Jahre Rezidiv an den gleichen Stellen, außerdem neue Drüsen in der rechten Axilla. Starke Mattigkeit; seit Beginn des Rezidivs 15 kg Gewichtsabnahme, heftiger Husten. Temperatur bis 38°; kein Hautjucken.

Aus dem *klinischen Befunde:* Dämpfung beiderseits in der Hilusgegend; reichliche bronchitische Rasselgeräusche.

Die *histologische* Untersuchung einer exstirpierten Axillardrüse ergab ein typisches *Lymphogranulom*.

Aus dem *Röntgenbefunde:* Der Hilusschatten *rechts* stark verbreitert, scharf, deutlich wellig konturiert. Im *linken* Hilus ein kleinapfelgroßer, mitteldichter Schatten mit unregelmäßiger, unscharfer Begrenzung; in seiner Umgebung mehrere unscharf begrenzte, kleine Flecke (Abb. 101).

Es handelt sich also rechts um einen Drüsentumor mit erhaltener Kapsel, links um einen solchen mit Durchbruch in die Lunge.

Rein röntgenologisch ist diese Form des Lymphogranuloms von Drüsentumoren anderer Genese nicht zu unterscheiden; bei Durchbruch in die Lunge bekommt der Schatten aber alle jene Charakteristica, die auch dem unkomplizierten Hiluscarcinom zukommen. Differentialdiagnostisch kommen demnach alle jene Erkrankungen in Betracht, die wir in den betreffenden Abschnitten der Kapitel „Lungencarcinom" und „Lungensarkom" besprochen haben. Es sei hier bezüglich der Differentialdiagnose auf diese Abschnitte verwiesen.

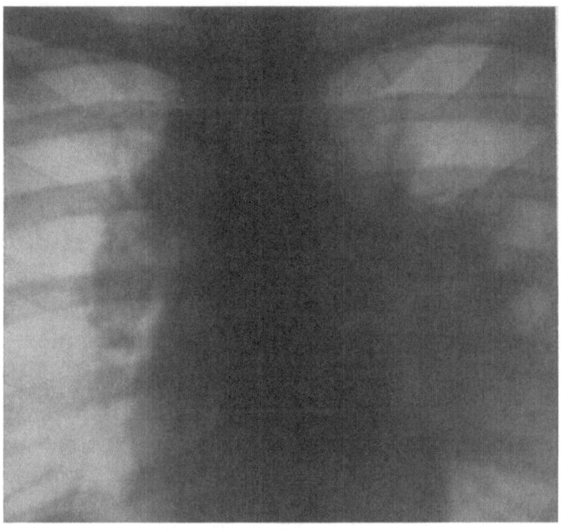

a

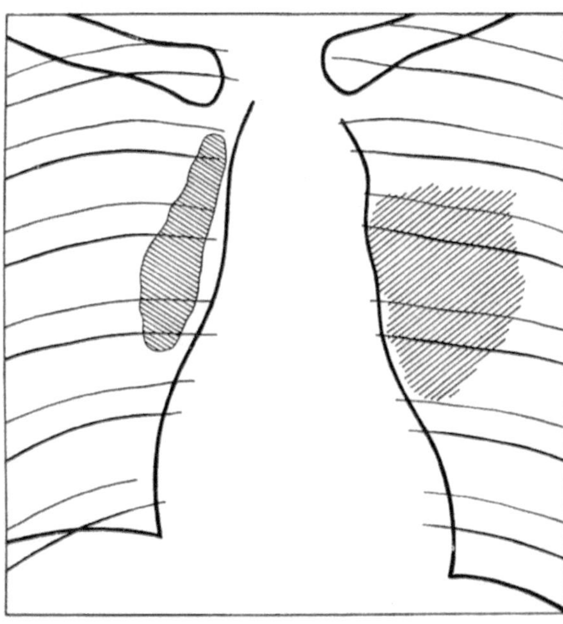

b

Abb. 101 a und b. Lymphogranulom der Hilusdrüsen beiderseits, rechts ohne, links mit Durchbruch in die Lunge. Fall 43.

β) Die miliare und submiliare Form des Lymphogranuloms.

Die über die ganze Lunge zerstreuten kleinen Knoten, die teilweise infiltratives Wachstum aufweisen, sind röntgenologisch charakterisiert durch verschieden große, teils scharf, teils unscharf begrenzte Flecke, die entweder gleichmäßig oder ungleichmäßig über die Lunge verteilt sein können. Derartige Röntgenbilder sind von DIETLEN, FORSCHBACH, ZIEGLER beschrieben.

Der Röntgenbefund dieser Form weist kein Merkmal auf, das eine Unterscheidung gegenüber andersartigen, hämatogen entstandenen oder aus anderer Ursache über die Lunge zerstreuten Herden gestattet. Wir werden diese Erkrankungen, die zu dem Bilde des sog. „getüpfelten Lungenfeldes" (ASSMANN) führen, in dem Kapitel „metastatische Tumoren in der Lunge" ausführlich besprechen.

γ) Die großen intrapulmonalen Lymphogranulomknoten.

Die anatomische Beschreibung dieser seltenen Form ergibt, daß das Röntgenbild derselben den Symptomenkomplex aller runden Bildungen aufweisen muß, die wir ausführlich im Kapitel „intralobäre Carcinomknoten" besprochen haben. Eine gewisse Vielfältigkeit ist dadurch gegeben, daß die Lymphogranulomknoten solitär oder multipel auftreten können, weiters dadurch, daß sie einen unizentrisch gewachsenen Herd darstellen oder durch Konfluenz mehrerer kleiner Herde entstanden sein können, ferner dadurch, daß sie die Kapsel respektieren oder in die Lunge durchbrechen können, schließlich dadurch, daß es zu Zerfall und bei Verbindung mit dem Bronchialbaum zu Lufteintritt kommen kann. Wie diese verschiedenen Möglichkeiten im Röntgenbilde ihren Ausdruck finden, ist uns aus unseren allgemeinen Besprechungen bekannt und sei hier nur kurz rekapituliert: der unizentrisch gewachsene Knoten erscheint regelmäßig kreisförmig, der durch Konfluenz entstandene polycyklisch begrenzt. Einen Fall der ersten Gruppe beschreibt BLUM: es war hier ein isolierter, kreisrunder, scharf begrenzter Herd in der Lunge nachweisbar, der sich bei der Sektion als Lymphogranulom erwies. Ein wellig konturierter isolierter Schatten von mehr als Apfelgröße, dessen lymphogranulomatöse Natur sich durch histologische Untersuchung einer exstirpierten axillaren Drüse ergab, ist von STEINER beschrieben. Das Erhaltenbleiben, resp. die Zerstörung der Kapsel, spricht sich in der scharfen, bzw. unscharfen Begrenzung des Schattens aus. Vollkommen scharf war z. B. der Schatten in dem oben genannten Falle BLUMs konturiert. Der Zerfall mit Lufteintritt führt zu Aufhellungen innerhalb des Schattens. Ein Fall eigener Beobachtung mit multiplen, unscharf begrenzten, teilweise zerfallenen Herden sei hier angeführt.

Fall 44. Josef W., 21 Jahre. Zugewiesen von der 3. med. Abteilung (Hofrat Prof. SCHLESINGER).

Aus der *Anamnese:* Als 14 jähriges Kind litt Patient an Schwellungen der Halsdrüsen, sons t bis vor kurzem gesund. Seit etwa 5 Monaten Drüsenschwellungen am Halse, die nach mon atelang durchgeführter Röntgenbestrahlung bedeutend zurückgingen.

Aus dem *klinischen Status:* Kleine Drüsen beiderseits supraclavicular. Lunge: Rechts unte n Dämpfung, darüber Bronchialatmen mit spärlichen Rasselgeräuschen. *Blutbefund:* Etw a 2 000 000 Erythrocyten, 31 000 Leukocyten, Sahli 22, Färbeindex 0,7. Die different ielle Zählung ergibt eine Vermehrung der basophilen und eosinophilen Zellen, eine kleine A nzahl Myelocyten und Myeloblasten, sowie eine relative Lymphopenie.

Aus dem *Röntgenbefunde:* Im rechten unteren Lungenfelde nahe der hinteren Thoraxwand ein etwa orangengroßer, annähernd kreisförmiger, leicht wellig, unscharf begrenzter Schatten mit mehreren kleinen Aufhellungen. In seiner Umgebung reichlichere kleine Flecke. Ein etwa kirschengroßer runder Schatten im rechten Hilus, ein etwas größerer links basal. Das obere Mediastinum nach beiden Richtungen leicht verbreitert und wellig konturiert (Abb. 102).

Aus dem *Obduktionsbefund* (2 Monate später) (Pathologisch-anatomisches Universitätsinstitut, Prof. MARESCH). Im linken Unterlappen mehrere grauweißliche derbe Bezirke, im rechten Unterlappen einige bis kleinapfelgroße Knoten von derber Konsistenz, in den größeren die zentralen Bezirke ausgedehnt eingeschmolzen.

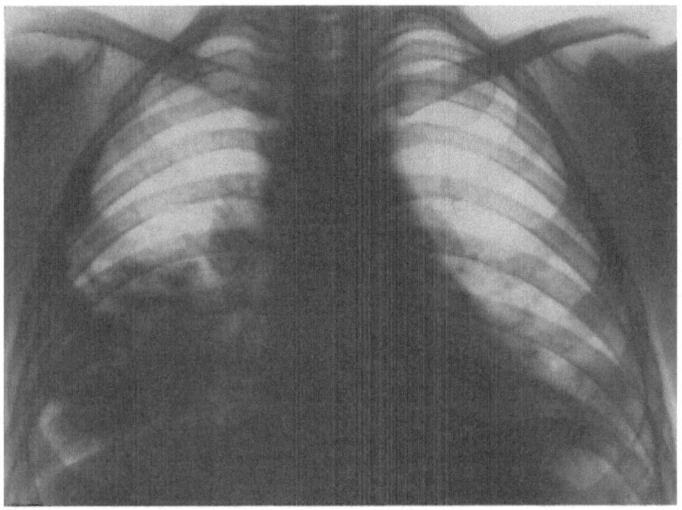

Abb. 102. Großer Lymphogranulomknoten in der Lunge, teilweise mit Zerfall. Fall 44.

Das Röntgenbild auch dieser Form des Lymphogranuloms weist demnach keine für die Erkrankung spezifischen Merkmale auf. Differentialdiagnostisch in Betracht kommen alle im Abschnitte „intralobäre Carcinomknoten" erörterten Erkrankungen, vor allem dann, wenn wir einen scharf begrenzten Schatten vor uns haben; bei unscharfer Begrenzung scheidet ein Teil, in erster Linie die benignen Tumoren aus, ebenso wenn regressive Veränderungen durch Aufhellungen nachweisbar sind. Bei multiplen Schattenbildungen kommen vor allem metastatische Tumoren, eventuell multiple Echinokokken in Frage; Tumormetastasen in der Lunge sind beträchtlich häufiger als Lymphogranulome, so daß bei einem derartigen Bilde viel eher an die erstere Erkrankung zu denken ist. Sind gleichzeitig Drüsentumoren im Mediastinum nachweisbar, dann ist an die Möglichkeit eines primären Carcinoms oder Sarkoms der Lunge mit Metastasen oder an einen anderweitigen Primärtumor mit Metastasen in der Lunge und im Mediastinum zu denken.

Es zeigt sich also, daß keine der möglichen Varianten dieser Form des Lymphogranuloms röntgenologisch diagnostizierbar ist. Über die Bedeutung der probatorischen Bestrahlung, sowie des klinischen Befundes s. später.

δ) Das Lymphogranulom der Bronchialschleimhaut.

Diese äußerst seltene Form des Lymphogranuloms muß im Röntgenbilde Erscheinungen hervorrufen, die zum großen Teile denen des Bronchuscarcinoms gleichen, vor allem also die Symptome der Bronchostenose und ihrer Folge-erscheinungen, wie *Atelektase, Bronchiektasie* und *Pneumonie* aufweisen. Der von ALTMANN anatomisch beschriebene Fall war auch röntgenologisch unter-sucht worden (Klinik WENCKEBACH). Es fand sich eine lobär begrenzte Ver-schattung des rechten Oberlappens mit einer hühnereigroßen, scharf begrenzten Aufhellung. Auf Grund dieses Befundes wurde mit Wahrscheinlichkeit eine Tuberkulose mit Kavernenbildung angenommen. Im Falle von NAEGELI, bei dem das Lymphogranulom vom Hilus aus wie ein maligner Tumor den ganzen linken Oberlappen infiltrierte, ist zwar ein Röntgenbefund nicht angeführt, zweifellos hätte er aber: „Infiltrat des linken Oberlappens" lauten müssen.

Es findet sich also in diesen Fällen das Bild des Lappeninfiltrates, eventuell vereint mit den Zeichen der Bronchostenose. Letzterer Symptomenkomplex muß natürlich in allererster Linie an ein Bronchuscarcinom denken lassen und wir werden bei der enormen Seltenheit dieser Lymphogranulomform sicher nur äußerst selten fehl gehen, wenn wir in solchen Fällen ein Bronchuscarcinom diagnostizieren. Sind gleichzeitig Drüsentumoren im Mediastinum nachweisbar, so kann das für keine der beiden Erkrankungen entscheidend sein; auffallend war allerdings, wie früher erwähnt, im Falle ALTMANNS das Fehlen solcher Drüsen; dieser Umstand ließ ja auch bei der Obduktion an der Diagnose Bronchuscarcinom zweifeln. Der einseitige Sitz von mediastinalen Drüsen dürfte eher für den Lungenkrebs sprechen. Ein gleichzeitiger pleuraler Erguß kann bei beiden Erkrankungen vorkommen. Lappenrandvorwölbung oder Durchbruch durch die interlobäre Pleura dürfte für Carcinom sprechen, wenig-stens sind derartige Vorkommnisse beim Granulom nicht beschrieben. Ein-deutige Knochenmetastasen sichern die Diagnose Carcinom.

Es gibt demnach eine Reihe von röntgenologischen Symptomen, die ein Lymphogranulom ausschließen, aber kein einziges, das für dieses beweisend ist. Über Probebestrahlung s. später.

b) Die Hilfsuntersuchungsmethoden beim Lymphogranulom der Lunge.

α) Die Resultate der Bronchographie.

Diese Untersuchung kann nur bei der letztbeschriebenen Form positive Befunde ergeben. Sie dürften sich von denen, die wir beim Bronchuscarcinom beschrieben haben, kaum unterscheiden. Ein charakteristischer Unterschied könnte sich dann ergeben, wenn es gelänge, multiple Stenosen in verschiedenen Bronchien nachzuweisen. Es würde das auf die multizentrische Entstehung des Prozesses hinweisen, die ja in dem Falle ALTMANNS anatomisch gegen die Diagnose Bronchuscarcinom geltend gemacht wurde. Es hängt jedoch von der Lage der Infiltrate ab, ob es gelingen kann, sie gesondert bronchographisch darzustellen. Jedenfalls scheint uns das die einzige Möglichkeit zu sein, diese seltene Erkrankung auf Grund des Röntgenbildes wenigstens mit einiger Wahr-scheinlichkeit zu erkennen.

β) Die Bedeutung der probatorischen Röntgenbestrahlung für die Diagnose des Lymphogranuloms.

Das Lymphogranulom ist verhältnismäßig strahlenempfindlich. In weitaus den meisten Fällen verkleinert es sich, resp. verschwindet es nach der Röntgenbestrahlung, gewöhnlich langsamer als das Sarkom und auch als leukämische Drüsen. Die Rezidive kommen meist nach längerer Pause als bei den Lymphosarkomen. Strahlenrefraktär scheinen nur die äußerst seltenen akuten Formen des Granuloms zu sein (SCHWARZ).

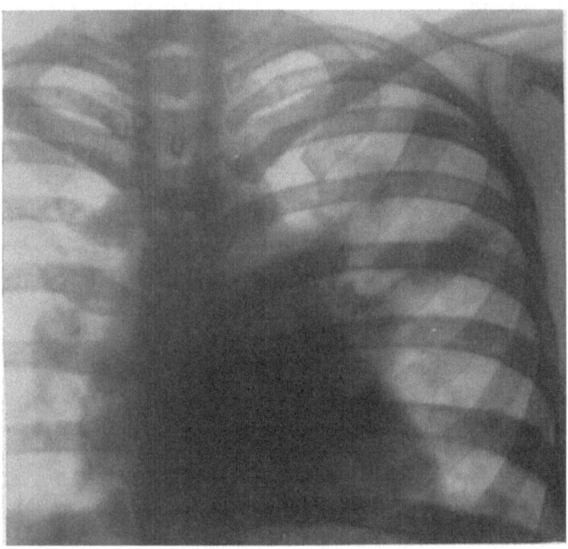

Abb. 103. Der gleiche Fall wie in Abb. 101 dargestellt, einige Wochen nach Röntgenbestrahlung.

Der Bestrahlungseffekt hat eine gewisse differentialdiagnostische Bedeutung, wenn er auch kaum jemals einen eindeutigen Befund ergibt.

Bei Vorliegen einer Form der ersten Gruppe, also von Drüsentumoren, spricht der langsame Rückgang mit einiger Wahrscheinlichkeit, allerdings durchaus nicht mit Sicherheit gegen Sarkom; aber auch tuberkulöse Drüsentumoren können einen ähnlichen Verlauf nach der Bestrahlung aufweisen, wie das Lymphogranulom.

Eine deutliche Verkleinerung wiesen die Hilusschatten im oben beschriebenen Falle 43 mehrere Wochen nach der Bestrahlung auf (Abb. 103).

Wenn bei dem Röntgenbilde der miliaren, resp. submiliaren Form ein deutlicher Rückgang nach der Bestrahlung zu beobachten ist, so läßt das wohl manche Erkrankungen, die unter dem gleichen Bilde auftreten, ausschließen, wie z. B. die miliare Tuberkulose; es spricht jedoch nicht gegen andere Prozesse, wie Tumormetastasen, die mitunter ebenfalls nach Röntgenbestrahlung verschwinden.

Die Verkleinerung der isolierten oder multiplen runden oder polycyklisch begrenzten Schatten nach der Bestrahlung spricht wohl gegen manche Erkrankungen mit dem gleichen Röntgenbilde, wie Carcinom, benigne Tumoren,

Echinokokkus, schließt jedoch andere, wie primäres Sarkom oder Tumormetastasen nicht aus.

Wenn bei lappenmäßiger Verschattung, wie wir sie bei der 4. Form des Lymphogranuloms kennen gelernt haben, die Röntgenbestrahlung einen eindeutigen Erfolg hat, so spricht das wohl gegen Tuberkulose und gegen ein Carcinom als Substrat des Schattens, jedoch nicht gegen eine genuine oder sekundär im Gefolge eines Bronchuscarcinoms aufgetretene Pneumonie. Von größerer differentialdiagnostischer Bedeutung könnte der Effekt einer Probebestrahlung sein, wenn neben einem Lappeninfiltrat mediastinale Drüsen nachweisbar sind; in einem solchen Falle würde der gleichzeitige Rückgang von Lungenprozeß und Drüsen mit allergrößter Wahrscheinlichkeit gegen Carcinom sprechen; die Differenzierung zwischen Sarkom und Granulom würde allerdings auch dieses Merkmal nicht gestatten.

Es zeigt sich also, daß die probatorische Bestrahlung wohl vielfach die Differentialdiagnose einengt, daß aber auch sie weder allein noch im Verein mit anderen Merkmalen das Lymphogranulom eindeutig zu erweisen vermag.

c) Zusammenfassung der Diagnose und Differentialdiagnose des Lymphogranuloms der Lunge.

Unsere Analyse der Röntgenbilder der verschiedenen Lymphogranulomformen in der Lunge ergibt, daß es kein charakteristisches Bild dieser Erkrankung gibt, wenn sie auf die Lunge beschränkt ist. Lediglich das bronchographische Bild multipler Stenosen im Bronchialbaum könnte, wenn es darstellbar ist (was bisher infolge der enormen Seltenheit dieser Krankheitsform praktisch noch nicht erwiesen werden konnte), als mit großer Wahrscheinlichkeit für Lymphogranulom der Bronchialschleimhaut sprechend bezeichnet werden.

Wenn neben einer der beschriebenen Formen des lymphogranulomatösen Lungenprozesses noch ein Drüsentumor im Mediastinum nachweisbar ist, dann gestattet dies wohl, eine Reihe differentialdiagnostisch in Betracht kommender Lungenerkrankungen auszuschließen, aber das Bild bekommt zunächst noch größere Ähnlichkeit mit den verschiedenartigen malignen Tumoren; trotzdem kann manchmal unter solchen Umständen die Diagnose weitergeführt werden, und zwar durch den Nachweis gewisser Eigenheiten des mediastinalen Prozesses, von denen wir die Strahlenempfindlichkeit des Granuloms bereits angeführt haben; dazu kommt noch die geringe Aggressivität der lymphogranulomatösen Drüsen, die sich z. B. in der großen Seltenheit einer Phrenicuslähmung bei dieser Erkrankung ausspricht, und zwar trotz beträchtlicher Größe des Tumors und trotz Sitzes in der Nachbarschaft dieses Nerven. Das Merkmal der Zwerchfellparese in dem fraglichen Symptomenkomplex ist also mit größter Wahrscheinlichkeit gegen die Annahme eines Lymphogranuloms verwertbar. Wir werden auf die Möglichkeiten, die die Differenzierung verschiedenartiger mediastinaler Drüsentumoren gestatten, in dem betreffenden Kapitel näher eingehen.

Auch die *klinischen Symptome* sind bei Beschränkung der Erkrankung auf die Lunge kaum jemals so charakteristisch, daß sie für sich allein oder im Verein mit dem röntgenologischen Lungenbilde die Diagnose sichern können. Temperatursteigerung und Schweiße kommen ja z. B. auch bei der Tuberkulose gewöhnlich zur Beobachtung, wenn vielleicht auch besonders exzessive Schweiß-ausbrüche den Verdacht auf ein Lymphogranulom erwecken müssen. Auch der Pruritus ist ein Merkmal, das zusammen mit den übrigen Symptomen den Verdacht in die Richtung des Lymphogranuloms lenken kann. Ein wichtiger Fingerzeig kann auch eine ausgesprochene neutrophile Leukocytose und Eosinophilie im Blute sein, die aber nicht selten fehlen. Ist also diese Form des Lymphogranuloms klinisch sehr schwer oder überhaupt nicht von der Tuberkulose zu unterscheiden, so liefert der klinische Befund häufig Argumente gegen die Annahme eines malignen Tumors. Vor allem ist der chronische Verlauf mit den häufigen Remissionen in diesem Sinne verwertbar. Ebenso spricht der Nachweis eines Milztumors für ein Lymphogranulom und gegen ein Carcinom, allerdings nicht gegen Tuberkulose. Auch die äußerst seltenen akuten Fälle von Lymphogranulom unterscheiden sich durch die hohen Temperaturen, die ihnen den Stempel einer akuten Infektionskrankheit aufdrücken, von den gewöhnlichen Verlaufsarten der malignen Tumoren. Man könnte also vielleicht sagen, daß das *klinische Bild der Tuberkulose im Verein mit dem Röntgenbilde eines malignen Tumors* wenigstens den dringenden Verdacht auf ein Lymphogranulom erwecken muß.

Die Diagnose des Lymphogranuloms überhaupt und auch der in der Lunge lokalisierten Formen läßt sich jedoch nur durch den Nachweis der typischen Drüsenschwellung sichern. Klinisch spricht die relativ geringe Konsistenz, die geringe Neigung der vergrößerten Drüsen, miteinander zu verbacken, die gute Verschieblichkeit derselben unter der Haut, sowie die dauernde Intaktheit der letzteren auch bei Vorliegen großer Tumoren für die granulomatöse Veränderung der Drüsen. Einwandfrei sicherzustellen ist jedoch die Diagnose nur durch den mikroskopischen Befund nach Exstirpation einer Drüse.

Beim Lymphogranulom der Lunge ist also der Röntgenbefund allein häufig ganz uncharakteristisch, mitunter kann er die diagnostischen Erwägungen in die richtige Bahn lenken; nur im Verein mit dem klinischen Befunde ist jedoch eine Wahrscheinlichkeitsdiagnose zu stellen; die sichere Erkennung der Krankheit ist aber nur bei gleichzeitigem Vorhandensein äußerer Drüsen auf Grund histologischer Untersuchung nach Probeexcision möglich.

D. Die leukämischen Tumoren in der Lunge.

Auch die Leukämie wird jetzt fast allgemein nicht zu den echten Blastomen gerechnet, sondern sie gilt als *Hyperplasie* des lymphatischen, resp. myeloischen Apparates. Aber auch sie kann tumorähnliche Bilder im Thorax hervorrufen, die an dieser Stelle beschrieben werden müssen. Meist ist es die lymphatische Form der Leukämie, die *leukämische Lymphadenose,* die Veränderungen in diesem Bereiche setzt.

In der Lunge gehören leukämische Tumoren zu den Seltenheiten. Das Röntgenbild derselben ist diagnostisch nicht von großer Bedeutung, da es niemals charakteristische, ja auch nur verdächtige Züge enthält. Lediglich für die therapeutischen Maßnahmen kann bei auf andere Weise festgestellter Leukämie die Erkennung leukämischer Veränderungen in der Lunge von Wichtigkeit sein.

Pathologische Anatomie.

Die Anatomie der Leukämie überhaupt kann nicht Gegenstand dieser Abhandlung sein. In der Lunge selbst tritt sie gewöhnlich in der Form von vergrößerten Drüsen, meist in der Hilusgegend auf, und zwar im Verein mit, oder auch ohne gleichzeitige Anschwellung mediastinaler Drüsen. Auch der leukämische Drüsentumor kann die Kapsel durchbrechen, was allerdings nicht häufig vorkommt. Nur äußerst selten kommen in der Lunge verstreute kleinere oder größere leukämische Herde vor, ähnlich wie bei der Lymphogranulomatose.

Klinischer Befund.

Auch die Klinik der Leukämie kann hier nicht ausführlich besprochen werden. Verwiesen sei nur auf das wichtigste Symptom, den charakteristischen Blutbefund, der allerdings bei den sog. aleukämischen Formen fehlen kann. In solchen Fällen ist die Diagnose nur durch die histologische Untersuchung einwandfrei zu stellen. Andere wichtige Merkmale sind die Drüsenschwellungen, der Milztumor, die hämorrhagische Diathese.

Die Lungenveränderungen selbst machen sich klinisch gewöhnlich nicht bemerkbar. Groedel beschreibt einen Fall, bei dem leukämische Hilusdrüsentumoren zum typischen Bilde eines Asthma bronchiale führten, das nach röntgentherapeutischer Beseitigung der Drüsenschwellung vollkommen sistierte.

Der Röntgenbefund.

Die leukämischen Hilusdrüsentumoren unterscheiden sich naturgemäß in keiner Weise von andersartigen Drüsenerkrankungen dieser Region. Es ist daher überflüssig, ihr Bild neuerlich zu beschreiben. Ein Fall eigener Beobachtung sei hier angeführt.

Fall 45. Anton Z., 47 Jahre. Zugewiesen von der 4. med. Abteilung (Hofrat Prof. Kovacs) zur therapeutischen Bestrahlung.

Aus der *Anamnese:* Seit etwa 1 Jahre bemerkt Patient Drüsenschwellungen am Halse und in den Axillen; Schwächegefühl, leichte Ermüdbarkeit.

Aus dem *klinischen Status:* Ziemlich kräftiger, blasser Patient. Rechts supraclavicular einige bohnengroße, in beiden Axillen mehrere bis walnußgroße Drüsen, ebensolche beiderseits inguinal. Milz fast bis zum Nabel reichend, derb. *Blutbefund:* 2 240 000 Erythrocyten, 266 000 Leukocyten, darunter etwa 90% Lymphocyten.

Aus dem *Röntgenbefunde:* Beiderseits im Hilus intensive, aus mehreren ovalen, bis pflaumengroßen, zum Teil isolierten, zum Teil konfluierenden, scharf begrenzten Flecken zusammengesetzte Verschattung (Abb. 104).

Die zweite oben genannte Form der leukämischen Lungenveränderungen, die verstreuten leukämischen Herde, liefert das gleiche Bild, wie die besprochene miliare und submiliare Form der Lymphogranulomatose.

Unter den *Hilfsuntersuchungsmethoden* kommt nur die *Probebestrahlung* in Frage. Sie führt, wenigstens im Beginne der Erkrankung, meist zu raschem Verschwinden der Infiltrate, manchmal unter Fieber. Eine Unterscheidung gegenüber anderen strahlenempfindlichen Erkrankungen, vor allem dem Lymphosarkom, ist auf diese Weise nicht möglich, doch muß das bei der Leukämie mitunter zu beobachtende Verschwinden von nicht bestrahlten Drüsen nach Bestrahlung anderer Krankheitsherde, also anderer Drüsengruppen oder der

Milz allein den Verdacht auf das Vorliegen einer Leukämie erwecken. Eine derartige „Fernwirkung“ ist nämlich erfahrungsgemäß weder bei blastomatösen Systemerkrankungen der Lymphdrüsen (Lymphosarkom), noch bei entzündlichen Erkrankungen derselben (Tuberkulose, Lymphogranulom) zu beobachten. Ein

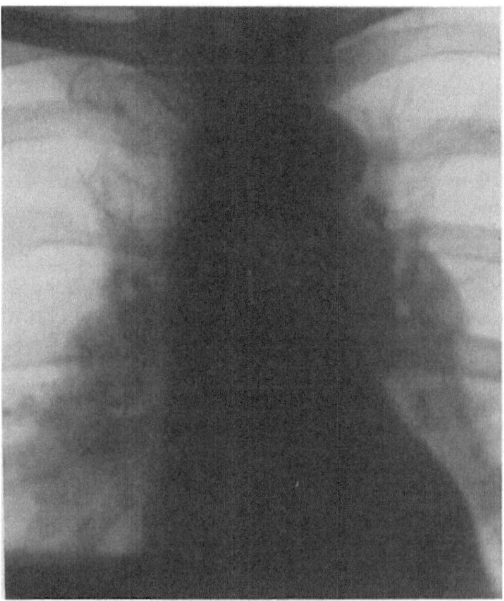

Abb. 104. Leukämische Hilusdrüsentumoren beiderseits. Fall 45.

solches Verhalten, in unserem Falle also das Verschwinden von Lungenherden nach Bestrahlung äußerer Drüsentumoren oder der Milz, kann namentlich bei der aleukämischen Form der Lymphadenose oder Myelose, bei der die Blutuntersuchung keinen Aufschluß bringt, von größtem diagnostischem Nutzen sein.

Zusammenfassung.

Die seltenen leukämischen tumorartigen Veränderungen in der Lunge sind wohl röntgenologisch nachweisbar, jedoch niemals als solche zu erkennen. Nur ein indirekter Bestrahlungseffekt kann den dringenden Verdacht auf das Vorliegen einer Leukämie erwecken. Die röntgenologische Diagnose ist kaum jemals von Bedeutung, da der Lungenprozeß wohl nie die einzige Manifestation der Erkrankung ist. Die charakteristischen klinischen Merkmale veranlassen die Erhebung des Blutbefundes, der allein die sichere Diagnose ermöglicht. Nur bei den aleukämischen Formen kann der beschriebene Bestrahlungseffekt das wichtigste Merkmal darstellen.

E. Die Cysten in der Lunge.

Wir wollen der Besprechung der cystischen Gebilde im Thorax folgende Einteilung von EIGLER zugrunde legen:

1. *Echte Cysten*, das sind gewöhnlich mit Flüssigkeit, sehr selten mit Luft gefüllte Hohlräume, deren Wand eine epitheliale Auskleidung besitzt. Diese werden eingeteilt in

a) *cystische Mißbildungen*, das sind kongenitale Gebilde, deren Natur wir später besprechen werden.

b) Cysten als Folge *embryonaler Keimverlagerung*; sie entstehen allmählich im extrauterinen Leben. Hierher gehören vor allem die *Dermoidcysten* und die *Lymphcysten*; erstere gehen meist vom Mediastinum, letztere von der Pleura aus, so daß wir sie ausführlicher erst in den Kapiteln „Pleura''- resp. „Mediastinaltumoren'' zu besprechen haben; hier sollen sie nur gestreift werden.

Die Cysten liegen wie alle thorakalen Mißbildungen gewöhnlich in der linken Brustseite.

2. *Falsche Cysten*, das sind blasige Gebilde, deren Wand des oben genannten Charakteristicums entbehrt. Hierher gehören:

a) die parasitären Cysten, vor allem also die *Echinokokken* und die *Cysticerken*.

b) Die *Erweichungscysten* innerhalb von Neoplasmen verschiedener Natur; wir haben ihrer bei der Besprechung der verschiedenartigen Blastome der Lunge Erwähnung getan.

Wir haben es also mit pathogenetisch ganz verschiedenartigen Bildungen zu tun; grob-anatomisch handelt es sich aber mit ganz seltenen, später zu besprechenden Ausnahmen immer um dasselbe, nämlich um Hohlräume, die mit Flüssigkeit gefüllt und von ihrer Umgebung durch eine Kapsel geschieden sind; dazu können noch gewisse charakteristische topische Merkmale kommen. Wenn wir von letzteren absehen, muß also in unkomplizierten Fällen das Röntgenbild bei all diesen Formen das gleiche sein.

In der Lunge sind die falschen, vor allem die parasitären Cysten beträchtlich häufigere Vorkommnisse als die echten. Wir wollen sie daher in Umkehrung der oben vom pathologisch-anatomischen Gesichtspunkte gewählten Reihung zuerst besprechen.

I. Die parasitären Cysten in der Lunge.
1. Der Lungenechinokokkus.

Die Zahl der Einzelpublikationen über diese Erkrankung ist sehr groß, namentlich seit Beginn der Röntgenära ist sie beträchtlich angeschwollen. Sehr ausführlich, monographisch, und zwar in Bezug auf Pathogenese, pathologische Anatomie, klinische und Röntgendiagnostik ist sie im Jahre 1913 von BEHREN-ROTH und neuestens (1928) von STERN bearbeitet worden. Hauptsächlich diese beiden Abhandlungen sind der folgenden Darstellung der pathologischen Anatomie und Klinik dieser Erkrankung zugrunde gelegt.

Pathologische Anatomie.

Häufigkeit: Die Verbreitung der Echinokokkenkrankheit überhaupt ist in verschiedenen Ländern sehr verschieden; sie steht, wie bereits von mehreren älteren Autoren festgestellt wurde, mit der Viehzucht im engen Zusammenhange; eine große Rolle spielen aber sicherlich die hygienischen Verhältnisse.

Sehr verbreitet ist die Krankheit in Australien, Argentinien, manchen Gegenden Rußlands, in Deutschland vor allem in Mecklenburg und Pommern. In Österreich gehört sie zu den seltensten Erkrankungen. In der Lunge ist der Echinokokkus nach neueren Statistiken in etwa $14^0/_0$ aller Fälle von Echinokokkuserkrankung lokalisiert.

Alter: Nach einer Tabelle von STERN, die er aus einer Reihe von Statistiken zusammengestellt hat, ist das Alter von 20—30 Jahren besonders häufig vom Lungenechinokokkus befallen; das früheste Kindesalter scheint von ihm verschont zu werden.

Geschlecht: Es erkranken beide Geschlechter in ziemlich gleicher Häufigkeit.

Sitz: Fast übereinstimmend wird die rechte Lunge und hier wieder der Unterlappen als der häufigste Sitz der Erkrankung bezeichnet.

Pathogenese: Der Echinokokkus stellt das Finnenstadium der Taenia echinococcus, die im Dünndarm von Tieren, namentlich von Hunden lebt, dar. Die Infektion auch der Lunge des Menschen geschieht nach der Ansicht der meisten Autoren auf dem Wege des Verdauungstraktes: die Eier des Bandwurmes gelangen in den Magen; durch die verdauende Wirkung seines Saftes werden die Embryonen frei; sie durchbohren die Darmwand und kommen so in die Blut- und Lymphbahnen; in den ersteren gelangen sie auf dem Wege der Pfortader gewöhnlich in die Capillaren der Leber, wo sie sich zum Echinokokkus entwickeln. Auf dem Lymphwege können sie durch den Ductus thoracicus in die Jugularvene, von hier in das rechte Herz und von diesem in die Lunge gelangen, wo sie in den Capillaren stecken bleiben und den Echinokokkus bilden. Dies ist nach Anschauung der meisten Autoren weitaus der häufigste Weg der Infektion der Lunge.

Eine zweite Möglichkeit der Lungenerkrankung gibt der Durchbruch eines Leberechinokokkus in die Lunge. Solche Fälle sind mehrfach beschrieben, so von KINGREEN, SPASSOKUKOTZKY, PARLAVECCHIO; den gleichen Infektionsweg glauben LEVY-DORN und ZADECK, die eines der ersten Röntgenbilder des Lungenechinokokkus beschrieben haben, auf Grund desselben annehmen zu können (s. darüber später). Nach Anschauung einzelner Autoren, wie DÉVÉ und NAPALKOW kann die Infektion der Lunge auch durch Aspiration der Eier des Bandwurmes zustande kommen; die Einwirkung des Magensaftes auf die Chitinschichte des Eies sei nicht unbedingt notwendig.

Makroskopischer Bau: In der Lunge entwickelt sich der Embryo zur Echinokokkusblase. Diese kann Erbsen- bis Mannskopfgröße haben. Um diese Blase entsteht eine dünnwandige Bindegewebskapsel, die sie von der Lunge abschließt. Der Blaseninhalt besteht aus einer hellgelben Flüssigkeit. Innerhalb der Blase können sich Tochterblasen entwickeln (Echinococcus hydatidosus).

Gewöhnlich ist der Parasit in der Lunge solitär; doch kommen auch mehrfache, gleich- oder verschieden große Cysten vor. MASCI beschreibt einen Fall, bei dem beide Lungen von massenhaft kirschen- bis nußgroßen Cysten durchsetzt waren.

Komplikationen und Folgeerscheinungen: Sehr große Echinokokken können zu *Kompressionsatelektase* der umgebenden Lunge führen. In vereinzelten Fällen sind *pneumonische Infiltrate* in der Umgebung der Cyste beschrieben; sie können zu *Induration* und im Gefolge derselben auch zu *Bronchiektasien* Anlaß geben (NAVARRO). Bei Sitz an der Oberfläche kann es zu Pleuritis, eventuell unter

Bildung von *pleuralem Erguß* kommen; nicht selten sind in solchen Fällen *pleuritische Adhäsionen*.

Kalkeinlagerungen in die Kapsel führen in vereinzelten Fällen zu dicken Kalkschalen. Ein solcher Fall ist von LASKER, ein anderer von DRUCKMANN beschrieben.

Der Parasit kann spontan absterben; es kommt dann zu Resorption des Inhaltes, *Schrumpfung* und schließlich *Verkalkung* der zurückbleibenden Detritusmassen.

Viel häufiger aber kommt es zum *Durchbruch* der Cyste, und zwar mitunter in die *Pleura* mit nachfolgender Bildung eines *Empyems* oder eines *Pyopneumothorax*; öfter aber bricht der Echinokokkus in einen Bronchus durch; durch Lufteintritt entsteht dann die sog. *Pneumocyste* (Pneumokyste hydatique nach DÉVÉ), die teilweise mit Luft, teilweise mit Flüssigkeit oder nach völliger Entleerung der letzteren nur mit Luft gefüllt ist. Der weitere Verlauf ist dann verschieden. Der Cysteninhalt kann durch Infektion vereitern; die Cyste wird zum *Absceß*. In der Umgebung kann eine *Pneumonie* und *Gangrän* entstehen; oder es kann nach restlosem Aushusten der Cystenmembran eine *Induration* zurückbleiben oder mitunter restitutio ad integrum eintreten.

Die klinische Symptomatologie.

Fast allgemein wird der klinische Verlauf nach DIEULAFOY in 3 Stadien eingeteilt:

Im 1. Stadium, entsprechend einer kleinen in Entwicklung begriffenen Cyste, können Symptome ganz fehlen; jedoch ist ein frühzeitiger Bluthusten nicht selten. Objektiv ist gewöhnlich in diesem Stadium nichts nachweisbar.

Im 2. Stadium werden der Husten und die Hämoptysen häufiger; es treten Schmerzen auf, nach BLASCO nur bei peripherem Sitz der Cyste. Temperatursteigerungen und Nachtschweiße sind Folgeerscheinungen von Entzündungsprozessen in der umgebenden Lunge und Pleura. Die Kompressionsatelektase führt zu Atemnot. Objektiv findet sich eine Dämpfung, mitunter mit bogenförmiger Begrenzung der Dämpfungsfigur, darüber abgeschwächtes Atmen, aufgehobener Stimmfremitus, in der Umgebung Rasselgeräusche. Eine Urticaria soll nach BLASCO ein baldiges Bersten der Cyste anzeigen.

Das 3. Stadium ist beherrscht von den Erscheinungen des Durchbruchs der Cyste in die Bronchien oder in die Pleura. Ersterer manifestiert sich durch plötzliches Auftreten von Husten mit reichlichem wässerigem Auswurf, in dem Membranfetzen, Skolices und Tochterblasen nachweisbar sein können. Bei einem solchen Ereignis kann durch reichliche Aspiration des Cysteninhaltes Ersticken eintreten. Andererseits aber kann die Erkrankung auf diese Weise völlig ausheilen. Nach neueren ausgedehnten Untersuchungen soll in dieser Weise eine Spontanheilung in nicht weniger als 90—91% erfolgen (POKROWSKY). In anderen Fällen treten die im früheren Abschnitte beschriebenen sekundär entzündlichen Folgeerscheinungen in der Cyste selbst, in der Lunge oder in der Pleura auf, die dann im klinischen Symptomenbilde ihren Ausdruck finden.

Große diagnostische Bedeutung wurde der zuerst von SABRAZÈS beschriebenen *Eosinophilie* im Blutbilde des Echinokokkuskranken beigemessen. Neuere

Autoren schätzen den Wert des Blutbefundes aber gering ein, da die Eosinophilie einerseits beim Echinokokkus häufig fehlt, andererseits bei anderen Erkrankungen, auch bei Neoplasmen nicht selten zu beobachten ist.

Aufschlußreich soll eine von WEINBERG angegebene, nach dem Prinzipe der Wassermannschen Blutprobe auszuführende *Komplementbindungsreaktion* sein. Sie wird jedoch von verschiedenen Autoren sehr verschieden bewertet. Nach den Untersuchungen von STERN war sie in mehr als $35^0/_0$ von sicheren Echinokokkusfällen negativ, mitunter aber auch bei anderen Erkrankungen, z. B. einmal bei Leberkrebs positiv.

Hingegen ist eine von ITHURRAT im Jahre 1922 angegebene *Intracutanreaktion,* die mit der Echinokokkenflüssigkeit auszuführen ist, nach Untersuchungen verschiedener Autoren, so auch von STERN absolut spezifisch und in fast $100^0/_0$ der Fälle positiv. Sie sagt allerdings, wie auch dieser Autor anführt, nichts über den Sitz der Erkrankung aus, sodaß sie die Röntgenuntersuchung keineswegs überflüssig macht.

Die Röntgendiagnostik des Lungenechinokokkus.

a) Die Bilder der unkomplizierten Echinokokkuscyste.

Die Lungencyste ist das Prototyp eines unizentral entstandenen, expansiv, verdrängend wachsenden, von der normalen Lunge durch eine Kapsel getrennten Prozesses. Es ist daher kein Wunder, daß der Symptomenkomplex, den wir im allgemeinen Teile als charakteristisch für die oben genannte Krankheitsgruppe kennen gelernt haben, nämlich der runde, homogene, ganz scharf begrenzte Schatten von Weichteildichte von den meisten Autoren, die auf dem Boden der „statistischen Methode" in der Diagnostik stehen, als eindeutig beweisend für den häufigsten Vertreter dieser Gruppe, den Lungenechinokokkus angesehen wird. So schreiben WEINBERG und DEGNER im Jahre 1917: „Das Röntgenbild des Lungenechinokokkus ist so typisch, daß tatsächlich ein Blick auf den Durchleuchtungsschirm oder auf die Röntgenplatte genügt, um die Diagnose zu stellen." In weiterer Konsequenz wird dann, wenn der autoptische Befund eine andere Erkrankung, etwa ein Sarkom ergeben hat, von Fehldiagnosen gesprochen. Eine solche falsche Bewertung des Röntgenbefundes wäre zu vermeiden gewesen durch Beachtung der von HOLZKNECHT bereits im Jahre 1901 ausgesprochenen Anschauung: „Die Schärfe der Abgrenzung gegen das Lungenparenchym von unverminderter Helligkeit haben die Säcke des Echinokokkus mit allen jenen Geschwülsten gemeinsam, welche durch inneres Wachstum die Lunge verdrängen."

Absolut unrichtig ist die von vielen Autoren, so auch neuestens von STERN geäußerte Ansicht, daß die *Intensität des Schattens* in erster Linie vom Inhalte der Cyste abhänge und daß „bei klarem wässerigem Inhalte der Lungenschatten recht hell erscheine, die Schatten sowohl der vorderen als auch der hinteren Rippen deutlich konturiert" seien. Vielmehr ist, wie aus unseren allgemeinen Besprechungen leicht zu verstehen ist, die Schattenintensität vom Inhalte der Cyste und, wenn wir von Verkalkungen absehen, auch von der Beschaffenheit der Kapsel völlig unabhängig, d. h. bei wässerigem oder eiterigem Inhalte, bei dünner oder dicker Kapsel vollkommen gleich, wenn die Schichtdicke, also die Tiefenausdehnung des ganzen Gebildes die gleiche ist. Der Grad der Verschattung kann aber auch keinen Aufschluß darüber geben, ob ein solides Gebilde oder ein flüssigkeitsgefüllter Sack vorliegt; wir müssen das hier wiederholen, da z. B. HEUSER irrtümlicherweise behauptet, daß Sarkome dichtere Schatten machen als Echinokokken. Die deutliche Sichtbarkeit der Rippenschatten innerhalb der durch den Tumor gebildeten Verschattung, die als differentialdiagnostisches Merkmal angegeben wird, hängt außer von der Dicke des Tumors nur noch vom Kalkgehalte der Rippen und von der Qualität der angewendeten Strahlung ab. Mit der Art des Tumors hat dieses Merkmal nichts zu tun, es kann daher auch nicht zur Differentialdiagnose herangezogen werden.

Der Schatten der solitären Echinokokkusblase ist in unkomplizierten Fällen, also bevor es zum Durchbruch gekommen ist und wenn keine Verkalkungen vorhanden sind, immer vollkommen *homogen,* mag sie nur mit Flüssigkeit gefüllt sein oder daneben auch mehr oder weniger Tochterblasen enthalten; unsere im allgemeinen Teile angestellten Erwägungen machen das verständlich. Es geht aus ihnen aber auch hervor, daß die Ansicht mancher Autoren, auch die unverkalkte Kapsel sei als dunkler Streifen gegenüber dem weniger schattenden Cysteninhalte gut differenzierbar, irrig ist. Das hat HOLZKNECHT schon im Jahre 1901 betont mit den Worten: ,,Es sei endlich hervorgehoben, daß man bei nichtperforierten, also nicht lufthaltigen Säcken, eine Unterscheidung der Blasenwand von dem mehr oder minder flüssigen Inhalte sicher niemals zu erwarten hat.''

In einer Publikation vom Jahre 1916 beschreibt ZEHBE das Röntgenbild eines Echinokokkus, bei dem man ,, . . . an dem etwa kokosnußgroßen Körper eine dünne, dunkleren Schatten gebende Kapsel von einem durchsichtigeren Inhalte unterscheiden mußte. Am oberen Pol ist deutlich ein kleiner freier Raum zwischen Kapsel und Inhalt erkennbar. Bei Schiefstellung des Körpers verschob sich die obere Kontur des Inhaltes nicht so, daß auf flüssige Konsistenz hätte geschlossen werden können''. Das beigegebene Bild entspricht vollkommen dieser Beschreibung, d. h. man sieht einen großen homogenen, allseits ganz scharf, kreisförmig begrenzten Schatten und wenige Millimeter oberhalb der oberen Kontur, von dieser durch einen lufthellen Streifen getrennt, einen mit ihr parallel verlaufenden dünnen bogenförmigen Schattenstreifen.

Die Analyse des Bildes ergibt, daß die Deutung ZEHBEs unrichtig ist. Daß die helle Zone zwischen dem runden Schatten und dem Schattenstreifen nicht durch Luft innerhalb der Cyste bedingt war, wobei die Kapsel als eigener Streifen sich hätte markieren können, geht eindeutig daraus hervor, daß der runde Schatten nach oben zu nicht horizontal, sondern konvex begrenzt ist. Wenn es sich also um Flüssigkeit handelt, so mußte sie in einem geschlossenen, luftfreien Raume liegen. Daß der helle Zwischenraum nicht projektivisch erzeugt war, indem sich etwa zwischen den Rand und den übrigen Teil des Gebildes lufthaltige Lunge projizierte, ist aus dem im allgemeinen Teile hervorgehobenen Projektionsgesetze, welches besagt, daß es bei keiner Projektionsrichtung gelingen kann, die Schatten zweier miteinander zusammenhängender Gebilde auseinander zu projizieren, eindeutig beweisbar. Daraus ist aber auch auszuschließen, daß es sich um eine kalkhaltige Kapsel gehandelt haben konnte, da ja auch sie vom Inhalte nicht durch einen lufthellen Streifen getrennt sein kann.

Die Analyse dieses Bildes ergibt also, daß das lufthelle Band zwischen dem runden Schatten und dem bogenförmigen Schattenstreifen von lufthaltigem Lungenparenchym erzeugt sein mußte, welches tatsächlich zwischen diesen beiden Gebilden lag, daß also der vom Autor als Kapsel gedeutete Streifen durch eine von dem Echinokokkus (das runde Gebilde erwies sich später tatsächlich als solcher) völlig unabhängige Bildung erzeugt gewesen sein mußte. Am ehesten ist wohl an eine reaktiv hervorgerufene *interlobäre Pleuritis* zu denken (s. darüber später).

Die *Form des Schattens* ist im allgemeinen rund (s. Abb. 105). Bei großen Gebilden kann er aber auch entsprechend der Behinderung des Wachstums durch Thoraxwand und Mediastinum längsoval werden. Erreicht er diese beiden Wände in größerer Ausdehnung, dann sind nur die obere und untere bogenförmige Kontur zu erkennen, letztere dann auch nicht mehr vollständig, wenn er tief in den Sinus hineingewachsen ist. Wir haben dann einen einen großen Teil des Lungenfeldes einnehmenden Schatten vor uns, der nur noch an einzelnen Stellen eine bogenförmige scharfe Kontur erkennen läßt.

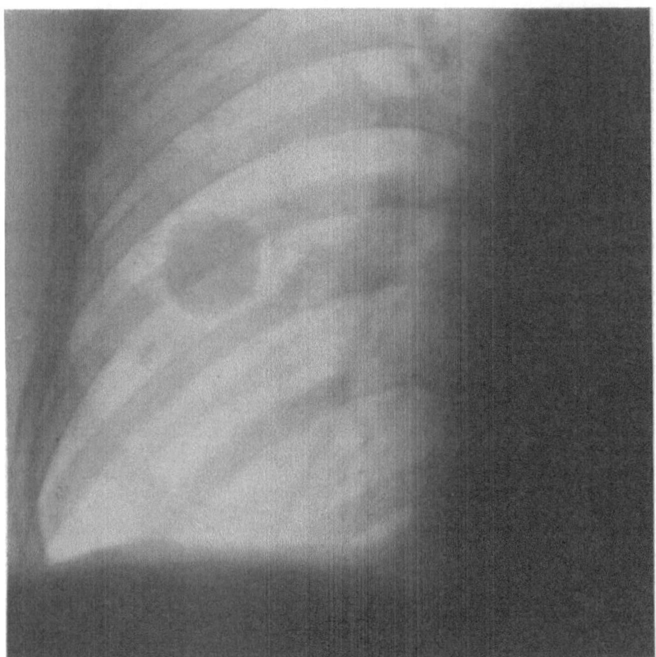

Abb. 105. Echinokokkus im rechten Unterlappen.

Wenn ein Lungenechinokokkus bis an das Mediastinum herangewachsen ist, kann er den Eindruck eines mediastinalen Gebildes hervorrufen. Vor allem sind Verwechslungen mit Aneurysmen möglich.

Auch durch Abplattung an der Thoraxwand wird die Form des Echinokokkus verändert. Zuspitzungen des Schattens sind von ESCUDERO und von STERN beschrieben, von letzterem als Folge von Verwachsungen gedeutet.

Ein Fall, bei dem die runde Form offenbar durch Pleuraadhäsionen etwas verändert war, ist der folgende:

Fall 46. Gustav H., 20 Jahre. Untersucht im Röntgeninstitut der Arbeiter-Krankenversicherungskasse.

Aus der *Anamnese:* Bis vor $1^{1}/_{2}$ Jahren gesund. Dann stechende Schmerzen im rechten Thorax bei tiefer Atmung. Zu Beginn der Erkrankung auch einmal Hämoptöe. Seither ständig leichter Husten und Auswurf. Patient beschäftigt sich seit 3 Jahren viel mit Hundedressur.

Aus dem *klinischen Status:* (Wilhelminenspital, Abteilung Prof. NEUMANN). Leichte Dämpfung rechts hinten, darüber abgeschwächtes Atmen. Im Blutbilde $4^0/_0$ eosinophile Zellen. Komplementablenkungsreaktion negativ.

Aus dem *Röntgenbefunde:* Im rechten unteren Lungenfelde, teilweise im hinteren Sinus gelegen, ein schrägovaler, weichteildichter homogener Schatten; die Begrenzung ist ganz scharf und weist einzelne ganz flache Einkerbungen auf (Abb. 106). Der hintere Sinus phrenico-costalis durch Schwarte teilweise verschlossen.

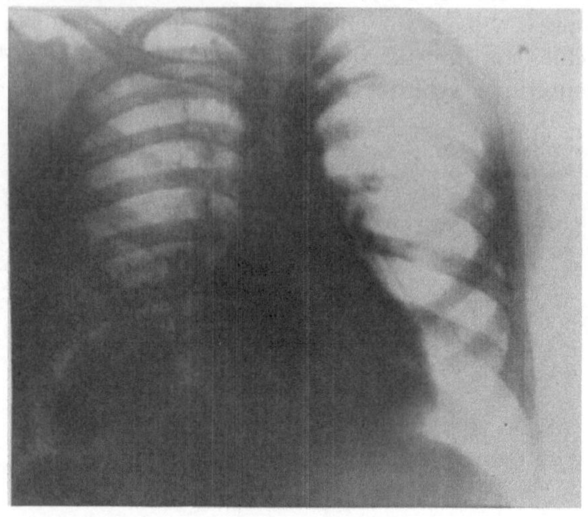

a

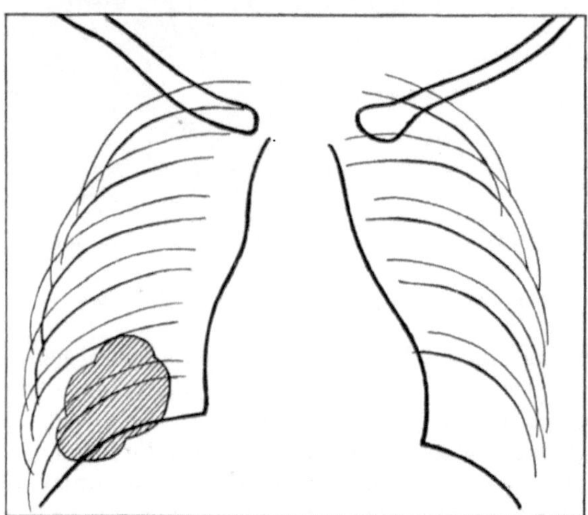

b

Abb. 106 a und b. Echinokokkus im rechten Unterlappen mit leichter Deformation durch Pleuraadhäsionen. Fall 46.

Der Patient wurde der Abteilung Professor DENK zur *Operation* überwiesen. Diese ergab einen gut ausschälbaren Echinokokkus und Adhäsionen der Pleura in seinem Bereiche, die eine einzeitige Operation ermöglichten. (Der Fall wurde von Professor DENK geheilt in der Gesellschaft der Ärzte in Wien vorgestellt.)

Die Kreisform fehlt auch in jenen Fällen, bei denen der Echinokokkus von der Leber in die Lunge durchgebrochen ist. Wir haben dann ein verschieden großes Kreissegment vor uns, das unmittelbar in den Leberschatten übergeht. Es kann dem Zwerchfell pilzförmig, also mit einer schmalen Basis aufsitzen, wenn die Perforationsöffnung klein ist und sich die Blase innerhalb des Thoraxraumes erweitert.

Ein von PARLAVECCHIO beschriebener, allerdings röntgenologisch nicht untersuchter Fall von Echinokokkus, der teilweise im Abdominalraum, teilweise in der Lunge saß, wies Bisquitform auf, die Einschnürung entsprach dem Loche im Zwerchfell; röntgenologisch hätte er sich unter dem oben beschriebenen Bilde präsentieren müssen.

Bei großer Perforationsöffnung kann der Schatten dem Zwerchfell breitbasig aufsitzen und etwa Halbkreisform aufweisen. Hierher gehört wahrscheinlich folgender Fall:

Fall 47. Käthe Z., 38 Jahre. Zugewiesen von der 1. med. Abteilung (Hofrat Prof. PAL).

Aus der *Anamnese:* Mit 9 Jahren Lungenentzündung, vor 1 Jahre angeblich „Bauchfellentzündung", im Anschlusse daran heftige Schmerzen im rechten Hypochondrium und kurz darauf Hämoptöe. Jetzt wieder seit 4 Tagen Bluthusten.

Aus dem *klinischen Status:* Schallverkürzung über der rechten Spitze. In der rechten Axilla vom unteren Rande der 4. Rippe nach abwärts Dämpfung. Stimmfremitus darüber aufgehoben, Atemgeräusch abgeschwächt. Keine respiratorische Verschieblichkeit. *Blutbefund* normal, keine Eosinophilie.

Aus dem *Röntgenbefunde:* Im rechten unteren Lungenfelde ein ungefähr halbkreisförmiger, beinahe die ganze Thoraxbreite einnehmender, etwas mehr lateral gelegener, fast kindskopfgroßer, homogener Schatten. Er sitzt dem Zwerchfell breitbasig auf und ist nach oben ganz scharf, halbkreisförmig begrenzt. Bei frontaler Untersuchung erweist er sich als nahe der hinteren Thoraxwand gelegen, jedoch dieser nicht aufsitzend (Abb. 107). Während das rechte Zwerchfell sich im allgemeinen normal bewegt, weist die Kontur des pathologischen Schattens paradoxe Bewegung auf.

Eine autoptische Verifizierung liegt hier wohl nicht vor, die Anamnese weist jedoch mit großer Wahrscheinlichkeit darauf hin, daß es sich um ein von der Leber in die Lunge durchgebrochenes Gebilde, und zwar am ehesten um einen Echinokokkus handelt.

Von großer Bedeutung scheint in solchen Fällen die Prüfung der respiratorischen Bewegung bei normaler Atmung und beim MÜLLERschen Versuch zu sein. Ebenso wie der Inhalt einer Hernia diaphragmatica (REICH) muß die Kontur eines aus der Leber durchgebrochenen Gebildes, das einen Defekt im Zwerchfell gesetzt hat, bei diesen Prüfungen eine paradoxe Bewegung aufweisen, abgesehen von den Fällen, bei denen es zu Verwachsungen im Bereiche der Zwerchfellücke gekommen ist, bei denen also das Gebilde bei der Atmung von dem übrigen Zwerchfell mitgenommen wird. Die paradoxe Bewegung bei fehlenden Verwachsungen erklärt sich aus der inspiratorischen Drucksteigerung im Abdomen, die den Bauchinhalt nach oben preßt. Über die Differentialdiagnose s. später.

Zusammenfassend können wir also über die Form des solitären Echinokokkusschattens sagen, daß sie im allgemeinen kreisrund ist, jedoch durch die Größe und die Lage wesentlich modifiziert werden kann.

Die *Konturierung* des Schattens ist, wie wir bereits hervorgehoben haben, in unkomplizierten Fällen immer scharf. Über Komplikationen, die zu Unschärfe der Begrenzung führen, s. später.

Es muß hier noch eines wichtigen *funktionellen* Merkmales gedacht werden, das ESCUDERO und NEMENOW unabhängig voneinander beschrieben haben. Es besteht darin, daß der Schatten des Echinokokkus bei der Atmung seine Form verändert, indem er im Inspirium oval wird. Allerdings ist das, wie NEMENOW betont, nur bei nicht zu großen Cysten zu beobachten. Dieses Merkmal

fehlt soliden Gebilden mit ihrer geringen Plastizität. STERN, USPENSKY, KIN-
GREEN und SPASSOKUKOTZKY bestätigen auf Grund ihrer Beobachtungen die

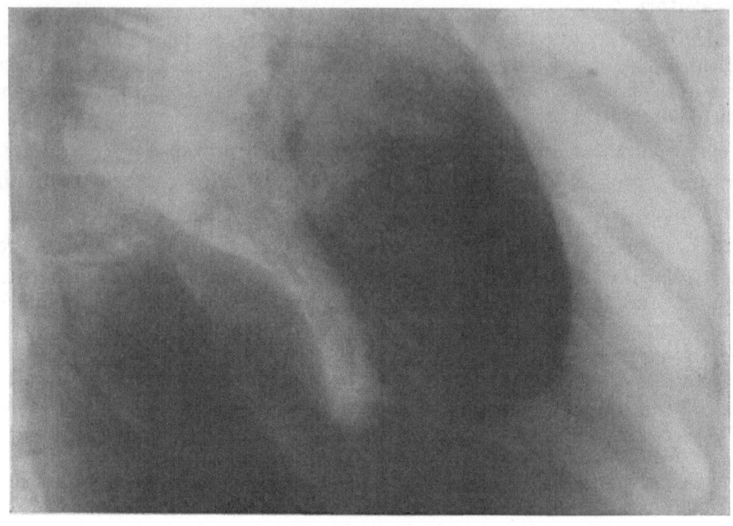

a

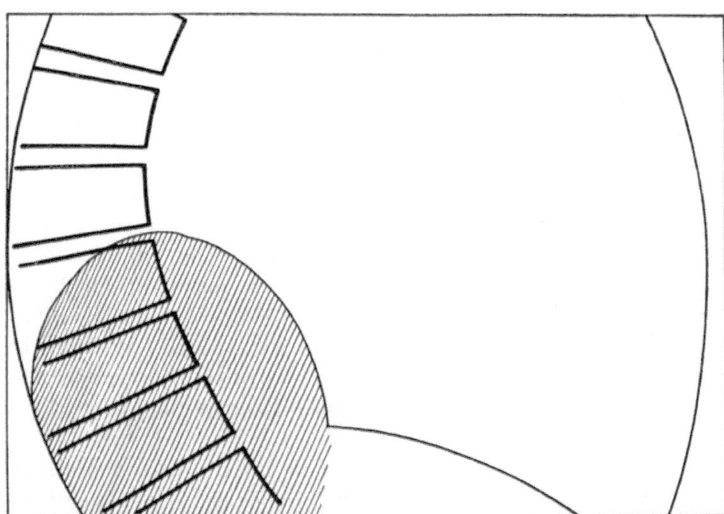

b

Abb. 107 a und b. Leberechinokokkus mit Durchbruch in die Lunge. Sinistro-dextrale Aufnahme.
Fall 47.

Nachweisbarkeit dieses wichtigen Merkmales bei nicht allzu großen Cysten.
Eigene Erfahrungen über dieses Phänomen fehlen mir.

Multiple Echinokokken erzeugen multiple Schattenbildungen gleicher oder
verschiedener Größe mit allen eben beschriebenen Merkmalen der solitären
Cysten.

b) Die Komplikationen des Lungenechinokokkus im Röntgenbilde.

Die röntgenologischen Manifestationen der möglichen Komplikationen des Echinokokkus, deren pathologische Anatomie wir besprochen haben, sind aus unseren allgemeinen Erörterungen, sowie aus den Ausführungen im analogen Abschnitte des Kapitels „primärer Lungenkrebs“ leicht abzuleiten.

Die *Kompressionsatelektase* bei großen Cysten führt zu Herabsetzung oder Aufhebung des Kontrastes zwischen Tumor und lufthaltiger Lunge und damit zum Undeutlichwerden oder Verschwinden der charakteristischen Begrenzung.

Ein benachbartes *pneumonisches Infiltrat* geringer Ausdehnung muß an der Form des Schattens nichts Wesentliches ändern, führt jedoch naturgemäß zu Unscharfwerden der Konturierung an der betreffenden Stelle. Ein solcher Fall ist von LEHMANN, ein anderer von BITTORF beschrieben. Ausgedehnte Pneumonien, namentlich solche mit völliger Aufhebung des Luftgehaltes, also mit Verschattungen von gleicher Intensität wie der des Cystenschattens, verwischen das Bild vollkommen. Ebenso wird bei *Induration* und *Bronchiektasien* das Röntgenbild von diesen Folgeerscheinungen vollkommen beherrscht.

Ein *pleuraler Erguß* größerer Ausdehnung hat, besonders bei Sitz der Cyste in den unteren Lungenabschnitten die gleichen Konsequenzen.

Die *interlobäre Pleuritis* im Gefolge des Echinokokkus hat im allgemeinen die uns bereits bekannten Merkmale. Durch den Druck der expansiv wachsenden Cyste kann aber die Konfiguration des Interlobärspaltes verändert werden, so daß dieser parallel zu der ihm zugekehrten Fläche der Cyste verläuft. Wenn diese die Lappengrenze und damit die interlobäre Pleuritis oder Schwarte erreicht, dann ist von letzterer nichts zu sehen, da ihr Schatten sich gegenüber dem des Echinokokkus nicht absetzt. Ist jedoch zwischen dem entsprechenden Pol der Blase und dem interlobären Prozeß noch ein Zwischenraum lufthaltiger Lunge, dann bekommen wir das Bild eines teilweise doppelt konturierten Schattens mit einem hellen Zwischenraum zwischen den beiden Konturen. Wenigstens glaube ich, Abb. 108, die allerdings von einem autoptisch nicht verifizierten Falle stammt, so deuten zu müssen und ebenso den früher genannten und analysierten Fall von ZEHBE.

In dem öfter erwähnten Falle von LEVY-DORN und ZADECK deuten die Autoren einen vom unteren Pol des Echinokokkusschattens zu einer Zwerchfellzacke hinabführenden Streifen als den Weg, den der vermutlich aus der Leber durchgebrochene Echinokokkus in der Lunge genommen hat. Es könnte sich jedoch sehr wohl ebenfalls um eine interlobäre Schwarte handeln, die bekanntlich häufig an ihrer Ausmündungsstelle am Zwerchfell durch Übergreifen des pleuritischen Prozesses auf die Pleura diaphragmatica zu Zackenbildung führt.

Verkalkungen in der Kapsel führen zu bogen-, eventuell kreisförmigen Verdichtungen der Peripherie des Cystenschattens. Dadurch kann die Kapsel als solche kenntlich werden und sich gegenüber dem nichtverkalkten Inhalte differenzieren. Diese Art der Verkalkung hat eine gewisse differentialdiagnostische Bedeutung (s. später).

LASKER beschreibt einen Fall, bei dem ein großer kugeliger Schatten fast in seiner ganzen Circumferenz eine kalkdichte Umgrenzung zeigte. Er erwies sich durch Aushusten von Membranfetzen und Häkchen als Echinokokkus. Die Operation ergab eine große Cyste mit dicker Kalkschale.

Verkalkte Überreste eines spontan abgestorbenen und geschrumpften Parasiten sind bisher röntgenologisch nicht beschrieben. Sie dürften wohl das Bild von verkalkten Drüsen darbieten.

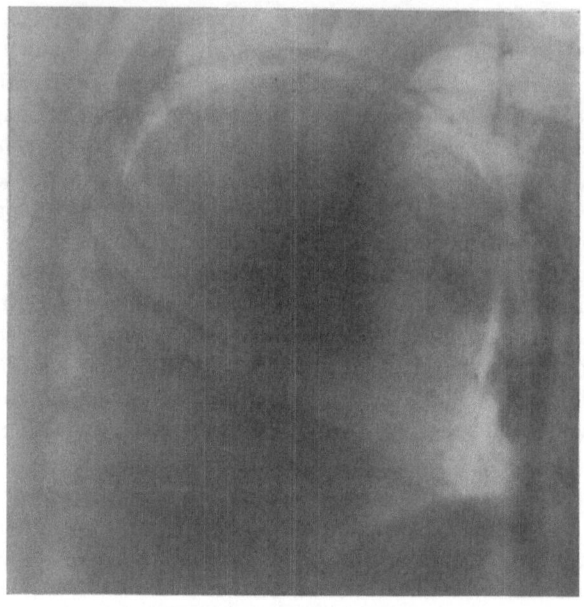

a

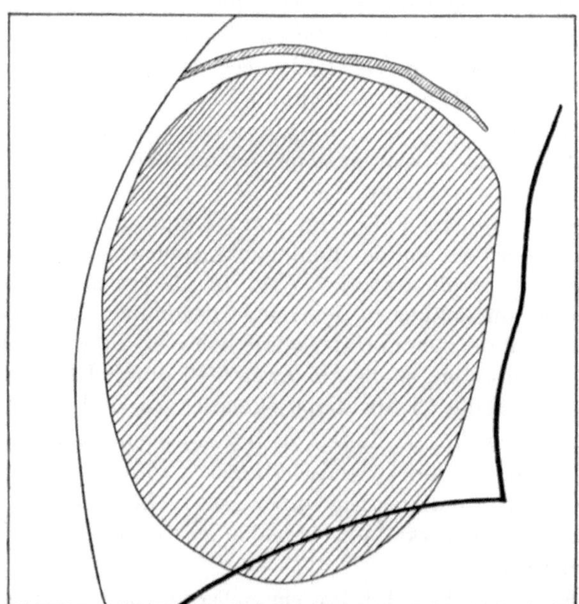

b

Abb. 108 a und b. Großer Echinokokkus (?) des rechten Unterlappens mit interlobärer Schwarte.

Durchbruch des Echinokokkus in die *Pleura* führt röntgenologisch zu denselben Veränderungen, wie der pleurale Erguß.

Zu sehr wichtigen Veränderungen der Grundform des Echinokokkusbildes führt der *Durchbruch in einen Bronchus*. Die *Pneumocyste* präsentiert sich röntgenologisch unter den Bildern einer Höhlenbildung in der Lunge. Wir finden also, solange die Cyste neben Luft noch Flüssigkeit enthält und solange die umgebende Lunge normal ist, ein scharf kreisförmig begrenztes Areal, dessen unterer Anteil von einem horizontal begrenzten Schatten, dessen oberer Anteil

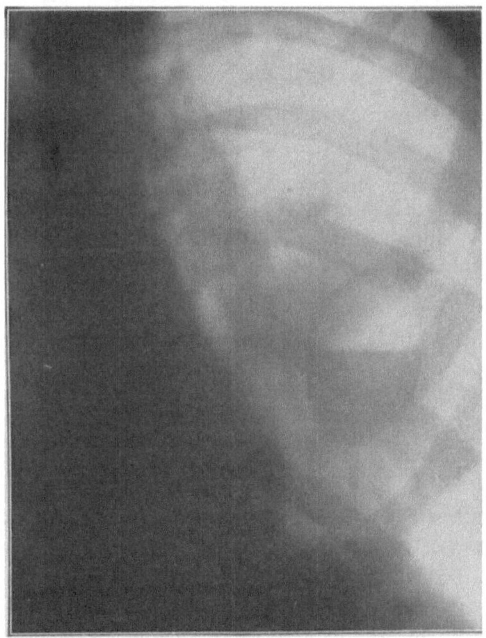

Abb. 109. Echinokokkus in der linken Lunge mit Bildung einer Pneumocyste. (Aus STERN: Die Diagnostik und Behandlung des Lungenechinokokkus. Erg. med. Strahlenforschg 3, 567.)

von einer Aufhellung eingenommen wird; gegenüber der letzteren setzt sich die Kapsel natürlich sehr deutlich ab. Solche Fälle sind von DÉVÉ, KINGREEN, ARNSTEIN, STERN u. a. beschrieben. Ein Bild aus der Monographie von STERN sei hier reproduziert (Abb. 109).

Ist der ganze Cysteninhalt entleert worden, dann finden wir eine ringförmig begrenzte Aufhellung, deren Bild dem einer fibrösen Kavernen- oder Absceßwand gleicht. Bilder solcher Art sind von LEVY-DORN und ZADECK, MAX COHN, ZEHBE u. a. beschrieben worden.

Die *Infektion des Cysteninhaltes* mit Bildung von Eiter ändert an dem Bilde der Pneumocyste nichts; die Infektion der Umgebung mit Bildung von Pneumonie und Gangrän verwischt jedoch ihre Merkmale vollkommen. Wir finden dann eine gleichmäßige, unscharf begrenzte Verdichtung mit Aufhellungen, die teils von der Pneumocyste, teils von der konsekutiven Gangränbildung herrühren.

Zusammenfassend können wir über die Komplikationen des Echinokokkus sagen, daß eine von ihnen, nämlich die Kapselverkalkung die Diagnose in

gewissem Grade fördert, indem sie den Kreis der differentialdiagnostisch in
Betracht kommenden Erkrankungen beträchtlich einengt, daß andere, wie die
Bildung einer Pneumocyste wohl manche dem unkomplizierten Echinokokkus
ähnliche Erkrankungen ausschließt, dafür aber andere in den Vordergrund der
Erwägungen rückt, während manche schließlich, wie ausgedehntere Pneumonien
oder pleurale Ergüsse das Bild vollkommen überdecken und die Diagnose ganz
unmöglich machen.

c) Die Bedeutung der Hilfsuntersuchungsmethoden für die Diagnose des Lungenechinokokkus.

α) Die Bronchographie.

Sie spielt als Untersuchungsmethode nur insofern eine Rolle, als bei einem
kreisförmig begrenzten Schatten das Eintreten des bronchographisch dargestellten Bronchialbaumes in den Schatten einen die Lunge verdrängenden
Prozeß, also auch den Echinokokkus als Substrat desselben mit Sicherheit
ausschließt (Näheres darüber s. im entsprechenden Abschnitte des Kapitels
„primärer Lungenkrebs“).

β) Der diagnostische Pneumothorax.

Er hat hier ungefähr dieselbe Bedeutung wie beim Lungenkrebs (s. dort).
Vor allem kommt er bei verdeckenden pleuralen Ergüssen in Frage. Der Echino-
kokkusschatten kann nach Anlegung des Pneumothorax in solchen Fällen bei
Vorhandensein von Adhäsionen sich gegen die mehr oder minder lufthaltige
Lunge absetzen oder bei Fehlen derselben die Kontur der kollabierten Lunge so
verändern, daß das Vorhandensein eines kugeligen Gebildes in derselben zu
erkennen ist. Über die Natur desselben läßt sich natürlich auch dann nichts
Sicheres sagen.

Aber auch ohne Vorhandensein eines pleuralen Ergusses kann die Konturierung eines sehr großen, einen beträchtlichen Teil der Lunge einnehmenden
Echinokokkus, der sich gegen den mehr oder weniger atelektatischen Rest der
Lunge nicht deutlich absetzt, nach Anlegung eines Pneumothorax gegenüber
dem erzielten Luftsaum als bogenförmige Grenze gut hervortreten.

So beschreibt GÄHWYLER einen Fall, bei dem das native Röntgenbild einen die ganze
linke Lunge einnehmenden homogenen Schatten zeigte, das nur den relativ hellen Sinus
freiließ. Letzteres sprach gegen pleuralen Erguß. Die Abgrenzung des Schattens gegen den
helleren Sinus war unscharf. Durch Anlegung eines Pneumothorax gelang es, eine größere
Gasblase in den Sinus und einen schmalen Gassaum unter die seitliche Thoraxwand zu
bringen. Gegen den hellen Gasraum grenzte sich der Schatten ganz scharf, bogenförmig
ab und ließ so ein ovoides Gebilde als Substrat erkennen.

Ähnlich dürfte der Fall von VALLARDI gelegen gewesen sein, der ebenfalls über Schärfer-
werden der Begrenzung eines Echinokokkusschattens nach Anlegung eines Pneumothorax
berichtet.

Eine weitere Indikation zur Anwendung dieses Hilfsmittels gibt die für die
Technik der vorzunehmenden Operation so wichtige Frage ab, ob im Bereiche
des auf andere Weise diagnostizierten Echinokokkus Pleuraadhäsionen bestehen.
Namentlich ALEXANDER und STOECKLIN empfehlen dieses Mittel zu dem genannten Zwecke.

Dabei warnen sie vor der Anwendung eines zu hohen Druckes, da dieser zu einem Zerreißen der Cystenkapsel und durch Aspiration großer Mengen des Cysteninhaltes und von Kapselfetzen zu Ersticken führen könne.

γ) Die probatorische Bestrahlung.

Sie ist nur insofern differentialdiagnostisch verwertbar, als das deutliche Kleinerwerden oder Verschwinden eines runden Schattens nach der Bestrahlung den Echinokokkus mit Sicherheit ausschließt.

Weiters könnte sie auch dadurch eine Rolle spielen, daß sie den durch ein begleitendes pneumonisches Infiltrat verdeckten Echinokokkusschatten nach Resorption der Pneumonie deutlich zutage treten läßt und so die differential-diagnostischen Erwägungen auf die erfahrungsgemäß öfter von pneumonischer Infiltration begleiteten kugeligen Gebilde einengt.

d) Zusammenfassung der Diagnose und Differentialdiagnose des Lungenechinokokkus.

Die Analyse der verschiedenen röntgenologischen Symptomenkomplexe des Lungenechinokokkus ergibt also, daß das Bild der häufigsten Form desselben, nämlich das des solitären unkomplizierten Echinokokkus, welches fast allgemein als charakteristisch angesehen wird, vieldeutig ist. Differentialdiagnostisch in Betracht kommen gegenüber dieser Form alle jene Erkrankungen, die wir im Abschnitte „intralobäre Carcinomknoten" besprochen haben. Bedacht muß allerdings werden, daß unter allen Bildungen, welche im Röntgenbilde runde, homogene, scharf begrenzte Schatten machen, der Echinokokkus die häufigste Krankheit ist, so daß man, namentlich in Gegenden, in denen sie häufiger vorkommt, bei Vorliegen eines solchen Bildes in erster Linie an den Echinokokkus denken wird.

Von großer Bedeutung kann der Nachweis der von Escudero und Nemenow beschriebenen respiratorischen Formveränderung des Schattens sein, indem er mit ziemlich großer Wahrscheinlichkeit solide Gebilde als Substrat des Schattens ausschließt. Ob Abscesse in der Lunge oder interlobäre abgesackte Ergüsse, die ja differentialdiagnostisch auch in Betracht kommen, das gleiche Phänomen aufweisen können, ist bisher nicht bekannt; es wäre jedoch denkbar. Jedenfalls erscheint durch ein positives Escudero-Nemenowsches Symptom der Kreis der in Betracht kommenden Erkrankungen auf die mit Flüssigkeit gefüllten Hohl-räume eingeengt.

Eine weitere Möglichkeit, die Diagnose zu fördern, bietet die Probe-bestrahlung, indem eine deutliche Beeinflussung des Prozesses durch dieselbe den Echinokokkus ausschließt.

Durch Serienuntersuchung nachgewiesene Konstanz der Größe des Schattens durch Monate oder Jahre schließt maligne Tumoren aus, rasches Wachstum spricht für sie.

Unter den *Komplikationen* des solitären Echinokokkus ist vor allem die Kapselverkalkung ein die Diagnose förderndes Merkmal. Sie schließt die meisten differentialdiagnostisch in Betracht kommenden Erkrankungen aus, auch den häufigsten der benignen Tumoren, das Chondrom, welches, wie wir besprochen haben, unregelmäßige Kalkeinlagerungen aufweist. Neben dem

Echinokokkus kommt wohl nur noch eine andere cystische Bildung, vor allem die Dermoidcyste in Frage, die jedoch in der Lunge ganz beträchtlich seltener ist als der Echinokokkus. Es ist also das Merkmal des kalkdichten Schattenringes als Begrenzung eines runden homogenen Schattens mit allergrößter Wahrscheinlichkeit für die Diagnose Lungenechinokokkus verwertbar.

Von anderen Komplikationen kommt dem pleuralen Ergusse, soweit er das Bild des Echinokokkus selbst nicht verdeckt, insofern eine gewisse diagnostische Bedeutung zu, als er unter den röntgenologisch ähnlichen Erkrankungen die benignen Tumoren und auch andere cystische Gebilde ausschließt.

Gegenüber dem *aus der Leber in die Lunge durchgebrochenen Echinokokkus* kommen neben anderen aus der Leber durchgewucherten Tumoren, welche mit Rücksicht auf ihr destruktives Wachstum sich durch unscharfe Konturierung vom unkomplizierten Echinokokkus unterscheiden, noch *subphrenische Prozesse,* namentlich Lebertumoren, die das Zwerchfell circumscript empordrängen, in Frage. So beschreibt FERRO einen Fall, der das gleiche Bild aufwies, der sich aber bei der Operation als Cyste der Leberkuppe erwies. Er bemerkt dazu, daß es röntgenologisch unmöglich war, die Differentialdiagnose zwischen Lungen- und Leberechinokokkus zu stellen. Es dürfte jedoch in solchen Fällen die Beobachtung der respiratorischen Bewegung dieser Vorwölbung entscheidend weiterhelfen, indem die subphrenischen Prozesse mit intaktem Zwerchfell die normale Zwerchfellbewegung mitmachen (subphrenische Abscesse, die zu paradoxer Zwerchfellbewegung führen können (ZDANSKY), kommen differentialdiagnostisch nicht in Betracht, da sie eine andere Zwerchfellkonfiguration hervorrufen), während, wie wir besprochen haben, die nach Setzung eines Zwerchfelldefektes in die Lunge durchgewucherten Prozesse durch paradoxe Bewegung des diesem Prozesse entsprechenden Konturabschnittes charakterisiert sind.

In äußerst klarer Weise läßt sich eine subphrenisch gelegene circumscripte Bildung von einer durch das Zwerchfell in den Thoraxraum eingedrungenen durch Anlegung eines *Pneumoperitoneums* unterscheiden. Der subphrenische Tumor hebt sich vom intakten Zwerchfell durch den hellen Gassaum ab und erweist so seine intraabdominelle Lage, während der in den Thoraxraum eingedrungene meist oberhalb des Zwerchfelles verbleibt; sinkt er aber durch die Zwerchfellücke in den Bauchraum hinab, dann kommt es durch Eindringen des Gases in die Pleura zu einem Pneumothorax, womit das Vorhandensein eines Zwerchfelldefektes erwiesen ist. Es gibt allerdings noch eine Erkrankung, die nicht nur das gleiche Röntgenbild erzeugt wie der in die Lunge durchgebrochene Leberechinokokkus, sondern auch ebenso wie dieser zu paradoxer respiratorischer Bewegung in dem betreffenden Abschnitte und zu den gleichen Veränderungen nach Anlegung eines Pneumoperitoneums führt, d. i. die *Hernia diaphragmatica* mit einem verschieden großen Anteil der Leber als Bruchinhalt. Diese Hernien sind, wie REICH gezeigt hat, nicht allzu selten.

Tumoren und *abgesackte Ergüsse* der *Pleura diaphragmatica* können ganz analoge Schattenbildungen erzeugen (s. später). Doch fehlt bei ihnen die paradoxe Zwerchfellsbewegung.

Es ist also auch das morphologische und funktionelle Bild dieser Form des Echinokokkus nicht eindeutig, wenigstens scheint auf Grund des Röntgenbildes allein eine Unterscheidung von der oben beschriebenen Hernia diaphragmatica nicht möglich zu sein.

Das Bild der *Pneumocyste* ist an sich ganz uncharakteristisch, da die viel häufigeren mit Flüssigkeit und Luft gefüllten Höhlen der Lunge zum gleichen Symptomenkomplexe führen.

Die *multiplen Echinokokken* sind röntgenologisch vor allem von Tumormetastasen nicht zu unterscheiden. Da letztere bedeutend häufiger sind als multiple Echinokokken, wird ein derartiges Bild immer mit größerer Wahrscheinlichkeit an die Metastasen denken lassen. Auch hier kann aber die Serienuntersuchung förderlich sein. Daß der Nachweis eines primären malignen Tumors in solchen Fällen die Entscheidung bringt, muß wohl nicht weiter ausgeführt werden (Näheres s. im Kapitel „Tumormetastasen in der Lunge").

Es zeigt sich also, daß durch die Beachtung mancher funktioneller Symptome, einiger Zeichen von Komplikationen und durch Heranziehung von Hilfsuntersuchungen sich wohl die Differentialdiagnose der gegenüber dem nativen Bilde des Echinokokkus in Betracht kommenden Erkrankungen mitunter recht beträchtlich einengen läßt, daß es aber trotzdem keinen einzigen vollkommen eindeutigen röntgenologischen Symptomenkomplex des Lungenechinokokkus gibt.

Entscheidend können also nur *klinische Merkmale* sein. Wie wir ausgeführt haben, sind die Eosinophilie und die Komplementablenkung wohl unterstützende Zeichen, aber nicht verläßlich. Hingegen scheint die Intracutanreaktion als pathognomonisches Symptom verwertbar zu sein, im ersten und zweiten Stadium der Erkrankung sicher als einziges unter sämtlichen Merkmalen des Echinokokkus. Wenn der Parasit in einen Bronchus durchgebrochen ist, also die Krankheit in ihr drittes Stadium eingetreten ist, dann liefert dieses Ereignis das sicherste Zeichen der Erkrankung, nämlich die charakteristischen Bestandteile der Blase im Auswurf. Natürlich können klinische Symptome auch im negativen Sinne verwertbar sein, wie der Nachweis von Tuberkelbacillen oder Tumorbestandteilen im Sputum oder im pleuralen Erguß.

2. Die Cysticercose der Lunge.

Die Cysticercose gehört beim Menschen jetzt — offenbar als Folge sanitärer Maßnahmen — in den Kulturstaaten zu den großen Seltenheiten. Ganz besonders selten ist die menschliche Lunge ihr Sitz. REINBERG konnte im Jahre 1925 in der gesamten Weltliteratur nur 5 anatomisch sichergestellte Fälle von Lungencysticercose beim Menschen auffinden.

Pathologische Anatomie.

Der *Cysticercus cellulosae* stellt das Finnenstadium der im menschlichen Darme parasitierenden Taenia solium dar. Er besteht aus einer Blase von echinokokkusähnlichem Aufbau. An der Innenseite sproßt die Wand in eine Knospe aus, aus der sich ein Bandwurmkopf (Scolex), der in einen Sack eingeschlossen ist, entwickelt. Hier kann es zu reichlichen Kalkablagerungen kommen.

Die klinischen Erscheinungen.

In den wenigen bisher beschriebenen Fällen von Cysticercus in der Lunge des Menschen ist die Diagnose klinisch nicht einmal vermutungsweise gestellt worden. Reinberg beschreibt in seinem (übrigens anatomisch nicht verifizierten) Falle schwere asthmaähnliche Anfälle, die er als reflektorisch ausgelöst auffaßt. Toxische Erscheinungen (Urticaria usw.), wie sie der Echinokokkus mitunter erzeugt, sind beim Cysticercus nicht beobachtet; damit wird auch das normale Blutbild, besonders das Fehlen der Eosinophilie bei dieser Erkrankung erklärt.

Der Röntgenbefund.

Es sind bisher im ganzen 2 Fälle beschrieben (Jaksch-Wartenhorst und Reinberg), bei denen diese Erkrankung röntgenologisch diagnostiziert wurde. Wie ersterer jedoch einige Jahre später mitteilt, ergab der Obduktionsbefund in seinem Falle eine ganz eigenartige, bisher noch nicht beschriebene Form der Tuberkulose, nämlich große, in eine dicke bindegewebige Kapsel eingeschlossene käsige Herde mit zentralem Kalkkern. Bei dem Falle Reinbergs fehlt die Bestätigung durch die Autopsie.

Jaksch beschreibt in seinem Falle (der sich, wie gesagt, als Fehldiagnose erwies), 12 (je 6 auf jeder Seite) runde, ganz scharf begrenzte Schattenbildungen in beiden Lungen von „Heller- bis Zwanzighellerstückgröße". Jeder dieser Schatten enthielt einen etwa kleinerbsengroßen, kalkdichten Kern. Eine vergleichsweise aufgenommene, von Cysticercen durchsetzte Schweinelunge ergab ein fast analoges Bild.

Im Falle Reinbergs fanden sich 8 (in jeder Lunge 4) Schatten mit den gleichen Qualitäten wie bei Jaksch, nur fehlte hier der dichte Kern. Bemerkenswert ist, daß sie in den oberen Lungenfeldern saßen, daß sie ferner alle die gleiche Größe aufwiesen; sie maßen 1,8—2 cm im Durchmesser. Wiederholte Kontrolluntersuchungen im Laufe eines Jahres ergaben keinerlei Veränderung der Zahl, Form und Größe der Schatten.

Zusammenfassung der Diagnose und Differentialdiagnose.

Multiple homogene, runde, scharf begrenzte Schattenbildungen haben wir bisher nur beim Echinokokkus kennen gelernt. Allerdings ist eine so große Zahl auch bei dieser Erkrankung äußerst selten. Viel häufiger ist dieses Bild bei plurizentrisch entstandenen, expansiv wachsenden Blastomen, also *metastatischen Tumoren* in der Lunge zu beobachten (s. darüber in einem späteren Kapitel). Bei Vorliegen des beschriebenen Bildes werden wir also zwischen diesen 3 Erkrankungen zu differenzieren haben. Daß auch die Tuberkulose ein zur Verwechslung mit dieser Erkrankung führendes Röntgenbild erzeugen kann, geht wohl aus dem Falle von Jaksch hervor, gehört aber zweifellos zu den allergrößten Seltenheiten, da trotz der enormen Verbreitung der Tuberkulose kein zweiter Fall bekannt ist, der sich unter diesem Bilde präsentierte.

Mit Rücksicht auf die Häufigkeit des Vorkommens ist in jedem Falle in erster Linie an Tumormetastasen zu denken.

Aus dem Falle Reinbergs wären folgende Eigenheiten als Unterscheidungsmerkmale verwertbar: Auffallend war zunächst die absolut *gleiche Größe* der Schatten. Der angegebene Durchmesser (1,8—2 cm) soll nach Reinberg für Cysticercusblasen charakteristisch sein. Bei multiplen Echinokokken und bei Lungenmetastasen weisen die Schatten gewöhnlich nicht vollkommen gleiche

Größe auf. Von Bedeutung war ferner bei der Beobachtung von REINBERG das Fehlen jeglicher Veränderungen im Verlaufe eines Jahres; dies spricht vor allem mit allergrößter Wahrscheinlichkeit gegen Tumormetastasen. Hinzufügen möchte ich noch, daß auch der Sitz der Schatten in den oberen Lungenfeldern gegen die letztere Diagnose ins Treffen geführt werden kann; wie wir noch zu besprechen haben werden, findet sich bei multiplen Tumormetastasen die überwiegende Anzahl der Knoten gewöhnlich näher der Lungenbasis. Es läßt sich allerdings nicht mit Sicherheit ausschließen, daß es sich im Falle REINBERGS um eine ähnliche Form der Tuberkulose handelte, wie bei JAKSCH.

Die *klinischen Symptome* sind so wenig charakteristisch, daß sie sich zur Differentialdiagnose nicht heranziehen lassen. Die Unmöglichkeit, einen primären Tumor nachzuweisen, spricht nicht mit absoluter Sicherheit gegen Tumormetastasen.

Zusammenfassend ist zu sagen, daß das Bild des Cysticercus an sich wohl nicht als pathognomonisch für diese Erkrankung bezeichnet werden kann, daß aber vielleicht die gleiche, bestimmte Größe der einzelnen Schatten, die Konstanz derselben bei wiederholten Untersuchungen im Laufe von mehreren Monaten, sowie der Sitz und die Verteilung der Schatten als für diese Erkrankung verdächtig, vielleicht mit großer Wahrscheinlichkeit sprechend, zu bezeichnen sind.

II. Die echten Cysten in der Lunge.

Die echten Cysten sind in der Lunge beträchtlich seltener als die parasitären, insbesondere als die Echinokokken. Röntgenologisch ist über sie sehr wenig bekannt, doch lassen sich die möglichen Bilder aus der Anatomie der Erkrankung leicht verstehen.

1. Die cystischen Mißbildungen oder angeborenen Cystenbildungen der Lunge.

Pathologische Anatomie.

Besonders ausführlich ist diese Affektion pathologisch-anatomisch von HEINRICH MÜLLER im *Handbuche* von HENKE und LUBARSCH besprochen; sie wurde schon früher mehrfach beschrieben, ihre Pathogenese in verschiedenster Weise dargestellt. GRAWITZ, von dem der erste Bericht über sie stammt, sieht sie als durch hydropische Ansammlung entstandene, *angeborene Bronchiektasien* an. Von VIRCHOW und KLEBS sind die von ihnen beobachteten Fälle als *Lymphangiektasien* gedeutet. STOERCK bezeichnet einen von ihm anatomisch untersuchten Fall als „*cystisches faetales Bronchialadenom*" und hält den Prozeß für geschwulstartig gewuchertes embryonales Bronchialgewebe. HELLER spricht in seinem Falle von „*atelektatischer Bronchiektasie*" und stellt sich die Erkrankung als durch Nichtentfaltung der Alveolen nach der Geburt mit Zugrundegehen derselben und Weiterwachsen der Bronchien mit teilweiser unter dem Drucke des Sekretes entstandener Erweiterung derselben vor. Es gibt noch andere Bezeichnungen für diese Erkrankung, wie *Cystenlunge, kleincystische Degeneration* und *angeborene blasige Mißbildung* der Lunge. Wie MÜLLER ausführt, ist eine scharfe Trennung zwischen all diesen Fällen nicht möglich. Auch ein

von Clairmont beschriebener, als *intrapulmonale Bronchuscyste* bezeichneter
Fall gehört wohl in die gleiche Gruppe (die etwas häufigeren „*extrapulmonalen
Bronchuscysten*" haben ihren Ausgangspunkt im Bereiche des Mediastinums und
sollen unter den Tumoren desselben abgehandelt werden). Schließlich dürfte
die von Kerley, Shore und Young als *fibrocystische Erkrankung der Lunge*
bezeichnete, in einem Falle beobachtete Affektion anatomisch und pathogenetisch mit den hier besprochenen Mißbildungen verwandt sein.

Müller betont, daß die Wand der Cysten mikroskopisch den Bau der
Bronchien und Bronchiolen habe und gewöhnlich von Flimmerepithel ausgekleidet sei, ein Beweis für die Abstammung von Bronchialgewebe und für die
pathogenetische Zusammengehörigkeit dieser Mißbildungen. Vom grob-anatomischen Gesichtspunkte kann man zwei große Gruppen unterscheiden, die
Kaufmann als *Wabenlunge* und *Sacklunge* bezeichnet. Bei der ersteren handelt
es sich um zahlreiche kleine, über verschieden große Abschnitte der Lunge
verteilte Hohlräume, bei der letzteren um einen großen, eine ganze Lunge oder
häufiger einen Lappen einnehmenden Sack. Weitere Variationen sind dadurch
gegeben, daß die Blasen und Säcke vollkommen geschlossen sein oder mit einem
oder mehreren Bronchien in Verbindung stehen können. In ersterem Falle sind
sie mit Flüssigkeit, in letzterem mit Luft gefüllt. Es ergeben sich so für uns
grob-anatomisch 4 Formen, die zu verschiedenartigen Röntgenbildern führen
müssen. Wir wollen sie bezeichnen als:

a) die geschlossene (flüssigkeitsgefüllte) Wabenlunge,
b) die offene (luftgefüllte) Wabenlunge,
c) die geschlossene (flüssigkeitsgefüllte) Sacklunge,
d) die offene (luftgefüllte) Sacklunge.

An *Komplikationen* ist von Clairmont einmal Infektion einer geschlossenen
Cyste mit *pneumonischer Infiltration* in der Umgebung, von R. T. Miller ein
Pneumothorax als Folge von Ruptur von lufthaltigen kleinen Cysten beschrieben.
Durch große Cysten kann das Mediastinum beträchtlich verlagert werden, wie
in einem Falle von Burghard.

Klinische Erscheinungen.

Bei den wenigen Fällen, bei denen eine klinische Beobachtung vorliegt,
handelte es sich meistens um Kinder im ersten Lebensjahre, die unter zunehmender
Dyspnoe an Suffokation zugrunde gingen. Der Fall Clairmonts betraf einen
10 jährigen Knaben, dessen Erkrankung erst nach stattgehabter Infektion
zutage trat und unter dem Bilde eines Lungenabscesses verlief. Der einzige bei
einem Erwachsenen (einer 32 jährigen Frau) beschriebene Fall, scheint der von
Kerley, Shore und Young zu sein, der unter den Erscheinungen einer Infiltration der Lunge zugrunde ging. Nach Duken ist für die Annahme einer
kongenitalen Lungenerkrankung der Nachweis anderer Mißbildungen von
Bedeutung. So berichtet er über einen Fall von Cystenlunge bei einem an
mongoloider Idiotie leidenden Säugling.

Die Röntgenbefunde bei den cystischen Mißbildungen der Lunge.

Von der ersten der oben genannten Formen, der *geschlossenen Wabenlunge*,
ist ein Röntgenbild nicht beschrieben. Es dürfte kaum charakteristisch sein.

Der betreffende Lungenabschnitt müßte homogen verdunkelt erscheinen, seine Abgrenzung mehr oder weniger scharf, vielleicht mit einer kleinwelligen Konturierung, entsprechend den multiplen, konfluierenden Cysten. Höchstens durch das letztere Merkmal könnte die Erkrankung von infiltrativen Prozessen der Lunge zu unterscheiden sein.

Ein charakteristischeres Aussehen dürfte die zweite Gruppe, die *offene Wabenlunge* im Röntgenbilde haben. Die kleinen luftgefüllten Hohlräume müssen sich als abnorme Aufhellungen präsentieren, die voneinander durch wabenartig angeordnete Schattenstreifen getrennt sind, also etwa ein Bild darbieten, das wir von manchen Fällen von sackförmigen Bronchiektasien des Erwachsenen her kennen. In ähnlicher Weise beschreiben KERLEY, SHORE und YOUNG das Röntgenbild ihres Falles, der zu dieser Gruppe gehört haben dürfte. Die netzförmige Zeichnung war dort außerdem von kleinen, dunklen Flecken unterbrochen, die nach dem autoptischen Befunde dem innerhalb des erkrankten Bereiches übrig gebliebenen atelektatischen Lungengewebe entsprachen. Berücksichtigen wir, daß die Erkrankung meistens schon im ersten Lebensjahre zum Tode führt und daß in diesem Lebensalter andere Erkrankungen, die ein ähnliches Bild hervorrufen könnten (erworbene Bronchiektasien, multiple Höhlenbildungen) nicht vorkommen, so können wir das beschriebene Bild im Verein mit dem Alter als pathognomonisch ansehen.

DUKEN hat kürzlich bei 2 Fällen von angeborener Hypoplasie eines Lungenlappens mit multipler Cystenbildung mit gutem diagnostischem Erfolg die *Bronchographie* herangezogen.

Die *geschlossene Sacklunge*, grob-anatomisch charakterisiert durch einen von der Lunge durch eine Kapsel abgeschlossenen flüssigkeitsgefüllten Hohlraum, kann im Röntgenbilde nicht anders aussehen als alle anderen expansiv wachsenden Prozesse, wie benigne Tumoren, Echinokokken usw. Eine Unterscheidung gegenüber diesen Erkrankungen ist röntgenologisch daher nicht möglich. Nur das jugendliche Alter muß den Verdacht auf das Vorliegen einer Mißbildung erwecken.

Die *offene Sacklunge*, also der mit Luft gefüllte intrapulmonale Sack ist im Röntgenbilde charakterisiert durch eine scharf ringförmig begrenzte Aufhellung. Ihr Bild gleicht also dem einer bindegewebig abgekapselten luftgefüllten Höhle ohne Flüssigkeit, etwa einem in normaler Lunge sitzenden ausgeheilten *Absceß* oder einer *Pneumocyste* nach völliger Entleerung des flüssigen Inhaltes. Die in Rede stehende Mißbildung kann jedoch mitunter eine Größe erreichen, wie sie den erworbenen Höhlenbildungen kaum jemals zukommt. In solchen Fällen wäre noch an einen abgesackten Pneumothorax zu denken, der sich jedoch durch den, bei Untersuchung in verschiedenen Richtungen zu erbringenden Nachweis des intrapulmonalen Sitzes des Luftsackes leicht ausschließen läßt.

Ein charakteristischer Fall dieser Art ist von BURGHARD beschrieben.

Es handelte sich um ein 2 Monate altes Kind, das seit der Geburt an etwas erschwerter Atmung litt. 3 Tage vor der Aufnahme in das Spital verschlimmerte sich die Atemnot; besonders nach jeder Mahlzeit traten Anfälle von Asphyxie mit Cyanose ein.

Die *klinische Untersuchung* ergab neben den Zeichen schwerster Dyspnoe eine Vorwölbung der linken Thoraxseite, darüber einen hypersonoren Lungenschall und eine fast aufgehobene Atmung. Über der rechten Lunge Dämpfung mit tympanitischem Beiklang und feinblasigem Rasseln. Die Herztöne waren zwischen der rechten Mamillar- und Axillarlinie deutlich hörbar.

Röntgenologisch fand sich die linke Thoraxseite auffallend hell, das linke Zwerchfell tiefstehend. In der Herzgegend eine etwa apfelgroße, fast kreisrunde, von einem dünnen Streifen ganz scharf gegrenzte Figur, die noch heller erscheint, als die übrige linke Thoraxseite. Die rechte Lunge an der Basis intensiv, homogen, in den übrigen Anteilen streifigfleckig verschattet (Abb. 110). Die seitliche Aufnahme zeigt außer einem abnorm tiefen Retrosternalraum eine von der vorderen und hinteren Thoraxwand annähernd gleich weit entfernte apfelgroße, den Herzgefäßschatten teilweise kreuzende, scharf ringförmig begrenzte Aufhellung (Abb. 111).

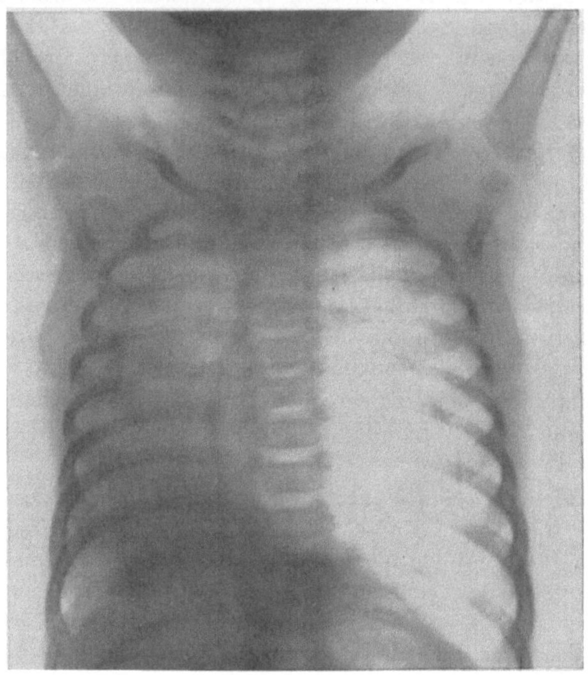

Abb. 110. Kongenitale lufthaltige Cyste (Sacklunge). (Aus BURGHARD: Fortschr. Röntgenstr. 34, H. 3, 309.)

Das Kind kam unter den Zeichen zunehmender Atemnot ad exitum.

Die Obduktion (Dr. SCHLEUSING, Düsseldorf) klärte das Bild. Es fand sich das Mediastinum stark nach rechts verlagert, das Herz gedreht. Der linke Thoraxraum war von dem hochgradig emphysematös geblähten Oberlappen ausgefüllt; die emphysematöse Lunge überlagerte das Mediastinum und einen Teil der rechten Lunge. Beim Durchschneiden fand sich im Oberlappen ein apfelgroßer, prall mit Luft gefüllter cystenartiger Hohlraum. Er communicierte durch einen für eine feine Sonde durchgängigen Gang mit dem Bronchialbaum. In der rechten Lunge konfluierende lobulär-pneumonische Herde.

Das Bild der offenen Sacklunge, also des großen luftgefüllten Sackes inmitten einer normalen oder emphysematös geblähten Lunge, eventuell mit Verdrängung des Mediastinums, ist so charakteristisch, daß es wohl für sich allein die Diagnose sichert; es handelt sich in derart ausgebildeten Fällen ja wohl immer nur um Säuglinge, da die Krankheit bald zum Tode führt.

Von den besprochenen *Komplikationen* führte in dem von CLAIRMONT beobachteten Falle die Infektion einer flüssigkeitsgefüllten Cyste mit konsekutiver *Pneumonie* zu einer völligen Verwischung des Bildes. Auch ein *Pneumothorax,* wie er z. B. von MILLER bei einer Wabenlunge beobachtet wurde, muß ein Unkenntlichwerden der Grundkrankheit zur Folge haben.

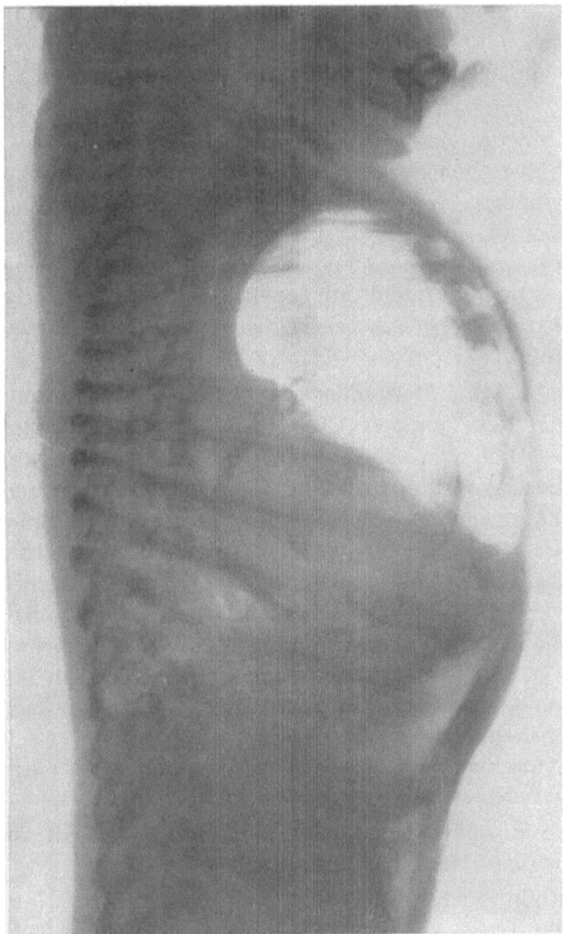

Abb. 111. Derselbe Fall. Dextro-sinistrale Aufnahme. (Aus BURGHARD.)

Zusammenfassung.

Die angeborenen Cystenbildungen der Lunge können je nach ihrem grobanatomischen Aufbau ganz verschiedenartige Röntgenbilder erzeugen. Diese sind in den Fällen, bei denen eine Verbindung mit dem Bronchialbaum besteht, so charakteristisch, daß, namentlich unter Berücksichtigung des Alters (1. Lebensjahr) die Diagnose wohl immer gestellt werden kann, wenn man an die Möglichkeit dieser Erkrankung denkt. Bei Fehlen einer Verbindung mit einem Bronchus sind die Bilder nicht eindeutig. Immerhin muß auch, namentlich bei Vorliegen solitärer Cysten (geschlossene Sacklunge) das jugendliche Alter die Diagnose in die richtige Bahn lenken.

2. Die Dermoidcysten und Teratome in der Lunge.

Diese beiden aus verlagerten Hautkeimen, resp. aus Abkömmlingen aller drei Keimblätter hervorgehenden geschwulstartigen Bildungen haben im Bereiche des Thorax weitaus in den meisten Fällen im Mediastinum ihren Ausgangspunkt. Wir werden sie daher erst im Kapitel „Mediastinaltumoren" ausführlich besprechen.

Von den in der Literatur als Dermoidcysten der Lunge röntgenologisch beschriebenen Fällen gehört ein Teil zweifellos auch zu den mediastinalen Bildungen, so offenbar ein Fall von WEIL, bei dem allerdings die Diagnose mangels eines autoptischen Befundes nicht sichersteht. Über weitere Fälle berichten JAKSCH und DICK; mangels genauerer Beschreibung läßt sich bei ihnen der Ausgangspunkt nicht mit Sicherheit bestimmen. Zweifellos in der Lunge gelegen war eine operativ beseitigte Dermoidcyste in einem von MACHOL beschriebenen Falle.

Das Röntgenbild der Dermoidcysten in der Lunge unterscheidet sich in keiner Weise von dem anderer Cysten und expansiv gewachsener Gebilde. Auch der Sitz ist kein typischer, wenn man davon absieht, daß auch diese Mißbildungen die linke Thoraxseite bevorzugen. Die Diagnose ist daher röntgenologisch nicht zu stellen. Die Cyste kann auch mehrkämmerig sein, was von außen durch Einsenkungen markiert sein kann und sich röntgenologisch durch Einkerbungen, also eine polycyklische Begrenzung manifestiert. So wies in dem Falle von MACHOL der scharf begrenzte homogene Schatten zwei Einschnürungen an seiner Konturierung auf; die Cyste erwies sich dann als zweikämmerig. In solchen Fällen kann das Bild ganz dem multizentrisch gewachsener Gebilde, wie von Drüsentumoren oder konfluierenden Tumormetastasen oder dem groblappig gebauter Geschwülste, wie dem des nichtverkalkten Chondroms oder schließlich dem einer durch Verwachsungen deformierten Echinokokkuscyste gleichen.

Da es auch kein charakteristisches klinisches Symptom der Dermoidcyste gibt, ist die Diagnose derselben unmöglich.

Das Röntgenbild eines in der Lunge gelegenen, operativ entfernten soliden *Teratoms* ist von H. R. und S. O. BLACK beschrieben. Es fand sich in der linken Lunge ein großer homogener, scharf begrenzter, runder Schatten, also ebenfalls ein durchaus uncharakteristisches Bild. Drei ähnliche Fälle hat EDWARDS beschrieben.

F. Die sekundären Geschwülste in der Lunge.

Pathologische Anatomie.

Die metastatischen Tumoren gehören zu den häufigsten Geschwülsten in der Lunge. Sie stehen an Häufigkeit kaum hinter den primären Lungenkrebsen zurück.

Wie bei allen Tumormetastasen hat man auch bei den sekundären Geschwülsten in der Lunge zwischen den auf dem *Lymphwege* entstandenen und den auf dem *Blutwege* in sie gelangten zu unterscheiden.

Auf dem Lymphwege verbreiten sich in der Lunge die *Bronchuscarcinome* (s. dieses Kapitel), weiters *Mammacarcinome* und schließlich nicht allzu selten der *Magenkrebs.* Erstere dringen, wie wir besprochen haben, vom Ausgangspunkt direkt in die Lymphwege ein; der Brustkrebs kann auf dem Wege über die Lymphbahnen der Pleura in die Lymphgefäße der Lunge gelangen oder, wie EASTMOND ausführt, über die axillaren, resp. die supra- und infraclavicularen oder die Intercostaldrüsen; der Weg des Magenkrebses führt über eine retroperitoneale, am Pankreas gelegene Drüse zu den Hilusdrüsen; von hier aus kommt es zu retrograder Infiltration der Lymphgefäße der Lunge (SCHMOLLER). In seltenen Fällen können auch andere Carcinome, wie der *Gallenblasenkrebs,* vereinzelt auch *Sarkome* metastatisch in den Lymphbahnen der Lunge wuchern. Man bezeichnet den auf dem Lymphwege metastasierten Krebs als *Lymphgefäßkrebs,* häufiger noch als *Lymphangitis carcinomatosa;* mit Rücksicht darauf, daß aber auch metastatische Sarkome das gleiche Bild machen können, spricht man besser von *Lymphangitis tumorosa.*

Auf dem *Blutwege* können Tumoren in die Lunge gelangen, wenn der Primärtumor in eine Vene des großen Kreislaufes durchgebrochen ist, oder dadurch, daß in den Lymphbahnen fortgeschleppte Tumorzellen auf dem Wege des Ductus thoracicus in die Blutbahn kommen. Hämatogene Lungenmetastasen beobachtet man bei allen *Sarkomen,* weiters recht häufig beim *Hypernephrom,* bei den *Schilddrüsengeschwülsten,* beim Carcinom der *Prostata* und beim *Chorionepitheliom.*

Auf dem Blutwege können einzelne Geschwulstzellen in größerer oder geringerer Zahl verschleppt werden, die dann in den Capillaren stecken bleiben (capilläre Embolie) oder aber es gelangen einzelne größere Zellverbände in den Kreislauf und verstopfen dann ein größeres Lungengefäß (BORST). In beiden Fällen können die angesiedelten Geschwulstkeime zunächst intravaskulär wachsen und dann die Wand des Gefäßes durchbrechen; sie wachsen dann im Lungenparenchym mitunter *destruktiv,* sehr häufig aber wie benigne Tumoren *exstruktiv* zu Geschwülsten von Hanfkorn- bis Faustgröße und darüber an. Wie KAUFMANN ausführt, können die Tumorzellen auch in die Alveolen eindringen, diese anfüllen und durch Konfluenz Infiltrate bilden, die grob-anatomisch den exsudativen Prozessen vom Charakter der lobulären Pneumonie gleichen.

Der Sitz der Lungenmetastasen kann ein sehr verschiedener sein, doch geht aus röntgenologischen Beobachtungen (OTTEN, KÄDING, eigene Erfahrungen) hervor, daß die Lungenbasis bevorzugt wird (s. später). Es mag das mit der stärkeren Durchblutung und geringeren Strömungsgeschwindigkeit in diesem Bereiche zusammenhängen.

Die verschiedene Art der Entstehung, der Ausbreitungsweise und des lokalen Wachstums, sowie die sehr verschiedene Zahl der in der Lunge angesiedelten und zu Tumoren heranwachsenden Keime führen zu äußerst differenten Bildern. Unter Zugrundelegung dieser pathologisch-anatomischen Gesichtspunkte und gleichzeitiger Berücksichtigung des röntgenologisch Unterscheidbaren wollen wir folgende Formen der sekundären Lungengeschwülste unterscheiden:

1. Die metastatische Lymphangitis tumorosa.
2. Die kleinknotige Form (miliare und submiliare Tumorose).

3. Die solitären metastatischen Tumorknoten, das sind offenbar die aus der Ansiedlung eines Geschwulstembolus, meist exstruktiv gewachsenen Gebilde.

4. Die grobknotige Form, das sind die multiplen, ebenfalls meist exstruktiv gewachsenen runden Knoten.

5. Die unregelmäßig geformten Herde; es gehören hierher offenbar die destruktiv wachsenden, sowie die intraalveolär wuchernden Metastasen.

Mischformen, namentlich der letzteren zwei Typen kommen nicht selten vor.

Die Art und der Ort des Primärtumors findet in der Form der Lungenmetastasen keinen Ausdruck, sind daher aus dem grob-anatomischen Bilde der letzteren nicht zu erkennen.

Komplikationen sind bei den sekundären Geschwülsten der Lunge nur selten zu beobachten. In größeren Tumoren kann es zu *Zerfall* kommen. Äußerst selten scheinen *pneumonische Infiltrationen* in der Umgebung von Metastasen zu sein (eigene Beobachtung). *Pleurale Ergüsse* sind nicht als Folgeerscheinungen der Lungentumoren anzusehen, sondern durch eine gleichzeitige, aus gemeinsamer Quelle stammende Erkrankung der Pleura bedingt; ebenso ist das Zusammentreffen von Lungen- mit *Knochen-* oder *mediastinalen Drüsenmetastasen* zu werten.

In vereinzelten Fällen sind im Gefolge von sekundären Lungengeschwülsten *Trommelschlägelfinger* und *Periostitis hyperplastica* beobachtet worden (SCHMIDT).

Die klinischen Erscheinungen.

Die Lungenmetastasen können klinisch vollkommen symptomlos bleiben namentlich in den Fällen, bei denen es sich um die lymphangitische Form handelt oder wenn bei Vorliegen einer der knotigen Formen nicht allzu reichliche Metastasen bestehen. Auch die objektive klinische Untersuchung ist bei diesen Formen häufig ganz negativ. In anderen Fällen, nämlich in jenen, bei welchen reichlichere oder dicht sitzende Metastasen vorhanden sind, können sowohl subjektive als objektive Veränderungen in der Lunge nachweisbar sein; sie sind jedoch immer ganz uncharakteristisch: Schmerzen in der Brust, Husten, mitunter mit blutigem Auswurf, zunehmende Atemnot, ferner trockene oder feuchte Rasselgeräusche, in selteneren Fällen umschriebene Dämpfungsbezirke. Fieber kann vorhanden sein, aber auch fehlen. SCHMIDT führt das Fehlen der Diazoreaktion als für die Differentialdiagnose gegenüber Tuberkulose verwertbares Symptom an. Ist ein Primärtumor diagnostiziert worden, dann müssen diese uncharakteristischen Lungenveränderungen den Verdacht auf das Vorhandensein von Lungenmetastasen erwecken. Eindeutig läßt sich jedoch diese Diagnose klinisch niemals stellen.

Es gibt aber auch Fälle, bei denen der Primärtumor vollkommen latent verläuft, so bei kleinen Prostatacarcinomen oder Hypernephromen; oder aber es liegt die Operation eines malignen Tumors schon viele Jahre zurück, etwa die eines sarkomatös degenerierten Pigmentnaevus. In solchen Fällen lassen die oben beschriebenen Lungenerscheinungen häufig an Lungenmetastasen gar nicht denken. Unter Umständen erwecken Allgemeinsymptome, wie zunehmende Anämie und Kachexie den Verdacht auf einen malignen Tumor; im Verein mit den uncharakteristischen Zeichen seitens der Lunge wird dann eventuell ein primärer Lungentumor vermutet. Unter anderen hat KIENBÖCK auf das nicht seltene Vorkommen derartiger Fälle hingewiesen; auch wir haben solche klinisch nicht erkannte, ja nicht einmal vermutete metastatische Lungentumoren wiederholt beobachtet.

Die Röntgendiagnostik der sekundären Lungentumoren.

Bei der großen Schwierigkeit, ja Unmöglichkeit, die Lungenmetastasen klinisch zu erkennen, kommt der Röntgenuntersuchung bei diesen Fällen eine ganz besonders große Bedeutung zu. In den Fällen, bei welchen der Primärtumor manifest ist, kann der röntgenologische Nachweis des Vorhandenseins oder Fehlens von Lungenmetastasen für die Frage der Operabilität ausschlaggebend sein; ist von einem malignen Tumor überhaupt nichts bekannt, dann deckt die röntgenologische Erkennung der Lungenmetastasen erst das Vorliegen einer malignen Erkrankung auf. Denn das Röntgenbild ist häufig so beschaffen, daß der metastatische Lungentumor mit größter Wahrscheinlichkeit, ja mit voller Sicherheit aus ihm allein zu erschließen ist.

Der erste in der Literatur beschriebene Fall eines röntgenologisch untersuchten metastatischen Lungentumors ist schon im Jahre 1898 von LEO publiziert worden. Ausführlichere Arbeiten über die Röntgendiagnostik der sekundären Lungentumoren stammen von OTTEN, KIENBÖCK, CARMAN, d'AMATO, EVANS und LEUCUTIA, LENK u. a.

Aus der Besprechung der Anatomie der Lungenmetastasen geht hervor, daß die Röntgenbilder derselben nicht nur sehr verschiedenartig sein müssen, indem sie die Symptomenkomplexe der destruktiven, der expansiven, der exsudativen und schließlich auch der strangförmig wachsenden Prozesse darbieten können, sondern daß auch das Bild der einzelnen Metastase kein charakteristisches sein kann, sondern im besten Falle eine der eben genannten Gruppendiagnosen gestattet. Wenn wir in sehr vielen Fällen doch über diese hinauskommen können, so liegt das an der häufig charakteristischen Lage und vor allem Anordnung der einzelnen Metastasen, resp. der durch sie gebildeten Schatten. Daß das Röntgenbild die Art des Primärtumors (Carcinom, Sarkom, Hypernephrom usw.) niemals zu erkennen erlaubt, geht aus der besprochenen Unmöglichkeit, sie grob-anatomisch festzustellen, hervor.

Wir haben weiters gesehen, daß die metastatischen Lungentumoren entweder von keinen oder nur von wenig charakteristischen *Folgeerscheinungen* begleitet sind; der röntgenologische Nachweis derselben kann also die Diagnose der Metastasen im Gegensatz zu der der primären Tumoren nur selten fördern. Hingegen kann die Kombination mit Veränderungen in der Pleura, im Mediastinum oder im Skelet, die als Metastasen gedeutet werden können oder müssen, die Diagnose der Lungenerkrankungen auf den richtigen Weg bringen, allerdings nur dann, wenn kein primärer Lungentumor in Frage kommt und die Differentialdiagnose nur zwischen Tumormetastase und einer nicht neoplastischen Lungenerkrankung schwankt.

Die *Hilfsuntersuchungsmethoden* bringen bei den sekundären Lungengeschwülsten in der Regel keinen Nutzen.

a) Die Grundformen der sekundären Lungengeschwülste im Röntgenbilde.

α) Die metastatische Lymphangitis tumorosa.

Wie wir schon in den betreffenden Abschnitten des Kapitels „das primäre
Lungencarcinom" hervorgehoben haben, ist die metastatische Lymphangitis

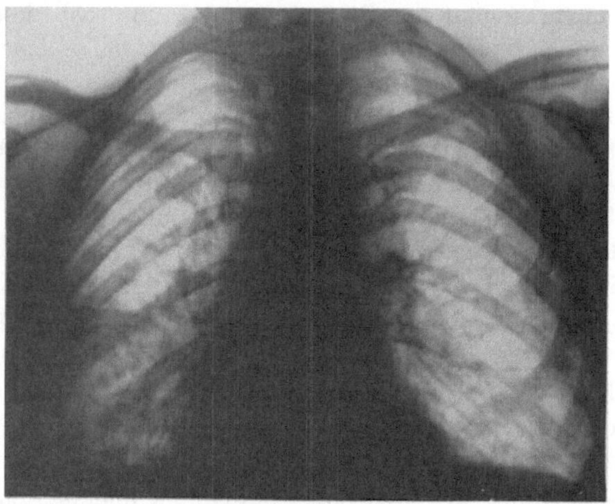

Abb. 112. Lymphangitis carcinomatosa bei operiertem Mammacarcinom.   Fall 48.

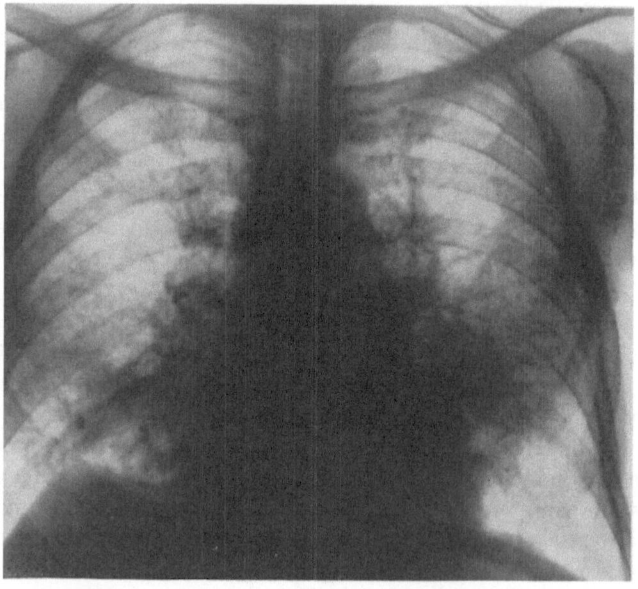

Abb. 113. Lymphangitis carcinomatosa bei primärem Carcinoma ventriculi.   Fall 49.

carcinomatosa von dem in den Lymphgefäßen wuchernden primären Lungenkrebs nicht zu unterscheiden. Wir haben also auch hier das Bild der meist
von der Hilusgegend sich ausbreitenden, gegen die Peripherie zu sich verjüngenden

netzförmig angeordneten Streifen, kombiniert mit einzelnen oder reichlichen Fleckchen, die das Bild der orthoröntgenograd getroffenen infiltrierten Lymphgefäße darstellen. Diese Veränderungen können beide oder in selteneren Fällen nur eine Lunge betreffen, und zwar in ganzer Ausdehnung oder auch nur auf einzelne Abschnitte, namentlich das Hilusbereich beschränkt. Mitunter ist die Zeichnung an der Basis am dichtesten.

Einige Fälle mit verschiedenem Primärtumor seien hier angeführt:,

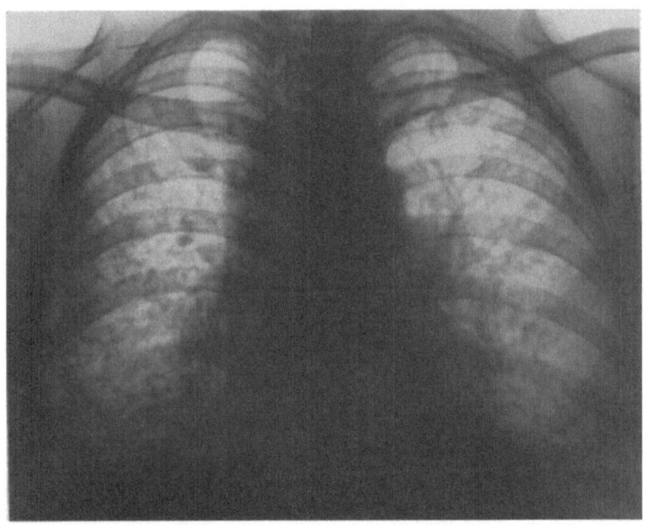

Abb. 114. Lymphangitis carcinomatosa bei Carcinom der Gallenblase. Beiderseitiger pleuraler Erguß durch Pleurametastasen. Fall 50.

Fall 48. Primär *Carcinoma mammae.* Rosa V., 46 Jahre. Zugewiesen von der 3. med. Abteilung (Hofrat Prof. SCHLESINGER).

Aus der *Anamnese:* Vor 10 Monaten Amputation der rechten Mamma wegen Carcinom. Seit kurzem zunehmende Atemnot.

Aus dem *klinischen Status:* Kachektische Patientin mit ziemlich starker Dyspnoe. Typische Narbe nach Amputation der linken Mamma mit Ausräumung der axillaren Drüsen.

Aus dem *Röntgenbefunde:* Beide Lungenfelder durchsetzt von reichlichen, netzförmig angeordneten Streifen und einzelnen Flecken. In einigen Rippen rundliche, scharf begrenzte Aufhellungen. Die 7. linke Rippe im Bereiche der hinteren Axillarlinie quer frakturiert (Spontanfraktur) (Abb. 112).

Die *Obduktion* ergab eine Lymphangitis carcinomatosa und reichlich Skeletmetastasen.

Fall 49. Primär *Carcinoma ventriculi.* Ferdinand K., 55 Jahre. Zugewiesen von der 2. med. Klinik (Hofrat Prof. ORTNER).

Aus der *Anamnese:* Vor 30 Jahren Apicitis. Seither nie krank. Seit 3 Monaten Appetitlosigkeit, 20 kg Gewichtsabnahme. Husten mit gelblichem Auswurf. Stechen zwischen den Schultern.

Aus dem *klinischen Status:* Kachektisches Aussehen. *Lunge:* Schallverkürzung über den Spitzen. Bronchitische Geräusche über der ganzen Lunge. *Abdomen:* Rechts vom Nabel druckempfindliche Resistenz.

Aus dem *Röntgenbefunde: Magen:* Quergedehnter hochgelegener Hakenmagen ohne sichtbare Entleerung mit großem 6 h-Rest. Das Antrum pylori zapfenförmig, die kleine Kurvatur in seinem Bereiche starr, zackig konturiert. *Lunge:* Beiderseits von der Hilusgegend ausgehend sehr dichte, dendritisch verzweigte Zeichnung. Adhäsive Zacke am linken Zwerchfell (Abb. 113).

Aus dem *Obduktionsbefunde:* Pathologisch-anatomisches Universitätsinstitut (Prof. MARESCH, Obduzent Dr. MUSGER). Carcinom am Pylorus. Lungen über den Spitzen und der Basis angewachsen, die pleuralen und subpleuralen Lymphgefäße durch Einlagerung von Tumorgewebe rosenkranzartig injiziert.

Fall 50. Primär *Carcinom der Gallenblase.* Josefa R., 42 Jahre. Zugewiesen von der 2. med. Klinik (Hofrat Prof. ORTNER).

Aus der *Anamnese:* Seit 2 Monaten rasch zunehmende Drüsenschwellung rechts supraclavicular. Seit kurzem Magenbeschwerden und zunehmende Atemnot.

Aus dem *klinischen Status:* Dämpfung rechts basal.

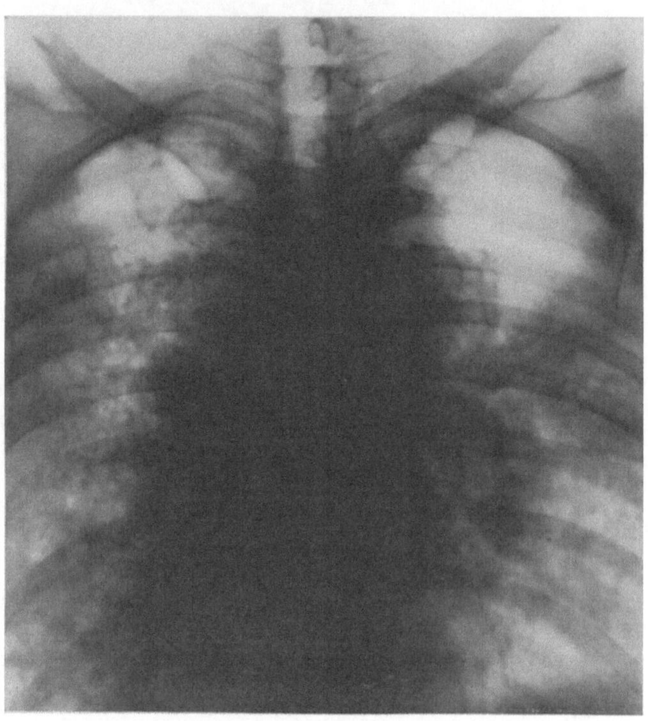

Abb. 115. Lymphangitis sarcomatosa bei Melanosarkom. Drüsenmetastasen im Mediastinum. Fall 51.

Aus dem *Röntgenbefunde:* In beiden Lungenfeldern aus dichten Streifen zusammengesetzte, gegen die Basis zunehmende, netzförmig angeordnete Streifenzeichnung. Beiderseits basal oberhalb des Sinus homogene, oben schräg begrenzte Verdunkelung (Abb. 114).

Aus dem *Obduktionsbefunde:* (Pathologisch-anatomisches Universitätsinstitut, Prof. MARESCH, Obduzent Dr. SMETANA). Primär Carcinom der Gallenblase. In der Pleura beider Lungen feine Netzwerke von gelblich-weißem Aftergewebe. Die Septa der Alveolen, sowie die peribronchialen Räume mit der gleichen Aftermasse infiltriert.

Fall 51. Primär: operiertes *Melanosarkom.* Karl S., 46 Jahre. Zugewiesen von der 3. med. Klinik (Hofrat Prof. CHVOSTEK).

Aus der *Anamnese:* Vor 7 Monaten Operation eines „Muttermales" am rechten Unterbauch. Seit $2^1/_2$ Monaten Drüsenschwellung links inguinal. Seit 5 Wochen zunehmende Dyspnoe, Husten, Fieber bis 38,5°.

Aus dem *klinischen Status:* Große Drüsenpakete beiderseits inguinal. Auf der Haut des Unterbauches mehrere blaurote Knoten. Lunge: Links ausgedehnte Dämpfung mit bronchialem Atmen. Im *Harn* positive *Melaninreaktion.*

Aus dem *Röntgenbefunde:* Der Mittelschatten nach beiden Richtungen stark ver-verbreitert, ziemlich scharf, polycyklisch begrenzt. Die ganzen Lungenfelder durchsetzt von einer aus ziemlich breiten Streifen zusammengesetzten Zeichnung; außerdem einzelne teils scharf, teils unscharf begrenzte Flecke (Abb. 115).

Aus dem *Obduktionsbefunde:* Pathologisch-anatomisches Universitätsinstitut (Prof. MARESCH). Melanosarkommetastasen im Mediastinum. Lymphangitis sarcomatosa in derLunge.

Das Röntgenbild der metastatischen Lymphangitis tumorosa ist ebenso wenig eindeutig, wie das der primären Lymphangitis carcinomatosa beim Bronchuscarcinom. *Differentialdiagnostisch* in Betracht kommen alle jene Erkrankungen, die wir bei Besprechung der letzteren erörtert haben. Alle dort angeführten Momente sind auch hier zu berücksichtigen.

Mit großer Wahrscheinlichkeit kann man eine metastatische Lymphangitis tumorosa bei Vorliegen des beschriebenen Bildes annehmen, wenn gleichzeitig röntgenologisch oder klinisch oder anamnestisch einer der Tumoren, die erfahrungsgemäß verhältnismäßig häufig auf dem Lymphwege in die Lunge metastasieren, gefunden wurde, vor allem also ein Mamma- oder Magencarcinom.

Mit Vorsicht ist jedoch eine Streifenzeichnung, namentlich wenn sie auf einen kleineren Abschnitt beschränkt ist, zu beurteilen, wenn ein *röntgenbestrahltes* oder prophylaktisch nachbestrahltes Mammacarcinom vorliegt. Wie zuerst WINTZ beschrieben hat und nach ihm eine Reihe von deutschen und amerikanischen Autoren hervorgehoben haben und auch unsere eigene Erfahrung bestätigt, kann es nach intensiver Bestrahlung des Thorax zu lokalisierten entzündlichen Erscheinungen in der Lunge kommen, die unter fibröser Induration ausheilen können. Diese Fibrose ist im Röntgenbilde ebenfalls durch eine intensive lokalisierte Streifenzeichnung charakterisiert. DESJARDINS hat auf die Gefahr der Verwechslung derartiger Röntgenschädigungen mit Tumormetastasen hingewiesen.

β) Die kleinknotige Form der Lungenmetastasen (miliare und submiliare Tumorose).

Diese Form der hämatogenen Tumoraussaat in der Lunge gilt als große Seltenheit, ja nach Ansicht mancher Autoren existiert sie überhaupt nicht. So meint LORENZ, es sollte der alte Ausdruck „miliare Carcinose" gänzlich fallen gelassen werden, da es sich in diesen Fällen immer um eine Lymphgefäß-infiltration handle, deren quergetroffene Stränge im Röntgenbilde als Flecke, im anatomischen Schnitte als Knötchen imponieren.

Wie wir im vorhergehenden Abschnitte ausgeführt haben, können bei der lymphogenen Form der Tumormetastasen im Röntgenbilde tatsächlich fleckförmige Schatten als Ausdruck orthoröntgenograd getroffener infiltrierter Lymphgefäße zutage treten. Daß aber einem Lungenbilde, welches ausschließlich oder überwiegend durch gleich- oder verschieden große Fleckschatten charakterisiert ist, anatomisch durchwegs strangförmige Bildungen zugrunde liegen, ist undenkbar, da ja in diesem Falle alle diese Stränge die Verlaufsrichtung der abbildenden Strahlen haben, also bei der häufigsten, der sagittalen Untersuchungsrichtung durchwegs von hinten nach vorn ziehen müßten. Zweifellos gibt es aber Bilder von Tumormetastasen, die ausschließlich aus circumscripten Flecken zusammengesetzt sind, ihnen liegen tatsächlich circumscripte Knotenbildungen in der Lunge zugrunde. Nach eigener Erfahrung ist diese Form

der Tumormetastasen kaum seltener zu beobachten als die tumoröse Lymphgefäßinfiltration.

Die hämatogene Aussaat der kleinen Tumorknoten ist im Röntgenbilde
charakterisiert durch pfefferkorn- bis kirschkerngroße Flecke, die rund und
scharf oder leicht unscharf begrenzt sind, je nachdem, ob es sich um rein verdrängend wachsende Knoten handelt oder ob auch eine destruktive Wachstumskomponente vorhanden ist.

Über die Art der *Verteilung* dieser Flecke über die Lunge ist in der Literatur
nur wenig enthalten. Meist spricht man von gleichmäßiger Aussaat über beide
Lungen und erklärt, daß eine Differenzierung gegenüber dem Bilde der akuten
Miliartuberkulose nicht möglich sei (s. auch später). Nur BLUM hebt bei der
Beschreibung zweier Fälle, von denen der eine sich bei der Obduktion als
Metastasen eines Chorionepithelioms, der zweite als hämatogene Aussaat eines
Melanosarkoms erwies, hervor, daß die Flecke in der Lunge von oben nach unten
an Zahl zunahmen, was ihn an der Diagnose Miliartuberkulose, zu der das
Röntgenbild zunächst verleitete, zweifeln ließ. In einer kürzlich erschienenen
Arbeit über die Röntgenuntersuchung bei der Miliartuberkulose kommt KÄDING
zu dem Schlusse, daß die Carcinose im Gegensatz zur miliaren Tuberkulose
besonders in den unteren Lungenteilen Herdbildungen zeige.

Bei der Beurteilung der Verteilung der Knötchen über die Lunge muß man
zwischen Anordnung nach *Zahl* und nach *Größe* der einzelnen Schattenflecke
unterscheiden. Bei der Schätzung der zahlenmäßigen Verteilung muß der
Umstand bedacht werden, daß der Durchmesser der Lunge von der Spitze gegen
die Basis zunimmt. Diese Tatsache führt dazu, daß bei völlig gleichmäßiger
Verteilung der Knötchen über die ganze Lunge an der Basis eine viel größere
Anzahl derselben auf die Einheit der bildauffangenden Fläche projiziert wird
als im Bereiche der Spitze. Es müßte also nicht nur wegen der stärkeren Strahlenabsorption an der Basis eine Helligkeitsabnahme von oben nach unten zu
beobachten sein, sondern es müßten auch die einzelnen Schattenflecke — immer
gleichmäßige Verteilung der Knötchen vorausgesetzt — in dem Bilde der unteren
Lungenpartie viel dichter nebeneinander sitzen. Dies wird allerdings zum großen
Teile dadurch kompensiert, daß nicht sämtliche Knötchen auf dem Bilde zur
Darstellung gelangen, sondern nur die dem Schirm, resp. der Platte näher-
gelegenen, wobei die Dicke der in der Abbildung erscheinenden Schichte von der
Qualität der angewendeten Strahlung, sowie der Aufnahmstechnik (gewöhnliche
Aufnahme, Buckyaufnahme, Fernaufnahme) abhängig ist. Immerhin dürfen
wir von einer Zunahme der Zahl nur dann sprechen, wenn sie sehr auffallend
ist, wenn also etwa im Bereiche der Spitzen keine oder nur ganz vereinzelte
Fleckchen zu sehen sind, während sie an der Basis dicht nebeneinander sitzen.
Eine derartige auffallende Differenz zwischen Spitze und Basis kann man bei
der miliaren und submiliaren Tumorose meiner Erfahrung nach tatsächlich
beobachten, wie z. B. der folgende Fall zeigt:

Fall 52. Grete K., 9 Jahre. Zugewiesen von der Ambulanz der 1. chir. Abteilung
(Hofrat BÜDINGER).

Aus der *Anamnese:* Vor 3 Jahren Operation wegen Osteosarkom des Humerus. Jetzt
lokales Rezidiv. Seit kurzem rasch zunehmende Dyspnoe.

Aus dem *klinischen Status:* Hochgradig dyspnoisches, cyanotisches Kind. Schallverkürzung über den basalen Lungenpartien. Trockene Rasselgeräusche über der ganzen
Lunge.

Röntgenbefund: Beide Lungenfelder durchsetzt von reichlichen, kirschkern- bis haselnußkerngroßen, runden, meist scharf begrenzten Flecken. Während die Spitzen und die subapikalen Partien fast ganz frei sind, sitzen sie an der Basis so dicht, daß sie vielfach kaum voneinander differenzierbar sind (Abb. 116). Unter Röntgenbestrahlung (s. später) bedeutende Besserung. Etwa 1 Jahr nachher Exitus an Hirnmetastasen.

Noch wichtiger scheint mir der Umstand zu sein, daß gewöhnlich auch die Größe der einzelnen Schattenflecke von der Spitze gegen die Basis deutlich zunimmt. Das konnte auch an dem eben beschriebenen Falle beobachtet werden. Ein weiterer hierher gehöriger Fall ist der folgende:

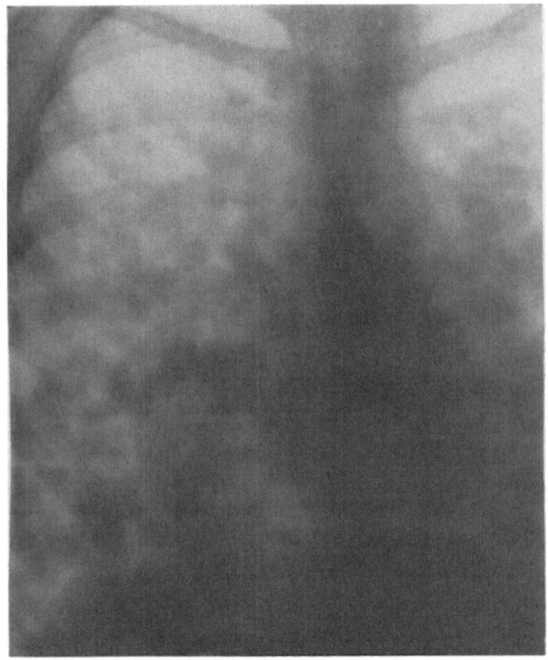

Abb. 116. Submiliare Sarkomatose der Lunge. Primär-Osteosarkom. Zunahme der Zahl der Knötchen von der Spitze gegen die Basis. Fall 52.

Fall 53. Johann B., 46 Jahre. Zugewiesen von der Ambulanz der 3. med. Abteilung (Hofrat Prof. SCHLESINGER).

Aus der *Anamnese:* Seit kurzem Husten und Atembeschwerden bei raschem Gehen.

Aus dem *klinischen Status:* Mäßig reichliche trockene und feuchte, nicht konsonierende Rasselgeräusche über der ganzen Lunge.

Röntgenbefund: In beiden Lungenfeldern äußerst reichliche erbsen- bis über kirschkerngroße, rundliche, teils scharf, teils unscharf begrenzte Flecke. Sie nehmen deutlich an Zahl und Größe von der Spitze gegen die Basis zu (Abb. 117).

Eine *Ergänzung der Anamnese* ergab nun, daß bei dem Patienten vor mehreren Jahren ein „Muttermal" operativ entfernt worden war. Bei genauerer Inspektion fanden sich einzelne kleine, bläulich schimmernde Knötchen unter der Bauchhaut. Eine Anfrage an der dermatologischen Station, die den Naevus entfernt hatte, wurde dahin beantwortet, daß dieser nach der histologischen Untersuchung sarkomatös degeneriert war.

Diese Zunahme der einzelnen Flecke an Zahl, vor allem aber an Größe von der Spitze gegen die Basis zu scheint mir so charakteristisch zu sein, daß ihr Vorhandensein die Diagnose „Tumormetastasen" äußerst wahrscheinlich macht.

Keine der zahlreichen Erkrankungen, die ein sonst gleiches Röntgenbild haben, weist dieses Merkmal auf; höchstens ausnahms- und zufälligerweise könnte eine

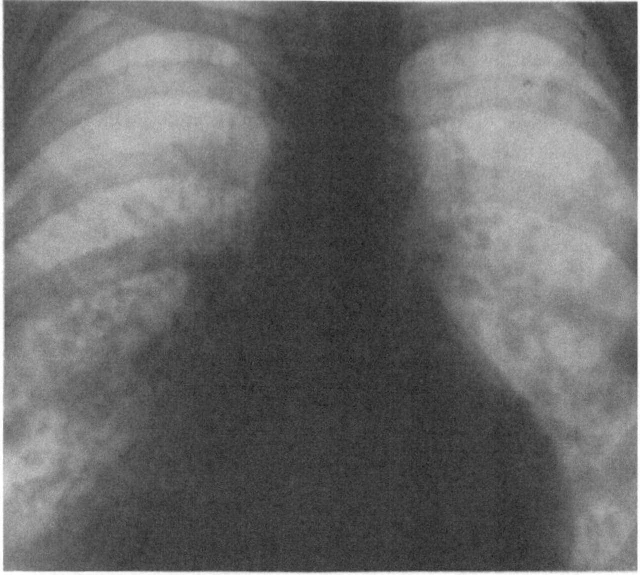

Abb. 117. Submiliare Melanosarkomatose der Lunge. Zunahme der Flecke an Zahl und Größe von der Spitze gegen die Basis. Fall 53.

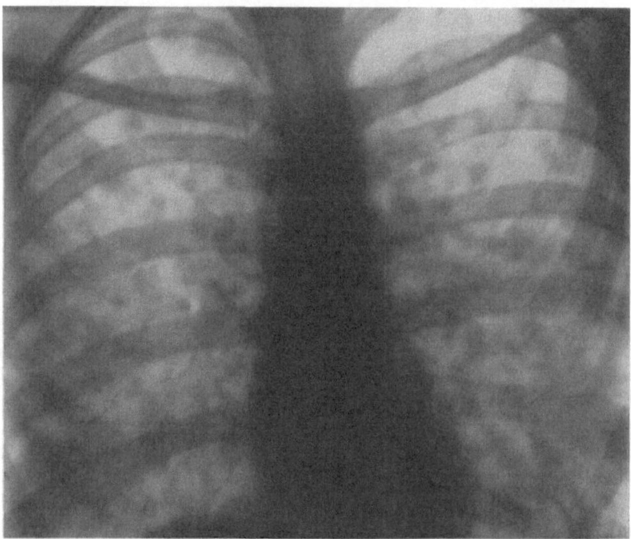

Abb. 118. Submiliare Carcinose der Lunge. Primär-Carcinom der Orbita. Fall 54.

der noch in Betracht kommenden seltenen Krankheiten (s. später) eine ähnliche Anordnung der miliaren Schattenflecke aufweisen. Diese eigenartige Verteilung der Flecke beim Tumor erklärt sich vielleicht aus den durch die

bessere Durchblutung bedingten günstigeren Wachstumsbedingungen für die an
der Basis angesiedelten Tumorkeime.

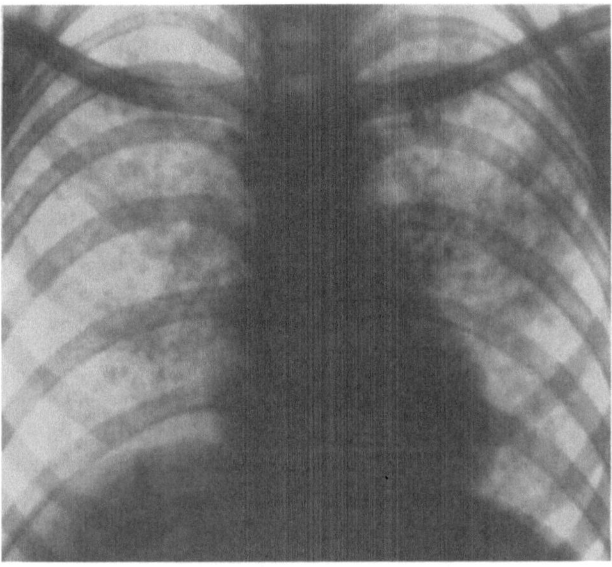

Abb. 119. Miliartuberkulose der Lunge.

Es gibt aber auch Fälle von miliarer und submiliarer Carcinose, bei denen
die einzelnen Flecke, sowohl was die Zahl als auch die Größe derselben an-
belangt, annähernd gleichmäßig in der Lunge angeordnet sind, denen also das
einzige charakteristische Zeichen dieser Erkrankung fehlt. Ein solcher Fall
ist der folgende:

Fall 54. Leopoldine T., 22 Jahre. Zugewiesen von der 2. Augenklinik (Prof. DIMMER).

Aus der *Anamnese:* Vor 2 Jahren Ausräumung der rechten Orbita wegen eines histologisch erwiesenen Carcinoms. Seit einigen Wochen zunehmende Atembeschwerden.

Aus dem *klinischen Status:* Kein lokales Rezidiv. Trockene Rasselgeräusche über der
Lunge.

Aus dem *Röntgenbefunde:* Beide Lungenfelder durchsetzt von reichlichen, teils scharf,
teils unscharf begrenzten, etwa kirschkerngroßen Flecken. Sie sind über beide Lungenfelder ziemlich gleichmäßig verteilt (Abb. 118).

Die Zahl der differentialdiagnostisch gegenüber dieser Form der Lungenmetastasen in Betracht kommenden Erkrankungen, die ebenfalls zu dem „getüpfelten“ oder „gefleckten“ Lungenbilde (ASSMANN) führen, ist ziemlich groß.

Die wichtigste und häufigste Krankheit, die auf hämatogenem Wege zu einer
Aussaat kleiner Herde in der Lunge führt, ist die *miliare* und *submiliare Tuber-*
kulose. Das Röntgenbild der kleinen, von der umgebenden Lunge meist scharf
abgesetzten Tuberkelknötchen ist naturgemäß dem der kleinen Tumorknoten
vollkommen gleich. Der Zahl und Größe nach sind sie häufig über die ganze
Lunge gleichmäßig angeordnet. Nicht selten aber sind die Flecke, namentlich
wenn es sich um etwas ältere Fälle handelt, in den Lungenspitzen am größten und
nehmen gegen die Lungenbasis zu an Größe ab. Auch ihre Zahl wird caudalwärts häufig kleiner. Das ist sowohl anatomisch festgestellt (KAUFMANN

u. a.) als auch röntgenologisch wiederholt beobachtet (Kästle, Gräff und Küpferle, Lorey u. a.). Nach Käding sitzen die Herde in der Umgebung des Hilus und den subapikalen Partien am dichtesten und nehmen nach unten und gegen die seitliche Thoraxwand an Zahl und Größe ab. Niemals ist bei dieser differentialdiagnostisch gegenüber der in Rede stehenden Metastasenform wichtigsten Erkrankung die oben beschriebene Zunahme an Zahl und vor allem an Größe in kranio-caudaler Richtung zu beobachten. Es erklärt sich dies wohl damit, daß die nicht näher bekannten spezifischen Wachstumsbedingungen der tuberkulösen Herde in den oberen Lungenpartien — nach allgemeiner Ansicht spielt die schlechtere Durchlüftung der apikalen Partien dabei eine Rolle — günstigere sind, als an der Basis.

Abb. 119 von einem autoptisch festgestellten Falle von Miliartuberkulose stammend, demonstriert diese Verhältnisse.

Assmann hält eine Unterscheidung zwischen Miliartuberkulose und miliarer Carcinose für nicht möglich. Die in seinem Lehrbuche auf Tafel X („das getüpfelte Lungenfeld") reproduzierten Bilder dieser beiden Erkrankungen lassen jedoch den hier beschriebenen Unterschied in der Anordnung der Schattenflecke gut erkennen.

Unter den klinischen Erscheinungen der Miliartuberkulose, die diese Diagnose in den meisten Fällen wesentlich fördern, sind das meist bestehende hohe Fieber, sowie die gewöhnlich positive Diazoreaktion besonders hervorzuheben. Entscheidend kann der Nachweis von miliaren Tuberkeln an anderen Stellen, namentlich in der Chorioidea, sowie der von Tuberkelbacillen im Blute sein. Letzterer gelingt allerdings nicht häufig.

Die *Pneumokoniose* kann durch Bildung miliarer bronchopneumonischer Herde, die später indurieren, ebenfalls das Röntgenbild des „getüpfelten Lungenfeldes" erzeugen. Man findet sie gewöhnlich erst in den späteren Stadien über die ganze Lunge verbreitet. Im Beginne sitzen sie nach der Beschreibung der meisten Autoren am dichtesten in der Hilusgegend und den subapikalen Partien. Eine Zunahme der Größe der einzelnen Flecke gegen die Basis zu, wie wir sie oben bei der miliaren Tumorose kennen gelernt haben, ist bei der Pneumokoniose nie beschrieben. Gewöhnlich ist aber auch die Knötchenform bei dieser Erkrankung nicht rein ausgesprochen, sondern wir finden daneben auch noch jene durch peribronchiale und perivasculäre Lymphgefäßinfiltration bedingte Streifenzeichnung, die wir in einem Abschnitte des Kapitels „Bronchuscarcinom" näher beschrieben haben. Von den klinischen Merkmalen sind hier die anamnestischen Angaben die wichtigsten.

Daß die miliare und submiliare Form des *Lymphogranuloms* ganz ähnliche Bilder erzeugen kann wie die hier in Rede stehenden, haben wir im Kapitel „Lymphogranulom der Lunge" besprochen. Die Fleckchen können dabei gleichmäßig oder ungleichmäßig über die Lunge verteilt sein, doch ist auch hier die basalwärts gerichtete Größenzunahme nicht beschrieben. Die Diagnose dieser Erkrankung ist auf Grund des Röntgenbildes allein niemals möglich, sie kann nur durch den Nachweis anderer lymphogranulomatöser Veränderungen, vor allem durch den histologischen Befund einer exstirpierten Drüse gesichert werden.

Auch die *Leukämie* kann in seltenen Fällen in Form von miliaren Knötchen in der Lunge erscheinen. Eine typische Anordnung derselben ist nicht bekannt. Auch hier ist die Diagnose nur aus dem klinischen, vor allem aus dem Blutbefunde zu stellen.

Bei der *Mycosis fungoides* sind von KUZNITZKY, ferner von MARTENSTEIN ähnliche Bilder beschrieben, nämlich eine kleinfleckige Verschattung der mittleren und unteren Lungenpartien bei Freibleiben der Spitzen, daneben aber noch eine dichte, hauptsächlich vom Hilus sich nach abwärts ausbreitende Strangzeichnung. Die Diagnose dieser Erkrankung ist aus den charakteristischen Hautveränderungen leicht zu stellen.

Beim BÖCKschen *Sarkoid* oder *Miliarlupoid*, einer vornehmlich in der Haut sitzenden Erkrankung, die gewöhnlich in Beziehung zur Tuberkulose gebracht wird, sind von BITTORF und KUZNITZKY und neuestens auch von ASSMANN Lungenveränderungen beschrieben, die denen anderer miliarer Erkrankungen ähnlich sind. Die Lungenfelder fanden sich mit Flecken verschiedener Größe übersät, in allen bisher beschriebenen Fällen am dichtesten in den mittleren Lungenpartien. Das Röntgenbild ist in keiner Weise charakteristisch, die Diagnose ist nur aus den Hautveränderungen (Lupus pernio), eventuell aus der mitunter vorkommenden charakteristischen Knochenerkrankung (Ostitis multiplex cystica) zu stellen.

In sehr seltenen Fällen kann es nach gewissen Infektionskrankheiten, namentlich nach Grippe und Pneumonie zur Bildung *miliarer bronchopneumonischer Herde* kommen, die im Röntgenbilde ebenfalls in multiplen, über die Lunge verstreuten kleinen Flecken ihren Ausdruck finden. Das gleiche ist bei vereinzelten Fällen von *Septikopyämie* mit Bildung reichlicher kleinster Absceßchen in der Lunge beschrieben. In solchen Fällen kann nur der klinische Verlauf der Erkrankung, häufig aber erst der autoptische Befund Klärung bringen.

Eine äußerst seltene, gewöhnlich im Anschlusse an eine akute Bronchitis entstandene Erkrankung, die *Bronchiolitis obliterans,* die anatomisch durch bindegewebige Wucherungen in den Bronchiolen mit Bildung kleinster fibröser Knötchen charakterisiert ist, ist im Röntgenbilde ebenfalls durch Übersäung der Lungenfelder mit kleinsten Flecken ausgezeichnet. Wie ASSMANN, der selbst einen Fall beschreibt, hervorhebt, ist eine Unterscheidung dieser Erkrankung von der Miliartuberkulose weder klinisch noch röntgenologisch möglich.

In einem von OBERNDORFER beschriebenen Falle klärte sich das Röntgenbild einer kleinfleckigen diffusen Schattenbildung der linken Lunge erst durch die histologische Untersuchung als *miliare karnifizierende Pneumonie.* Diese Diagnose ist intra vitam wohl kaum zu stellen.

Eine äußerst seltene Erkrankung ist die miliare Form der *gummösen Lungenlues,* wie sie vor allem von SCHRÖDER beschrieben wurde. Die einzelnen Knötchen sind dabei jedoch nicht über die ganze Lunge verbreitet, sondern es sind nur einzelne, und zwar in den verschiedenen Fällen verschiedene Lungenabschnitte davon betroffen. Die richtige Erkennung dieser Krankheit ermöglicht nur die Wassermannsche Reaktion, vor allem aber der Erfolg einer antiluetischen Behandlung.

Pathologisch-anatomisch ist von RINDFLEISCH ein Fall von multiplen kleinsten *Fibromen* beobachtet worden, der grob-anatomisch ein gleiches Bild darbot. Ein solcher Fall müßte sich der Erkennung durch die röntgenologische und klinische Untersuchung vollkommen entziehen.

Eine Tüpfelung der Lungenfelder beschreibt WIERING in einem Falle von *Stauung* im Lungenkreislauf. Die kleinen Knötchen erwiesen sich bei der mikroskopischen Untersuchung als Depots von Herzfehlerzellen. Die Flecke fanden sich hier nur in den mittleren und unteren Lungenfeldern, während die Spitzen davon frei waren. Im allgemeinen überwiegt aber bei der Lungenstauung die Streifenzeichnung, die dabei gewöhnlich gegen die Basis zu breiter und dichter wird (s. S. 77). Die Diagnose läßt sich meistens durch den röntgenologischen und klinischen Nachweis des dekompensierten Herzens leicht stellen.

Ebenso wie die Stauung im Lungenkreislauf sind auch alle anderen Erkrankungen, die pathologisch-anatomisch hauptsächlich durch *Strangbildungen* charakterisiert sind, von den hier in Rede stehenden Bildern mit „geflecktem“ Lungenbilde dadurch zu unterscheiden, daß die Flecken in der Minderzahl sind und die Streifenzeichnung überwiegt (s. S. 78).

Es gibt also eine sehr große Zahl von Erkrankungen, deren Röntgenbild sich aus den gleichen Elementen zusammensetzt, wie das der kleinknotigen Form der Lungenmetastasen, nämlich aus kleinen homogenen, annähernd rundlichen, scharf oder unscharf begrenzten Flecken. Eine Unterscheidung zwischen diesen Erkrankungen ist, wie wir gesehen haben, mitunter durch die Anordnung der Flecke möglich, wobei eine Zunahme derselben an Zahl und namentlich an Größe in kranio-caudaler Richtung fast mit voller Sicherheit für Tumormetastasen, die umgekehrte Anordnung mit größter Wahrscheinlichkeit für Miliartuberkulose spricht. Bei Fehlen einer solchen charakteristischen Verteilung kann unter Umständen der Effekt einer probatorischen Röntgenbestrahlung auf den richtigen Weg führen (s. S. 256); häufig kann aber nur der klinische, mitunter aber erst der autoptische Befund Klärung bringen.

γ) Die solitären metastatischen Tumorknoten.

Auch diese Form der Lungenmetastasen ist nicht allzu häufig zu beobachten. Von Fällen, die in der Literatur niedergelegt sind, sei ein von WEIL beschriebenes Chorionepitheliom mit einem orangengroßen isolierten metastatischen Lungenknoten und ein von SEVERIN publizierter Fall von Hodencarcinom mit einer großen kugelförmigen, scharf begrenzten Metastase in der Lunge hervorgehoben.

Das Röntgenbild weist naturgemäß alle Symptome der unizentral entstandenen, expansiv, eventuell mit destruktiver Komponente gewachsenen Gebilde auf, also einen homogenen, runden, scharf oder unscharf begrenzten Schatten.

Ein hierher gehöriger Fall wurde mir aus dem Archiv des Röntgeninstitutes des „Spitales der Kaufmannschaft“ in Wien von Herrn Dr. PRESSER zur Verfügung gestellt.

Fall 55. Anton H., 52 Jahre.

Aus der *Anamnese:* In den letzten Monaten zunehmende Mattigkeit und Abmagerung, zeitweise Husten, einmal Hämoptyse.

Aus dem *klinischen Status:* Kachektischer Patient. Die Untersuchung der inneren Organe vollkommen negativ.

Aus dem *Röntgenbefunde:* In der linken Hilusgegend, und zwar näher der vorderen Thoraxwand gelegen, ein mandarinengroßer, rundlicher, mäßig dichter, unscharf begrenzter, homogener Schatten. Zwerchfell beiderseits normal beweglich. Im Bereiche der mediastinalen Organe nichts Pathologisches nachweisbar (Abb. 120).

Mehrfache Röntgenbestrahlungen blieben ohne Erfolg.

Mit Rücksicht auf die unscharfe Begrenzung des runden Schattens, sowie den klinischen Befund wurde ein maligner Tumor angenommen. Die Nichtbeeinflußbarkeit durch Röntgenbestrahlung sprach gegen Sarkom, der negative Befund der klinischen Untersuchung gegen einen metastatischen Tumor. Es wurde deshalb mit Wahrscheinlichkeit ein primäres Lungencarcinom angenommen.

Die Obduktion ergab ein kleines *Hypernephrom* mit einer solitären Metastase in der Lunge.

Wie wir bereits an verschiedenen Stellen hervorgehoben haben, ist das durch einen runden homogenen Schatten charakterisierte Röntgenbild sehr vieldeutig. Die *Differentialdiagnostik* hat all das zu berücksichtigen, was wir im

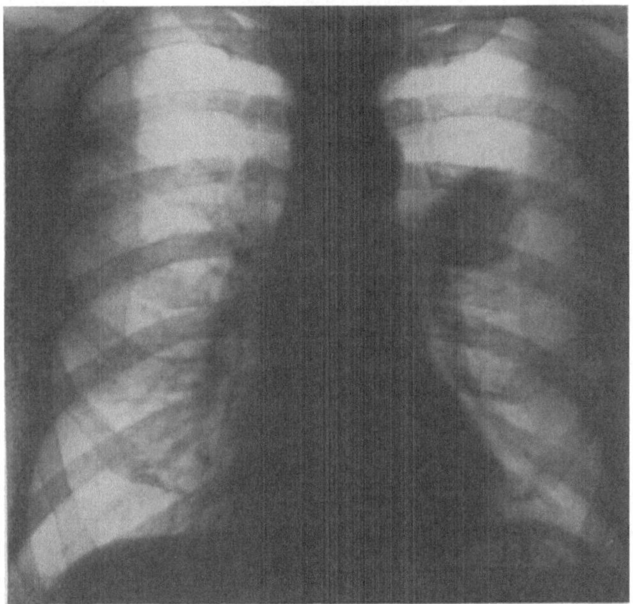

Abb. 120. Solitäre Tumormetastase. Primär-Hypernephrom. Fall 55.

Abschnitte „intralobäre Carcinomknoten" des Kapitels „der primäre Lungenkrebs" ausführlich erörtert haben. Daß bei unscharfer Begrenzung die Zahl der in Betracht kommenden Erkrankungen kleiner wird und daß sie sich auch durch die Ergebnisse von Serienuntersuchungen herabsetzen läßt, ist dort ebenfalls auseinandergesetzt worden. Niemals läßt sich jedoch aus dem röntgenologischen Lungenbilde allein die Diagnose solitäre Tumormetastase mit Sicherheit, ja auch nur mit Wahrscheinlichkeit stellen. Bei Vorliegen dieses Bildes bedeutet auch die Aufdeckung von Metastasen an anderen Stellen, etwa im Mediastinum, in der Pleura oder im Skelet keine Sicherung der Diagnose Lungenmetastase, da es sich ebenso gut um einen primären malignen Tumor (Carcinom oder Sarkom) der Lunge mit Metastasen an anderen Stellen handeln kann. Einzig und allein der röntgenologische oder klinische Nachweis des primären malignen Tumors gibt die Berechtigung, den beschriebenen Schatten als Ausdruck einer Lungenmetastase anzusehen.

δ) Die multiplen grobknotigen Lungenmetastasen.

Die multiplen groben Knoten stellen nicht nur die häufigste Form der sekundären Lungentumoren dar, sie liefern auch das charakteristischeste Röntgenbild derselben.

Die einzelnen Schatten sind homogen, rund und meistens ganz scharf begrenzt. Selten überschreiten bei der multiplen Form die Knoten Walnußgröße; meistens ist auch die Größe der einzelnen in einem Lungenbilde sichtbaren Flecke verschieden. Gewöhnlich sitzen sie an der Lungenbasis dichter als in den oberen Lungenfeldern, oft sind die basaleren Knoten auch größer. Durch Konfluenz mehrerer Herde kann es zur Bildung polycyklisch begrenzter größerer Schatten kommen. Alle diese Charakteristica sind aus der pathologischen Anatomie dieser Metastasenform im Verein mit unseren allgemein-röntgenologischen Besprechungen leicht verständlich.

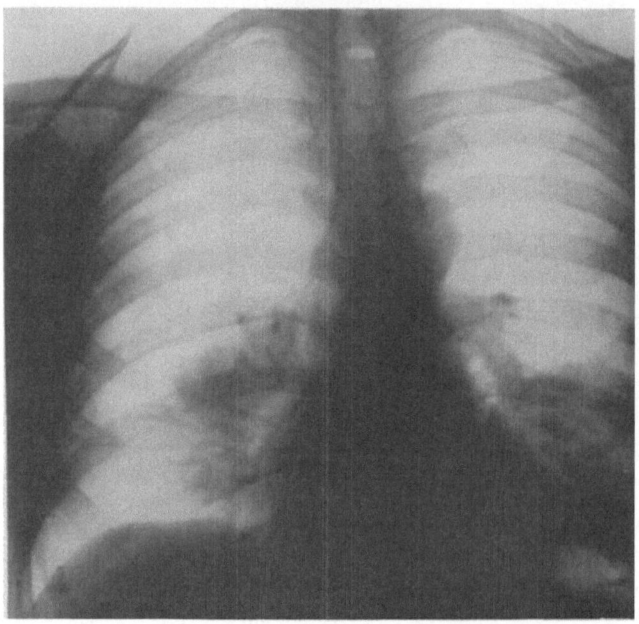

Abb. 121. Multiple große metastatische Tumorknoten. Primär-Carcinom der Harnblase. Fall 56.

Einige typische Fälle seien hier angeführt:

Nur wenige, verhältnismäßig große Knoten fanden sich in folgendem Falle:

Fall 56. Josef S., 48 Jahre. Zugewiesen von der 3. med. Abteilung (Hofrat Prof. SCHLESINGER).

Aus der *Anamnese:* Vor 7 und vor 4 Jahren wegen eines Blasenpapilloms operiert. Seit 1 Jahre Husten, oft Hämoptysen. Seit 3 Monaten starke Schmerzen und Schwellung im rechten Knie.

Aus dem *klinischen Status:* Kachektischer Patient. Beiderseits an der Lungenbasis Schallverkürzung.

Aus dem *Röntgenbefunde:* Im rechten unteren Lungenfelde näher der vorderen Thoraxwand ein apfelgroßer, annähernd runder, ziemlich scharf begrenzter, homogener Schatten; links knapp oberhalb des Zwerchfells näher der hinteren Thoraxwand 4 nahe beisammen, zum Teil hinter dem Herzen gelegene ebensolche Schattenbildungen von Kirschen- bis Hühnereigröße (Abb. 121).

Reichliche Metastasen fanden sich außerdem im Skelet des rechten Kniegelenkes und des Beckens.

Patient wurde wiederholt bestrahlt. Nach vorübergehender Besserung (s. später) wieder Zunahme der Beschwerden und klinischen Erscheinungen. Exitus $7^1/_2$ Monate nach der ersten Bestrahlung.

Aus dem *Obduktionsbefunde:* Pathologisch-anatomisches Universitätsinstitut (Prof. MARESCH, Obduzent Dr. HAMPERL): Der linke Lungenunterlappen fast zur Gänze von zahlreichen miteinander zusammenfließenden Geschwulstknoten eingenommen, die zum größten Teile in der Mitte nekrotisch sind. Das gleiche Gewebe bildet im rechten Mittel- und Unterlappen einen etwa doppeltmannsfaustgroßen, derben, weißlich-gelben Knoten. Reichliche Tumormetastasen im Skelet.

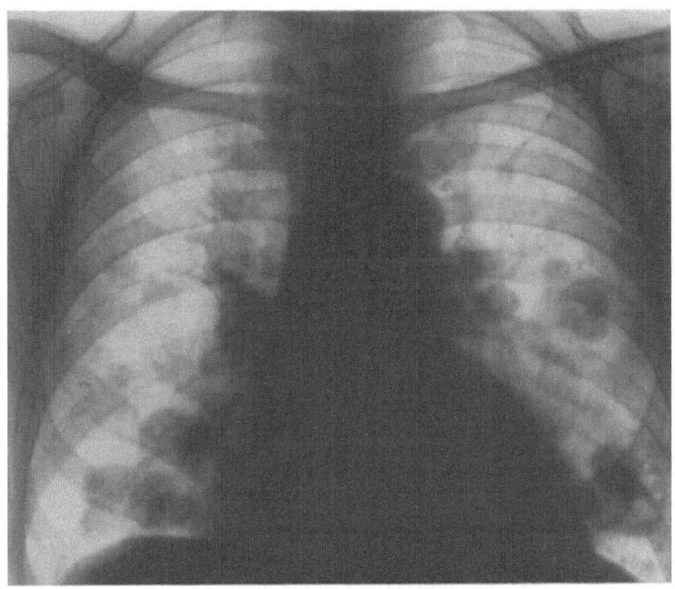

Abb. 122. Multiple runde Tumormetastasen. Primärtumor unbekannt. Fall 57.

Eine reichliche Aussaat von runden Knoten in den mittleren und unteren Lungenfeldern mit deutlicher Zunahme an Zahl und Größe gegen die Basis zu war in folgendem Falle festzustellen, bei dem der klinische Befund keinen Anhaltspunkt für einen malignen Tumor geliefert hatte.

Fall 57. Josef S., 67 Jahre. Zugewiesen von der 3. med. Abteilung (Hofrat Prof. SCHLESINGER).

Aus der *Anamnese:* Seit etwa 10 Monaten zunehmende Appetitlosigkeit, Atemnot und Herzklopfen, keine Schmerzen.

Aus dem *klinischen Status:* Über der Lunge überall normaler Perkussionsschall. Lungengrenzen gut verschieblich. Auskultatorisch über der ganzen Lunge verschärftes Atmen. Stellenweise feuchte, mittelblasige, nicht klingende Rasselgeräusche, an anderen Stellen Giemen und Pfeifen. In den übrigen inneren Organen klinisch nichts Pathologisches nachweisbar.

Aus dem *Röntgenbefunde:* Beide Lungenfelder durchsetzt von äußerst reichlichen kirschkern- bis kirschengroßen, weichteildichten, homogenen, runden, scharf begrenzten Schatten. Nur die Spitzen sind frei. Die kleinsten Flecke sitzen subapikal, die größten und reichlichsten basal (Abb. 122).

Der Patient wurde auf eigenen Wunsch entlassen und ist einige Zeit darauf zu Hause gestorben. Keine Obduktion.

Noch zahlreichere Metastasen, die über die ganze Lunge zerstreut waren, aber an Größe deutlich von den Spitzen gegen die Basis zunahmen, wies der folgende Fall neben alten tuberkulösen Veränderungen in der linken Spitze auf:

Fall 58. Johann H., 54 Jahre. Zugewiesen von der 3. med. Abteilung (Hofrat Prof. SCHLESINGER).

Aus der *Anamnese:* Vor 2 Monaten mit Schüttelfrost, Fieber, Husten erkrankt. Seit 1 Monat äußerst heftige Kreuzschmerzen. Starke Abmagerung.

Aus dem *klinischen Status:* Über den unteren Partien beider *Lungen* Tympanismus und Knisterrasseln. *Harnbefund:* Albumen positiv, im Sediment Erythrocyten und renale Elemente.

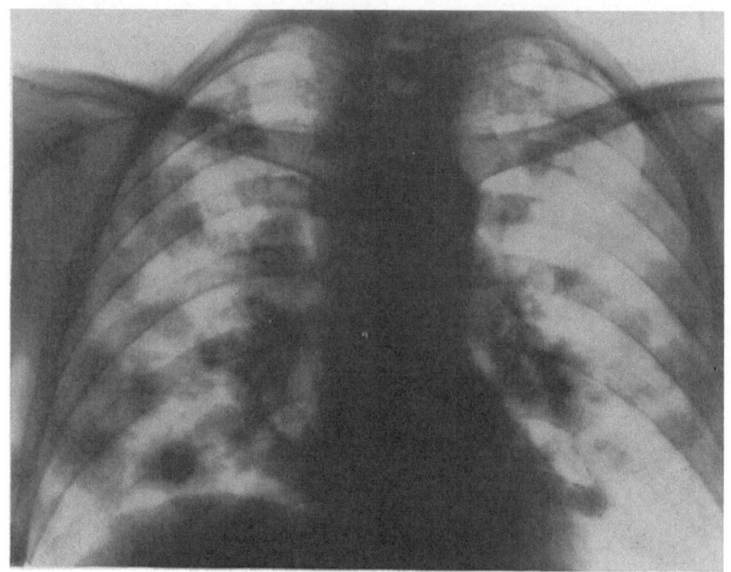

Abb. 123. Multiple runde Tumormetastasen. Primär-Hypernephrom. Fall 58.

Aus dem *Röntgenbefunde:* Die linke Spitze in den oberen Partien ziemlich intensiv fleckig und streifig verdichtet (alter tuberkulöser Prozeß). Im übrigen in beiden Lungen äußerst zahlreiche scharf begrenzte, runde Flecke, in der rechten Spitze sind sie etwa kirschkerngroß, gegen die Basis werden sie mehr als kirschengroß (Abb. 123).

Reichliche Metastasen fanden sich außerdem in der Lendenwirbelsäule.

Aus dem *Obduktionsbefunde:* Pathologisch-anatomisches Universitätsinstitut (Prof. MARESCH).

In der linken Lungenspitze ein walnußgroßer, schwielig indurierter Bezirk, der eine kirschkerngroße, mit breiigen Massen erfüllte Kaverne enthält. Über die übrige Lunge zerstreut zahlreiche kirschen- bis walnußgroße, scharf abgegrenzte, grau-rötliche, derbe Knoten. *Hypernephrom* der linken Niere.

Einen größeren, offenbar durch Konfluenz mehrerer kleiner Herde entstandenen Knoten neben zahlreichen isolierten kleinen, kann man in folgendem Falle sehen:

Fall 59. Marie B., 46 Jahre. Zugewiesen von der 3. med. Abteilung (Hofrat Prof. SCHLESINGER).

Aus der *Anamnese:* Vor 2 Jahren Amputation der linken Mamma wegen Carcinom. Seit einigen Monaten zunehmende Atemnot.

Aus dem *klinischen Status:* Links basal Schallverkürzung.

Aus dem *Röntgenbefunde:* Im linken unteren Lungenfelde mehrere, teils runde, scharf begrenzte, teils unregelmäßig geformte, unscharf begrenzte, homogene Flecke. Im rechten Lungenfelde 2 etwa kirschengroße, kreisrunde Herde, einer davon in der Hilusgegend, der zweite im hinteren Sinus. Außerdem im mittleren Lungenfelde ein etwa apfelgroßer, ganz scharf begrenzter, runder Schatten mit mehreren Einkerbungen (Abb. 124).

Der folgende Fall weist das Bild eines isolierten großen Knotens, der durch Konfluenz mehrerer kleiner zustande gekommen ist, auf:

Fall 60. Marie N., 52 Jahre. Zugewiesen von der 2. med. Abteilung (Primarius Dr. FRISCH).

Aus der *Anamnese:* Seit mehreren Monaten Schmerzen und Druckgefühl im Bauch und Zunahme des Bauchumfanges.

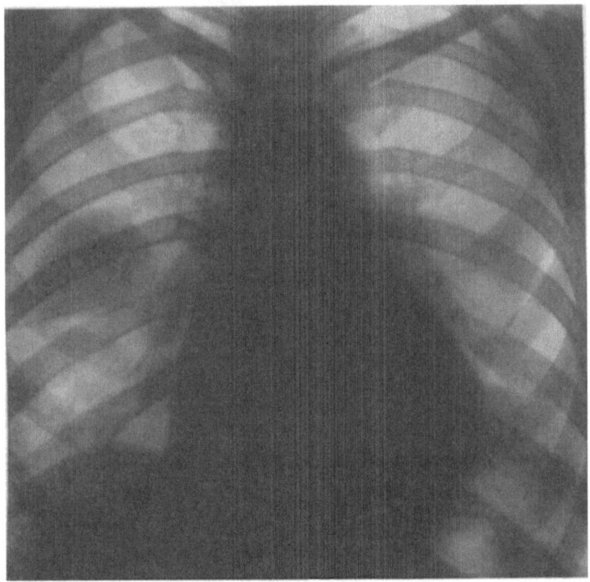

Abb. 124. Multiple, teilweise konfluierende Tumormetastasen. Primär-Carcinoma mammae. Fall 59.

Aus dem *klinischen Status:* Deutliche Vergrößerung der Leber mit höckeriger Oberfläche.

Aus dem *Röntgenbefunde:* Im rechten unteren Lungenfelde ein ungefähr orangengroßer, homogener, dichter ganz scharf, polycyklisch begrenzter Schatten. Das rechte Zwerchfell mehrfach grob gebuckelt (Abb. 125).

Die *Obduktion* ergab ein primäres Carcinom der Leber und konfluierende Tumormetastasen im rechten Unterlappen.

Gegenüber dieser Form von Metastasen kommen von den uns bereits bekannten Erkrankungen, die im Röntgenbilde durch runde, scharf oder unscharf begrenzte Schattenbildungen gekennzeichnet sind, differentialdiagnostisch nur vereinzelte Formen in Betracht, die ebenfalls multiple Herde in der Lunge setzen. Es handelt sich durchwegs um äußerst seltene Krankheitsformen.

Unter den Erscheinungsformen der *Tuberkulose* können, wie wir besprochen haben, die *Frühinfiltrate* meist subapikal gelegene, runde Schatten erzeugen. In ganz vereinzelten Fällen kommen sie multipel vor, allerdings immer nur in geringer Anzahl. Ihre meist subapikale Lage, die charakteristische Reaktion auf Röntgenbestrahlung (s. früher), sowie die früher beschriebenen, bei

Serienuntersuchung nachweisbaren Veränderungen der Schatten schützen vor Verwechslung mit Metastasen. Gewöhnlich ist schon der klinische Befund entscheidend.

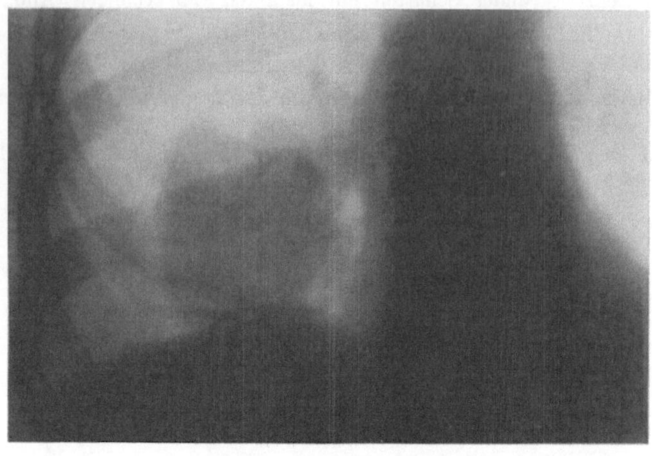

a

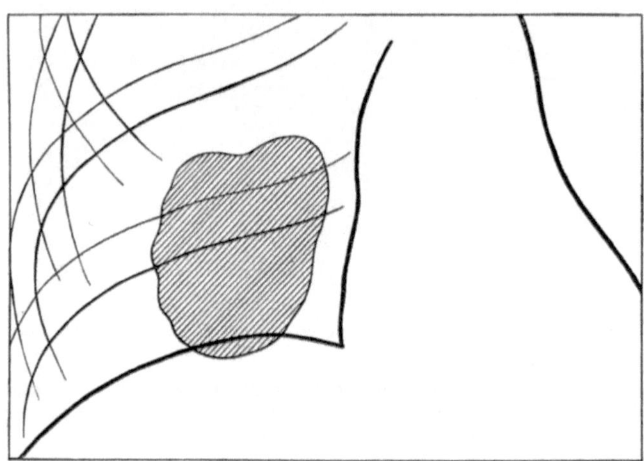

b

Abb. 125a und b. Großer metastatischer Tumorknoten, durch Konfluenz zahlreicher kleiner Herde entstanden. Primär-Carcinom_der Leber. Fall 60.

Der von JAKSCH beschriebene ganz eigenartige Fall mit reichlichen, in beiden oberen Lungenfeldern gelegenen runden, zentral kalkdichten, scharf begrenzten Flecken, der von ihm als *Cysticercosis* der Lunge angesehen wurde (s. Kapitel „Cysticercosis") und sich dann autoptisch als eigenartige Form der *Tuberkulose* mit bindegewebig abgekapselten Herden erwies, zeigte ein Bild, das ebenfalls an Tumormetastasen hätte denken lassen können. Der Fall ist unical. Der Kalkkern schloß maligne Tumoren aus; außerdem waren nur die Oberfelder befallen.

Ein ähnliches Bild hat REINBERG bei einem Falle, den er für eine *Cysti-cercosis* hält (s. Kapitel „Cysticercosis") beobachtet; auch hier fanden sich reichliche runde, scharf begrenzte Schatten in beiden Lungen. Als wesentliches Unterscheidungsmerkmal gegenüber Metastasen sieht REINBERG die absolut gleiche Größe aller Knoten an; dazu kommt aber noch, daß nur die oberen Lungenfelder befallen waren, während die unteren ganz frei blieben, ein Umstand, der meines Erachtens allein fast mit voller Sicherheit gegen Tumormetastasen spricht.

Schließlich können multiple *Echinokokken* das in Rede stehende Bild von Tumormetastasen vortäuschen. In solchen Fällen handelt es sich meist nur um wenige Cysten, doch ist, wie früher besprochen, von MASCI ein Fall mit reichlicher Aussaat von kirschen- bis nußgroßen Blasen über beide Lungen beschrieben. Über die Anordnung derselben sagt er wohl nichts aus, doch bevorzugen, wie wir ausgeführt haben, auch die Echinokokken die abhängigen Partien der Lunge; es ist daher möglich, daß ein derartiger, zweifellos äußerst seltener Fall von Echinokokkenerkrankung von Tumormetastasen überhaupt nicht zu unter-scheiden ist.

JAENSCH berichtet über eine von ihm als grobknotige bezeichnete Form der *Pneumokoniose,* die durch ihre annähernd runden, homogenen, häufig multiplen bis apfelgroßen Schattenbildungen an die grobknotige Form der Tumor-metastasen erinnert. Einen ähnlichen Fall hat auch POKORNY-WEIL beobachtet. Die einzelnen Schatten erscheinen aber nicht regelmäßig rund, sondern mehr zackig konturiert, weiters sind sie gewöhnlich in den mittleren Lungenfeldern lokalisiert. Außerdem finden sich im Lungenbilde neben den großen Schatten noch reichliche kleine Flecke und vor allem die bei der Besprechung dieser Krankheit früher beschriebene netzförmig angeordnete Strangzeichnung mit dem charakteristischen Sitze im Bereiche der mittleren Lungenfelder. Gestützt wird die auf Grund dieses Röntgenbildes vermutungsweise gestellte Diagnose vor allem durch die Anamnese, die die Ursache für diese Berufsschädigung aufzeigt.

Das beschriebene Röntgenbild der multiplen grobknotigen Tumormetastasen ist also nicht ganz eindeutig, weil wenigstens eine Erkrankung, die multiplen Echinokokken der Lunge auch das anscheinend charakteristischeste Merkmal der Metastasen, nämlich die Anordnung der einzelnen Knoten in Bezug auf Größe und Zahl aufweisen kann. Diese Erkrankungsform gehört jedoch zweifellos zu den allergrößten Seltenheiten, während die Tumormetastasen gerade unter diesem Bilde am häufigsten zu beobachten sind. Wir dürfen es also gegebenen Falles als fast sicheren Ausdruck von sekundären Lungentumoren unter Bedacht-nahme auf die entfernte Möglichkeit des Vorliegens von multiplen Echinokokken verwerten.

Völlig sichern läßt sich die Diagnose durch den Nachweis der Kombination der in Rede stehenden Form der Tumoraussaat mit anderen Formen des sekun-dären Lungentumors, wenn die Bilder der letzteren auch an und für sich nicht charakteristisch sind, wenn also etwa neben den runden scharf begrenzten Herden auch noch unregelmäßig geformte, unscharf begrenzte Flecke zu sehen sind (s. später), weiters durch das Auffinden anderer Metastasen, z. B. im Mediastinum oder im Skelet, endlich durch die Feststellung eines primären malignen Tumors. Für die Differentialdiagnose gegenüber multiplen Echinokokken kann auch die Art der röntgenologisch erkennbaren Zerfallserscheinungen mit Lufteintritt verwertbar sein (s. später). Schließlich kann auch der Effekt einer probatorischen Röntgenbestrahlung eindeutigen Aufschluß bringen (s. später).

Der *klinische* Lungenbefund trägt zu der in Rede stehenden Differentialdiagnose nichts bei. Der übrige Organ- und Allgemeinbefund kann insofern entscheidend sein, als er entweder das Vorhandensein eines primären malignen Tumors aufdeckt oder beweisende Zeichen der Echinokokkenkrankheit liefert (s. früheres Kapitel „Echinokokkus der Lunge")).

ε) Die unregelmäßig geformten metastatischen Lungenherde.

Die destruktiv wachsenden und die nach Art exsudativer Prozesse intraalveolär wuchernden metastatischen Knoten weisen im Röntgenbilde jenen Symptomenkomplex auf, den wir als gleichartig für diese beiden Krankheitsgruppen kennen gelernt haben: verschieden große weichteildichte, homogene, unregelmäßig geformte, unscharf begrenzte Flecke. Sie sind meist multipel und bevorzugen wie andere Metastasenformen ebenfalls die basalen Lungenpartien.

Wie aus dieser Beschreibung hervorgeht, sind die Flecke an sich nicht charakteristisch, vor allem sind es *tuberkulöse Infiltrationsherde* und *lobulärpneumonische Infiltrate,* die sich unter dem gleichen Bilde präsentieren müssen. Unter Umständen können auch *multiple Infarkte* zu ähnlichen Bildern führen. Die ersteren sind allerdings nur in Ausnahmsfällen vorwiegend an der Basis lokalisiert, auch sind meistens daneben noch andere tuberkulöse Veränderungen nachweisbar. Die lobuläre Pneumonie weist jedoch nicht selten die gleiche Lokalisation auf. Eine Differenzierung zwischen dieser Erkrankung und der in Rede stehenden Form von Tumormetastasen ist daher auf Grund des beschriebenen Röntgenbildes allein unmöglich. Das Bild der Infarkte findet man wohl immer durch die röntgenologischen und klinischen Zeichen einer Stauung im Lungenkreislauf, sowie die eines dekompensierten Vitiums ergänzt und so mit Sicherheit deutbar.

Gefördert kann die Diagnose, wie die der früher besprochenen Metastasenform durch die Feststellung anderer Metastasen oder eines primären malignen Tumors werden. Es muß jedoch bedacht werden, daß die hier differentialdiagnostisch vor allem in Erwägung zu ziehende Erkrankung, die lobuläre Pneumonie, gar nicht selten als Komplikation maligner Tumoren vorkommt. Bei röntgenbestrahlten Mammacarcinomen oder anderen mit Röntgenstrahlen behandelten Tumoren im Bereiche des Thorax muß man an die Möglichkeit der in einem früheren Kapitel erwähnten Lungenschädigung denken, die im Anfangsstadium einen entzündlichen Prozeß exsudativen Charakters darstellt, röntgenologisch daher das Bild von unregelmäßig geformten Tumormetastasen vortäuschen kann.

Auch die probatorische Röntgenbestrahlung fördert die Unterscheidung zwischen lobulärer Pneumonie und Metastasen nicht (s. später).

Es zeigt sich also, daß diese Form der Metastasen nicht nur für sich allein uncharakteristische Röntgenbilder liefert, sondern daß auch andere das Vorliegen eines malignen Tumors eindeutig beweisende Zeichen und die Hilfsuntersuchungsmethoden keine sichere Entscheidung zu bringen imstande sind.

Gewöhnlich findet sich aber diese uncharakteristische Metastasenform mit der früher beschriebenen, also den multiplen runden Knoten kombiniert vor.

Ein solches Bild darf vor allem, wenn der Prozeß vorwiegend in den caudalen
Lungenabschnitten lokalisiert ist, als charakteristisch für Tumormetastasen
angesehen werden, da einerseits die lobuläre Pneumonie neben den unregelmäßig
begrenzten Flecken niemals runde scharf begrenzte Schatten setzt, andererseits
außer den Metastasen keiner der Prozesse, die zu multiplen runden Schattenbildungen führen, daneben auch noch Flecke vom Typus der exsudativen Herd-
schatten erzeugt. Nur die grobknotige Form der Pneumokoniose könnte ein
ähnliches Bild hervorrufen, bei ihr ist jedoch die Lokalisation gewöhnlich
eine andere (s. früher), außerdem überwiegt hier meistens die netzförmige
Streifenzeichnung.

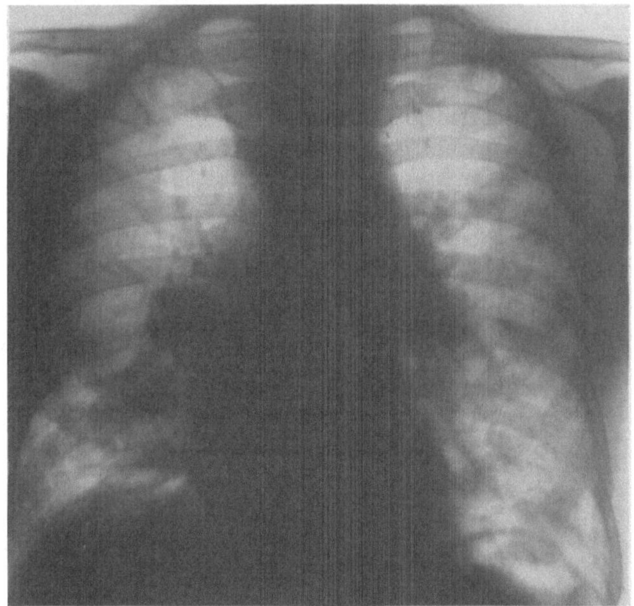

Abb. 126. Tumormetastasen (Mischform) eines Melanosarkoms. Fall 61.

Eine derartige charakteristische *Mischform* war bei folgendem Falle (Melanosarkom) zu beobachten:

Fall 61. Moriz B., 54 Jahre. Zugewiesen von der Ambulanz der 3. med. Klinik (Hofrat
Prof. CHVOSTEK).

Aus der *Anamnese:* Vor 11 Jahren Malaria. Zu gleicher Zeit begann eine kleine Geschwulst unter der Haut des Halses rasch zu wachsen, die operativ entfernt wurde. Im
Laufe der letzten Jahre traten ähnliche Knoten auf, die anfangs entfernt wurden; später,
als sie immer reichlicher auftraten, versuchte man Röntgenbestrahlung ohne Erfolg. In
der letzten Zeit Abmagerung und Husten.

Aus dem *klinischen Status:* Am ganzen Körper reichliche, durchschnittlich pflaumengroße, bläuliche, derbelastische, unter der Haut sitzende Knoten. *Melaninprobe* im Harn
schwach positiv.

Aus dem *Röntgenbefunde:* Rechts in der Hilusgegend und darunter drei etwa pflaumengroße, ziemlich scharf begrenzte runde Schatten, außerdem in beiden unteren Lungenfeldern
vom Hilus nach abwärts reichliche verschieden große, unregelmäßig geformte, unscharf
begrenzte Flecke (Abb. 136).

b) Die Komplikationen der Lungenmetastasen im Röntgenbilde.

Zerfall in metastatischen Tumoren führt bei Kommunikation mit einem Bronchus zu Aufhellungen innerhalb des Schattens, bei weitgehender Nekrose resultiert mitunter ein Schattenring, ähnlich wie bei leeren Absceßhöhlen oder Pneumocysten.

Für die Diagnose der Erkrankung bedeutet der Nachweis einer Nekrose nur insofern eine gewisse Förderung, als sie vereinzelte Erkrankungen, die erfahrungsgemäß nicht zu regressiven Veränderungen neigen, ausschließt. Von Wichtigkeit kann diese Komplikation besonders dann sein, wenn die Differentialdiagnose zwischen Tumormetastasen und Echinokokkus schwankt. Bei der ersteren können unregelmäßig begrenzte Zerfallshöhlen resultieren, was einen Echinokokkus mit Sicherheit ausschließt, denn nach Durchbruch eines solchen, also Bildung einer Pneumocyste bleibt entweder ein teilweise mit Flüssigkeit, teilweise mit Luft gefüllter Sack, der im Röntgenbilde unter einer halbmondförmigen Aufhellung einen horizontal begrenzten Schatten erkennen läßt oder ein leerer Sack zurück, der als Ringschatten imponiert. Das erstere dieser beiden Bilder schließt die Tumormetastase aus, letzteres kann bei beiden Erkrankungen zur Beobachtung kommen.

Pneumonische Infiltrationen in der Umgebung von Tumormetastasen gehören zu den großen Seltenheiten. Sie führen zu völliger Verwischung des Metastasenbildes. Einen solchen Fall haben wir selbst beobachtet:

Fall 62. Lorenz D., 65 Jahre. Zugewiesen von der 3. med. Abteilung (Hofrat Prof. Schlesinger).

Aus der *Anamnese:* Seit 5 Monaten Husten, Schwellung des rechten Unterkiefers. Die histologische Untersuchung nach Probeexcision hatte ein *Spindelzellensarkom* des Unterkiefers ergeben.

Aus dem *klinischen Status:* Der linke obere Thorax intensiv gedämpft.

Aus dem *Röntgenbefunde:* Die oberen zwei Drittel des linken Lungenfeldes mit Ausnahme der medialen oberen Partie intensiv homogen verdunkelt mit unscharfer Begrenzung (Abb. 127). Bei frontaler Durchleuchtung deutliche scharfe, lappenmäßige Konturierung.

Der Fall wurde der Bestrahlung zugeführt. Einige Zeit später war das Röntgenbild verändert, es fand sich jetzt im linken mittleren Lungenfelde ein ungefähr orangengroßer, annähernd runder, unscharf begrenzter Schatten (Abb. 128).

Kurz darauf kam der Patient ad exitum.

Aus dem *Obduktionsbefunde:* Pathologisch-anatomisches Universitätsinstitut (Prof. Maresch). Im linken Oberlappen in seinen zentralen Partien eine etwa mandarinengroße Tumormetastase, die ausgedehnt destruiert ist. Chronische Indurativpneumonie des linken Oberlappens. Gangräneszierende Pneumonie des Unterlappens.

Selbst wenn es gelingt, etwa wie in dem eben beschriebenen Falle durch Röntgenbestrahlung den Nachweis zu erbringen, daß die vorliegende Pneumonie als Komplikation eines Tumors anzusehen ist, ist damit eine Geschwulstmetastase nicht erwiesen; viel eher wird man in solchen Fällen an einen primären malignen Tumor der Lunge denken, da ein solcher bedeutend häufiger von einer Pneumonie begleitet ist als eine Tumormetastase.

Die Kombination von sekundären Geschwülsten der Lunge mit röntgenologisch nachweisbaren *Metastasen in anderen Organen* haben wir bei der Beschreibung einzelner Fälle wiederholt hervorgehoben. So sahen wir kleine beiderseitige pleurale Ergüsse als Folge von Pleurametastasen in *Fall 50,* Abb. 114, S. 235 Drüsenmetastasen im Mediastinum in *Fall 51,* Abb. 115, S. 236 und schließlich Rippenmetastasen mit Spontanfraktur in *Fall 48,* Abb. 112, S. 234.

Über die diagnostische Bedeutung derartiger Metastasen an anderen Stellen haben wir bereits gesprochen.

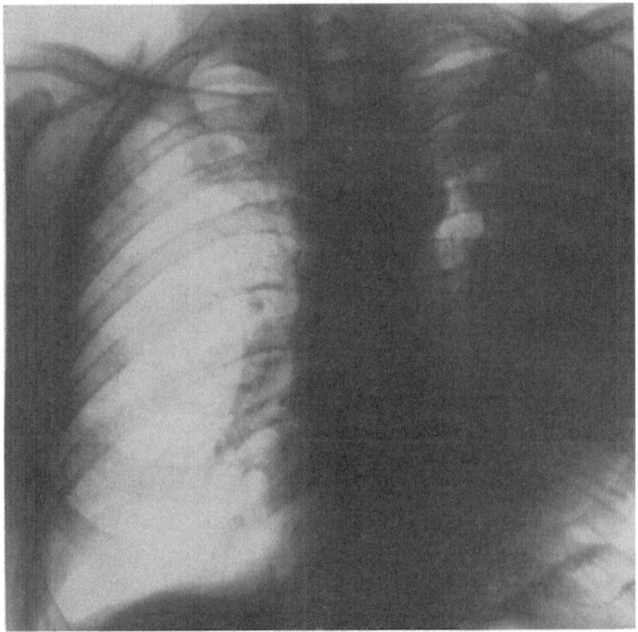

Abb. 127. Tumormetastase durch pneumonisches Infiltrat vollkommen verdeckt. Fall 62.

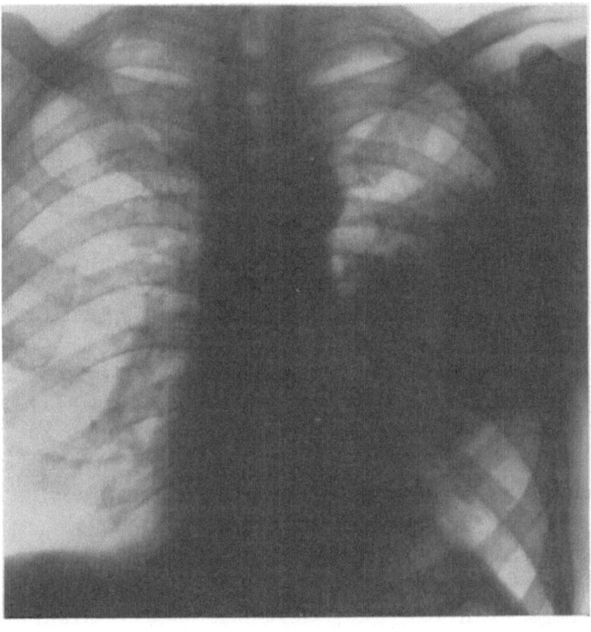

Abb. 128. Derselbe Fall nach Röntgenbestrahlung. Die Metastase jetzt ziemlich gut als großer runder Schatten zu sehen.

c) Die Ergebnisse der Hilfsuntersuchungsmethoden bei den sekundären Lungengeschwülsten.

Die *Bronchographie* und der *diagnostische Pneumothorax* spielen hier keine Rolle.

Die *probatorische Röntgenbestrahlung* kann mitunter einen gewissen Nutzen bringen.

Von ausschlaggebender Bedeutung kann sie für die richtige Diagnose von Metastasen des *Melanosarkoms* sein. Wie wir bereits im allgemeinen Teile erörtert haben, kommt es nach der Röntgenbestrahlung dieser Geschwulst sehr

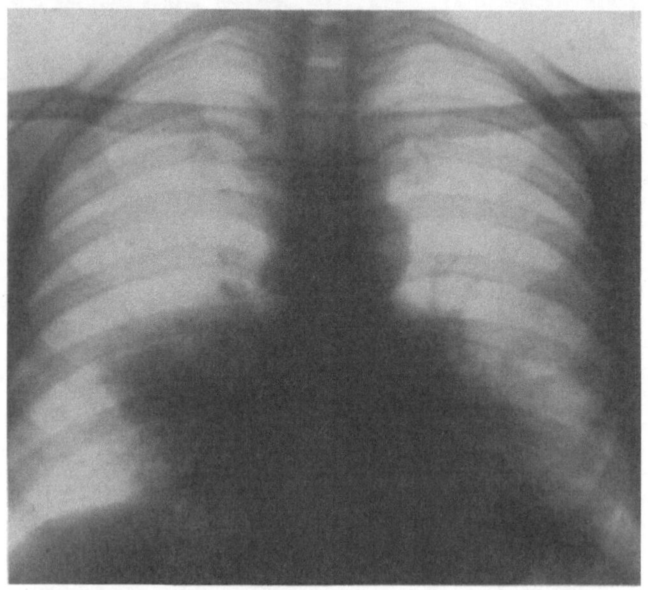

Abb. 129. Fall 56 (Abb. 121) nach Röntgenbestrahlung. Die linksseitigen Metastasen weitgehend reduziert.

häufig zu beträchtlicher Ausscheidung von Melanin, resp. Melanogen im Harn, während sie bei unbestrahltem Tumor fehlen kann. Das Auftreten einer Melaninreaktion im Harn nach Bestrahlung eines unklaren Lungenprozesses klärt diesen eindeutig als Metastasen eines Melanosarkoms.

Metastatische Lungentumoren können durch Röntgenbestrahlung weitgehend reduziert werden, ja sogar zeitweilig völlig verschwinden, und zwar ganz unabhängig von der Art des Primärtumors.

So sahen wir im *Falle 56* (S. 246) weitgehenden Rückgang der linksseitigen Tumormetastasen nach Bestrahlung (Abb. 129).

Ein derartiges Verhalten gegenüber der Bestrahlung kann diagnostisch wichtig sein. Entscheidend kann die Probebestrahlung in jenen Fällen sein, bei denen die Differentialdiagnose zwischen Tumormetastasen und Tuberkulose oder Tumormetastasen und multiplen Echinokokken in Frage kommt.

Die erstere Unterscheidung kann, wie wir besprochen haben, bei der kleinknotigen Form Schwierigkeiten machen, wenn keine charakteristische Anordnung der Flecke vorliegt. Ein Rückgang derselben nach Bestrahlung schließt die Miliartuberkulose aus.

In *Fall 52* beobachteten wir fast völliges Verschwinden der miliaren und submiliaren Knoten nach der Bestrahlung.

Wenn bei Vorliegen multipler runder, scharf begrenzter Schatten außer Tumormetastasen nur multiple Echinokokken in Frage kommen (s. früher), dann entscheidet ein auch nur teilweiser Rückgang der Erscheinungen nach der Bestrahlung eindeutig zugunsten der Metastasen.

Auf der anderen Seite darf jedoch die Nichtbeeinflußbarkeit des Lungenprozesses durch die Röntgenbestrahlung nicht gegen die Annahme von Tumormetastasen ins Treffen geführt werden, da diese nicht selten völlig strahlenrefraktär sind.

Nicht verwertbar ist die Probebestrahlung zur Agnoszierung eines isolierten metastatischen Tumorknotens, da primäre Sarkome und Lymphogranulome in gleicher Weise auf die Strahlenapplikation ansprechen. Auch die Abgrenzung der unregelmäßig geformten Metastasen von lobulär pneumonischen Herden gelingt auf diese Weise nicht, da auch letztere infolge der Strahleneinwirkung resorbiert werden können.

Schließlich kann die Röntgenbestrahlung eine komplizierende Pneumonie zur Resorption bringen (s. *Fall 62*, S. 255). Wie wir ausgeführt haben, kann auf diese Weise das früher verdeckte Bild eines malignen Tumors zutage treten, die Art desselben ist jedoch dadurch nicht gekennzeichnet.

d) Zusammenfassung der Diagnose und Differentialdiagnose.

Wie wir gesehen haben, ergeben die verschiedenen Entstehungsarten (lymphogen oder hämatogen) der sekundären Lungentumoren, sowie der verschiedenartige Wachstumsmodus (expansiv oder destruktiv, solitär oder multipel) sehr vielfältige Röntgenbilder. Trotzdem ist die Zahl der vorkommenden röntgenologischen Symptomenkomplexe eine beträchlich kleinere als bei den primären Carcinomen, und zwar offenbar deshalb, weil erstens die einzelnen Erscheinungsformen gewöhnlich rein oder nur in einfacher, leicht übersehbarer Kombination zutage treten (also nur lymphogen oder nur hämatogen, schlimmsten Falles destruktives und exstruktives Wachstum nebeneinander), zweitens und hauptsächlich aber deshalb, weil die verschiedenartigen, untereinander wieder in der verschiedensten Weise kombinierten Komplikationen und Folgeerscheinungen, die das Bild des primären Tumors so vielgestaltig machen, bei den Lungenmetastasen meistens fehlen. Es ist verständlich, daß diese Umstände viel klarer gezeichnete Bilder zulassen als die fast unendliche Variabilität der das Bild der primären Tumoren zusammensetzenden patho-anatomischen Elemente.

Auf diese Weise ergeben sich gewöhnlich einfach analysierbare, jedoch keineswegs eindeutige Syndrome; ein charakteristisches Gepräge bekommen sie erst durch die physiologisch und biologisch begründete Bevorzugung der unteren Lungenfelder durch die sekundären Geschwülste.

Die *geringste Beweiskraft* kommt dem isolierten homogenen, runden, scharf oder unscharf begrenzten Schatten in der Lunge zu. Er muß zwar u. a. auch an die Möglichkeit einer Metastase denken lassen, über diese hinaus wird er aber selbst durch Hinzutreten sonst beweiskräftiger Hilfsmerkmale (eindeutige Zeichen von Metastasen an anderer Stelle, Bestrahlungseffekt) nicht wesentlich gebracht. Einzig und allein der klinische oder röntgenologische Nachweis eines primären malignen Tumors ergänzt ihn zu einem fast sicheren Syndrom.

Auf der *gleichen* Stufe der Wahrscheinlichkeitsskala steht die dendritisch verzweigte, eventuell netzförmig angeordnete Streifenzeichnung. Auch sie wird erst durch die Zeichen eines primären Tumors, vor allem eines Magen- oder Mammacarcinoms zu einem fast eindeutigen Bilde von Lungenmetastasen.

Etwas höher ist die *Dignität* des Bildes, das durch zahlreiche, vorwiegend an der Lungenbasis gelegene, unregelmäßig geformte, unscharf begrenzte Flecke charakterisiert ist, zu werten, hauptsächlich deshalb, weil differentialdiagnostisch wenigstens in den typischen Fällen nur sehr wenige Erkrankungen in Betracht kommen, die durch Begleiterscheinungen röntgenologisch oder klinisch gewöhnlich leicht zu erkennen oder durch das Fehlen derselben auszuschließen sind.

Fast mit voller Sicherheit läßt sich die Diagnose aus dem Bilde der über die ganze Lunge zerstreuten basalwärts an Zahl und Größe zunehmenden kleinen Flecken mit scharfer oder unscharfer Begrenzung, sowie dem der multiplen großen, runden, scharf begrenzten Schattenbildungen, namentlich wenn sie vorwiegend in den basalen Lungenpartien gelegen sind, stellen. Die Erkrankungen, die ähnliche Bilder erzeugen können, kommen so verschwindend selten zur Beobachtung, daß sie beinahe vernachlässigt werden können. Zum völlig eindeutigen Symptomenkomplex werden jedoch auch diese Befunde erst durch die Kombination mit gewissen Begleiterscheinungen, vor allem durch die Zeichen von regressiven Veränderungen, also unregelmäßig geformten Aufhellungen, weiters durch die Merkmale von Metastasen an anderen Stellen, ferner durch einen charakteristischen Bestrahlungseffekt (Verkleinerung oder Verschwinden, Melaninausscheidung), schließlich durch den Nachweis eines primären Tumors.

Daß gerade bei den Lungenmetastasen die *klinische Symptomatologie* häufig ganz versagt oder bei erwiesenem Primärtumor höchstens den Verdacht auf das Bestehen von Metastasen in der Lunge erwecken kann, haben wir bereits betont. Sie kommt also hier nur als Ergänzung des röntgenologischen Symptomenkomplexes, resp. als Indikation zur Vornahme einer Röntgenuntersuchung in Betracht.

Die *Differentialdiagnose* haben wir bei den einzelnen Grundformen der Metastasenbildung eingehend besprochen. Infolge der großen Verschiedenheit der letzteren kommen nur wenige Erkrankungen in Frage, die mehrere oder alle Metastasentypen imitieren können; nur diese seien hier in ihren Hauptzügen, die bei allen Formen differentialdiagnostisch verwertbar sind, erörtert.

Das wesentlichste Merkmal, das die sonst sehr verschiedenartigen Bilder der *Tuberkulose* von denen der Tumorose der Lunge unterscheidet, ist das vorwiegende Befallensein der oberen Lungenfelder. Daneben spielen auch andere röntgenologische und klinische Zeichen der Tuberkulose, sowie die charakteristische Reaktion auf Röntgenbestrahlung (Temperatursteigerung, keine erkennbaren lokalen Veränderungen) eine Rolle.

Die *Pneumokoniose,* die ebenfalls in der Differentialdiagnostik verschiedener Metastasenformen aufscheint, weist als wesentliche unterscheidende Charakteristica die Bevorzugung der mittleren Lungenpartien, sowie vor allem die Vereinigung verschiedener Schattenelemente (Fleck- und Streifenschatten) in einem Bilde auf, während im Metastasenbilde gewöhnlich nur das eine oder das andere Element vertreten ist oder wenigstens beträchtlich überwiegt.

II. Die Tumoren der Pleura.

Allgemeine Symptomatologie der pleuralen Erkrankungen, vor allem der Tumoren in der Pleura.

Es wurde im allgemeinen Teile bereits ausgeführt, daß nur jene Erkrankungen der Pleura der Röntgenuntersuchung zugänglich sind, die zu *Verdrängung* der lufthaltigen Lunge führen. Dabei darf die Schichtdicke des verdrängenden Gewebes nicht allzu klein sein, da sonst die Strahlenabsorption in ihm so gering ist, daß sie sich in einer für das Auge erkennbaren Helligkeitsveränderung des Lungenbildes nicht aussprechen könnte. Aus diesem Grunde sind z. B. zarte fibrinöse Auflagerungen oder dünne Schwarten gewöhnlich nicht oder höchstens durch den Vergleich mit den korrespondierenden Stellen der gesunden Seite als zarte Schleier wahrnehmbar, und zwar aus sinnesphysiologischen Gründen (WEBER-FECHNERsches Gesetz, s. physiologische Literatur) am ehesten noch in den Bereichen von geringerer allgemeiner Helligkeit, also vor allem über den wegen ihrer geringeren Tiefe und schlechteren Durchlüftung normalerweise weniger hellen Lungenspitzen.

Als verdrängende Medien kommen in der Pleura neben Luft und Kalk, die in diesem Zusammenhange keine oder nur sehr geringe Bedeutung haben, Ergüsse verschiedener Genese und weichteildichte Gewebe, also durchwegs Medien von der Dichte des Wassers in Betracht.

Ebenso wie die Krankheiten der Lunge, können wir auch jene der Pleura in die 3 Gruppen: exsudative, verdrängende (expansive, exstruktive) und destruierende (infiltrative) Prozesse einteilen. Wenn trotzdem die Bilder der verschiedenartigen pleuralen Erkrankungen viel monotoner sind als die der gleichartigen Prozesse in der Lunge, wenn wir also im Prinzip zwischen den drei genannten Gruppen nicht differenzieren können, so liegt die Ursache dafür in der oben wiederholten Grundregel, daß nur die Lunge verdrängende Erkrankungen der Pleura röntgenologisch darstellbar sind, daß sie also alle in der Form einer Verdrängung der Lunge durch ein Gewebe von der Dichte des Wassers in Erscheinung treten. Mögen sie daher im anatomischen Sinne exsudativer, expansiv-verdrängender oder infiltrativ-destruierender Natur sein, allgemein-röntgenologisch betrachtet, handelt es sich fast durchwegs (die Ausnahmen sowie die Erklärung für dieselben sollen noch zur Sprache kommen) um verdrängende Prozesse, deren Symptomenkomplex daher allen zukommt. Als solchen haben wir den weichteildichten, homogenen, scharf begrenzten Schatten mit bogiger Konturführung kennen gelernt. Der pleurale, also wandständige Sitz derselben findet prinzipiell (über Ausnahmen s. später) in dem breitbasigen Anliegen des Schattens an der Thoraxwand (s. allgemeiner Teil) seinen Ausdruck. Daß sich dieses Merkmal (RIEDER beschreibt es bei den metastatischen Pleuratumoren), welches allein unter allen bei der Analyse des nativen Durchleuchtungs- oder Photobildes erhebbaren Symptomen auf die pleurale Genese der Erkrankung hinweist, nicht ohne weiteres bei jeder Projektionsrichtung darbietet und erst bei der Durchleuchtung unter Drehung des Patienten um seine Längsachse gesucht werden muß, daß daher bei willkürlich gewählter Aufnahms- oder Durchleuchtungsrichtung die Pleuraerkrankung sich unter dem Bilde eines expansiv wachsenden Lungenprozesses präsentieren kann, haben wir im allgemeinen Teile und bei Besprechung der Differentialdiagnostik der Lungentumoren hervorgehoben.

Dieser Symptomenkomplex, in dem das breitbasige Aufsitzen auf der Thoraxwand das dominierende Symptom darstellt, kann allen Erkrankungen zukommen, die von der *thorakalen Pleura* ausgehen, resp. in dem Spalte zwischen ihr und der Pleura pulmonalis ihren Sitz haben, das sind neben verschieden-artigen Tumoren vor allem die abgesackten Ergüsse (über freie Ergüsse s. später), außerdem aber auch allen jenen seltenen Affektionen anderer Schichten der Thoraxwand, die sich in das Thoraxinnere vorwölben, wie kalten Abscessen oder Tumoren des Thoraxskeletes.

Ein weiteres Charakteristicum des pleuralen, resp. Thoraxwandprozesses ist, wie wir im allgemeinen Teile besprochen haben, die respiratorische Bewegung des von ihm erzeugten Schattens mit der Thoraxwand, eine Bewegung, welche der der intrapulmonalen Gebilde entgegengesetzt gerichtet ist. Daß auch oberflächlich in der Lunge gelegene Bildungen, namentlich bei Bestehen von Verwachsungen respiratorisch die Bewegungen der Thoraxwand mitmachen können, daß dieser Bewegungstypus also nicht unbedingt beweisend für den wandständigen Sitz der fraglichen Erkrankung ist, haben wir dort ebenfalls auseinandergesetzt.

Ist die *Pleura diaphragmatica* der Ausgangspunkt der Erkrankung, dann tritt an Stelle der Thoraxwand das Zwerchfell, auf dem nun typischerweise der Schatten mit seinem größten Durchmesser aufsitzt. Tatsächlich gibt es Tumoren mit diesem Sitz (s. später). Aber nicht nur diese sind durch das genannte Syndrom charakterisiert, sondern erklärlicherweise auch die hier gelegenen abgesackten Ergüsse, weiters manche Prozesse, die aus der Leber, resp. dem Subphrenium in die Lunge durchgebrochen sind, ja selbst solche, die, im Abdomen gelegen, nur das Zwerchfell in den Thoraxraum vorwölben (über die Differentialdiagnose s. später).

Breitbasiges Aufsitzen auf dem Mittelschatten ist ein Merkmal der in der *Pleura mediastinalis* gelegenen, resp. von ihr ausgegangenen Erkrankungen. Sie bekommen damit den Symptomenkomplex, der auch den Grundtypus der mediastinalen Erkrankungen charakterisiert. Tumoren, die auf die mediastinale Pleura beschränkt sind, sind allerdings nicht bekannt; der Erguß in der Pleura mediastinalis soll bei der Erörterung der Differentialdiagnose der mediastinalen Erkrankungen zur Sprache kommen.

Die Erkrankungen der *interlobären Pleura* bekommen ihr charakteristisches Gepräge dadurch, daß sie nicht einer der Wände des Thoraxraumes aufsitzen, sondern von lufthaltiger Lunge umschlossen sind; ihren charakteristischen Symptomenkomplex haben wir bereits besprochen. Mit Ausnahme von ver-einzelten Fällen von Echinokokkus der Pleura sind Tumoren, die hier ihren Ausgangspunkt haben, in der Literatur nicht beschrieben.

Wir sehen also, daß die pleuralen Erkrankungen verschiedener Genese durch einen bestimmten, durch den Sitz bedingten Symptomenkomplex charakterisiert sind, der außerdem prinzipiell auch allen jenen Erkrankungen zukommt, die in der Wand, welche die betreffende Pleura überkleidet, ihren Ausgangspunkt haben, resp. diese Wand in den Thoraxraum vorwölben.

Von diesem typischen Symptomenkomplexe gibt es einige Ausnahmen, die in der spezifischen Ausbreitungsweise der betreffenden Krankheitsform ihre Begründung haben:

Der *freie pleurale Erguß* wölbt nicht, wie der bisher besprochene Typus der pleuralen Erkrankung die Pleura pulmonalis circumscript vor, sondern er bildet einen verschieden hohen, an Dicke von unten nach oben abnehmenden Mantel um die oft teilweise atelektatische Lunge. Das führt dazu, daß zwar auch sein Schatten keinerlei Struktur aufweist, daß aber die Schattenintensität nach oben zu abnimmt. Die allmähliche Schichtdickenabnahme ist aber auch die Hauptursache dafür, daß die Schattengrenze häufig keine scharfe ist. Das dritte Hauptsymptom des freien pleuralen Ergusses, der schräg von innen unten nach außen oben gerichtete Verlauf seiner oberen Begrenzungslinie ist nicht anatomisch, sondern projektivisch begründet (s. darüber die allgemeine röntgenologische Literatur). Dazu kommt noch die bereits im allgemeinen Teile erwähnte, in den meisten Fällen von pleuralem Erguß zu beobachtende, durch die Verschieblichkeit desselben erklärte Schattenveränderung bei Lagewechsel (LENK), indem nach Umlagerung des Patienten von der vertikalen in die horizontale Stellung der basale Schatten einer gleichmäßigen Trübung des ganzen Lungenfeldes Platz macht oder in toto hinaufrückt.

Das *infiltrative Wachstum* mancher Tumorformen, gewöhnlich vereint mit plurizentrischer Entstehung führt zu einer diffusen, häufig ungleichmäßigen Verdickung der thorakalen Pleura. An Stelle der bogenförmigen Grenze, die die oben besprochenen unizentrisch entstandenen Prozesse charakterisiert, tritt die wohl noch immer scharfe aber unregelmäßig geformte Konturierung. Wie wir noch zu besprechen haben werden, sind im nativen Bilde derartige Tumoren in der Regel nicht darstellbar, zum größten Teile deshalb, weil sie so gut wie immer durch einen pleuralen Erguß kompliziert sind.

Wie wir bereits ausgeführt haben, kann das *destruierende Wachstum* eines malignen Tumors in der Pleura röntgenologisch solange nicht zum Ausdruck kommen, als er von der normalen lufthaltigen Lunge durch die intakte Pleura getrennt ist. Wird diese jedoch von der Destruktion ergriffen, bricht also der Tumor in die Lunge durch, dann wird, wie aus unseren Besprechungen im allgemeinen Teile hervorgeht, die Konturierung an dieser Stelle unregelmäßig und unscharf. Die unscharfe Begrenzung eines durch andere Merkmale, vor allem durch das breitbasige Aufsitzen auf der Thoraxwand als pleural erkannten Schattens ist ein eindeutiges, ja das einzige sichere Zeichen eines malignen Tumors der Pleura; es charakterisiert sogar mit Rücksicht auf die anatomische Eigenart der verschiedenartigen bösartigen Geschwülste einen ganz bestimmten Tumor, nämlich eine Form des primären Sarkoms (s. später).

Die Diagnostik der pleuralen Erkrankungen kann durch den *diagnostischen Pneumothorax* eine wesentliche Förderung erfahren. Über seine Leistungen bei der Erkennung der einzelnen Tumoren wird in den betreffenden Kapiteln gesprochen werden; hier seien nur die wesentlichsten Fragen angeführt, deren Beantwortung häufig erst nach der künstlichen Lufteinblasung gelingt:

1. Die Entscheidung, ob eine Verschattung eine pleurale oder eine pulmonale Bildung zum Substrat hat, kann in jenen Fällen, bei denen infolge einer atypischen Wachstumsart das Symptom des breitbasigen Aufsitzens auf der Thoraxwand versagt, durch die Analyse des nativen Bildes nicht mit Sicherheit getroffen werden; hier bringt der diagnostische Pneumothorax oft eine eindeutige Klärung, da nach der Lufteinblasung das pulmonale Gebilde mit der Lunge sich von der Thoraxwand entfernt, während das pleurale an der Thoraxwand innerhalb des hellen Luftraumes sitzen bleibt. Allerdings läßt auch dieses Hilfsmittel im Stich, wenn infolge von Adhäsionen die Lunge in dem betreffenden Bereiche von der Thoraxwand nicht abgehoben werden kann.

2. Ist eine Bildung durch den oben besprochenen Symptomenkomplex als pleurale erkannt, dann ist die wichtigste Frage, die zunächst zu beantworten ist, die, ob Flüssigkeit oder ein solides Gebilde vorliegt. Die Probepunktion muß nicht ohne weiteres Aufklärung bringen, da etwa angesaugte Flüssigkeit auch aus einem Zerfallsherd innerhalb eines sonst soliden Gewebes stammen kann. Nachblasen von Luft oder Gas und nachfolgende Röntgenuntersuchung bei verschiedener Lage des Patienten bringt volle Klarheit darüber, ob der ganze Schatten durch Flüssigkeit erzeugt war oder nicht.

3. Auch wenn bereits aus dem klinischen Befunde das Vorliegen einer Flüssigkeitsansammlung außer Frage steht, kommt dem diagnostischen Pneumothorax eine gewisse Bedeutung zu, indem er Aufklärung darüber bringen kann, ob, wie viele und an welchen Stellen Absackungen innerhalb des Ergusses vorliegen. In der Diagnostik der Tumoren spielt diese Frage allerdings keine Rolle. Es soll deshalb auf diesen Punkt hier nicht näher eingegangen werden.

4. Geringgradige circumscripte oder unregelmäßige Verdickungen der Pleura sind wegen des zu geringen Kontrastes des durch diese dünnen Schichten erzeugten Schattens gegenüber der Lunge, besonders dann, wenn der Luftgehalt derselben aus irgendeinem Grunde herabgesetzt ist, nicht zu erkennen. Auf der hellen Fläche des Pneumothoraxbildes können derartige Unebenheiten der Innenfläche der Thoraxwand, namentlich wenn die Untersuchungsrichtung so gewählt wird, daß diese Veränderungen tangential von den Strahlen getroffen werden, zutage treten.

5. Das größte und wichtigste Indikationsgebiet hat der diagnostische Pneumothorax in den pleuralen Erkrankungen, die mit einem Erguß einhergehen, bei welchen die Frage zu beantworten ist, ob ein rein entzündliches Exsudat oder eine von einem Erguß begleitende neoplastische Erkrankung der Pleura vorliegt. In solchen Fällen kann aus den gleichen Gründen, die wir bei den Lungentumoren besprochen haben, die Entleerung der Flüssigkeit allein gewöhnlich nicht weiterhelfen, während in dem Pneumothorax die häufig charakteristischen Veränderungen der Pleura deutlich zu erkennen sind (Näheres darüber später).

Überblicken wir die allgemeine Symptomatologie der pleuralen Erkrankungen und ihre Analyse noch einmal, so sehen wir, daß der Untersuchungsweg in zwei Etappen gegangen werden muß. Die erste hat die Feststellung zum Ziele, ob wir überhaupt eine pleurale Erkrankung vor uns haben oder nicht, die zweite führt zur Beantwortung der Frage, welche von den möglichen pleuralen Affektionen vorliegt. Nicht selten bietet die Röntgenuntersuchung keine Möglichkeit, über das Ziel der ersten Etappe hinauszukommen; erst im Verein mit den klinischen Symptomen gelingt dann oft die Spezialdiagnose. In anderen

Fällen aber kommen wir auch röntgenologisch weiter. Einzelne Merkmale und Hilfsmittel dafür haben wir bereits kennen gelernt, andere sollen bei den einzelnen Affektionen zur Sprache kommen.

Bevor wir auf die Besprechung der einzelnen Pleuratumoren eingehen, seien noch einige allgemein gültige Daten angeführt. Unter allen Arten der Pleurageschwülste kommen nur die metastatischen häufiger vor. Alle primären Tumoren, und zwar sowohl maligne als benigne sind sehr selten, so daß im Zweifelsfalle immer eher an eine nichtneoplastische Erkrankung zu denken ist. So hat GRABOW, in dessen Publikation ausführliche Angaben über die gesamte Literatur der Anatomie und Klinik der Pleuratumoren zu finden sind, im Jahre 1910 im ganzen 159 maligne Tumoren aus der Literatur zusammengestellt. Äußerst spärlich sind die röntgenologischen Beschreibungen dieser Geschwülste.

Von größter Bedeutung für die klinische und röntgenologische Symptomatologie der Pleuratumoren ist der Umstand, daß die meisten von ihnen von einem pleuralen Erguß begleitet sind, der dann zunächst das Bild vollkommen beherrscht. Er findet sich so gut wie immer bei den Tumormetastasen der Pleura, sowie bei den primären malignen Geschwülsten mit Ausnahme bestimmter Formen des primären Sarkoms. Abgesehen von diesen gehen nur die sehr seltenen benignen Geschwülste und Cysten der Pleura gewöhnlich ohne Flüssigkeitsansammlung einher. Die Bilder des freien pleuralen Ergusses und des wandständigen, die Lunge circumscript verdrängenden Gebildes, die wir vorhin beschrieben haben, sind daher die beiden häufigsten, wie wir gesehen haben, an sich nicht charakteristischen Typen, unter denen die Pleurageschwülste röntgenologisch zur Darstellung kommen.

A. Die malignen Tumoren der Pleura.

1. Das Endotheliom der Pleura.

Pathologische Anatomie.

Das Endotheliom ist wohl absolut genommen eine sehr seltene Erkrankung, unter den primären Tumoren der Pleura jedoch der häufigste.

Die *Pathogenese* dieser Geschwulstform ist strittig, was auch in der Nomenklatur zum Ausdrucke kommt. Ein Teil der Autoren leitet ihre Entstehung vom Endothel der Lymphgefäße, ein anderer von den Deckzellen der Pleura ab; manche Autoren, wie KAUFMANN nehmen beide Ausgangspunkte als vorkommend an. Für die vom Lymphgefäßendothel abstammenden Geschwülste wird die Bezeichnung *Endotheliom* allgemein als berechtigt angesehen. Mit Rücksicht darauf aber, daß die Herkunft der Deckzellen noch nicht eindeutig geklärt ist, indem einzelne Autoren sie als Epithelien ansehen, während andere ihren mesenchymalen Ursprung für gesichert halten, ist auch die Stellung der durch Degeneration derselben entstandenen Geschwülste und damit auch ihre richtige Bezeichnung noch umstritten. Ihre ursprüngliche Benennung war „*Endothelkrebs*", manche Autoren sprechen einfach von „*Carcinomen*"; auch als „*Mesotheliome*" findet man sie, namentlich von amerikanischen Autoren benannt. Es ist jedoch nicht auszuschließen, daß ein Teil der als Pleurageschwülste beschriebenen Fälle, namentlich solche, bei denen auch Tumoren der Lunge gefunden wurden, die man als metastatische ansah, pleurale Metastasen eines primären Lungenkrebses waren. Einen Fall, bei dem die Veränderungen der Pleura wenigstens makroskopisch durchaus denen eines Endothelioms glichen und bei dem sich dann in der vollkommen kollabierten Lunge ein kleines Bronchuscarcinom fand, haben wir selbst beobachtet und im Kapitel „das primäre Carcinom der Lunge" beschrieben (*Fall 30*, Abb. 64, S. 126).

Das Endotheliom infiltriert gewöhnlich die Pleura flächenhaft und wandelt sie oft in *zentimeterdicke derbe Schwielen* um, die von Tumormassen durchsetzt und häufig von knotenförmigen und plaqueartigen Geschwulstanteilen überragt sind. In anderen Fällen finden sich auf der nicht verdickten Pleura knötchenförmige Exkrescenzen und knollige Wucherungen oder der Lymphgefäßinfiltration entsprechend netzförmig angeordnete Stränge, sehr selten größere Geschwülste.

Alle diese Formen sind von einem mitunter sero-fibrinösen, meist jedoch stark hämorrhagischen, gewöhnlich sehr reichlichen *Erguß* begleitet. Er führt fast immer *zu Kompression der Lunge*.

Auf dem Lymphwege kann es in Form einer Lymphangitis zu *Metastasierung* in die Lunge kommen, mitunter auch zu knotenförmigen Metastasen daselbst. Auch Drüsenmetastasen, namentlich in den tracheo-bronchialen Drüsen sind beobachtet worden, ja sogar hämatogen entstandene Metastasen in den verschiedensten inneren Organen, wie Niere, Leber, Gehirn, Skelet. Im allgemeinen besteht aber wenig Neigung zu Metastasierung.

Die klinischen Erscheinungen.

Die Klinik des Pleuraendothelioms ist ausführlich von SCHULZE-VELLINGHAUSEN, FRAENKEL und von RÉMOND und COLOMBIÈS beschrieben.

Die Krankheit verläuft unter dem Bilde einer Pleuritis mit reichlichem Erguß, wobei nach FRAENKEL die rasche Entwicklung und der schnelle Verlauf besonders auffallend sind. Dabei bestehen oft Temperatursteigerungen mäßigen Grades. Von subjektiven Symptomen steht die manchmal hochgradige Dyspnoe im Vordergrunde. Mit Rücksicht darauf, daß schließlich auch noch die Punktion gewöhnlich einen hämorrhagischen Erguß ergibt, ist die Ähnlichkeit mit dem Bilde einer tuberkulösen Pleuritis sehr groß.

Abgesehen von dem raschen Verlauf unterscheiden aber auch noch andere Merkmale die Erkrankung von einer Tuberkulose und müssen an die Möglichkeit eines Neoplasmas denken lassen. Das ist zunächst der häufig außergewöhnlich starke Blutgehalt des Exsudates, ferner das dauernde Fehlen von Tuberkelbacillen, weiters die rapide Erneuerung des Ergusses nach Entleerung desselben.

Als charakteristische mikroskopisch nachweisbare Elemente in dem Punktate gelten große rundliche oder polygonale Zellen mit großen Kernen, namentlich wenn sie in größeren Verbänden auftreten. Nach einer Angabe von QUINCKE färbt sich ein Teil des Protoplasmas dieser Zellen durch stark verdünnte Jodlösung braunrot (Glykogenreaktion), eine Erscheinung, die bei den normalen Endothelien, die sich auch in entzündlichen Ergüssen finden, fehlen soll. Als charakteristisches Zeichen sieht SCHWALBE den Umstand an, daß bei Punktion an verschiedenen Stellen die Nadel mehrere Zentimeter dickes, festes Gewebe durchdringen müsse, bevor es gelingt, Flüssigkeit anzusaugen. Nach Schulze-Vellinghausen erzeugt die dicke, ungleichmäßig gewucherte Schwartenmasse eine Unregelmäßigkeit der Dämpfungsgrenze im Gegensatz zur regelmäßigen Begrenzungslinie des pleuralen Ergusses. Von Grueter sind in einem Falle *Trommelschlägelfinger* als Komplikationen eines Endothelioms der Pleura beschrieben.

In sehr schöner Weise können nach Anlegung eines Pneumothorax die Veränderungen der Pleura durch die Thorakoskopie nach Jacobäus zur Ansicht gebracht werden.

Weitestgehende Klärung kann schließlich die mitunter zu beobachtende Erscheinung bringen, daß einige Zeit nach einer Thoraxpunktion *Impfmetastasen* an der Einstichstelle entstehen (Unverricht).

Es gibt also eine Reihe von klinischen Merkmalen, die das Vorliegen einer bösartigen neoplastischen Erkrankung der Pleura wahrscheinlich machen, ja sicherstellen können. Allerdings wird sich auf diese Weise gewöhnlich nicht entscheiden lassen, welcher Art der maligne Tumor ist, da mitunter auch Pleurametastasen, namentlich beim Bronchuscarcinom, weiters eine Form des primären Sarkoms ganz analoge Erscheinungen hervorrufen können (s. später).

Die Röntgenuntersuchung beim Endotheliom der Pleura.

Wie im klinischen, so herrscht auch im Röntgenbilde des Pleuraendothelioms der Symptomenkomplex des pleuralen Ergusses vor. Wir haben ihn an einer früheren Stelle beschrieben. Das *native Bild* bietet also nicht den mindesten Anhaltspunkt für die Erkennung der Krankheit.

Röntgenologisch nachweisbare Metastasenbildung, z. B. in den tracheo-bronchialen Drüsen kann die Diagnose insofern weiterbringen, als nun der Verdacht auf das Vorliegen eines malignen Tumors entsteht. Mit Rücksicht darauf aber, daß das Syndrom Drüsenmetastasen und pleuraler Erguß nicht selten bei dem ganz beträchtlich häufigeren primären Lungenkrebs zu beobachten ist und auch als Metastasenkomplex z. B. beim Mammacarcinom immer noch häufiger ist als die primären Geschwülste der Pleura, läßt auch dieses Zusammentreffen höchstens an die Möglichkeit eines primären Pleuratumors (Endotheliom oder Sarkom) denken.

Eine beträchtliche Förderung kann die Diagnose durch Anlegung eines *diagnostischen Pneumothorax* erfahren. Es ist Brauers Verdienst, auf dieses wichtige Untersuchungsmittel gerade im Hinblick auf die Erkennung der Pleuratumoren aufmerksam gemacht zu haben. Seine Beschreibung der von ihm auf diese Weise untersuchten zwei Fälle erschöpft auch fast völlig die sich so ergebende Symptomatologie des primären Pleuratumors, vor allem des Endothelioms.

Gegenüber dem hellen gasgefüllten Pleuraraum hebt sich der von den Strahlen tangential getroffene Teil der verdickten Pleura als breiter der Thoraxwand innen aufsitzender Schattenstreifen ab. Seine Innenkontur kann bogige oder wellige oder unregelmäßig geformte Vorwölbungen aufweisen als Ausdruck der die Schwartenmasse überragenden Tumoren (s. pathologische Anatomie).

Um diese Veränderungen in ihrer ganzen Ausdehnung zur Darstellung zu bringen, ist es notwendig, den Patienten auf die *gesunde Seite* zulagern und

die kranke Thoraxwand unter Drehung desselben um seine Längsachse ab-
zusuchen.

Der Nachweis der Verdickung der Pleura bei glatter Konturierung derselben
erlaubt noch keine sichere Diagnose, da es sich ja auch um eine Schwarte nach
Pleuritis handeln kann; allerdings kommt bei einer solchen niemals eine so
enorme Dicke zur Beobachtung wie beim Endotheliom, meistens bestehen auch
Verwachsungen mit der Lunge, sodaß es einerseits nicht zu Flüssigkeitsansammlungen kommt, andererseits die Anlegung eines Pneumothorax nicht
möglich ist. Hingegen beweist die oben geschilderte unebene Beschaffenheit
des Innenreliefs des Pleuraschattens wohl mit Sicherheit das Vorliegen eines
malignen Tumors. Eindeutig ist wohl damit das Endotheliom nicht erwiesen,
da eine der Formen des primären Sarkoms und auch die Tumormetastasen der
Pleura dieselben Veränderungen setzen können (s. später); da aber die erstere
noch viel seltener vorkommt als das Endotheliom, die letzteren meist nicht
zu so exorbitanten Verdickungen und Wucherungen der Pleura führen, so erscheint immerhin bei Vorliegen eines derartigen Bildes das Endotheliom am
wahrscheinlichsten.

Bei der Untersuchung nach Anlegung des künstlichen Pneumothorax darf
nicht daran vergessen werden, nach Umlagerung des Patienten auf die *kranke
Seite* den nun im hellen Gasraum zutage tretenden Lungenstumpf, sowie die
Konturierung des Mediastinums zu besichtigen, worauf auch BRAUER schon
aufmerksam gemacht hat. Es kann sich so erweisen, daß in der Lunge ein
den völligen Kollaps verhindernder Prozeß vorliegt, wenn sich daraus auch
meist die Natur desselben nicht erkennen läßt (s. das Kapitel „primäres Carcinom
der Lunge"). Immerhin wird man in einem solchen Falle mit größerer Wahrscheinlichkeit ein primäres Lungencarcinom mit Metastasen in der Pleura anzunehmen haben als ein primäres Endotheliom neben einer gleichzeitigen Lungenveränderung. Auch wenn auf diese Weise mediastinale Drüsentumoren zu
erkennen sind, spricht das eher für einen Mediastinaltumor mit Pleurametastasen
oder für einen Lungenkrebs mit Metastasen im Mediastinum und in der Pleura
als für einen primären Pleuratumor. Erweist sich die Lunge als völlig kollabiert
und das Mediastinum als normal konturiert, so ist mit großer Wahrscheinlichkeit
ein primärer Pleuratumor anzunehmen wenn sich auch auf diese Weise ein
kleines primäres Lungencarcinom nicht mit Sicherheit ausschließen läßt (s.
unseren früher erwähnten *Fall 30*, S. 126).

Ob die *probatorische Röntgenbestrahlung* etwas für die Differentialdiagnose
zu leisten vermag, ist mangels Erfahrung nicht mit Sicherheit zu sagen. In
einem selbst beobachteten Falle von hämorrhagischem Erguß der Pleura, bei
dem ein hervorragender Pathologe aus dem Punktionsbefunde ein Endotheliom
diagnostiziert hatte, sah ich völlige, anscheinend dauernde Heilung nach intensiver
Röntgenbestrahlung. Mit Rücksicht aber auf die Unsicherheit der Diagnose
aus dem Punktionsbefunde möchte ich diesen Fall nicht als beweisend ansehen.
Von einer entzündlichen, vor allem tuberkulösen Pleuritis ließe sich das Endotheliom auf diese Weise nicht unterscheiden, da ja auch die erstere sowohl
spontan als auch im Gefolge einer Bestrahlung resorbiert wird. Liegt aber
eines der oben geschilderten nach Anlegung eines diagnostischen Pneumothorax
sich ergebenden Bilder vor, die mit Sicherheit für einen malignen Tumor der
Pleura sprechen, ohne zwischen primär und metastatisch unterscheiden zu

lassen, dann wäre ein positiver Effekt der Röntgenbestrahlung im Sinne des primären Tumors (Endotheliom oder Sarkom) entscheidend, da sich die metastatische Pleuritis erfahrungsgemäß vollkommen refraktär gegen die Röntgenstrahlen verhält.

Zusammenfassung der Diagnose und Differentialdiagnose des Pleuraendothelioms.

Es zeigt sich also, daß das native Röntgenbild des Endothelioms völlig uncharakteristisch ist und nur die Diagnose eines pleuralen Ergusses gestattet. Unter den Hilfsuntersuchungsmethoden kann der diagnostische Pneumothorax in jenen Fällen keine Klärung bringen, bei denen keine wesentliche Verdickung der Pleura und keine deutlichen circumscripten Vorwölbungen derselben bestehen, was, wie im anatomischen Teile besprochen wurde, auch beim Endotheliom mitunter der Fall ist, namentlich im Beginne der Erkrankung. In anderen Fällen aber kann das Röntgenbild des Pneumothorax charakteristische Zeichen eines malignen Pleuratumors liefern, die vor allem bei normalem Lungenstumpf und normalem Mediastinum mit Wahrscheinlichkeit die Pleura als primären Sitz desselben annehmen lassen. Ein gleichzeitiger günstiger Effekt der Röntgenbestrahlung dürfte diese wahrscheinliche zu einer sicheren Diagnose erheben. Die Unterscheidung zwischen Endotheliom und einer später zu besprechenden bestimmten Form des primären Sarkoms ist allerdings auch auf diese Weise nicht möglich; sie ist praktisch wohl auch bedeutungslos. Zu bedenken ist dabei, daß das primäre Sarkom beträchtlich seltener ist als das Endotheliom.

In allen Fällen ist der *klinische Befund* von allergrößter, häufig ausschlaggebender Bedeutung. Von besonderer Wichtigkeit unter den klinischen Symptomen ist der hohe Blutgehalt, sowie der Zellbefund im Punktat, der Widerstand bei der Punktion an mehreren Stellen, das rasche Rezidivieren nach Entleerung, die Impfmetastasen, sowie schließlich das thorakoskopische Bild. Allerdings gestattet der klinische Befund kaum jemals, eine metastatische Pleuritis mit Sicherheit auszuschließen.

Differentialdiagnostisch kommen gegenüber dem Endotheliom neben den bereits erwähnten und später ausführlicher zu besprechenden anderen malignen Tumoren der Pleura die entzündlichen Ergüsse in Betracht. Das Röntgenbild derselben unterscheidet sich nicht von dem des Ergusses beim Tumor. Klinisch ist sowohl die akute exsudative Pleuritis als auch die Tuberkulose der Pleura aus dem Verlaufe der Erkrankung, dem Lungenbefunde und dem chemischen, cytologischen und bakteriologischen Ergebnis der Punktatuntersuchung zu diagnostizieren (s. Lehrbücher der internen Medizin).

2. Das primäre Sarkom der Pleura.

Pathologische Anatomie.

Das primäre Sarkom der Pleura ist eine noch viel seltenere Tumorart als das Endotheliom. SEYDEL fand im Jahre 1910 unter fast 11 000 Sektionen des Münchener pathologischen Institutes nur ein einziges primäres Pleurasarkom. Aus der anatomischen und klinischen Literatur stellte er 10 weitere

Fälle zusammen. GRABOW, der die Kasuistik aller in der Literatur beschriebenen Pleuratumoren zusammengestellt hat, fand darunter 38 primäre Sarkome.

Dem histologischen Aufbaue nach gibt es Rundzellen-, Spindelzellen- und gemischtzellige Sarkome. Verhältnismäßig häufig kommen Mischgeschwülste vor, so vor allem das Fibrosarkom (s. unten) ferner Angiosarkome (u. a. ein von COHN röntgenologisch untersuchter Fall) und Chondromyxosarkome; von WESSEN ist ein Fibroxanthosarkom der Pleura beschrieben. (Das Neurofibrosarkom, das ebenso wie die übrigen Nervengeschwülste der Thoraxwand eine extrapleurale Geschwulst ist, soll gemeinsam mit diesen abgehandelt werden.) Der Ausgangspunkt dieser Geschwülste ist gewöhnlich die thorakale Pleura; einzelne Formen scheinen die Pleura diaphragmatica zu bevorzugen (s. später).

Grob-anatomisch lassen sich drei Formen unterscheiden (SCHNEIDER) (die vierte, die SCHNEIDER beschreibt, das Neurofibrosarkom, gehört zu den extrapleuralen Thoraxwandgeschwülsten, s. später), und zwar:

1. Flächenhaft ausgebreitete, die Pleura infiltrierende Neubildungen mit vielleicht plurizentrisch entstandenen zahlreichen, das Niveau der verdickten Pleura überragenden Knoten oder plaqueartigen Erhebungen. Sie sind gewöhnlich von Ergüssen begleitet. Sie unterscheiden sich demnach makroskopisch nicht von den Endotheliomen.

2. Circumscripte, offenbar unizentrisch entstandene, oft sehr voluminöse Tumoren mit ausgesprochen destruierendem Wachstum, das häufig zu Einbruch in die Lunge, andererseits zu Destruktion der Rippen und Durchbruch nach außen führt. Pleurale Ergüsse können bei ihnen fehlen. Metastasen kommen bei diesen ersten beiden Formen nach SEYDEL in etwa $45^0/_0$ der Fälle vor, und zwar in den regionären Drüsen, in der Lunge, in der Leber und im Skelet.

3. Eine ganz eigenartige Tumorform, von der bisher 8 Fälle beschrieben wurden, und zwar von DORENDORF, PICK, BRAUN, GARRÉ, MEHRDORF, SCHNEIDER und NEVINNY; ferner wird ein im Jahre 1882 von KAHLER und EPPINGER publizierter Fall gewöhnlich hierher gerechnet, obzwar er von den beiden Autoren als Fibrom beschrieben ist; seine makroskopische Beschreibung stimmt jedoch in allen Details mit der der übrigen Fälle dieser Gruppe überein. Es handelt sich um rein expansiv, bis zu beträchtlicher Größe anwachsende Geschwülste, die bei einem Gewicht bis zu 7 kg (SEYDEL) den größten Teil einer Thoraxhälfte einnehmen können und sich sowohl grob-anatomisch als auch histologisch als auch klinisch von den Tumoren der letzterwähnten Gruppe unterscheiden. Ihre *makroskopischen* Besonderheiten sind: Sie hängen mit der Umgebung durch relativ dünne, gefäßführende Stränge zusammen, im übrigen weisen sie keinerlei Verbindung mit ihr auf, liegen also fast ganz frei im Pleuraraum. Von ROKITANSKY ist bei kleinen Fibromen der Pleura ein derartiger Loslösungsvorgang von der Umgebung beschrieben worden, ein Vorgang, der eine Analogie hat in dem Verhalten von subserösen Myomen (MEHRDORF). Aus derartigen kleinen Fibromen sind, wie von den meisten Autoren angenommen wird, die in Rede stehenden Geschwülste hervorgegangen. In den meisten der beschriebenen Fälle war anscheinend die Pleura des Zwerchfells der Ausgangspunkt der Geschwulst; sie saß ihm, wie von mehreren Autoren ausdrücklich hervorgehoben wird, trotz der lockeren Verbindungen breitbasig auf. Überhaupt fällt in allen Beschreibungen die Anpassung der Geschwulstform an die Umgebung, eine eigenartige Plastizität derselben auf. So sprechen z. B.

KAHLER und EPPINGER von einem „Ausguß des rechten Thorax, dem der lufthaltige Oberlappen wie eine Kappe aufsaß"; auch MEHRDORF vergleicht den von ihm beobachteten Tumor mit einem erstarrten Ausguß der Thoraxhöhle. Der untere Rand des dem Tumor anliegenden Oberlappens verursachte in ihm einen tieferen Einschnitt. Auch Vertiefungen, in denen das Herz eingebettet war, sind beschrieben.

Wie schon oben bemerkt wurde, wächst der Tumor immer *rein expansiv*, niemals kommt es zu Einbruch in die Lunge. Ausdrücklich wird ferner hervorgehoben, daß trotz der schlechten Ernährungsbedingungen niemals *regressive Veränderungen* in dem Tumor beobachtet wurden. Auch die *Ergüsse*, von denen die malignen Pleuratumoren sonst gewöhnlich begleitet sind, fehlen bei dieser Form immer; nur DORENDORF berichtet in seinem Falle von einer kleinen Menge blutig-seröser Flüssigkeit im Pleuraraume. Schließlich wird von allen Autoren das *Fehlen jeglicher Metastasen* hervorgehoben.

Histologisch handelt es sich in allen Fällen um sehr bindegewebsreiche *Fibrosarkome*, in dem Falle von MEHRDORF um ein Fibrosarcoma myxomatodes.

An Komplikationen sind von einigen Autoren *Trommelschlägelfinger*, von GARRÈ auch *Osteoarthropathie hypertrophiante pneumique* beschrieben.

Über die *klinische Sonderstellung* dieser Form des Pleurasarkoms, für die von MEHRDORF die Bezeichnung *„Pleura-Riesentumor"* vorgeschlagen wird, soll später gesprochen werden.

Wir haben also folgende grob-anatomisch wohl charakterisierte, daher auch röntgenologisch gegeneinander gut abgrenzbare Formen des primären Pleurasarkoms zu unterscheiden:

1. Die diffusen sarkomatösen Infiltrate.
2. Die circumscripten, destruierend wachsenden Sarkome.
3. Die expansiv wachsenden Fibrosarkome („Pleurariesentumor").

Mischformen zwischen diesen drei Gruppen kommen offenbar nicht vor.

Die Klinik des primären Pleurasarkoms.

Naturgemäß weisen die Sarkome der *ersten Gruppe,* die nur histologisch von den Endotheliomen unterscheidbar und auch gewöhnlich von den gleichen Komplikationen wie diese begleitet sind, dieselben klinischen Erscheinungen auf. Es sei also hier bezüglich derselben auf den betreffenden Abschnitt im Kapitel „Endotheliom" verwiesen.

Auch die Sarkome der *zweiten Gruppe* können unter dem gleichen klinischen Bilde verlaufen wie die Endotheliome, namentlich dann, wenn sie von reichlichen pleuralen Ergüssen begleitet sind. Ist dies nicht der Fall, dann kann die Probepunktion von einer gewissen Bedeutung sein: die Nadel gelangt in einen festen Körper, Flüssigkeit läßt sich nicht ansaugen. Dieses Merkmal kann den Verdacht auf das Vorliegen eines soliden Tumors erwecken, was bei mehreren der in der Literatur beschriebenen Fälle von den Autoren angeführt wird.

Die für diese zweite Form des Pleurasarkoms charakteristische Tendenz zur Destruktion kann auch im klinischen Bilde sehr markant hervortreten. Der Einbruch in die Lunge kann zu Hämoptoë führen, die Destruktion der Rippen und das Übergreifen auf die Intercostalnerven bedingen heftige Schmerzen, schließlich kann der Tumor als Vorwölbung an der Außenfläche des Thorax zutage treten.

Alle diese letztgenannten Merkmale fehlen bei der *dritten Form* der Pleuratumoren. Hier stehen die manchmal sehr hochgradigen Kompressionserscheinungen im Vordergrunde: beträchtliche Dyspnoe, Cyanose, Erweiterung der Venen auf der vorderen Thoraxwand. Physikalisch ist eine massive Dämpfung bei aufgehobener Atmung nachweisbar, also die Zeichen eines pleuralen Prozesses, die Punktion fördert aber keine Flüssigkeit zutage; auch hier gelangt die Nadel in eine feste, gewöhnlich auffallend derbe Masse. Aus diesen Merkmalen wurde z. B. in dem Falle von KAHLER und EPPINGER, der in die vorröntgenologische Ära fällt, ein solider Pleuratumor erschlossen.

Dieser Sarkomform gebührt auch in prognostischer Hinsicht eine Sonderstellung; wegen seiner lockeren Verbindungen mit der Umgebung, sowie im Hinblick auf das Fehlen von Metastasen ist dieser Tumor relativ leicht operabel. So hat GARRÉ einen derartigen Fall mit vollem Erfolge operiert. Aus diesem Grunde ist die richtige Diagnose bei diesen Fällen von besonderer Bedeutung.

Die Röntgendiagnostik des primären Pleurasarkoms.

Wie wir bereits hervorgehoben haben, stellen die drei Gruppen des primären Pleurasarkoms nicht nur in ihren Grundformen, sondern auch im Hinblick auf die durch ihre biologische Eigenart bedingten Komplikationen wohldifferenzierte anatomische Komplexe dar, welche auch in besonderen röntgenologischen Symptomenkomplexen ihren Ausdruck finden. Wir wollen daher in Abweichung von dem bei den bisher beschriebenen Tumoren geübten Vorgang nicht nur die Bilder der einzelnen Grundformen gesondert analysieren und erst im Anschlusse daran die durch die Komplikationen möglichen Veränderungen und die von den Hilfsmethoden beigestellten Unterscheidungsmerkmale besprechen, sondern jede einzelne Sarkomform als eigene Tumorart betrachten und daher sofort im Anschlusse an die Analyse jeder Grundform die Veränderung, resp. Bereicherung des Bildes durch die Komplikationen einerseits und durch die Hilfsuntersuchungen andererseits erörtern. Auch die Differentialdiagnose soll nicht erst zum Schlusse in extenso zur Sprache kommen, sondern bei jeder einzelnen Grundform, da ja im Gefolge der großen Verschiedenheit derselben nur wenige Erkrankungen allen drei Formen ähnliche Syndrome erzeugen, also gegenüber allen differentialdiagnostisch in Betracht kommen.

α) Die Röntgenbilder des diffusen sarkomatösen Infiltrates der Pleura.

Es geht aus der anatomischen Beschreibung hervor, daß diese Sarkomform den gleichen röntgenologischen Symptomenkomplex liefert wie das Endotheliom, und zwar sowohl im nativen Bilde als auch nach Anlegung eines diagnostischen Pneumothorax. Auch strahlenbiologisch dürfte zwischen den beiden kein Unterschied bestehen, so daß auch die probatorische Bestrahlung kein differentialdiagnostisch verwertbares Moment ergibt. Da schließlich auch die möglichen Komplikationen sowohl qualitativ als auch statistisch bei beiden die gleichen sind, ergibt sich für sie die völlige Übereinstimmung aller möglichen Symptomenkomplexe.

β) Die Röntgenbilder der circumscripten, destruierend wachsenden Sarkome der Pleura.

Das Röntgenbild des unizentral auf der Pleura einer Thoraxwand entstandenen Sarkoms weist, solange sein destruktives Wachstum nicht zur Zerstörung der pulmonalen Pleura geführt hat, jenen Symptomenkomplex auf, der für alle circumscript die Lunge verdrängenden Prozesse charakteristisch ist: homogene, bogig, scharf begrenzte Schatten mit breitbasigem Aufsitzen auf der Thoraxwand, was durch Untersuchung in verschiedenen Richtungen ermittelt werden muß (s. früher).

Ist es jedoch nach Destruktion der Pleura zum Durchbruch in die Lunge gekommen, dann modifiziert, wie früher besprochen und erklärt wurde, dieses Ereignis das eben genannte Syndrom dahin, daß an Stelle der scharfen Grenze eine unscharfe und nicht mehr so regelmäßig bogenförmige Konturierung tritt. Diese Konturänderung betrifft die ganze Umgrenzung des Schattens oder nur Teile derselben, je nachdem ob der Durchbruch im ganzen Umfange oder nur stellenweise stattgefunden hat. In letzterem Falle tritt die Unschärfe, je nachdem, ob die Pleuradestruktion in einem kleineren oder größeren Teil der Circumferenz erfolgt ist, nur bei einer oder einigen wenigen Durchleuchtungsrichtungen zutage, während bei anderen, nämlich dann, wenn kein Teil der in die Lunge durchgewucherten Tumormasse tangential von den Strahlen getroffen wurde, die sichtbare Konturierung vollkommen scharf ist.

Ein Fall, bei dem die Unschärfe und Unregelmäßigkeit der Konturierung im ganzen Bereiche der Schattenbegrenzung zu sehen ist, wurde mir von Kollegen Dr. BORAK in liebenswürdiger Weise zur Verfügung gestellt. Es liegt wohl bei diesem Falle keine autoptische Verifizierung vor, das Bild ist jedoch so charakteristisch, daß eine andere Erkrankung wohl kaum in Betracht kommt (s. unten „Differentialdiagnose").

Fall 63. Josef S., 62 Jahre.

Aus der *Anamnese:* Seit einigen Wochen Schmerzen im Bereiche des rechten Thorax, besonders beim Husten und beim Heben der Arme. 8 kg Gewichtsabnahme innerhalb von 2 Monaten.

Aus dem *klinischen Status:* Intensive Dämpfung rechts infraclavicular, darüber aufgehobene Atmung. Probepunktion im Bereiche der Dämpfung negativ.

Röntgenbefund: Im rechten mittleren Lungenfeld ein der Thoraxwand ungefähr im Bereiche der vorderen Axillarlinie breitbasig aufsitzender, intensiver, homogener Schatten mit annähernd bogenförmiger, durchwegs unscharfer Begrenzung mit strahligen Ausläufern in die Umgebung (Abb. 130).

Einige Röntgenbestrahlungen blieben ohne Erfolg.

3 Monate später kam der Patient unter zunehmender Atemnot und starken Schmerzen ad exitum. Kein Obduktionsbefund.

Ein aus dem Jahre 1914 stammender, autoptisch festgestellter Fall von Sarkom der Pleura wurde mir aus dem Archiv des Röntgeninstitutes der 2. chirurgischen Klinik (Hofrat Prof. HOCHENEGG) von Kollegen Dozent PALU-GYAY in liebenswürdiger Weise überlassen. Es handelt sich um ein Sarkom, das die pulmonale Pleura nur stellenweise destruiert, auf der anderen Seite unter Zerstörung einiger Rippen die Weichteile der Thoraxwand infiltriert.

Fall 64. Samuel B., 60 Jahre.

Aus der *Anamnese:* In den letzten Monaten allmählich zunehmende Schwellung der linken vorderen Thoraxwand. Starke Schmerzen. Atembeschwerden.

Aus dem *klinischen Status:* Tumorartige Vorwölbung der linken vorderen oberen Thoraxwand. Dämpfung an diesen Stellen mit aufgehobener Atmung.

Die beiden mir zur Verfügung gestellten *Röntgenplatten* zeigen folgende Veränderungen des Thoraxbildes:

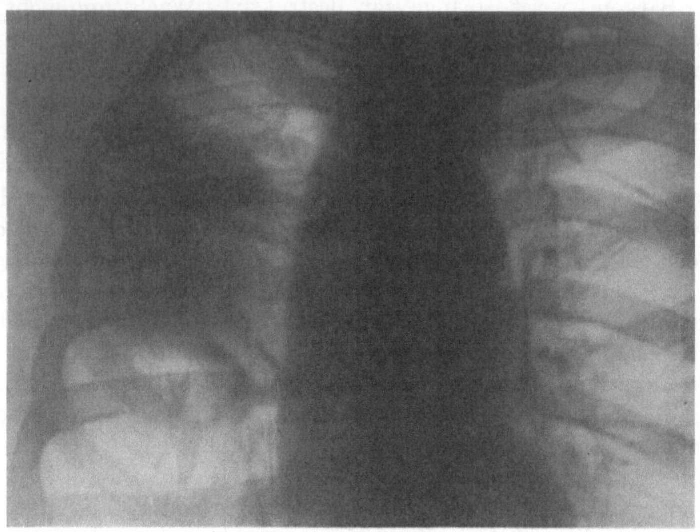

a

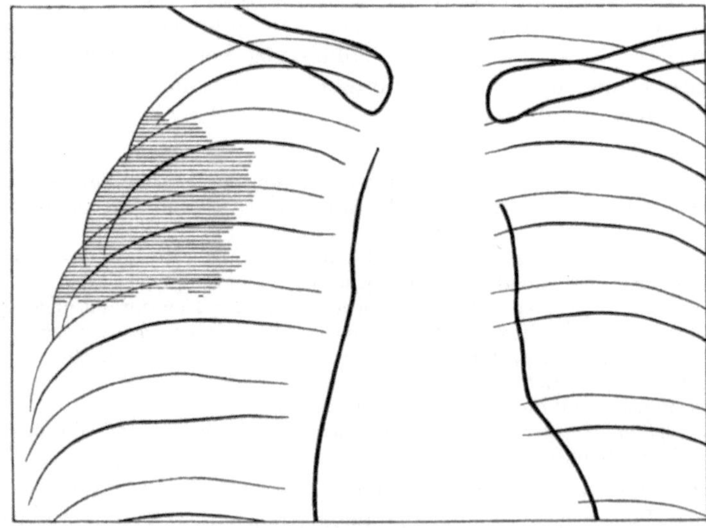

b

Abb. 130 a und b. Sarkom der Pleura mit Einbruch in die Lunge. Fall 63.

a) *Postero-anteriore Aufnahme:* (Leichte Drehung nach links gegen den 2. schrägen Durchmesser, aus der Lagebeziehung des sternalen Endes des Claviculaschattens zum Wirbelsäulenschatten ersichtlich.) Links subapikal ein etwa kindskopfgroßer intensiver, vollkommen homogener, fast runder Schatten, der vom Mittelschatten durch einen ganz schmalen Streifen hellen Lungenfeldes getrennt ist. Er sitzt bei dieser Aufnahmsrichtung der Thoraxwand nicht ganz breitbasig auf, sein größter Durchmesser liegt etwas von ihr entfernt im Lungenfelde. Die Begrenzung des Schattens ist regelmäßig bogenförmig, überall vollkommen scharf (Abb. 131).

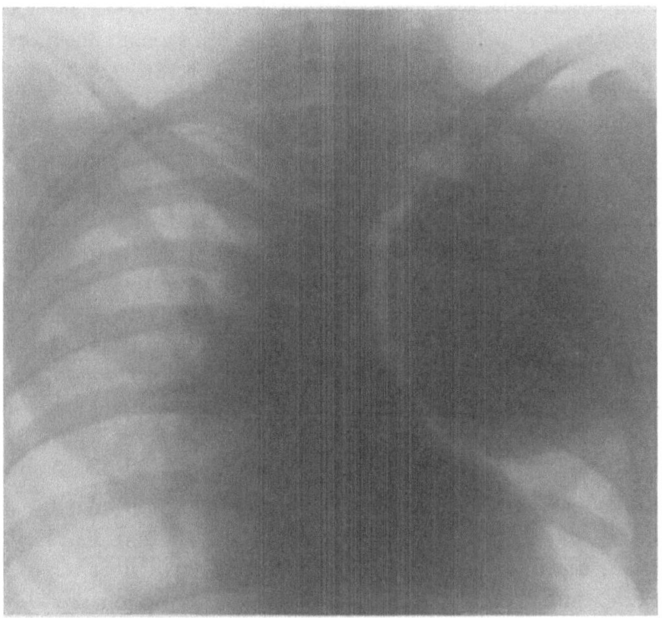

Abb. 131. Sarkom der Pleura. Postero-anteriore Aufnahme. Vollkommen scharfe Schattenbegrenzung. Fall 64.

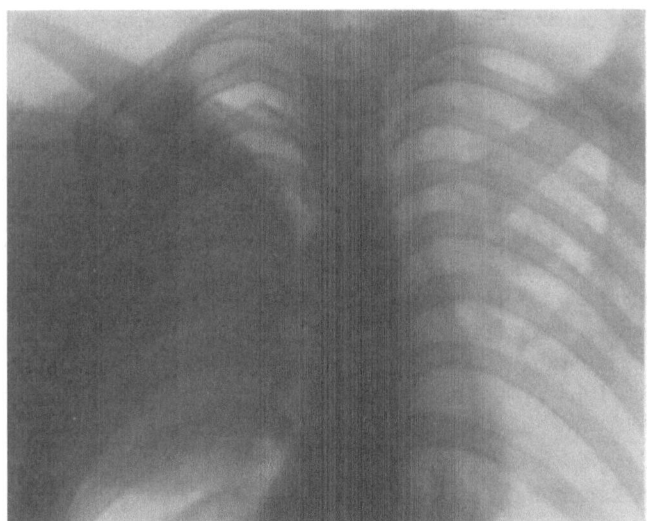

Abb. 132. Derselbe Fall. Antero-posteriore Aufnahme. Begrenzung stellenweise unscharf.

b) *Antero-posteriore Aufnahme*: (Stärkere Drehung nach rechts gegen den 3. schrägen Durchmesser, zu erkennen wie oben.) Der Schatten erscheint jetzt beträchtlich größer.

Er sitzt der Thoraxwand vollkommen breitbasig auf. Die Begrenzung ist im Bereiche der oberen drei Viertel ganz scharf, im unteren Viertel unscharf, leicht zackig (Abb. 132).

Der Versuch einer radikalen *Operation* mißlang. Man gelangte nach Durchtrennung der vom Tumor durchwachsenen 3. und 4. Rippe in den weichen, zentral nekrotisierten Tumor, der sich nicht mobilisieren ließ. Patient kam bald darauf ad exitum.

Aus dem *Obduktionsbefunde:* Kleinzelliges Spindelzellensarkom, die 1., 2. und 3. Rippe durchwachsend, auf die Vorderfläche der Thoraxwand übergreifend, zum Teil den linken Oberlappen substituierend.

Unter den Komplikationen des Sarkoms kann der *pleurale Erguß,* der allerdings bei dieser Form seltener vorzukommen scheint, zur völligen Verwischung des beschriebenen Symptomenkomplexes führen. Der Nachweis von regionären Drüsen- oder von Fernmetastasen hingegen fördert die Diagnose, indem er einen malignen Tumor ergibt; daß es sich um einen primären Pleuratumor handelt, kann allerdings erst dann erschlossen werden, wenn erwiesen wurde, daß dem durch die oben beschriebenen Symptome als pleural erkannten Schatten ein solides Gebilde zugrunde liegt. Denn es kann ja ein wandständig abgesackter Erguß das gleiche Bild hervorrufen wie der nicht in die Lunge durchgebrochene Tumor und dieser Erguß kann die Folge einer metastatischen Pleuritis, etwa bei einem primären Lungencarcinom sein. Einen solchen Fall haben wir im Kapitel „das primäre Lungencarcinom" beschrieben (*Fall 32,* Abb. 68, S. 132).

In welcher Weise der *diagnostische Pneumothorax* zur Förderung der Diagnose beitragen kann, haben wir in der Einleitung zu diesem Kapitel besprochen. In allen Fällen, die das Symptom des breitbasigen Aufsitzens auf der Thoraxwand nicht oder nur unsicher erkennen lassen, ferner in jenen Fällen, bei denen gleichzeitig ein pleuraler Erguß besteht, kann auf die früher besprochene Weise die Zugehörigkeit des fraglichen Gebildes zur Thoraxwand erwiesen oder ausgeschlossen werden. In den Fällen, in welchen eine Verwachsung mit der pulmonalen Pleura oder gar ein Durchbruch in die Lunge besteht, versagt naturgemäß dieses Hilfsmittel. Es kann auch bei Vorliegen eines Bildes, wie es für diese Gruppe der Sarkome charakteristisch ist, nur das Vorhandensein eines soliden Gebildes der Thoraxwand aufdecken, es läßt jedoch über die Natur desselben im Unklaren.

In letzterem Punkte kann eine *probatorische Röntgenbestrahlung* zur Klärung des Falles beitragen. Es darf zwar, wie der oben beschriebene Fall zeigt, aus der Unbeeinflußbarkeit des Gebildes durch Strahlenbehandlung ein Sarkom nicht ausgeschlossen werden; auf der anderen Seite beweist die Verkleinerung des Schattens nach der Bestrahlung nicht einen malignen Tumor, da auch ein abgesacktes Exsudat in gleicher Weise auf die Strahlenapplikation ansprechen kann, es schließt jedoch sicher einen benignen Tumor aus. Wenn also das Vorliegen eines soliden pleuralen Gebildes durch die Probepunktion oder durch den diagnostischen Pneumothorax erwiesen wurde, dann ergibt der positive Effekt einer Röntgenbestrahlung mit Sicherheit die Diagnose Sarkom der Pleura.

Differentialdiagnostisch kommt gegenüber dem *in die Lunge durchgebrochenen Pleurasarkom* kaum eine Erkrankung in Betracht. Das Symptom der unscharfen und unregelmäßigen Begrenzung eines breitbasig der Thoraxwand aufsitzenden homogenen Schattens kann nur ein destruierend wachsendes Gebilde, also ein maligner Tumor aufweisen. Andere primäre Tumoren der Pleura unterscheiden sich, wie wir besprochen haben, durch ihre Entstehungsart und Ausbreitungsweise vom primären Sarkom. Daß ein metastatischer Tumor der

Pleura in Form eines circumscripten Knotens, noch dazu ohne begleitenden Erguß auftritt, gehört zu den allerseltensten Ausnahmen.

Es ist nur noch an die Möglichkeit zu denken, daß der primäre maligne Tumor nicht von der Pleura, sondern von einer anderen Schichte der Thoraxwand, vor allem von den Rippen ausgeht. In diesem Falle ist wohl gewöhnlich, wenn der knöcherne Rippenanteil der Ausgangspunkt der Erkrankung ist, ein Rippendefekt nachweisbar, weiters eine gleichzeitige Vorwölbung der Thoraxwand nach außen, doch können beide diese Merkmale auch durch Übergreifen eines Pleuratumors auf und über die knöcherne Thoraxwand bedingt sein. In solchen Fällen kann die Entscheidung, ob das Sarkom von der Pleura oder von den Rippen ausgegangen ist, unmöglich sein. Sie ist aber praktisch vollkommen bedeutungslos. Von JAKSCH ist sogar ein Fall beschrieben, bei dem ein nach innen durchgebrochenes Mammacarcinom das Bild eines Pleura- resp. Lungentumors vortäuschte. In solchen Fällen wird wohl der klinische Nachweis des Mammatumors über den Zusammenhang keinen Zweifel lassen.

Bedeutend größer ist die Zahl jener Erkrankungen, die das Bild eines die *Pleura pulmonalis respektierenden,* also in die Lunge nicht durchgebrochenen Pleurasarkoms vortäuschen können. Von *pulmonalen Bildungen* mit scharfer Begrenzung, also vor allem von Lungentumoren verschiedener Art (s. Kapitel „intralobäre Carcinomknoten") ist der Pleuratumor durch das besprochene Merkmal betreffend die Lage des größten Schattendurchmessers in der Regel, in manchen Fällen auch durch die Bewegungsrichtung bei der Atmung (s. früher) unterschieden. In den Fällen, bei denen wegen atypischen Wachstums des Tumors das erstgenannte Symptom versagt, und in jenen, bei denen es aus technischen Gründen (Kleinheit des Schattens, der nicht in allen Durchleuchtungs- und Aufnahmsrichtungen genau zu sehen ist, vor allem bei Deckung mit der Wirbelsäule) nicht mit Sicherheit feststellbar ist, leistet der diagnostische Pneumothorax ausgezeichnete Dienste (s. früher).

Hingegen sind von den in die Lunge nicht durchgebrochenen und auch sonst nicht komplizierten Sarkomen alle expansiven circumscripten Prozesse der Pleura ohne Zuhilfenahme anderer Untersuchungsmittel, also auf Grund des nativen Röntgenbildes allein überhaupt nicht zu unterscheiden.

Die weitaus häufigste Erkrankung, die unter dem gleichen Bilde aufzutreten pflegt, ist der wandständig *abgesackte pleurale Erguß.* Diese Erkrankung ist im Vergleich zum primären Sarkom und den anderen Bildungen, die noch differentialdiagnostisch in Frage kommen, so häufig, daß man bei Nachweis des genannten Symptomenkomplexes in allererster Linie an den Erguß zu denken hat und nur in einem kleinen Prozentsatz irregeht, wenn man ihn daraus diagnostiziert.

Einige Bilder verschieden lokalisierter wandständiger Ergüsse seien hier angeführt:

Abb. 133 zeigt einen über der linken Lungenspitze abgesackten kleinen Erguß.

Abb. 134 demonstriert einen der rechten Thoraxwand breitbasig aufsitzenden Erguß.

Abb. 135 (postero-anteriore Aufnahme) weist einen die unteren $^2/_3$ des rechten Lungenfeldes einnehmenden homogenen Schatten auf, der nach oben zu scharf, bogenförmig begrenzt ist, lateral die Thoraxwand erreicht, medial in den Mittelschatten, unten in den Zwerchfell-, resp. Leberschatten ohne erkennbare Grenze übergeht. Der größte sichtbare Durchmesser des Schattens liegt innerhalb des Lungenfeldes, an der seitlichen Thoraxwand erscheint der Schatten bereits niedriger. Der Prozeß geht also wahrscheinlich nicht von ihr aus. Die sichtbare Verdrängung des gefüllten Oesophagus beweist, daß der Prozeß jedenfalls weit nach hinten reicht. Auf der sinistrodextralen Aufnahme (Abb. 136) ist zu erkennen, daß der Schatten auch nach vorne zu ganz scharf bogenförmig begrenzt und

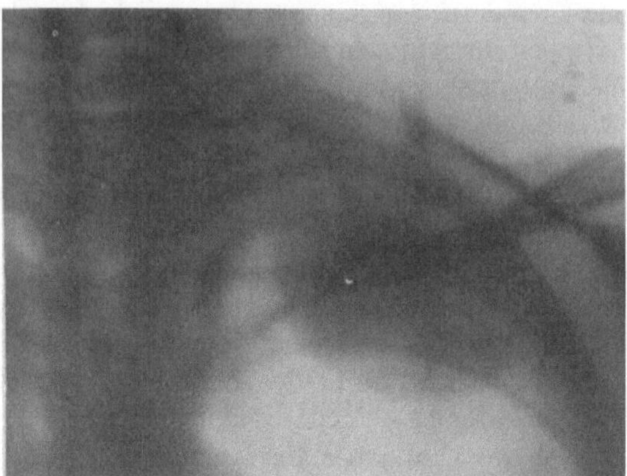

Abb. 133. Abgesackter pleuraler Erguß über der linken Lungenspitze.

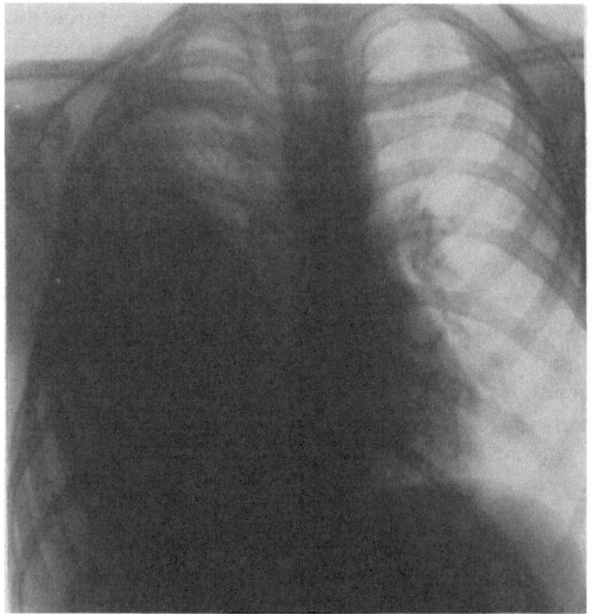

Abb. 134. Wandständiger pleuraler Erguß rechts.

von der vorderen Thoraxwand durch einen etwa 2 Querfinger breiten hellen Streifen getrennt ist, während er der hinteren Thoraxwand breitbasig aufsitzt. Das beweist, daß es sich um eine von hier ausgehende Bildung handelt. Die auf Grund der Röntgenuntersuchung indizierte Punktion ergab einen großen serösen Erguß in der Pleura.

Die auf Grund des Röntgenbildes allein unmögliche Differenzierung zwischen Pleurasarkom und abgesacktem Erguß kann durch das Resultat der Punktion, eventuell einer angeschlossenen Lufteinblasung (s. früher) eindeutig gelingen.

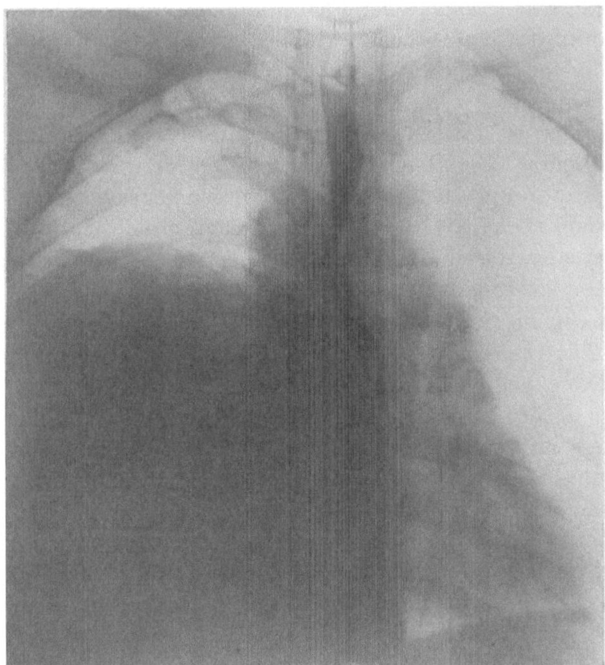

Abb. 135. Großer abgesackter pleuraler Erguß rechts.

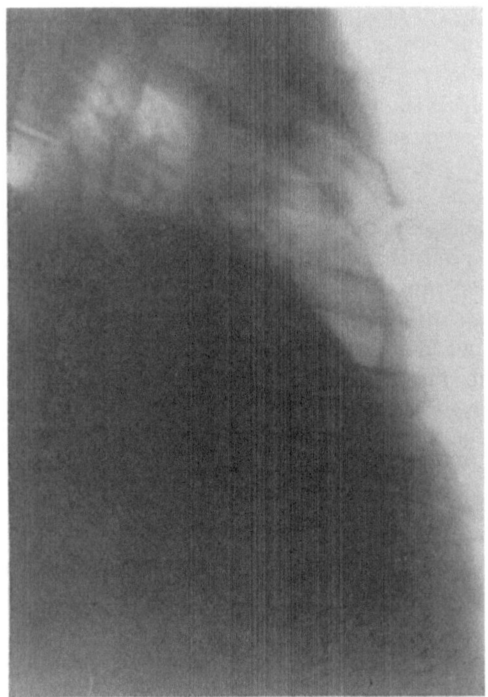

Abb. 136. Derselbe Fall. Sinistro-dextrale Aufnahme. Die vordere Begrenzung deutlich zu sehen.

Auch *metastatische Tumoren* der Pleura können, wenn auch selten, als breitbasig der Thoraxwand aufsitzende Gebilde beobachtet werden (RIEDER; s. später). Sie sind gewöhnlich durch den Nachweis eines primären Tumors zu erkennen.

Viel schwieriger ist die Unterscheidung dieser Sarkomform von *benignen Tumoren* der Pleura. Die Symptomatologie der letzteren wird in einem der folgenden Kapitel besprochen werden. Röntgenologisch sind sie als solche nicht zu erkennen, höchstens durch Malignitätssymptome (Metastasen, Destruktion der Rippen oder Wirbel), mit Wahrscheinlichkeit auch aus einem das solide Gebilde begleitenden freien pleuralen Erguß auszuschließen.

Von ASKANAZY ist ein Fall von histologisch und bakteriologisch erwiesener *„tumorartiger Tuberkulose"* der Pleura mit einem männerfaustgroßen Tumor beschrieben. Diese bei Rindern als „Perlsucht" bekannte Erkrankung gehört beim Menschen sicher zu den allergrößten Seltenheiten. Wenigstens konnte ich in der Literatur keinen zweiten derartigen Fall finden. Das Röntgenbild dieser Tuberkuloseform muß aber die gleichen Symptome darbieten wie die echten Blastome der Pleura.

Es ist bei Vorliegen des in Rede stehenden Bildes weiters auch an Prozesse, die *von anderen Schichten der Thoraxwand* ausgehen und unter Vordrängung der thorakalen Pleura sich nach innen vorwölben, zu denken. Hierher gehören vor allem *kalte Abscesse,* ausgehend von der Innenfläche einer Rippe. Der Nachweis der Knochendestruktion (in den Fällen, bei denen nicht der knorpelige Rippenanteil der Sitz der Erkrankung ist), die mitunter gleichzeitig außen nachweisbare flukturierende Schwellung, sowie vor allem die Probepunktion ermöglichen wohl immer die richtige Diagnose.

Tumoren, die von einer der *äußeren Schichten der Brustwand* ausgehen, können nicht nur, wie wir früher besprochen haben, das Bild des in die Lunge durchgebrochenen Pleuratumors so weit imitieren, daß sie von ihm überhaupt nicht unterscheidbar sind, sondern auch den hier in Rede stehenden Symptomenkomplex des auf die Pleura beschränkten Sarkoms vortäuschen. Es sind das sowohl *benigne* als auch *maligne Tumoren.*

Ein Teil dieser Thoraxwandgeschwülste, vor allem jene, welche in den Weichteilen ihren Ausgangspunkt haben und ausschließlich intrathorakal wachsen, wird von manchen Autoren, auch in der anatomischen Literatur unter den Pleuratumoren abgehandelt, offenbar mit Rücksicht darauf, daß sie vielfach knapp subpleural gelegen sind und die Pleura costalis in das Thoraxinnere vordrängen. Zweifellos ist jedoch ihre Einreihung unter die Pleuratumoren vom pathogenetischen Gesichtspunkte unrichtig, da sie weder vom Gewebe der Pleura ausgehen, noch im Pleuraspalte gelegen sind. Es kann daher auch die Röntgensymptomatologie derselben nicht in der systematischen Röntgendiagnostik der Pleuratumoren behandelt werden. Im Hinblick darauf, daß sie wegen ihrer häufig rein intrathorakalen Lage ganz unter dem Bilde von Pleurageschwülsten auftreten, seien sie aber an dieser, der Differentialdiagnostik des auf die Pleura beschränkten circumscripten Sarkoms gewidmeten Stelle etwas eingehender erörtert.

Gewöhnlich ist das *Thoraxskelet* der Ausgangspunkt der Thoraxwandgeschwülste. So beschreibt HESSE einen Fall, bei dem klinisch zunächst nur starke spontane und Druckschmerzen im Bereiche der hinteren unteren Rippen rechts bestand. Röntgenologisch war ein großer, auf den Hilus projizierter, scharf begrenzter Schatten nachweisbar (eine Aufnahme bei frontalem Strahlengang liegt nicht vor). Erst später kam es zu einer äußerlich sichtbaren schmerzhaften Vorwölbung. Die Operation ergab ein *Myxochondrom* der 10. Rippe.

Pels-Leusden, ebenso Dwyer und Helwig berichten über Rippensarkome, Pfahler über ein *Chondrosarkom des Sternums,* die gegen das Thoraxinnere wuchsen und im Röntgenbilde scharf begrenzte intrathorakale Schattenbildungen hervorriefen.

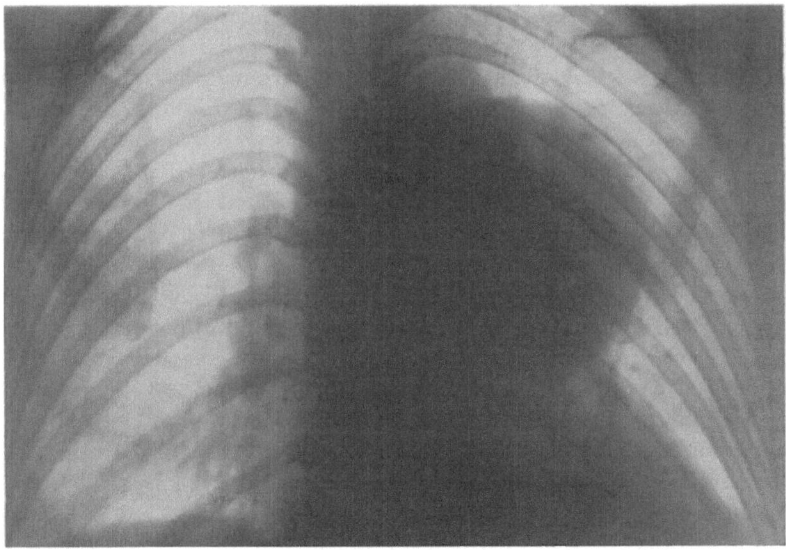

Abb. 137. Neurofibrom der Thoraxwand. (Aus der Sammlung der Klinik Hofrat Prof. Hochenegg. Der Fall ist von Doz. Dr. Palugyay publiziert.)

Die primären Rippentumoren sind wohl meist durch die typischen Skeletbilder charakterisiert (s. Literatur der Skeletdiagnostik), meistens wölben sie sich auch nach außen vor, mitunter sind sie jedoch von Pleurasarkomen, die nach außen durchbrechen, nicht mit Sicherheit zu unterscheiden. Auch die Hilfsuntersuchungsmethoden müssen naturgemäß in solchen Fällen versagen.

Neurome (Neurofibrom, Ganglioneurom, Neurofibrosarkom), Tumoren, die vom Nervengewebe (N. sympathicus, N. vagus, periphere Nerven) ausgehen, sind als intrathorakale Geschwülste öfters beschrieben. Weitaus in den meisten der mitgeteilten Fälle waren sie im Bereiche des Mediastinums gelegen; ihre Anatomie und ihre klinischen Merkmale sollen daher ausführlich im Kapitel „Mediastinaltumoren" zur Sprache kommen. Zu den größten Seltenheiten gehören neurogene Tumoren der Thoraxwand. Auch sie werden vielfach als „Pleuratumoren" beschrieben, gehen aber, wie Hamperl feststellt, durchwegs von subpleural verlaufenden Nerven aus; sie müssen daher zu den extrapleuralen Thoraxwandgeschwülsten gerechnet werden.

Palugyay beschreibt 2 Fälle von Neurofibrom mit sarkomatöser Degeneration, von denen der eine im Plexus brachialis, der andere in einem Intercostalnerven seinen Ausgangspunkt hatte. Beide präsentierten sich röntgenologisch unter dem Bilde eines intrathorakalen, von der Thoraxwand ausgehenden Tumors. Ein Bild eines der beiden Fälle, das mir Kollege PALUGYAY in liebenswürdiger Weise überlassen hat, (antero-posteriore Aufnahme) sei hier reproduziert.

Ein etwa kindskopfgroßer Schatten projiziert sich bei dieser Aufnahmsrichtung zum Teil auf das linke Lungenfeld, zum Teil auf den Mittelschatten. Der Schatten ist ganz scharf begrenzt und bei dieser Aufnahmsrichtung kreisrund (Abb. 137).

Über einen ähnlichen Fall berichtet DENK.

Röntgenologisch ist dieser Tumor von allen anderen bisher besprochenen Thoraxwandgebilden nicht zu unterscheiden. Von den klinischen Merkmalen seien die starken Schmerzen, welche durch die Erkrankung des peripheren Nerven erzeugt werden, hervorgehoben. Sehr wichtig unter den *klinischen Merkmalen* ist der Umstand, daß bei einer Reihe von Fällen mit intrathorakalen neurogenen Tumoren, so auch in einem der beiden Fälle von PALUGYAY eine Neurofibromatosis *Recklinghausen* bestand. Dieser Umstand muß bei gleichzeitigem Nachweis einer intrathorakalen Bildung des beschriebenen Charakters die Diagnose derselben in die Richtung des Neuroms lenken. Daß es sich überhaupt um ein solides Gebilde, also einen Tumor handelt, ergibt auch hier die Probepunktion.

Eine ebenfalls seltene Geschwulstform der Thoraxwand ist das vom intramuskulären oder subserösen Fettgewebe ausgehende Lipom. Es ist in der Literatur als *subpleurales Lipom* beschrieben. DERTINGER hat im Jahre 1903 acht derartige Fälle aus der Literatur zusammengestellt und dazu über einen eigenen berichtet. Ein weiterer ist in neuerer Zeit von HARMS, schließlich in der amerikanischen Literatur von HESS beschrieben worden. Sämtliche bisher mitgeteilten Fälle wiesen einen außen in der Muskulatur palpablen weichen Tumor auf, der durch einen den Intercostalraum durchsetzenden Zapfen mit einem intrathorakalen, die Pleura nach innen vordrängenden Geschwulstteil in Verbindung stand. Die Geschwulst hat also, wie HARMS sich ausdrückt, ein „hantelförmiges" Aussehen. Der intrathorakale Anteil ist durch schnelles Wachstum ausgezeichnet, das durch Kompression der inneren Thoraxorgane zu schweren Störungen führen kann. Meistens sind Schmerzen vorhanden, die durch Druck auf einen Intercostalnerven bedingt sind.

Der intrathorakale Anteil dieser extrapleuralen Geschwulst muß im *Röntgenbilde* ebenso aussehen wie ein Pleuratumor der in Rede stehenden Form. Die Schattenintensität des spezifisch leichteren Fettgewebes ist aber sicher geringer, vor allem auffallend gering im Vergleich zu der durch Untersuchung in verschiedenen Richtungen feststellbaren Schichtdicke. Dieser Umstand könnte für die Diagnose förderlich sein.

Sie ist jedoch immer *klinisch* aus dem Palpationsbefunde, eventuell im Verein mit einer negativen Probepunktion zu stellen, da, wie HARMS hervorhebt, rein intrathorakal entwickelte Lipome bisher nicht beschrieben worden sind. Die Röntgenuntersuchung ist aber deshalb von großer Bedeutung, weil sie allein über die Größe des intrathorakalen Geschwulstteiles Auskunft gibt, was für die Technik der durchzuführenden Operation von größter Wichtigkeit ist.

Es zeigt sich also, daß die Diagnose des in die Lunge durchgewucherten destruierend wachsenden Sarkoms auf Grund der Röntgenuntersuchung wohl in den meisten Fällen mit der größten Wahrscheinlichkeit gestellt werden kann, daß hingegen das Röntgenbild bei intakter Pleura, namentlich bei Fehlen von

Metastasensymptomen ganz uncharakteristisch ist. Der abgesackte pleurale
Erguß, die benignen Tumoren der Pleura, der nach innen sich vorwölbende
kalte Absceß, sowie die malignen und benignen Tumoren der anderen Schichten
der Thoraxwand führen zum gleichen Röntgenbilde. In vielen Fällen kann der
klinische Befund, eventuell im Verein mit einer probatorischen Röntgenbestrahlung, die Spezialdiagnose ermöglichen.

γ) Die Röntgenbilder des expansiv wachsenden Fibrosarkoms.

Das Röntgenbild dieser rein expansiv wachsenden Geschwulst, die ohne
oder nur mit minimalem pleuralem Erguß verläuft und nicht zu Metastasen
führt, unterscheidet sich im Prinzip nicht von dem Bilde der eben beschriebenen unkomplizierten Geschwulstform. Sein charakteristisches Gepräge bekommt es erst durch die besprochene Bevorzugung der diaphragmalen Pleura. Die
beschriebene anatomische Eigenart dieser Geschwulst bedingt ein breitbasiges
Aufsitzen des Schattens auf dem Zwerchfell. Allerdings wird, wenn der Tumor
bis zu der gewöhnlich beobachteten Größe herangewachsen ist, der Thoraxraum
soweit ausgefüllt, daß der Schatten lateral, vorne und hinten in ganzer oder
größter Ausdehnung die Thoraxwand erreicht, während er medial in den Mittelschatten übergeht, so daß ein den größten Teil des Lungenfeldes einnehmender
Schatten resultiert, der nur oben eine scharfe bogenförmige Begrenzungslinie
aufweist. Daneben findet sich eine Verlagerung des Mediastinums. Diese
Charakteristica wies der von DORENDORF beschriebene, auch röntgenologisch
untersuchte Fall auf.

Auf diese Weise geht bei den großen, den Thoraxraum ausgußförmig füllenden
Fibrosarkomen das einzige auf die Pleura als Ausgangspunkt hinweisende röntgenologische Merkmal, das breitbasige Aufsitzen auf dem Zwerchfell, verloren.
Das Bild ist dann von dem eines intrapulmonalen expansiv wachsenden Gebildes,
etwa einem Fibrosarkom der Lunge nicht zu unterscheiden.

Hier müßte dem *diagnostischen Pneumothorax* entscheidende Bedeutung
zukommen. Die Lunge dürfte sich in solchen Fällen, da der Tumor sie ja intakt
läßt, leicht von ihm ablösen und der kollabierte Lungenstumpf als gesonderter
Schatten neben dem des Tumors erkennbar sein, während bei intrapulmonalem
Sitz des Tumors ein völliger Kollaps der Lunge nicht möglich ist.

Die *probatorische Röntgenbestrahlung* kann nur insofern von Nutzen sein,
als ein deutlicher Effekt gegen diese mit Rücksicht auf ihren Bindegewebs-
reichtum sicherlich sehr strahlenresistente Tumorart spricht.

Vorliegen von *Metastasen* ist eher im Sinne eines Lungentumors verwertbar.

Eine bedeutend größere Anzahl von Erkrankungen kommt differentialdiagnostisch in Frage, wenn der Schatten kleiner ist und das Merkmal des
breitbasigen Aufsitzens auf dem Zwerchfell deutlich aufweist. Es ist dann an
alle jene Erkrankungen zu denken, die wir bei der Beschreibung des aus der
Leber in die Lunge durchgebrochenen Echinokokkus in Erwägung gezogen haben.

Von einem *abgesackten Erguß* der Pleura diaphragmatica ist die Unterscheidung nur auf Grund des klinischen Befundes, vor allem der Probepunktion,
eventuell unter Zuhilfenahme eines Pneumothorax möglich.

Durch eine Zwerchfellücke in den Thorax eingedrungene Gebilde *(Leberechinokokkus, Hernia diaphragmatica)* sind an der paradoxen respiratorischen

Bewegung, eventuell durch Anlegung eines Pneumoperitoneums zu erkennen (s. im Kapitel „Echinokokkus der Lunge").

Ein subphrenisch gelegenes Gebilde, vor allem ein Tumorknoten oder ein Echinokokkus der Leber, ändert ebenso wie der intrathorakale Tumor der Pleura diaphragmatica nichts an der normalen Atmungsbewegung des Zwerchfells, er läßt sich von dieser Geschwulst auch nicht durch den Pneumothorax differenzieren, da dieser die Frage, ob das Gebilde vom Zwerchfell bedeckt ist oder nicht, nicht klärt, hingegen wird sie durch das Pneumoperitoneum, welches die untere Zwerchfellkontur deutlich erkennen läßt, eindeutig beantwortet.

Es ergibt sich also, daß diese Tumorform durch das Fehlen von pulmonalen und anderen Komplikationen, sowie unter Zuhilfenahme des diagnostischen Pneumothorax und des Pneumoperitoneums trotz des uncharakteristischen nativen Bildes mit ziemlicher Sicherheit diagnostizierbar ist.

Zusammenfassung der Diagnostik des primären Pleurasarkoms.

Trotz der in der Einleitung zu diesem Kapitel hervorgehobenen und begründeten Monotonie der Bilder der verschiedenartigsten Pleuraerkrankungen läßt sich unter Verwertung von klinischen und röntgenologischen Begleitsymptomen und Heranziehung von Hilfsuntersuchungsmethoden in vielen Fällen die Diagnose des primären Pleurasarkoms zwar nicht mit voller Sicherheit, aber doch mit größter Wahrscheinlichkeit stellen.

Die *diffus infiltrierenden Sarkome* sind wohl von den Endotheliomen nicht zu unterscheiden, jedoch als primäre maligne Tumoren auf die gleiche Weise zu erkennen wie diese.

Das *circumscripte, destruierend wachsende Sarkom* kann mit großer Wahrscheinlichkeit aus folgenden Symptomenkomplexen erschlossen werden:

1. Breitbasig an der Thoraxwand aufsitzender homogener Schatten mit durchwegs oder teilweise unscharfer Begrenzung.

2. Breitbasig der Thoraxwand aufsitzender oder durch einen Pneumothorax als der Thoraxwand angehörig erwiesener, bogig, scharf begrenzter Schatten, bei dem die Punktion oder der diagnostische Pneumothorax das Vorliegen eines soliden Gebildes erweist, das durch Röntgenbestrahlung deutlich reduzierbar ist.

3. Dasselbe Syndrom auch ohne Effekt der Betrahlung bei gleichzeitig sicherem Nachweis von Metastasen.

4. Derselbe Symptomenkomplex auch ohne regionäre oder Fernmetastasen bei gleichzeitigem Vorliegen eines freien pleuralen Ergusses.

Das *expansiv wachsende Fibrosarkom* läßt sich bei Vorliegen der folgenden Syndrome mit großer Wahrscheinlichkeit annehmen:

1. Ausgedehnter, das untere Lungenfeld in ganzer Breite und Tiefe ausfüllender homogener, oben scharf, bogenförmig begrenzter Schatten, der sich nach Anlegung eines Pneumothorax als nicht der Lunge angehörig erweist.

2. Breitbasig dem Zwerchfell aufsitzender Schatten mit normaler respiratorischer Bewegung, der sich durch Punktion oder Pneumothorax als solides Gebilde, durch Anlegung eines Pneumoperitoneums als intrathorakal gelegen erkennen läßt.

B. Die benignen Tumoren der Pleura.

Wie wir im vorausgehenden Kapitel ausgeführt haben, sind die *Lipome* und die *Neurome,* die in der Regel als benigne Pleuratumoren beschrieben werden, extrapleurale Geschwülste der Thoraxwand, an dieser Stelle also nicht zu besprechen.

An gutartigen Geschwülsten, die im Gewebe der Pleura selbst ihren Ausgangspunkt haben, sind in erster Linie die *Fibrome* (ROKITANSKY, KAUFMANN u. a.) zu nennen; auch diese häufigsten unter den benignen Tumoren der Pleura sind noch beträchtlich seltener als die malignen. Ganz vereinzelt sind in der anatomischen Literatur ferner *Enchondrome* (REISSIG), *Osteome, Angiome* (ROKITANSKY), *Myome* beschrieben. Über zwei *Myofibrome* berichten in der neueren Literatur JACOBÄUS und KEY.

Meistens handelte es sich um kleine Geschwülste, die sich als Nebenbefunde bei der Obduktion ergaben. Zu größeren Tumoren, die klinische und röntgenologische Erscheinungen machen, wachsen nur die Fibrome, resp. Mischgeschwülste mit überwiegender fibromatöser Komponente an.

Pleurale Ergüsse fehlen bei den gutartigen Geschwülsten so gut wie immer.

Klinische Erscheinungen machen nur die großen Geschwülste, und zwar durch Kompression der Nachbarorgane. Es spielen dabei vor allem heftige Schmerzen infolge von Druck auf Intercostalnerven, Dyspnoe durch Kompression der Lunge, sowie Stauungserscheinungen durch Verschluß größerer Venen eine Rolle. Bei größerer Ausdehnung ist Dämpfung und aufgehobenes Atmen über der Geschwulst nachweisbar. Die *Probepunktion* ergibt den Befund eines soliden Gebildes. Großen Wert legen JACOBÄUS und KEY auf die *Thorakoskopie,* die allerdings die Art des vorliegenden Tumors gewöhnlich nicht erkennen läßt.

Röntgenologisch unterscheiden sich die gutartigen Geschwülste, wie das aus den grob-anatomischen Verhältnissen selbstverständlich ist, nicht von den Bildern des unkomplizierten, auf die Pleura beschränkten Sarkoms. Es sei hier also bezüglich der röntgenologischen Symptomatologie und der Differentialdiagnostik auf die Beschreibung dieser Tumorform verwiesen.

Komplikationen, wie Durchbruch in die Lunge (unscharfe, zackige Begrenzung), pleuraler Erguß und Metastasen sprechen für den malignen Tumor, ebenso der positive Effekt einer Röntgenbestrahlung. Bei längerer Beobachtung kann die Serienuntersuchung durch den Nachweis von raschem, resp. langsamem Wachstum gewisse Anhaltspunkte für die Unterscheidung zwischen bös- oder gutartiger Geschwulst liefern.

In der Literatur liegen Röntgenbilder von benignen Pleuratumoren in zwei von JACOBÄUS und KEY beschriebenen Fällen vor, von denen der eine als Fibroleiomyom, der andere als Myofibrom bezeichnet ist. Beide wurden durch den diagnostischen Pneumothorax als pleurale Gebilde erkannt.

Wie auch in den beiden eben genannten Fällen kann die Natur des vorliegenden Tumors eindeutig immer erst durch die histologische Untersuchung erkannt werden.

C. Die Cysten in der Pleura.

Ebenso wie in der Lunge, kommen auch im Pleuraraum die falschen, parasitären Cysten häufiger zur Beobachtung als die echten. Sie sollen daher auch hier zuerst besprochen werden.

1. Der Echinokokkus in der Pleura.

In der Pleura liegen die Echinokokkuscysten beträchtlich seltener als in der Lunge. Immerhin sind mehrere derartige, auch röntgenologisch untersuchte Fälle beschrieben, so von ZEHBE, POPOVIC, HALAHAN, KOVACS.

Bezüglich der *pathologischen Anatomie* des Echinokokkus sei auf die Besprechung des Lungenechinokokkus verwiesen. Gewisse Eigenheiten ergeben sich, wie ZEHBE auseinandersetzt, dadurch, daß der Parasit zunächst wie ein freier Fremdkörper in der Pleura liegt und dadurch, daß er beim Wachsen nicht allseitig den gleichen Widerstand findet, wie das z. B. bei einer in der Lunge angesiedelten Finne der Eall ist. Ersterer Umstand führt dazu, daß sich der Echinokokkus der Pleura durch die Atmungsbewegungen und entsprechend der Schwere an die tiefste Stelle der Pleura senkt, nämlich in den hinteren Sinus phrenico-costalis, wo er sich ansiedelt, eine Stelle an der ja auch regelmäßig die in der Pleura freiliegenden Fremdkörper schließlich fixiert werden. Der ungleichmäßige Wachstumswiderstand führt zu einer stärkeren Ausdehnung der Blase in der Richtung des geringeren Widerstandes, also entsprechend dem freien Pleuraspalt in der Längsachse des Körpers; die Blase bekommt dadurch die Form einer Scheibe.

Als *Komplikationen* kommen pleurale Ergüsse, sowie Durchbruch in die Lunge mit den im Kapitel „Lungenechinokokkus" beschriebenen Folgeerscheinungen vor.

Die *klinischen Erscheinungen,* sowie die Ergebnisse der klinischen Hilfsuntersuchungsmethoden unterscheiden sich kaum von denen des Lungenechinokokkus.

Röntgenologisch unterscheidet sich das Bild des Pleuraechinokokkus zunächst nicht von dem nicht eindeutigen Symptomenkomplex der analogen Lungenerkrankung, d. h. man findet einen runden, homogenen, scharf begrenzten Schatten; er kann jedoch nach der Beschreibung von ZEHBE durch die oben genannten anatomischen Eigenheiten Charakteristica bekommen, die nicht nur die topische, sondern auch die Artdiagnose ermöglichen. Diese Zeichen sind 1. Wandständigkeit des Schattens, 2. seine Lage im Bereiche des hinteren Sinus phrenico-costalis und 3. die durch die Scheibenform der Blase bedingte Formverschiedenheit des Schattens bei verschiedenen Untersuchungsrichtungen; er muß sich, wenn der Strahlengang dem kleinsten Tiefendurchmesser der Cyste entspricht, also bei der gewöhnlichen Lage im hinteren Sinus bei sagittaler Untersuchungsrichtung, als kreisförmiger Schatten präsentieren, während er bei allen anderen Untersuchungsrichtungen, und zwar am deutlichsten nach Drehung aus der erstgenannten um 90°, also gewöhnlich bei sagittalem Strahlengang längsoval erscheint. Diese Verschiedenheit der Durchmesser der Blase lassen sich auch durch orthodiagraphische Messung feststellen.

Von den beiden Fällen, auf die ZEHBE diese Symptomatologie des Pleuraechinokokkus aufbaut, ist wohl nur einer als Echinokokkus überhaupt und keiner als Pleuraechinokokkus verifiziert. Die anatomischen Verhältnisse machen jedoch diesen röntgenologischen Symptomenkomplex sehr plausibel; an einem operativ als Pleuraechinokokkus erwiesenen Falle wird von POPOVIC sein Zutreffen bestätigt.

Wie bei den Pleuratumoren, so kann auch beim Echinokokkus die pleurale Lage durch den *diagnostischen Pneumothorax* erwiesen werden.

Das oben beschriebene Syndrom kann wohl als charakteristisch für den Pleuraechinokokkus angesehen werden; die Scheibenform unterscheidet ihn von allen soliden Gebilden der Pleura und auch vom abgesackten Erguß. Andere Pleuracysten, die vielleicht die gleiche Form aufweisen können, könnten höchstens zufälligerweise einmal auch an der tiefsten Stelle des Pleuraraumes gelegen sein, keinesfalls können sie sich als an ihren Ausgangspunkt fixierte Geschwülste wie der Echinokokkus regelmäßig an diese Stelle senken.

Auch in der *interlobären Pleura* ist das Vorkommen von Echinokokken beschrieben. In einem von LAMA publizierten Falle ist die Diagnose durch Operation festgestellt; ein anderer von FLEISCHNER publizierter Fall entbehrt wohl der autoptischen Verifizierung, jedoch hat seine Annahme, daß es sich um einen derartig lokalisierten Echinokokkus gehandelt habe, sehr viel Wahrscheinlichkeit für sich.

Das Bild des interlobären Echinokokkus kann sich in der Regel nicht von dem des Lungenechinokokkus und damit dem aller jener, in einem früheren Kapitel besprochenen Erkrankungen, die zu runden scharf begrenzten Schattenbildungen der Lunge führen, unterscheiden. In dem Falle von FLEISCHNER kam es nach einer wegen Verdachtes auf ein interlobäres Empyem durchgeführten Punktion, die eine geringe Menge klarer Flüssigkeit zutage förderte, zu einer merkwürdigen Veränderung des Röntgenbildes. Der kugelige Schatten war deutlich tiefer getreten, über ihm fand sich eine scharf, bogig begrenzte, sichelförmige Gasblase, die bei Neigung des Patienten immer an der höchsten Stelle verblieb. Der Schatten selbst behielt seine konvexe Konturierung. Daraus war zu erschließen, daß es sich nicht um eine Luftansammlung in dem flüssigkeitsgefüllten Hohlraume handelte. Die scharfe Begrenzung des Luftraumes, sowie die Beweglichkeit des fraglichen Gebildes sprachen dafür, daß ein freier beweglicher Körper in einem präformierten Hohlraum, also wohl dem Interlobärspalt lag. Mit Rücksicht auf die Beweglichkeit ist nach dem oben Gesagten ein Echinokokkus am wahrscheinlichsten.

In diesem Falle wurde also durch einen allerdings ungewollten *interlobären Pneumothorax* die Diagnose des interlobären Echinokokkus sehr wahrscheinlich gemacht. Als ein in fraglichen Fällen zu begehender, zum Ziele führender Weg kann dieser Untersuchungsgang jedoch nicht bezeichnet werden, da die Lufteinbringung in den interlobären Pleuraspalt in der Umgebung der Cyste nur als glücklicher Zufall zu bezeichnen ist. In der Regel wird sich wohl diese Diagnose nicht stellen lassen.

2. Die echten Cysten in der Pleura.

Die in der Pleura vorkommenden echten Cysten werden von EIGLER zu den Cysten, die als Folge embryonaler Keimverlagerung im extrauterinen Leben entstehen, gerechnet. Es gehören hierher die *Dermoidcysten* und die *Lymphcysten*.

Die *Dermoidcysten* im Thorax, auch die als in der Pleura gelegen beschriebenen haben meist im Mediastinum ihren Ausgangspunkt; unter den Tumoren des Mediastinums soll ihre Anatomie, Klinik und Röntgendiagnostik eingehender besprochen werden. Von den röntgenologisch untersuchten, in der Literatur als Dermoidcysten der Pleura niedergelegten Fällen hat es sich in dem von JAKSCH beschriebenen auch nach Ansicht des Autors um eine vom Mediastinum ausgehende Bildung gehandelt; in einem von SCHLEIER als Dermoid der Pleurahöhle publizierten Falle ist der Ausgangspunkt nicht sichergestellt.

Für die äußerst seltenen *Lymphcysten* ist die Pleura, und zwar sowohl die thorakale als auch die pulmonale nach EIGLER als der typische Sitz anzusehen. Sie können dort zu verschieden großen Bildungen anwachsen, deren Natur durch die nähere anatomische, vor allem histologische Untersuchung zu erkennen ist.

Bemerkenswert und vielleicht auch in gewissem Sinne diagnostisch verwertbar ist die mehrfach festgestellte, nicht näher erklärte Tatsache, daß die meisten thorakalen Mißbildungen in der *linken* Brustseite liegen. Die von SCHLEIER beschriebene Dermoidcyste war allerdings in der rechten Pleura lokalisiert.

Die *klinischen Erscheinungen* der echten Cysten unterscheiden sich nicht von denen der benignen Tumoren; sie sind nur als Folge der Kompression der Nachbarorgane anzusehen. Von den soliden gutartigen Geschwülsten sind sie durch den Punktionsbefund unterschieden. Bei den Dermoidcysten findet man gewöhnlich eine schmutzig-rotbraune Flüssigkeit mit reichlichem Cholesteringehalt, eventuell bei breiterer Eröffnung krümmelige Massen, manchmal untermischt mit Haaren (s. ausführlicher im Kapitel: „Dermoidcysten des Mediastinums"). Die Lymphcysten ergeben eine helle klare Flüssigkeit mit niedrigem spezifischem Gewicht.

Röntgenologisch sind Dermoidcysten in den 2 früher genannten Fällen von JAKSCH, resp. SCHLEIER beschrieben; ihre pleurale Genese steht jedoch, wie gesagt, nicht fest. Den Röntgenbefund einer Lymphcyste beschreibt EIGLER. Keiner dieser Autoren berichtet über einen charakteristischen Befund; die Bilder unterscheiden sich in keiner Weise von denen anderer runder Bildungen im Thorax. Über die Ergebnisse der Untersuchung bei verschieden gerichtetem Strahlengang wird dabei nicht berichtet.

Es ist anzunehmen, daß auch die echten Cysten die im vorhergehenden Kapitel beschriebenen, durch die Scheibenform bedingten Charakteristica der Pleuraechinokokken im Röntgenbilde aufweisen; nur die Lage der Schatten ist, da diese Bildungen von jedem beliebigen Punkte der Pleura ausgehen können und dort fixiert bleiben, keine typische.

Das Bild eines Falles, der auf der Klinik Prof. WENCKEBACH untersucht und als cystischer Tumor erkannt wurde, dessen Operation auf der Klinik Hofrat EISELSBERG und anatomische Untersuchung eine Lymphcyste ergab, verdanke ich der Liebenswürdigkeit des Kollegen Dozenten HITZENBERGER.

Die Cyste lag im vorderen Sinus zum Teil in Deckung mit dem rechten Herzen. Es liegt nur eine Aufnahme im zweiten schrägen Durchmesser vor (Abb. 138), so daß über die Form der Cyste nichts Genaueres gesagt werden kann.

Es könnte also vielleicht der Symptomenkomplex des Pleuraechinokokkus (Befund eines wandständigen, scheibenförmigen Gebildes), dem das Merkmal

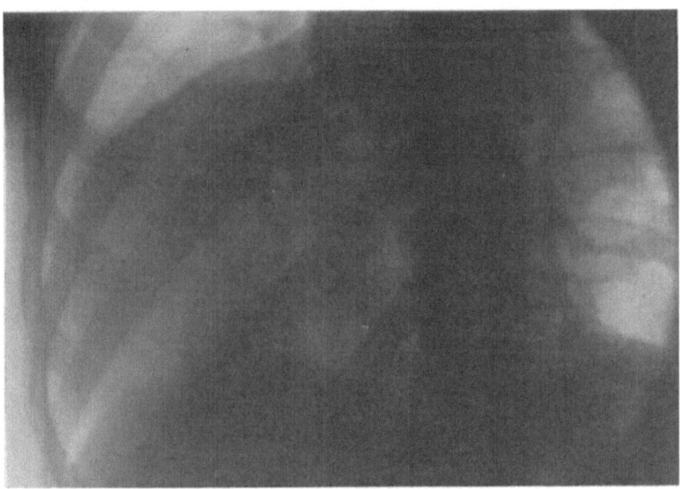

Abb. 138. Lymphcyste im rechten vorderen Sinus-phrenico-costalis.
(Aus dem Archiv der Klinik Prof. WENCKEBACH.)

der Lage im hinteren Pleurasinus fehlt, das Vorliegen einer echten Pleuracyste wahrscheinlich machen, deren Natur dann aus dem Punktionsbefund erschlossen werden könnte.

Anhangsweise sei hier erwähnt, daß von NIELS MUUS eine in der Pleura gelegene *tumorartige Mißbildung,* ausgehend von aberrierendem Lungengewebe beschrieben ist, die alle Elemente der normalen Lunge enthielt. Es handelte sich um einen bei einer Obduktion erhobenen Nebenbefund. *Röntgenologisch* können derartige Bildungen keine anderen Bilder machen, als die benignen Blastome.

D. Die Tumormetastasen in der Pleura.

Pathologische Anatomie.

Die sekundären Geschwülste sind in der Pleura beträchtlich häufiger als die primären. Es kommen *Carcinome, Sarkome* und *Lymphosarkome* vor.

• Weitaus am häufigsten ist das *Mammacarcinom* der Ausgangspunkt von Tumormetastasen der Pleura, es greift auf dem Lymphwege auf die Pleura über; gewöhnlich ist es daher auf der Seite des Primärkrebses zu finden. In zweiter Linie ist als Ursache von Pleurametastasen der *Lungenkrebs* und das *Magencarcinom* zu nennen. Verhältnismäßig häufig metastasieren *Lymphosarkome* des Mediastinums in die Pleura. Viel seltener sind hämatogene Metastasen von Carcinomen und Sarkomen. Von OBERNDORFER und von GRABOW ist je ein

Fall von Sarkomatose der Pleura nach Knochensarkom, von Sorgo ein Fall nach Hodensarkom beschrieben.

Gewöhnlich findet man auf der Pleura kleinste distinkte Knötchen oder eine netzförmige Injektion der Lymphbahnen, seltener größere prominente Knoten. Mitunter kommt es zu diffuser Infiltration der Pleura, die dann makroskopisch die gleichen Veränderungen darbieten kann, wie das Endotheliom.

Weitaus in den meisten Fällen sind die Pleurametastasen von einem serösen oder häufiger hämorrhagischen Erguß begleitet.

Vom grob-anatomischen Gesichtspunkte können wir demnach unter Berücksichtigung der röntgenologisch möglichen Differenzierbarkeit folgende 3 Hauptgruppen von Pleurametastasen unterscheiden:

1. Die metastatischen Knötchen und Lymphgefäßinjektionen der Pleura.
2. Die diffusen metastatischen Infiltrate der Pleura.
3. Die großen metastatischen Tumorknoten in der Pleura.

Während die beiden ersten Formen sich gewöhnlich bei der metastatischen Carcinose und beim Lymphosarkom finden, scheint die letztere häufiger bei Sarkommetastasen vorzukommen (Fälle Oberndorfer, Grabow, *eigene Beobachtung* s. später).

Misch- und Übergangsformen zwischen diesen 3 Gruppen sind nicht selten.

Die klinischen Erscheinungen.

Die lokalen Erscheinungen unterscheiden sich nicht von denen, die wir beim Endotheliom kennen gelernt haben. Auch hier beherrscht der pleurale Erguß das klinische Bild. Das rasche Rezidivieren nach Entleerung muß den Verdacht auf einen malignen Tumor erwecken. Der Punktatbefund ist häufig uncharakteristisch, mitunter findet man ähnlich wie beim Endotheliom größere Verbände polymorpher Zellen.

Die Röntgenbilder bei den metastatischen Pleuratumoren.

α) Die metastatischen Knötchen und Lymphgefäßinjektionen der Pleura.

Röntgenologisch sind die kleinen Knötchen und die netzförmigen Lymphgefäßinfiltrationen nicht zu sehen, da sie das Grunderfordernis der Erkennbarkeit extrapulmonaler Bildungen des Thorax, die Verdrängung lufthaltiger Lunge nicht oder nur ganz ungenügend erfüllen. Außerdem sind sie fast immer durch den begleitenden pleuralen Erguß verdeckt.

Das Röntgenbild dieser Fälle unterscheidet sich daher in keiner Weise von dem pleuraler Ergüsse anderen Ursprungs. Es kommen sowohl freie, als auch abgesackte, als auch interlobäre Ergüsse vor.

Einen minimalen rechtsseitigen pleuralen Erguß, der gerade den Sinus phrenico-costalis ausfüllte und die charakteristische schräge obere Begrenzung und respiratorische Verschieblichkeit aufwies, zeigt Abb. 139. Es handelte sich um ein Carcinom der rechten Mamma.

Ein fast den ganzen linken Thoraxraum einnehmender, das Mediastinum verdrängender linksseitiger Erguß bei Mammacarcinom der gleichen Seite ist in Abb. 140 wiedergegeben. Es handelt sich um eine bei sitzender Patientin gemachte Aufnahme, die eine typisch begrenzte Verschattung des linken unteren Lungenfeldes zeigt; das Oberfeld ist normal hell. Abb. 141, bei Horizontallage aufgenommen, zeigt eine Trübung der ganzen linken Seite infolge der typischen Flüssigkeitsverschiebung.

Einen abgesackten pleuralen Erguß bei Lungencarcinom haben wir bei *Fall 32* (Abb. 68. S. 132) kennen gelernt.

Interlobäre Ergüsse als Folge einer metastatischen Pleuritis fanden wir bei den Bronchuscarcinomen *Fall 18* (Abb. 45 u. 46, S. 96) und *Fall 33* (Abb. 70, S. 134).

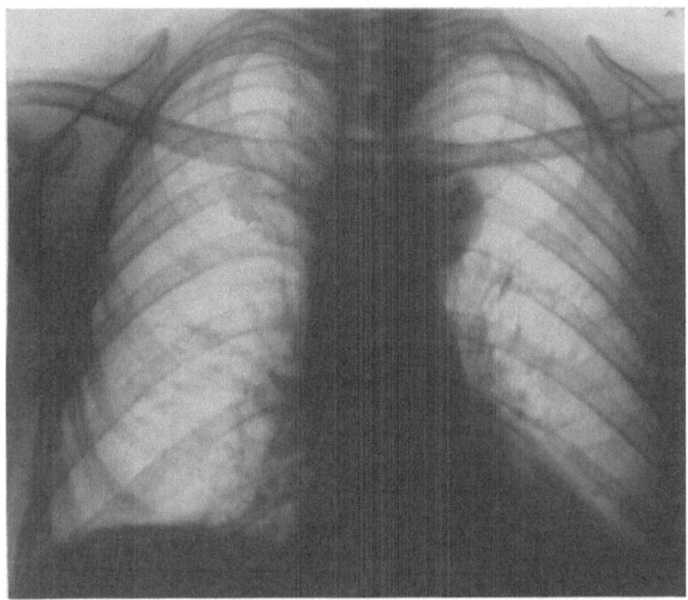

Abb. 139. Kleiner pleuraler Erguß bei metastatischer Pleuritis nach Mammacarcinom.

Bei derartigen Fällen kann auch der *diagnostische Pneumothorax* keine Klärung bringen. Nur das Vorhandensein eines primären malignen Tumors läßt an die Wahrscheinlichkeit einer metastatischen Pleuritis denken. Fast mit voller Sicherheit kann man eine solche annehmen, wenn bei einem Mammacarcinom oder nach der Operation eines solchen ein Erguß auf der Seite des primären Tumors auftritt, vor allem dann, wenn er klinisch durch das Fehlen von Fieber und rasches Anwachsen nach Entleerung charakterisiert ist.

β) Die diffusen metastatischen Infiltrate der Pleura.

Diese Form der Pleurametastasen, die nur histologisch vom Endotheliom der Pleura zu unterscheiden ist, liefert naturgemäß die gleichen Röntgenbilder wie dieser primäre Pleuratumor. Man findet zunächst nur pleurale Ergüsse: der diagnostische Pneumothorax kann dann die Tumorinfiltration als Ursache derselben aufdecken. Nur der Nachweis eines anderen Primärtumors läßt sie als metastatisch erkennen.

γ) Die großen metastatischen Tumorknoten in der Pleura.

Das Bild dieser Metastasenform gleicht dem aller circumscript der Thoraxwand aufsitzenden Gebilde. RIEDER beschreibt es als typisch für Pleurametastasen; es ist jedoch keineswegs für diese charakteristisch, sondern kommt,

wie wir gesehen haben, bei zahlreichen anderen Erkrankungen der Pleura und
der Thoraxwand vor.

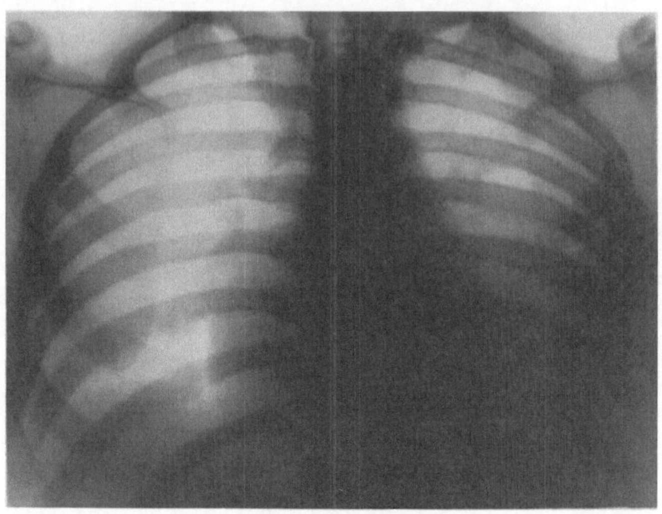

Abb. 140. Großer pleuraler Erguß bei metastatischer Pleuritis nach Mammacarcinom
(Aufnahme im Sitzen).

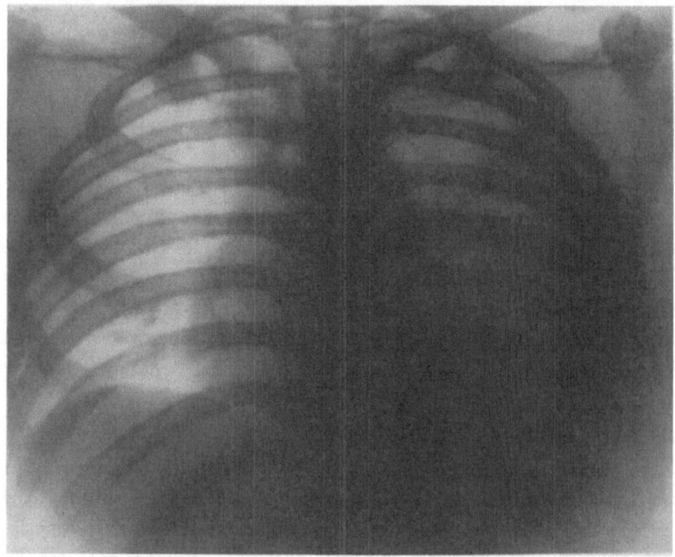

Abb. 141. Derselbe Fall. Aufgenommen in Rückenlage. Exsudatverschiebung.

Als solides Gebilde läßt sich das Substrat dieses Schattens leicht durch die
Probepunktion, eventuell durch Anlegung eines Pneumothorax erkennen. An
Metastasenbildung muß man dann denken, wenn mehrere derartige Schatten
nachweisbar sind oder wenn ein solcher Schatten eine polycyklische Konturierung
zeigt, was, wie wiederholt besprochen, auf Konfluenz mehrerer Knoten hinweist.

Eine plurizentrische Entstehung, die diesen Bildern zugrunde liegt, ist bei primären Tumoren mit Bildung großer Knoten sehr selten.

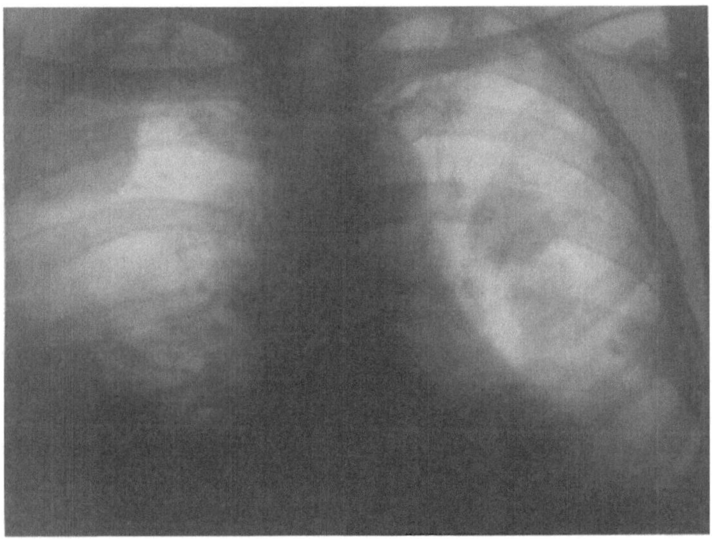

a

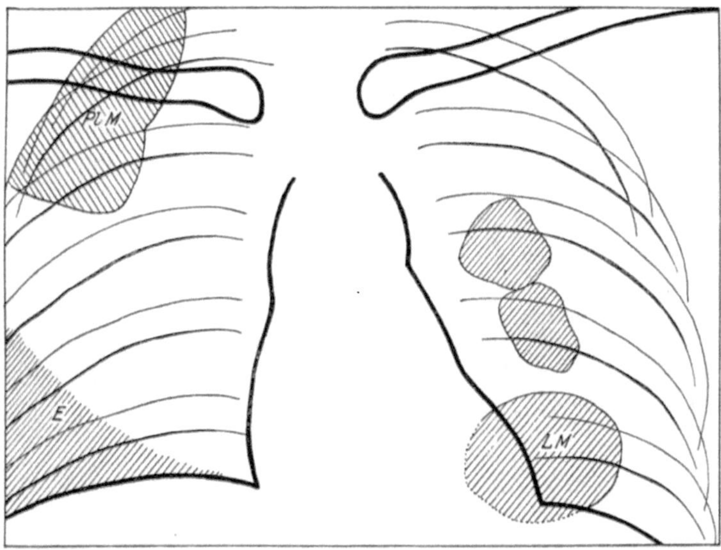

b

Abb. 142 a und b. Lungen- und Pleurametastasen bei Oberschenkelsarkom. Fall 65.
PlM Pleurametastasen; E pleuraler Erguß; LM Lungenmetastasen.

Mit voller Sicherheit läßt sich aber auch diese Form als Metastase nur bei Vorliegen eines anderen Primärtumors erkennen.

Ein Fall, der neben Lungenmetastasen und einem pleuralen Erguß auch circumscripte metastatische Pleuraknoten erkennen ließ, war der folgende:

Fall 65. Jakob K., 64 Jahre. (Patient der Therapieabteilung des Zentralröntgeninstitutes.)

Aus der *Anamnese:* Vor etwa 1 Jahre Amputation des rechten Beines wegen Oberschenkelsarkom. Seit kurzem zunehmende Atembeschwerden und Hämoptysen.

Aus dem *klinischen Status:* Dämpfung über der rechten Spitze und rechts basal mit aufgehobener Atmung.

Röntgenbefund: Im linken mittleren und unteren Lungenfelde drei annähernd runde, homogene, ziemlich scharf begrenzte Schatten, der größte davon an der Basis. Rechts basal ein etwa 4 Querfinger hoher homogener, dunkler, oben durch eine schräg von innen nach außen aufsteigende Linie begrenzter Schatten. Subapikal ein der Thoraxwand breitbasig aufsitzender homogener, scharf, polycyklisch begrenzter Schatten. Das Mediastinum ziemlich stark nach links verlagert (Abb. 142). Bei Untersuchung in Rückenlage gleichmäßige Trübung des ganzen rechten Lungenfeldes.

Die *Röntgenbestrahlung* ergibt bei der metastatischen Carcinose so gut wie nie einen nachweisbaren Rückgang, während Sarkome und Lymphosarkome ähnlich ansprechen können wie manche primäre Sarkome. Der positive Effekt einer probatorischen Röntgenbestrahlung könnte daher gegen die Annahme eines metastatischen Carcinoms ins Treffen geführt werden, also etwa die Unterscheidung gegenüber einer Pleuritis anderer Genese erlauben.

Zusammenfassung.

Die sekundären Geschwülste der Pleura liefern also kein charakteristisches Bild. Nur multiple breitbasig der Thoraxwand aufsitzende, scharf bogig begrenzte oder einzelne polycyklisch konturierte Schatten müssen auch ohne nachweisbaren Primärtumor den dringenden Verdacht auf das Vorliegen von Pleurametastasen erwecken und, wie es scheint, in erster Linie an ein metastatisches Sarkom denken lassen.

Ein isolierter, einfach konvex begrenzter pleuraler Schatten ist, auch wenn er als Ausdruck eines soliden Gebildes gedeutet werden konnte, nur bei Vorliegen eines primären malignen Tumors für die Diagnose einer metastatischen Geschwulst der Pleura verwertbar.

Weitaus in den meisten Fällen findet sich jedoch bei den Pleurametastasen nur das ganz uncharakteristische Bild eines pleuralen Ergusses. Nur der Nachweis eines Primärtumors, namentlich eines Mamma-, Lungen- oder Magencarcinoms ergibt den Verdacht, daß es sich um eine metastatische Pleuritis handelt. Der klinische Befund kann sie dann sehr wahrscheinlich machen. Rückgang nach Probebestrahlung schließt sie fast sicher aus.

III. Die Tumoren des Mediastinums.

In diesem Abschnitte werden alle innerhalb des Mittelfellraumes zur Entwicklung kommenden, von den Eingeweiden desselben ausgehenden oder zwischen ihnen gelegenen geschwulstigen Bildungen behandelt. Dieser Raum begrenzt sich bekanntlich rechts und links durch die Pleura mediastinalis, hinten durch die Wirbelsäule, vorne durch das Sternum, unten durch das Zwerchfell; nach oben geht er in die Halsregion über; die obere Brustapertur gilt als Grenze zwischen beiden.

Die von den genannten *Wänden* des Mediastinalraumes ausgehenden Geschwülste gehören nicht in den Rahmen dieser Besprechung. Die Tumoren der *mediastinalen Pleura* wurden im vorhergehenden Kapitel erwähnt. Die Geschwülste der *Wirbelsäule* und des *Sternums* sind systematisch in den Lehrbüchern der Knochenröntgenologie, jene des *Rückenmarks* in den Abhandlungen, die sich mit der Röntgendiagnostik des Rückenmarks beschäftigen, besprochen. Soweit es sich um Wandgeschwülste handelt, die sich in den Thoraxraum vorwölben, wird ihrer im Kapitel „Differentialdiagnose" gedacht werden.

Es müssen hier aber auch die Tumoren zweier intramediastinaler Organe unerörtert bleiben, nämlich jene der *Trachea* und des *Oesophagus*. Ihre Symptomatologie, Differentialdiagnostik und Untersuchungstechnik ist von der der übrigen intrathorakalen Geschwülste vollkommen verschieden, so daß sie einer gesonderten monographischen Bearbeitung bedürfen.

Die Grundlagen der Röntgendiagnostik der mediastinalen Erkrankungen, besonders der Tumoren. Ihre allgemeine Symptomatologie.

Die Diagnostik der mediastinalen Erkrankungen gehört zu den schwierigsten Kapiteln der klinischen Röntgenologie. Wenn wir von den Herzkrankheiten absehen, so beschränken sich die meisten Abhandlungen und auch Lehrbuchkapitel über dieses Thema auf die Betonung der Wichtigkeit und auch Schwierigkeit, eventuell auf eine ausführlichere Besprechung der Differentialdiagnose zwischen dem Aneurysma der Aorta und dem „Tumor des Mediastinums". Von einer Differenzierung der zahlreichen, meist sehr verschiedenartigen Tumoren, die prognostisch und therapeutisch von allergrößter Bedeutung ist, ist meist keine Rede. Einer der wenigen Autoren, die mit Erfolg versucht haben, Licht in das Dunkel des Mediastinalraumes zu bringen und denen es gelungen ist, durch Hervorhebung einer Reihe von sonst kaum beachteten Merkmalen die Symptomatologie der meisten hier in Betracht kommenden Erkrankungen weitgehend zu fördern, ist KIENBÖCK.

Unter Berücksichtigung dessen, was wir im allgemeinen Teile über die *Grundlagen* der Röntgendiagnostik im Thorax auseinander gesetzt haben, scheint

es zunächst ein aussichtsloses Beginnen, innerhalb des Mediastinalraumes etwas
von den normalen Organen und von pathologischen Prozessen erkennen zu
wollen. Da Luft und Kalk mit ganz seltenen Ausnahmen in diesem Gebiete
nicht in Frage kommen, setzt sich der ganze Inhalt des Mittelfellraumes aus
einer in strahlenphysikalischem Sinne homogenen Masse zusammen. Innerhalb
dieser Masse ist weder eine Organkontur zu erkennen, noch irgendein krank-
haftes Gebilde, mag es von noch so großer Ausdehnung sein, zu sehen. Wir
können nur jene Konturen normaler oder pathologischer Bildungen sehen, die
an die lufthaltige Lunge angrenzen, d. h. also bis an die Pleura mediastinalis
heranreichen. Würde diese eine rechts und links senkrecht durch den Thorax

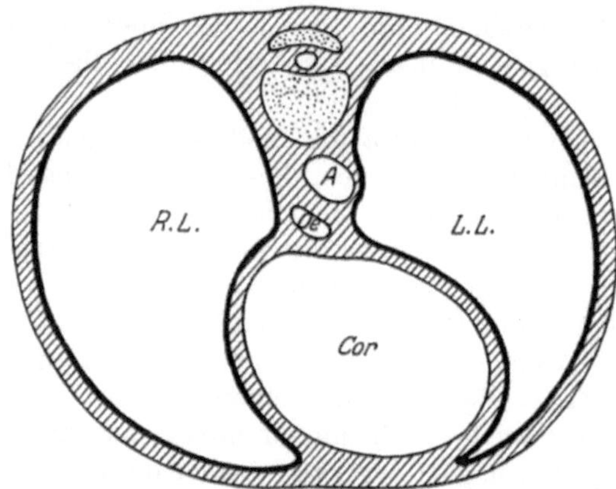

Abb. 143. Querschnitt durch den Thorax. R. L. rechte Lunge. L. L. linke Lunge. A Aorta descendens.
Oe Oesophagus. Die dick ausgezogene Linie ist die Pleura, die nicht nur durch das Herz, sondern
auch durch die Aorta descendens in das Lungenfeld vorgewölbt ist. Daraus erklärt sich die Sichtbarkeit
des Aortenschattens innerhalb des Herzschattens. (Nach CORNING, etwas modifiziert.)

ausgespannte Membran darstellen, dann wäre die röntgendiagnostische Ausbeute
im Mediastinum sehr gering. Dieses würde sich als säulenförmiger Schatten
präsentieren, innerhalb dessen mit Ausnahme der luftgefüllten Trachea nichts
von den normalen Organen und von abnormen Bildungen nur jene differenzierbar
wären, die zu einer Verdrängung dieser Membranen in ein Lungenfeld führen
würden.

Tatsächlich haben jedoch die mediastinalen Pleurablätter eine ganz andere
Konfiguration, indem sie, sich der Oberfläche einer Reihe von Organen knapp
anschmiegend, einen ganz unregelmäßig geformten, in verschiedener Tiefe ganz
verschieden breiten Mediastinalraum formen, in dessen Buchten sich die lufthaltige Lunge hineinlegt (Näheres s. in den Lehrbüchern der normalen und topo-
graphischen Anatomie). Die oben stehende Skizze (Abb. 143), etwas modifiziert
dem CORNINGschen Lehrbuche entnommen, demonstriert diese Verhältnisse.
Diese Formation des Mediastinums schafft ganz andere optische Bedingungen
als die oben angenommene geometrisch einfache Gestaltung desselben. Nur
damit, daß hinter dem Herzen in einer Bucht des mediastinalen Pleuraraumes
lufthaltige Lunge gelegen ist, welche hier z. B. die an die pleurale Grenze heranreichende Aorta descendens erreicht, ist es zu erklären, daß der Schatten der
letzteren auf genügend kontrastreichen Aufnahmen innerhalb des Herzschattens
zu erkennen ist.

Eine Veränderung dieses normalen Pleurareliefs ist die Grundbedingung der direkten Erkennbarkeit von pathologischen Veränderungen im Mediastinum. Es ist zu diesem Zwecke notwendig, daß der Krankheitsprozeß entweder die Pleura mediastinalis selbst erreicht und diese in verschieden großer Ausdehnung in ein Lungenfeld vordrängt, wodurch die normale Konturierung an der betreffenden Stelle verändert wird (wie das z. B. die meisten röntgenologisch erkennbaren Tumoren des Mediastinums tun), oder daß er ein normales an die Pleura grenzendes Organ oder einen Teil desselben hinausschiebt, wodurch sich ebenfalls eine Konturänderung ergibt (so führt z. B. der vergrößerte, häufig nicht an die Pleura mediastinalis heranreichende Thymus oft zu einer Auseinanderdrängung der beiden infolge ihrer Randständigkeit konturbildenden Vv. anonymae und damit zu einer Verbreiterung des oberen Mittelschattens mit charakteristischer Begrenzung).

Das eben Besprochene kennzeichnet die Grenzen des im Mediastinum röntgenologisch Erkennbaren; sie lassen sich durch indirekte Merkmale noch etwas erweitern (s. unten).

Ist aber die erläuterte Vorbedingung für die Sichtbarkeit eines mediastinalen Krankheitsprozesses erfüllt, ist also erkennbar, daß eine Erkrankung im Mediastinum vorliegt, dann ergeben sich neue Schwierigkeiten, wenn die *Art* derselben festgestellt werden soll. Diese Schwierigkeiten erklären sich durch die folgenden Umstände: Die besprochene Grundlage der röntgenologischen Darstellbarkeit pathologischer Bildungen im Mediastinum bringt es mit sich, daß sich diese immer als *Verbreiterung des normalen Mittelschattens* präsentieren; sie kann verschieden hochgradig, von verschiedener Längenausdehnung, ein- oder doppelseitig sein, immer aber muß die Verdrängung lufthaltiger Lunge in der genannten Weise zutage treten. Diese Verbreiterung des Mittelschattens, die wir mit pathologischen Schattenbildungen in der Lunge bei Erkrankungen derselben in Analogie setzen können, unterscheidet sich von den letzteren durch ihre große *Symptomenarmut.* Die anatomischen Ursachen der letzteren sind: erstens der Umstand, daß im Gegensatz zur Lunge die Luft innerhalb des Mediastinalraumes und auch innerhalb seiner pathologischen Gebilde vollkommen fehlt, daß diese also mit dem normalen Inhalt desselben eine strahlenphysikalisch vollkommen homogene Masse bilden und zweitens die Tatsache, daß mit seltenen noch zu besprechenden Ausnahmen die intakte Pleura die pathologische Bildung von der normal lufthaltigen Lunge trennt.

Betrachten wir von diesem Gesichtspunkte die *einzelnen* im allgemeinen Teile besprochenen *Merkmale,* die bei der Analyse einer pathologischen Schattenbildung im Thorax zu erheben sind, so ergeben sich manche wesentliche Unterschiede in der Dignität derselben für die Diagnostik des Mediastinums gegenüber der der Lunge.

Die *Größe* des Schattens, resp. die Ausdehnung der Verbreiterung des Mittelschattens spielt hier eine ebenso untergeordnete Rolle wie in der Lungendiagnostik.

Die *Gesamtform* der dem Schatten zugrunde liegenden Bildung ist im Mediastinum gewöhnlich nicht feststellbar, da ja aus den oben angeführten Gründen meist nur ein Teil, häufig sogar ein sehr kleiner Teil derselben sichtbar ist.

Die *Intensität* des Schattens ist prinzipiell bei allen mediastinalen Bildungen die gleiche, da sie sich, von den seltenen Fällen von Kalkablagerung abgesehen,

immer aus Elementen von der Dichte des Wassers zusammensetzen. Unter
schiede in der Schattenintensität können sich demnach nur durch Differenzen
in der Schichtdicke ergeben, die in diagnostischer Hinsicht kaum von Bedeutung sind.

Aus der gleichen Ursache kommt auch dem Merkmal der *Struktur* bei der
Beschreibung eines mediastinalen Schattens kaum eine Bedeutung zu. Die
besprochenen Umstände erklären es, daß jeder Schatten im Mediastinum
(wieder von den seltenen Fällen von abnormer Luft- oder Kalkansammlung
abgesehen) prinzipiell vollkommen homogen sein muß. Eine Ausnahme von
dieser Regel bilden die im allgemeinen Teile (S. 18) besprochenen Fälle von
kulissenartig hintereinander liegenden, verschieden weit in das Lungenfeld
hineinragenden Gebilde (s. darüber auch in dem speziellen Kapitel ,,mediastinale
Drüsentumoren'').

Auch das Merkmal der *Konturschärfe,* welches in der Lungendiagnostik eine
so überragende Rolle spielt, leistet in der Differentialdiagnose zwischen verschiedenen Erkrankungen des Mediastinums im allgemeinen nichts. Die oben
angeführte Tatsache, daß das mediastinale Gebilde von der Lunge durch die
normale Pleura getrennt ist, daß also das Substrat des mediastinalen Schattens
in ganzer oder großer Schichtdicke unmittelbar an normal lufthaltige Lunge
grenzt, führt dazu, daß prinzipiell jeder mediastinale Schatten scharf begrenzt
ist, mag er durch einen exsudativen, durch einen expansiven oder durch einen
destruktiven Prozeß erzeugt sein. Eine nicht sehr häufige, aber äußerst wichtige
Ausnahme bilden die Fälle, bei welchen die pleurale Grenze zwischen der schattengebenden Bildung im Mediastinum und der lufthaltigen Lunge gefallen ist und
die erstere sich in abnehmender Schichtdicke in das Lungenfeld vorschiebt.
Die anatomische Grundbedingung dieses Vorganges ist die Zerstörung der
Pleura, also das Vorliegen eines destruierend wachsenden Prozesses, d. h. eines
malignen Tumors, seine Folge ist Unscharfwerden der Schattengrenze. Dieses
Symptom bedeutet bei mediastinalen Prozessen daher fast immer das Vorhandensein einer bösartigen Geschwulst; es sei aber nochmals betont, daß die
Destruktion der Pleura keine sehr häufige Folge derartiger Tumoren ist, daß
also eine scharfe Begrenzung des Schattens absolut nicht gegen die Annahme
eines solchen ins Treffen geführt werden darf, wie das vielfach behauptet wird.
Die Angabe von WIERIG, daß beim Lymphogranulom des Mediastinums ,,durch
periglanduläre Exsudationen in das mediastinale Stützgewebe die scharfe Begrenzung verwischt werden kann'' beruht zweifellos auf einem Irrtum. Es ist
für die Frage der *Konturschärfe* vollkommen gleichgültig, ob das Drüsengewebe
selbst oder eine es umgebende Flüssigkeitsschichte das schattengebende Medium
neben der vollkommen normal lufthaltigen Lunge darstellt. Es ist vielmehr die
allmähliche Abnahme des Luftgehaltes der Lunge gegen das Mediastinum zu,
also anatomisch gesprochen, eine Affektion der Lunge selbst in der Nachbarschaft
des Mediastinums Vorbedingung der unscharfen Konturierung.

Ganz eindeutig im Sinne des Tumordurchbruches ist aber das Merkmal
der Unschärfe nicht, weil es auch in den allerdings sehr seltenen Fällen von
Aortenaneurysma, die durch eine kleine Perforationsöffnung ein Hämatom in
der benachbarten Lunge erzeugen, zutage treten muß. (Ein solcher Fall ist
z. B. von CZEPA beschrieben.) Auch hier ist die Affektion der benachbarten
Lunge das anatomische Substrat der unscharfen Begrenzung.

Unter den *Bewegungserscheinungen* spielt die respiratorische Verschiebung im Mediastinum kaum eine Rolle; die Bedeutung der pulsatorischen darf aus den im allgemeinen Teile S. 24 angeführten Gründen nicht überschätzt werden. Wichtig kann, wie wir an der gleichen Stelle auseinandergesetzt haben, die Schluck- und Hustenhebung, namentlich für die Diagnose von substernalen Strumen sein.

Wir sehen also, daß die meisten der im allgemeinen Teile besprochenen, bei einer pathologischen Schattenbildung im Thorax erhebbaren Symptome, die in der Lungendiagnostik von größter Dignität, ja häufig ausschlaggebend sind, in der Differentialdiagnose der mediastinalen Erkrankungen keine oder nur eine untergeordnete Rolle spielen.

Wir haben daher bei der Analyse mediastinaler Bilder unsere Aufmerksamkeit vor allem auf die übrig bleibenden Merkmale, nämlich die *Lage,* resp. den *Ausgangspunkt,* die *Konturführung* und das *Verhalten* der *Nachbarorgane* zu richten. Die Eigenart der lokalen Verhältnisse bringt es mit sich, daß man aus diesen Kennzeichen bei mediastinalen Schattenbildungen oft viel weitergehende Schlüsse ziehen kann als bei pulmonalen. Ihre sorgfältige Erhebung, die meist unterlassen wird, ergibt uns in der Diagnostik der Mittelfellerkrankungen eine Ausbeute, die kaum geringer ist als die einer subtilen Bildanalyse einer pathologischen Schattenbildung in der Lunge.

Von Wichtigkeit kann in der Mediastinaldiagnostik auch die Konstatierung des Fehlens oder Vorhandenseins der *Symmetrie* der Mittelschattenverbreiterung sein.

Es sei nun auseinandergesetzt, was für Schlüsse wir aus der verschiedenen Qualität der eben genannten Symptome ziehen können.

In welcher Weise wir aus der *Lage* eines Schattens die Zugehörigkeit seines Substrates zum Mediastinum erschließen können, haben wir im allgemeinen Teile (S. 9 ff.) auseinandergesetzt. Es sei hier nur neuerlich auf das breitbasige Aufsitzen auf dem Mittelschatten hingewiesen. Wir dürfen uns aber keineswegs bei Erhebung der Lage mit der Sicherstellung begnügen, daß das Gebilde tatsächlich dem Mediastinum angehört, sondern wir müssen uns bemühen zu erkennen, *von welchem Organ des Mediastinums* die Erkrankung ausgeht. In welcher Weise wir dabei vorzugehen haben, ist im Kapitel „Untersuchungstechnik", S. 32 u. 33, erläutert worden. Gelingt es uns, die Organzugehörigkeit eindeutig zu erkennen, so haben wir damit nicht nur festgestellt, welches Organ erkrankt ist, sondern es ist damit sehr häufig auch die Art der Erkrankung mit Sicherheit erkannt. So bedeutet die einwandfrei sichergestellte Zugehörigkeit eines schattengebenden Prozesses zur Aorta fast eindeutig, daß es sich um ein Aneurysma handelt. Die Untrennbarkeit eines Schattens von der Wirbelsäule ergibt mit großer Wahrscheinlichkeit die Diagnose „kalter Absceß". Auf der anderen Seite schließt die Möglichkeit, den Schatten von der Aorta, resp. der Wirbelsäule zu trennen, die genannten Erkrankungen mit voller Sicherheit aus; sie kann eine sichere positive Diagnose ergeben, wenn auf Grund anderer Merkmale, etwa der Konturführung oder der Asymmetrie neben dem Aneurysma, bzw. dem kalten Absceß nur noch eine zweite Erkrankung, etwa ein benigner Tumor in Frage kam.

Die Bestimmung der Lage einer Schattenbildung kann aber auch deshalb von ausschlaggebender Bedeutung sein, weil bestimmte Tumorarten mit Vorliebe im vorderen, andere im hinteren Mediastinum zur Entwicklung kommen. So sitzt die Dermoidcyste fast durchwegs vorne, das Ganglioneurom mit sehr seltenen Ausnahmen hinten. Haben wir demnach durch andere Merkmale (s. unten) das Vorliegen eines expansiv wachsenden, unizentrisch entstandenen Gebildes festgestellt und die Zugehörigkeit zur Aorta, resp. der Wirbelsäule ausgeschlossen, dann bedeutet die Lage im vorderen Mediastinum mit großer Wahrscheinlichkeit eine Dermoidcyste, während die Lage im hinteren Mediastinum in erster Linie für ein Ganglioneurom spricht. Bei sonst ganz gleichem Symptomenkomplex kann also auch hier die Lage eines Schattens für die Diagnose entscheidend sein.

Von *Konturformen* sind bei mediastinalen Schatten die *geradlinige,* meist vertikal verlaufende, die *bogig konvexe* und die *polycyklische* (gekerbte) Begrenzungslinie zu beobachten.

In der *geradlinigen Konturierung* drückt sich röntgenologisch die *Säulenform* des Mediastinums aus. Diese kommt durch eine gleichmäßige Ausfüllung des Mediastinalraumes, resp. des in ihm enthaltenen interstitiellen Gewebes mit Flüssigkeit, also bei der Mediastinitis verschiedenen Ursprungs oder durch die schwartige Umbildung entzündlicher oder neoplastischer Prozesse (Näheres darüber s. im speziellen Teile) zustande. Von den normalen Organen des Mediastinums ist die Vena cava sup., die allerdings meistens nicht randbildend ist, geradlinig, annähernd vertikal begrenzt; es ergibt sich also auch bei Erweiterung oder Verlagerung dieses Gefäßes gegen das Lungenfeld zu eine Verbreiterung des Mittelschattens mit rechtsseitig geradliniger, vertikaler Begrenzung; diese Cavakontur ist im allgemeinen leicht daran zu erkennen und von geradlinigen Konturen aus anderen Ursachen zu unterscheiden, daß sie sich nach oben in die typische Begrenzung der Anonyma fortsetzt, die etwas schräg von innen unten nach außen oben verläuft und gegen das Lungenfeld zu eine leichte Konkavität aufweist.

Die *bogig konvexe Begrenzung* der Mittelschattenverbreiterung hat die gleiche Dignität wie die Kreisform eines pulmonalen Schattens; denn es handelt sich dabei um die Konturierung des verschieden großen röntgenologisch *sichtbaren* Abschnittes der mediastinalen Bildung, also jenes Teiles derselben, der die Pleura mediastinalis in die Lunge vordrängt. Diese Art der Konturführung ist also der Ausdruck des *unizentrisch entstandenen, substituierend* (exstruktiv oder destruktiv) wachsenden Prozesses im Mediastinum. Sehr bemerkenswert ist dabei, daß die Form, zu der man sich diese Bogenkontur, mag sie ein- oder doppelseitig zu sehen sein, ergänzen kann, bei größeren Bildungen regelmäßig keine Kreis-, sondern eine Ellipsenform ist, wobei der große Durchmesser derselben zur Längsachse des Körpers parallel verläuft. Es hängt dies wohl damit zusammen, daß die an den einzelnen Organen oder in den Gewebsspalten sich entwickelnden Bildungen in diesen selbst einen geringeren Wachstumswiderstand finden als an den Pleurablättern zu beiden Seiten. Finden wir in Abweichung von dieser Regel bei einem Schatten ein Überwiegen des Querüber den Längsdurchmesser, so können wir meines Erachtens daraus den Schluß ziehen, daß das pathologische Gebilde durch eine präformierte Wand (Organkapsel, Perikardialsack) am Wachsen im freien Mediastinalspalt gehemmt ist. (S. die Kapitel „Thymus-" und „Perikardtumoren"). Eine weitere Ausnahme bilden, wie wir bereits in der Differentialdiagnostik zum

Bronchuscarcinom ausgeführt haben, die Aneurysmen der Aorta, namentlich des Arcus, deren Längsdurchmesser entsprechend der Verlaufsrichtung des Organes meist schräg zur Längsachse des Körpers steht, ein differential-diagnostisch wichtiges Zeichen.

Die aus mehreren aneinander stoßenden konvexen Bogen sich zusammensetzende *polycyklische Begrenzung* ist, wie wir im allgemeinen Teile ausgeführt haben, das Ergebnis der Konfluenz mehrerer Knoten, also gewöhnlich der Ausdruck *plurizentrischer* Entstehung des Krankheitsprozesses. Die weitaus häufigsten Gebilde mit einer derartigen Entstehungsart sind die Drüsentumoren, so daß man aus diesem Merkmal allein die Diagnose Drüsengeschwulst mit großer Wahrscheinlichkeit zu machen berechtigt ist. Es gibt nur noch ganz vereinzelte, im Vergleiche zu den eben genannten äußerst seltene Geschwülste mit gelappter Oberfläche, namentlich die von dem lappig gebauten Thymus ausgehenden malignen Tumoren, sowie die noch seltener vorkommenden multilokulären Cysten, deren Bau das Zustandekommen einer polycyklischen Konturierung verständlich macht. Über die Differenzierung dieser seltenen Geschwülste gegenüber den Drüsentumoren s. später.

Ein äußerst wichtiges Unterscheidungsmerkmal zwischen den einzelnen Erkrankungen oder Erkrankungsgruppen des Mediastinums ist das *Verhalten der Nachbarorgane* zu der fraglichen Bildung.

Verziehungen sind meist die Folge schrumpfender extramediastinaler (Lungen- oder Pleura-) Prozesse. Im Mediastinum selbst gehört Schwielenbildung mit Schrumpfung zu den großen Seltenheiten.

Weitgehende Schlüsse lassen sich aus der Feststellung ziehen, ob durch ein sichtbares mediastinales Gebilde die Nachbarorgane *verdrängt* wurden, oder in ihrer Lage *unbeeinflußt* blieben. Expansives Wachstum führt regelmäßig zu starker Verdrängung, während infiltrativ-destruierend wachsende Tumoren die Nachbarorgane umwachsen oder infiltrieren und sie nur bei starker Asymmetrie oder nach Erreichung beträchtlicher Größe verlagern und auch dann nur in einem im Verhältnis zu ihrer Größe geringem Ausmaße. Man findet daher bei benignen Tumoren und Aneurysmen in der Regel eine hochgradige Verdrängung der Nachbarorgane, während die malignen Geschwülste keine oder nur geringgradige Verlagerungen hervorrufen.

Handelt es sich bei dem in Frage kommenden Nachbarorgan um ein durch seinen subpleuralen Sitz konturbildendes, so wird bei verdrängenden Prozessen die betreffende Kontur wohl weiter in das Lungenfeld hinausgeschoben, sie kann aber dabei ihre normale Konfiguration behalten. Ist es hingegen bei destruierendem Wachstum zu Infiltration der Wand des randbildenden Organes oder durch Umwachsen zu seiner Abdrängung von der Lunge gekommen, dann wird die normale Grenzlinie verwischt und verändert. Wohl kann auch bei expansivem Wachstum ein normales Organ durch den vor oder hinter ihm liegenden Tumor derart überlagert werden, daß bei sagittalem Strahlengange die Grenzen des Mittelschattens von dem letzteren geliefert werden; meistens läßt sich jedoch innerhalb dieses Schattens die normale Organgrenze erkennen oder bei Änderung der Untersuchungsrichtung darstellen, da ja in diesem Falle die eingangs dieses Kapitels aufgestellte Grundforderung für die Sichtbarkeit mediastinaler Organe, nämlich die Überkleidung derselben durch die Pleura und Angrenzen an die Lunge erhalten bleibt.

Sehr zu beachten, weil nicht nur für die Lokalisation, sondern auch für die Diagnose aufschlußreich, ist die *Richtung der Verlagerung,* die gewöhnlich der Hauptwachstumsrichtung des Prozesses entspricht, resp. seiner Ausgangsstelle entgegengesetzt ist. So verdrängt die von der Halsregion in den Thoraxraum, also von oben her kommende substernale Struma den Aortenbogen nach unten, während das Aneurysma der Ascendens ihn nach links und oben drängt (KIEN-BÖCK); das Ascendensaneurysma verlagert die Trachea mit der Bifurkation nach links, das Descendensaneurysma die gleichen Organe nach rechts.

Die Verlagerung oder sonstige Beeinflussung gewisser mediastinaler Organe oder Organabschnitte ist das einzige Merkmal, das auch ohne direkte Sichtbarkeit des pathologischen Gebildes, also ohne Vorhandensein einer Verbreiterung des Mittelschattens den Schluß auf das Vorhandensein einer solchen Bildung, also *indirekt* gestattet. Eine besonders große Rolle spielen dabei die Trachea und der Oesophagus. Wir haben bereits im Kapitel „Bronchuscarcinom" darauf hingewiesen, daß die circumscripte Verlagerung und Einengung dieser Hohlorgane ein wichtiges Kennzeichen an sich nicht sichtbarer Drüsenmetastasen ist. Eine Vergrößerung der Bifurkationsdrüsen, die bei fehlender Verkalkung niemals direkt zu sehen sind, da sie ja nicht an die Pleura mediastinalis angrenzen, kann sich durch Ausweitung und Abrundung des Bifurkationswinkels manifestieren.

Als wichtiges indirektes Zeichen einer mediastinalen Erkrankung haben wir an der gleichen Stelle die Phrenicuslähmung kennen gelernt (s. darüber auch in dem späteren speziellen Kapitel „mediastinale Drüsentumoren").

Die Beachtung des Umstandes, ob ein Schatten zu einer annähernd *symmetrischen* Verbreiterung des Mittelschattens nach beiden Richtungen führt oder nicht, erlaubt oft einen Schluß auf den Ausgangspunkt des Prozesses. Symmetrisch ist der Schatten häufig, wenn ein median gelegenes, unpaariges Organ Sitz der Erkrankung ist, während von einem paarigen, also mehr rechts oder links gelegenen Organ ausgehende Erkrankungen gewöhnlich zu rein oder überwiegend einseitiger Verbreiterung des Mediastinalschattens führen. So ist der Strumaschatten meist symmetrisch, der des solitären Aneurysmas der Ascendens oder des Arcus asymmetrisch. Der meist vom Wirbelkörper ausgehende kalte Absceß macht einen symmetrischen Schatten, das in gleicher Tiefe gelegene, vom rechten oder linken Grenzstrang ausgehende Ganglioneurom führt zu einseitiger Vorwölbung des Mittelschattens. Eine Systemerkrankung der mediastinalen Drüsen, also die primären Drüsentumoren des Mediastinums ragen auf beiden Seiten in die Lungenfelder vor. Das metastatische, im Anfange häufig einseitige Drüsenpaket kann sich als einseitige Mittelschattenverbreiterung präsentieren.

Differentialdiagnostisch wertvolle Merkmale können die *Hilfsuntersuchungsmethoden* liefern.

Die *Bronchographie* spielt in der Diagnostik der Mediastinalgeschwülste nur eine kleine Rolle. Sie kann bei nativ nicht gut sichtbarer Trachea und Bifurkation durch deutliche Markierung ihrer Wände eine der früher beschriebenen Verlagerungen kenntlich machen, weiters durch mediastinale Tumoren erzeugte Bronchostenosen zutage fördern.

Der *diagnostische Pneumothorax* kann bei gleichzeitigem Vorhandensein pleuraler Ergüsse, von welchem viele mediastinale Drüsentumoren begleitet sind, die früher verdeckten Konturen des Tumors sichtbar machen (Näheres darüber im speziellen Teil).

Von allergrößter Wichtigkeit für die Differenzierung mediastinaler Tumoren gegenüber anderen mediastinalen Erkrankungen und zwischen verschiedenen Mediastinaltumoren untereinander, ist die *probatorische Röntgenbestrahlung.* Sie stellt nicht selten das einzige Mittel dar, das uns eine spezielle Diagnose gestattet. Die röntgenologischen Grundlagen der diagnostischen Verwertbarkeit dieser Methode haben wir im allgemeinen Teile (S. 39) eingehend erörtert; über ihre spezielle Anwendung bei den mediastinalen Tumoren werden wir bei der Besprechung der einzelnen Tumorarten zu sprechen haben.

Bevor wir auf die Symptomatologie der einzelnen Tumoren eingehen, wollen wir versuchen, aus den eben gewonnenen Bausteinen die *wichtigsten Symptomenkomplexe* der 3 großen im Thorax vorkommenden Krankheitsgruppen, in die sich auch die Mediastinalerkrankungen gliedern lassen, für diese speziell aufzubauen und ihre durch die besprochene Eigenart der lokalen Verhältnisse bedingten Unterschiede gegenüber den Symptomenkomplexen bei den gleichartigen Gruppen in der Lunge zu erläutern.

Die seltenen *exsudativen Prozesse* im Mediastinum, also die entzündlichen Flüssigkeitsansammlungen, sowie die in ihrem Gefolge auftretenden Schwielen sind im wesentlichen charakterisiert durch die geradlinige, annähernd vertikal verlaufende Begrenzung des verbreiterten, homogenen Mittelschattens. Die Verbreiterung ist wohl meistens symmetrisch. Eine Verlagerung der Nachbarorgane fehlt oder ist nur geringgradig. Ungleichmäßige Schrumpfung einer Schwiele kann, wie wir im allgemeinen Teile (S. 20) ausgeführt haben, zu Zackenbildung an der Begrenzungslinie führen.

Der beschriebene Symptomenkomplex ist für die in Rede stehende Krankheitsgruppe ziemlich charakteristisch. Nur die Verlagerung der Vena cava sup. in das rechte Lungenfeld kann zu einer allerdings nur einseitigen, ähnlich konturierten Verbreiterung des Mittelschattens führen, läßt sich aber leicht durch den Übergang der Cavakontur in die charakteristisch verlaufende Anonymabegrenzung erkennen (s. oben).

Die wesentlichsten Elemente im Symptomenbilde *expansiv wachsender Prozesse* sind die bogige Konturierung der Mittelschattenverbreiterung, sowie die starke Verlagerung der Nachbarorgane auch bei relativ geringer Ausdehnung der Erkrankung; die Konturierung der normalen randbildenden verdrängten Organe wird dabei meist nicht oder wenig verändert und bleibt als Grenze des betreffenden Organes gut erkennbar. Auch bei ihnen ist der Schatten homogen und vollkommen scharf begrenzt.

Auch der Schatten der *destruktiv wachsenden Gebilde* ist homogen und scharf, bogig konturiert. Nur der Durchbruch durch die Pleura führt zu dem wichtigen, fast eindeutigen Merkmal der unscharfen Begrenzung. Sonst spricht sich der infiltrativ-destruierende Charakter in der relativ geringen Verdrängung der Nachbarorgane aus. Die Konturen der randbildenden normalen mediastinalen Gebilde können dabei verwischt und unkenntlich werden.

Die beiden vorkommenden Typen der bogigen Begrenzung, nämlich die einheitlich konvexe und die polycyklische Konturierung erlauben nur den Schluß auf die Entstehungsart (uni- oder plurizentrisch) aber nicht auf die Wachstumsart (expansiv oder destruktiv). Da jedoch die uns hier beschäftigenden expansiv wachsenden Prozesse, nämlich die benignen Tumoren und die Cysten in der Regel unizentrisch entstehen, während der größte Teil der im Mediastinum vorkommenden malignen Bildungen (primäre und metastatische Drüsentumoren, maligne Thymusgeschwülste) plurizentrisch beginnen oder lappig gebaut sind, darf man die einheitlich bogige Begrenzung als eher für benignen, die plurizentrische als eher für malignen Prozeß sprechend bezeichnen, wobei man sich aber die wirkliche Bedeutung dieser beiden Konturformen immer vor Augen halten muß.

Es zeigt sich also, daß auch im Mediastinum bis zu einer gewissen Grenze die Unterscheidung zwischen den drei wichtigsten Krankheitsgruppen möglich ist, wenn sie sich auch auf andere Symptomenkomplexe stützen muß als in der Lungendiagnostik. Während in dieser die Gesamtform des Schattens, seine Struktur, sowie die Konturschärfe als unterscheidende Merkmale die Hauptrolle spielen, kommt gerade diesen Zeichen in der Symptomatologie der mediastinalen Erkrankungen fast keine differentialdiagnostische Bedeutung zu; hingegen rücken Konturform und Verhalten der Nachbarorgane in den Vordergrund. Wir haben diese Verschiebung der Symptomenkomplexe als Folge der lokalen Verhältnisse im Mediastinum, die anatomisch durch das Fehlen von Luft, die Abtrennung von der lufthaltigen Lunge durch die Pleura, sowie die Zusammendrängung verschiedener, röntgenologisch gut differenzierbarer Organe charakterisiert ist, verstehen gelernt.

Bedenken wir nun, daß uns in der Beachtung der Verteilung des pathologischen mediastinalen Schattens, in der genauen Feststellung des Ausgangsorganes der Erkrankung, sowie in den Hilfsuntersuchungsmethoden, vor allem der probatorischen Röntgenbestrahlung noch eine Reihe von Mitteln zur weiteren Differenzierung der Mittelfellerkrankungen zur Verfügung stehen, so begreifen wir, daß es in sehr vielen Fällen gelingen kann, auf Grund der Röntgenuntersuchung allein über eine Gruppendiagnose hinaus zu einer sicheren Spezialdiagnose zu kommen. Diese soll uns in den nächsten Kapiteln beschäftigen.

A. Die Drüsentumoren des Mediastinums.

Die Lymphdrüsen sind weitaus das häufigste Ausgangsorgan von mediastinalen Geschwülsten. Ja, manche Drüsenerkrankungen, vor allem das Lymphogranulom gehören zu den häufigsten tumorartigen Erkrankungen im Thorax überhaupt.

Neben den echten *primären* und *sekundären Blastomen* haben wir uns hier auch mit den grob-anatomisch und klinisch unter dem Bilde von malignen Tumoren verlaufenden *Granulomen* der Lymphdrüsen zu beschäftigen, müssen daneben auch der *leukämischen* und *aleukämischen Lymphadenosen,* sowie der *akuten* und *chronischen (tuberkulösen) Entzündungen* Erwähnung tun.

Mit Rücksicht auf die weitgehenden Ähnlichkeiten, die die meisten dieser Lymphdrüsenerkrankungen untereinander in grob-anatomischer, teilweise auch klinischer, besonders aber röntgenologischer Hinsicht aufweisen, werden wir in jedem der folgenden Kapitel, die sich mit der pathologischen Anatomie, der Klinik und den Röntgenbildern der mediastinalen Drüsentumoren beschäftigen, zunächst das Bild der Drüsenerkrankungen gemeinsam besprechen, um dann die anatomischen, klinischen und die sich daraus eventuell ergebenden röntgenologischen Unterschiede zwischen ihnen hervorzuheben. Daran wird sich die Differentialdiagnose gegenüber den anderen Erkrankungen des Mediastinums anschließen.

Die pathologische Anatomie der mediastinalen Drüsentumoren.

Der Ausgangspunkt der meisten Drüsengeschwülste ist nicht eine einzelne Drüse, sondern eine größere Drüsengruppe. Besonders häufig ist das obere Mediastinum Sitz der Erkrankung, wenigstens im Beginne derselben. Bedeutend seltener erkranken zuerst die Drüsen des mittleren oder gar des unteren Mediastinums. Häufig sind lange Zeit oder dauernd nur die Drüsen des vorderen, viel seltener anscheinend die des hinteren Mediastinums affiziert; im Verlaufe der Erkrankung kann jedoch der Drüsentumor schließlich die ganze Thoraxtiefe einnehmen.

Wir wollen nun die Anatomie der verschiedenen uns hier interessierenden Tumorarten gesondert besprechen.

α) Das primäre Lymphosarkom.

Es handelt sich bei diesem Blastom um eine Systemerkrankung des lymphatischen Apparates, die diesen meist in großer Ausdehnung ergreift, wenn sie in der Regel auch nicht so universell ist, wie etwa bei den Lymphadenosen (C. STERNBERG). Von der zuerst befallenen Drüsengruppe aus kommt es auf dem Lymphwege meist rasch zum Übergreifen auf andere Gruppen. Die Drüsenkapsel wird häufig bald durchbrochen, so daß die einzelnen Drüsen zu großen Tumoren verbacken. Infiltrierend greift die Geschwulst auf die umgebenden Organe über; auch die Pleura mediastinalis wird nicht selten destruiert, die benachbarte Lunge infiltriert. Sie kann auch auf die angrenzenden Skeletteile, vor allem das Sternum und die Wirbelsäule übergreifen, in denen sie infiltrierend weiter wächst. Ein Durchbruch in den Oesophagus ist pathologisch-anatomisch z. B. von KUNDRAT beschrieben worden. In neuerer Zeit berichtet HAUDEK über einen derartigen, röntgenologisch und autoptisch beobachteten Fall.

Die Verlagerung der Nachbarorgane durch das mediastinale Lymphosarkom fehlt häufig vollkommen oder ist im Verhältnis zur Größe des Tumors sehr gering. Nach SGALITZER ist bei „Mediastinaltumoren" (gemeint sind wohl vor allem die Drüsentumoren) die Trachea öfter im sagittalen Durchmesser, also von vorne nach hinten komprimiert, als im frontalen und zwar, wie er annimmt, mit Rücksicht darauf, daß meist nur das vordere oder das hintere Mediastinum ergriffen ist. Die Ursache der geringen oder fehlenden Verlagerung ist wohl größtenteils das infiltrierende Wachstum dieser malignen Geschwulst, weiters die Weichheit der Tumormasse, die sich den Nachbarorganen anschmiegt (KIENBÖCK), schließlich die meist vorhandene symmetrische Ausbreitung (SCHWARZ). In höherem Grade werden gewöhnlich die Venen, nicht selten auch der Ductus thoracicus komprimiert.

Trotz des aggressiven Wachstums der Geschwulst gehören wenigstens nach eigenen Erfahrungen *Phrenicuslähmungen* beim Lymphosarkom des Mediastinums zu den Seltenheiten. Ob gerade jene Drüsengruppe, die zum Phrenicus besonders nahe Beziehungen hat, nämlich die im Angulus anonymae gelegene selten ergriffen wird, oder ob das Nervengewebe schwerer von dieser Tumorart infiltriert wird, läßt sich mangels genauer darauf gerichteter anatomischer Untersuchungen nicht entscheiden.

An *Komplikationen* ist neben den nicht oft zu beobachtenden *hämatogenen Metastasen,* z. B. in der Lunge vor allem der *pleurale Erguß* zu nennen. Es kann sich dabei um ein Stauungstranssudat handeln, sehr häufig aber ist eine tumoröse Infiltration der Pleura selbst die Ursache dieser Flüssigkeitsansammlung. FLEISCHNER beschreibt bei einem wahrscheinlich lymphosarkomatösen Mediastinaltumor einen chylösen Erguß, offenbar erzeugt durch Kompression des Ductus thoracicus.

Durch Kompression eines Bronchus kommt es in seltenen Fällen zu *Broncho-stenose* mit allen ihren Folgeerscheinungen.

Leber, Milz und *Knochenmark* sind an der Erkrankung meist nicht oder nur wenig beteiligt.

Anhangsweise sei hier die von STERNBERG als *Leukosarkomatose* beschriebene Erkrankung erwähnt, die pathologisch-anatomisch dem Lymphosarkom gleicht und sich klinisch von ihm durch das leukämische Blutbild unterscheidet. Wie STERNBERG ausführt, sitzt die Affektion mit Vorliebe im vorderen Mediastinum.

β) Das Lymphogranulom.

Diese Geschwulstart, über deren Ätiologie im Kapitel „Lymphogranulomatose der Lunge" (S. 196) gesprochen wurde, ist nach NAEGELI etwa zehnmal so häufig wie die Lymphosarkomatose. Fast immer ist das Mediastinum an der Erkrankung beteiligt, sehr häufig beginnt sie sogar an dieser Stelle.

Auch diese Drüsenaffektion ergreift ziemlich rasch eine Lymphdrüsengruppe nach der anderen, wenn auch der Tumor gewöhnlich nicht zu jener Mächtigkeit anwächst, wie das Lymphosarkom. Nach Ansicht der meisten Autoren ist die Progredienz dieser Erkrankung nicht als Metastasierung aufzufassen wie bei bösartigen Geschwülsten, sondern es handelt sich um äquivalente lokale Reaktionen auf die gleiche, wahrscheinlich bakterielle Schädigung.

Die erste äußere Manifestation der Erkrankung ist meistens eine Schwellung der Halslymphdrüsen, die große Pakete bilden können. Die Drüsen sind, wenigstens im Beginne, gewöhnlich weich, bleiben gegeneinander und unter der Haut gut verschieblich, da sie, wie NAEGELI ausführt, mit dieser niemals verwachsen. Auch zum Durchbruch nach außen kommt es nicht.

Dies gilt aber offenbar nur für die äußeren Drüsen, denn bei der mediastinalen Lokalisation beobachtet man auch ein ausgesprochen infiltrierend-destruierendes Wachstum, wie bei bösartigen Geschwülsten. Es kann dabei auch zum Durchbruch durch die mediastinale Pleura in die Lunge kommen. Zweifellos ist jedoch dieses Ereignis beim Lymphogranulom seltener zu beobachten als beim Lymphosarkom.

Gegenüber den Nachbarorganen im Mediastinum verhält sich das Lymphogranulom ähnlich wie das Lymphosarkom. Aus den gleichen Gründen wie bei diesem sind höhergradige Verlagerungen sehr selten. Ein Einbruch in die Organe ist möglich, kommt jedoch offenbar beträchtlich seltener vor, als beim Lymphosarkom.

Phrenicuslähmungen scheinen nach eigener Erfahrung beim Lymphogranulom zu den größten Seltenheiten zu gehören. Der Umstand, daß die Aggressivität dieser Tumorart geringer ist als die der bösartigen Blastome, macht es verständlich, daß Symptome von Seiten der Nerven beim Lymphogranulom offenbar noch viel seltener zu beobachten sind als beim Lymphosarkom. Genügt ja nach Untersuchungen von Sebba über die Ursachen der Recurrenslähmung der Tumordruck allein nicht zur Erzeugung derselben, sondern es bedarf stets einer gröberen Schädigung des Nerven, wie fester schwieliger Verlötung oder Durchwachsung des Nerven durch den Tumor. Auch Lemon und Doyle fanden unter 26 untersuchten Fällen von Lymphogranulomatose des Mediastinums niemals Symptome von Affektionen der Nerven.

Nach Naegeli sind Stauungen in den Venen selten, da diese dem langsam wachsenden Tumor ausweichen können. Hingegen kommen öfter Lymphödeme mit zeitweiser An- und Abschwellung vor. Nach Hampeln ist die Ursache derselben die geringe Ausbildung des Kollateralkreislaufes der Lymphwege, während die Venen genügend Abflußwege besitzen.

Von *Komplikationen* haben wir die nicht sehr häufigen Affektionen der *Lunge* durch die Erkrankung ausführlich beschrieben. Die *Pleura* kann aus den gleichen Ursachen wie das Lymphosarkom mit einem Flüssigkeitserguß auf die Erkrankung reagieren.

Auch bei diesem Drüsentumor kann es in ganz vereinzelten Fällen zu einer *Bronchostenose* kommen.

Fast immer ist die *Milz* beteiligt, oft auch das *Knochenmark*.

Eine Art *Spontanheilung* durch bindegewebige Umwandlung und Schrumpfung der Drüsen ist anatomisch mehrfach beschrieben (Fabian, Weiss und Fraenkel). Doch handelt es sich stets nur um eine stellenweise Ausheilung, während an anderen Stellen die Geschwulst weiterwuchert. Auch in den geschrumpften Drüsen bleiben Granulomreste zurück, von denen aus es zum Rezidiv kommen kann (Benda).

Eine generalisierte *Periostitis hyperplastica* ist als Komplikation beim Lymphogranulom, ebenso wie beim Lymphosarkom des Mediastinums öfter beschrieben. In einem Falle von Noelcke trat sie $1^1/_2$ Jahre nach röntgentherapeutischer Behebung der Geschwulst auf.

. γ) Die metastatischen Drüsentumoren.

Meist handelt es sich um *Carcinome,* deren primärer Sitz am häufigsten die Lunge ist. Auch maligne Strumen, Oesophagus- und Thymuscarcinome führen zu Metastasen in den mediastinalen Drüsen. Seltener handelt es sich um Fernmetastasen, wie z. B. von Hypernephromen, Melanosarkomen usw.

Grob-anatomisch verhalten sich die sekundären Geschwülste wie die primären. Auch sie weisen ein infiltrierend-destruierendes Wachstum mit den öfter beschriebenen Folgeerscheinungen auf.

Die Eigenart der Metastasen des primären Lungencarcinoms haben wir in einem früheren Kapitel ausführlich beschrieben (S. 111). Es sei hier besonders an den im Beginne häufig zu beobachtenden einseitigen Sitz derselben erinnert. Dieser Umstand führt, wie wir gezeigt haben, häufig zu *circumscripten Verlagerungen* der Nachbarorgane, wenn diese auch kaum jemals so hochgradig sind, wie jene, die bei expansiv wachsenden Gebilden zu beobachten sind.

Daß die *Phrenicuslähmung* gerade im Gefolge von Carcinommetastasen im Mediastinum verhältnismäßig häufig zu beobachten ist, haben wir an der gleichen Stelle ausführlich erörtert.

δ) Die leukämische und aleukämische Lymphadenose.

Grob-anatomisch unterscheidet sich die nicht sehr häufige mediastinale Lokalisation derselben nicht von anderen Drüsengeschwülsten des Mediastinums. Bezüglich der Anatomie der leukämischen Veränderungen überhaupt, die für uns hier nicht von Interesse ist, sei auf die Literatur verwiesen. Von einer gewissen Bedeutung für die Röntgendiagnostik ist der Umstand, daß, wie STERNBERG ausführt, eine Infiltration der Umgebung meist fehlt oder minimal ist.

ε) Akut entzündliche Drüsenschwellungen.

Sie kommen, wie zuerst KIRCH beschrieben hat, vor allem im Gefolge von *Grippe* zur Beobachtung. Offenbar handelt es sich dabei jedoch immer nur um wenig umfangreiche Schwellungen einzelner Drüsengruppen. REICHE hat im Gefolge derselben Kompression eines Luftröhrenastes, FLEISCHNER Verlagerung und Einengung des Oesophagus beobachtet.

ζ) Die Tuberkulose der mediastinalen Drüsen.

Größere mediastinale Drüsentumoren gehören bei der Tuberkulose zu den großen Seltenheiten. Kleinere Tumoren im vorderen Mediastinum entstehen mitunter durch Infektion von den Bronchialdrüsen aus (KAUFMANN). Die Besprechung der letzteren Lokalisation, so wie die der so häufigen isolierten paratrachealen und tracheobronchialen tuberkulösen Drüsen gehört nicht in den Rahmen dieser Monographie.

Schon wegen der geringen Ausdehnung tuberkulöser Drüsenschwellungen ist die *Verlagerung* mediastinaler Organe meist gering. *Phrenicuslähmungen* wurden in vereinzelten Fällen bei dieser Affektion namentlich von ARNSTEIN beschrieben (s. darüber auch im Kapitel „Lungencarcinom", Differentialdiagnose).

Ebenso wie in den bronchialen und bronchopulmonalen kommt es auch in den tuberkulös erkrankten mediastinalen Drüsen bei Ausheilung zu Kalkablagerung.

Die klinischen Erscheinungen bei den mediastinalen Drüsentumoren.

Ausführliche Mitteilungen über die Klinik der „Mediastinaltumoren" finden sich bei SORGE, bei HAMPELN, ferner bei NAEGELI.

Im Anfangsstadium sind die Erscheinungen meist ganz uncharakteristisch: Husten, allgemeine Mattigkeit, Kopf- und Brustschmerzen, eventuell Fieber.

Bei vorgeschritteneren Fällen stehen die *Kompressionserscheinungen* von seiten der mediastinalen Organe im Vordergrunde. Vor allem findet sich neben *Erweiterung der Venen* auf der vorderen Thoraxwand eine auf Venen- und Lymphgefäßstauung beruhende cyanotische Gesichts- und Halsschwellung. Nach

HAMPELN spricht diese nicht nur für ein Raumhindernis im Mediastinum, sondern mit großer Wahrscheinlichkeit auch für die neoplastische Natur desselben, da andere raumbeengende Gebilde im Mediastinum wie die Aneurysmen und die seltenen Cysten wenigstens im Beginne nicht zu Stauung führen, offenbar deshalb, weil die Venen vor dem langsam wachsenden Gebilde ausweichen und weil auch der Kollateralkreislauf sich allmählich ausbilden kann.

Kompression der Trachea führt nach v. LEUBE nicht zu beschleunigter Atmung, sondern hauptsächlich zu inspiratorischer Dyspnoe mit tiefen, seltenen, verlängerten Atemzügen. Die Verengerung der Trachea kann sich bei der Auscultation durch Stenosengeräusche manifestieren. Bei einseitiger Entwicklung des Tumors bleibt die betreffende Brusthälfte bei der Atmung zurück, die Intercostalräume können inspiratorisch eingezogen werden.

Die *Herzdämpfungsfigur* kann verlagert erscheinen; bei Umwachsung des Herzens durch den Tumor verschwindet der Spitzenstoß, die Herztöne werden leise. In manchen Fällen können sie hingegen verstärkt erscheinen, wenn nämlich das Herz durch den Tumordruck abnorm fest der Brustwand angelagert wird (VIERORDT).

Kompression des Oesophagus kann zu Schluckbeschwerden führen.

Von seiten der *Nerven* kommen Reizerscheinungen des Vagus und Sympathicus zur Beobachtung, wie Pulsverlangsamung oder -Beschleunigung, Erweiterung und Ungleichheit der Pupillen. Die Pupillenerweiterung kann nach STRÜMPELL auch künstlich durch Druck auf die supraclaviculare Drüsengeschwulst erzeugt werden.

Der Tumor selbst kann eine Verbreiterung der *sternalen Dämpfung* ergeben.

Bei Vorhandensein *pleuraler Ergüsse* können diese das klinische Bild beherrschen.

Das beschriebene klinische Symptomenbild findet sich bei allen Drüsengeschwülsten des Mediastinums, einzelne Merkmale bei verschiedenen Tumorarten quantitativ verschieden. Eine eindeutige Unterscheidung zwischen diesen ist klinisch wohl nur auf Grund der *histologischen Untersuchung* einer probeexcidierten äußeren Drüse möglich. Doch ergibt auch die Beobachtung des Allgemeinzustandes, mitunter des Blutbildes und des Verlaufes der Erkrankung häufig Anhaltspunkte für die Erkennung der vorliegenden Tumorart. Diese differentialdiagnostisch verwertbaren Merkmale sollen nun für jede einzelne Drüsengeschwulstform besprochen werden.

α) Das Lymphosarkom.

Es kommt in jedem Lebensalter vor. Die sichtbaren Drüsen sowie die Symptome der mediastinalen Erkrankung zeigen rasche *Progredienz.* Die *Stauungserscheinungen,* namentlich Gefäßerweiterung und Cyanose sind sehr hochgradig.

Die *Dyspnoe* kann durch Kompression der Trachea, sowie vor allem durch Einwuchern des Tumors in dieselbe sehr beträchtlich werden.

Die *äußeren Drüsen* sind mittelweich oder derb, häufig miteinander verbacken und auch mit der Haut verwachsen und können diese durchwuchern. Erweichung und Absceßbildung wie bei tuberkulösen Drüsen findet sich gewöhnlich nicht.

Fieber fehlt meistens ganz, doch sprechen leichte Temperatursteigerungen nicht gegen Lymphosarkom. Das *Blutbild* ist meist normal, mitunter kommt es zu leichter Lymphopenie. Auch ein *Milztumor* ist in der Regel nicht zu verzeichnen. Die *Diazoreaktion* im Harn ist in den meisten Fällen negativ.

β) Das Lymphogranulom.

Es befällt besonders häufig Männer im 3. und 4. Lebensjahrzehnt.

Äußerst selten ist die akute Form der Erkrankung. Nach NAEGELI sollen bisher etwa 10 derartige Fälle beschrieben worden sein. Diese Form verläuft wie eine akute Infektionskrankheit, nach SCHLESINGER unter dem Bilde des Rückfallfiebers, nach HEISSEN wie eine kryptogenetische Sepsis. Sie führt in längstens 1—2 Monaten zum Tode und ist therapeutisch vollkommen unbeeinflußbar.

Viel häufiger ist der *chronische* Verlauf der Erkrankung. Die Drüsentumoren wachsen langsam, auch die durch sie hervorgerufenen lokalen oder Allgemeinsymptome weisen langsame Progredienz auf. Nach öfteren spontan oder therapeutisch, namentlich durch Röntgenbestrahlung herbeigeführten Remissionen kommt es meist erst nach einigen Jahren zum tödlichen Ende. Ein von SCHWARZ bestrahlter Fall steht bereits 18 Jahre in Beobachtung. Ob es auch wirkliche Dauerheilungen gibt, ist noch nicht zu entscheiden.

Die *Kompressionserscheinungen,* namentlich die Stauung sind gewöhnlich nicht so hochgradig wie beim Lymphosarkom. Es überwiegt dabei aus den in der pathologisch-anatomischen Beschreibung besprochenen Gründen gewöhnlich die Schwellung über die Cyanose; dieses Ödem weist starke Schwankungen auf.

Die Eigenschaften der *tastbaren äußeren Drüsen* haben wir im Abschnitte „die Lymphogranulomatose der Lunge" (S. 196) ausführlich besprochen.

Bezüglich der *Allgemeinerscheinungen* sei auf das gleiche Kapitel verwiesen. Es sei vor allem an die Temperatursteigerungen, die heftigen Schweiße, die Hauterscheinungen, den Milztumor, die Leukocytose und die positive Diazoreaktion erinnert.

γ) Die metastatischen Drüsentumoren.

Diese verlaufen gewöhnlich ganz unter dem Bilde der anderen Drüsengeschwülste, namentlich des Lymphosarkoms. Wir haben ihre Erscheinungen im Kapitel „das primäre Lungencarcinom" besprochen. Klinisch ist eine Unterscheidung gegenüber den primären Mediastinaltumoren häufig unmöglich. Ein nachweisbarer Primärtumor kann über ihre Natur Klärung bringen.

δ) Die leukämische und aleukämische Lymphadenose.

Die durch eine eventuelle mediastinale Drüsenschwellung erzeugten lokalen Erscheinungen gleichen denen des Lymphosarkoms. Eine universelle Drüsenschwellung, ein großer Milztumor, sowie vor allem der Blutbefund, eventuell der histologische Befund einer probeexcidierten Drüse decken die Natur der Erkrankung auf.

Die Diagnose der *Leukosarkomatose,* die klinisch unter dem Bilde der Leukämie verläuft, ist nur auf Grund der histologischen Untersuchung möglich.

ε) Akut entzündliche Drüsenschwellungen.

Sie verlaufen klinisch unter dem Bilde der Grippe und verschwinden gewöhnlich spontan ziemlich schnell. Klinisch können sie sich durch eine verbreiterte sternale Dämpfung (KIRCH) manifestieren. Die Kompressionserscheinungen fehlen gewöhnlich ganz oder äußern sich als leichte oder schwerere vorübergehende Schluckbeschwerden.

ζ) Die Tuberkulose der mediastinalen Drüsen.

Sie befällt wie die tuberkulöse Drüsenaffektion überhaupt meist Kinder. Wegen ihrer relativ geringen Ausdehnung und ihres langsamen Fortschreitens sind Kompressionserscheinungen gewöhnlich überhaupt nicht nachweisbar. Eventuelle äußere Drüsenschwellungen zeigen die Charakteristica tuberkulöser Drüsen, wie sehr langsames Wachstum, Neigung zu Verwachsung mit der Umgebung, Absceßbildung und Perforation.

Die *Allgemeinerscheinungen* sind gewöhnlich die der Tuberkulose überhaupt, es gehören hierher abendliche Temperatursteigerungen, Nachtschweiße und Seitenstechen.

Die Röntgendiagnostik der mediastinalen Drüsentumoren.

Aus dem Umstande, daß den mediastinalen Drüsentumoren verschiedener Ätiologie die gleichen röntgenologisch erhebbaren grob-anatomischen Merkmale zukommen, während die Unterscheidungsmerkmale biologischer und histologischer Natur sind, erklärt es sich, daß der röntgenologische Symptomenkomplex im Prinzip bei allen diesen Tumorarten der gleiche ist und daß nur vereinzelte Röntgenzeichen, die sich aus der speziellen Biologie der betreffenden Geschwulstgattung herleiten, Anhaltspunkte für eine Differenzierung zwischen den Drüsentumoren verschiedener Genese liefern. Wir müssen daher zunächst das Röntgenbild sämtlicher mediastinaler Drüsengeschwülste ohne Rücksicht auf ihre Ätiologie besprechen und dann erst versuchen, charakteristische Merkmale für die einzelne Tumorart zu finden.

a) Die Röntgendiagnostik des mediastinalen Drüsentumors ohne Rücksicht auf seine Ätiologie.

α) Die Analyse des Drüsenschattens.

Der typische röntgenologische Symptomenkomplex des mediastinalen Drüsentumors ergibt sich ohne weiteres aus unseren Besprechungen der allgemeinen Symptomatologie der mediastinalen Erkrankungen im Verein mit denen der pathologischen Anatomie der Drüsengeschwülste. Es ist also auch diese Geschwulst nur dann röntgenologisch direkt darstellbar, wenn sie die Pleura mediastinalis in das Lungenfeld vordrängt und auch nur in dem Ausmaße, als sie zu dieser Veränderung führt. Sie präsentiert sich dann als eine häufiger das vordere als das hintere Mediastinum oder die ganze Tiefe desselben einnehmende Verbreiterung des Mittelschattens, die weichteildicht, vollkommen homogen, im allgemeinen scharf und polycyklisch konturiert ist, sowie gewöhnlich eine annähernd symmetrische Ausbreitung hat.

Ein typisches Bild, daß alle die genannten Merkmale vereint, zeigt der folgende Fall:

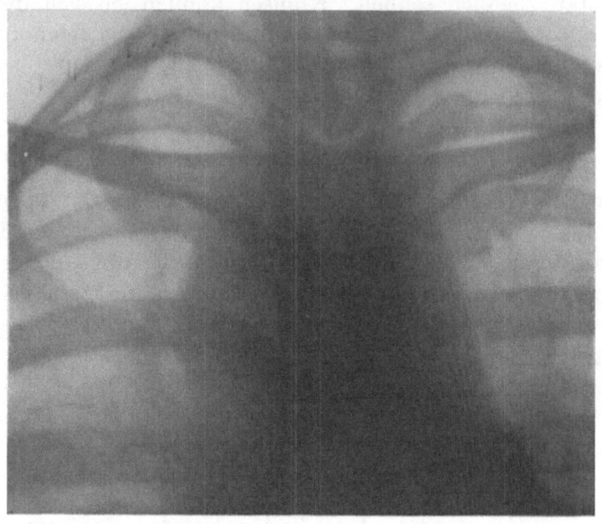

a

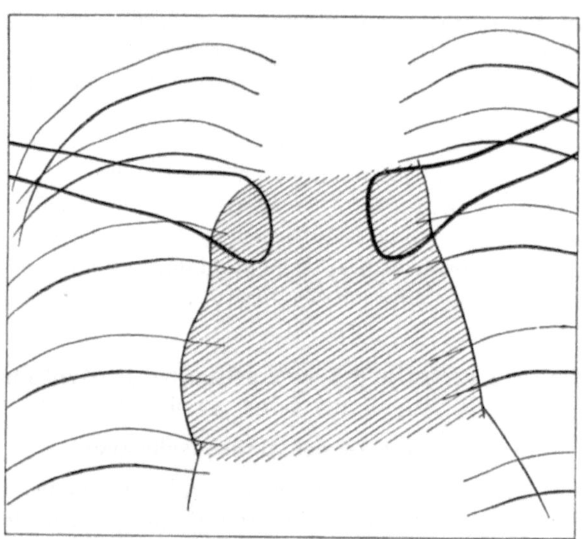

b

Abb. 144 a und b. Kleiner Drüsentumor im vorderen oberen Mediastinum. Fall 66.

Fall 66. Johann L., 23 Jahre. Zugewiesen von der 4. med. Abteilung (Hofrat Prof. KOVACS).

Aus der *Anamnese:* Seit mehreren Monaten mäßige Atembeschwerden, namentlich bei Bewegung. Gewichtsabnahme. Leichte Temperatursteigerungen. Gleichzeitig Auftreten von Drüsenschwellungen am Halse.

Aus dem *klinischen Status:* Blasser Patient. Beiderseits supraclavicular etwa faustgroßes, aus gut verschieblichen, mäßig derben Knoten zusammengesetztes Drüsenpaket.

Haut darüber normal. Leichte Erweiterung der Venen über dem Thorax. Verbreiterung der Sternaldämpfung.

Aus dem *Röntgenbefunde:* Das obere Mediastinum nach beiden Richtungen in mittlerem Grade verbreitert, nach rechts etwas mehr als nach links. Der Schatten ist vollkommen homogen, die Konturierung beiderseits scharf und leicht wellig. Trachea und Bifurkation nicht verlagert (Abb. 144). Bei seitlicher Durchleuchtung erscheint der Retrosternalraum verdunkelt, der Retrovasalraum frei.

Es seien nun die einzelnen Merkmale des oben geschilderten Symptomenkomplexes besprochen.

Die Lage des Schattens. Wie bei der Besprechung der pathologischen Anatomie hervorgehoben wurde, erkranken die Drüsen des vorderen Mediastinums weitaus häufiger, vor allem aber früher als die des hinteren Mittelfellraumes. Bei der Röntgenuntersuchung ergibt sich die Lage aus den im allgemeinen Teile besprochenen Lokalisationsmaßnahmen, weiters aus dem Umstande, daß bei Erkrankungen des vorderen Mediastinalraumes bei Untersuchung im schrägen oder frontalen Strahlengange der Retrosternalraum, bei Erkrankungen des hinteren Mediastinums der Retrovasal-, resp. der Retrokardialraum verdunkelt erscheint; bei Ausdehnung der Erkrankung auf die ganze Tiefe sind beide diese normalerweise hellen Räume verdunkelt. Auch aus der Konturierung des Drüsenschattens, sowie der Lage einzelner Nachbarorgane lassen sich mitunter Schlüsse auf den Sitz und die Tiefenausdehnung der Erkrankung ziehen (s. unten).

Es ist ferner, wie früher auseinandergesetzt wurde, das obere Mediastinum viel häufiger die erste Lokalisation des Prozesses als das mittlere oder gar das untere. Auch der oben dargestellte Fall eines verhältnismäßig kleinen, ziemlich frischen Drüsentumors wies den typischen Sitz im vorderen oberen Mediastinum auf.

Den relativ seltenen Beginn der Erkrankung im hinteren mittleren Mediastinum zeigt der folgende Fall:

Fall 67. Josef R., 21 Jahre. Zugewiesen von der 2. med. Klinik (Hofrat Prof. ORTNER).

Aus der *Anamnese:* Seit einigen Jahren Seitenstechen und Nachtschweiße. Patient lag vor mehreren Jahren mit einer Pleuritis in einem Spital. Auf Alttuberkulin reagierte er damals mit Temperatursteigerungen.

Aus dem *klinischen Status:* Die mediastinale Dämpfung im mittleren Anteil nach beiden Richtungen erweitert. Pirquet positiv.

Aus dem *Röntgenbefunde:* Das mittlere Mediastinum etwa in der Höhe der Aortenwurzel in mäßigem Grade nach beiden Richtungen verbreitert, nach links etwas mehr als nach rechts. Die Konturierung des Schattens beiderseits scharf, wellig. Der Schatten liegt, wie die Untersuchung unter Drehung des Patienten zeigt, hinter der Aorta ascendens (Abb. 145).

Die Konturführung. Die polycyklische Konturierung ist das charakteristischeste röntgenologische Merkmal der mediastinalen Drüsengeschwülste. Ist ja die Systemerkrankung der Lymphdrüsen die weitaus häufigste Tumorart mit plurizentrischer Entstehung überhaupt, im Bereiche des Mediastinums wohl die einzige. Es gibt wohl noch vereinzelt vorkommende Geschwülste, die nicht wegen ihrer plurizentrischen Entstehungsart, sondern mit Rücksicht auf ihren lappigen Bau ebenfalls das Substrat eines wellig begrenzten Schattens bilden können (maligne Thymustumoren, multilokuläre Cysten), doch sind diese Tumoren äußerst selten und gewöhnlich durch manche, auch die Konturführung betreffende Details von den Drüsentumoren zu unterscheiden (s. das spätere Kapitel „maligne Thymustumoren" und „Cysten").

Die einzelnen Bogen, aus denen sich die wellige Grenzlinie zusammensetzt, können flach oder stärker prominent sein, sind aber in der Regel relativ kurz, entsprechend der verhältnismäßigen Kleinheit der einzelnen konfluierenden Knoten.

Diese wellige Begrenzung findet sich in allen Fällen, bei denen der Drüsentumor selbst die Pleura mediastinalis vorwölbt. Sie kann stellenweise oder in größerer Ausdehnung fehlen, wenn er nur zu einer Hinausdrängung eines auch normalerweise randbildenden Organes oder Organteiles, resp. einer Verbreiterung

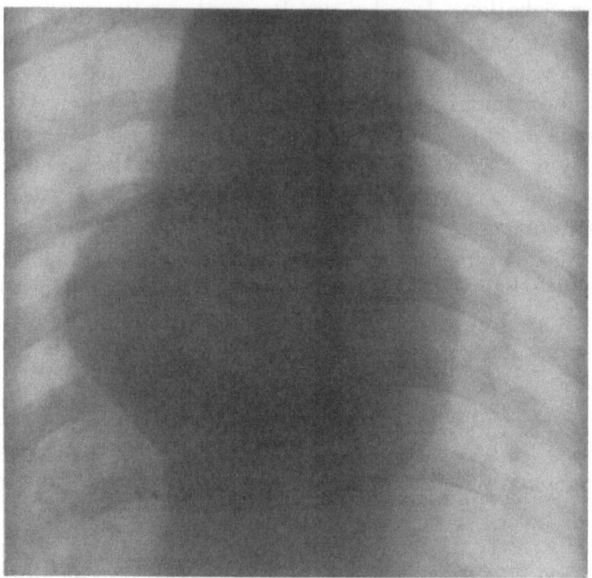

Abb. 145. Kleiner Drüsentumor im hinteren mittleren Mediastinum. Fall 67.

desselben Anlaß gegeben hat (s. unten bei Besprechung der Nachbarorgane). In der Regel wird dann die Begrenzung mehr geradlinig. Den gleichen Effekt könnte vielleicht auch die Bildung eines entzündlichen Ödems in der Umgebung des Drüsentumors haben, wenn dieses in genügend reichlicher Menge den Tumor von der Pleura mediastinalis abdrängt. Daß auch Schwielenbildung im Gefolge der Röntgenbestrahlung zu einer ähnlichen Veränderung der typischen Begrenzung des Drüsenschattens führt, soll in einem eigenen späteren Abschnitte besprochen werden.

Eine gewisse Modifikation der in Rede stehenden Begrenzungsform ergibt sich auch dann, wenn mehrere in verschiedener Tiefe gelegene Drüsengruppen erkrankt sind, vor allem also dann, wenn sowohl das vordere als auch das hintere Mediastinum ergriffen ist. Es kommt dann zu der bei der Besprechung der allgemeinen Symptomatologie der mediastinalen Erkrankungen erklärten doppelten oder mehrfachen Konturierung mit verschiedener Schattenintensität.

Ein charakteristisches Bild dieser Art lieferte der folgende Fall:

Fall 68. Karl F., 56 Jahre. Zugewiesen von der 2. med. Klinik (Hofrat Prof. ORTNER).

Aus der *Anamnese:* Seit etwa 10 Monaten allmählich zunehmende Vergrößerung der Halslymphdrüsen und Schluckbeschwerden. Atemnot bei Anstrengung. Seit 2 Monaten Schwellung beider Arme. Während der Krankheit etwa 25 kg Gewichtsabnahme.

Aus dem *klinischen Status:* Gesicht gerötet, pastös. Hochgradiges Ödem des rechten Armes und der rechten Brustseite. Erweiterung der Venen der rechten Thoraxhälfte. Mächtige Drüsenpakete beiderseits am Halse; Drüsen gegeneinander gut verschieblich. *Blutbefund* normal. *Probeexcision* einer Lymphdrüse ergibt Carcinom (Primärtumor nicht gefunden).

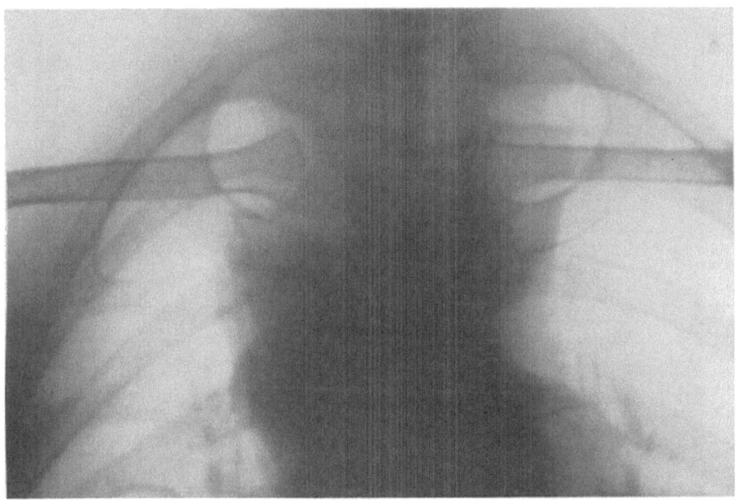

a

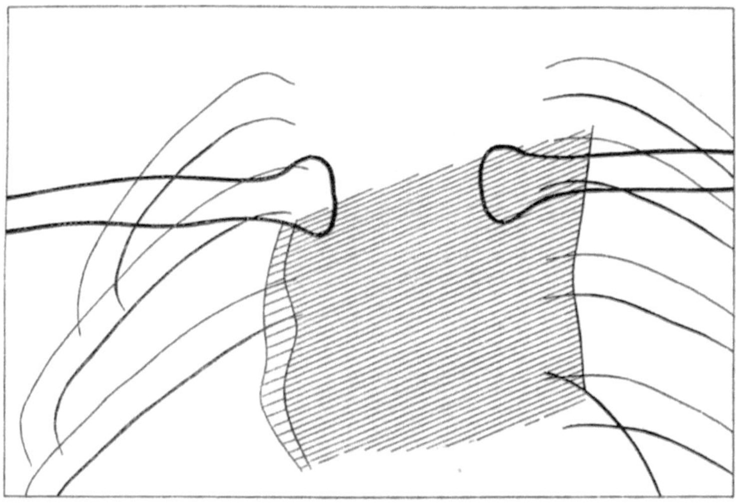

b

Abb. 146 a und b. Drüsentumor im oberen Mediastinum. Rechts zwei „kulissenartig" hintereinanderliegende Drüsengruppen differenzierbar. Fall 68.

Aus dem *Röntgenbefunde:* Das obere Mediastinum ziemlich beträchtlich nach beiden Richtungen verbreitert, nach rechts etwas mehr als nach links. Der Schatten ist beiderseits scharf, wellig begrenzt, rechts sind zwei einander stellenweise überschneidende Konturen der genannten Konfiguration differenzierbar. Trachea vollkommen gerade, an einzelnen Stellen, namentlich von rechts her leicht eingedellt (Abb. 146). Bei seitlicher Durchleuchtung erscheint sowohl der Retrosternal- als auch der Retrovasalraum verdunkelt.

Die Konturschärfe. Wie wir früher ausgeführt haben, ist die scharfe Konturierung ein Symptom, das prinzipiell allen mediastinalen Schattenbildungen

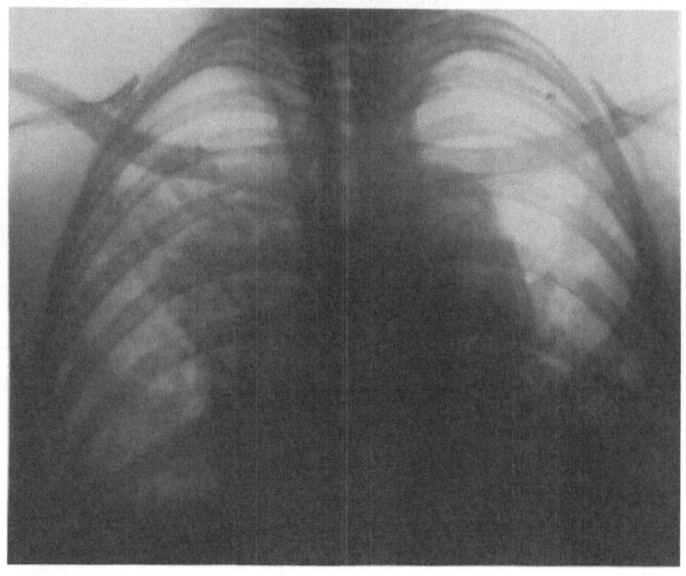

a

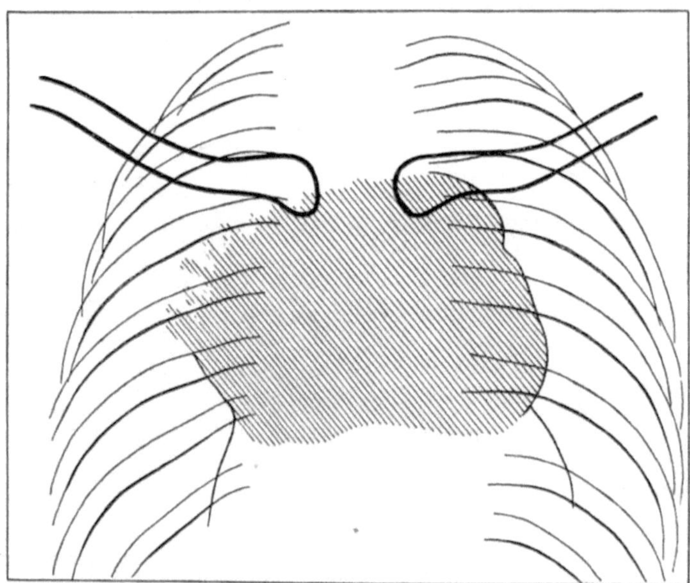

b

Abb. 147 a und b. Großer Drüsentumor im oberen und mittleren Mediastinum. Rechts Einbruch in die Lunge. Beiderseitiger kleiner pleuraler Erguß. Fall 69.

zukommt. Die einzige Ausnahme davon bilden Geschwülste, die in die Lunge durchgebrochen sind. Die sich daraus ergebende Unschärfe der Begrenzungslinie kann man daher auch mitunter bei den Drüsentumoren finden, da sie ebenfalls in die Lunge einwuchern können; bei manchen Drüsengeschwulstarten kommt es häufiger, bei anderen seltener zu diesem Ereignis (s. bei der Besprechung der einzelnen Drüsentumoren).

Ein Fall, bei dem ein mediastinaler Drüsentumor auf einer Seite in die Lunge eingebrochen war, sei hier angeführt:

Fall 69. Rosa S., 43 Jahre. Zugewiesen von der 3. med. Klinik (Hofrat Prof. CHVOSTEK).

Aus der *Anamnese:* Seit 6 Wochen Husten. Starke Atemnot, besonders im Liegen. Einige Tage später Anschwellung der Halsdrüsen, leichte Schwellung im Gesicht und den oberen Extremitäten.

Aus dem *klinischen Status:* Hochgradige Cyanose von Gesicht, Hals und oberer Brustpartie; Ödem des oberen Thorax und der oberen Extremitäten. Venenstauung an der Brust. In der linken Supraclaviculargrube eine bohnengroße indolente Drüse. Intensive Dämpfung über dem Sternum, beiderseits 2 Querfinger über den Sternalrand reichend. Rechts infraclavicular Dämpfung bis zur 2. Rippe. *Blutbefund:* Geringe relative Polynucleose, sonst normal.

Aus dem *Röntgenbefunde:* Das obere und mittlere Mediastinum nach beiden Richtungen stark verbreitert, nach links mehr als nach rechts. Auf der linken Seite ist es ganz scharf begrenzt. Die Grenzlinie setzt sich aus mehreren flachen, kurzen Bogenlinien zusammen, die sich stellenweise, in verschiedener Tiefe gelegen, überschneiden. Rechts ist die Begrenzung unscharf und unregelmäßig und geht in eine ungleichmäßige, mittelgradige Trübung des rechten subapikalen Lungenfeldabschnittes über. Die Trachea gerade, nicht eingeengt. Basal im und knapp oberhalb des Sinus beiderseits eine homogene, oben schräg begrenzte Verdichtung (pleuraler Erguß) (Abb. 147).

Das Verhalten der Nachbarorgane. Die geringe oder fehlende Verlagerung der Nachbarorgane durch mediastinale Drüsentumoren ist röntgenologisch schon vor langer Zeit beobachtet und als wichtiges differentialdiagnostisches Merkmal, namentlich gegenüber dem Aneurysma und der substernalen Struma angegeben worden (KIENBÖCK, EISLER u. a.). Wir haben bei der Besprechung der pathologischen Anatomie die Ursachen dieses Verhaltens erörtert.

Vollkommen oder fast vollkommen fehlt die Verlagerung vor allem bei symmetrischer Anordnung der erkrankten Drüsenpakete. Aber auch bei asymmetrischer Lage ist die Verdrängung gewöhnlich im Verhältnis zur Größe der Drüsengeschwulst eine recht geringgradige.

Von den einzelnen Organen des Mediastinums ist vor allem die *Trachea* zu beachten. Eine Verlagerung derselben ist gewöhnlich mit einer verschieden hochgradigen Einengung vergesellschaftet.

Verdrängung und Einengung des *Oesophagus* sind bei mediastinalen Drüsentumoren, namentlich bei den primären noch seltener zu beobachten als die der Trachea, weil diese Geschwülste seltener im hinteren als im vorderen Mediastinum lokalisiert sind (über röntgenologische Veränderungen durch Einbruch des Tumors in den Oesophagus s. unten).

Als Beispiele für normale Lage und Weite der Trachea bei kleinen und großen Drüsentumoren mögen die in diesem Kapitel bisher beschriebenen Fälle dienen. Mäßige circumscripte Verlagerungen und Eindellungen des Oesophagus und der Trachea bei asymmetrisch angeordneten Drüsentumoren haben wir im Abschnitte „die regionären Drüsenmetastasen" des Kapitels „Lungencarcinom" beschrieben (s. *Fall 1,* Abb. 13, S. 54, *Fall 24,* Abb. 56, S. 116, *Fall 26,* Abb. 58, S. 119, *Fall 6,* Abb. 59, S. 119, *Fall 31,* Abb. 66, S. 128). Eine höhergradige Verlagerung und Kompression der Trachea und des Oesophagus bei annähernd symmetrisch gelagertem Drüsentumor fand sich in folgendem Fall:

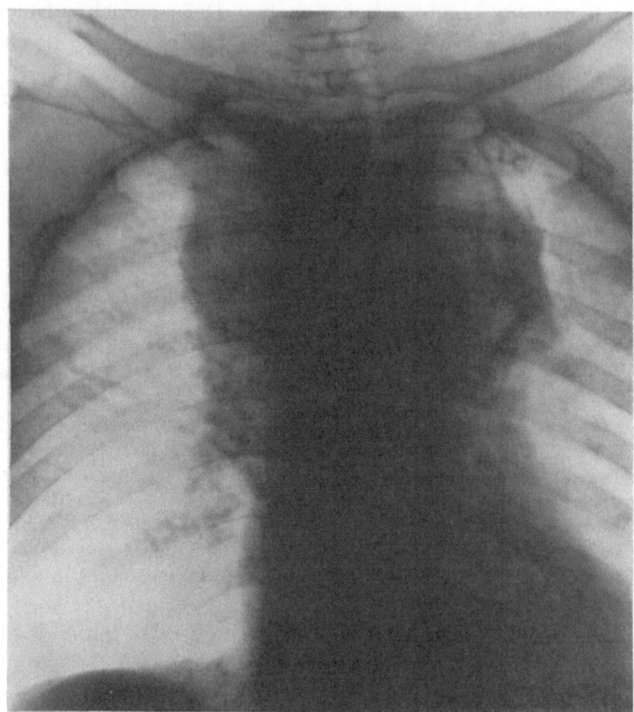

Abb. 148. Großer mediastinaler Drüsentumor (Hypernephrommetastasen) mit Verdrängung und Einengung der Trachea. Fall 70.

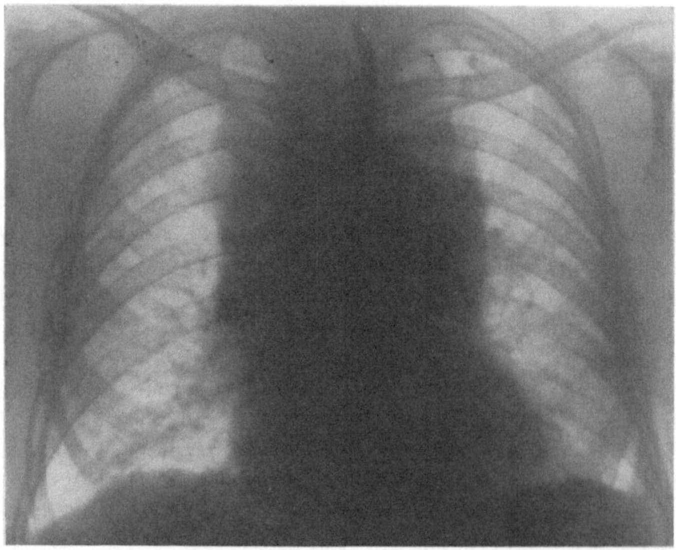

Abb. 149. Derselbe Fall. Mäßige Linksverlagerung und Einengung des Oesophagus; die caudal davon gelegene Rechtsverlagerung ist das normale Aortenbett des Oesophagus.

Fall 70. Josef G., 64 Jahre. Zugewiesen von der 3. med. Klinik (Hofrat Prof. CHVOSTEK).

Aus der *Anamnese:* Seit etwa 3 Jahren starker Husten, zunehmende Atemnot.

Aus dem *klinischen Status:* In beiden Supraclaviculargruben zahlreiche nicht sehr derbe, isolierte Drüsen, inguinal einige kleine. Die Leber überragt den Rippenbogen um 2, die Milz um 3 Querfinger.

Die *Probeexcision* einer supraclavicularen Drüse ergab ein *Hypernephrom.*

Aus dem *Röntgenbefunde:* Das obere und mittlere Mediastinum nach beiden Richtungen stark verbreitert und größtenteils scharf, stellenweise unscharf, grob-wellig konturiert. Die Trachea im oberen Brustteile ziemlich stark nach links verlagert und im frontalen Durchmesser eingeengt (Abb. 148). Der Oesophagus ist in geringerem Grade nach links verdrängt und eingeengt (Abb. 149).

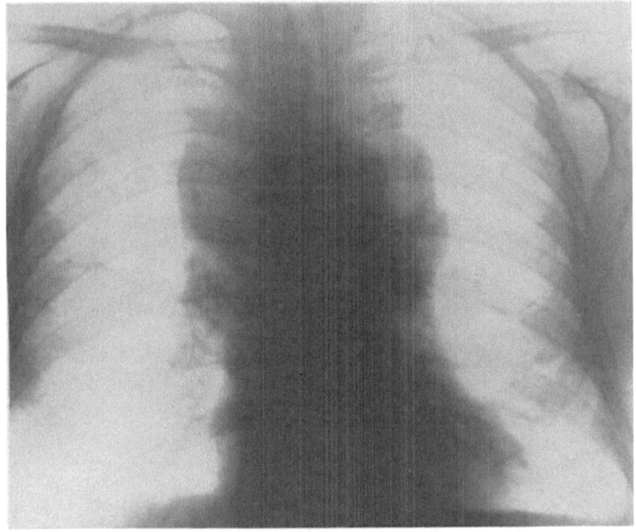

Abb. 150. Derselbe Fall. Gute Sichtbarkeit der Aortenkontur innerhalb des Tumorschattens.

SGALITZER fand röntgenologisch öfter auf Bildern, die mit frontalem Strahlengange angefertigt waren, Verlagerungen der Trachea nach vorne oder nach hinten und führt dies als differentialdiagnostisches Merkmal gegenüber dem Aneurysma an; in einem der von ihm untersuchten Fälle verlief die Trachea und auch der Oesophagus S-förmig, indem offenbar durch verschiedene Tumoranteile der obere Teil der beiden Hohlorgane nach vorne, der untere Teil nach hinten gekrümmt war.

Circumscripte Verlagerungen der Trachea und des Oesophagus können in seltenen Fällen ein indirektes Symptom einer an sich nicht sichtbaren Drüsenschwellung im Mediastinum sein. Wir haben darauf bereits im Kapitel „Lungencarcinom" hingewiesen und einschlägige Fälle beschrieben (s. oben). Ähnliches fand FLEISCHNER bei der akuten Entzündung mediastinaler Drüsen infolge Grippe. Eine derartige Kompression der Trachea und des Oesophagus bei sonst völlig normalem Thoraxbilde spricht mit größter Wahrscheinlichkeit für eine Drüsenvergrößerung, da andere komprimierende Prozesse im Mediastinum, wie Aneurysmen, Cysten und expansiv wachsende Tumoren kaum jemals unsichtbar bleiben.

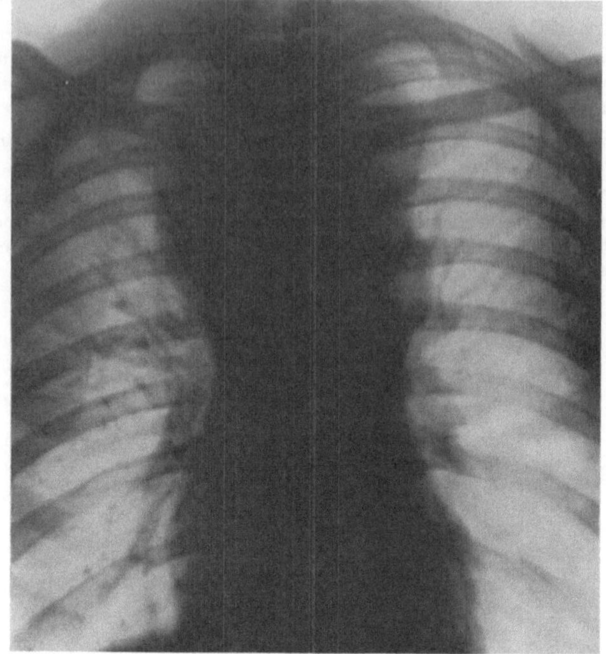

a

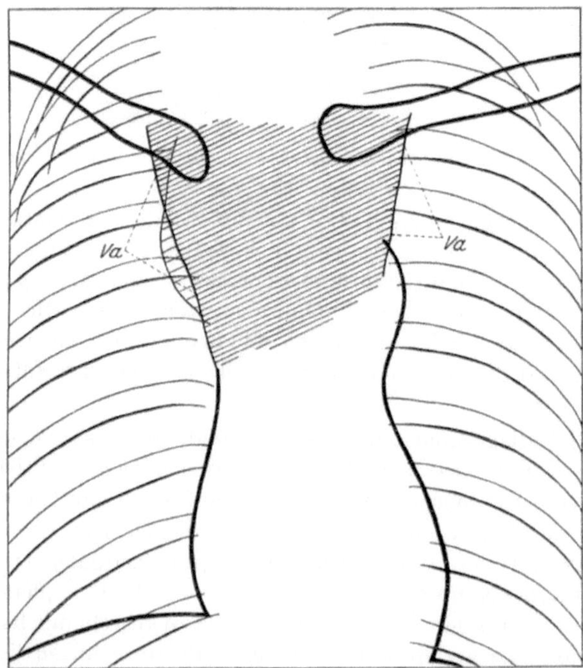

b

Abb. 151a und b. Drüsentumor im oberen Mediastinum. Die Konturen der gestauten Vv. anonymae rechts innerhalb des Tumorschattens sichtbar, links randbildend. Fall 71. Va V. anonyma.

Herz und *Aorta* sind in den weitaus meisten Fällen in ihrer Lage unbeeinflußt. Ihre Konturen können trotz starker Überlagerung durch den Drüsenschatten gut sichtbar bleiben, wenn ihre Wand nicht durch den Tumor selbst infiltriert oder von der Pleura mediastinalis und damit von der kontrastbildenden Lunge abgedrängt ist, was nur verhältnismäßig selten vorkommt (s. auch bei der späteren Besprechung der einzelnen Drüsengeschwulstarten).

Abb. 150, ebenfalls von dem oben beschriebenen *Falle 70* stammend, zeigt gute Sichtbarkeit des Aortenbogens und der Aorta descendens innerhalb des sie weit überragenden Tumorschattens.

Die Konturen der *Vena cava superior* und der beiden *Vv. anonymae,* die normalerweise bei der Untersuchung in rein sagittalem Strahlengange verhältnismäßig selten zu sehen sind, können bei Erweiterung dieser Gefäße durch Stauung infolge Kompression oder bei Hinausdrängung durch den Tumor weit in die Lungenfelder vorragen und modifizieren dann das Röntgenbild in verschiedener Weise:

1. Die typische wellige Konturierung des Drüsenschattens begrenzt den Mittelschatten nach außen, innerhalb desselben ist jedoch eine zweite Kontur zu sehen, deren linearer, annähernd vertikaler, im oberen Anteile nach außen leicht schräger und konkaver Verlauf charakteristisch für die Begrenzung der Cava sup., resp. Anonyma ist.

Ein solches Bild finden wir bei folgendem Falle:

Fall 71. Viktor F. Zugewiesen von der 3. med. Abteilung (Hofrat Prof. SCHLESINGER).

Aus der *Anamnese:* Seit 7 Wochen Husten, dann Atembeschwerden. Seit kurzem auch Schluckbeschwerden.

Aus dem *klinischen Status:* Verbreiterte Dämpfung über dem Sternum.

Aus dem *Röntgenbefunde:* Das obere Mediastinum nach beiden Richtungen ziemlich stark verbreitert und scharf konturiert. Rechts findet sich außen eine leicht wellige Kontur, etwas medial davon eine nach außen oben schräg verlaufende Begrenzungslinie, die sich nach unten in den vom pathologischen Schatten nicht mehr überragten Gefäßschatten verfolgen läßt. Links ist die Konturierung durchwegs geradlinig, etwas schräg von innen nach außen aufsteigend (Abb. 151).

2. Die erweiterten oder verdrängten Venen bilden die Begrenzung des erweiterten Mittelschattens; von der charakteristischen Tumorbegrenzung ist nichts zu sehen.

Folgender Fall ist ein Beispiel für eine derartige Veränderung:

Fall 72. Johann R., 54 Jahre, ambulatorisch untersucht.

Aus der *Anamnese:* Seit mehreren Monaten zunehmende Atembeschwerden.

Aus dem *klinischen Status:* Starke Verbreiterung der Venen über dem vorderen Thorax. Mäßige Cyanose des Gesichtes. Mäßig derbe Drüsenpakete in beiden Supraclaviculargruben.

Aus dem *Röntgenbefunde:* Das obere und mittlere Mediastinum nach beiden Richtungen, namentlich nach rechts verbreitert. Es ist beiderseits scharf begrenzt durch eine lineare, oben leicht nach außen umbiegende Kontur (Abb. 152).

In derartigen Fällen geht dem Bilde des mediastinalen Drüsentumors sein charakteristischestes Symptom, die polycyklische Konturführung, verloren. Er ist dann aus dem Röntgenbilde allein nicht mehr diagnostizierbar. Wir werden später zu besprechen haben, welche Erkrankungen bei Vorliegen des eben beschriebenen Bildes noch in Betracht kommen und welche Möglichkeiten wir haben, die richtige Diagnose zu stellen.

Wie wir bei der Besprechung der pathologischen Anatomie ausgeführt haben, kommen Schädigungen von *Nerven,* die zu klinisch erkennbaren Lähmungen

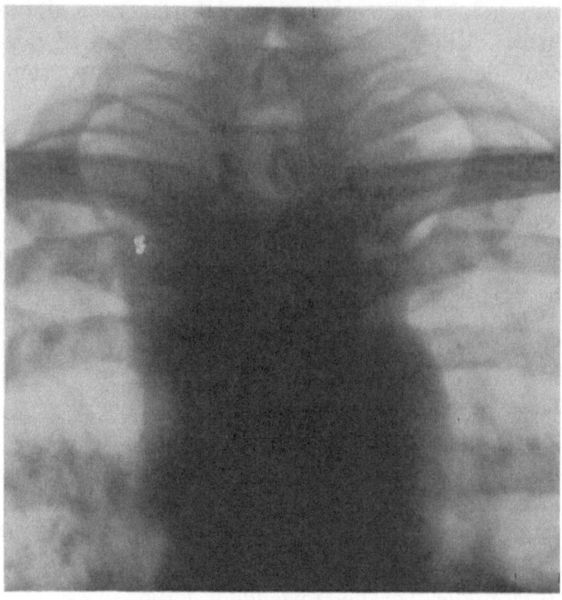

Abb. 152. Direkt nicht sichtbarer mediastinaler Drüsentumor. Konturbildend sind die Vena cava und die Vv. anonymae. Fall 72.

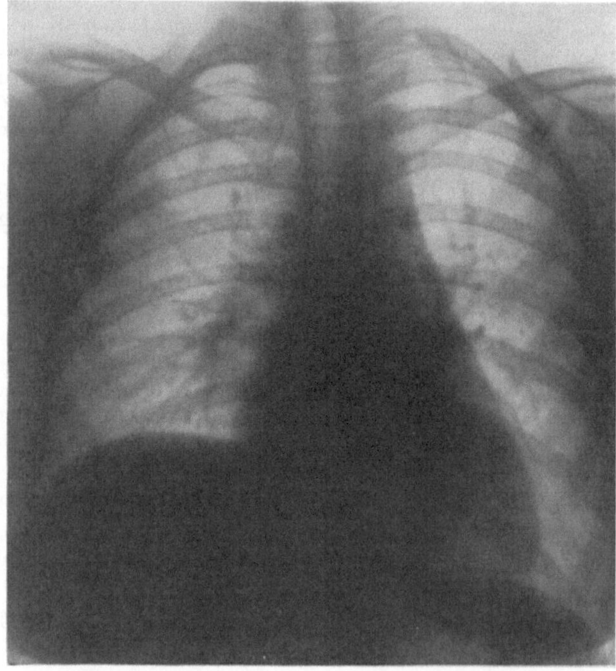

Abb. 153. Rechtsseitige Phrenicuslähmung bei einem röntgenbestrahlten Lymphogranulom des Mediastinums. Fall 73.

führen, nur bei gewissen Drüsentumoren häufiger, im allgemeinen relativ selten vor (s. auch bei der späteren Differentialdiagnostik der einzelnen Drüsentumoren). Unter diesen ist vor allem die *Phrenicuslähmung* röntgenologisch diagnostizierbar. Wir haben sie im Kapitel „Bronchuscarcinom" ausführlich besprochen und dort auch Beispiele für Zwerchfellähmung bei mediastinalen Drüsenmetastasen angeführt (s. Abb. 61, S. 122).

Ein Fall von Phrenicuslähmung bei einem primären mediastinalen Drüsentumor ist der folgende:

Fall 73. Marie F., 21 Jahre. Zugewiesen von der 2. med. Klinik (Hofrat Prof. ORTNER) zur Röntgenbestrahlung.

Aus der *Anamnese:* Vor 4 Jahren Auftreten von Drüsenschwellungen beiderseits am Halse. Patientin wurde in einem anderen Spital 16 mal bestrahlt. Langsamer Rückgang. Später Drüsenschwellung an anderen Stellen.

Aus dem *klinischen Status:* Schmerzhafte Drüse unter dem linken Ohr und in den beiden Axillen. Schwellung des linken Armes.

Aus dem *Röntgenbefunde:* Das obere Mediastinum ganz geringgradig, namentlich nach links verbreitert und geradlinig konturiert. Im linken Tracheo-Bronchialwinkel eine kirschengroße, bogig und scharf konturierte Vorwölbung. Das rechte Zwerchfell steht um mehr als 3 Querfinger höher als das linke; es bewegt sich bei der Respiration nicht, beim MÜLLERschen Versuch steigt es paradox in die Höhe (Abb. 153).

Die Phrenicuslähmung kann auch bestehen bleiben, wenn, wie in dem eben beschriebenen Falle der Tumorschatten selbst nach der Röntgenbestrahlung verschwunden ist. Es handelt sich dabei offenbar um die Folge einer schwieligen Einbettung des Nerven.

Durch den Drüsentumor erzeugte Schädigungen des *Vagus* können röntgenologisch durch eine *Atonie des Oesophagus,* die auch zu Schluckstörungen führt, zutage treten (SGALITZER, SCHWARZ). Die Symptome derselben sind neben einer geringgradigen Erweiterung vor allem langes Haftenbleiben der Kontrastpaste an den Wänden der Speiseröhre (Näheres über die Symptomatologie der Speiseröhrenatonie s. in den Lehrbüchern und Abhandlungen über Röntgendiagnostik der Oesophaguserkrankungen).

Die Verteilung der Drüsenschatten. Weitaus in den meisten Fällen ist der Schatten annähernd symmetrisch angeordnet, d. h. der Mittelschatten gegen beide Lungenfelder zu verbreitert. Es erklärt sich dies aus dem Umstande, daß die Drüsentumoren als plurizentrisch entstehende Systemerkrankung in der Regel die Drüsengruppen beider Seiten gleichzeitig oder wenigstens in rascher Aufeinanderfolge ergreifen. Auch dieses Merkmal ist in differentialdiagnostischer Hinsicht von Bedeutung. Ausnahmen von dieser Regel werden wir bei der Besprechung der einzelnen Drüsentumoren anführen.

Der Umstand, daß die Affektion auf dem Lymphwege allmählich auf die caudalwärts liegenden Drüsengruppen übergreift und innerhalb des interstiellen Gewebes des Mediastinums viel weniger Wachstumswiderstand findet als an den Pleurablättern, führt dazu, daß der Höhendurchmesser des pathologischen Schattens ebenso wie bei den meisten anderen mediastinalen Affektionen gewöhnlich größer ist als der Breitendurchmesser. Nach eigener Erfahrung kommt auch diesem Merkmale eine gewisse differentialdiagnostische Bedeutung zu (s. auch im Kapitel „maligne Thymustumoren").

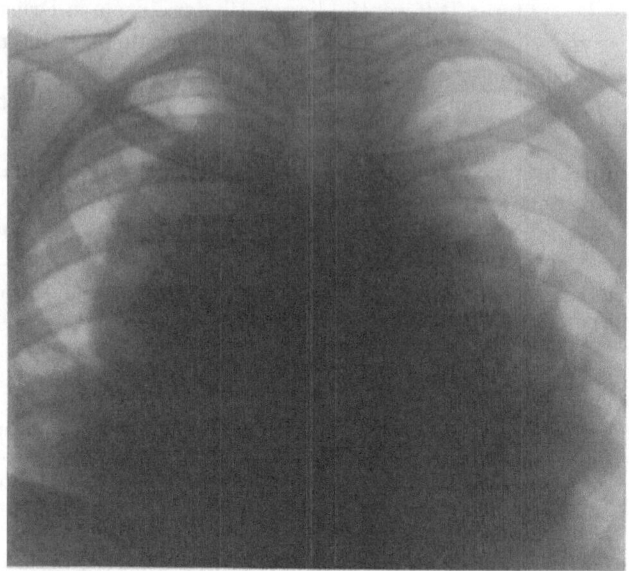

Abb. 154. Großer Drüsentumor des Mediastinums. Fall 74.

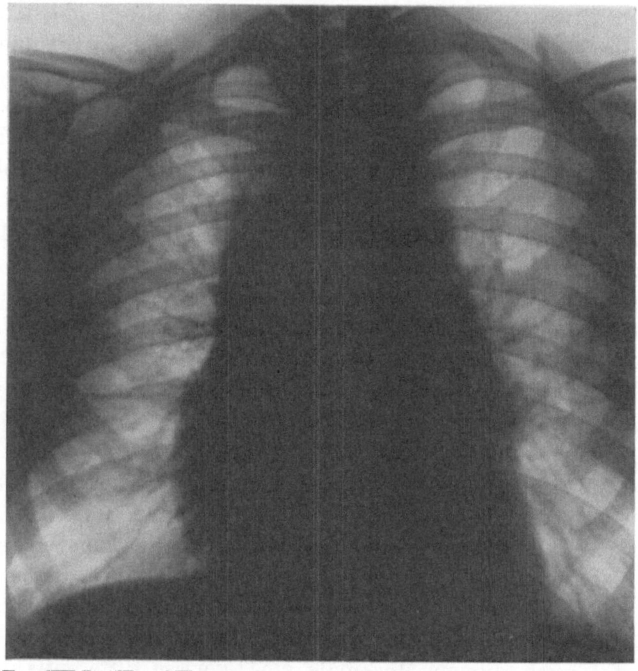

Abb. 155. Derselbe Fall, zwei Jahre später, nach wiederholter Röntgenbestrahlung. Konturierung ist jetzt geradlinig.

Anhang: Das Röntgenbild des bestrahlten mediastinalen Drüsentumors.

PRESSER hat vor kurzem ein ziemlich charakteristisches Bild erfolgreich bestrahlter mediastinaler Drüsentumoren beschrieben. Ist es nämlich nach teilweiser Reduktion der Drüsengeschwulst zu schwieliger Umwandlung derselben gekommen, dann verliert die abnorme mediastinale Masse ihre höckerige Oberfläche und damit ihr bandförmiger Schatten seine polycyklische Konturierung. An deren Stelle tritt eine vollkommen geradlinige mit der Längsachse

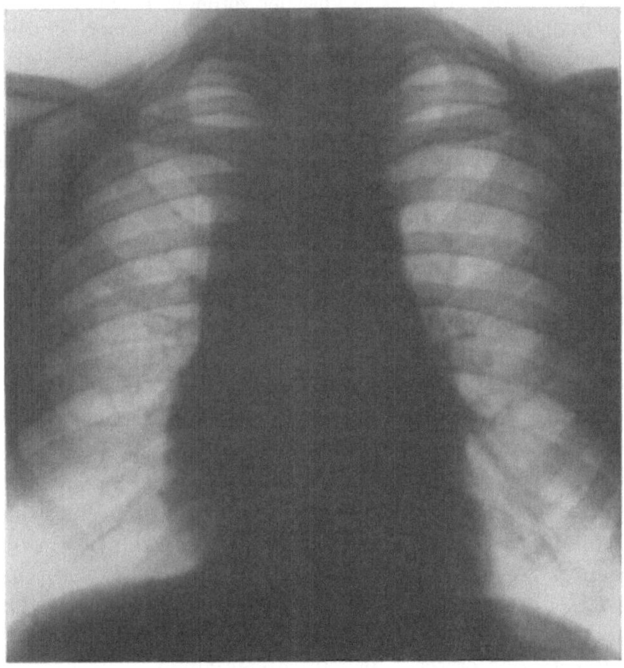

Abb. 156. Derselbe Fall nach neuerlicher Bestrahlung. Unter Beibehaltung der Konturform hat sich der Schatten weiter verschmälert.

des Körpers annähernd parallel verlaufende Begrenzung. Dieses Geradliniowerden der welligen Konturierung kann man manchmal schon ziemlich frühzeitig, auch bevor es noch zu einer deutlichen Verschmälerung des pathologischen Schattens gekommen ist, beobachten, nämlich dann, wenn zunächst nur die oberflächlich gelegenen konturbildenden Drüsenpakete röntgentherapeutisch beeinflußt wurden. Durch weitere Bestrahlungen kann es dann zu einer Verschmälerung des Schattens kommen, wenn auch die zentral gelegenen Geschwulstteile zum Rückgange gebracht wurden. Die abnorme geradlinige Konturierung kann auch bei weitgehender Reduktion des pathologischen Schattens schließlich bestehen bleiben als Ausdruck der bindegewebigen Umwandlung der reduzierten Tumormasse; in anderen Fällen, bei denen die Narbenbildung nur einen geringen Umfang hat, macht sie jedoch einer völlig normalen Konturierung Platz.

Ein charakteristischer, auch von PRESSER publizierter Fall, bei dem der beschriebene Verlauf röntgenologisch beobachtet werden konnte, sei hier beschrieben.

Er kam zu uns bereits im Stadium der beginnenden Schwielenbildung, nachdem er längere Zeit vorher in Chicago wegen einer Erkrankung, über die er nichts Näheres aussagen konnte, bestrahlt worden war. Aus dem röntgenologisch erhobenen Befunde (s. unten) nahmen wir an, daß es sich um einen bestrahlten mediastinalen Drüsentumor handle. Später brachte er ein 2 Jahre vorher in Chicago angefertigtes Röntgenbild, das unsere Annahme bestätigte. Die Krankengeschichte des Falles ist kurz folgende:

Fall 74. Andrej S., 25 Jahre.

Aus der *Anamnese:* Zunehmende Atemnot. Druckgefühl im Thorax. Zeitweise subfebrile Temperaturen. Auf Befragen gibt Patient an, vor 2 Jahren in Chicago am Rücken einige Male bestrahlt worden zu sein.

Aus dem *klinischen Status:* Venektasien über der vorderen Thoraxwand. Verbreiterung der Mediastinaldämpfung, keine Drüsenschwellungen. Kein Milztumor. Blutbefund normal.

Von den *Röntgenbildern* sei zunächst das 2 Jahre früher in Chicago angefertigte beschrieben: Der ganze Mittelschatten nach beiden Richtungen mächtig verbreitert. Der Schatten ist beiderseits wellig konturiert, rechts scharf, links leicht unscharf. Trachea nur in geringem Grade nach rechts verlagert, nicht eingeengt. Innerhalb des pathologischen Schattens ist die Aortenkontur, sowie ein Teil der Begrenzung des Herzens ziemlich gut zu sehen (Abb. 154).

Von uns, also 2 Jahre später und nach in Amerika erfolgter Bestrahlung, wurde folgender *Röntgenbefund* erhoben: Das obere und mittlere Mediastinum nach beiden Richtungen ziemlich beträchtlich verbreitert, beiderseits linear, scharf durch eine der Längsachse des Körpers parallele Linie begrenzt (Abb. 155).

Patient wurde nun bei uns bestrahlt. Unter Beibehaltung der Konturform verschmälerte sich der Schatten um 2 cm (Abb. 156).

Die Beobachtung der Konturform bei bestrahlten Mediastinaltumoren kann in prognostischer Hinsicht von Bedeutung sein: Das Geradlinigwerden der welligen Konturierung zeigt die beginnende Heilung, das Wiederauftreten von Bogenkonturen das beginnende Rezidiv an.

Von der früher beschriebenen linearen Konturierung eines mediastinalen Drüsenschattens infolge Cavastauung, die auch bei nichtbestrahlten Drüsentumoren beobachtet werden kann (*Fall 72,* Abb. 152, S. 320), unterscheidet sich die hier in Rede stehende Begrenzungsform durch die Verlaufsrichtung. Während die letztere durchwegs senkrecht, mit der Körperlängsachse parallel verläuft, läßt sich an der ersteren das im allgemeinen Teile beschriebene Umbiegen in die charakteristische Anonymakontur beobachten.

Diagnostisch ist die geradlinige Begrenzung nicht eindeutig für den bestrahlten Drüsentumor, da alle Prozesse, die zu einer säulenförmigen Ausfüllung des Mediastinalraumes führen, die gleiche Konturform aufweisen müssen (s. allgemeine Symptomatologie der mediastinalen Erkrankungen und das spätere Kapitel „Differentialdiagnose“).

β) Die Komplikationen der mediastinalen Drüsentumoren im Röntgenbilde.

Ein- oder doppelseitige *pleurale Ergüsse* können, wenn sie klein bleiben, das Röntgenbild des mediastinalen Drüsentumors bereichern, ohne es zu verschleiern (s. Abb. 147, S. 314). Große Ergüsse können den Tumorschatten nicht nur einseitig vollkommen verdecken, sondern durch Verdrängung des Mediastinums seine Konturen auch auf der anderen Seite unkenntlich machen. In solchen Fällen kann der *diagnostische Pneumothorax* Klärung bringen (s. im nächsten Kapitel).

In diagnostischer Beziehung kann die Kombination eines mediastinalen Prozesses mit einem pleuralen Ergusse insofern von Bedeutung sein, als sie z. B. benigne Tumoren des Mediastinums äußerst unwahrscheinlich macht.

Die Komplikationen von seiten der *Lunge,* bestehend in gleichzeitiger Erkrankung der Hilusdrüsen oder im Auftreten verschiedenartiger Herde in der Lunge, haben wir in der Diagnostik der Lungentumoren ausführlich besprochen.

Ein Fall von kleinem Drüsentumor im oberen Mediastinum mit gleichzeitigem Drüsenpaket im rechten Hilus, sei hier noch angeführt:

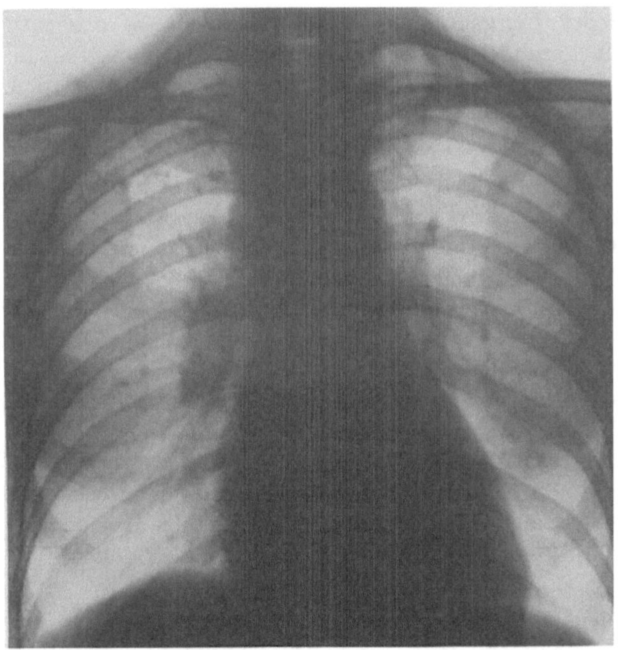

Abb. 157. Kleiner Drüsentumor im oberen Mediastinum und Drüsenpaket im rechten Hilus. Fall 75.

Fall 75. Martin L., 42 Jahre. Zugewiesen von der 2. med. Klinik (Hofrat Prof. ORTNER).

Aus der *Anamnese:* Seit einigen Monaten zunehmende Drüsenschwellung beiderseits am Halse. Leichte Temperatursteigerungen. Leichte Atembeschwerden beim Stiegensteigen und raschen Gehen.

Aus dem *klinischen Status:* Blasser Patient. Beiderseits supraclavicular mehrere mäßig derbe, gegeneinander und unter der Haut gut verschiebliche bis pflaumengroße Drüsen. Haut darüber normal. Verbreiterung der Sternaldämpfung.

Aus dem *Röntgenbefunde:* Der rechte *Hilus* stark verbreitert und scharf, polycyklisch begrenzt. Das obere Mediastinum nach beiden Richtungen mäßig verbreitert, die Konturierung scharf, rechts deutlich gekerbt (Abb. 157).

Die *Bronchostenose,* die in sehr seltenen Fällen infolge Kompression eines Bronchus durch den Drüsentumor zustande kommt, zeigt im wesentlichen die gleichen Symptome wie die Bronchostenose aus anderen Ursachen (s. im Kapitel „Lungencarcinom"). Doch ist bei der Kompressionsstenose die Konturierung der stenosierten Stelle, wie sie namentlich durch die Bronchographie feststellbar ist, meist glatt, im Gegensatz zu der durch einen intrabronchialen Prozeß erzeugten Einengung. Nur im Falle eines Einbruches des Drüsentumors in den

Bronchus kann die stenosierte Stelle das Bild eines intrabronchialen Prozesses darbieten. Es kann so ein ähnlicher Symptomenkomplex zustande kommen, wie wir ihn beim Bronchuscarcinom mit Drüsenmetastasen kennen gelernt haben. Differentialdiagnostisch ist in solchen Fällen namentlich die Probebestrahlung von größter Bedeutung. Ausführlich haben wir die Differentialdiagnose im Kapitel „Lungencarcinom" besprochen.

Der bei destruktiv wachsenden Drüsentumoren mitunter vorkommende *Einbruch in andere mediastinale Organe* läßt sich röntgenologisch an der Trachea, resp. den großen Bronchien und am Oesophagus feststellen.

An den *großen Luftwegen* müßte dieses Ereignis als Aussparung im hellen Luftbande mit gerundeter oder unregelmäßiger Begrenzung in Erscheinung treten. Doch liegen bisher keine Beschreibungen von direkt, d. h. ohne Hilfsmittel beobachtetem Einbruch in die Luftwege vor. Viel leichter läßt er sich bei der Bronchographie feststellen (s. unten).

Am *Oesophagus* wurde der Einbruch von Drüsentumoren röntgenologisch von HAUDEK an je einem Falle von Lymphosarkom und Lymphogranulom beobachtet. In dem ersteren war der Tumor nach Destruktion der Schleimhaut in das Lumen eingewuchert, in letzterem, der allerdings histologisch als Lymphogranulom nicht verifiziert ist, betraf die Infiltration nur die äußeren Wände, während die Schleimhaut intakt blieb. Röntgenologisch war der Einbruch des Lymphosarkoms charakterisiert durch eine unregelmäßig zackige Konturierung des Füllungsbildes und stellenweise Tüpfelung desselben (bedingt durch die in das Lumen vorspringenden Knoten), ferner durch eine Erweiterung des Ausgußbildes, wie sie beim Lymphosarkom des Intestinaltraktes, vor allem des Dünndarmes öfters beschrieben wurde. In dem zweiten Falle war röntgenologisch neben einer circumscripten Einengung des Oesophagus eine unregelmäßig-zackige Begrenzung einer Wand desselben feststellbar.

Derartige Oesophagusbilder im Verein mit dem mediastinalen Drüsenschatten können zu Verwechslung mit einem primären Oesophaguscarcinom mit Drüsenmetastasen im Mediastinum, die allerdings nur selten größere Dimensionen annehmen, führen. Mit der Differentialdiagnose wollen wir uns in einem späteren Kapitel beschäftigen.

γ) Die Ergebnisse der Hilfsuntersuchungsmethoden bei den mediastinalen Drüsentumoren.

I. Die Resultate der Bronchographie.

Wie bereits hervorgehoben wurde, ist man in der Lage, die früher beschriebenen Kompressionen der Trachea und vor allem der großen Bronchien mittels der Kontrastfüllung viel deutlicher darzustellen. Die sich ergebenden bronchographischen Bilder müssen sich von denen der intrabronchialen Stenosen durch die glatte Konturierung der stenosierten Stelle unterscheiden. Auch ein in die Luftwege eingebrochener Tumorknoten dürfte zunächst eine scharf-bogige Begrenzung ergeben; es ist in diesem Falle also Kompression und Einbruch röntgenologisch nicht zu unterscheiden. Erst wenn der eingewachsene Tumor zerfallen ist, führt das zu einer unregelmäßig zackigen Konturierung der Stenosenstelle. In diesem Falle resultiert ein Kontrastfüllungsbild, das dem des Bronchuscarcinoms vollkommen gleicht. Dann muß vor allem die Probebestrahlung die Entscheidung bringen.

II. Die Bedeutung des künstlichen Pneumothorax für die Diagnose der mediastinalen Drüsentumoren.

Der diagnostische Pneumothorax kann in jenen Fällen sehr gute Dienste leisten, bei denen der Drüsentumor durch einen großen pleuralen Erguß unkenntlich gemacht wird (LENK). Daß und aus welchen Gründen die bloße Punktion mit möglichster Entleerung der Flüssigkeit nicht zum Ziele führt, haben wir im Kapitel „Lungencarcinom" besprochen. Auch dann, wenn der klinische Befund mit Sicherheit einen Mediastinaltumor ergeben hat, ist die Anlegung des diagnostischen Pneumothorax zwecks genauer Feststellung der Lage und der Ausdehnung der Drüsengeschwulst geboten, weil sie für die einzuleitende lokale Behandlung — es kommt ja nur die Röntgentherapie in Frage — unerläßlich ist.

Ebenso wie in der Lungendiagnostik liegen auch beim Mediastinaltumor nach der Anlegung des diagnostischen Pneumothorax zwei Möglichkeiten vor:

1. *Die Lunge ist adhärent.* Sind die Adhäsionen nicht so ausgedehnt, daß ein Pneumothorax überhaupt mißlingt, dann kann der mediastinale Prozeß jetzt dadurch kenntlich werden, daß er sich gegen die entfaltete lufthaltige Lunge abhebt. In besonders großer oder ganzer Ausdehnung kann er sichtbar werden, wenn man durch Lagerung des Patienten auf die kranke Seite den Erguß gegen die Thoraxwand verschieben kann. Aber auch wenn die Lunge durch Atelektase oder durch einen gleichzeitigen infiltrativen Prozeß verdichtet ist, kann man die Kontur des mediastinalen Schattens darstellen, wenn die Luft in den mediastinalen Pleuraspalt eindringt, wodurch der zur Sichtbarmachung der Mittelschattenbegrenzung notwendige Kontrast geschaffen wird.

2. Sind aber *keine* oder so wenige *Adhäsionen* vorhanden, daß die Lunge vollkommen oder fast vollkommen kollabieren kann, dann sind die idealsten Bedingungen für die Darstellung des Mediastinums geschaffen, da es nun fast in ganzer Ausdehnung an den lufterfüllten Pleuraraum grenzt. Auch hier ist die Untersuchung nach Lagerung des Patienten auf die kranke Seite anzuwenden, wenn der Ergußrest die basalen Abschnitte des Mittelschattens verdeckt.

Ein einschlägiger Fall sei hier angeführt:

Fall 76. Rosa L., 26 Jahre. Zugewiesen von der 3. med. Klinik (Hofrat Prof. CHVOSTEK).

Aus der *Anamnese:* Seit 2 Jahren Drüsenschwellung am Halse. Nach einem interkurrenten Gelenksrheumatismus schwand sie fast vollkommen. Später wieder allmähliches Wachstum des Drüsentumors. Seit 3 Monaten zunehmende Dyspnoe, starke Mattigkeit, Abmagerung.

Aus dem *klinischen Status:* Supraclavicular beiderseits große, derbe, indolente Drüsenpakete. Intensive Dämpfung der ganzen linken Thoraxseite, darüber aufgehobenes Atmen. Kein Milztumor. Temperatur normal.

Probeexcision einer supraclavicularen Drüse. Der *histologische* Befund ergibt: Lymphogranulom mit zahlreichen STERNBERGschen Riesenzellen.

Röntgenbefund: Das ganze linke Lungenfeld intensiv, homogen verdunkelt. Das Mediastinum stark nach rechts verlagert. Der mittlere Anteil der rechten Mittelschattenkontur wird von der Vena cava superior gebildet. Innerhalb desselben ist ein wenige Zentimeter langer, bogenförmig begrenzter, den Wirbelsäulenrand um etwa 2 cm überragender Schatten zu sehen.

Die homogene Verdunkelung der linken Seite mit starker Verdrängung des Mediastinums ergibt den Befund eines großen pleuralen Ergusses. Von dem mediastinalen Drüsentumor, der nach dem klinischen Befunde angenommen werden mußte, war nur rechts hinter der Vena cava superior ein kleiner Anteil zu sehen. Für die Durchführung der Röntgentherapie war es von großer Wichtigkeit, die ganze Ausdehnung des Tumors auch nach links hin kennen zu lernen. Wir beantragten zunächst eine möglichst ausgiebige Punktion. Nach Entleerung von etwa 500 ccm einer serösen Flüssigkeit ergab sich folgender

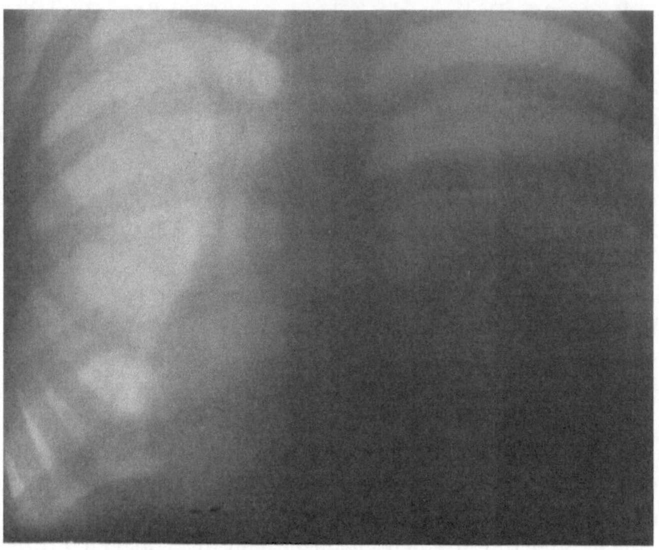

Abb. 158. Mediastinaler Drüsentumor, durch einen großen pleuralen Erguß verdeckt. Fall 76.

Röntgenbefund: Die Verdunkelung des linken Lungenfeldes weniger intensiv, namentlich im Bereiche der apikalen und subapikalen Partien. Die linke Mittelschattenkontur auch jetzt nicht zu erkennen (Abb. 158).

Es wurden nun weitere 300 ccm Flüssigkeit abgelassen und hierauf ein Pneumothorax angelegt.

Röntgenbefund nach Anlegung des diagnostischen Pneumothorax: Fast kompletter Pneumothorax links. Die linke Lunge fast völlig kollabiert, nur gegen die Spitze zu an einem Zipfel, basalwärts etwas breiter adhärent, hier auch noch etwas mehr lufthaltig; vom Mittelschatten ist sie jetzt in einer größeren Ausdehnung durch einen etwa fingerbreiten Luftstreifen getrennt. Die Mittelschattenbegrenzung ist in ganzer Ausdehnung gut zu sehen. Von den normalen Konturen ist nur oben der Aortenbogen, sowie unten die Herzspitze zu erkennen. Der übrige Teil wird von einem homogenen, intensiven, polycyklisch begrenzten, etwa 5 cm in den linken Thoraxraum hineinragenden Schatten überlagert. Die Begrenzung desselben läßt sich mit der oben beschriebenen, auch jetzt gut sichtbaren rechtsseitigen, in gleicher Höhe gelegenen pathologischen Kontur zu einer gemeinsamen Schattenumgrenzung ergänzen (Abb. 159).

III. Die Ergebnisse der probatorischen Röntgenbestrahlung für die Diagnose des mediastinalen Drüsentumors.

In der Diagnostik der mediastinalen Drüsentumoren feiert die probatorische Röntgenbestrahlung ihre größten Triumphe. Auf diesem Gebiete wurde sie vor allem von KAZNELSON, BORAK und LENK, EVANS und LEUKUTIA angewendet.

Da die meisten Drüsentumorarten (über Ausnahmen s. unten) auf die Röntgenbestrahlung ansprechen, während von anderen Tumoren des Media-

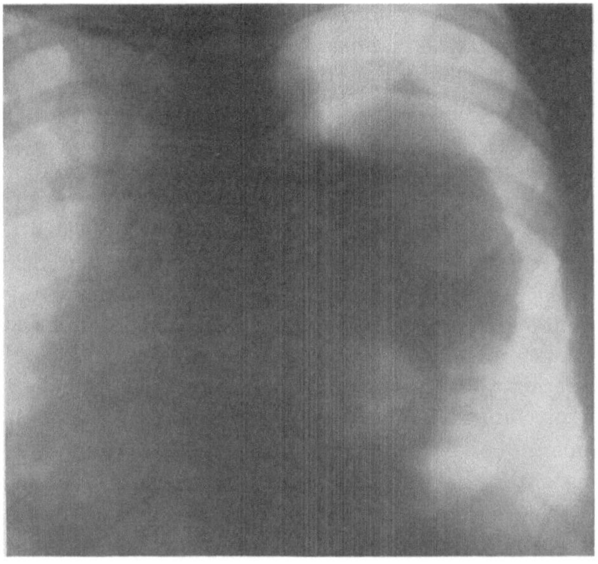

a

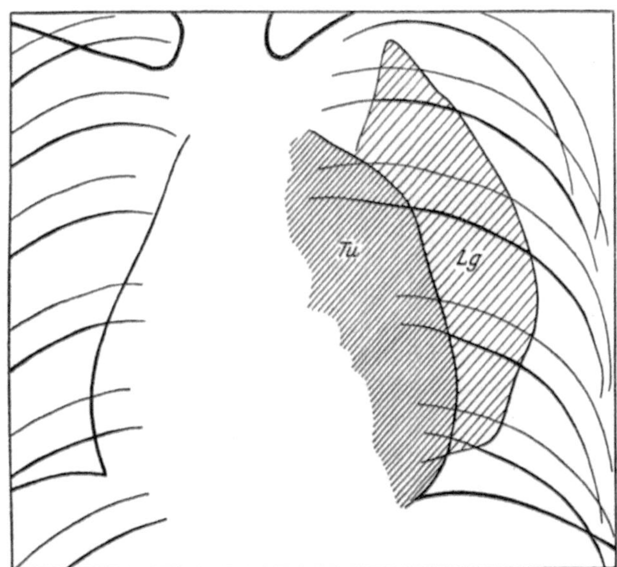

b

Abb. 159 a und b. Derselbe Fall nach Anlegung eines diagnostischen Pneumothorax. Lg kollabierte Lunge; Tu Drüsentumor.

stinums nur die sehr seltenen Lymphosarkome des Thymus auf die Bestrahlung zurückgehen und alle anderen nichttumorösen mediastinalen Erkrankungen, die differentialdiagnostisch gegenüber den Tumoren in Betracht kommen, sich gegen die Bestrahlung vollkommen refraktär verhalten, läßt sich zunächst ganz allgemein die Regel aufstellen, daß die Verkleinerung des Schattens im Gefolge einer Bestrahlung mit großer Wahrscheinlichkeit für einen Drüsentumor, Unverändertbleiben oder gar Zunahme desselben gegen einen solchen spricht. Es muß aber ausdrücklich betont werden, daß nur die Effekte bei vorher nichtbestrahlten Fällen verwertbar sind, weil die Strahlenempfindlichkeit aller Drüsentumoren (vielleicht mit Ausnahme der tuberkulösen) mit jedem nach der Bestrahlung auftretenden Rezidiv sinkt, um schließlich vollkommen verloren zu gehen.

Vor allem aber wird die Differentialdiagnostik zwischen den einzelnen Drüsentumorarten durch die Röntgenbestrahlung sehr wesentlich gefördert; ja der Effekt derselben ist das einzige halbwegs verläßliche unter sämtlichen klinischen und röntgenologischen Merkmalen einer bestimmten Drüsentumorart.

Wir haben im allgemeinen Teile dieses Buches die röntgenbiologischen Grundlagen dieser Differentialdiagnostik erörtert. Aus ihnen ergeben sich für die Drüsentumoren folgende Möglichkeiten:

1. Rasche, binnen wenigen Tagen erfolgende Verkleinerung oder Verschwinden des Schattens nach der Bestrahlung, häufig unter hohem Fieber, spricht für *Lymphosarkom*. Gewöhnlich rezidivieren diese Tumoren dann wieder binnen wenigen Wochen oder Monaten. Ganz ähnlich verhalten sich die *leukämischen* Drüsentumoren; hier beobachtet man aber sehr häufig als eine Art Fernwirkung auch Rückgang bei Bestrahlung von erkrankten Drüsen einer anderen Region, ein Strahleneffekt, der bei blastomatösen oder entzündlichen Drüsengeschwülsten kaum jemals vorkommt. Einen ähnlich raschen Rückgang nach der Bestrahlung wie das primäre Lymphosarkom können ferner die äußerst seltenen Metastasen der strahlenempfindlichen Hodentumoren *(Seminome)* aufweisen.

2. Allmählichen Rückgang nach der Strahlenapplikation, meist unvollkommen nach der ersten Behandlungsserie, vollständig erst nach mehreren Wiederholungen zeigen die *Lymphogranulome*. Die Temperatursteigerung nach der Bestrahlung ist meist gering, die Remissionen dauern gewöhnlich mehrere Monate, ja häufig viele Jahre.

3. Noch langsamer, zunächst fast unmerklich verkleinern sich *tuberkulöse Drüsengeschwülste*. Nach einer Bestrahlungsserie ist meist überhaupt kein Effekt zu beobachten. Leichte Temperatursteigerungen nach den einzelnen Bestrahlungen können vorkommen, namentlich bei gleichzeitigem Bestehen von floriden Lungenherden, sie können aber auch fehlen.

4. Völliges Refraktärbleiben eines Drüsentumors oder gar Größerwerden desselben trotz Bestrahlung spricht, namentlich in jenen Fällen, bei denen eine Tuberkulose ausgeschlossen werden kann, also vor allem bei größeren Tumoren und älteren Menschen mit sehr großer Wahrscheinlichkeit für Carcinom, also eine *metastatische Drüsengeschwulst*. Selbstverständlich ist eine solche Unbeeinflußbarkeit durch die Röntgenbestrahlung für die letztere Diagnose nur dann verwertbar, wenn durch andere Symptome ein Drüsentumor sichergestellt wurde; ist dies nicht der Fall, so kommen bei Nichtreagieren auch noch das primäre Thymuscarcinom, alle benignen Tumoren und sämtliche nichttumorösen Erkrankungen des Mediastinums in Frage.

Beispiele für die eben angeführten Leitsätze sollen im nächsten Abschnitte, der sich der mit Symptomatologie der einzelnen Drüsentumorarten beschäftigt, gebracht werden.

b) Die Röntgendiagnostik der einzelnen Drüsentumorarten des Mediastinums.

Wir haben die Röntgensymptomatologie der einzelnen Drüsentumoren des Mediastinums überhaupt im wesentlichen auf den *grob-anatomischen Merkmalen* derselben begründet. Wir wollen nun versuchen, festzustellen, inwieweit die verschiedene *biologische Eigenart* derselben (Wachstumsart, Röntgenempfindlichkeit) im röntgenologischen Symptomenkomplexe zum Ausdruck kommt, inwieweit dieselbe also für die Differentialdiagnostik zwischen ihnen in Frage kommt.

Es sei gleich eingangs darauf hingewiesen, daß sich aus den Merkmalen, welche die verschiedene Wachstumsart des Tumors hervorruft, gewöhnlich höchstens Wahrscheinlichkeitsdiagnosen ergeben, während auf die Röntgenempfindlichkeit häufig sichere oder fast sichere Diagnosen aufgebaut werden können.

α) Das Lymphosarkom des Mediastinums.

Dieses maligne Blastom ist, wie wir bei der Besprechung der pathologischen Anatomie hervorgehoben haben, durch sein besonders aggressives, destruierendes Wachstum ausgezeichnet, wir finden daher an seinem Röntgenbilde die Merkmale des letzteren häufiger ausgesprochen: unscharfe unregelmäßige Konturierung als Zeichen von Durchbruch durch die Pleura, geringe oder fehlende Verlagerung der Nachbarorgane trotz großer Ausdehnung der Geschwulst, Zeichen von Einbruch in die Trachea oder den Oesophagus, Verwischen von normalen Organkonturen als Folge von Einwachsen des Tumors oder Umwachsen der Organe durch die Geschwulst. Zu den Seltenheiten gehören Destruktion von Knochen, namentlich der Wirbel, die sich röntgenologisch als unregelmäßig begrenzte Defekte präsentieren (Näheres darüber in den Lehrbüchern der Skelet-röntgenologie). Auch Phrenicuslähmungen kommen nicht häufig vor (s. darüber im Abschnitte „pathologische Anatomie"); wir haben sie beim Lymphosarkom niemals beobachtet. Keines der oben genannten Symptome ist jedoch eindeutig für das Lymphosarkom, da ja auch das Lymphogranulom, wenn auch in geringerem Ausmaße destruktive Tendenz hat und auch vor allem Carcinommetastasen infiltrierend wachsen. Die im früher beschriebenen HAUDEKschen Falle beobachtete Dilatation des Oesophagus bei zackiger Konturierung desselben könnte als sicheres Merkmal gelten, da ja die Erweiterung des ergriffenen Hohlorganes im Bereiche der Tumorinfiltration ein anatomisches Merkmal ist, das nur dem Lymphosarkom zukommt.

Von weitaus größter Bedeutung für die Erkennung des Lymphosarkoms ist seine große Röntgenempfindlichkeit, die gewöhnlich schon nach einer einzigen Bestrahlungsserie, ja häufig nur nach einer Teilbestrahlung binnen wenigen Tagen eine rasche Verkleinerung, ja völligen Rückgang des Tumors bewirkt. Ein Fall, der ein solches Verhalten in ganz charakteristischer Weise und auch die oben angeführten Merkmale zeigte, sei hier angeführt:

Fall 77. Karl A., 26 Jahre. Zugewiesen von der 2. med. Klinik (Hofrat Prof. ORTNER).

Aus der *Anamnese:* Seit 3 Monaten rasch zunehmende Drüsengeschwulst am Halse, in letzter Zeit Zunahme des Bauchumfanges. Starke Atembeschwerden, rasche Gewichtsabnahme.

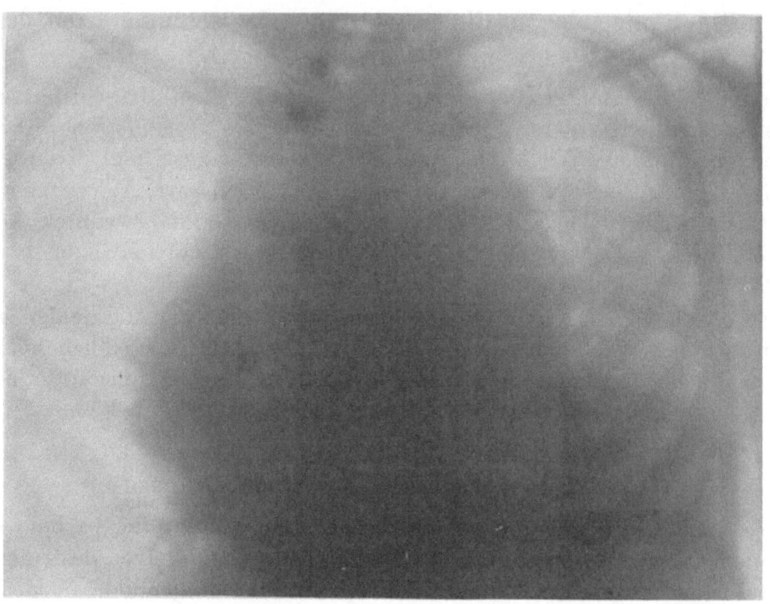

Abb. 160. Mächtiges Lymphosarkom des Mediastinums. Fall 77.

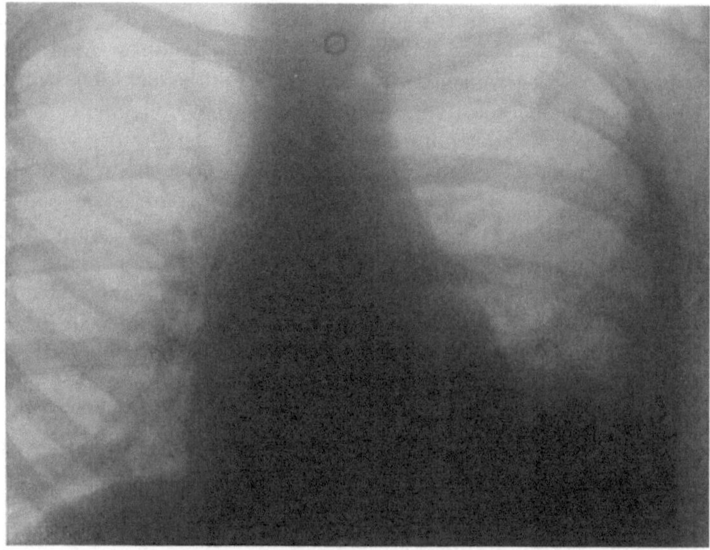

Abb. 161. Derselbe Fall eine Woche nach einer einzigen Bestrahlung. Links ist jetzt auch ein pleuraler Erguß zu sehen.

Aus dem *klinischen Status:* Im allgemeinen anämisch aussehender, sehr debiler Patient. Gesicht cyanotisch. Erweiterung der Venen auf der vorderen Thoraxwand. Stark verbreiterte mediastinale Dämpfung. Leberdämpfung stark vergrößert. Ascites.

Röntgenbefund: Der Mittelschatten nach beiden Richtungen mächtig verbreitert. Er ist grob-wellig konturiert, in den oberen Anteilen scharf, in den unteren unscharf, zackig. Trachea nur sehr wenig nach rechts verlagert. Die Konturen von Herz und Aorta sind in dem pathologischen Schatten vollkommen aufgegangen, nicht differenzierbar (Abb. 160).

Der Patient wurde der Röntgenbestrahlung zugeführt. Mit Rücksicht auf die große Gefährlichkeit einer eventuellen lokalen Frühreaktion, die zu raschem Ersticken hätte führen können, wurde nur ein kleines, peripher gelegenes Hautfeld, das die rechte Supraclaviculargrube und einen kleinen infraclaviculären Anteil des Mediastinaltumors umfaßte, mit einer kleinen Dosis (etwa $^1/_3$ HED an der Oberfläche, gefiltert durch 0,5 Z) bestrahlt.

Wenige Stunden nach der Bestrahlung stieg die vorher normale Temperatur auf 38°, am dritten Tage sogar auf 40,3° an. Die Dyspnoe ging sehr rasch zurück. Eine Woche nach der Bestrahlung, als die Temperatur wieder abgefallen war, wurde er neuerlich röntgenologisch untersucht.

Röntgenbefund eine Woche nach einer einzigen Bestrahlung: Der mediastinale Schatten fast vollkommen normal breit. Von den Tumorkonturen ist nichts mehr zu sehen. Die Konturen der mediastinalen Organe gut differenzierbar, stellenweise noch nicht vollkommen normal verlaufend; so fehlt z. B. ein deutlich einspringender Winkel an der Aortenwurzel. Links basal ist ein etwa dreiquerfingerhoher typischer Ergußschatten zu sehen (Abb. 161).

Der Patient kam einige Zeit später ad exitum. Die Obduktion und histologische Untersuchung ergab ein Lymphosarkom.

β) Das Lymphogranulom des Mediastinums.

Auch diese chronisch-entzündliche Drüsengeschwulst weist, wie wir ausgeführt haben, biologische Eigenschaften maligner Blastome auf, doch ist ihre destruktive Wachstumstendenz eine geringere als die des Lymphosarkoms. Im röntgenologischen Symptomenkomplexe finden sich daher die oben bezeichneten Merkmale viel seltener; gewöhnlich ist also der Schatten scharf begrenzt, die Konturen der normalen Organe sind innerhalb desselben erkennbar und die Zeichen von Einbruch in die Trachea und den Oesophagus fehlen fast stets. Auch Wirbeldestruktion und Phrenicuslähmung kommt nur ausnahmsweise vor; letztere war unter den etwa 50 eigenen Beobachtungen nur einmal vertreten (s. *Fall 73*, Abb. 153, S. 320) Es muß jedoch neuerlich darauf hingewiesen werden, daß weder das Vorhandensein, noch das Fehlen dieser Zeichen für eine oder die andere der beiden Drüsengeschwulstarten mit Sicherheit entscheidet. Vor allem darf das Fehlen der oben beschriebenen Symptome destruktiven Wachstums nicht gegen das Lymphosarkom ins Treffen geführt werden, da, wie wir bei der allgemeinen Besprechung der mediastinalen Erkrankungen ausgeführt haben, eine derartige Wachstumsart in diesem Bereiche nur unter bestimmten Bedingungen von der rein expansiven unterscheidbar ist.

Sehr charakteristisch ist hingegen der Röntgenbestrahlungseffekt auch beim Lymphogranulom; wir finden hier regelmäßig, wenigstens bei vorher noch nicht bestrahlten Fällen einen Rückgang der Geschwulst schon nach der ersten Bestrahlungsserie, er erfolgt jedoch nicht binnen wenigen Tagen wie beim Lymphosarkom, sondern im Verlaufe einiger Wochen, vollständig meist erst nach mehrfacher Wiederholung der Bestrahlung.

Ein Fall, der die genannten Zeichen, vor allem aber den beschriebenen Strahleneffekt aufweist, ist der folgende:

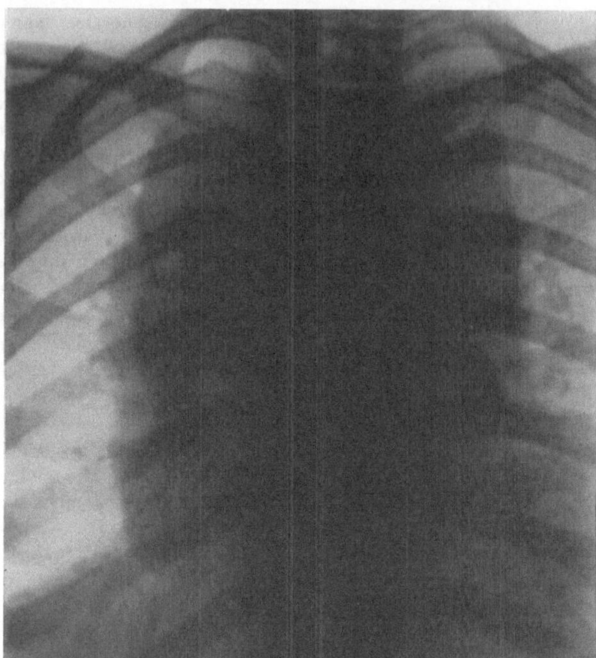

Abb. 162. Lymphogranulom des Mediastinums. Fall 78.

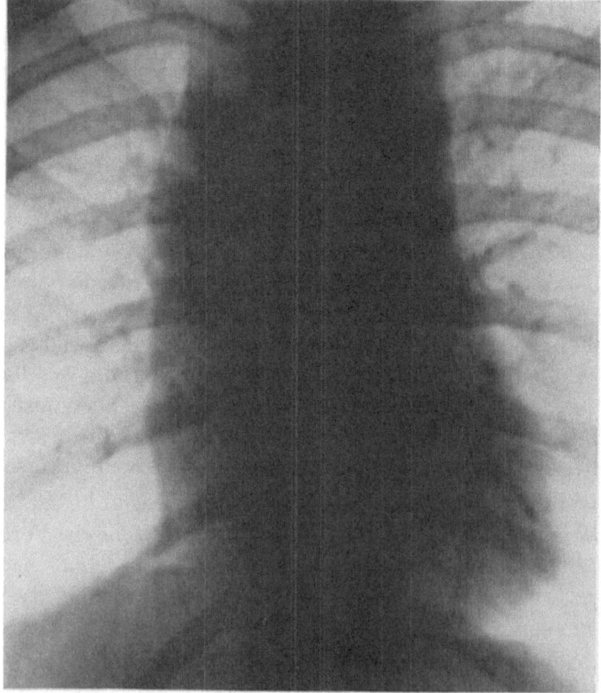

Abb. 163. Derselbe Fall 3 Wochen nach Röntgenbestrahlung. Deutliche Verschmälerung des Tumorschattens.

Fall 78. Margarete I., 16 Jahre. Zugewiesen von der 4. med. Abteilung (Hofrat Prof. Kovacs).

Aus der *Anamnese:* Beginn der Erkrankung vor 3 Monaten mit allgemeiner Mattigkeit, subfebrile Temperaturen; später Fieber bis 39,8⁰.

Aus dem *klinischen Status:* Beträchtliche Verbreiterung der mediastinalen Dämpfung. Keine vergrößerten Drüsen. Kein Milztumor. *Blutbefund:* 16 000 Leukocyten, darunter $94^0/_0$ polynukleäre und nur $3^0/_0$ Lymphocyten.

Aus dem *Röntgenbefunde:* Der Mittelschatten im Bereiche des oberen und mittleren Mediastinums — nach beiden Richtungen annähernd gleich stark — beträchtlich verbreitert, beiderseits ganz scharf, polycyklisch konturiert; rechts Doppelkontur. Trachea

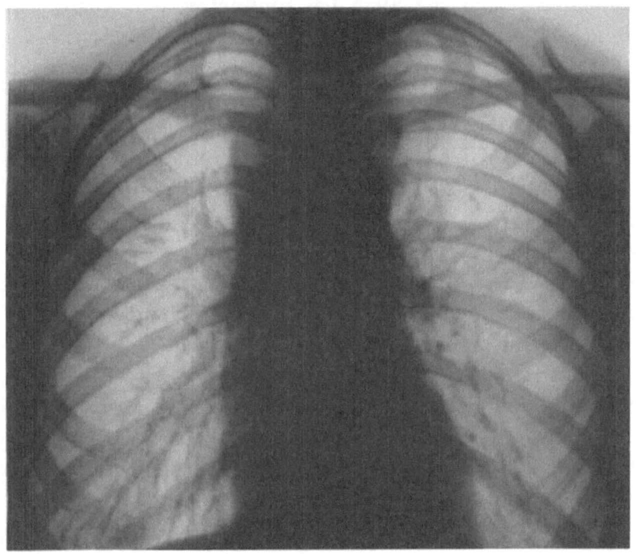

Abb. 164. Derselbe Fall, 9 Monate nach Beginn der Behandlung. Der Tumor fast geschwunden.

und Bifurkation leicht nach rechts verlagert, kaum eingeengt. Schatten des Aortenbogens und der Aorta descendens innerhalb des pathologischen Schattens gut erkennbar (Abb. 162).

Patientin bekommt nun im Verlaufe von 14 Tagen etwa $75^0/_0$ der HED im ganzen Tumor homogen. Keine Temperatursteigerung nach der Bestrahlung, es geht im Gegenteile die Temperatur allmählich zur Norm zurück.

Röntgenbefund etwa 3 Wochen nach der Bestrahlung: Der Mittelschatten ist um etwa 3 cm schmäler, weist jedoch sonst noch alle oben beschriebenen Merkmale eines Drüsentumors auf (Abb. 163).

Unter weiteren Bestrahlungen verkleinert sich der Schatten allmählich und bekommt beiderseits geradlinige Konturierung. Etwa 9 Monate nach Beginn der Behandlung resultiert folgender

Röntgenbefund: Nur noch geringgradige Verbreiterung des oberen Mediastinums mit geradliniger Konturierung (Abb. 164).

γ) Die metastatischen Drüsentumoren des Mediastinums.

Die häufigsten mediastinalen Metastasen, nämlich die im Gefolge eines *primären Lungencarcinoms* entstandenen, haben wir ausführlich im Kapitel „Lungencarcinom" besprochen. Als wichtiges, besonders in den früheren Stadien zu beobachtendes Merkmal haben wir die Asymmetrie der Drüsengeschwulst, ferner die durch sie bedingte, meist mäßige, circumscripte Verlagerung der benachbarten mediastinalen Organe kennen gelernt (s. Abb. 56 u. 58, S. 116 und 119), Unscharfe Konturierung infolge Durchbruches in die Lunge, ist bei diesem malignen Blastom nicht selten zu beobachten. Phrenicuslähmungen kommen bei weitem häufiger vor als bei den primären Drüsentumoren. Als Beispiel dafür s. die im Kapitel „Lungencarcinom" beschriebene Abb. 61 S. 122.

Das weitaus wichtigste Kennzeichen des metastatischen Drüsencarcinoms im Mediastinum ist sein völliges Refraktärbleiben gegenüber der Bestrahlung. Ein durch seine übrigen Merkmale, vor allem die polycyklische Konturierung als Drüsentumor gekennzeichneter Fall, der schon auf die erste Bestrahlungsserie keinen Rückgang zeigt, ist auch bei symmetrischer Ausbreitung wohl mit voller Sicherheit als metastatisches Carcinom anzusprechen. Einen sehr instruktiven Fall haben wir im Kapitel „Lungencarcinom" beschrieben (*Fall 24*, Abb. 56, S. 116).

Diese Strahlenresistenz zeigen nicht nur die Metastasen von Lungencarcinomen, sondern sämtliche metastatische Carcinome überhaupt. Auch der einseitige Sitz ist öfter auch bei Metastasen anderer Primärtumoren zu beobachten.

Von Bedeutung ist die Erkennung von Drüsenmetastasen beim *Oesophaguscarcinom,* weil hier differentialdiagnostisch ein Lymphosarkom mit Einbruch in den Oesophagus in Frage kommt. Gewöhnlich sind wohl die Metastasen, welche der Speiseröhrenkrebs setzt, röntgenologisch nicht zu sehen, weil der Patient das Stadium, in dem sie bis zur Verdrängung der mediastinalen Pleura, also bis zur röntgenologischen Erkennbarkeit angewachsen sind, meistens nicht erlebt.

Immerhin gibt es Fälle, bei denen der metastatische Drüsentumor auch beim Oesophaguscarcinom röntgenologisch darstellbar ist. Vom Lymphosarkom mit Einbruch in den Oesophagus ist er dann durch verschiedene Merkmale zu unterscheiden:

1. Die Größe des sichtbaren Drüsenschattens ist beim Oesophaguskrebs eine verhältnismäßig geringe, während das Lymphosarkom gewöhnlich ziemlich rasch wächst und erst später bis in das Lumen des Oesophagus vordringt, also in dem Stadium, in welchem es mit einem Oesophaguscarcinom verwechselt werden könnte, schon eine große Ausdehnung hat.

2. Auch bei geringerer Ausdehnung weist der Metastasenschatten oft unscharfe Konturierung auf, während das Lymphosarkom gewöhnlich erst bei beträchtlicher Größe in die Lunge einbricht.

3. Die Metastasen auch des Oesophaguscarcinoms sitzen nicht selten einseitig, während das Lymphosarkom gewöhnlich symmetrische Ausbreitung aufweist.

4. Im Bereiche des Oesophaguscarcinoms ist das Füllungsbild der Speiseröhre stets, oft beträchtlich eingeengt; das Lymphosarkom führt zu Erweiterung des Oesophagusrohres (s. Fall HAUDEK).

5. Die Metastasen beim Oesophaguscarcinom sind völlig strahlenrefraktär, während das Lymphosarkom sich durch die beschriebene große Strahlenempfindlichkeit auszeichnet.

6. Beim Oesophaguscarcinom können Drüsentumor und Oesophagusveränderung in ganz verschiedener Höhe sitzen; beim Lymphosarkom liegt letztere im Bereiche des Tumorschattens.

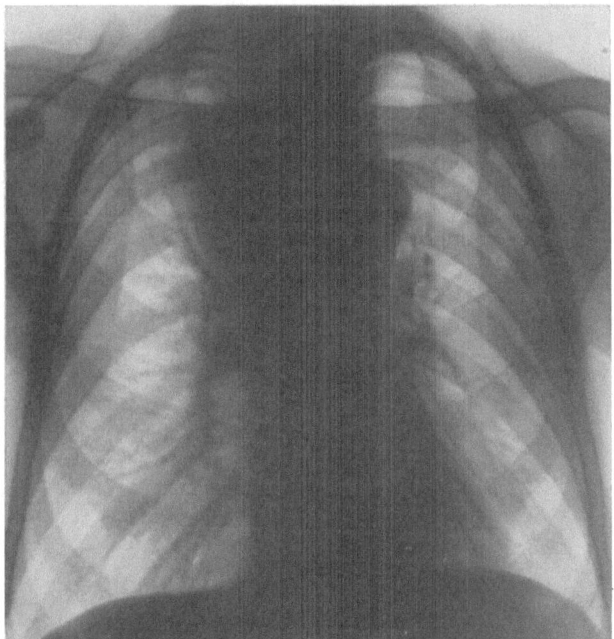

Abb. 165. Drüsenmetastasen bei Oesophaguscarcinom. Fall 79.

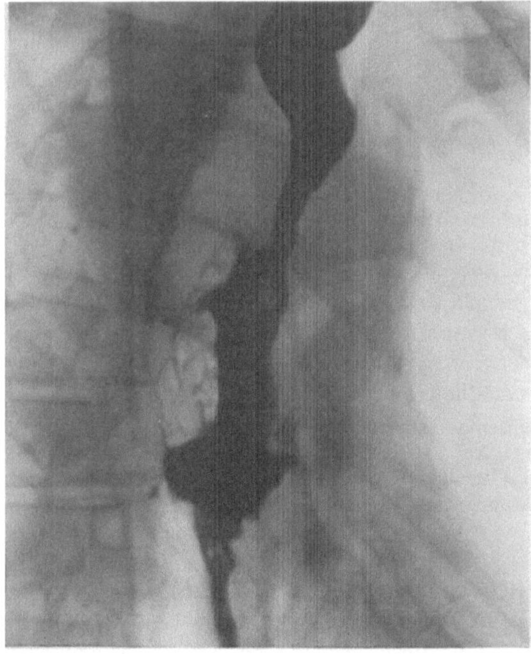

Abb. 166. Derselbe Fall. Gefüllter Oesophagus, dargestellt in Fechterstellung. Er ist im oberen Drittel durch den Drüsentumor eingedellt, im mittleren Drittel prästenotisch erweitert und teilweise mit nicht schattengebenden Speiseresten ausgefüllt, im unteren Drittel durch das primäre Carcinom eingeengt.

Ein Fall von Metastasen bei einem Oesophaguscarcinom sei hier angefügt.

Fall 79. Josef F., 55 Jahre. Zugewiesen von der 2. med. Klinik (Hofrat Prof. ORTNER).

Aus der *Anamnese:* Seit einigen Monaten zunehmende Schluckbeschwerden, rapide Abmagerung.

Aus dem *klinischen Status:* Hochgradig kachektischer Patient.

Aus dem *Röntgenbefunde:* Das obere Mediastinum nach rechts um etwa 2 Querfinger verbreitert, unregelmäßig, unscharf konturiert. Der Oesophagus ist in der Höhe dieses Schattens bogig nach links verlagert und eingedellt, bei scharfer Konturierung der verengten Stelle (Abb. 165). Unterhalb dieser Einengung verbreitert er sich wieder. Das

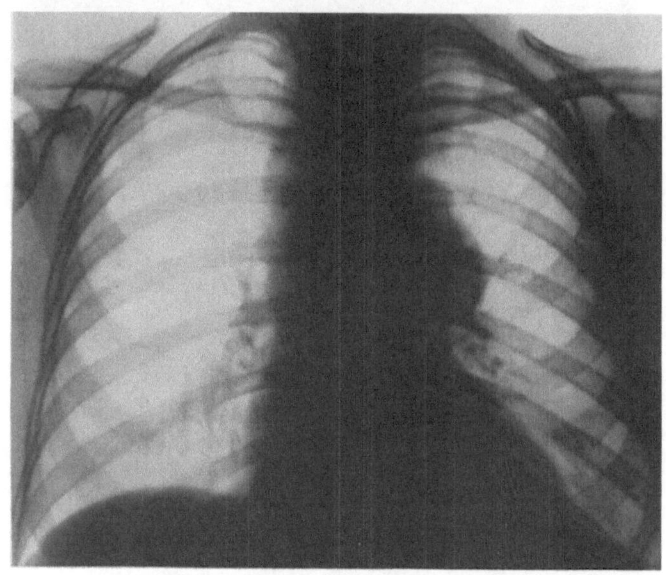

Abb. 167. Drüsenmetastasen nach Exstirpation einer malignen Struma.

Füllungsbild ist hier unregelmäßig begrenzt, doch ist eine scharfe Wandkonturierung zu sehen; es handelt sich hier offenbar um teilweise Ausfüllung durch Speisereste. Am Übergange in das untere Drittel engt er sich plötzlich auf ein weniger als strohhalmdickes, zackig konturiertes Rohr ein (Abb. 166).

Auch die *maligne Struma* führt mitunter zu Metastasen im Mediastinum, sie können wie die Struma selbst eine gewisse Strahlenempfindlichkeit zeigen, die jedoch gewöhnlich geringgradig ist. Die Diagnose ist nur durch den Nachweis der Struma selbst möglich (s. ein späteres Kapitel).

Einen Fall von Drüsenmetastasen, die einige Zeit nach Operation einer malignen Struma auftraten, demonstriert Abb. 167. In diesem Falle ist der Schatten doppelseitig, scharf begrenzt, die Konturen der Aorta innerhalb desselben gut zu erkennen. Das Bild ist also von dem eines autochthonen mediastinalen Drüsentumors, am ehesten dem eines Lymphogranuloms nicht zu unterscheiden. Auf die Bestrahlung verkleinerte sich jedoch der Schatten kaum.

In seltenen Fällen können auch *extrathorakale Geschwülste* Metastasen im Mediastinum setzen, so kommen sie in vereinzelten Fällen beim *Melanosarkom* zur Beobachtung. Auch diese Metastasen sind strahlenrefraktär.

Einen Fall von mediastinalen Drüsenmetastasen bei einem Melanosarkom, die mit einer Lymphangitis sarcomatosa in der Lunge vergesellschaftet waren, haben wir im Kapitel „Tumormetastasen in der Lunge" beschrieben (*Fall 51*, Abb. 115, S. 236).

Auch *Hypernephrommetastasen* im Mediastinum gehören zu den großen Seltenheiten. Auf die Röntgenbestrahlung können sie in der gleichen eigenartigen Weise reagieren, wie das Hypernephrom selbst. Man findet hier nach Bestrahlung häufig nur eine geringgradige oder überhaupt keine Verkleinerung des Tumors selbst, jedoch kann man ihn durch wiederholte Strahlenapplikation viele Jahre am Weiterwachsen hindern; vor allem bessert sich häufig dabei das Allgemeinbefinden des Patienten ganz beträchtlich.

Um Hypernephrommetastasen handelte es sich bei dem früher beschriebenen *Falle 70* (Abb. 148 u. 149, S. 316). Auch dieser Fall konnte durch die Bestrahlung wohl lokal nicht beeinflußt werden, sein Allgemeinbefinden besserte sich jedoch bedeutend.

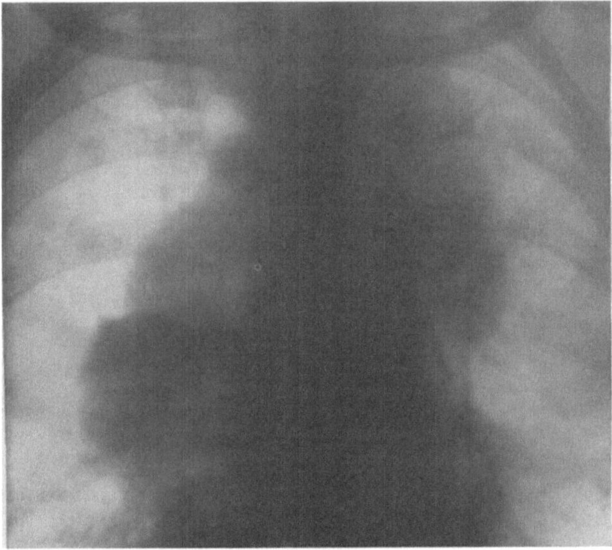

Abb. 168. Große metastatische Drüsengeschwulst des Mediastinums und Lungenmetastasen bei einem Seminom.

Maligne Hodentumoren *(Seminome)* können, wie im ganzen übrigen Organismus, auch in den mediastinalen Drüsen Metastasen erzeugen. Sie zeichnen sich wie diese Geschwulst überhaupt durch eine äußerst große Strahlenempfindlichkeit aus, sind also an sich vom primären Lymphosarkom des Mediastinums nicht zu unterscheiden.

In Abb. 168 handelt es sich um mächtige mediastinale Metastasen bei einem Seminom. Daneben sind auch Lungenmetastasen zu sehen. Alle diese Tumoren gingen nach Röntgenbestrahlung rasch zurück.

Gleichzeitiges Vorhandensein von Lungenmetastasen charakterisiert einen Drüsentumor des Mediastinums nicht unbedingt als metastatische Geschwulst. Es kann sich ja auch um Lungenmetastasen eines primären Lymphosarkoms des Mediastinums oder um eine gleichzeitige, äquivalente Lymphogranulomatose der Lunge bei Lymphogranulom des Mediastinums handeln (s. darüber in den betreffenden Kapiteln des Abschnittes „Lungentumoren"). Nur wenn ein Primärtumor an anderer Stelle nachweisbar ist, ist bei Vorhandensein von Lungenmetastasen, ja auch ohne solche ein Drüsentumor des Mediastinums mit großer Wahrscheinlichkeit als metastatischer zu deuten.

22*

Lungenmetastasen neben einem metastatischen Drüsentumor des Mediastinums fanden wir im *Falle 51*, Abb. 115, S. 316 (Melanosarkom).

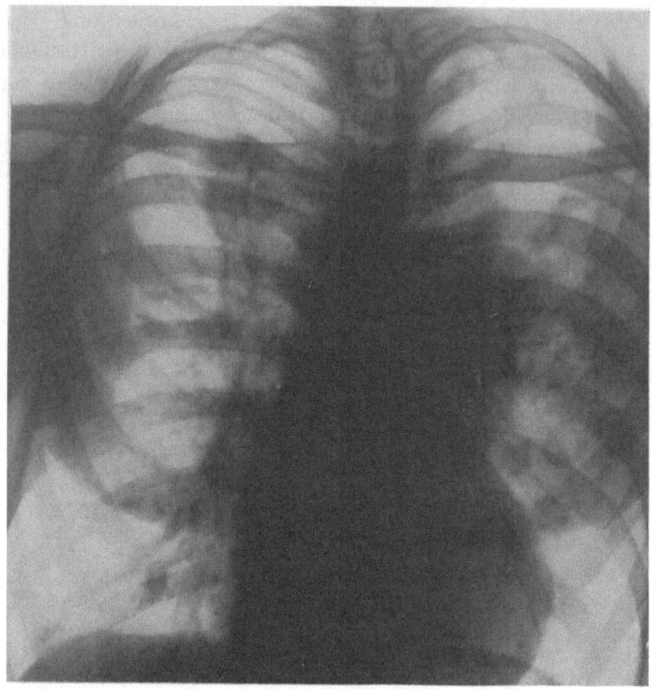

Abb. 169. Großes Drüsenpaket im Mediastinum links und Lungenmetastasen bei primärem Spindelzellensarkom der Leistengegend.

Auch die oben beschriebene Abb. 168 (Seminommetastasen) zeigt neben den mediastinalen auch Lungenveränderungen.

Abb. 169 zeigt neben reichlichen grobknotigen Metastasen in der Lunge ein großes einseitiges Drüsenpaket im Mediastinum (primär Spindelzellensarkom der linken Leistengegend).

δ) Die leukämischen und aleukämischen Drüsentumoren des Mediastinums.

Das Röntgenbild der mediastinalen Drüsengeschwülste bei der leukämischen und aleukämischen Lymphadenose gleicht am ehesten dem des Lymphogranuloms. Mit Rücksicht auf die sehr geringgradige destruktive Wachstumstendenz fehlen gewöhnlich bei dieser Drüsengeschwulst unscharfe Konturierung und Zeichen von Einbruch in die Nachbarorgane.

Rückgang der mediastinalen Drüsen nach der Bestrahlung eines entfernt davon gelegenen Drüsenpaketes oder umgekehrt ist ein Strahleneffekt, der wohl nur bei der Leukämie zu beobachten ist und daher mit größter Wahrscheinlichkeit im Sinne dieser Erkrankung zu verwerten ist.

Es wird sich jedoch wohl kaum jemals die Notwendigkeit ergeben, die Leukämie röntgenologisch sicherzustellen, da diese Diagnose eine Domäne der klinischen Untersuchung, vor allem des Blutbefundes ist.

ε) Die akut entzündlichen Drüsenschwellungen des Mediastinums.

Die akute Schwellung der mediastinalen Drüsen, wie sie vor allem bei der Grippe beschrieben wurde, scheint kaum jemals eine solche Größe zu erreichen, daß sie als Verbreiterung des Mittelschattens röntgenologisch erkennbar wird. Sie macht sich nur indirekt durch eine circumscripte Verlagerung und Eindellung der Trachea, resp. der großen Bronchien (REICHE) oder des Oesophagus (FLEISCHNER) bemerkbar.

Zu diagnostizieren ist sie aus diesen Merkmalen bei Fehlen von Zeichen anderer zu Kompression führender mediastinaler Bildungen (Aneurysma, benigner Tumor) und gleichzeitigem Vorhandensein von klinischen Zeichen einer akuten Infektionskrankheit.

ζ) Die Tuberkulose der mediastinalen Drüsen.

Wie wir bereits bei der Besprechung der pathologischen Anatomie hervorgehoben haben, sind größere Drüsengeschwülste im Mediastinum bei der Tuberkulose sehr selten. Zeichen destruktiven Wachstums fehlen bei ihnen immer. Phrenicuslähmungen sind, offenbar im Gefolge schwieliger Verwachsung von Drüsen mit dem Nerven in ganz vereinzelten Fällen beobachtet worden (ARNSTEIN). Erfahrungsgemäß sitzen sie besonders häufig im Tracheobronchialwinkel, häufig einseitig, und zwar öfter rechts als links, mitunter auch doppelseitig. Verkalkungen sind durch die Schattenintensität röntgenologisch deutlich zu erkennen und bilden ein äußerst charakteristisches Merkmal der Drüsentuberkulose, da sie bei keiner anderen Drüsengeschwulst vorkommen.

In Bezug auf die Strahlenempfindlichkeit stellen sie eine Zwischenstufe zwischen dem Lymphogranulom und dem metastatischen Drüsencarcinom dar. Meist erfolgt ihre Reduktion äußerst langsam im Laufe vieler Monate oder gar Jahre.

Bei Kindern, bei denen ein metastatischer Drüsentumor im Mediastinum kaum in Frage kommt, ist bei einer mediastinalen Drüsengeschwulst, die auf Röntgenbestrahlung keinen merklichen oder nur geringen Rückgang zeigt, in erster Linie an Drüsentuberkulose zu denken.

Kleinheit des Drüsentumors mit Fehlen von Zeichen einer Destruktion der Pleura und der Wände von Nachbarorganen, weiters ein- oder doppelseitiger Sitz im Tracheobronchialwinkel, Neigung zu Verkalkung, sowie geringe Strahlenempfindlichkeit charakterisieren also die Drüsentuberkulose des Mediastinums.

In sehr seltenen Fällen zeigt jedoch auch die mediastinale Drüsentuberkulose größere Ausdehnung und ist atypisch, z. B. im mittleren Mediastinum lokalisiert. Dann ist es unter den Röntgensymptomen einzig und allein die geringe Strahlenempfindlichkeit, die bei Fehlen von Anhaltspunkten für Carcinommetastasen im Sinne der Tuberkulose spricht.

Um eine solche atypisch im mittleren hinteren Mediastinum lokalisierte Drüsentuberkulose handelt es sich, wie zunächst aus dem klinischen Befunde zu erschließen war, mit großer Wahrscheinlichkeit in dem früher beschriebenen *Falle 67*, Abb. 145, S. 312. Die Röntgenbestrahlung zeitigte bei ihm keinen merklichen Effekt.

Erwähnt sei hier, daß ähnlich wie die akut-entzündliche Drüsenschwellung auch die Vergrößerung einzelner tuberkulöser Drüsen oder kleiner Drüsenpakete häufig nur indirekt nachweisbar ist. Namentlich in der Höhe der Bifurkation sitzende tuberkulöse Drüsen machen sich durch Bildung von Traktionsdivertikeln an der Vorderwand des Oesophagus mit der sie verwachsen können, bemerkbar (Näheres darüber s. in den Lehrbüchern der Röntgendiagnostik der Speiseröhrenerkrankungen).

Ein seltenes Bild, bei dem offenbar durch hinter dem Oesophagus gelegene tuberkulöse Drüsen dieser von hinten her eingedellt war und caudal davon ein höchstwahrscheinlich durch eine schrumpfende Drüse erzeugtes Traktionsdivertikel an der Hinterwand aufwies, sei hier reproduziert (Abb. 170).

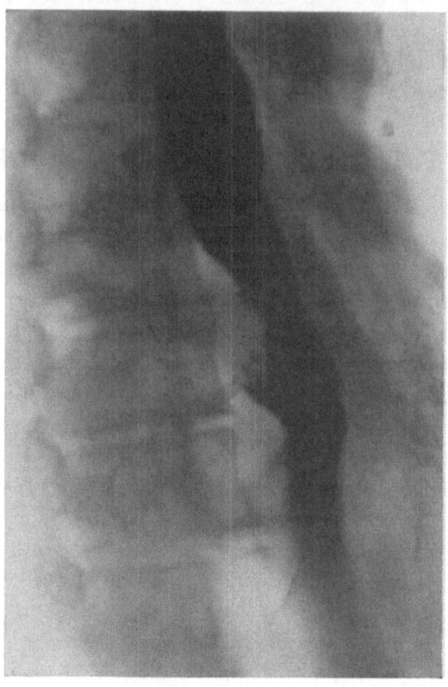

Abb. 170. Eindellung der Hinterwand des Oesophagus und Traktionsdivertikel, wahrscheinlich erzeugt durch direkt nicht sichtbare tuberkulöse Drüsen im hinteren Mediastinum.

Ein kleiner tuberkulöser mediastinaler Drüsentumor, der hauptsächlich im rechten Tracheobronchialwinkel lokalisiert war, fand sich in folgendem Falle:

Fall 80. Anton H., 18 Jahre. Patient der Arbeiterkrankenversicherungskasse.

Aus der *Anamnese:* Seit mehreren Jahren Seitenstechen, Temperatursteigerungen, Nachtschweiße.

Aus dem *klinischen Status:* Geringe Verbreiterung der sternalen Dämpfung.

Aus dem *Röntgenbefunde:* Der obere Mittelschatten, namentlich nach rechts mäßig verbreitert, scharf, wellig konturiert. Trachea und Oesophagus gerade, nicht eingeengt (Abb. 171).

Auf Röntgenbestrahlung keine merkliche Änderung.

Eine größere Drüsengeschwulst im Mediastinum mit Vergrößerung der Hilusdrüsen, wahrscheinlich tuberkulöser Natur, war in folgendem Falle zu beobachten:

Fall 81. Josef S., 17 Monate. Zugewiesen vom Kinderkrankeninstitut.

Aus der *Anamnese:* Seit einigen Wochen Husten und Temperatursteigerungen.

Aus dem *klinischen Status:* Verbreiterung der oberen mediastinalen Dämpfung. Pirquet positiv.

Aus dem *Röntgenbefunde:* Das obere Mediastinum nach beiden Richtungen (rechts etwas mehr als links) verbreitert und scharf, wellig konturiert. Im rechten Hilus ein etwa pflaumengroßer, ebenfalls scharf, polycyklisch begrenzter Schatten (Abb. 172).

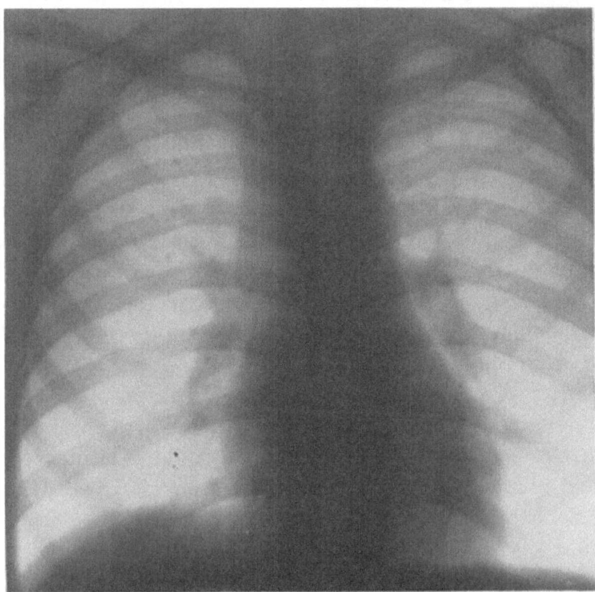

Abb. 171. Kleiner tuberkulöser Drüsentumor im oberen Mediastinum. Fall 80.

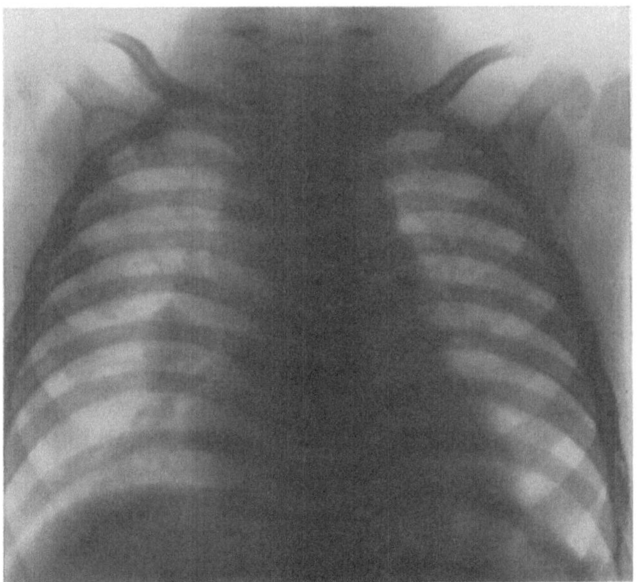

Abb. 172. Größere wahrscheinlich tuberkulöse Drüsengeschwulst im Mediastinum und im rechten Hilus bei einem 17 Monate alten Kinde. Fall 81.

Zusammenfassung der Differentialdiagnose zwischen den verschiedenen Drüsentumoren des Mediastinums.

Wie aus der eben abgeschlossenen Besprechung der Symptomatologie der verschiedenartigen Drüsentumoren im Mediastinum hervorgeht, haben wir manche Möglichkeiten, zwischen ihnen zu differenzieren; diese fußen, wie wir gesehen haben, hauptsächlich auf den verschiedenen biologischen Eigenschaften der einzelnen Tumorarten.

Von größter Dignität für die Spezialdiagnose ist vor allem der auf der sehr verschiedenen Strahlenempfindlichkeit der einzelnen Drüsengeschwülste basierende *Strahleneffekt*; aus ihm konnten wir die weitestgehenden Schlüsse ziehen.

Von den übrigen differentialdiagnostisch verwertbaren Symptomen sprechen vor allem jene Zeichen, die ein ausgesprochen *destruktives Wachstum* mit Sicherheit beweisen (es gehören hierher Unschärfe der Konturierung, Verlorengehen der normalen Organgrenzen, fehlende oder geringgradige Verlagerung der Nachbarorgane und Zeichen von Einbruch des Tumors in dieselben) eher für Lymphosarkom als für Lymphogranulom.

Einseitiger Sitz des Drüsentumors, also ausgesprochene Asymmetrie des mediastinalen Schattens, müssen den dringenden Verdacht auf Vorliegen einer metastatischen Drüsengeschwulst erwecken, besonders dann, wenn der Schatten größere Ausdehnung hat und gleichzeitig unscharfe Konturierung aufweist; bei kleinerem Schatten und scharfer Begrenzung desselben ist auch an Tuberkulose zu denken.

Eine gleichzeitige *Zwerchfellähmung* muß immer in erster Linie an ein metastatisches Drüsencarcinom denken lassen; viel unwahrscheinlicher sind in solchen Fällen das Lymphosarkom, das Lymphogranulom und die Tuberkulose.

Eine *kalkdichte Verschattung* innerhalb des Drüsenschattens beweist wohl einwandfrei das Vorliegen einer Tuberkulose.

Es zeigt sich also, daß mit Ausnahme eines in einem oder dem anderen Sinne deutlich ausgesprochenen Strahleneffektes und etwa noch der Zeichen einer Verkalkung die Röntgenuntersuchung keinen sicheren Anhaltspunkt für das Vorliegen einer bestimmten Drüsengeschwulst liefert. Immerhin gestattet der röntgenologische Symptomenkomplex nicht selten mit großer Wahrscheinlichkeit bestimmte Tumorarten anzunehmen, andere auszuschließen.

Auf keinen Fall kann jedoch auch hier auf den *klinischen Befund* verzichtet werden; wir haben die diagnostisch brauchbaren klinischen Merkmale der verschiedenen Drüsentumoren in einem früheren Abschnitte erörtert. Eine völlig eindeutige Spezialdiagnose ergibt aber in vielen Fällen erst die *histologische Untersuchung* einer excidierten äußeren Drüse.

c) Die Differentialdiagnose des mediastinalen Drüsentumors gegenüber den anderen Erkrankungen des Mediastinums.

In den meisten Fällen ist der röntgenologische Symptomenkomplex des mediastinalen Drüsentumors, in welchem die Konturführung die Hauptrolle spielt, so charakteristisch, daß er kaum an eine andere Erkrankung denken läßt. In den seltenen atypischen Fällen sind jedoch Verwechslungen mit den meisten anderen Erkrankungen des Mediastinums möglich. Es seien daher hier die röntgenologischen Merkmale dieser Affektionen, abgeleitet aus den allgemein-röntgenologischen Prinzipien, die wir in dem die mediastinalen Erkrankungen einleitenden allgemeinen Kapitel aufgestellt haben, und aus der Anatomie der betreffenden Erkrankung in Kürze besprochen. Auch die wichtigsten klinischen Merkmale, die zum Zwecke der Differentialdiagnose herangezogen werden können, sollen kurz angeführt werden.

Die Differentialdiagnose gegenüber den *anderen Tumoren des Mediastinums* wollen wir erst nach der systematischen Besprechung der letzteren erörtern.

Von den *Erkrankungen der Wirbelsäule* kann die *Skoliose* bei bloßer Durchleuchtung im sagittalen Strahlengange zu einer Verbreiterung des Mittelschattens führen und so den Eindruck einer mediastinalen Erkrankung erwecken. Ja sogar das Bild eines Drüsentumors kann vorgetäuscht werden, wenn außerdem

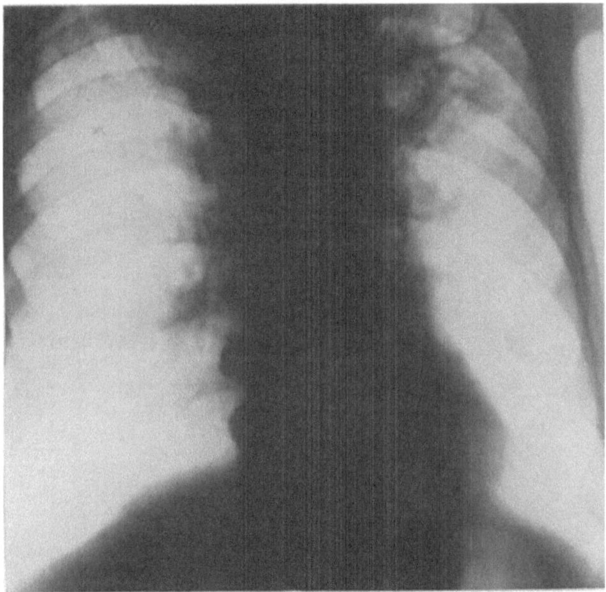

Abb. 173. Spondylarthrosis ankylopoetica, die auf dem sagittalen Durchleuchtungsbilde einen Drüsentumor des Mediastinums vortäuschen kann.

eine *Arthrosis ankylopoetica* besteht; die breiten Knochenspangen verleihen dem konturbildenden Wirbelsäulenrand eine wellige Begrenzung. Jedoch schon die Durchleuchtung unter Drehung des Patienten erweist, daß der fragliche Schatten die Wirbelsäule selbst ist und die Aufnahme ergibt einwandfrei das Bild der skoliotischen, resp. spondylarthrotischen Wirbelsäule (Abb. 173).

Der kalte Absceß der Wirbelsäule. Er liefert ein Bild, welches sehr leicht mit dem eines Tumors im Mediastinum verwechselt werden kann; doch ergibt die genauere Analyse in der Regel vollkommen charakteristische Merkmale.

Der Schatten ist wie der aller mediastinaler Prozesse homogen und scharf begrenzt. Die Kugelform des einheitlichen eitergefüllten Sackes ergibt eine bogig konvexe Konturierung des Schattens. Wie bei allen Prozessen des Mediastinums, die sich in den Gewebsspalten zwischen den Organen ausbreiten, ist, wenigstens bei größeren Abscessen die Gesamtform eine annähernd elliptische; ihr großer Durchmesser liegt parallel zur Längsachse des Körpers.

Ein sehr wichtiges Merkmal ergibt sich aus dem Umstande, daß der Absceß meist vom Wirbelkörper, also einem unpaarigen, median gelegenen Organ ausgeht. Der Schatten ist daher meist annähernd symmetrisch.

Von größter Wichtigkeit ist die Feststellung der Lage der schattengebenden Bildung. Die Untersuchung unter Drehung um mindestens 180° muß einwandfrei die Untrennbarkeit des Schattens von der Wirbelsäule ergeben, wenn ein kalter Absceß diagnostiziert werden soll. Da sich dieser meist im prävertebralen Gewebe

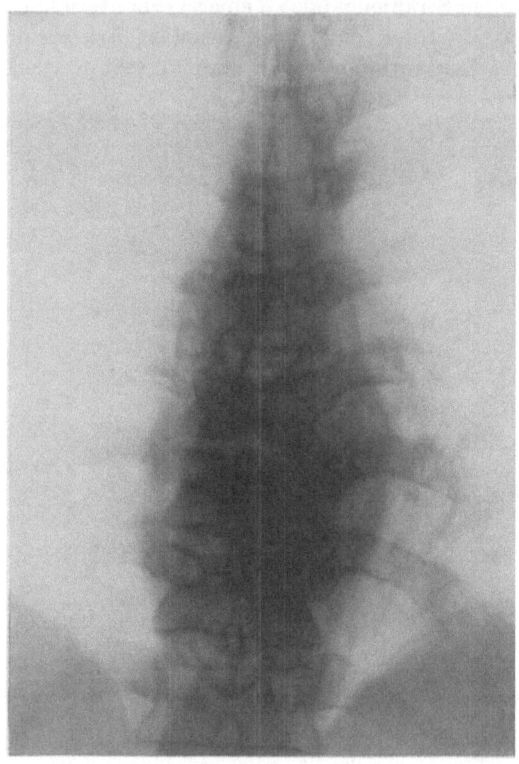

Abb. 174. Kalter Absceß der Wirbelsäule. Destruktion des 8. und 9. Brustwirbels.

ausbreitet, sitzt der Schatten bei Untersuchung im frontalen Strahlengange der Vorderfläche der Wirbelsäule auf. Aber auch die Höhe des Sitzes ist in den meisten Fällen sehr charakteristisch. Gleichgültig, von welchem Wirbel die Erkrankung ausgeht, senkt sich bekanntlich der Absceß immer der Schwere nach, und zwar solange, bis er auf ein Hindernis stößt; im Bereiche des Thorax ist dies das Zwerchfell. Wir finden daher den Absceßschatten meistens knapp oberhalb des Zwerchfells, vom Herzschatten gedeckt. Seine Konturen sind innerhalb des letzteren immer deutlich zu erkennen, da ja in diesem Bereiche der hintere Mediastinalraum sehr schmal ist, der Absceßsack daher immer die Pleura mediastinalis erreicht und in das Lungenfeld vordrängt.

Von den Nachbarorganen erscheint häufig der Oesophagus bogig nach vorne verlagert.

Das Bild des spindelförmigen, symmetrischen, beiderseits scharf und konvex begrenzten, knapp oberhalb des Zwerchfells hinter dem Herzen vor der Wirbelsäule gelegenen, von dieser untrennbaren Schattens ist derart charakteristisch, daß man aus diesem Symptomenkomplexe fast mit voller Sicherheit die Diagnose „kalter Absceß der Wirbelsäule" stellen darf.

Dazu kommt dann noch die meist charakteristische Wirbeldestruktion (Näheres darüber s. in den Lehrbüchern der Skeletröntgenologie), die natürlich

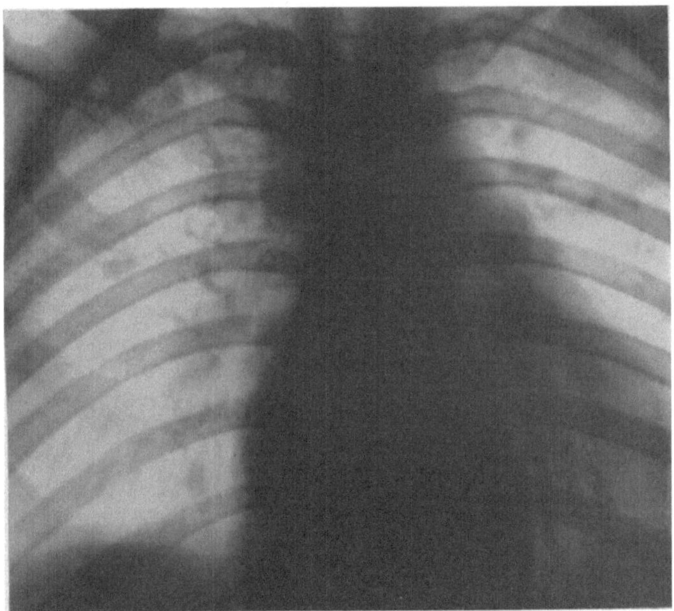

Abb. 175. Kalter Absceß der Wirbelsäule bei Bandscheibentuberkulose. Beiderseitige Pleuritis mediastinalis posterior.

nicht nur im Bereiche des fraglichen Schattens, sondern an der ganzen Hals- und Brustwirbelsäule gesucht werden muß. Mitunter sind aber die Wirbelveränderungen so geringgradig, daß sie röntgenologisch nicht nachweisbar sind. In anderen Fällen ist der Ausgangspunkt der Erkrankung eine Bandscheibe; dann findet man nur eine Verschmälerung eines Intervertebralraumes, eventuell eine Unregelmäßigkeit der bandscheibenwärts gelegenen Corticalis des Wirbelkörpers. Mitunter, wenn nämlich die Wirbelkörper einseitig zusammengebrochen sind, kann die dadurch bedingte gleichmäßige Verschmälerung eines Intercostalraumes mitten zwischen normal weiten schon bei der Durchleuchtung auf die Wirbelerkrankung hinweisen (LENK).

Abb. 174 demonstriert einen kalten Absceß mit allen oben beschriebenen Symptomen mit einer Destruktion des 8. und 9. Brustwirbels (Bestätigung durch Obduktion).

Abb. 175 zeigt einen ebenfalls typisch geformten und gelegenen kalten Absceß, ausgehend von einer Bandscheibentuberkulose (Verschmälerung der Intervertebralräume zwischen 8. und 9., sowie zwischen 9. und 10. Brustwirbel). Als Komplikation ist in der gleichen Höhe der Schatten einer beiderseitigen Pleuritis mediastinalis posterior zu sehen (s. darüber unten).

Ein sehr großer kalter Absceß, der das oben beschriebene Merkmal der Verschmälerung eines Intercostalraumes aufweist, ist auf Abb. 176 dargestellt (Bestätigung durch Obduktion).

Von den *klinischen Merkmalen* sind vor allem die sichtbare Deformation, der lokalisierte Druckschmerz, eventuell Erscheinungen von seiten der spinalen Nerven hervorzuheben; doch muß vermerkt werden, daß charakteristische klinische Zeichen fehlen können.

So wurde uns der auf Abb. 176 dargestellte mächtige kalte Absceß, der bei der Durchleuchtung schon durch die gleichmäßige Verschmälerung eines Intercostalraumes als solcher erkannt wurde, unter der Diagnose „Mediastinaltumor" zur Bestrahlung geschickt. Er zeigte weder einen sichtbaren Gibbus, noch eine Druckschmerzhaftigkeit der erkrankten Wirbel.

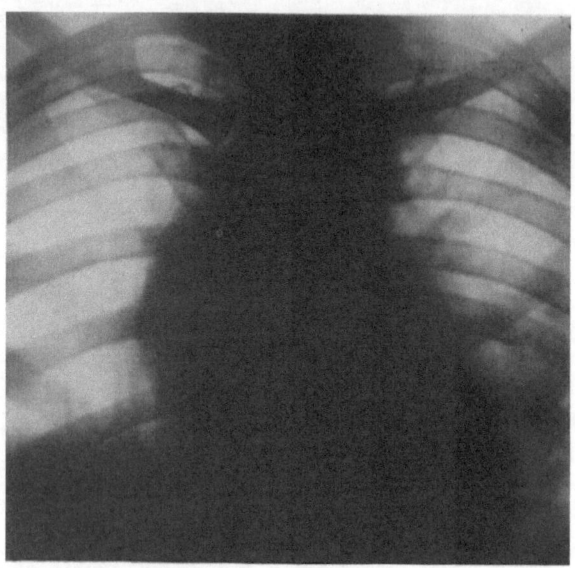

Abb. 176. Großer kalter Absceß der Wirbelsäule mit starker Verschmälerung des 5. Interkostalraumes links.

Die Tumoren der Wirbelsäule. Das primäre Osteosarkom kann, wenn es sich in das Mediastinum vorwölbt, fast den gleichen röntgenologischen und auch klinischen Symptomenkomplex hervorrufen, wie der kalte Absceß. Nur findet es sich höchstens zufälligerweise in der typischen Höhe des letzteren, da es ja als solider Körper sich nicht nach unten senkt. Wirbeldestruktion und Schattenbildung sitzen daher auch in gleicher Höhe. Das Bild der ersteren kann charakteristisch für ein Knochensarkom sein (s. darüber die Literatur der Skeletröntgenologie). Es kann aber auch eine röntgenologisch erkennbare Wirbeldestruktion fehlen, wie das z. B. bei einem von OTTEN beschriebenen Sarkome der Wirbelsäule der Fall war.

Die Tumoren des Rückenmarkes. In sehr seltenen Fällen kann eine Geschwulst, vom Rückenmark oder seinen Häuten ausgehend durch ein Intervertebralloch in den Mittelfellraum vordringen. Sie ist dann als Schattenbildung sichtbar, die der der kalten Abscesse, resp. Wirbeltumoren ähnlich ist. Der einseitige Sitz des Schattens, der dadurch bedingt ist, daß der Tumor asymmetrisch durch das Foramen intervertebrale der einen oder anderen Seite sich in den Thoraxraum vorwölbt, spricht jedoch gegen den kalten Absceß. Von mediastinal entstandenen Bildungen können sie sich nach GULEKE dadurch unterscheiden, daß sie der Wirbelsäule nicht breitbasig anliegen, da sie im Intervertebralloch, aus dem sie hervorquellen, eingeschnürt werden. GULEKE bezeichnet sie daher auch als „Sanduhrgeschwülste“. Es handelt sich meist um *Fibrome* oder *Fibrosarkome,* die von den Rückenmarkshäuten, vielleicht auch von den Nervenwurzeln (BORCHHARDT) ausgehen. Von größter Bedeutung für die Diagnose derartiger Tumoren ist die Myelographie (s. die einschlägige Literatur).

Die idiopathische Oesophagusdilatation. Wie wir in der allgemeinen Einleitung zu diesem Abschnitte hervorgehoben haben, kann der normalerweise röntgenologisch nur durch Kontrastfüllung darstellbare Oesophagus auch ohne solche sichtbar werden, wenn er die Pleura mediastinalis in größerer Ausdehnung erreicht und in das Lungenfeld vorwölbt. Dies kann vor allem bei hohen Graden der idiopathischen Oesophagusdilatation der Fall sein. Die stark erweiterte Speiseröhre führt in solchen Fällen zu einer Verbreiterung des Mittelschattens, und zwar besonders häufig nach rechts. Der Schatten ist dann nach dieser Seite scharf, konvex konturiert; da sich der Oesophagus infolge einer gleichzeitigen Elongation nicht selten in Schlingen legt, kann die Begrenzungslinie auch Einkerbungen aufweisen, die denen der Drüsentumorschatten ähnlich sind. Diese Merkmale haben auch in manchen in der Literatur beschriebenen Fällen zu Verwechslungen mit Tumoren des Mediastinums geführt, Verwechslungen, die um so leichter vorkommen können, als in solchen Fällen die Patienten mitunter nicht über Schluckbeschwerden klagen.

Es gibt jedoch einige Kennzeichen, die auch ohne vorherige Kontrastfüllung des Oesophagus die Diagnose in die Richtung der Speiseröhrenerweiterung lenken.

Die Verbreiterung des Mittelschattens ist, da der dilatierte Oesophagus in der Regel nur auf einer Seite, und zwar gewöhnlich rechts die Pleura mediastinalis erreicht, asymmetrisch. Nur in Ausnahmsfällen ist die Dilatation so hochgradig, daß auch links von der Wirbelsäule innerhalb des Aorten- und Herzschattens seine Kontur sichtbar wird.

Die Begrenzung ist scharf, in der Regel einheitlich konvex, mitunter aus den oben angeführten Gründen stellenweise gekerbt. Ein sehr wichtiges Charakteristicum scheint mir darin gelegen zu sein, daß die rechtsseitige Konturlinie etwa in der Höhe der Zwerchfellkuppe entsprechend dem Verlaufe des suprakardialen Oesophagusabschnittes scharf nach links umbiegt.

Der Schatten ist gewöhnlich homogen; doch kann dadurch, daß in dem verbreiterten Oesophagus sich neben Flüssigkeit auch mit geschluckter Luft untermischte feste Speisereste stauen, ein fleckiger, von Aufhellungen durchsetzter Schatten resultieren.

Wichtig ist ferner die Feststellung der Lage des Schattens; die verschiedenen Lokalisationsmaßnahmen ergeben, daß er hinter dem Herzen und den Gefäßen und vor der Wirbelsäule liegt.

Wenn man die beschriebenen Merkmale beachtet, wird man aus ihnen immer mindestens den dringenden Verdacht auf das Vorliegen der in Rede stehenden Erkrankung schöpfen und diesen dann durch die angeschlossene Kontrastfüllung des Oesophagus zu bestätigen suchen.

Macht man es sich jedoch zur Gewohnheit, bei jeder Untersuchung des Thorax, mindestens aber in allen Fällen, bei denen nach einer mediastinalen

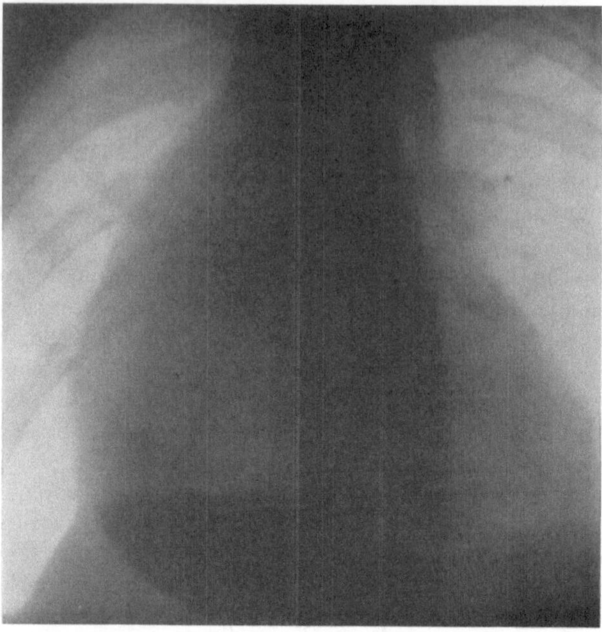

Abb. 177. Hochgradige idiopathische Oesophagusdilatation, einen Tumor des Mediastinums vortäuschend.

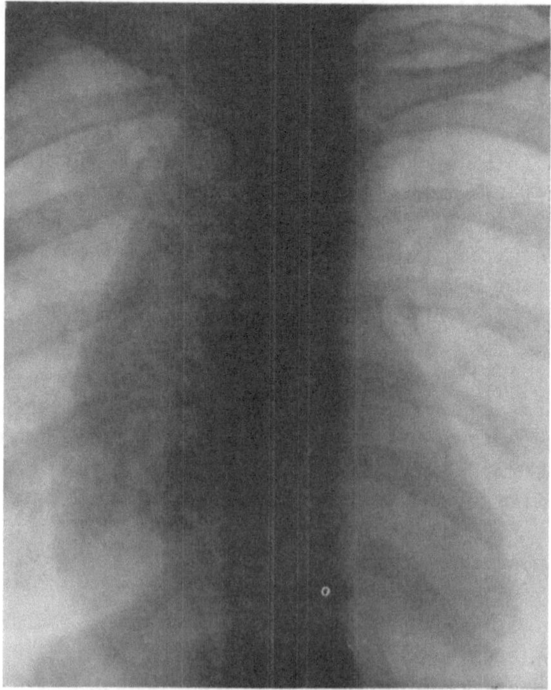

Abb. 178. Idiopathische Oesophagusdilatation. Inhomogenität des Schattens durch untermischte Luftblasen.

Erkrankung gesucht wird, den Oesophagus mit Baryum zu füllen, dann wird man die idiopathische Oesophagusdilatation auch bei Fehlen der oben beschriebenen Symptome niemals übersehen (über das Kontrastfüllungsbild s. die Lehrbücher und die Literatur der Speiseröhrenerkrankungen).

Als Demonstration zu dem oben Gesagten mögen 2 Bilder dienen:

Abb. 177 zeigt eine hochgradige, scharf, konvex konturierte Verbreiterung des ganzen Mittelschattens nach rechts; diese Konturlinie biegt in der Höhe der Zwerchfellskuppe scharf nach links um. Links von der Wirbelsäule ist, vom Herz- und Aortenschatten gedeckt, ebenfalls eine bogenförmige Schattenbegrenzung zu sehen. In den basalen Anteilen dichte Schattenbildung durch aussedimentiertes Baryum.

Abb. 178 zeigt einen ähnlichen Schatten, nur fehlt die linksseitige Konturlinie. Der Schatten selbst ist von reichlichen Aufhellungen (Luftblasen) durchsetzt.

Unter den *klinischen Erscheinungen* dieser Erkrankung stehen die Schluckstörungen im Vordergrunde. Doch können sie, wie bereits oben erwähnt, vollkommen fehlen.

Auch der in Abb. 178 dargestellte Fall von recht beträchtlicher Dilatation des Oesophagus, berichtete nichts von Schlingbeschwerden, und war nach ambulatorischer Untersuchung zur Röntgendurchleuchtung der Lunge geschickt worden.

Das Aneurysma der Aorta. Wie wir bereits früher erwähnt haben, wird die Literatur der mediastinalen Erkrankungen vorwiegend von der Besprechung der Differentialdiagnostik zwischen „Mediastinaltumor" und „Aneurysma" beherrscht. Besonders eingehend hat sich KIENBÖCK mit ihr beschäftigt.

Die Diagnose des *kleinen* Aneurysmas begegnet im allgemeinen keinen Schwierigkeiten. Die Erhebung der Organzugehörigkeit, also der Nachweis, daß der betreffende Schatten in keiner Untersuchungsrichtung von der Aorta zu trennen ist, ferner die sichtbare aktive Pulsation sichern die Diagnose einwandfrei.

Beträchtliche Schwierigkeiten bereitet aber die Erkennung eines *großen* Aneurysmas, resp. seine Differenzierung gegenüber einem großen Tumor. Die Organzugehörigkeit läßt sich in solchen Fällen kaum jemals mit Sicherheit bestimmen, da im Bereiche eines so großen Schattens, mag er nun von einem Aneurysma oder von einem in der Nachbarschaft der Aorta gelegenen Tumor erzeugt sein, der betreffende Aortenabschnitt häufig nicht differenzierbar ist; die Pulsation fehlt bei großen Aneurysmen gewöhnlich.

Wir haben bei der Besprechung der Differentialdiagnose zwischen Lungencarcinom und Aortenaneurysma (S. 83) einige von KIENBÖCK angegebene Merkmale erörtert, die ein Aortenaneurysma, und zwar unabhängig von seinem Sitz, sehr wahrscheinlich machen. Es gehören hierher der Nachweis der Dilatation der übrigen Aorta (THOMA-KIENBÖCKsche Regel), deren Fehlen allerdings, wie KIENBÖCK selbst ausführt, größere Beweiskraft im negativen Sinne hat, als ihr Vorhandensein im positiven, die Stellung der Achse des sog. „Aortenovals" (KIENBÖCKsche Aortenasymmetrieregel, s. S. 84, sie gilt übrigens, wie KIENBÖCK selbst anführt, für das Descendensaneurysma nicht), sowie die meist vorhandene, wenn auch häufig nicht hochgradige Hypertrophie des linken Ventrikels.

Als weitere Merkmale, welche die Differentialdiagnose zwischen Aneurysma und mediastinalem Drüsentumor (hingegen nicht anderen, expansiv wachsenden Tumoren des Mediastinums, s. später) fördern, kommt noch die starke Verlagerung der Nachbarorgane hinzu, und zwar je nach dem Sitz des Aneurysmas

in verschiedener Richtung (s. unten). Auch der negative Effekt einer Röntgenbestrahlung kann die Diagnose eines Aortenaneurysmas stützen, allerdings
nur dann, wenn neben einem solchen nur einer der strahlenempfindlichen
Tumoren in Betracht kam.

Die Konturierung des Aneurysmas ist gewöhnlich scharf und wird von einem
einheitlichen konvexen Bogen gebildet; doch kann der Aneurysmaschatten in
seltenen Fällen eine gekerbte Randkontur aufweisen, wenn ein oder mehrere
Tochteraneurysmen bestehen; darauf, daß der auf ein Arcus- oder Descendensaneurysma sich teilweise projizierende Pulmonalisbogen eine Kerbung vortäuschen kann, hat WIERIG aufmerksam gemacht.

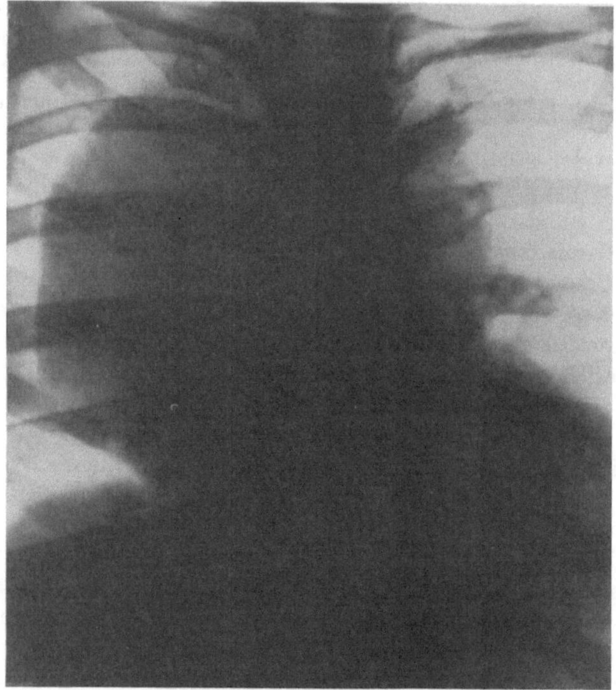

Abb. 179. Großes Aneurysma der Aorta ascendens.

Eine unscharfe Begrenzung kann, wie bereits auf S. 296 erwähnt wurde,
in den sehr seltenen Fällen resultieren, in denen durch eine kleine Perforationsöffnung ein Hämatom in der umgebenden Lunge entstanden ist. Es ist dann die
Differentialdiagnose gegenüber einem in die Lunge durchgebrochenen Mediastinaltumor schwierig oder, wenn die früher aufgezählten Merkmale nicht
eindeutig ausgesprochen sind, unmöglich.

Von den Komplikationen der malignen Mediastinaltumoren können, allerdings
nur ausnahmsweise, die Bronchostenose und der pleurale Erguß auch beim
Aneurysma zur Beobachtung kommen.

Einzelne Varianten in der Symptomatologie ergeben sich durch den Sitz
des Aneurysmas.

Das *Ascendensaneurysma* (Abb. 179) führt gewöhnlich zu einer starken Linksverlagerung der Trachea und der Bifurkation. Der Oesophagus ist nur bei sehr großem, weit nach hinten reichendem Aneurysmasack, und zwar ebenfalls nach links verlagert; der Aortenbogen ist nach oben gedrängt, ein sehr wichtiges Merkmal, welches das Ascendensaneurysma von den meisten Tumoren unterscheidet, von denen die destruktiv wachsenden den Aortenbogen nicht oder nur wenig, die expansiv wachsenden in der Regel rein seitlich oder wie z. B. die Struma (s. später) nach unten verdrängen. Sitzt das Aneurysma der Aorta nicht rein seitlich auf, sondern etwa an seiner Vorderwand, dann kann die rechte Kontur der Ascendens teilweise innerhalb des Aneurysmaschattens zu sehen sein; ein solches Bild spricht also nicht unbedingt gegen den Ausgang des fraglichen Prozesses von der Aorta. Ein großer Aneurysmasack kann, namentlich wenn die Erkrankung von der linken Wand der Ascendens ausgeht, auf der linken Seite, ungefähr im Bereiche des Pulmonalisbogens randbildend werden; von einer erweiterten Pulmonalis ist er dann durch seine Lage zu unterscheiden, da er sich zwischen vorderer Thoraxwand und der Pulmonalis vordrängt; letztere wird dann bei Rechtsdrehung des Patienten hinter dem Aneurysmaschatten sichtbar; weiters ist für das Ascendensaneurysma eine Linksverlagerung der Trachea und der Bifurkation charakteristisch, während das Aneurysma des Pulmonalisstammes, welches übrigens zu den allergrößten Seltenheiten gehört, die genannten Organe nach rechts verlagert.

Das *Aneurysma des Arcus aortae* verdrängt die Trachea mit der Bifurkation und den Oesophagus nach rechts. Für das der rechten Wand des Bogens aufsitzende Aneurysma ist nach KIENBÖCK eine Verschiebung des rechten Hauptbronchus nach rechts oben charakteristisch. Er erscheint dann nach links konkav und eingeengt; der Bifurkationswinkel ist vergrößert (das Bild eines großen Aneurysmas s. im Kapitel „Bronchuscarcinom", *Fall 13*, Abb. 38, S. 85).

Das *Aneurysma der Aorta descendens* präsentiert sich gewöhnlich als eine dem Descendensschatten links aufsitzende spindelförmige Vorwölbung, deren Längsachse parallel der des Körpers verläuft. Häufig ist es ganz oder teilweise vom Herzschatten gedeckt, mitunter überragt es ihn nach links. Die Kontur der Descendens kann innerhalb des Schattens des Aneurysmas zu sehen sein, wenn dieses nicht links, sondern vorne oder hinten der Descendens aufsitzt. Der Schatten ist in der Regel asymmetrisch, doch kann bei Sitz an der Vorder- oder der Hinterwand auch rechts von der Wirbelsäule eine Kontur sichtbar werden. Der Oesophagus ist häufig nach vorne, gewöhnlich aber auch nach *rechts* verdrängt. Liegt aber das Aneurysma knapp über dem Zwerchfell unterhalb der Stelle, an der der Oesophagus über die vordere Aortenwand nach links verläuft, dann kann es eine *Linksverlagerung* des Oesophagus bewirken.

Alle diese Merkmale erlauben keine sichere Unterscheidung des Descendensaneurysmas von einem Tumor des hinteren Mediastinums. So beschreibt HEUER einen durch die Obduktion als Descendensaneurysma geklärten Fall, der von mehreren Untersuchern übereinstimmend für einen Tumor gehalten worden war.

Von größter Bedeutung für die Diagnose ist die Untrennbarkeit des Schattens von dem der Descendens; dieser Beweis ist jedoch aus den oben angeführten Gründen nicht immer mit Sicherheit zu erbringen.

Es gibt noch zwei Merkmale, aus denen sich das Descendensaneurysma mit ziemlicher Sicherheit diagnostizieren läßt.

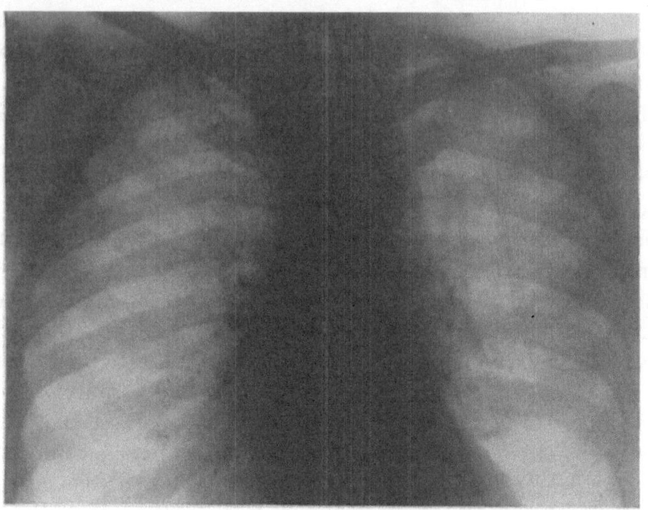

Abb. 180. Aneurysma der Aorta descendens.

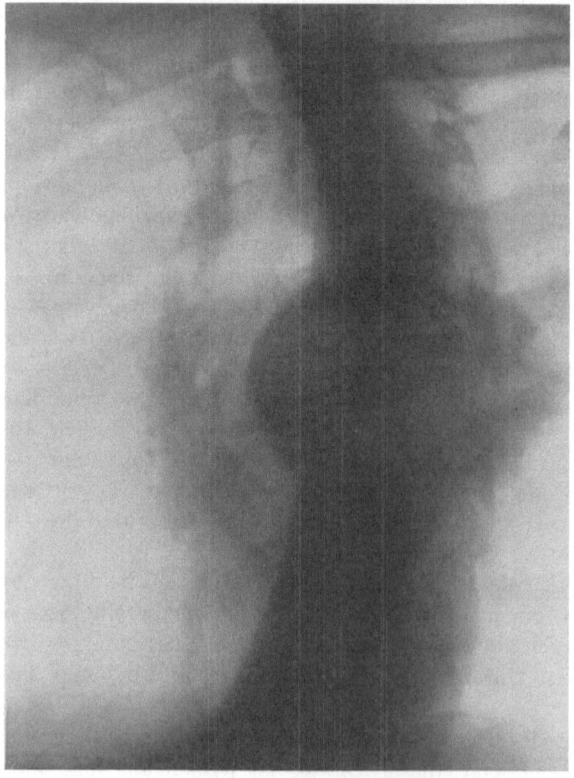

Abb. 181. Derselbe Fall im 2. schrägen Durchmesser.

Ebenso wie bei Aneurysmen an anderen Stellen finden sich auch beim Descendensaneurysma Zeichen der luetischen Erkrankung der übrigen Aorta. Von besonderer Beweiskraft für letztere Erkrankung ist bei allgemeiner Erweiterung die überwiegende Dilatation eines bestimmten Abschnittes. Beim Descendensaneurysma, auch bei tiefem Sitz desselben findet sich öfters schon der Beginn der Descendens, also jene Stelle, deren Breite sich nach der Methode von KREUZFUCHS bestimmen läßt, relativ stärker verbreitert als die Ascendens, so daß bei vergleichender Messung die Weite der Aorta am Beginne der Descendens etwa gleich der ist der (normalerweise um $1/2-1$ cm weiteren) Ascendens oder diese gar übertrifft (LENK). Dieses Symptom scheint mir eindeutig für das Descendensaneurysma zu sprechen.

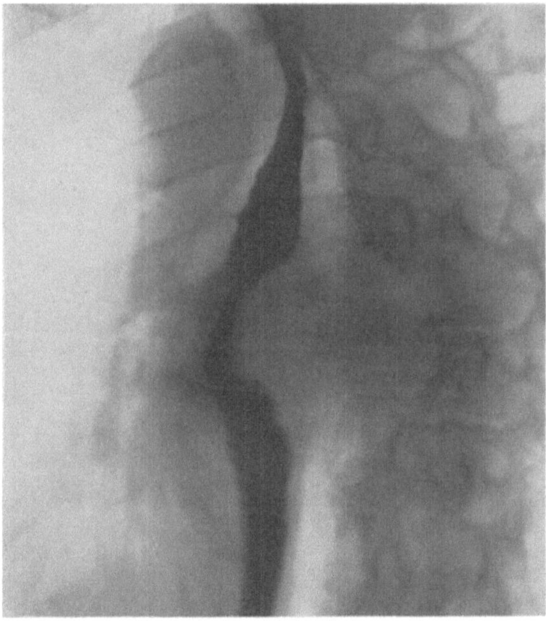

Abb. 182. Derselbe Fall bei fast frontaler Aufnahme. Oesophagus nach vorne verlagert; typische Wirbeldestruktion.

Ein weiteres Kennzeichen desselben wurde röntgenologisch zuerst von HAENISCH beschrieben. Es kommt nämlich mitunter zu einer Druckusur an der Vorderfläche der Wirbelsäule. Von der Destruktion eines Wirbels durch Caries oder Tumor unterscheidet sich diese Usur dadurch, daß ganz unabhängig von der Ausdehnung des Aneurysmas jeder einzelne Wirbel im Bereiche desselben nach vorne zu konkav begrenzt erscheint, wobei der obere und untere Rand erhalten bleiben, so daß eine polycyklische Konturierung der Vorderfläche der Wirbelsäule in dem betreffenden Abschnitte resultiert. Diese eigenartige Form der Destruktion hat ihre Ursache wohl darin, daß der gegenüber dem Drucke des pulsierenden Aneurysmas besonders empfindliche Knochen abgebaut wird, während die resistenten Bandscheiben und mit ihnen die obere und untere Corticalis stehen bleiben. Wie tiefgreifend eine derartige Druckusur sein kann, beweist der Fall, dessen Bilder hier beschrieben seien:

Abb. 180 zeigt eine den Herzschatten in der Höhe des Pulmonalisbogens überragende Vorwölbung, die teilweise von der Kontur der Descendens geschnitten wird; die Breite der Aorta im Bereiche des Isthmus, festgestellt nach Füllung des Oesophagus, ist beträchtlich (4 statt maximal $2^{1}/_{2}$ cm). Der Oesophagus ist in der Höhe der Vorwölbung atypischerweise nach links verlagert; dies ist am besten mit einer Verziehung des Oesophagus infolge Verwachsung mit dem Aneurysma zu erklären.

Abb. 181 zeigt den gleichen Schatten im 2. schrägen Durchmesser. Er erscheint jetzt spindelförmig und überragt die Descendenskontur nach vorne und hinten.

Abb. 182, fast bei rein frontalem Strahlengange aufgenommen, demonstriert die starke bogige Verlagerung des Oesophagus nach vorne und die oben beschriebene typische Destruktion zweier Wirbel.

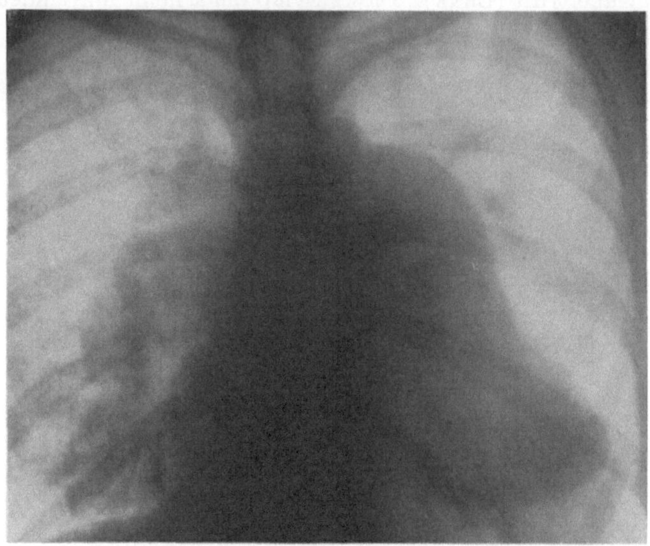

Abb. 183. Sklerose oder Aneurysma der Arteria pulmonalis und ihres rechten Hauptastes (entsprechend dem rechten Hilus).

Es gibt also eine Reihe von Merkmalen, die das Aneurysma vom Tumor des Mediastinums, namentlich vom Drüsentumor zu unterscheiden erlauben. Neben der Bestimmung der Organzugehörigkeit spielen die asymmetrische Lage, der Befund der übrigen Aorta, die durch das expansive Wachstum bedingte Verlagerung der Nachbarorgane und bei verschiedenem Sitze gewisse Lokalsymptome, wie die charakteristische Wirbelusur eine Rolle.

Es gibt aber, wie wir gesehen haben, auch atypische Fälle, namentlich solche, die durch Komplikationen Bilder von malignen Tumoren vortäuschen. Die richtige Diagnose kann auf röntgenologischem Wege dann unmöglich werden.

Von den klinischen Merkmalen sei an die für Aortenerkrankungen oft charakteristischen Schmerzen, den Auskultationsbefund, die Pulsdifferenz, das OLIVER-CARDARELLIsche Symptom erinnert. Aber auch der klinische Befund versagt mitunter vollkommen.

Das Aneurysma der Arteria pulmonalis. Diese äußerst seltene Erkrankung dürfte kaum jemals zu Verwechslung mit einem Tumor Anlaß geben. Die typische Lage im Bereiche des linken mittleren Bogens, die Pulsation, die meist nachweisbar ist, da dieses Aneurysma die Größe der nichtpulsierenden Aortenaneurysmen kaum erreicht, die Hypertrophie des rechten Ventrikels, sowie die gewöhnlich gleichzeitig vorhandene Verbreiterung und Pulsation des Hilusschattens ergeben mindestens den Befund einer Erweiterung der Pulmonalis (Abb. 183). Mit der Bestimmung der Ursache derselben (angeborenes Vitium, Pulmonalsklerose, Pulmonalisaneurysma) haben wir uns an dieser Stelle nicht zu beschäftigen.

Die Mediastinitis. Entzündliche Prozesse im Zellgewebe des Mediastinums können verschiedene Ätiologie haben.

Die akute Mediastinitis, durch Fortleitung phlegmonöser Prozesse im Bereiche des Halses oder nach Verletzungen des Oesophagus entstanden, ist mehrfach, so von SAUERBRUCH, RIEDER, LENK, KONJETZNY beschrieben.

Über einen Fall von tuberkulöser Mediastinitis, ausgehend von tuberkulösen Drüsen, berichtet MATTEUCCI.

Auch die Lues kann zu einer chronischen Mediastinitis führen; eine ausführlichere Publikation über sie stammt von ACHARD.

Röntgenologisch ist die durch entzündliche Exsudation bedingte säulenförmige Verbreiterung des Mediastinums durch einen bandförmigen, beiderseits linear, durch vertikale Linien begrenzten Mittelschatten charakterisiert. Durch Schrumpfung nach Vernarbung kann es zu Zackenbildung kommen.

Die Ätiologie dieser Entzündungen ist röntgenologisch niemals feststellbar.

Klinisch ergibt die *phlegmonöse Mediastinitis* ein so schweres septisches Krankheitsbild, in welchem nach SAUERBRUCH neben hohem Fieber eine relativ niedrige Pulszahl, bedingt durch Vagusreizung, eine ödematöse Schwellung am Halse, sowie ein eigentümliches, schwer zu charakterisierendes Nebengeräusch bei der Auskultation des Herzens, welches SAUERBRUCH mit der Bewegung desselben im ödematösen mediastinalen Gewebe erklärt, eine große Rolle spielt, daß damit die Diagnose gesichert erscheint.

Die *luetische Mediastinitis* ist nur aus der positiven Wassermannschen Reaktion, vor allem aber aus dem günstigen Effekt einer antiluetischen Behandlung zu diagnostizieren.

Die *tuberkulöse Mediastinitis* läßt sich nur durch Feststellung anderer Zeichen von Tuberkulose, vor allem aber durch den Ausschluß einer Mediastinitis anderer Ätiologie vermuten.

Mediastinale Drüsentumoren können, wie wir früher gezeigt haben, Bilder erzeugen wie die Mediastinitis, d. h. einen beiderseits geradlinig begrenzten bandförmigen Schatten ergeben, wenn es nach Röntgenbestrahlung zu schwieliger Ausheilung gekommen ist. Die Unterscheidung gegenüber der Mediastinitis ist auf Grund des Röntgenbildes allein unmöglich. Hier entscheidet nur die Anamnese und der klinische Befund (s. oben).

Die durch Mediastinaltumoren erzeugte Cava- und Anonymastauung, welche ebenfalls zu geradliniger Begrenzung des Mittelschattens führt, ist durch die Verlaufsrichtung der Begrenzungslinie charakterisiert (s. früher).

Auf welche Weise der häufig ebenfalls geradlinig begrenzte Schatten der Pleuritis mediastinalis von den eben besprochenen zu unterscheiden ist, wird unten ausgeführt.

Das Hämatom im Mediastinum. Es führt röntgenologisch zu den gleichen Veränderungen wie die Mediastinitis (LENK, KÖRNER). Maßgebend für die Diagnose ist nur die Anamnese.

Die Pleuritis mediastinalis. Der Erguß oder die Schwarte zwischen Pleura mediastinalis und Pleura pulmonalis ist wohl keine Erkrankung des Mediastinums selbst, durch ihren admediastinalen Sitz erhält sie aber im Röntgenbilde das wichtigste Symptom der mediastinalen Erkrankungen, das breitbasige Aufsitzen auf dem Mittelschatten; sie ist daher in der Differentialdiagnostik gegenüber den mediastinalen Tumoren zu besprechen.

Eine ausführliche Beschreibung des Krankheitsbildes, auch seines röntgenologischen Symptomenkomplexes stammt von SAVY. In der deutschen Literatur haben sich GROEDEL, ASSMANN, LOREY u. a. mit dieser Erkrankung beschäftigt. Näheres über die Anatomie und Symptomatologie s. in der bezeichneten Literatur.

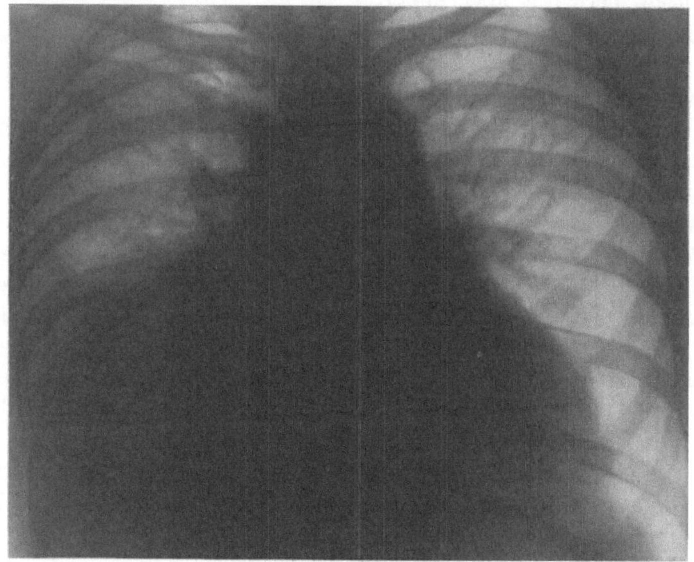

Abb. 184. Pleuritis mediastinalis posterior. Pneumonische Infiltration der Lunge.

In der Regel wird die Pleuritis mediastinalis anterior und posterior, sowie die häufigste Lokalisation derselben, nämlich die im Bereiche der Umschlagsfalten zwischen Mediastinum und Thoraxwand, die von HERRNHEISER als Pleuritis costo-mediastinalis ausführlich beschrieben ist, zu Verwechslung mit Tumoren nicht Anlaß geben, da die aus der pathologischen Anatomie sich ergebende Lage und die Begrenzungsform dieses Schattens für die Erkrankung vollkommen charakteristisch sind. Der Sitz im mediastinalen Pleuraspalt führt zu breitbasigem Aufsitzen auf dem Mittelschatten, der Umstand aber, daß bei Fehlen von Verwachsungen sich die Flüssigkeit der Schwere nach auf das Zwerchfell senkt, spricht sich darin aus, daß der Schatten auch auf dem Zwerchfell eine breite Basis hat. Es ergibt sich so ein Schatten von der Form eines rechtwinkeligen Dreieckes, dessen beide Katheten am Mediastinum, resp. am Zwerchfell sitzen, während die Hypothenuse die Begrenzung gegen das Lungenfeld darstellt. Dieser Schatten liegt entweder dem Herzen rechts oder links an (Pleuritis mediastinalis anterior) oder hinter ihm, von seinem Schatten teilweise oder vollkommen gedeckt (Pleuritis mediastinalis posterior). Er ist gewöhnlich einseitig; es gibt aber auch eine doppelseitige Pleuritis mediastinalis.

Von den Erkrankungen des Mediastinums mit geradliniger Kontur, von denen uns vor allem die Schwiele nach bestrahltem Drüsentumor sowie die Cavastauung interessieren, unterscheidet sich dieser Schatten eindeutig durch den von außen unten nach innen oben gerichteten Verlauf seiner Begrenzungslinie.

Das Bild einer einseitigen, geradlinig begrenzten Pleuritis mediastinalis posterior, zeigt als Komplikation ein in einem späteren Kapitel dargestellter Fall von Neurofibrom (Abb. 208, S. 401).

Eine beiderseitige Pleuritis mediastinalis haben wir als Komplikation eines kalten Abscesses auf Abb. 175, S. 347 dargestellt.

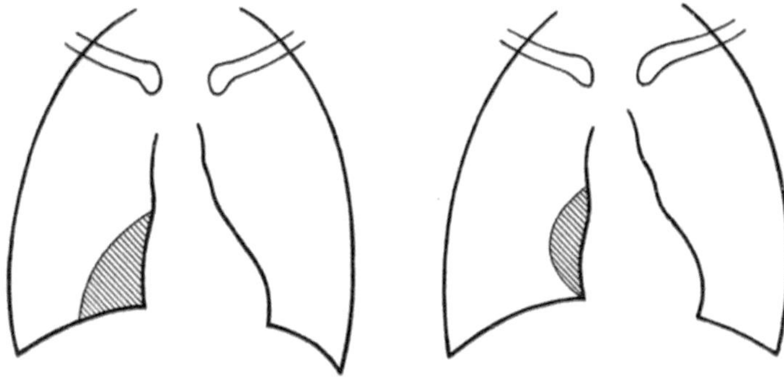

a   b

Abb. 185 a und b. Differentialdiagnose zwischen einer basalen Pleuritis mediastinalis (a) und einem expansiv wachsenden Gebilde des Mediastinums in gleicher Höhe (b). Der Schatten der ersteren sitzt außer dem Mittelschatten auch dem Zwerchfell breitbasig auf, der Schatten des letzteren nur dem Mittelschatten.

Die äußere Begrenzungslinie kann bei stärkerer Flüssigkeitsansammlung und teilweiser Verklebung des mediastinalen Pleuraspaltes mehr oder weniger stark konvex sein (Abb. 184). Auch in solchen Fällen ist die Diagnose leicht, da ein expansiv wachsender Tumor oder eine Cyste des Mediastinums, die mit Rücksicht auf die Begrenzungslinie noch in Betracht kämen, nur dem Mittelschatten breitbasig aufsitzen und sich nach unten verschmälern, indem die konvexe Begrenzungslinie unten wieder medialwärts umbiegt (Abb. 185 b), während der dem Zwerchfell aufsitzende pleuro-mediastinale Erguß auch auf dem Zwerchfell eine breite Basis hat (Abb. 185 a).

In seltenen Fällen hat der Schatten der Pleuritis mediastinalis posterior nach der Beschreibung von SAVY Bandform und ist nach außen annähernd vertikal begrenzt. Vielleicht handelt es sich dabei um Fälle, bei denen die Flüssigkeit infolge von Verwachsungen der Lunge, namentlich am Zwerchfell an der Ausbreitung lateralwärts gehindert ist und daher säulenförmig nach oben ansteigt. Auch in solchen Fällen ist die Erkennung leicht und die Unterscheidung von den früher besprochenen Prozessen mit geradliniger Begrenzung (mediastinale Schwiele, Mediastinitis usw.) unschwer. Denn die Pleuritis mediastinalis ist meistens einseitig, ihr Schatten gewöhnlich nicht sehr intensiv, da die Flüssigkeit nur den hinteren Anteil des mediastinalen Pleuraraumes einnimmt, also keine große Schichtdicke hat; aus diesem Grunde sind auch die Konturen der mediastinalen Organe innerhalb des pathologischen Schattens gewöhnlich gut zu differenzieren.

Ein Bild, das offenbar in diese Gruppe gehört, verdanke ich Kollegen Dr. POLITZER (Abb. 186).

Sehr schwierig, ja unmöglich kann die röntgenologische Diagnose in jenen Fällen sein, bei denen der Erguß nicht an der Basis sitzt, sondern in einer beliebigen Höhe abgesackt ist. Es ergibt sich dann, ähnlich wie beim abgesackten Erguß in der thorakalen Pleura ein dem Mittelschatten breitbasig aufsitzender, homogener, intensiver, gegen die Lunge scharf und konvex begrenzter Schatten, also ein Bild, wie wir es bei verschiedenen expansiv wachsenden Prozessen,

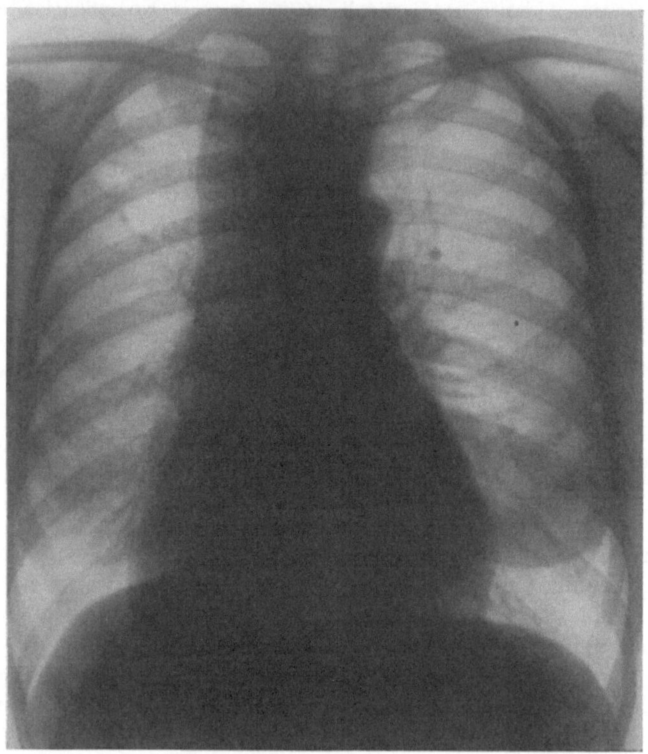

Abb. 186. Pleuritis mediastinalis posterior mit bandförmigem Schatten.

namentlich benignen Tumoren und Cysten des Mediastinums finden. Der Schatten ist gewöhnlich einseitig, kann aber auch doppelseitig sein, und zwar entweder, wenn die Pleuritis mediastinalis selbst doppelseitig ist, oder wenn der Erguß in der Höhe einer der schwachen Stellen des Mediastinums sitzt, die dann in das Lungenfeld der anderen Seite vorgewölbt wird.

Mit Vorliebe sitzen derart abgesackte Ergüsse im hinteren costo-mediastinalen Winkel. Die Folge davon ist, daß solche Schattenbildungen bei frontaler Durchleuchtung zum großen Teile mit dem Wirbelsäulenschatten in Deckung kommen (GROEDEL). Dieses Merkmal kann sie von vielen Tumoren und anderen Prozessen im hinteren Mediastinum (wie kaltem Absceß und Descendensaneurysma) unterscheiden, da diese in der Regel prävertebral gelagert sind. Allerdings sitzen an der gleichen Stelle typischerweise manche seltene Tumoren, vor allem die *Ganglioneurome* (s. d.) und manche von den Rippen oder Wirbeln ausgehenden Geschwülste.

Ist jedoch der Sitz der abgesackten mediastinalen Pleuritis kein so typischer, dann erlaubt das Röntgenbild allein die Unterscheidung gegenüber expansiv wachsenden Tumoren (in Betracht kommen vor allem Cysten, s. später) überhaupt nicht.

In solchen Fällen kann die Differentialdiagnose nur unter Zuhilfenahme des *klinischen Bildes* gestellt werden. Dieses weist die Zeichen einer Pleuritis auf, namentlich Fieber und Stechen auf der Brust, daneben können, wie GROEDEL betont, heftige Schmerzen beim Schlucken bestehen, offenbar durch die stellenweise enge Nachbarschaft des Oesophagus mit der entzündeten Pleura. Da derartige Pleuritiden besonders häufig metapneumonisch entstehen (ASSMANN), handelt es sich nicht selten um Empyeme, die dann das schwere Krankheitsbild derselben darbieten.

In der Regel läßt sich also die Pleuritis mediastinalis entweder aus dem Röntgenbilde allein oder im Verein mit dem klinischen Befunde leicht von einem mediastinalen Tumor unterscheiden.

Es zeigt sich also, daß eine exakte Bildanalyse unter Berücksichtigung der pathologischen Anatomie in den meisten Fällen die Differenzierung des mediastinalen Drüsentumors von anderen mediastinalen Erkrankungen gestattet, sei es, daß der Schatten eindeutige Merkmale des ersteren aufweist, sei es, daß er Symptome, die für eine der letzteren charakteristisch sind, erkennen läßt. In den verhältnismäßig seltenen Fällen, in denen der Röntgenbefund im Stiche läßt, läßt sich die Entscheidung gewöhnlich aus dem klinischen Bilde fällen.

Komplizierter wird die Diagnostik der mediastinalen Erkrankungen dadurch, daß es neben den Drüsentumoren noch eine Reihe, allerdings seltener Geschwülste im Mediastinum gibt, deren Symptomenkomplex mit dem mancher der besprochenen nichttumorösen Erkrankungen des Mediastinums weitgehende Ähnlichkeit hat. Wir werden uns daher nach der Beschreibung der letzteren nochmals zusammenfassend mit der Differentialdiagnostik im Mediastinum zu befassen haben.

B. Die intrathoracische Struma.

Vom anatomischen und klinischen Gesichtspunkte ist der im Thoraxraume gelegene Kropf von WUHRMANN (1896), in seiner röntgenologischen Symptomatologie von KIENBÖCK (1908) erschöpfend behandelt; spätere Arbeiten haben den in den genannten Publikationen enthaltenen Ausführungen nur wenig Neues hinzugefügt. Die folgenden Besprechungen stützen sich daher zum großen Teile auf diese beiden Arbeiten.

Pathologische Anatomie.

Als intrathorakale Strumen bezeichnet man jene Kröpfe, die mit einem größeren oder kleineren Anteil unterhalb der oberen Brustapertur gelegen sind; mit WUHRMANN gliedert man sie gewöhnlich in 3 Kategorien, und zwar 1. in solche, die bloß mit dem unteren Pol, 2. in jene, die großenteils und 3. solche, die ganz intrathorakal liegen. Von diesen 3 Arten spielt die erstgenannte klinisch und röntgendiagnostisch als Thoraxtumor kaum eine Rolle, da das Krankheitsbild von der Halsstruma beherrscht wird. Wir werden uns daher an dieser Stelle hauptsächlich mit der 2. und 3. Kategorie zu beschäftigen haben.

Erst die Röntgenuntersuchung hat darüber Aufklärung gebracht, daß die intrathoracische Struma eine sehr häufige Erkrankung ist. Wie KIENBÖCK ausführt, ragt ungefähr die Hälfte aller Strumen in die obere Brustapertur hinein; größere intrathoracische Anteile finden sich nach den Berichten mehrerer Chirurgen (WÖLFLER, KOCHER u. a.) in etwa 10% aller Kröpfe.

Von der Krankheit werden nach übereinstimmenden Statistiken verschiedener Autoren beide Geschlechter annähernd gleich häufig befallen. Das 4. bis 5. Lebensjahrzehnt ist der häufigste Zeitpunkt des Krankheitsbeginnes (WUHR-MANN).

Der *Ausgangspunkt* des intrathoracischen Kropfes ist gewöhnlich eine verschieden große Halsstruma. Mitunter geht er von einer in toto oder partiell tiefstehenden Schilddrüse aus. In diesen beiden Fällen wächst er aus der Halsregion nach unten, ein Umstand, der im röntgenologischen Symptomenkomplexe von größter Wichtigkeit ist.

Der Kropf kann vom Isthmus oder von einem der beiden Seitenlappen, vom rechten anscheinend häufiger als vom linken, ausgehen. In ersterem Falle liegt er median, in letzterem mehr seitlich; man spricht auch von *retrosternaler*, resp. von *retroclavicularer* Struma. Die erstere liegt gewöhnlich über und vor den Gefäßen und grenzt nach der Beschreibung von KIENBÖCK vorne an das Manubrium sterni, hinten an die Trachea, unten an die Arteria und Vena anonyma und an den Aortenbogen. Der Kropf kann aber auch mit einem kleineren oder größeren Anteil die Trachea umgreifen, also retrotracheal vor dem Oesophagus gelegen sein. Die retroclaviculare Struma liegt meistens hinter den großen Gefäßen (retrovasale Struma nach KIENBÖCK), grenzt also vorne an die letzteren, hinten an die Wirbelsäule und den Oesophagus, innen an die Trachea.

Sehr selten sind an verschiedenen Stellen gelegene versprengte Teile der Schilddrüse der Ursprung des intrathorakalen Kropfes. Man bezeichnet ihn dann als *Nebenkropf,* auch *accessorische Struma.* Er kann mit einem Schilddrüsenlappen durch eine Brücke von Schilddrüsengewebe oder einen fibrösen Strang in Verbindung stehen (Struma accessoria falsa) oder von ihr auch vollkommen isoliert sein (Struma accessoria vera). Anatomisch ist der Nebenkropf leicht zu erkennen, wenn es sich um eine parenchymatöse Struma handelt, wie in einem von LÜDIN beschriebenen Falle. Hingegen kann ihre Erkennung große Schwierigkeiten bereiten, wenn eine cystische Struma vorliegt; nur die histologische Untersuchung kann durch den Nachweis von Schilddrüsengewebe in der Cystenwand Klarheit bringen; doch ist dieses nicht immer, vor allem nicht an allen Stellen zu finden, so daß dann die Differenzierung gegenüber anderen Cysten des Mediastinums nicht mit Sicherheit oder höchstens per exclusionem gelingt (s. darüber auch im Kapitel „Cysten des Mediastinums"). Ein durch die histologische Untersuchung festgestellter Fall von intrathoracischer cystischer Struma ist von DITTRICH im Jahre 1887 publiziert. BRUNNER beschreibt einen auch röntgenologisch untersuchten Fall (s. darüber auch unten) einer nicht mit der vollkommen normalen Schilddrüse in Zusammenhang stehenden großen, mit schwarzbrauner Flüssigkeit und dickflüssigem Detritus gefüllten Cyste, die er, trotzdem die histologische Untersuchung eines kleinen Teiles der Cystenwand nur derbes fibröses Gewebe ergab, mit Sicherheit als cystische Struma ansehen zu können glaubt, da er mangels Vorhandenseins von Haaren, Zähnen und Brei eine Dermoidcyste ausschließt. In die gleiche Gruppe gehört wahrscheinlich auch ein von mir selbst beobachteter Fall einer mediastinalen Cyste (Beschreibung s. im Kapitel „Röntgendiagnostik").

Die benigne Struma ist das Prototyp eines expansiv wachsenden Tumors. Sie führt daher immer zu einer *Verlagerung und Kompression der Nachbarorgane*, und zwar auch dann, wenn sie noch keine besondere Größe erreicht hat. Besonders häufig wird die in der unmittelbaren Nachbarschaft des Kropfes gelegene *Trachea* verdrängt und auch eingeengt; bei langdauerndem Druck kann es zu einer *Malacie* der Knorpelringe kommen. Die asymmetrisch gelegenen retroclavicularen Strumen komprimieren die Trachea seitlich, die median retrosternal gelegenen von vorne nach hinten, die retrotrachealen von hinten nach vorne. In sehr seltenen Fällen kann eine tief in den Thoraxraum reichende Struma zu Bronchostenose mit allen ihren Folgeerscheinungen, wie chronischer Bronchitis, Bronchiektasien, Emphysem führen.

Weit nach hinten reichende, vor allem retrotracheal gelegene Kröpfe können den Oesophagus verlagern und einengen; doch ist dies bei weitem seltener zu beobachten als die Kompression der Trachea.

Größere Strumen können weiterhin die Gefäße, vor allem die Vv. anonymae verlagern und durch Kompression derselben Stauungserscheinungen hervorrufen.

Von *Nervenläsionen* sind neben *Sympathicusschädigungen* namentlich *Recurrenslähmungen* zu beobachten, nach WÖLFLER in etwa $10^0/_0$ aller Fälle, und zwar links häufiger als rechts (WÖLFLER, WUHRMANN, EISELSBERG), was verständlich ist, wenn man bedenkt, daß nur der linke Recurrens tiefer in den Thoraxraum (bis unter den Aortenbogen) reicht, während der rechte schon in der Halsregion (unterhalb der Arteria subclavia) nach oben umbiegt.

Verkalkungen einzelner Strumaknoten kommen ziemlich häufig vor, seltener sind Kalkablagerungen in der Kapsel.

Mitunter kommt es zu *maligner Degeneration* der Struma, und zwar sind Carcinome häufiger als Sarkome. FLÖRCKEN und MUES beobachteten unter 423 Strumen 15 maligne. Der Kropf wird derb, bekommt eine höckerige Oberfläche und weist Neigung zu destruktivem Wachstum und dadurch Verlötung mit den Nachbarorganen auf. Regionäre Drüsenmetastasen auch im Bereiche des Mediastinums sind nicht selten. Es gibt auch Fälle, bei denen die Halsstruma benign bleibt und nur der intrathorakale Abschnitt malign wird.

Klinische Erscheinungen.

Kleine intrathorakale Kröpfe können vollkommen beschwerdelos getragen werden, größere manifestieren sich vor allem durch lokale Druckerscheinungen, wie Dyspnoe, mitunter mit Stridor, ferner Schluckbeschwerden, Schwellung und Cyanose des Gesichtes, Venektasien, Heiserkeit infolge Recurrenslähmung, Tachykardie als Folge einer Sympathicusschädigung. Bei basedowoider Struma sind alle Zeichen eines Hyperthyreoidismus zu beobachten.

Alle diese Erscheinungen können leicht deutbar sein, wenn gleichzeitig eine Halsstruma besteht; bei Fehlen einer solchen sind sie jedoch ganz uncharakteristisch.

Auch die *objektiven* klinischen Symptome gestatten selten eine sichere Diagnose. Mitunter ist der Kropf, namentlich beim Schlucken, in der Jugulargrube palpabel. KREUZFUCHS beschreibt einen Tiefstand des Kehlkopfes als äußeres Merkmal der substernalen Struma. Dämpfungen über dem Sternum konnte WUHRMANN unter 75 Fällen nur zehnmal feststellen.

Wie KIENBÖCK ausführt, gestattet demnach der klinische Befund im allgemeinen bestenfalls eine Wahrscheinlichkeitsdiagnose. Die Röntgenuntersuchung ist zur Sicherstellung unerläßlich.

Klinische Zeichen einer *malignen Degeneration* sind bei gleichzeitigem Vorhandensein einer Halsstruma: derbe Konsistenz, sowie höckerige Oberfläche des Kropfes, ferner Verwachsung mit der Haut. Dazu kommen höhergradige Kompressionserscheinungen, blutiger Auswurf als Folge einer Destruktion der Lunge, ferner ausstrahlende Schmerzen, namentlich im Bereiche des 2. bis 4. Cervicalnerven, weiters rasches Wachstum des Kropfes und Abmagerung. Doch können alle Malignitätszeichen (auch die röntgenologischen, s. unten) fehlen. Unter den oben genannten 15 Fällen von FLÖRCKEN und MUES wurden nur 6 klinisch als maligne Strumen erkannt, während 9 erst histologisch festgestellt werden konnten.

Die Röntgendiagnostik der intrathoracischen Struma.

SCHIFF und WEINBERGER haben bereits im Jahre 1899 das Röntgenbild einer intrathoracischen Struma demonstriert. Jedoch hat erst KIENBÖCK im Jahre 1908 den röntgenologischen Symptomenkomplex dieser Erkrankung festgelegt und gezeigt, daß die Röntgenuntersuchung in der Regel zu einer eindeutigen Diagnose führt.

Das typische Röntgenbild ist aus der besprochenen pathologischen Anatomie leicht zu verstehen. Wir finden das obere Mediastinum durch einen homogenen Schatten verbreitert. Die Wachstumsrichtung von der Halsregion in den Thoraxraum erklärt es, daß dieser Schatten in der Regel die Fortsetzung eines verbreiterten Halsschattens darstellt, der Halsregion also breitbasig aufsitzt. Die Konturierung ist bei der benignen Struma immer scharf, die Konturführung lateral-konvex, durch einen einheitlichen, sehr selten leicht welligen Bogen gebildet. Durch diese Konturführung und durch das breitbasige Aufsitzen auf dem Halsschatten kommt eine typische Gesamtform des Strumaschattens zustande; KIENBÖCK bezeichnet ihn als schüssel- oder becherförmig.

In Bezug auf die Lage des Schattens unterscheidet man median gelegene, annähernd symmetrische Schatten, von retrosternalen Strumen erzeugt, weiters mäßig asymmetrische Schattenbildungen mit überwiegender Ausbreitung nach der einen oder anderen Seite oder ganz asymmetrische, nur auf einer Seite gelegene Strumaschatten; allerdings ist auch bei extremer Einseitigkeit in der Regel eine mäßige Verbreiterung des Schattens nach der anderen Richtung feststellbar, erzeugt durch die verlagerte, eventuell durch Stauung erweiterte Vena anonyma (s. unten).

Von großer Wichtigkeit ist die Beachtung der *Lage der Nachbarorgane*. Auch kleine Strumen führen in der Regel zu Deviation und Einengung der Trachea. Die symmetrisch gelegene retrosternale Struma drängt die Luftröhre in der Regel nach vorne; wie KIENBÖCK ausführt, ist in solchen Fällen das helle Trachealband in seinem thoracischen Anteil häufig nicht zu sehen, weil das Luftband der im sagittalen Durchmesser eingeengten Trachea in der Strahlenrichtung so dünn ist, daß es die Strahlenabsorption nur wenig herabsetzt. In besonders schöner Weise läßt sich nach den eingehenden Untersuchungen von SGALITZER diese Kompression der Trachea mittels Durchleuchtung und Aufnahme bei frontalem Strahlengange darstellen. Bei retrotracheal gelegener Struma läßt sich mit der gleichen Methode die bogige Verlagerung der Trachea nach vorne feststellen.

Die asymmetrischen Strumen führen in der Regel zu starken seitlichen Ausbiegungen des Trachealbandes, häufig mit bedeutender Verengerung desselben.

Ist es zu der früher erwähnten *Malacie* der Trachea gekommen, dann läßt sich dies nach Untersuchungen von SGALITZER und STÖHR röntgenologisch gewöhnlich erkennen. Es bewirkt dann eine künstliche Drucksteigerung im Thorax und in der Trachea (VALSALVAscher Versuch) eine starke, häufig, entsprechend der ungleichmäßigen malacischen Wandveränderung, unregelmäßige Erweiterung der stenosierten Luftröhre, während eine Herabsetzung des intrathorakalen, resp. intratrachealen Druckes (MÜLLERscher Versuch) zu einem Einsinken der malacischen Wand führt.

Auch die viel seltenere *Verlagerung des Oesophagus* kann in seitlicher Richtung oder nach hinten erfolgen. Besonders charakteristisch für retrotracheale Strumen ist die Kombination einer Verdrängung der Trachea nach vorne mit einer Verlagerung des Oesophagus nach hinten. Ein solcher Fall ist z. B. von SGALITZER beschrieben.

Von besonders großer diagnostischer Bedeutung ist die Verlagerung des *Aortenbogens* durch den intrathoracischen Kropf. Er wird durch die von oben nach unten wachsende Struma typischerweise immer nach unten gedrängt, und zwar gewöhnlich gleichzeitig auch nach links, so daß er abnorm stark in das linke Lungenfeld vorspringt. In seltenen Fällen kommt es bei großen linksseitigen asymmetrischen Strumen neben einer Herunterdrängung zu einer Rechtsverlagerung des Aortenbogens, so daß er dann links nicht mehr konturbildend ist und nur innerhalb des Mittelschattens zutage tritt.

Die Kompression und Verlagerung der Vv. anonymae kann sich dadurch manifestieren, daß die in einem früheren Kapitel beschriebene typische Gefäßkontur innerhalb des Strumaschattens zu sehen ist, oder aber sie kann dazu führen, daß der Venenschatten selbst die Begrenzung des verbreiterten Mittelschattens bildet. Dies sieht man häufig einseitig bei asymmetrischen Strumen, und zwar auf der dem Kropfschatten entgegengesetzten Seite, mitunter aber auch beiderseits, wenn der Kropf die Venen auseinander drängt und selbst nicht randbildend ist. Die Verbreiterung des Mittelschattens hat dann eine für die substernale Struma uncharakteristische Konfiguration. Das Röntgenbild läßt nur erkennen, daß innerhalb des Mediastinums ein die Gefäße auseinanderdrängender oder zu einer Gefäßstauung führender Prozeß vorhanden ist. Daß es sich um eine Struma handelt, kann man in solchen Fällen gewöhnlich durch die Schluck- und Hustenhebung feststellen (s. unten). Durch die

Untersuchung in verschiedenen Schrägdurchmessern, namentlich in Fechterstellung, läßt sich bei einem retrovasalen Kropf die charakteristische Bogenkontur des Strumaschattens hinter der Anonymakontur darstellen.

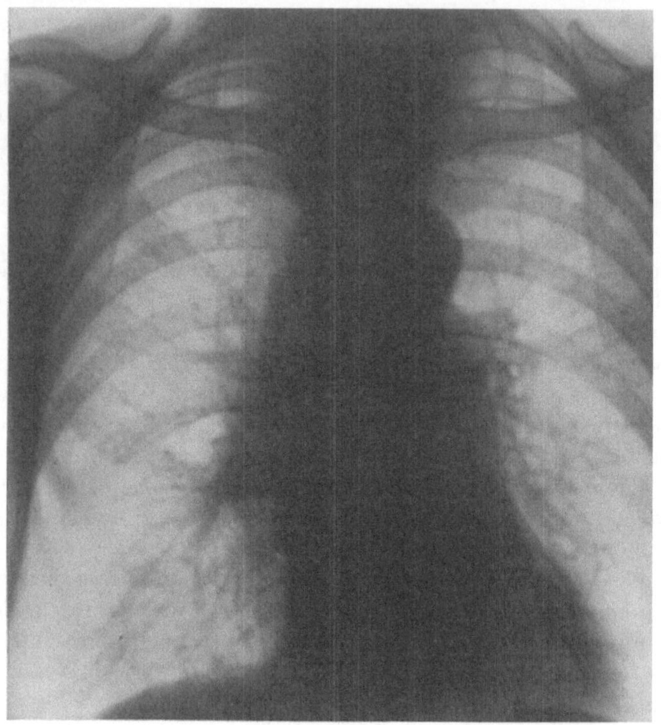

Abb. 187. Kleine symmetrisch gelegene substernale Struma.

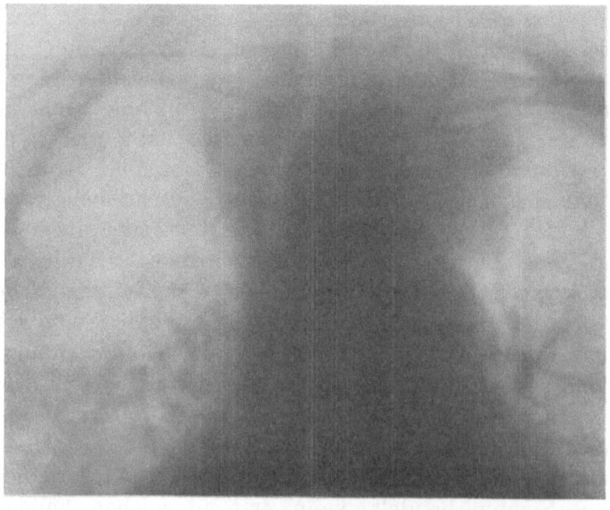

Abb. 188. Große substernale Struma mit hochgradiger Verlagerung und Kompression der Trachea.
(Aus dem Archiv der Klinik Hochenegg.)

Von *Bewegungserscheinungen* ist in seltenen Fällen eine von der Aorta mitgeteilte *Pulsation* zu sehen. Von größter Bedeutung ist jedoch die fast nie fehlende starke Hebung des Strumaschattens beim *Schlucken* und *Husten*. Ist die Struma selbst nicht randbildend, sondern wird die Begrenzung beiderseits von den Gefäßen gebildet, dann steigt der sichtbare Schatten nicht in die Höhe, er wird aber deutlich schmäler, da bei der Hebung der die Gefäße auseinanderdrängenden Struma die Venen infolge ihrer Elastizität an ihre normale Stelle zurückkehren, sich also einander nähern. Dieses Merkmal ist ganz eindeutig für eine direkt nicht sichtbare intrathoracische Struma.

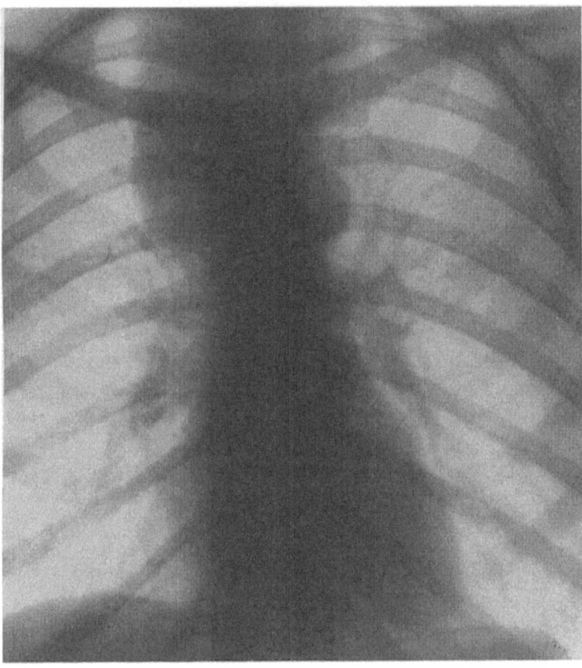

Abb. 189. Rechtsseitige retroclaviculare Struma.

Der becherförmige, beiderseits scharf konvex begrenzte, symmetrische oder asymmetrische, dem Halsschatten breitbasig aufsitzende Schatten im oberen Mediastinum mit Verlagerung und Einengung der Trachea und Hinabdrängung des Aortenbogens stellt einen die intrathoracische Struma einwandfrei beweisenden röntgenologischen Symptomenkomplex dar. Gestützt wird die Diagnose noch durch den Nachweis der Schluck- und Hustenhebung, deren Fehlen jedoch die Beweiskraft des beschriebenen Syndroms nicht beeinträchtigt.

Einige charakteristische Bilder seien hier angeführt:

Abb. 187 zeigt eine kleine symmetrisch gelegene Struma mit mäßiger Verlagerung der Trachea und typischer Verdrängung des Aortenbogens.

Abb. 188 (aus dem Röntgenarchiv der Klinik HOCHENEGG stammend) demonstriert eine sehr große intrathoracische Struma mit einem großen linken und kleineren rechten Anteil, starker Rechtsverdrängung und Einengung der Trachea und Hinabdrängung des Aortenbogens. Der Fall ist von PALUGYAY publiziert.

Abb. 189 stellt eine fast rein rechtsseitige mittelgroße Struma mit Linksverlagerung der Trachea dar. Auch hier ist das breitbasige Aufsitzen auf dem stark verbreiterten Halsweichteilschatten gut zu erkennen.

Auf Abb. 190 ist rechts die typische Strumakontur, links die Anonyma randbildend. Aber auch rechts ist unterhalb des Strumaschattens die nach rechts verlagerte und wahrscheinlich auch erweiterte Vena anonyma und Cava superior deutlich zu sehen.

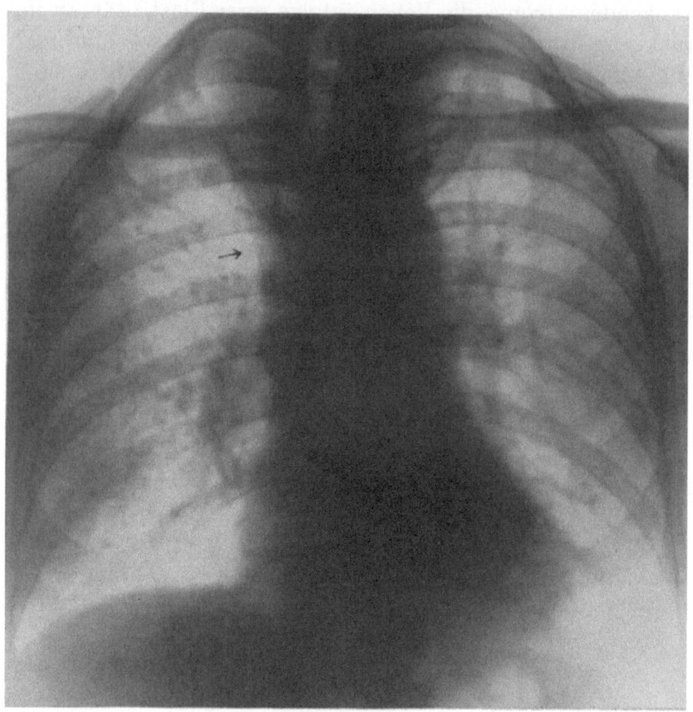

Abb. 190. Kleine substernale Struma mit Verdrängung der großen Venen. (Der Pfeil weist auf die verlagerte Vena anonyma.) Starke Rechtsverlagerung der Trachea.

Verkalkungen in der Struma können zu charakteristischen Bildern führen. Gewöhnlich verkalken einzelne Strumaknoten, und zwar in der Regel unvollständig. Man sieht dann verschieden große, meist rundliche, ungleichmäßige, kalkdichte Schatten innerhalb des Strumaschattens. Daß es sich um verkalkte Strumaknoten und nicht etwa um Kalkherde in der benachbarten Lunge handelt, läßt sich einwandfrei daran erkennen, daß der Kalkschatten ebenfalls beim Schlucken und Husten emporsteigt. Derartige Verkalkungen können von diagnostischer Bedeutung sein, wenn differentialdiagnostisch neben einer Struma eine Cyste in Frage kommt (s. unten). Weniger charakteristisch sind Verkalkungen der Strumakapsel, die sich als kalkdichte Streifen an der Kontur des Kropfschattens präsentieren.

Einige Bilder von verschiedenen Strumaverkalkungen seien hier reproduziert:

Abb. 191 zeigt eine mittelgroße substernale Struma mit einem typischen Kalkschatten im Halsteile derselben.

Abb. 192 läßt in einer kleinen substernalen Struma einen etwa kirschengroßen Kalkschatten erkennen.

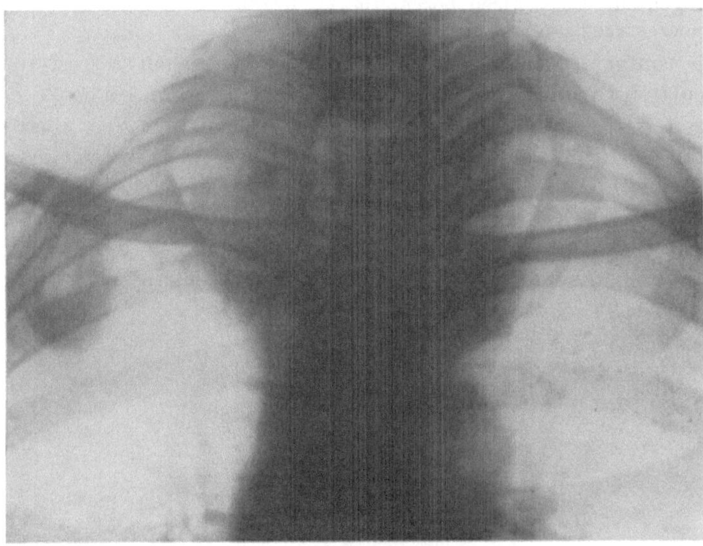

Abb. 191. Substernale Struma mit starker Rechtsverlagerung der Trachea und einem verkalkten Knoten im Halsanteile.

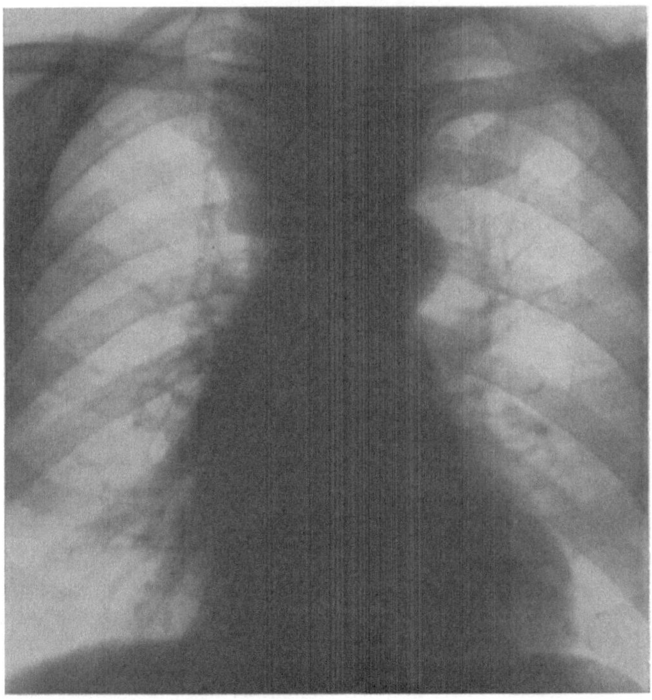

Abb. 192. Kleine substernale Struma mit einem verkalkten Knoten im substernalen Anteil.

Abb. 193, eine große rechtsseitige retroclaviculare Struma darstellend, zeigt im Bereiche beinahe der ganzen rechtsseitigen bogenförmigen Kontur einen dünnen Kalkstreifen als Ausdruck einer ausgedehnten Kapselverkalkung.

Ist die röntgenologische Diagnose bei der typischen retrosternalen und retroclavicularen Struma in der Regel sehr leicht, so kann sie große Schwierigkeiten bereiten, ja unmöglich werden, wenn es sich um den allerdings sehr seltenen Fall einer von versprengten Keimen ausgehenden *accessorischen Struma* handelt. Dadurch, daß dieser Tumor mit der Thyreoidea nicht (echter Nebenkropf) oder nur durch einen dünnen Strang (falscher Nebenkropf) zusammenhängt, verliert der röntgenologische Symptomenkomplex drei sehr charakteristische Merkmale, nämlich das breitbasige Aufsitzen auf dem Halsschatten,

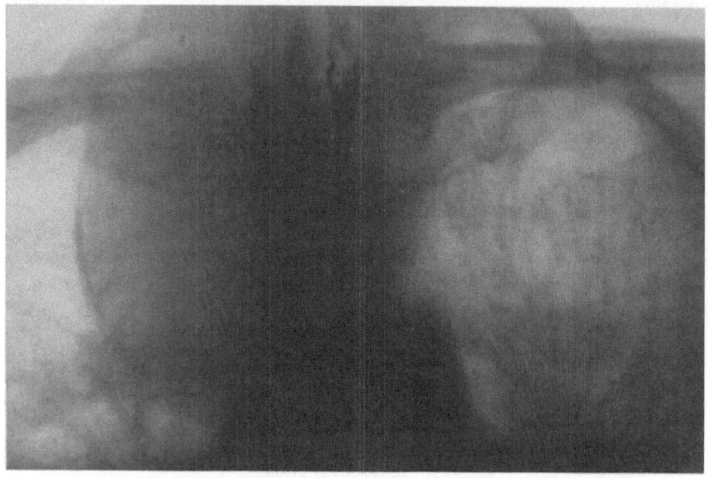

Abb. 193. Große retroclaviculare Struma mit Kapselverkalkung.

und damit die Becherform, sowie die Schluck- und Hustenhebung. Es resultiert ein symmetrischer oder asymmetrischer, in letzterem Falle dem Mittelschatten breitbasig aufsitzender Schatten, meist von ovaler Form mit scharfer, einheitlich bogiger Konturierung und Verlagerung der Nachbarorgane, also das Bild einer unizentrisch entstandenen, expansiv wachsenden mediastinalen Bildung. Fehlt aber bei einer rein einseitig gelegenen accessorischen Struma auch das Merkmal des breitbasigen Aufsitzens am Mittelschatten, dann kommen auch noch alle expansiv wachsenden Bildungen der Lunge differentialdiagnostisch in Frage. Ein solcher Fall, der erst durch die Obduktion geklärt wurde, ist von LÜDIN beschrieben. Wir werden uns mit der Differentialdiagnose der Bilder von accessorischen Strumen im Abschnitte „Differentialdiagnose der intrathoracischen Struma" beschäftigen.

Der bei der Besprechung der pathologischen Anatomie der intrathoracischen Struma erwähnte Fall von Struma accessoria cystica, der von BRUNNER publiziert ist, ist intra vitam auch röntgenologisch untersucht worden. Das Röntgenbild ist der Publikation beigegeben. Es zeigt einen enormen, vollkommen symmetrisch gelegenen Schatten im vorderen Mediastinum, der beiderseits scharf konvex, einheitlich bogig konturiert ist. Die Trachea ist verlagert. Der Schatten zeigte, wie der Autor hervorhebt, keine Hebung beim Schlucken und Husten (vom differentialdiagnostischen Gesichtspunkte wollen wir den Fall im Abschnitte „Differentialdiagnose" noch einmal erörtern).

Ein selbst beobachteter Fall einer intrathoracischen Cyste, die trotz Fehlens einer histologischen Verifizierung mit Wahrscheinlichkeit als cystischer Nebenkropf angesprochen werden muß, sei hier beschrieben.

Fall 82. Franz S., 37 Jahre. Zugewiesen von der 2. med. Klinik (Hofrat Prof. ORTNER).

Aus der *Anamnese:* In den letzten Monaten zunehmende Atembeschwerden.

Aus dem *klinischen Status:* Leichte Schallverkürzung rechts infraclavicular, sonst normaler Befund.

Aus dem *Röntgenbefunde:* Das rechte Zwerchfell steht etwa 3 Querfinger höher als das linke und ist respiratorisch vollkommen unbeweglich. Im rechten oberen Lungenfelde ein dem Mittelschatten breitbasig aufsitzender, etwa kindskopfgroßer, längsovaler, außen und unten scharf, bogenförmig begrenzter Schatten. Trachea und Aortenbogen sind stark nach links verlagert (Abb. 194). Der Schatten zeigt weder Pulsation, noch Schluck- und Hustenhebung. Durch Untersuchung in verschiedenen Durchmessern konnte der Schatten von der Aorta vollkommen isoliert werden; diese erwies sich als völlig normal. Bei frontalem Strahlengange zeigte sich, daß der Tumor vorne lag und die vordere Thoraxwand in der Höhe der zweiten Rippe erreichte.

Das dem Schatten zugrunde liegende Gebilde (Befund s. unten) wurde durch *Operation* (Hofrat Prof. BÜDINGER) zum größten Teile entfernt. Einige Zeit nach der Operation ergab sich folgender

Röntgenbefund: Der pathologische Schatten beträchtlich verkleinert, Trachea nur noch wenig verlagert. Das rechte Zwerchfell jetzt in gleicher Höhe wie das linke (Abb. 195).

Der Umstand, daß der pathologische Zwerchfellhochstand schon kurz nach der Operation behoben wurde, spricht gegen eine Phrenicusparese als Ursache desselben. Wahrscheinlich handelte es sich um Ansaugung durch *Bronchostenose,* der das durch den Tumor verdrängte Mediastinum nicht folgen konnte.

Aus dem *Operationsbefund:* Im rechten oberen Thorax eine von derben Schwielen umgebene cystische Bildung, über der eine dünne Lungenschichte lag. Die Lunge sonst normal. Der Sack ist mit der vorderen Thoraxwand verwachsen. Beim Einschneiden entleert sich etwa ein halber Liter einer bräunlichen Flüssigkeit.

Die *mikroskopische Untersuchung* eines kleinen Teiles der Wand ergab nur (teilweise nekrotisches) Bindegewebe. Weder Echinokokkusmembranen, noch Skolices.

Der anatomische Befund schloß also eine parasitäre Cyste aus. Der Inhalt derselben sprach auch gegen Dermoidcyste. Auch für eine Bronchuscyste fehlte der charakteristische mikroskopische Befund, nämlich Auskleidung mit Bronchialepithel. Es ist daher ähnlich wie in dem BRUNNERschen Falle per exclusionem mit großer Wahrscheinlichkeit eine accessorische cystische Struma anzunehmen.

Die *maligne Degeneration* einer intrathoracischen Struma ist röntgenologisch häufig nicht feststellbar. In manchen Fällen kann aber das destruktive Wachstum mehr oder weniger charakteristische röntgenologische Merkmale erzeugen:

Durch Einwuchern in die Nachbarorgane kommt es zur Fixation der Struma; es fehlt dann in dem sonst unveränderten Bilde das Symptom der Schluck- und Hustenhebung. Dieser Umstand ergibt jedoch nur ein Verdachtsmoment, da auch entzündliche Veränderungen der Umgebung zur Verwachsung führen können.

Der Durchbruch in die benachbarte Lunge ergibt eine unscharfe Konturierung. Diese beweist bei sonst unverändertem Symptomenkomplexe, also vor allem bei einem oben breitbasig aufsitzenden Schatten mit großer Sicherheit das Vorliegen einer malignen Struma.

Ein weiteres Merkmal von Malignität liefern eventuell vorhandene Drüsenmetastasen (s. Abb. 167, S. 338).

Phrenicuslähmungen scheinen bei benignen Strumen nicht vorzukommen. Hingegen kann ein maligner Kropf oder eine Metastase desselben auch den Phrenicus infiltrieren. Der Nachweis einer derartigen Lähmung spricht also auch bei einer sonst unverdächtigen Struma mit Wahrscheinlichkeit für Malignität derselben.

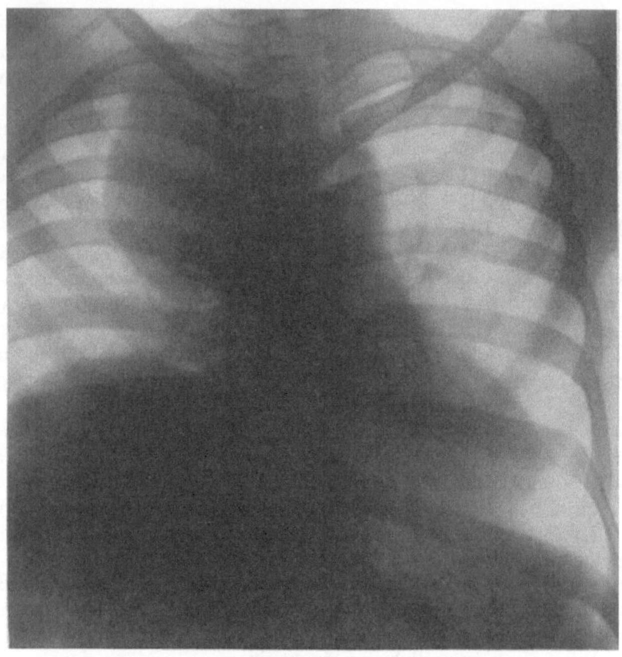

Abb. 194. Große mediastinale Cyste (wahrscheinlich Struma accessoria cystica). Rechtsseitiger Zwerchfellhochstand infolge Bronchostenose. Fall 82.

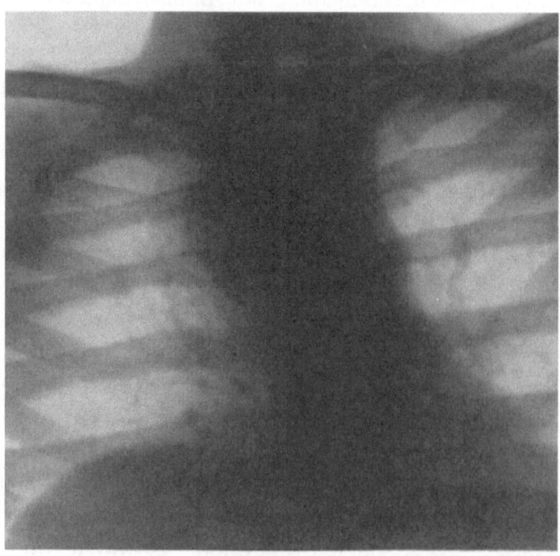

Abb. 195. Derselbe Fall kurz nach operativer Entfernung des größten Teiles der Cyste. Normaler Zwerchfellstand.

Ein solcher Fall sei hier kurz beschrieben:

Fall 83. Laura B., 69 Jahre. Zugewiesen von der Ambulanz der 3. med. Klinik (Hofrat Prof. CHVOSTEK).

Aus der *Anamnese:* Zunehmende Atemnot.

Aus dem *klinischen Status:* Sternale Dämpfung. Zwerchfellhochstand rechts.

Aus dem *Röntgenbefunde:* Das rechte Zwerchfell steht etwa 12 cm höher als das linke. Es zeigt sowohl bei der normalen Atmung als vor allem beim MÜLLERschen Versuch paradoxe respiratorische Bewegung. Das obere Mediastinum von einem apfelgroßen, am Halsschatten breitbasig aufsitzenden, beiderseits scharf, konvex begrenzten Schatten ausgefüllt, *der beim Schlucken und Husten kaum emporsteigt.* Trachea im oberen Brustteil leicht nach links verlagert und im frontalen Durchmesser etwas eingeengt (Abb. 196).

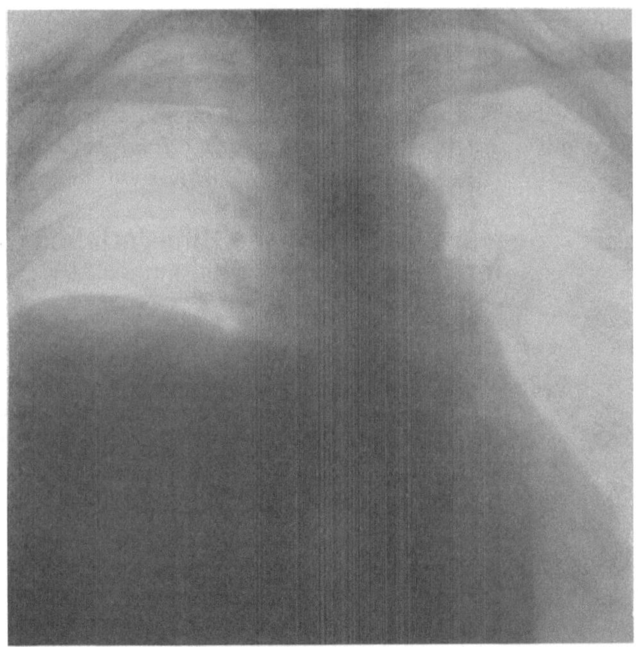

Abb. 196. Kleine unbewegliche substernale Struma mit Phrenicuslähmung (wahrscheinlich maligne Struma). Fall 83.

Fehlen von Schluck- und Hustenhebung, unscharfe Begrenzung, sichtbare Drüsenmetastasen im Mediastinum und Phrenicuslähmung sind demnach Röntgensymptome, die teilweise mit Wahrscheinlichkeit, teilweise mit Sicherheit für Malignität einer Struma sprechen (über die Differentialdiagnose s. im nächsten Abschnitte).

OEHLER beschreibt als Symptom, das er bei weitaus den meisten daraufhin angesehenen Fällen beobachtet haben will und als charakteristisch für maligne Struma ansieht, das Fehlen der sonst gut sichtbaren Trachealaufhellung innerhalb des Strumaschattens. Er erklärt diese Erscheinung mit der starren infiltrativen Umwachsung durch das Geschwulstgewebe, welche die Differenzierung zwischen Luftraum und Strumagewebe nicht mehr zur Geltung kommen lasse, oft auch nur ein ganz kleines Tracheallumen übrig lasse. Die starre Umwachsung kann jedoch keineswegs das Verschwinden der Trachealaufhellung erklären, vielmehr handelt es sich in solchen Fällen zweifellos, wie schon KIENBÖCK gezeigt hat, um eine starke Einengung der Trachea im sagittalen Durchmesser. Diese ergibt aber, wie wir gesehen haben, keinesfalls einen Anhaltspunkt für Malignität der Struma. Wir müssen dieses Zeichen daher als Symptom derselben ablehnen. FLÖRCKEN und MUES konnten es auch in keinem der von ihnen beobachteten 15 Fälle von maligner Struma nachweisen.

Von den *Hilfsuntersuchungsmethoden* könnte die *Bronchographie* in den sehr seltenen Fällen, bei welchen die Struma durch Druck eine Bronchostenose erzeugt hat, die Erkennung der letzteren fördern und sie durch die dabei erkennbare glatte Konturierung der eingeengten Stelle als Kompressionsstenose deklarieren.

Gegenüber der *probatorischen Bestrahlung* verhalten sich die Strumen im allgemeinen fast vollkommen refraktär, so daß eine deutliche Verkleinerung des Schattens nach Applikation einer Bestrahlungsserie mit größter Wahrscheinlichkeit gegen die Struma spricht. Einen deutlicheren Rückgang auf die Bestrahlung zeigen mitunter maligne Kröpfe, doch erfolgt er in der Regel viel langsamer als beim Lymphosarkom und auch beim Lymphogranulom.

Zusammenfassung der Diagnose und Differentialdiagnose der intrathoracischen Struma.

Durch den im vorausgegangenen Abschnitte beschriebenen röntgenologischen Symptomenkomplex ist die von der Schilddrüse selbst ausgehende intrathoracische Struma gewöhnlich so eindeutig charakterisiert, daß differentialdiagnostische Erwägungen überhaupt nicht in Betracht kommen. Nur die extrem einseitige retroclaviculare Struma könnte zu Verwechslung mit anderen, vor allem benignen Tumoren und mit Cysten des Mediastinums und hauptsächlich mit Aneurysmen Anlaß geben; doch ist auch hier in der Regel das breitbasige Aufsitzen auf dem Halsschatten und die Hustenhebung entscheidend.

Die Merkmale der übrigen benignen Geschwülste und Cysten des Mediastinums werden wir in späteren Kapiteln systematisch besprechen und uns dort auch nochmals mit der Differentialdiagnose derselben beschäftigen. Die charakteristischen Zeichen des Aortenaneurysmas sind uns aus früheren Kapiteln dieses Buches bekannt.

Hier sei in Kürze noch die Symptomatologie des *Aneurysmas der Arteria anonyma* erörtert, dessen Röntgenbild große Ähnlichkeit mit dem einer asymmetrisch gelegenen retroclavicularen Struma haben kann.

Dieses Aneurysma ist charakterisiert durch einen oberhalb der Aorta gelegenen, mit ihr in Zusammenhang stehenden, asymmetrischen Schatten, der breitbasig dem Mittelschatten aufsitzt und nach außen scharf, halbkreisförmig begrenzt ist. Entsprechend dem Verlaufe des erkrankten Gefäßes steht die Längsachse dieses Aneurysmas im Gegensatz zu der des Aortenaneurysmas meist parallel zur Längsachse des Körpers. Pulsation kann vorhanden sein, aber auch fehlen. Die Trachea ist meist verlagert. Der Aortenbogen ist wenigstens bei dem anscheinend häufigeren rechtsseitigen Anonymaaneurysma nicht wie bei der Struma nach unten gedrängt, sondern er steht im Gegenteile häufig infolge der gleichzeitigen Aortendilatation abnorm hoch. An der Aorta lassen sich meist Zeichen einer Erkrankung im Sinne einer Mesaortitis luetica nachweisen, der linke Herzventrikel ist gewöhnlich vergrößert.

Ein Fall von Aneurysma der rechten Arteria anonyma, der alle die beschriebenen Merkmale und auch einen im gleichen Sinne sprechenden klinischen Befund aufweist, sei hier angeführt.

Fall 84. Josef A., 45 Jahre. Zugewiesen von der 2. med. Klinik (Hofrat Prof. ORTNER).

Aus der *Anamnese:* Seit 3 Jahren heftige Hustenanfälle, in deren Verlaufe es oft zu Ohnmacht kommt. Beim Husten Anschwellung der rechten Schlüsselbeingrube.

Aus dem *klinischen Status:* Mäßige Cyanose im Gesicht und Thorax. Rechte Supraclaviculargrube vorgewölbt. Venektasien beiderseits auf der Brustwand. Sehr deutlicher *Oliver-Cardarelli.* Leichte Pulsation der ganzen oberen Thoraxpartie. Im 2. Intercostalraum rechts vom Sternum leichter diastolischer Anschlag. Herzdämpfung vergrößert, breite Dämpfung über dem Manubrium sterni. Rauhes systolisches Geräusch über der Aorta. Rechtsseitige Recurrensparese. Wassermann positiv.

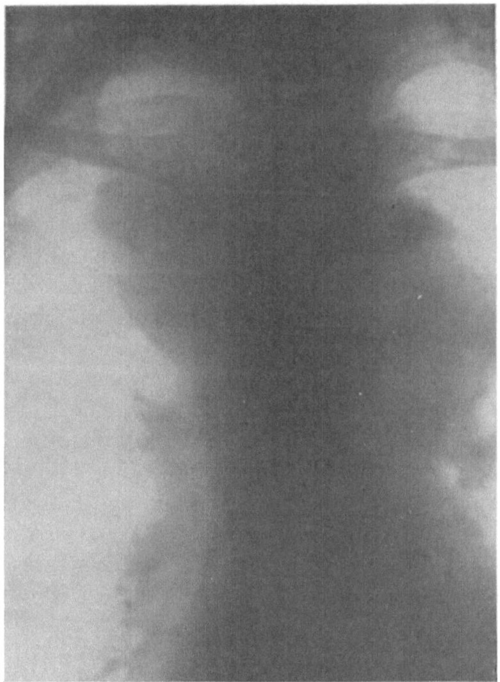

Abb. 197. Großes Aneurysma der rechten Arteria anonyma. Fall 84.

Aus dem *Röntgenbefunde:* Herz leicht nach links vergrößert. Die Aorta beträchtlich diffus dilatiert, besonders im Bereiche des Arcus (Isthmusbreite $4^3/_4$ statt maximal $2^1/_2$ cm). Der Aorta ascendens sitzt rechts subapikal ein etwa apfelgroßer, von ihr nicht abtrennbarer, den Retrosternalraum ausfüllender, lateral scharf, halbkreisförmig begrenzter Schatten auf, der geringgradige Pulsation aufweist. Trachea im oberen Brustteil stark nach links verlagert, der Oesophagus im Bereiche des Aortenbogens stark nach rechts verdrängt (Abb. 197).

Es handelt sich also neben einer hochgradigen spindelförmigen Erweiterung im Bereiche des Arcus aortae offenbar um ein Aneurysma der rechten Arteria anonyma.

Das wesentlichste Unterscheidungsmerkmal des Aneurysmas der Arteria anonyma gegenüber anderen asymmetrisch gelegenen Prozessen im oberen Mediastinum sind also gleichzeitige Veränderungen an der Aorta; von der retroclavicularen einseitigen Struma unterscheidet es sich noch durch das Fehlen der breiten Basis am Halsschatten, sowie den Hochstand des Aortenbogens.

Bedeutend größere Schwierigkeiten bereitet die Erkennung einer *Struma accessoria* und ihre Differenzierung gegenüber anderen expansiven Prozessen im oberen Mediastinum.

Die Differenzierung gegenüber dem Anonymaaneurysma, dessen Bild die gleichen röntgenologischen Merkmale aufweisen kann, gelingt im allgemeinen durch die Beachtung des Umstandes, daß sich der Strumaschatten von der Aorta trennen läßt, ferner durch die Feststellung des Vorhandenseins oder Fehlens charakteristischer Aortenveränderungen, schließlich durch den klinischen Befund.

Unmöglich kann die Differentialdiagnose zwischen einer accessorischen intrathoracischen Struma und einem anderen unizentrisch entstandenen, expansiv wachsenden Tumor des Mediastinums sein. Wie wir bei der systematischen Besprechung dieser Tumoren noch erörtern werden, kommen im vorderen Mediastinum hauptsächlich Dermoidcysten vor. Ihr Bild ist mit dem der accessorischen Struma vollkommen identisch, vor allem wenn diese asymmetrisch sitzt. In dem früher beschriebenen Fall BRUNNERs hätte die symmetrische Ausbreitung des Schattens im vorderen Mediastinum eher für Struma sprechen müssen, da Dermoidcysten meist einseitig, asymmetrisch gelagert sind.

Die maligne Struma kann gewisse differentialdiagnostische Schwierigkeiten bereiten, wenn nach Durchbruch in die Lunge zwei charakteristische Merkmale, nämlich die scharfe Begrenzung und die Hustenhebung verloren gehen. Die Becherform des Schattens, sowie das breitbasige Aufsitzen am Halsschatten wird aber auch in solchen Fällen die richtige Diagnose erlauben. Sind auch diese beiden Merkmale infolge ausgedehnter Einwucherung der Struma in die Lunge nicht mehr deutlich ausgesprochen, dann ist eine Unterscheidung gegenüber einem anderen malignen Tumor des Mediastinums mit Durchbruch in die Lunge auf Grund des Röntgenbildes allein unmöglich. In solchen Fällen kann der klinische Nachweis einer malignen Struma am Halse die Entscheidung bringen. Das Fehlen derselben ist jedoch, wie wir früher ausgeführt haben, keineswegs gegen das Vorkommen einer malignen intrathoracischen Struma einwandfrei beweisend.

C. Die malignen Tumoren des Thymus.
Pathologische Anatomie.

Die pathologische Anatomie der malignen Thymustumoren ist eines der umstrittensten Gebiete der speziellen Geschwulstlehre. Die Unsicherheit, welche Tumoren des vorderen Mediastinums man als Thymusgeschwülste zu bezeichnen berechtigt ist, stammt offenbar daher, daß zur Zeit der Entstehung des Tumors von dem Ausgangsorgan meist nur noch minimale Reste vorhanden sind, daß es also schwierig ist, eine Organbeziehung herzustellen. Gewöhnlich begnügt man sich damit, festzustellen, daß die Geschwulst der Lage und teilweise auch der Form nach annähernd dem normalen Thymus entspricht; einzelne Autoren fordern außerdem noch als wichtigstes Kennzeichen die histologische Feststellung von Thymuselementen, namentlich von HASSAL-schen Körperchen, geben aber zu, daß ihr Nachweis großen Schwierigkeiten begegnen kann und oft sehr unsicher ist. Häufig stellen also nur die oben beschriebenen makroskopischen Kennzeichen die Grundlage der pathologisch-anatomischen Diagnose eines Thymustumors dar.

Eine noch viel strittigere Frage ist die nach der Histogenese und der Natur der bösartigen Thymustumoren. Die Divergenz in den verschiedenen Ansichten über dieselbe hat ihren Ursprung in der verschiedenen Auffassung über die Genese und die Histologie der normalen Thymusdrüse selbst. Während sie früher als rein lymphatisches Organ galt, ist man heute fast allgemein der Anschauung, daß sie entodermalen Ursprungs, also epithelialer Natur ist. Wenigstens ist jetzt fast allgemein anerkannt, daß die hellere Markschichte aus Epithelzellen besteht. Die dunklere Rindensubstanz hingegen stellt ein Netz von sternförmigen Zellen dar, in welchem sich reichliche kleine Zellen befinden, die von einem Teile der Autoren, wie z. B. SCHMINCKE als Lymphocyten angesehen werden, während andere, wie VOGES dazu neigen, auch sie als Epithelzellen aufzufassen.

Diese noch nicht einwandfrei geklärten Fragen über die Stellung und Histologie der Thymusdrüse sind auch für die Auffassung der Natur der Thymusgeschwülste von größter Bedeutung. Während die von der Marksubstanz ausgehenden Tumoren jetzt fast allgemein als epitheliale Geschwülste, also als *Carcinome* angesehen werden, gelten die Rindentumoren bei den einen als *Lymphosarkome,* bei den anderen ebenfalls als *epitheliale Tumoren.* Der größere Teil der Autoren neigt allerdings zu der ersteren Ansicht. Es muß jedoch bedacht werden, daß die thymogene Herkunft der Lymphosarkome des vorderen Mediastinums sehr häufig nicht einwandfrei feststellbar ist, sodaß manche Autoren nur von „Lymphosarkom der Thymusgegend" sprechen.

Um den Schwierigkeiten, die die unklare Genese der Rindensubstanzgeschwülste in der Nomenklatur bereitet, zu begegnen, hat GRANDHOMME und später auch SIMMONDS für sie die Bezeichnung „*Thymom*" vorgeschlagen. Sie findet sich in neuerer Zeit vielfach, namentlich in der amerikanischen Literatur, wird aber, wozu der Ausdruck ja auch berechtigen würde, auch als Sammelname für alle bösartigen Thymustumoren gebraucht. Da also dieser Name geeignet ist, eher verwirrend als klärend zu wirken, dürfte es besser sein, auf ihn zu verzichten und von *malignen Mark-,* resp. *Rindengeschwülsten* des Thymus zu sprechen.

Für unsere röntgenologische Besprechung der Thymusgeschwülste ist die Frage der histologischen Zusammensetzung derselben deshalb von Bedeutung, weil die beiden in Betracht kommenden Geschwulstarten, das Lymphosarkom und das Carcinom auf die Röntgenbestrahlung ganz verschieden ansprechen und weil wir, wie wir erörtert haben, aus dem Strahleneffekt mit äußerst großer Wahrscheinlichkeit einen Rückschluß auf die Natur des vorliegenden Tumors ziehen können. Es sei gleich an dieser Stelle bemerkt, daß von manchen Beobachtern, wie DWYER, GROOVER und JUGENBURG Mediastinaltumoren mit einem ausgezeichneten Bestrahlungseffekt beschrieben sind, die, soweit sich das aus den beigegebenen Röntgenbildern erschließen läßt (s. später), wohl mit recht als Thymusgeschwülste aufgefaßt wurden, bei denen zum Teil auch (JUGENBURG) die histologische Untersuchung einer probeexcidierten Drüsenmetastase einen derartigen Tumor annehmen ließ. Es kann nach allem, was wir über die verschiedene Wirkung der Röntgenstrahlen bei verschiedenartigen Tumoren wissen, kaum einem Zweifel unterliegen, daß es sich in diesen

Fällen um sehr empfindliche Sarkome, höchstwahrscheinlich Lymphosarkome gehandelt hat. Andererseits aber haben wir selbst einige Fälle beobachtet, die dem makroskopischen Befunde nach, vor allem nach Lage und Form mit größter Wahrscheinlichkeit als Thymustumoren zu bezeichnen sind, bei denen die histologische Untersuchung wohl keine Klarheit brachte, aber doch nach Ansicht der Untersucher eher für Sarkom, resp. Lymphosarkom sprach, bei denen aber vorausgegangene, mehrfach wiederholte intensive Bestrahlungen keinen Erfolg gebracht hatten; nach röntgentherapeutischer Erfahrung müßte das mit größter Wahrscheinlichkeit im Sinne maligner epithelialer Bildungen sprechen. Vielleicht könnte auch auf diesem Gebiete eine engere Zusammenarbeit zwischen pathologischer Anatomie und Röntgenologie wichtige Resultate zeitigen und eine einheitliche Deutung der fraglichen Geschwulstarten ermöglichen.

Außer den beiden eben besprochenen Tumorformen gibt es nach Ansicht der meisten Autoren auch noch von der Kapsel und vom interlobären Bindegewebe ausgehende *Sarkome* des Thymus.

Bezüglich des grob-anatomischen Baues der Thymusgeschwülste wird von einigen Autoren eine gewisse Ähnlichkeit mit der sich von unten nach oben verschmälernden Pyramidenform des normalen Thymus hervorgehoben. Wie sich aus den Abbildungen feststellen läßt, verlaufen die Ränder mitunter stellenweise gerade, vielfach aber leicht wellig. Bindegewebige Stränge, die z. B. nach der Beschreibung von LENZ von der Kapsel in das Innere des Tumors ziehen, bedingen einen knolligen, grob-lappigen Aufbau. Andere Autoren beschreiben die Form der Geschwulst als „pfannkuchenartig", also als annähernd rund und platt.

Abgesehen von der Form ist die Lokalisation der Geschwulst von Bedeutung. Sie muß, wenn man einen Thymustumor annehmen will, dem Sitze des Thymus entsprechen. Die Geschwulst muß also im vorderen Mediastinum, weiters nach den Ausführungen von SIMMONDS genau in der Medianlinie liegen und sich auf den der Herzbasis entsprechenden Teil des äußeren Perikardblattes erstrecken.

An *Komplikationen* sind alle Folgeerscheinungen maligner Tumoren beschrieben: Durchbruch durch die Kapsel in benachbarte Organe, auch in die Lunge (z. B. in einem Fall von BRANNAN), was allerdings relativ selten vorzukommen scheint, Destruktion der benachbarten Skeletteile, vor allem des Sternums, Metastasen in den regionären Drüsen, Fernmetastasen in der Lunge, Leber, im Skelet usw., Pleurametastasen mit Exsudatbildung. In einigen Fällen (R. SCHMIDT, ERNST A. SCHMIDT) sind Trommelschlägelfinger und Periostitis hyperplastica von großer Ausdehnung beschrieben.

Die klinischen Erscheinungen.

Die klinischen Erscheinungen der malignen Thymusgeschwülste sind im allgemeinen wenig charakteristisch, gewöhnlich stehen die *lokalen Drucksymptome* ebenso wie bei den mediastinalen Drüsentumoren im Vordergrunde. Besonders häufig findet man in der Literatur Stauungserscheinungen im Bereiche der Cava superior verzeichnet; auch in unseren Fällen beherrschten sie das klinische Krankheitsbild. Die physikalische Untersuchung ergibt eine mehr oder minder starke Verbreiterung der sternalen Dämpfung.

Zu diesen Merkmalen, die nur den Schluß auf das Vorliegen einer mediastinalen Erkrankung gestatten, eventuell bei gleichzeitigem Bestehen von Malignitätssymptomen, wie Metastasen usw., für einen malignen Mediastinaltumor sprechen, kommen in vereinzelten Fällen noch *Allgemeinerscheinungen,* die einen Hinweis auf die Erkrankung einer innersekretorischen Drüse, ja sogar des Thymus selbst beinhalten. So beschreibt R. SCHMIDT bei einem Falle als „thymotoxisches Syndrom": heftige nächtliche Kopfschmerzen, sehr erregte Herztätigkeit, starke Nachtschweiße, Tremor der Hände und Haarausfall, also einen Symptomenkomplex, der große Ähnlichkeit mit dem eines Hyperthyreoidismus hat. SCHMINCKE spricht direkt von einem basedowischen Krankheitsbild. Dazu kommt noch mitunter Genitalatrophie und Adynamie (KLOSE, LEBSCHE). Alle diese Zeichen sind jedoch, wie die Autoren hervorheben, recht selten. Unter unseren Fällen von Thymustumor zeigte kein einziger irgendwelche im Sinne einer Thymuserkrankung deutbaren Erscheinungen.

LENZ beobachtete in einem Falle von Marktumor des Thymus eine auffallende absolute und relative *Lymphopenie* und stellt sie einem von FRIEDLÄNDER und FOOT beschriebenen als Rindentumor gedeuteten Falle mit dem Blutbilde einer lymphatischen Leukämie gegenüber. LENZ glaubt, daß der Blutbefund für die Differenzierung der beiden Geschwulstarten verwertbar ist. Es ist allerdings an die Möglichkeit zu denken, daß es sich in dem letztgenannten Falle nicht um ein Blastom, sondern um eine wirkliche leukämische Infiltration des Thymus gehandelt hat, wie sie z. B. auch von ASSMANN beobachtet wurde.

Die Röntgendiagnostik der malignen Thymustumoren.

Die röntgenologische Literatur der Thymusgeschwülste ist bisher sehr klein. Kasuistische Mitteilungen finden sich vor allem in der amerikanischen Literatur (DWYER, GROOVER, SETH HIRSCH); einzelne Fälle sind ferner von ASSMANN, VOGES, JUGENBURG, LENK u. a. beschrieben. Der Versuch, einen einheitlichen röntgenologischen Symptomenkomplex für diese Geschwülste zu finden, ist bisher jedoch nur von mir gelegentlich der Demonstration eines eigenen Falles gemacht worden. Es scheint mir auf Grund der eigenen Beobachtungen, sowie des Studiums der in der Literatur enthaltenen Bilder möglich zu sein, den malignen Thymustumor mit großer Wahrscheinlichkeit aus dem Röntgenbilde zu erkennen.

Die einzelnen röntgenologischen Merkmale, die sich durchwegs aus der pathologischen Anatomie der Geschwulst ableiten, resp. erkennen lassen, sind folgende:

1. *Lage.* Der Schatten sitzt im vorderen Mediastinum, der Retrosternalraum wird durch ihn verdunkelt. Er erreicht gewöhnlich die Herzbasis. Seine obere Grenze steht mitunter tiefer als die obere Brustapertur, im Gegensatz zu der der Drüsentumoren, die, wie wir gesehen haben, mit Vorliebe den obersten Anteil des Mediastinums einnehmen, resp. hier beginnen. Dieser tiefere Sitz mancher Thymustumoren erklärt sich wohl daraus, daß die Hauptmasse des normalen Organes selbst, sowie seine Reste, resp. die des thymischen Fettkörpers häufig im Bereiche des mittleren Mediastinums oberhalb des Herzens liegen.

2. *Verteilung des Schattens.* Entsprechend dem medianen Sitz der Thymusgeschwülste ragt ihr Schatten immer in beide Lungenfelder vor und ist dabei

mehr oder weniger symmetrisch. Das ist ein recht wichtiges Unterscheidungsmerkmal gegenüber den meisten anderen seltenen Geschwülsten desMediastinums.

3. *Die Konturierung.* Die Begrenzung ist in allen Fällen, bei denen die
Geschwulst nicht in die Lunge durchgebrochen ist, was, wie wir früher erwähnt
haben, nicht häufig vorzukommen scheint, immer scharf. Die Konturführung
ist in allen röntgenologisch dargestellten Fällen der Literatur und auch in den
eigenen konvex, kreisbogenförmig, häufig auch polycyklisch; jedoch sind die
einzelnen Bogen, aus denen sich die gekerbte Kontur zusammensetzt, im Gegensatz zu der der Drüsentumorschatten auffallend lang. Diese Konturführung
erklärt sich aus der vielfach beschriebenen Kuchenform der Thymusgeschwülste,
sowie aus ihrer groben Lappung.

4. *Die Form des Schattens.* Der Schatten der Thymusgeschwülste ist nicht
in seiner ganzen Ausdehnung zu sehen, da ja nur der an die Pleura mediastinalis
angrenzende Anteil derselben röntgenologisch darstellbar ist. Es ist mir jedoch
sowohl an den eigenen Fällen als auch an den in den einzelnen Publikationen
reproduzierten Bildern aufgefallen, daß der quere Durchmesser der sichtbaren
Schattenbildung dem Längsdurchmesser desselben mindestens gleich ist oder ihn
gar übertrifft. KIENBÖCK scheint eine ähnliche Beobachtung gemacht zu haben,
denn in einer kurzen Notiz über die Thymusgeschwülste hebt er neben ihrer
medianen Lage das zuweilen vorkommende „starke Vorspringen beiderseits"
hervor. Dieses Verhältnis zwischen Längs- und Querdurchmesser steht im ausgesprochenen Gegensatz zu der Konfiguration der Schattenbildungen der meisten
anderen mediastinalen Erkrankungen, vor allem der Tumoren. Wie wir bei
der Erörterung der allgemeinen Symptomatologie der mediastinalen Erkrankungen hervorgehoben haben, zeigen die Schatten der meisten derselben
wenigstens der größeren von ihnen ein ausgesprochenes Überwiegen des Längs-
über den Querdurchmesser, was wir mit den Raumverhältnissen im Mediastinum, welche die Ausbreitung der in den Gewebsspalten zwischen den einzelnen
Organen wachsenden Bildungen diktieren, erklärt haben. Das gegensätzliche
Verhalten der Thymusgeschwülste dürfte damit zu erklären sein, daß diese
nicht frei in den Gewebsspalten wuchern, sondern durch eine präformierte
Kapsel gegen die Umgebung abgeschlossen sind. Die Thymuskapsel läßt,
solange sie nicht durchbrochen ist, nur eine annähernd gleiche Ausdehnung
nach allen Richtungen zu. Nun ist aber der wahre Längsdurchmesser der
Geschwulst röntgenologisch nicht zu sehen, da er median innerhalb des nicht
differenzierbaren Mediastinalschattens gelegen ist; die sichtbare Längsausdehnung, die für die Beurteilung der Schattenausbreitung maßgebend ist,
ist kleiner als der wirkliche Längsdurchmesser, daher oft auch kleiner als der
tatsächlich erkennbare größte Querdurchmesser des Schattens.

5. *Das Verhalten der Nachbarorgane.* Häufiger als bei den destruktiv wachsenden Drüsentumoren finden wir bei der malignen Thymusgeschwulst eine
Verlagerung, namentlich der Trachea. Das läßt sich meines Erachtens damit
erklären, daß der maligne Thymustumor, der wohl auch eine destruktiv
wachsende bösartige Geschwulst ist, solange er durch die Kapsel von der
Umgebung abgeschlossen ist, als ein einheitliches, nicht in die Nachbarorgane, resp. die Gewebsspalten zwischen sie eindringendes, also expansives
Gebilde anzusehen ist. Die gute Erkennbarkeit anderer, normalerweise
randbildender Organe innerhalb des sie überragenden Tumorschattens, die

sich bei den Thymusgeschwülsten gewöhnlich beobachten läßt, haben wir ebenfalls als ein Charakteristicum expansiven Wachstums im Mediastinum kennen und verstehen gelernt.

6. *Der Effekt der probatorischen Röntgenbestrahlung.* Wir wollen ihn bereits an dieser Stelle besprechen, da er mir ein wichtiger Bestandteil des charakteristischen Symptomenkomplexes der malignen Thymusgeschwülste zu sein scheint. Wohl dürften, wenn es, wie die meisten Autoren annehmen, wirklich Lymphosarkome des Thymus gibt, diese ebenso wie die von den mediastinalen Drüsen ausgehenden Lymphosarkome nach der Röntgenbestrahlung rasch zurückgehen, wie das bei einigen in der Literatur beschriebenen Fällen, die wahrscheinlich Thymusgeschwülste waren, beobachtet wurde (s. im vorausgehenden Kapitel „pathologische Anatomie"). Der Strahleneffekt ist dann differentialdiagnostisch gegenüber den Drüsengeschwülsten nicht verwertbar. Bei den epithelialen Tumoren jedoch und, wie unsere eigene Erfahrung lehrt, (einschlägige Fälle s. unten) auch bei solchen, die histologisch eher wie Sarkome aussehen, ergibt die Röntgenbestrahlung keinerlei nachweisbare Veränderung des Tumorschattens. Dieser negative Erfolg der Strahlenapplikation unterscheidet die malignen Thymustumoren wesentlich von den häufigsten Geschwülsten des Mediastinums, den primären Drüsentumoren und engt die differentialdiagnostischen Erwägungen beträchtlich ein.

Es ergibt sich also aus diesen auf die pathologische Anatomie und auf die Röntgenbeobachtung basierten Überlegungen für die malignen Thymustumoren ein recht charakteristischer Symptomenkomplex: Im vorderen Mediastinum, mitunter mehr im mittleren als im oberen Anteile desselben gelegene, symmetrische Schattenbildung mit scharfer, einheitlich-konvexer oder auffallend groß-welliger Begrenzung, überwiegender Querausdehnung, Verlagerung der Nachbarorgane und Sichtbarkeit der normalen Organkonturen innerhalb des pathologischen Schattens. Dazu kommt noch in einem Großteil der Fälle das refraktäre Verhalten gegenüber der Röntgenbestrahlung. In diesem Symptomenbilde sind als besonders charakteristisch die groß-wellige Konturierung, der große Querdurchmesser und der negative Effekt der Röntgenbestrahlung hervorzuheben, ja wir müssen jedes einzelne dieser drei Symptome als ein wichtiges Verdachtsmoment bezeichnen.

Es sei nun die beschriebene Symptomatologie durch einige eigene Beobachtungen belegt.

Fall 85. Johann E., 45 Jahre. Zugewiesen von der 4. med. Abteilung (Hofrat Prof. Kovács).

Aus der *Anamnese:* Seit 4 Wochen zunehmende Atemnot. Rasch wachsender Halsumfang.

Aus dem *klinischen Status:* Hochgradige Schwellung und Cyanose des Gesichtes und beider oberen Extremitäten. Dämpfung über dem oberen Sternum.

Aus dem *Röntgenbefunde:* Das obere und mittlere Mediastinum ist von einem bis an die Herzbasis reichenden, homogenen, scharf begrenzten Schatten eingenommen, der beiderseits ziemlich weit in das Lungenfeld vorspringt und dessen Querdurchmesser auffallend über den Höhendurchmesser überwiegt. Die Grenze wird beiderseits von einem einheitlichen langen Bogen, der rechts bis zum unteren Rande der Clavicula reicht, links ungefähr einen Querfinger unterhalb derselben endet, gebildet. Trachea und Oesophagus sind etwas nach links verlagert. Die Aorta ist innerhalb des pathologischen Schattens gut differenzierbar (Abb. 198).

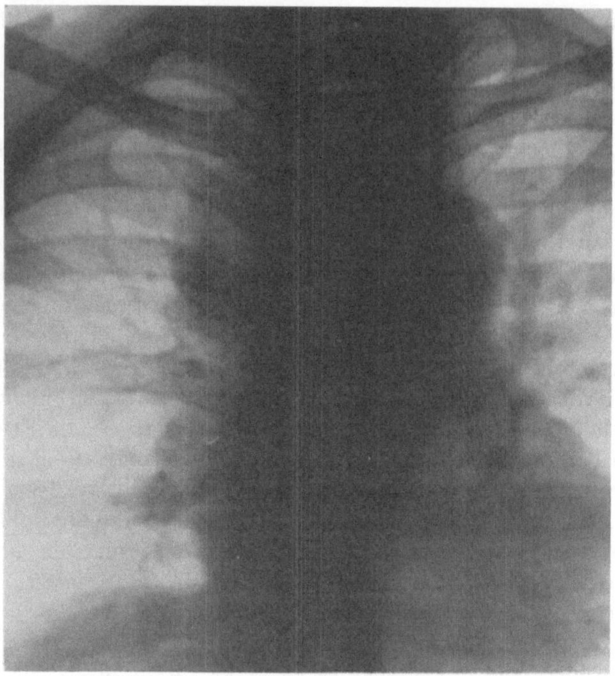

Abb. 198. Maligner Tumor des Thymus (Sarkom?). Fall 85.

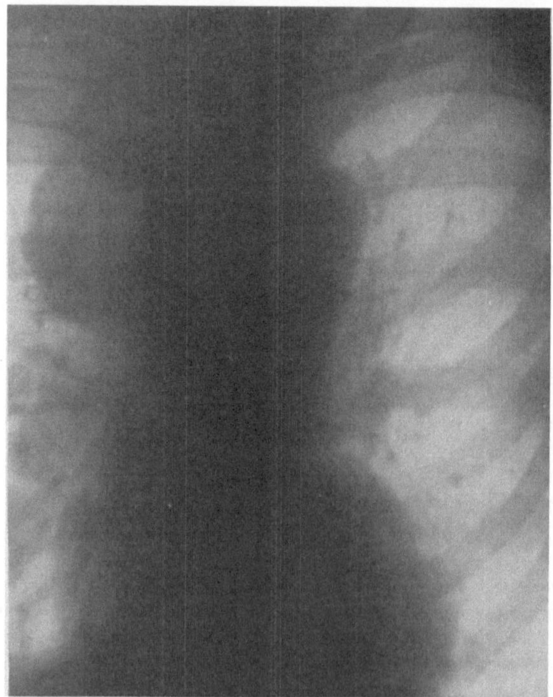

Abb. 199. Derselbe Fall im zweiten schrägen Durchmesser. Der Schatten überragt jetzt rechts das Mediastinum stärker, während links die Aorta konturbildend wird, ein Beweis dafür, daß das Gebilde vorne liegt.

Wie die seitliche und die Schrägdurchleuchtungen zeigen (s. Abb. 199, im 2. schrägen Durchmesser aufgenommen), liegt der Schatten im vorderen Mediastinum vor den großen Gefäßen.

Auf *Röntgenbestrahlung* erfolgte trotz Applikation großer Dosen und mehrfacher Wiederholungen der Bestrahlungsserie kein Rückgang des Schattens. Unter zunehmenden Beschwerden kam der Patient einige Monate nach der ersten Untersuchung ad exitum.

Aus dem *Obduktionsbefunde:* Pathologisch-anatomisches Universitätsinstitut (Prof. MARESCH, Obduzentin Frau Dr. CORONINI). Im Bereiche des Thymus eine tumoröse Infiltration, die gegen den rechten Oberlappen vorwächst, von letzterem aber noch gut losgelöst werden kann. Daneben ein aus konfluierenden Drüsen entstandenes Tumorpaket, das mit der Geschwulst der Thymusgegend zusammenhängt. Es engt den Angulus venosus stark ein.

Histologischer Befund: Klein- und rundzelliger Tumor von sarkomatösem Aussehen, der durch zahlreiche Bindegewebssepta stellenweise einen alveolären Charakter annimmt.

Pathologisch-anatomische Diagnose: Infiltratio probabiliter sarcomatosa glandulae thymi.

Fall 86. Franz L., 48 Jahre. Zugewiesen vom Unfallkrankenhaus (Primarius Dr. BÖHLER).

Aus der *Anamnese:* Angeblich erst vor einigen Tagen mit zunehmender Atemnot erkrankt.

Aus dem *klinischen Status:* Derbe Drüsenschwellung beiderseits in der Axilla und links supraclavicular. Stauung im Bereiche der oberen Thoraxhälfte. Verbreiterung der sternalen Dämpfung.

Aus dem *Röntgenbefunde:* Das obere Mediastinum nach beiden Richtungen und zwar nach rechts mehr als nach links durch einen etwa faustgroßen Schatten verbreitert. Die Begrenzung ist beiderseits scharf, kreisbogenförmig, nur rechts einmal gekerbt. Der quere Durchmesser ist ungefähr gleich dem Höhendurchmesser. Trachea innerhalb des Schattens nicht zu sehen, der Oesophagus etwas nach rechts und vor allem nach hinten verlagert. Der Aortenbogen läßt sich innerhalb des Schattens gut differenzieren. Geringe Flüssigkeitsmenge im linken Sinus (Abb. 200). Bei der seitlichen Durchleuchtung erscheint der Retrosternalraum ausgefüllt (Abb. 201).

Nach intensiver *Bestrahlung* keine Besserung. Der Patient kam etwa 1 Monat nach der ersten Untersuchung unter Suffokationserscheinungen ad exitum.

Aus dem *Obduktionsbefund:* Pathologisch-anatomisches Universitätsinstitut (Prof. MARESCH, Obduzent Assistent Dr. HAMPERL). Im vorderen Mediastinum ein etwa mannsfaustgroßer, dem Herzbeutel innig anliegender Geschwulstknoten, der bis an das Jugulum reicht. Nach rückwärts zu reicht er in Form knolliger Massen neben der Trachea bis fast an den Oesophagus. Die Trachea knapp oberhalb der Bifurkation durch das Tumorgewebe hochgradig eingeengt, ihre Lichtung bildet einen sagittal gestellten Spalt. Trachealband durchwachsen. Vena cava superior in die Geschwulst eingebettet, ihre Wand durchwachsen, ihre Lichtung aufgehoben. Geschwulstgewebe im Durchschnitte weißlich. Hydrothorax beiderseits.

Aus dem *histologischen Befunde* (Dr. HAMPERL)*:* Das Geschwulstgewebe erscheint aus gleichmäßig rundlichen Zellen mit ziemlich chromatinreichem Kern und spärlichem Protoplasma aufgebaut. Dazwischen hier und da einzelne Stellen mit großem blasigem Kern, ähnlich dem von Reticulumzellen; reichliche Bilder von Kernzerfall. Die Geschwulstzellen werden durch ganz zarte Bindegewebszüge zu Gruppen zusammengefaßt, doch ziehen in dieselben, wie Gitterfaserfärbungen zeigen, zahlreiche Fäserchen hinein, so daß sie nicht als Alveolen angesprochen werden können. (Histologische Diagnose: *Höchstwahrscheinlich Lymphosarkom.*)

In diesem Falle widerspricht der allerdings nicht mit Sicherheit ausgesprochenen histologischen Diagnose der Effekt der Probebestrahlung; er spricht mit allergrößter Wahrscheinlichkeit für einen *malignen Tumor epithelialer Herkunft.*

Fall 87. Alfred S., 55 Jahre. Zugewiesen von Dr. LENZ. (Der Fall wurde vom klinischen und pathologisch-anatomischen Gesichtspunkte von Dr. LENZ, in bezug auf sein röntgenologisches Verhalten von mir demonstriert.)

Aus der *Anamnese:* Seit einigen Monaten Atembeschwerden. Schwellung des Gesichtes und der Beine. Mäßige Gewichtsabnahme.

Aus dem *klinischen Status:* Cyanose des Gesichtes und der oberen Extremitäten; leicht gedunsenes Gesicht. Keine Drüsenschwellung. Parasternale Dämpfung rechts von der 3. Rippe nach abwärts. Im Blute bei normaler Leukocytenzahl nur 8% Lymphocyten.

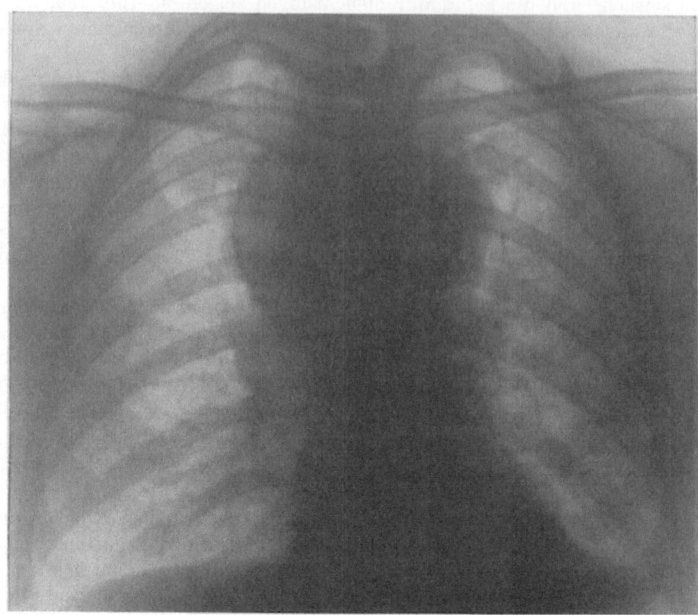

Abb. 200. Faustgroßer Tumor des vorderen Mediastinum, wahrscheinlich Thymustumor
(Lymphosarkom?). Fall 86.

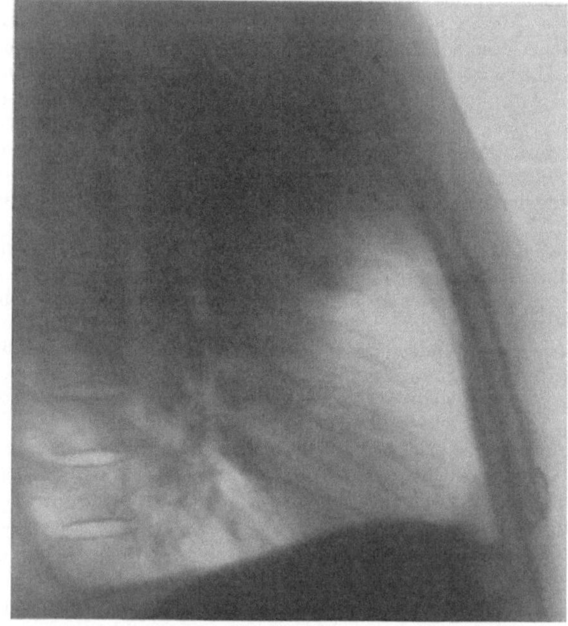

Abb. 201. Derselbe Fall. Sinistro-dextrale Aufnahme. Der Retrosternalraum vollkommen
verdunkelt.

Aus dem *Röntgenbefund:* Das mittlere Mediastinum wird beiderseits von einem homogenen Schatten überragt. Er reicht unten bis an die Herzbasis, oben links etwas höher als rechts, erreicht aber nicht die obere Brustapertur. Die Begrenzung ist beiderseits ganz scharf und wird auf beiden Seiten von 2 langen sich überschneidenden Bogen gebildet. Der Querdurchmesser des Schattens übertrifft den Längsdurchmesser ziemlich beträchtlich. Die Trachea ist verlagert, der Aortenschatten innerhalb des pathologischen Schattens differenzierbar (Abb. 202). Die Durchleuchtung unter Drehung des Patienten ergibt, daß das Gebilde im vorderen Mediastinum vor den großen Gefäßen gelegen ist.

Intensive *Röntgenbestrahlung* zeitigte keinen nachweisbaren Effekt.

Der Tumor wurde von Professor DENK in toto exstirpiert.

Pathologisch-anatomischer Befund (Dozent Dr. PRIESL): Lappig gebauter Tumor. Er besteht histologisch aus epithelialen Elementen.

Patient kam einige Tage nach der Operation ad exitum.

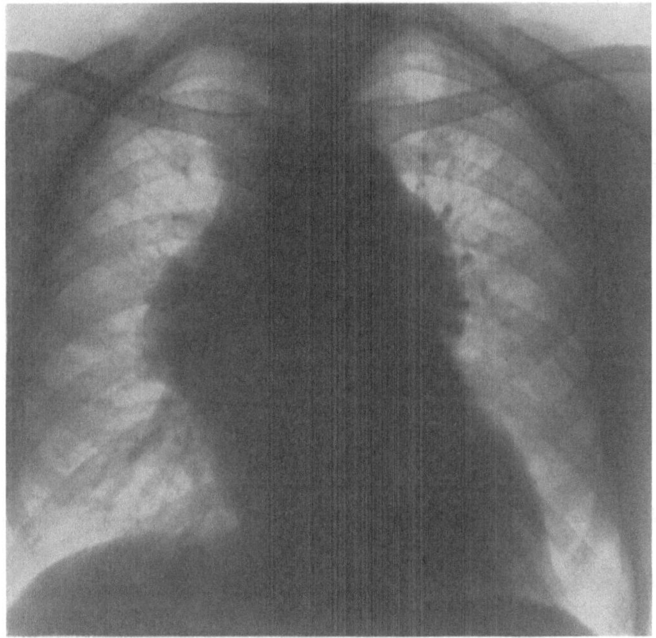

Abb. 202. Thymuscarcinom. Fall 87.

Von den *Komplikationen* der malignen Thymustumoren könnten pleurale Ergüsse das typische Röntgenbild unkenntlich machen, doch sind derartig große Exsudate bei dieser Geschwulst bisher nicht beschrieben.

Metastasen in den *mediastinalen Drüsen* und in der *Lunge* unterscheiden sich röntgenologisch nicht von den in früheren Kapiteln besprochenen Metastasen anderer Tumoren. Ihr Vorhandensein ist nur in Fällen, bei denen die Diagnose zwischen einem malignen Thymustumor und einem benignen Tumor des Mediastinums, etwa einer accessorischen Struma oder einer Cyste schwankt, von ausschlaggebender Bedeutung.

Ein Einbruch in einen großen Bronchus kann die im Kapitel „Bronchuscarcinom" beschriebenen Erscheinungen einer Bronchostenose erzeugen; auch solche Fälle sind in der Literatur nicht niedergelegt.

Durchbruch in die Lunge führt zu Unschärfe der Begrenzung, eventuell unter Verwischung der charakteristischen Konturform. Röntgenbilder derartiger Fälle sind in der Literatur nicht beschrieben. Ein selbst beobachteter Fall ist jedoch mit größter Wahrscheinlichkeit hierher zu rechnen.

Fall 88. Albert H., 42 Jahre. Zugewiesen von der 2. med. Klinik (Hofrat Prof. ORTNER).

Aus der *Anamnese:* Vater angeblich an Carcinom im Mediastinum gestorben. Seit mehreren Monaten zunehmende Atemnot. Heftige, lang andauernde Hustenanfälle.

Aus dem *klinischen Status:* Cyanose und Ödem des Gesichtes und des oberen Thorax. Breite sternale Dämpfung.

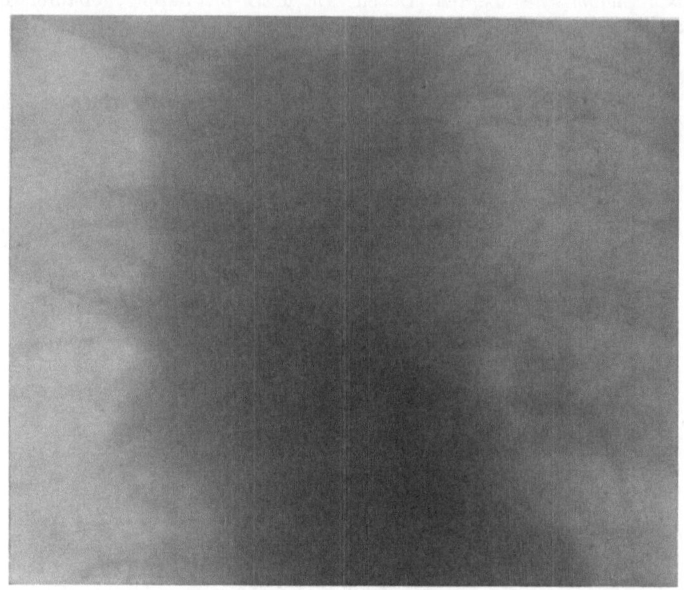

Abb. 203. Carcinom des vorderen Mediastinums (wahrscheinlich Thymuscarcinom) mit Durchbruch in die Lunge. Fall 88.

Aus dem *Röntgenbefunde:* Das obere und mittlere Mediastinum nach beiden Richtungen säulenförmig verbreitert, nach rechts mehr als nach links, durchwegs unregelmäßig, zackig und unscharf konturiert; zahlreiche streifige Ausläufer, namentlich in das rechte Lungenfeld. Trachea gerade. Der Aortenbogen überragt links den pathologischen Schatten (Abb. 203).

Der Patient wurde wiederholt intensiv *bestrahlt.* Der Tumorschatten verkleinerte sich nicht. Exitus 5 Monate nach der ersten Untersuchung.

Aus dem *Obduktionsbefunde* (Obduzent Prof. MARESCH)*:* Carcinom im vorderen Mediastinum, vordringend in den Hilus der rechten Lunge, die Cava superior und die Vena anon. sin. durchwachsend. Einbruch desselben in den Herzbeutel. Metastasen in den Halslymphdrüsen, den mediastinalen, retroperitonealen, mesenterialen und inguinalen Drüsen. Mehrere bis haselnußgroße Knoten in der Leber, ein walnusgroßer in der rechten Nebenniere. Der Tumor auf dem Durchschnitte grau-rötlich, von körniger Beschaffenheit.

Der Durchbruch durch die Kapsel und in die Lunge nimmt dem früher beschriebenen charakteristischen Symptomenkomplexe mehrere wichtige Merkmale, vor allem die scharfe Begrenzung und die groß-wellige Konturform; es kann aber auch dadurch, daß nach Durchbruch durch die Kapsel der Tumor frei in den Gewebsspalten wuchert, das charakteristische Überwiegen des Quer- über den Längsdurchmesser verloren gehen.

Trotzdem muß der resultierende Symptomenkomplex, also eine säulenförmige Verbreiterung des Mediastinums mit unregelmäßiger und unscharfer Konturierung im Verein mit dem negativen Effekt einer Röntgenbestrahlung den dringenden Verdacht auf das Vorliegen eines Thymuscarcinoms erwecken. Daß es sich um einen malignen Tumor handelt, beweist die unscharfe Konturierung. Ein maligner Drüsentumor zeigt kaum jemals den im oben beschriebenen Falle beobachteten Durchbruch im ganzen Umfange; vor allem aber schließt das Refraktärbleiben gegenüber der Röntgenbestrahlung einen primären Drüsentumor aus. Es kommt also bei dem beschriebenen Symptomenkomplexe neben einem primären Carcinom des vorderen Mediastinums (der Ausgangspunkt eines solchen kann im vorderen oberen Mediastinum nur der Thymus sein) nur noch ein metastatisches Drüsencarcinom, am ehesten bei einem Bronchuscarcinom in Frage. Finden sich dann für einen primären Tumor, namentlich der Lunge gar keine Anhaltspunkte, so rückt die Annahme eines primären Thymuscarcinoms mit Durchbruch in die Lunge in den Vordergrund.

Der beschriebene Symptomenkomplex ist also zwar nicht mit Sicherheit, aber immerhin als dringend verdächtig für ein Thymuscarcinom mit Einbruch in die Lunge zu verwerten.

Zusammenfassung der Diagnose und Differentialdiagnose der malignen Thymustumoren.

Wir haben also zwei röntgenologische Symptomenkomplexe für die malignen Thymustumoren kennen gelernt, und zwar einen für den auf das Mediastinum beschränkten, den zweiten für den in die Lunge durchgebrochenen Tumor. Wie wir gesehen haben, ist der erste fast mit voller Sicherheit, der zweite nur mit großer Wahrscheinlichkeit für die Diagnose verwertbar; fehlt in dem erstbeschriebenen Syndrom der negative Effekt einer Röntgenbestrahlung, so ist wohl ein *von den Drüsen ausgehendes Lymphosarkom* nicht mit voller Sicherheit auszuschließen; immerhin ist, wenn die anderen Merkmale, vor allem die typische Lage, die großwellige Konturierung und die auffallende Querausdehnung deutlich ausgesprochen sind, ein vom Thymus ausgehendes Lymphosarkom bedeutend wahrscheinlicher. Praktisch ist die Frage, ob ein durch den prompten Erfolg der Röntgenbestrahlung erwiesenes Lymphosarkom von den Drüsen oder vom Thymus ausgegangen ist, kaum von Bedeutung.

Ist aber der Effekt der Röntgenbestrahlung negativ, dann ist ein *primärer Drüsentumor* mit Sicherheit auszuschließen.

Drüsenmetastasen zeigen im allgemeinen einen viel kleinwelligeren Verlauf der Konturform, sind häufig einseitig und weisen eine überwiegende Ausdehnung in der Längsrichtung des Mediastinums auf.

Es wäre also noch an einen *benignen Tumor* des Mediastinums zu denken. Wie noch zu besprechen sein wird, kommen im vorderen Mediastinum vor allem Cysten, in erster Linie *Dermoidcysten* vor, wir haben weiters cystische und solide accessorische Strumen mit einem ähnlichen wie dem beschriebenen Symptomenkomplexe kennen gelernt. Die Cysten und auch die soliden accessorischen Strumen sind jedoch in den meisten Fällen asymmetrisch gelagert, zeigen weiters mit den seltenen Ausnahmen der mehrkämmerigen Cysten eine einheitlich bogenförmige Konturierung, vor allem aber, wie die meisten anderen mediastinalen Bildungen eine Ausdehnung hauptsächlich in der Längsrichtung des Mediastinums.

Das meist charakteristische Röntgenbild des *Aneurysmas der Aorta* und der *Arteria anonyma* haben wir im vorausgehenden Kapitel ausführlich erörtert. Eine sorgfältige Untersuchung wird wohl eine Verwechslung zwischen Aneurysma und Thymustumor meist vermeiden lassen.

Auch die gewöhnliche von der normal gelagerten Thyreoidea ausgehende *Struma intrathoracica* hat ein so charakteristisches Röntgenbild (s. im vorausgehenden Kapitel „intrathoracische Struma"), daß eine Unterscheidung gegenüber einer Thymusgeschwulst nicht schwer fällt.

Liegt der zweitbeschriebene Symptomenkomplex, also der eines in die Lunge durchgebrochenen Thymuscarcinoms vor, dann spitzt sich die Differentialdiagnose, wie wir oben besprochen haben, auf die Differenzierung zwischen diesem und einem metastatischen Drüsencarcinom zu. Es sei bezüglich derselben auf S. 335 ff. verwiesen.

D. Die benignen Tumoren des Thymus.

Benigne Geschwülste des Thymus gehören zu den allergrößten Seltenheiten. Wie SCHMINCKE ausführt, ist in der anatomischen Literatur je 1 Fall von *Fibrom, Myxom* und *Lipom* des Thymus beschrieben. In der Form ahmten diese Geschwülste die Form des normalen Thymus nach.

Röntgenologisch sind die genannten Fälle nicht untersucht. Wenn die Tumoren genügend groß sind, dürfte sich ihr Röntgenbild nicht wesentlich von dem der malignen Thymustumoren (s. unten) unterscheiden.

Häufiger scheinen *Dermoidcysten* im Thymus vorzukommen. Sie werden nach SCHMINCKE kaum jemals über kirschengroß und ergeben sich als Zufallsbefunde bei der Obduktion.

Das *Röntgenbild* des normalen Mediastinums dürfte durch derart kleine Gebilde keine merkliche Änderung erfahren.

E. Die Thymushyperplasie.

Diese nicht blastomatöse Erkrankung, die grob-anatomisch und klinisch manche Eigenschaften von Tumoren hat, soll hier nur in ihren wesentlichen Zügen dargestellt werden, da sie hauptsächlich im Hinblick auf das Alter, in dem sie zur Beobachtung kommt, in klinischer, röntgenologischer und differentialdiagnostischer Hinsicht eine Sonderstellung einnimmt, der nur eine zusammenfassende Darstellung des normalen und pathologischen kindlichen Thorax gerecht werden kann. Es sei vor allem auf die Lehrbücher von REYHER und SAUPE, sowie auf die Darstellung von VOGT verwiesen.

Pathologische Anatomie.

In pathologisch-anatomischer Hinsicht ist die Thymushyperplasie insofern kein scharf umrissenes Krankheitsbild, als sie nur eine gleichmäßige Vergrößerung sämtlicher Teile des normalen Thymus darstellt, wodurch sich fließende Übergänge zwischen der normalen Drüse mit oberer Größengrenze und pathologisch vergrößerter Drüse ergeben. Nach SCHMINCKE berechtigt erst ein Überschreiten der normalen Gewichtszahlen um mindestens $50^0/_0$ zur Diagnose eines hyperplastischen Thymus.

Die Thymushyperplasie ist meist *angeboren*. Manchmal entsteht sie erst im *extrauterinen Leben* bei Säuglingen und Kindern in den ersten Jahren. Sie ist entweder eine isolierte Organerkrankung oder eine Teilerscheinung eines Status thymico-lymphaticus, und zwar ist die erstere bei der angeborenen, die letztere bei der erworbenen Form der Thymushyperplasie häufiger.

LISS unterscheidet mehrere Hauptformen der Thymusvergrößerung und zwar eine *knollige Form* mit grob-lappigem Bau der Drüse, eine *gestielte Form*, die dadurch charakterisiert ist, daß von einem hinter dem Manubrium sterni sitzenden Stiele sich die vergrößerte Drüse ebenfalls lappig über das ganze Herz ausbreitet, weiters eine *Säulenform,* bei der die Vergrößerung mehr in sagittaler Richtung erfolgt, also im wesentlichen als Verdickung zur Geltung kommt.

Die Vergrößerung erfolgt meist nach beiden Seiten, häufig ist allerdings der linke Lappen stärker betroffen als der rechte (KLOSE). VOGT beschreibt auch rein linksseitig entwickelte Thymushyperplasien.

Über die Ausdehnung in der Längsrichtung ist zu sagen, daß meistens das obere und mittlere Mediastinum bis zur Herzbasis von der pathologisch vergrößerten Drüse eingenommen ist. Nicht selten aber umgibt sie auch das Herz mantelförmig. Sehr selten scheint hingegen die von GRUBER als *Thymoptose* beschriebene Form zu sein, bei der der vergrößerte Thymus vor dem Perikard dem Zwerchfell aufsitzt, während oberes und mittleres Mediastinum frei sind.

Von *Komplikationen* der Thymushyperplasie sind vor allem die durch Kompression der Nachbarorgane erzeugten erwähnenswert. Von besonderer Bedeutung ist vor allem der Druck auf die *Trachea*. Diese wird in der Regel im sagittalen Durchmesser eingeengt, und zwar besonders in der Höhe der oberen Brustapertur sowie an der Kreuzungsstelle mit der Arteria anonyma, schließlich nach Ansicht mehrerer Autoren auch im Bereiche der Bifurkation, wo der Thymus am dicksten ist. Bei der intrauterin entwickelten Thymushyperplasie soll der Druck derselben zu Hemmungsmißbildungen der Trachea führen können; auch Malacie der Trachealknorpel ist mitunter eine Folge derselben. In diesen Fällen ist dann die Einengung der Trachea besonders hochgradig. Auch seitliche Verlagerungen der Trachea durch überwiegend einseitige Entwicklung der Thymushyperplasie ist beschrieben (SCHUBERT).

Nach KLOSE kann sich der vergrößerte Thymus auch zwischen Trachea und Oesophagus eindrängen und dann zu Kompression des letzteren führen.

Klinische Erscheinungen.

Die Vergrößerung des Thymus kann klinisch vollkommen symptomlos verlaufen. Zu lokalen Erscheinungen kommt es dann, wenn die Trachea komprimiert wird. Dyspnoe, die manchmal sehr hochgradig sein kann, ist die Folge derselben. Sie ist, wie FINKELSTEIN ausführt, nur bei der angeborenen Thymushyperplasie zu beobachten.

HOCHSINGER hat als erster den *Stridor congenitus* auf Grund von Röntgenbildern mit einer Thymushyperplasie in Zusammenhang gebracht. Seiner Anschauung, daß sie die einzige oder wesentlichste Ursache des Stridors der Säuglinge sei, ist vielfach widersprochen worden. BENJAMIN und GOETT haben gezeigt, daß die von HOCHSINGER als Ausdruck einer Thymushyperplasie gedeutete Verbreiterung des oberen Mittelschattens vielfach eine andere Ursache hat (s. unten). FINKELSTEIN ist der Meinung, daß die Thymushyperplasie die seltenste Ursache des Stridor congenitus sei, vor allem dürfe der rein inspiratorische Stridor nicht auf eine intrathorakale Stenose der Trachea zurückgeführt werden.

Die physikalische Untersuchung ergibt eine Verbreiterung der sternalen Dämpfung.

Von *Allgemeinerscheinungen* im Gefolge der Thymushyperplasie ist der besonders bei der erworbenen Form zu beobachtende Status thymicus, resp. thymico-lymphaticus zu nennen: Hyperplasie des lymphatischen Apparates, schlaffe, gedunsene Haut, Lymphocytose usw.

Die Röntgendiagnostik.

Bei der Röntgenuntersuchung eines auf eine Thymushyperplasie verdächtigen Kindes ist zu berücksichtigen, daß der obere Mittelschatten in den ersten Lebensjahren breiter ist als beim Erwachsenen. Die Ursache davon ist größtenteils der geringe Höhendurchmesser des kindlichen Thorax, wodurch die mediastinalen Organe gleichsam von oben nach unten zusammengedrängt werden und stärker in die Lungenfelder vorspringen. Konturbildend sind beim Säugling oben stets die beiden Vv. anonymae, im Bereiche des mittleren Mediastinums auf der rechten Seite die Vena cava superior. Die Konturform der durch diese Gefäße erzeugten Schatten ist uns aus einem früheren Kapitel bekannt: geradlinige Begrenzung, die oben nach außen umbiegt und leicht konkav verläuft. Sicherlich ist der normale Thymus, der vor allem die Vv. anonymae auseinanderdrängt, eine weitere Ursache für diese Verbreiterung des oberen Mittelschattens. Besonders stark springt der Venenschatten bei intrathorakaler Drucksteigerung, also vor allem beim Schreien und Pressen vor. Auch unter dem Einflusse der Atmung schwankt, wie BENJAMIN und GOETT gezeigt haben, das Volumen der Venen stark. In den von HOCHSINGER beschriebenen Fällen hat es sich vielfach zweifellos um einen derartigen stärker prominenten Venenschatten gehandelt.

Der hyperplastische Thymus führt mitunter nur zu einer stärkeren Hinausdrängung der Venen, äußert sich also als Verbreiterung des Mittelschattens mit unveränderter Begrenzung.

In anderen Fällen aber wird die vergrößerte Drüse selbst randbildend. Wir finden dann einen symmetrischen oder asymmetrischen, besonders häufig nach links stärker prominenten, bogig begrenzten Schatten, vielfach auch mit Einkerbungen der Begrenzungslinie. Die Vv. anonymae sind dann oft, ähnlich wie wir dies bei manchen Fällen von Drüsentumoren kennen gelernt haben, innerhalb des Thymusschattens zu sehen. Reicht die hyperplastische Drüse in das mittlere Mediastinum, dann verstreicht links die Herztaille, rechts der Vorhofgefäßwinkel, wodurch eine Schattenform zustandekommt, welche von HOCHSINGER als dem Herzen „pelerinenartig“ umgelegter Thymusschatten bezeichnet wird. Nimmt die Erkrankung auch das untere Mediastinum ein, dann wird auch das Herz überlagert; gewöhnlich ist der Herzschatten innerhalb des Thymusschattens gut zu erkennen, da dieser wegen der meist relativ geringen Schichtdicke viel zarter ist als der Herzschatten. In den seltenen Fällen von Thymoptose ist nur der letztbeschriebene Schatten zu sehen.

Bei der Säulenform der Thymushyperplasie nach Liss findet man, wie Vogt gezeigt hat, im Röntgenbilde häufig keine Veränderung oder nur eine uncharakteristische Verbreiterung des Mittelschattens mit einer geradlinigen, der Venenkontur entsprechenden Begrenzung.

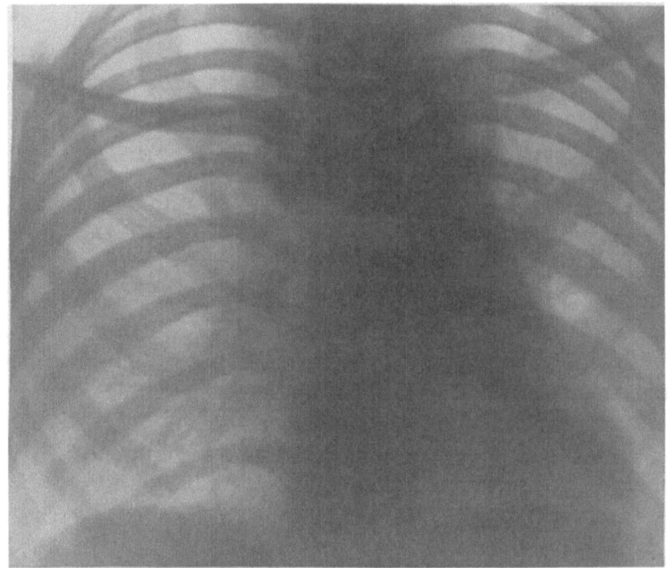

Abb. 204. Thymushyperplasie mäßigen Grades, besonders links.

Der Retrosternalraum wird, wenn die vergrößerte Drüse eine größere Schichtdicke hat, verdunkelt.

Abb. 204 demonstriert eine mäßige, hauptsächlich linksseitig entwickelte Thymushyperplasie.

Die *Trachealkompression* läßt sich röntgenologisch in der gleichen Weise wie bei den Drüsentumoren erkennen.

Von größter Bedeutung für die Diagnose kann die *probatorische Bestrahlung* sein. Die zuerst von amerikanischen Autoren geübte Bestrahlung der Thymushyperplasie wurde in Deutschland von Birk eingeführt. Der hyperplastische Thymus gehört zu den strahlenempfindlichsten Geweben. Ein Rückgang läßt sich nach Applikation kleiner Dosen (größere sind wegen der Gefahr einer Frühreaktion mit völliger Kompression der Trachea unbedingt zu unterlassen) häufig im Laufe von 1—2 Tagen beobachten. Zu diagnostischen Zwecken wurde die Bestrahlung in diesen Fällen z. B. von King empfohlen.

Zusammenfassung der Diagnose und Differentialdiagnose.

Eine Verbreiterung des Mittelschattens mit bogiger oder leicht welliger Konturierung, namentlich nach links ist beim Säugling immer im höchsten Grade verdächtig auf eine Thymushyperplasie.

Von anderen Erkrankungen, die zu einer Verbreiterung des Mittelschattens führen können, ist die beim Säugling sehr seltene *intrathoracische Struma* vor allem an der Konfiguration (s. im Kapitel „intrathoracische Struma") leicht zu erkennen.

Dermoidcysten (s. ein späteres Kapitel) haben meist eine einheitlich bogige Kontur.

Paratracheale tuberkulöse Drüsen sind an ihrem typischen Sitz, sowie an der aus kurzen Bogen zusammengesetzten polycyklischen Begrenzung zu erkennen.

Lymphosarkome und *Lymphogranulome,* deren Begrenzungslinie sich in gleicher Weise von der des hyperplastischen Thymus unterscheidet, gehören im Säuglingsalter zu den allergrößten Seltenheiten.

Durch den positiven Effekt einer probatorischen Röntgenbestrahlung wird der oben beschriebene Symptomenkomplex zu einem fast völlig sicheren Syndrom der Thymushyperplasie.

Wird die Begrenzung des verbreiterten Mittelschattens durch eine gerade, oben nach außen umbiegende Linie, also die typische Gefäßkontur gebildet, dann erlaubt das Röntgenbild zunächst keinen Schluß auf die Ursache der Verbreiterung, resp. Verdrängung der Venen. Läßt sich aber auch eine solche Mittelschattenverbreiterung durch die Röntgenbestrahlung prompt beheben, dann ist mit allergrößter Wahrscheinlichkeit ein hyperplastischer Thymus anzunehmen, da kaum eine der im Säuglingsalter vorkommenden Erkrankungen des Mediastinums, die zu einer Stauung oder Verdrängung der Venen Anlaß geben, eine derart ausgesprochene Strahlenempfindlichkeit besitzt.

F. Die Tumoren des Peri- und Epikards.

Pathologische Anatomie.

Eine zusammenfassende Darstellung der pathologischen Anatomie der äußerst seltenen Perikardtumoren stammt von MÖNCKEBERG.

Von *benignen Geschwülsten* sind einzelne Fälle von *polypösen Fibromen* (ORTH, KAUFMANN, JARISCH), weiters kleine polypöse *Lipome* und *Angiome* (HOCH) beschrieben. Sie stellen durchwegs Nebenbefunde bei der Obduktion dar und treten weder im klinischen noch im röntgenologischen Bilde irgendwie hervor.

Die *cystenartigen Gebilde* im Perikard werden wir gemeinsam mit den übrigen Cysten des Mediastinums in einem späteren Kapitel besprechen.

Von größerer Bedeutung sind die *bösartigen Tumoren.* Es kommen *Sarkome* und *Carcinome* vor.

Die *Sarkome* gehen vom bindegewebigen Anteil des Perikards aus. Anatomische Mitteilungen über Einzelbeobachtungen stammen von REDTENBACHER, LAZARUS, KAAK, DRYSDALE, SCHÖPPLER, GÖDEL, TOBIESEN. Die Zahl der publizierten Fälle ist also äußerst gering.

Die Geschwülste werden verschieden beschrieben. In einzelnen Fällen handelt es sich um eine diffuse Geschwulstinfiltration der Perikardblätter, in anderen um einzelne oder mehrere kugelige oder eiförmige Geschwülste. Im Falle von SCHÖPPLER lag ein kindskopfgroßer Tumor vor, der offenbar vom vorderen parietalen Blatt des Perikards ausgegangen war. Auffallend ist, daß in einem Großteil der Fälle die Gegend des rechten Vorhofes Sitz der Geschwulst war.

Gewöhnlich ist der Tumor von einem hämorrhagischen Erguß im Perikard begleitet, doch gibt es auch Fälle ohne einen solchen, wie die von SCHÖPPLER und von TOBIESEN publizierten.

Noch viel seltener sind die von den Deckzellen des Perikards ausgehenden *Carcinome*. Derartige Fälle sind anatomisch von GUARNIERI, FÖRSTER, DIETRICH und CEELEN beschrieben. Es handelte sich um ungefähr gänseeigroße solitäre oder multiple Geschwülste, die ebenfalls über dem rechten Vorhof, in dem Falle von CEELEN über beiden Herzohren saßen und gewöhnlich von einem großen hämorrhagischen Erguß begleitet waren.

Von *Komplikationen* sind Durchbruch in die Lunge (wie z. B. im Falle von SCHÖPPLER) und regionäre sowie Fernmetastasen zu nennen.

Häufiger kommen *sekundäre Tumoren* im Perikard vor, und zwar entweder durch direkten Einbruch eines Tumors der benachbarten Organe (Lungentumoren, mediastinale Drüsentumoren) oder auf hämatogenem Wege oder durch Einwuchern einer Geschwulst auf dem Wege der großen Venen und Durchbruch der Wand der letzteren. Auch die metastatischen Geschwülste sind in der Regel von einem hämorrhagischen Erguß begleitet.

Die klinischen Erscheinungen.

Die klinischen Erscheinungen der Perikardtumoren sind ganz uncharakteristisch: zunehmende Atemnot, Herzbeschwerden, Stauungserscheinungen, Schwächegefühl.

Die Perkussion ergibt namentlich in den Fällen, die mit perikardialem Erguß einhergehen, eine Verbreiterung der Herzdämpfung, eventuell Verschwinden des Spitzenstoßes und leise Herztöne.

Bei der Punktion wird eine hämorrhagische Flüssigkeit entleert.

Trotz dieser uncharakteristischen Merkmale könnte bei einer klinisch unklaren Perikarditis wenigstens an die Möglichkeit eines Perikardtumors gedacht werden.

Die Röntgendiagnostik.

Röntgenologisch scheint von den in der Literatur beschriebenen Fällen bisher nur ein einziger untersucht worden zu sein, nämlich das von SCHÖPPLER beschriebene Sarkom des vorderen Perikardblattes.

In den meisten Fällen dürfte die Röntgenuntersuchung nichts anderes ergeben als den Befund eines perikardialen Ergusses, also eine starke Verbreiterung des Herzschattens mit Verstreichen der normalen Herzbogen, Bildung einer Tabaksbeutel- oder Trapezform und Fehlen der Pulsation an den Konturen (Näheres über den perikardialen Erguß s. in den Lehrbüchern der Herzröntgenologie).

In den seltenen Fällen, bei denen kein Erguß vorhanden ist, könnte der Tumor selbst sichtbar sein, und zwar als ein dem Herzschatten breitbasig aufsitzender, scharf begrenzter Schatten mit bogiger Konturierung. Der Umstand, daß der Perikardtumor nicht frei im Mediastinum wuchert, sondern im Perikardialsack abgeschlossen ist, dürfte dazu führen, daß ihm ähnlich wie den Schatten der Thymusgeschwülste (s. dieses Kapitel) die überwiegende Ausdehnung in der Längsrichtung fehlt und daß daher die Querausdehnung besonders in die Augen springt. An Bewegungserscheinungen könnte der Schatten mitgeteilte Pulsation aufweisen. Mit Rücksicht auf den Lieblingssitz der malignen Tumoren müßte dieser Schatten vorwiegend dem rechten Herzrande aufsitzen. Dieser selbst kann nur in jenen Fällen als Schattenkontur innerhalb des pathologischen Schattens erkennbar sein, bei denen der Dickendurchmesser des Tumors deutlich geringer ist als der des rechten Vorhofes. Von größter Wichtigkeit für die Diagnose ist weiters der bei der Untersuchung in den schrägen und im queren Durchmesser zu erbringende Nachweis, daß der pathologische Schatten vom Herzschatten nicht abtrennbar ist.

Der bisher beschriebene Symptomenkomplex ergibt nur den Befund eines dem Herzen aufsitzenden Gebildes. Daß es sich um einen malignen Tumor handelt, können nur Malignitätssymptome beweisen, also etwa eine stellenweise unscharfe Begrenzung infolge Durchbruches in die Lunge oder Drüsenmetastasen im Mediastinum oder schließlich Fernmetastasen.

SCHÖPPLER beschreibt in seinem Falle einen „riesengroßen Schatten" in der Herzgegend, der das Sternum rechts um Handbreite, links um etwa $1^1/_2$ Handbreite überragte. Pulsation war nur im Bereiche des linken Ventrikels zu sehen. Bei einer späteren Untersuchung war das Herz überhaupt nicht mehr erkennbar, die Begrenzung des Schattens war „unregelmäßig". Die *Obduktion* ergab ein das Herz nach hinten drängendes Sarkom des Herzbeutels mit Übergreifen auf die Lungen.

Wir selbst haben einen Fall beobachtet, der die Merkmale aufweist, die wir auf Grund anatomischer Überlegungen für den typisch gelegenen malignen Perikardtumor postuliert haben. Leider fehlt die autoptische Verifizierung unserer Diagnose.

Fall 89. Dr. Karl K., 60 Jahre alt. Zugewiesen von der 3. med. Abteilung (Hofrat Prof. SCHLESINGER).

Aus der *Anamnese:* Seit mehreren Jahren zunehmende Schwäche. Im Laufe von 4 Jahren 16 kg Gewichtsabnahme. Seit einigen Monaten starker Husten mit zeitweise blutigem Auswurf. Heftige Schmerzen im Rücken rechts. Heiserkeit.

Aus dem *klinischen Status:* Kachektischer Patient. Herz und Lunge bei der physikalischen Untersuchung normal. Fötides Sputum mit hämorrhagischen Beimengungen. Keine elastischen Fasern. Keine Tuberkelbacillen. Laryngoskopisch: Beiderseitige Recurrensparese.

Aus dem *Röntgenbefunde:* Dem Herzschatten sitzt rechts ein von der Aortenwurzel bis etwa 2 Querfinger oberhalb der Zwerchfellkuppe reichender quer-ovaler, ziemlich scharf und bogig begrenzter Schatten breitbasig auf. Vom rechten unteren Herzbogen ist nur der unterste Anteil in einer Ausdehnung von etwa 2 cm zu sehen. Bei der seitlichen Durchleuchtung projiziert sich der Schatten vollkommen auf den Herzschatten. Das mittlere und obere Mediastinum ist durch einen Schatten verbreitert, der seiner Konfiguration nach der Cava superior, resp. anonyma entspricht. Innerhalb des Anonymaschattens ist ein bogig konturierter, offenbar durch eine mediastinale Drüse erzeugter Schatten zu sehen (Abb. 205).

Der Patient wurde wiederholt intensiv *bestrahlt.* Die Bestrahlung hatte keinerlei merklichen Effekt. Einige Monate nach Beginn der Behandlung kam er ad exitum. Obduktion verweigert.

Die *probatorische Bestrahlung* dürfte wenigstens bei den epithelialen Geschwülsten keinen oder keinen deutlichen Effekt zeitigen. Ob die Sarkome des Perikards auf die Bestrahlung ansprechen, läßt sich mangels an Erfahrung nicht sagen.

Von größter Bedeutung könnte hingegen in allen Fällen, bei denen der Perikardtumor von einem Erguß begleitet ist, die Anlegung eines *diagnostischen Pneumoperikards* nach teilweiser oder vollständiger Entleerung des Ergusses sein. Ähnlich wie wir das bei den pleuralen Tumoren, namentlich den Endotheliomen kennen gelernt haben, müßte der Schatten der Tumorknollen sich deutlich in dem hellen Lufttraume abheben. Eine Lufteinblasung in das Perikard nach

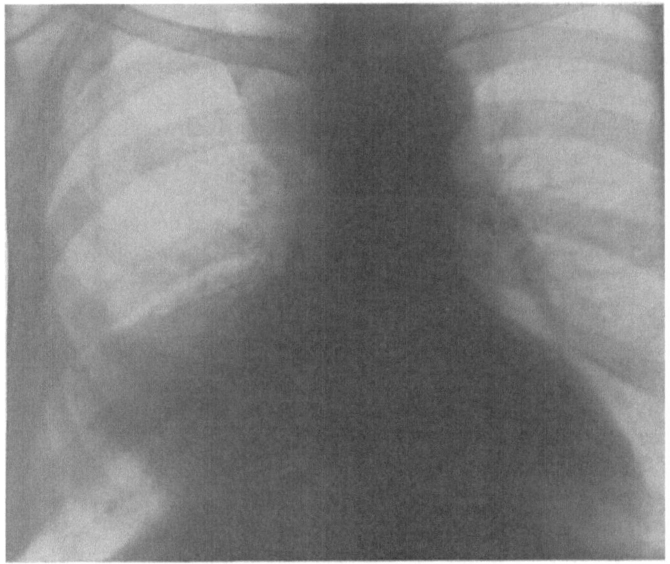

Abb. 205. Maligner Tumor des Perikards (?). Fall 89.

Entleerung des Ergusses scheint also in allen Fällen von klinisch unklarer Perikarditis mit Erguß oder gar in solchen Fällen, bei denen klinisch Allgemeinsymptome bestehen, die auf einen malignen Tumor hinweisen, indiziert zu sein.

Die *metastatischen Tumoren* des Perikards sind röntgenologisch entweder überhaupt nicht nachweisbar oder sie präsentieren sich unter dem Bilde eines perikardialen Ergusses. Bei Bestehen eines malignen Tumors, namentlich in der Nachbarschaft des Herzens, spricht der Nachweis eines perikardialen Ergusses mit großer Wahrscheinlichkeit für Metastasierung in den Herzbeutel.

Differentialdiagnostisch kommen gegenüber den malignen Perikardtumoren neben cystischen Bildungen auch noch abgesackte Ergüsse in der Pleura mediastinalis, ferner Herzaneurysmen und eine starke Vergrößerung des linken Vorhofes in Frage. Wir wollen die Differentialdiagnose jedoch erst im Anschlusse an die Besprechung der Cysten im Perikard erörtern.

G. Die Tumoren des Herzens.

Nach einem Ausspruche von Mönckeberg sind alle primären Geschwülste des Herzens so selten, daß der Praktiker kaum mit ihrem Vorkommen zu rechnen braucht.

Von Tumoren des *Myokards* kommen *Rhabdomyome, Rhabdomyolipome* und *Sarkome* vor. Diese Geschwülste bilden einzelne oder multiple Knoten in der Herzwand; die Sarkome können sie diffus infiltrieren. In einem von Ribbert beschriebenen Falle von Sarkom des Myokards kam es zu einer enormen Vergrößerung des ganzen Herzens.

Klinisch verliefen die in der Literatur beschriebenen Fälle gewöhnlich unter dem Bilde einer Myodegeneratio.

Röntgenbilder von Myokardtumoren sind nicht beschrieben. Da sie innerhalb der Herzwand wuchern, sind röntgenologisch nachweisbare Veränderungen auch nicht zu erwarten. Vielleicht könnte das Fehlen der Pulsation, das bei größerer Ausdehnung des Tumors stellenweise nachweisbar sein müßte, auf eine starre Infiltration der Herzwand an der betreffenden Stelle aufmerksam machen.

Von *intrakardialen,* also vom *Endokard* ausgehenden Geschwülsten hat Mandelstamm im Jahre 1923 143 Fälle aus der Literatur zusammengestellt, davon waren 117 benigne und 26 maligne Geschwülste. Nowicki hat im Jahre 1926 noch 3 weitere benigne und 1 malignen Tumor beschrieben.

Die benignen Endokardtumoren sind meist kleine *Papillome,* nach Ribbert fast immer *Myxome.* Sie sitzen am ehesten im *linken Vorhof.* Es gibt allerdings Autoren, die ihre blastomatöse Natur anzweifeln und wenigstens einen Großteil derselben für organisierte Thromben halten.

Die in der Literatur beschriebenen *malignen* Geschwülste waren durchwegs *Sarkome.* Weitaus der größte Teil von ihnen hatte seinen Sitz im *rechten Vorhof.*

Klinische, für Herztumoren mit Sicherheit oder auch nur mit Wahrscheinlichkeit sprechende Merkmale gibt es nicht. Meist verlaufen sie unter dem uncharakteristischen Bilde einer Herzerkrankung. Nach Nowicki könnte vielleicht das Auftreten sich allmählich entwickelnder Herzmuskelschwäche ohne nachweisbare Ursache im Herzen selbst, weiters die starke Vergrößerung eines einzelnen Herzabschnittes bei sonst normalem Herzen und schließlich der Wechsel der physikalischen Erscheinungen bei Untersuchung im Stehen und im Liegen an die Möglichkeit eines intrakardialen Tumors denken lassen. Das letztere Merkmal wies ein von Pawlowski beobachteter Fall auf, indem er im Sitzen die Zeichen einer Stenose, im Liegen die Zeichen einer Insuffizienz der Mitralklappen aufwies, was sich durch die verschiedene Lagerung des polypösen Tumors erklärte.

Die *Röntgenuntersuchung* ist kaum in der Lage, die Diagnose eines intrakardialen Tumors zu fördern. In einem von Ehrenberg beschriebenen Falle von polypösem Sarkom des rechten Vorhofes fiel röntgenologisch die Vergrößerung des letzteren, sowie vor allem seine großen und lebhaften pulsatorischen Bewegungen auf. Diese Merkmale erklären sich wohl aus der Dehnung des Vorhofes durch die Geschwulst und die gleichzeitige Einengung seines Rauminhaltes durch dieselbe. Röntgenologisch ist auch ein von Binder beschriebener

Fall von primärem Sarkom des rechten Vorhofes untersucht worden. Es fand sich außer einer starken Vergrößerung des Herzschattens, die, wie sich bei der Obduktion zeigte, durch einen hämorrhagischen Erguß im Perikard erzeugt war, eine Verbreiterung des Gefäßschattenbandes und hinter demselben ein etwa apfelgroßer bis an die Wirbelsäule reichender intensiver Schatten. Auf Grund dieses Befundes wurde ein Tumor im hinteren Mediastinum oder ein Aneurysma angenommen. Die Obduktion ergab einen mannsfaustgroßen von einem sarkomatösen Tumor ausgefüllten rechten Vorhof, dem das übrige Herz wie ein Anhang aufsaß. Über die Deutung des beschriebenen Schattens ist in der Publikation nichts gesagt, doch dürfte es sich wohl um den nach hinten stark prominierenden über den perikardialen Erguß hinausragenden rechten Vorhof gehandelt haben.

Da der rechte Vorhof der häufigste Sitz der malignen Geschwülste ist, könnte bei Fehlen von klinischen Zeichen eines Vitiums die isolierte Vergrößerung des rechten Vorhofes, eventuell im Verein mit einer lebhaften Pulsation desselben auf die Möglichkeit eines intrakardialen Tumors hinweisen.

H. Die Neurome im Mediastinum.

Die Nervengeschwülste des Mediastinums sind in anatomischer, teilweise auch in röntgendiagnostischer Beziehung ausführlich in einer Arbeit von BRUNNER (1924), vom ersteren Gesichtspunkte auch von HAMPERL (1926), in klinischer Hinsicht vor allem von REDLICH (1926) beschrieben. Außerdem gibt es eine Reihe von kasuistischen Mitteilungen über diese Geschwulst.

Pathologische Anatomie.

Die Neurome (neurogenen Tumoren) sind schon von VIRCHOW in echte und falsche Nervengeschwülste eingeteilt worden. Während die ersteren aus den Nervenfasern selbst entstehen, haben die letzteren offenbar in den Nervenscheiden ihren Ursprung.

Die echten Neurome, auch *Neurinome* genannt, enthalten gewöhnlich auch Ganglienzellen, man spricht dann von *Ganglioneuromen*; weitaus die Mehrzahl dieser Geschwülste steht in Beziehung zu dem ganglienzellenreichen sympathischen Nervensystem, und zwar gewöhnlich zum Grenzstrang. Unter 51 Fällen von Ganglioneurom, die BRUNNER im Jahre 1924 zusammengestellt hat, hatten 29 ihren Ausgangspunkt im Grenzstrang des Sympathicus; die meisten davon saßen retroperitoneal. Der Nervus vagus war nur in einem von BENDA beschriebenen Falle der Sitz einer solchen Geschwulst, und zwar im Bereiche des Halsteiles dieses Nerven.

Bei den in der Literatur beschriebenen *mediastinalen* Nervengeschwülsten handelt es sich fast ausschließlich um Ganglioneurome im Grenzstrang des Sympathicus. Die Zahl der mitgeteilten Fälle ist klein. Zu den 8 Fällen, die HAMPERL aufzählt (BORST, BRUNNER, FRIEDRICH, KIENBÖCK und FÖDERL, LORETZ, ROSENSON, STOUT, TSCHISTOWITSCH) kommt noch je ein Fall von RINDFLEISCH, BORCHARDT und BRAUN. Ein von FLEISCHNER auf Grund röntgenologischer Beobachtung diagnostizierter Fall ist bisher anatomisch nicht bestätigt.

Der Sitz der intrathorakalen Ganglioneurome ist ein ganz typischer. Entsprechend dem Verlaufe des Grenzstranges finden sie sich immer einseitig im hinteren Mediastinum, und zwar im Winkel zwischen Wirbelsäule und vertebralem Rippenansatz, nach BRUNNER immer links; doch finden sich in der Literatur auch einige Fälle von rechtsseitigem Ganglioneurom des Mediastinums, so bei KIENBÖCK und FÖDERL, bei FRIEDRICH, sowie bei BRAUN.

Es handelt sich bei diesen Geschwülsten um gut abgekapselte Gebilde, die mit der Umgebung höchstens locker verwachsen sind. Eine *maligne Degeneration* kommt beim Ganglioneurom kaum jemals vor. Nur BENEKE beschreibt ein retroperitoneales Ganglioneurom mit histologisch erwiesener Malignität.

Noch viel seltener als die Ganglioneurome sind in diesem Bereiche die falschen Neurome, die mit Rücksicht auf ihren histologischen Bau auch als *Neurofibrome* bezeichnet werden. Die beiden von PALUGYAY beschriebenen Fälle, die wir im Kapitel „Pleuratumoren" erwähnt haben, betrafen der Thoraxwand außerhalb des mediastinalen Bereiches angehörende Geschwülste. Ein zweifellos mediastinales, allerdings sarkomatös degeneriertes Neurofibrom ist der klinisch von REDLICH, pathologisch-anatomisch von HAMPERL beschriebene Fall, den wir selbst röntgenologisch untersucht haben (s. später). Vielleicht gehören auch die beiden Fälle von GARRÉ und von BRAUN hierher, die als Fibrome des hinteren Mediastinums beschrieben sind.

Maligne Degeneration scheint beim Neurofibrom viel häufiger vorzukommen als beim Ganglioneurom. Unter den wenigen in der Literatur beschriebenen Fällen von intrathorakalem Neurofibrom zeigte der eine der beiden, die PALUGYAY mitteilt und der von HAMPERL beschriebene histologisch sarkomatöse Degeneration. Vielleicht ist auch ein von BRAUN beschriebenes Spindelzellensarkom des hinteren Mediastinums, sowie ein Fibrosarkom, über das VEREBÉLY berichtet, in diese Gruppe zu rechnen. Die maligne Degeneration kann zu Destruktion des benachbarten Skeletes, sowie zu Metastasierung, z. B. in der Lunge führen.

Von den Nervengeschwülsten werden Frauen anscheinend häufiger befallen als Männer, das jugendliche Alter wird von ihnen bevorzugt.

Die klinischen Erscheinungen.

In einem Großteil der in der Literatur beschriebenen Fälle wurden die Tumoren nur zufällig bei der Obduktion entdeckt, ohne daß sie klinisch sich bemerkbar gemacht hatten. In anderen Fällen bestanden ganz uncharakteristische Erscheinungen, wie Schmerzen, Dämpfung und abgeschwächtes Atmen, Gewichtsabnahme usw. Bei weiteren, von denen es allerdings nicht sicher steht, ob es sich um Nervengeschwülste, die in den Rückenmarkskanal gewuchert waren oder um intravertebrale Tumoren, die nach außen hervorgebrochen waren, handelte, standen spinale Erscheinungen im Vordergrunde. Bei maligner Degeneration können die Allgemeinsymptome der malignen Tumoren das klinische Bild beherrschen.

Von großer Bedeutung für die Diagnose kann das gleichzeitige Bestehen einer *Neurofibromatosis der Haut* (Morbus *Recklinghausen*) sein. Eine derartige Kombination ist von GEYMÜLLER, von BORCHARDT, von PALUGYAY, sowie von REDLICH beschrieben. Das gleichzeitige Bestehen dieser Hautaffektion und einer tumorverdächtigen intrathorakalen Bildung klärt die letztere fast mit voller Sicherheit als neurogenen Tumor; es kann sich dabei sowohl um ein Ganglioneurom als auch um ein Neurofibrom handeln.

Die Röntgendiagnostik.

Die Nervengeschwülste des Mediastinums liefern zunächst das typische Röntgenbild, das wir für alle unizentrisch entstandenen, expansiv wachsenden Bildungen des Mediastinums abgeleitet haben, nämlich einen homogenen, ganz scharf, einheitlich bogig begrenzten Schatten, dessen größter Durchmesser im allgemeinen parallel zur Längsachse des Körpers steht. Mit Rücksicht darauf, daß diese Tumoren von einem paarigen Organ (meistens Grenzstrang des Sympathicus, vereinzelt Nervus vagus) ausgehen, liegt der Schatten immer asymmetrisch. Die Nachbarorgane werden verdrängt, die normalen mediastinalen Konturen sind neben oder innerhalb des pathologischen Schattens im allgemeinen gut zu erkennen. Zu diesem für die Spezialdiagnose nicht ausreichenden Symptomenkomplex gesellt sich dann als wichtigstes Merkmal, dem auch schon BRUNNER große Bedeutung beigemessen hat, die aus der Lage des Ausgangsorganes sich ergebende typische Lokalisation des Schattens. Sowohl der Sympathicus als auch der Vagus liegen im hinteren Mediastinum, die Schattenbildungen der von ihnen ausgehenden Tumoren lassen sich daher bei den verschiedenen Lokalisationsmaßnahmen als hinter dem Herzen, resp. den großen Gefäßen gelegen erkennen. Die viel häufigeren Sympathicusgeschwülste liegen, wie wir gesehen haben, in der Regel neben der Wirbelsäule im costo-mediastinalen Winkel, ihr Schatten ist daher in der Regel vom Wirbelsäulenschatten, dem er bei der Untersuchung im sagittalen Strahlengange seitlich breitbasig anliegt, nicht zu trennen, bei frontalem Strahlengange projiziert er sich auf die Wirbelsäule.

Die *probatorische Röntgenbestrahlung* zeitigt einen negativen Effekt.

Von den übrigen Hilfsuntersuchungsmethoden wurde die Anlegung eines *diagnostischen Pneumothorax* von BRAUN zur Verifizierung des extrapulmonalen Sitzes der Geschwulst empfohlen; in den meisten Fällen dürfte jedoch dieses Hilfsmittel für die Lokalisation überflüssig sein, da das breitbasige Aufsitzen des Schattens am Mittelschatten das Bild gewöhnlich mit Sicherheit als mediastinales charakterisiert.

Die *maligne Degeneration,* die, wie besprochen, in einem größeren Prozentsatz nur bei den in diesem Bereiche sehr seltenen Neurofibromen beobachtet wurde, dürfte in vielen Fällen röntgenologisch nicht zutage treten. Die Konturierung bleibt auch in solchen Fällen scharf, da ein Durchbruch in die Lunge bei diesen Tumoren nicht beobachtet wurde. Charakteristische Veränderungen kann hingegen die tumoröse Infiltration des benachbarten Skeletes (Rippen oder Wirbel) erzeugen. Allerdings dürfte gerade dieses Merkmal die Differenzierung zwischen einem in den Thoraxraum wuchernden Skelettumor und einem malign degenerierten Neurofibrom mit sekundärer Infiltration des Skeletes beträchtlich erschweren, ja unmöglich machen. Als eindeutige Malignitätszeichen können ferner röntgenologisch nachweisbare Lungenmetastasen bezeichnet werden.

Den oben beschriebenen typischen Symptomenkomplex weist ein selbst beobachteter, autoptisch allerdings nicht verifizierter Fall auf, von dem leider

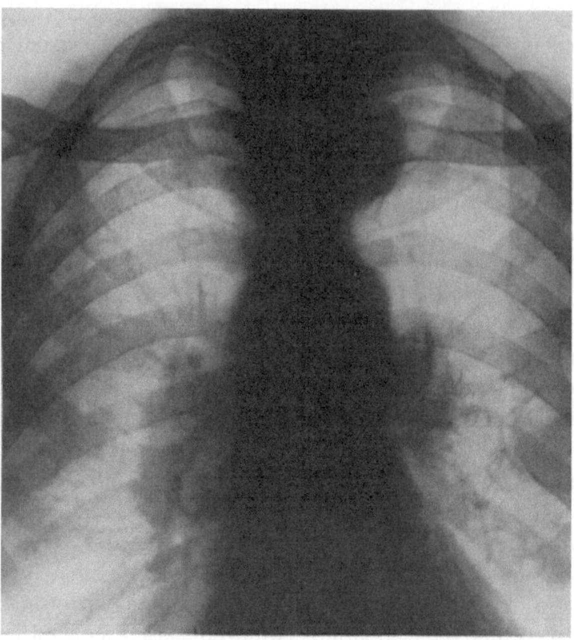

Abb. 206. Ganglioneurom (?) im linken oberen Mediastinum. Drüsenschwellung im Hilus beiderseits.
Fall 90.

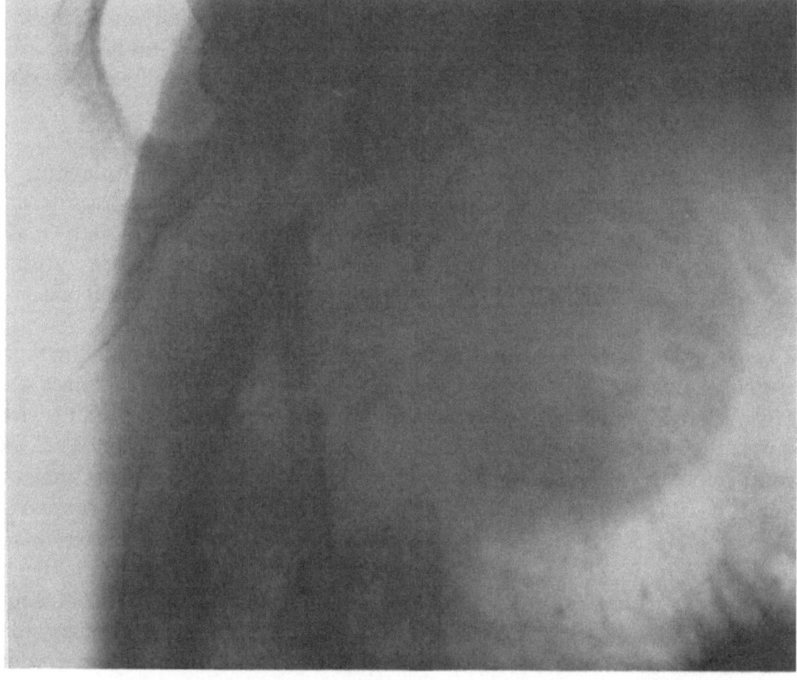

Abb. 207. Derselbe Fall. Dextro-sinistrale Aufnahme des oberen hinteren Thoraxraumes. Der
Schatten projiziert sich zum größten Teile auf die Wirbelsäule.

keine genauere klinische Krankengeschichte vorliegt, da er nur ambulatorisch untersucht wurde und eine Aufnahme in das Krankenhaus verweigerte.

Fall 90. Hermann G., 61 Jahre. Zugewiesen von der Ambulanz der 2. med. Klinik (Hofrat Prof. ORTNER).

Klinische Diagnose: Tabes dorsalis. Tumor im Mediastinum (Aneurysma ?).

Aus dem *Röntgenbefunde:* Das obere Mediastinum wird auf der linken Seite von einem ungefähr kleinapfelgroßen, halbkugeligen, ganz scharf, kreisbogenförmig begrenzten, der Wirbelsäule breitbasig aufsitzenden Schatten überragt. Trachea vollkommen gerade. Völlige Unabhängigkeit des Schattens vom normalen Aortenbogen. Außerdem Verbreiterung des Hilus beiderseits, namentlich rechts, mit polycyklischer Konturierung (Abb. 206). Die Untersuchung in der schrägen und queren Richtung ergibt, daß der Schatten weit hinten, und zwar neben der Wirbelsäule im costo-mediastinalen Winkel gelegen ist;

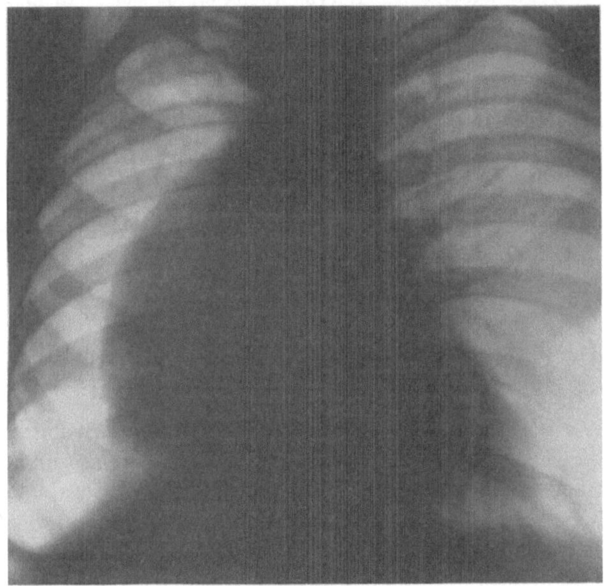

Abb. 208. Großes Neurofibrom des rechten Nervus vagus, bei der histologischen Untersuchung als sarkomatös degeneriert erkannt. Fall 91.

er projiziert sich zum größten Teile auf, zum kleineren Teile vor die Wirbelsäule und ist auch nach vorne zu ganz scharf halbkreisförmig begrenzt (Abb. 207). Aktive oder passive Bewegungen sind an dem Schatten nicht feststellbar. Das Skelet der Hals- und oberen Brustwirbelsäule, sowie der Rippen ist vollkommen normal.

Es sei hier weiters der von REDLICH klinisch, von HAMPERL pathologisch-anatomisch beschriebene, von uns röntgenologisch untersuchte Fall von sarkomatös degeneriertem *Neurofibrom des Vagus* mitgeteilt.

Fall 91. Fanny O., 35 Jahre alt. Zugewiesen von der 3. med. Abteilung (Hofrat Prof. SCHLESINGER).

Aus der *Anamnese:* Seit einem halben Jahre zunehmende Atemnot. Trockener Husten, Schmerzen auf der rechten Thoraxseite.

Aus dem *klinischen Status:* Starke Dyspnoe und Cyanose, namentlich bei Anstrengungen. In der Haut besonders der Brust und der unteren Extremitäten eine große Anzahl kleiner, weicher, gut verschieblicher Knötchen, außerdem zahlreiche Pigmentflecken. Keine Ödeme, keine Venektasien. Rechtsseitige Recurrensparese. Dämpfung rechts vom 4. Brustdorn nach abwärts. Darüber abgeschwächtes Atmen (die ausführliche Krankengeschichte s. in der Publikation von REDLICH).

Aus dem *Röntgenbefunde:* Der Mittelschatten wird rechts von einem längsovalen, ganz scharf, kreisbogenförmig begrenzten Schatten überragt. Sein oberer Pol steht etwa 2 Querfinger unterhalb der Clavicula, der untere in der Höhe des Zwerchfells. Trachea nicht verlagert. Rechter Vorhofsbogen und Aorta ascendens innerhalb des pathologischen Schattens gut differenzierbar. An der Basis wird der Schatten teilweise von einem den Herz-Leberwinkel ausfüllenden, nach außen schräg linear begrenzten Schatten überlagert (Pleuritis costo-mediastinalis) (Abb. 208). Der erstbeschriebene große Schatten liegt hinter dem Herzen und der Aorta im hinteren Mediastinum.

Aus dem *Obduktionsbefunde* (pathologisch-anatomisches Universitätsinstitut (Prof. MARESCH, Obduzent Dr. HAMPERL). Der Mittel- und Unterlappen der rechten Lunge mit einer vom Mediastinum in die Brusthöhle vorspringenden, eiförmigen Geschwulst verwachsen. Die Längsachse der letzteren parallel zur Wirbelsäule gestellt. Am linken Unterlappen springt dorsal ein kirschkerngroßer von Serosa überzogener weißlicher derber Knoten vor. Bei der Präparation des Nervus vagus ergibt sich, daß derselbe unterhalb der Schilddrüse durch Einlagerung mehrerer derber bis 5 mm langer Knoten auf etwa 4 mm im Durchmesser aufgetrieben erscheint. Am oberen Pol des großen Tumors senkt sich der Nerv, indem er sich etwas aufsplittert, in denselben ein. Auch im linken Vagus mehrere kleine und zwei größere spindelige Auftreibungen. Im Mark der rechten Nebenniere ein kirschkerngroßer Geschwulstknoten.

Aus dem *histologischen Befunde:* Die Hautknoten zeigen das typische Bild einer *Neurofibromatosis Recklinghausen.* Der Tumor im Mediastinum, die Knoten in der Lunge und in der Nebenniere zeigen das Bild eines Spindelzellensarkoms; nirgends Ganglienzellen und Nervenfasern (den ausführlichen Obduktions- und histologischen Befund s. in der Publikation von HAMPERL).

Zusammenfassung der Diagnose und Differentialdiagnose der Neurome im Mediastinum.

Die von GEYMÜLLER im Jahre 1919 aufgestellte Behauptung: „die klinische Diagnose eines Ganglioneuroms wurde begreiflicherweise niemals gestellt" besteht heute nicht mehr zurecht. Der Röntgenbefund erlaubt schon für sich allein mit großer Wahrscheinlichkeit, im Verein mit dem klinischen Befunde nicht selten mit Sicherheit die richtige Diagnose. Dieser Umstand ist deshalb von großer Wichtigkeit, weil die moderne Thoraxchirurgie eine Radikaloperation dieser Geschwulst gestattet. Unter den von HAMPERL aufgezählten 8 Fällen wurden 4 operiert, 3 davon mit gutem Erfolg.

Der charakteristische *röntgenologische Symptomenkomplex* des neurogenen Tumors im Mediastinum ist zusammengefaßt der folgende: homogener, gewöhnlich längsovaler, einseitig gelegener, scharf, bogenförmig begrenzter, dem Mittelschatten, resp. der Wirbelsäule breitbasig aufsitzender Schatten im hinteren Mediastinum, bei seitlicher Durchleuchtung sich teilweise auf die Wirbelsäule projizierend; dabei Verlagerung der Nachbarorgane, gute Erkennbarkeit der normalen Mittelschattenkonturen und Nichtbeeinflußbarkeit durch die Röntgenbestrahlung.

Differentialdiagnostisch kommen also nur im hinteren Mediastinum gelegene, unizentrisch entstandene, expansiv wachsende, strahlenunempfindliche Bildungen in Betracht. Es scheiden somit ohne weiteres sämtliche Drüsentumoren, die intrathoracischen, auch accessorischen Strumen, die Thymusgeschwülste, die mit ganz seltenen Ausnahmen immer im vorderen Mediastinum gelegenen cystischen Bildungen (s. ein späteres Kapitel), das Aneurysma der Aorta ascendens und die Pleuritis mediastinalis anterior aus.

Aber auch die übrig bleibenden Erkrankungen des Mediastinums sind in den meisten Fällen nicht schwer vom Ganglioneurom zu unterscheiden; die äußerst selten vorkommenden *Fibrome* und *Lipome* (s. das folgende Kapitel) liegen häufiger im vorderen Mediastinum. Allerdings sind auch einzelne Fälle von hinten gelegenen Fibromen beschrieben, doch ist nicht mit Sicherheit auszuschließen, daß es sich um Neurofibrome gehandelt hat. Sollten echte vom mediastinalen Zwischengewebe ausgehende Fibrome auch im hinteren Mediastinum vorkommen, dann ist röntgenologisch eine Unterscheidung vom Ganglioneurom nicht möglich; doch sind die reinen Fibrome im Mediastinum zweifellos noch beträchtlich seltener als die Ganglioneurome.

Die aus dem *Rückenmarkskanal* durch ein Foramen intervertebrale in den Mediastinalraum einwuchernden Tumoren (*„Sanduhrgeschwülste"* nach GULEKE), die wir bei der Besprechung der Differentialdiagnose der Drüsentumoren bereits erwähnt haben (s. S. 348), können dadurch von den paravertebral sitzenden Ganglioneuromen unterschieden werden, daß sie der Wirbelsäule nicht breitbasig aufsitzen. Dazu kommen die in solchen Fällen sehr aufschlußreichen Ergebnisse der *Myelographie,* auf deren Bedeutung in diesem Zusammenhange BORCHHARDT hinweist, sowie die klinischen Symptome einer spinalen Erkrankung.

Die *Tumoren der Wirbelsäule und der Rippen,* die sich ebenfalls mediastinalwärts vorwölben können, sind durch die charakteristische Destruktion des Skeletes zu erkennen. Allerdings ergibt sich die bereits erwähnte Schwierigkeit der Differenzierung gegenüber einem malign degenerierten Neurofibrom mit Übergreifen auf das Skelet.

Der *kalte Absceß* der Wirbelsäule ist durch seinen prävertebralen Sitz und die symmetrische Ausbreitung auch ohne den Nachweis einer spondylitischen Wirbelveränderung leicht vom Ganglioneurom zu unterscheiden.

Das *Aneurysma der Aorta descendens* liegt ebenfalls zum größten Teile vor der Wirbelsäule und ist außerdem durch die Untrennbarkeit vom Aortenschatten, sowie durch die in einem früheren Kapitel (s. S. 83) beschriebenen Veränderungen der übrigen Aorta und eventuell die charakteristische Wirbeldestruktion meist leicht diagnostizierbar.

Die *idiopathische Oesophagusdilatation,* die gleichfalls einen Tumor im hinteren Mediastinum vortäuschen kann, unterscheidet sich vom Ganglioneurom durch die Lage vor der Wirbelsäule, die auf S. 349 beschriebene Konturform, sowie vor allem durch das Kontrastfüllungsbild und den klinischen Befund.

Die *Pleuritis mediastinalis posterior* ist in den meisten Fällen durch ihren basalen Sitz, das breitbasige Aufsitzen auf dem Zwerchfell, sowie die schräg lineare äußere Begrenzung eindeutig charakterisiert. Große Schwierigkeiten können sich jedoch in den seltenen Fällen von *abgesacktem Erguß* im hinteren mediastinalen Pleuraspalt ergeben. In diesen Fällen kann ihr Bild vollkommen dem des Ganglioneuroms gleichen, da, wie auf S. 358 besprochen, diese abgesackten Ergüsse nicht selten im hinteren costo-mediastinalen Winkel liegen, sich also bei der seitlichen Untersuchung auch auf die Wirbelsäule projizieren. Ihre Begrenzungslinie hat dieselbe Konfiguration wie die des Ganglioneuromschattens.

Wir sehen also, daß mit Ausnahme der abgesackten Pleuritis mediastinalis posterior alle Erkrankungen des Mediastinums verhältnismäßig leicht auf Grund des Röntgenbildes allein vom Neurom unterscheidbar sind. Gerade diese Differenzierung wird aber durch die klinischen Merkmale, eventuell unter Zuhilfenahme einer Probepunktion wohl meistens gelingen.

Unter den klinischen Zeichen, die zur Stütze der Diagnose des Ganglioneuroms heranzuziehen sind, kommt der Neurofibromatosis *Recklinghausen* die größte Bedeutung zu. Allerdings ist zu bemerken, daß BORCHHARDT sie auch in einem Falle von Sanduhrgeschwulst des Wirbelkanals beobachtet hat.

J. Das Fibrom und das Lipom des Mediastinums.

Die vom Zellgewebe des Mediastinums ausgehenden Fibrome und Lipome sind wohl die allerseltensten Geschwülste des Mittelfellraumes. In der Literatur findet sich ein von BRAUN beschriebener Fall von großem *Fibrom*; über einen ähnlichen Fall berichtet GARRÉ; bei diesem ergab die Operation sogar zwei Tumoren. Außerdem berichtet er über ein *Fibrolipom*. Reine *Lipome* sind vor allem von amerikanischen Autoren beschrieben, so in neuerer Zeit von LEOPOLD und von LEMON. Sonst sind in der Literatur nur noch Mitteilungen von AUVRAY und von RICARD über je ein Lipom, resp. Fibrom des Mediastinums enthalten.

Nach BRUNNER sollen die Lipome und Fibrome immer im oberen vorderen Mediastinum gelegen sein, da sie von dem dort befindlichen Fettgewebe ihren Ausgang nähmen. Jedoch ergibt die Durchsicht der von den verschiedenen Autoren mitgeteilten Krankengeschichten, daß es auch im hinteren Mediastinum derartige Geschwülste gibt. So lag eines von den beiden Fibromen, die GARRÉ in seinem Falle fand, neben dem Herzen, das zweite hinter ihm an der Wirbelsäule. Auch das von GARRÉ beschriebene Fibrolipom lag im hinteren Thoraxraum.

Klinisch machen auch diese Geschwülste sich nur durch Drucksymptome bemerkbar. In einem der von GARRÉ beschriebenen Fälle kam es im Gefolge einer langdauernden Stauung im kleinen Kreislauf zu einer Osteoartropathie hypertrophiante pneumique. In dem von LEMON mitgeteilten Falle bestand auch ein Lipom in der linken Fossa supraclavicularis.

Röntgenologisch ist ein großer Teil der oben angeführten Fälle untersucht und beschrieben worden. Es fanden sich zum größten Teile sehr ausgedehnte Schatten, die naturgemäß alle uns bekannten Charakteristica expansiv wachsender Gebilde des Mediastinums aufwiesen. Über eine geringere Schattenintensität, die man bei Lipomen mit Rücksicht auf das niedrigere spezifische Gewicht des Fettgewebes erwarten könnte, ist in den betreffenden Beschreibungen nichts verzeichnet. Es hat sich dabei allerdings um mächtige Tumoren mit großer Schichtdicke gehandelt.

Die Diagnose dieser Geschwulstformen ist weder auf Grund des Röntgenbildes, noch unter Zuhilfenahme des klinischen Befundes zu stellen. Bei Lage im vorderen Mediastinum wird man viel eher an cystische Bildungen, bei Sitz im hinteren Mediastinum mit viel größerer Wahrscheinlichkeit an das Ganglioneurom zu denken haben. Die enorme Seltenheit der Fibrome und Lipome drückt aber die Bedeutung dieser Verwechslungsmöglichkeiten wesentlich herab.

Ein gewisser Fingerzeig für die richtige Diagnose könnte vielleicht der Nachweis eines äußeren Lipoms wie im Falle LEMONS sein.

K. Die cystischen Bildungen im Mediastinum.

Parasitäre Cysten, von denen uns vor allem der *Echinokokkus* interessieren würde, scheinen im Mediastinum nicht vorzukommen. Nach BRUNNER sind in der Literatur im ganzen 4 Fälle von Echinokokkus im Mediastinum angeführt, von denen jedoch kein einziger sichergestellt ist. Es dürfte sich wohl eher um echte Cysten gehandelt haben.

1. Die Dermoidcysten und Teratome im Mediastinum.

Ausführliche Publikationen über die Genese, Anatomie und Klinik der mediastinalen Dermoidcysten und Teratome stammen von DANGSCHAT (1903), MORRIS (1905), PEYE (1926), CALDBRICK (1927).

Pathologische Anatomie.

Wir müssen die Dermoidcysten und Teratome des Mediastinums gemeinsam besprechen, da eine scharfe Trennung derselben weder vom pathogenetischen, noch vom pathologischen, geschweige denn vom klinischen und röntgenologischen Gesichtspunkte möglich ist.

Mit der *Genese* dieser Bildungen, über die es mehrere divergente Anschauungen gibt, sowie mit ihrem Aufbau können wir uns an dieser Stelle nur in Kürze beschäftigen.

Die sog. *„einfachen Dermoide",* in denen nur Gewebe ektodermalen Ursprungs nachzuweisen ist, werden meist als Bildungen, die aus verlagerten Hautkeimen entstanden sind, aufgefaßt.

Im Gegensatz dazu faßt man Gebilde, welche histologisch Abkömmlinge aller drei Keimblätter enthalten, gewöhnlich unter dem Sammelbegriff *Teratome* zusammen. Ihre Entstehung wird in der verschiedensten Weise erklärt. Die meisten Autoren sehen in ihnen echte Doppelmißbildungen, faetale Inklusionen („Faetus in faetu"), resp. Abkömmlinge von der Eizelle nahe stehenden Blastomeren. Vereinzelte Autoren leiten speziell die mediastinalen Teratome von abgesprengten Schilddrüsen- oder Thymuskeimen ab.

Zu den Teratomen gehören sowohl *cystische Bildungen* („komplizierte Dermoidcysten") als auch *solide Tumoren.*

Den Inhalt der Cysten bildet ein fettiger, aus Talg und Epithelzellen bestehender Brei, ferner fast immer Haare, mitunter auch Zähne, Knochen usw. Die meist dicke Wand enthält Gewebe verschiedensten Ursprungs, wie aus dem Verdauungskanal, dem Respirationstrakt, dem Nervensystem usw. Gewöhnlich handelt es sich um unilokuläre Cysten.

Die soliden Teratome stellen histologisch ein Durcheinander der verschiedensten Zellarten dar, wie Platten-, Zylinder- und Flimmerepithel, Knorpel, glatte und quergestreifte Muskulatur, Nervengewebe usw. Gewöhnlich enthalten sie auch massenhaft kleine Cystchen. Sie sind meist annähernd kugelig geformt. Sehr selten haben sie eine höckerige Oberfläche.

Die cystischen Bildungen gehören in die Gruppe der von ASKANAZY als *adulte* oder *coätane Teratome* bezeichneten Bildungen, d. h. sie bestehen aus ausgereiften, den Geweben des Trägers der Entwicklung nach gleichalterigen

Geweben. Man rechnet sie meist nicht zu den echten Blastomen, sondern zu den Mißbildungen. Für die Klinik dieser Tumoren ist das deshalb von Bedeutung, weil sie benigne Gebilde darstellen. Allerdings ist auch bei ihnen eine maligne Degeneration bekannt, so in einem von P. SINGER kürzlich beschriebenen Falle.

Die soliden Geschwülste sind nach dem Einteilungsprinzip von ASKANAZY den *embryonalen Teratomen* zuzurechnen, die aus unausgereiftem embryonalem Gewebe bestehen. Man faßt sie als echte Blastome auf, aus denen nicht selten maligne Geschwülste, und zwar sowohl Carcinome als auch Sarkome hervorgehen.

Im Mediastinum kommen sowohl cystische als auch solide Teratome vor, doch scheinen die ersteren bedeutend häufiger zu sein.

Die Dermoidcysten und Teratome des Mediastinums sind wohl an sich keine häufige Erkrankung, doch sind sie unter den seltenen Tumoren des Mediastinums sicher die häufigsten. Besonders seitdem man gelernt hat, sie röntgenologisch wenigstens mit großer Wahrscheinlichkeit zu erkennen und sie auch operativ anzugehen, ist die Zahl der in der Literatur bekannt gewordenen Fälle recht beträchtlich gestiegen. Während DANGSCHAT im Jahre 1903 aus der Literatur 44 Fälle zusammenstellen konnte, fand CALDBRICK im Jahre 1927 bereits 119.

Man findet diese Geschwülste meist bei Personen jugendlichen *Alters*. Bemerkbar machen sie sich besonders häufig nach dem Beginn der Pubertät. Diese scheint, wie DANGSCHAT ausführt, ein Faktor zu sein, der eine plötzliche, schnelle Vergrößerung veranlaßt.

Das männliche und weibliche *Geschlecht* ist unter den Trägern der Erkrankung ziemlich gleich häufig vertreten.

Für die Diagnostik ist die Lage der Dermoidcysten und Teratome von großer Bedeutung. Sie finden sich durchwegs im *vorderen Mediastinum*. Ein von BACHER als Dermoidcyste des hinteren Mediastinums demonstrierter Fall, der autoptisch nicht verifiziert ist, dürfte viel eher ein Ganglioneurom oder Neurofibrom gewesen sein. Weiters sitzen sie viel häufiger im oberen und mittleren als im unteren Mediastinum. In den meisten Fällen liegen sie asymmetrisch. Eine mediane Lage gehört sicher zu den größten Seltenheiten.

Ihre *Größe* ist sehr verschieden. Mitunter sind sie kaum kirschengroß; andererseits können sie aber auch fast die ganze Thoraxhälfte einnehmen.

Die cystischen Tumoren vergrößern sich sowohl durch Zunahme des Inhaltes als auch ihrer Wand. Durch ihr expansives Wachstum beeinflussen sie, wenn sie eine gewisse Größe erreicht haben, häufig die Nachbarorgane; sie führen dann zu Vorwölbung der Thoraxwand, zu Kompression der Lunge, Verdrängung des Herzens. Die Gefäße werden nur selten komprimiert; unter den 44 Fällen, die DANGSCHAT zusammenstellt, finden sich nur 2 mit Einengung und sekundärer Thrombosierung von Venen. Die Nerven scheinen von ihnen nicht geschädigt zu werden, wenigstens ist von Nervenläsionen in der Literatur nichts berichtet.

Mangelhafte Ernährung der Wand, sowie der Druck des Cysteninhaltes können zu Wandnekrose führen; in deren Gefolge kommt es zu entzündlichen Verwachsungen mit der Umgebung, nicht allzu selten auch zu Durchbruch des Cysteninhaltes, vor allem in das Lungengewebe und in den Bronchialbaum. Ein solcher fand sich unter den 44 Fällen DANGSCHATs vierzehnmal. Je einmal ist über Einbruch in die Aorta und in das Perikard berichtet.

Im Gefolge der Perforation in die Lunge kann es zu pneumonischer Infiltration, eventuell mit Höhlenbildung, in weiterer Folge auch zu pleuralem Erguß und Empyem kommen. Von einem solchen war u. a. ein Fall begleitet, über den BLUM kürzlich berichtet hat.

Kalkschalen in der Wand der Cyste kommen in sehr seltenen Fällen vor; ein solcher ist anatomisch z. B. von PINDERS beschrieben.

Andere *Komplikationen* sind kaum jemals zu beobachten. Vereinzelt steht ein von einer *Osteoartropathie hypertrophiante pneumique* begleiteter Fall von malign degeneriertem Teratom da, über den P. SINGER berichtet hat.

Zu *maligner Degeneration* kommt es, wie bereits oben ausgeführt, häufiger nur bei den im Mediastinum sehr seltenen embryonalen Teratomen. Unter den 44 Fällen, die DANGSCHAT zusammengestellt hat, waren 3 sarkomatös, 1 carcinomatös entartet. Über eine Destruktion der Kapsel und der angrenzenden Pleura durch die maligne Geschwulst ist in der Literatur nichts ausgesagt, hingegen sind Metastasen in den regionären Drüsen und auch in der Lunge beschrieben, letzteres in dem mehrfach erwähnten Falle von SINGER.

Die klinischen Erscheinungen.

Die von frühester Kindheit an sich sehr langsam entwickelnden Dermoidcysten und Teratome können lange Zeit oder dauernd klinisch symptomlos bleiben, da die Nachbarorgane sich den Veränderungen anpassen können. Gerade das Fehlen subjektiver Beschwerden bei objektivem (klinischem oder röntgenologischem) Nachweis einer größeren abnormen Bildung im Mediastinum stellt ein wichtiges Verdachtsmoment dar. Andererseits ist wieder die jahrelange Beobachtung von mediastinalen Drucksymptomen ein Merkmal, das die benignen Teratome von den meisten anderen Geschwülsten des Mediastinums unterscheidet. Die längste Dauer von klinisch festgestellten Veränderungen im Mediastinum bei einem Teratom beträgt 44 Jahre (DANGSCHAT).

Von *subjektiven Symptomen* kommen mitunter unbestimmte Schmerzen im Thorax vor. Atembeschwerden bis zu hochgradiger Dyspnoe sind oft jahrelang das einzige klinische Merkmal der Erkrankung. Auch Husten wird beobachtet.

Von den *objektiven Symptomen* spielt eine langsam sich entwickelnde Vorwölbung der oberen Thoraxwand, besonders wenn sich ein Aneurysma als Ursache derselben ausschließen läßt, diagnostisch eine wichtige Rolle. Die physikalische Untersuchung ergibt an dieser Stelle eine Dämpfung mit bogenförmiger Begrenzung und leisem oder aufgehobenem Atemgeräusch, sowie abgeschwächtem Pektoralfremitus, also den Symptomenkomplex eines vorne abgekapselten Exsudates (DANGSCHAT).

Stauungserscheinungen im Bereiche der Venen sprechen viel eher gegen ein Dermoid, da eine Kompression der Gefäße wenigstens bei den benignen Formen zu den größten Seltenheiten gehört.

Weitaus das wichtigste, ja das einzige eindeutige klinische Merkmal der Dermoidcyste ist das Aushusten von Haaren. Es ist relativ häufig zu beobachten. So ist es bei den 44 Fällen, die DANGSCHAT bearbeitet hat, neunmal, also in mehr als $20^0/_0$ verzeichnet, wobei zu bemerken ist, daß einige der von ihm herangezogenen Publikationen sich auf die Beschreibung des Obduktionsbefundes beschränken.

Auch die *Punktion* kann charakteristischen Cysteninhalt zutage fördern und so die Diagnose sicherstellen.

Die Deutung einer fraglichen Erkrankung im Thorax als Teratom könnte bis zu einem gewissen Grade auch dadurch gestützt werden, daß anderweitige Mißbildungen, vor allem Dermoidcysten an anderer Stelle bestehen. So hat LEONHARTSBERGER einen Fall von mediastinaler Dermoidcyste beschrieben, bei dem drei Jahre vorher ein Dermoid am Steißbein operativ entfernt worden war.

Die *maligne Degeneration* findet in einer raschen Zunahme der subjektiven und objektiven Erscheinungen, eventuell im Auftreten von Metastasen ihren Ausdruck.

Die Röntgendiagnostik.

KAESTLE, der im Jahre 1909 als erster eingehend den röntgenologischen Symptomenkomplex der mediastinalen Dermoidcysten beschrieben hat, hat schon damals festgestellt, daß sich die Diagnose aus dem Röntgenbefunde allein mit größter Wahrscheinlichkeit stellen läßt.

Das Schattenbild ist zwar naturgemäß an sich von dem anderer expansiv wachsender, unizentral entstandener, sowohl cystischer als auch solider Gebilde nicht verschieden, es bekommt jedoch eine recht charakteristische Note durch die Lage im vorderen, dabei meist oberen oder mittleren Mediastinum. Auch die weitaus in den meisten Fällen zu beobachtende Asymmetrie ist von Bedeutung. Die Form des Schattens ist so wie die anderer im interstitiellen mediastinalen Gewebe sich entwickelnder Geschwülste, wenigstens bei größeren Bildungen meist längsoval. Nur bei Lage im Perikard können wegen der hier gegebenen Raumverhältnisse auch große Cysten kreis-, resp. kreissegmentförmige Schatten erzeugen. Die Konturführung ist meist einheitlich konvex, nur bei den ganz vereinzelten Fällen von multilokulärer Cyste oder solidem Teratom mit höckeriger Oberfläche kann sie leicht wellig sein, wie in einem Falle von BLUM.

Zwei charakteristische Fälle, von denen der erste durch die Obduktion verifiziert ist, während der zweite auch nach seinem klinischen Verhalten mit allergrößter Wahrscheinlichkeit als Dermoidcyste anzusehen ist, seien hier angeführt:

Fall 92. Dr. Siegmund K., 45 Jahre alt. Ambulatorisch in meinem Privatinstitut untersucht.

Aus der *Anamnese:* Seit vielen Jahren intermittierende Neuralgie im linken Arm. Es wurde bei ihm, wie er angibt, schon vor Jahren röntgenologisch ein Tumor im oberen Mediastinum festgestellt. Kommt jetzt wegen abdomineller Beschwerden zur Magen-Darmuntersuchung.

Aus dem *klinischen Status:* Am Thorax bis auf eine Verkürzung des Perkussionsschalles über der linken Spitze nichts Pathologisches feststellbar.

Aus dem *Röntgenbefunde:* Im Bereiche der linken Spitze und der subapikalen Partie ein mehr als gänseeigroßer, dem Mittelschatten oberhalb der normalen Aorta breitbasig aufsitzender, homogener, dunkler, längsovaler Schatten, der nach außen ganz scharf, bogenförmig begrenzt ist. Durchleuchtung unter Drehung erweist, daß er knapp unter der Thoraxwand liegt. Keine Pulsation. Keine Schluck- und Hustenhebung. Trachea ziemlich stark nach rechts verlagert, nicht eingeengt (Abb. 209).

Der Patient ist einige Monate später an einem Lymphosarkom der abdominellen Drüsen gestorben. Die *Obduktion* (Dozent Dr. BAUER) ergab eine von der letzteren Erkrankung unabhängige teratoide Cyste im Mediastinum. (Prof. G. SCHWARZ, der den Fall ebenfalls beobachtet hatte, hat unter Demonstration des Röntgenbildes über ihn in der Wiener Gesellschaft für Röntgenkunde berichtet.)

Fall 93. Dr. Erwin S., 30 Jahre alt. Ambulatorisch untersucht. (Zuweisung von Dr. KRISER.)

Aus der *Anamnese:* Patient leidet seit vielen Jahren an leichtem Drücken auf der Brust. Höhergradige Beschwerden hat er nie gehabt.

Aus dem *klinischen Status:* Kräftiger, gut aussehender Patient. Ein physikalischer Thoraxbefund liegt nicht vor.

Aus dem *Röntgenbefunde:* Im linken Thoraxraum ein von der Clavicula bis fast ans Zwerchfell reichender Schatten, der außen beinahe die Thoraxwand erreicht, oben nur die Spitze und die lateralen subapikalen Partien, unten das Bereich knapp oberhalb des Sinus frei läßt. Er ist längsoval, sitzt dem Mittelschatten breitbasig auf und ist nach außen scharf

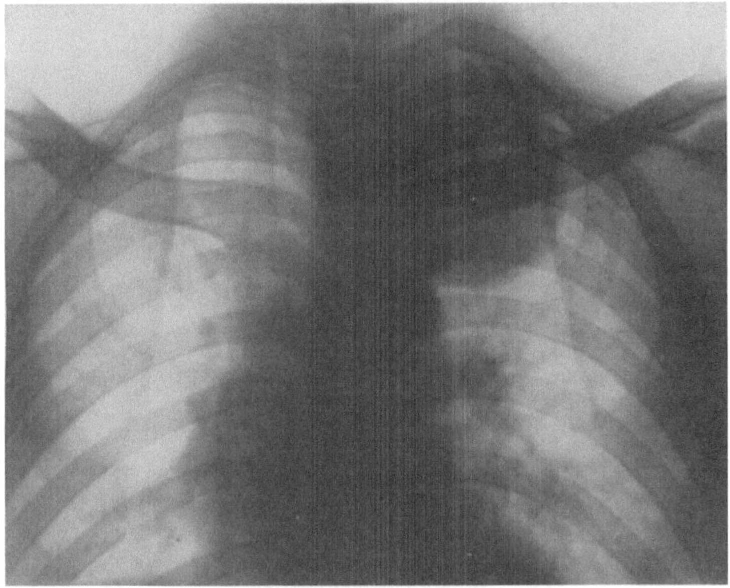

Abb. 209. Teratoide Cyste im linken oberen vorderen Mediastinum. Fall 92.

und bogenförmig begrenzt. Mäßige Schattenintensität, so daß innerhalb des sonst homogenen Schattens die Zeichnung der dahinter gelegenen Lunge gut zu erkennen ist. Trachea und Herz ziemlich stark nach rechts verlagert (Abb. 210). Die frontale Durchleuchtung ergibt, daß das Gebilde vorne die Thoraxwand erreicht, während es von der hinteren Thoraxwand durch einen 3—4 Querfinger breiten hellen Lungenstreifen getrennt ist. Die hintere Begrenzung ist ebenfalls ganz scharf und bogenförmig (Abb. 211).

Der geschilderte Symptomenkomplex, in welchem der Lage des Schattens die größte Bedeutung zukommt, ergibt immer den dringenden Verdacht auf eine Dermoidcyste oder ein Teratom, besonders wenn das klinische Bild nicht dagegen spricht (s. auch Kapitel „Differentialdiagnose"). Eindeutig könnte aus dem Röntgenbilde die Diagnose nur dann gestellt werden, wenn es gelänge, charakteristischen Cysteninhalt röntgenologisch nachzuweisen. Hier wäre vor allem die Darstellung von *Zähnen* innerhalb des Tumorschattens ein untrüglicher Beweis für das Teratom. Derartige Bilder wurden am Lebenden bisher noch nicht gewonnen, doch ist in einer Publikation von PRYM das Röntgenbild eines operativ entfernten Dermoids reproduziert, auf welchem sich innerhalb des

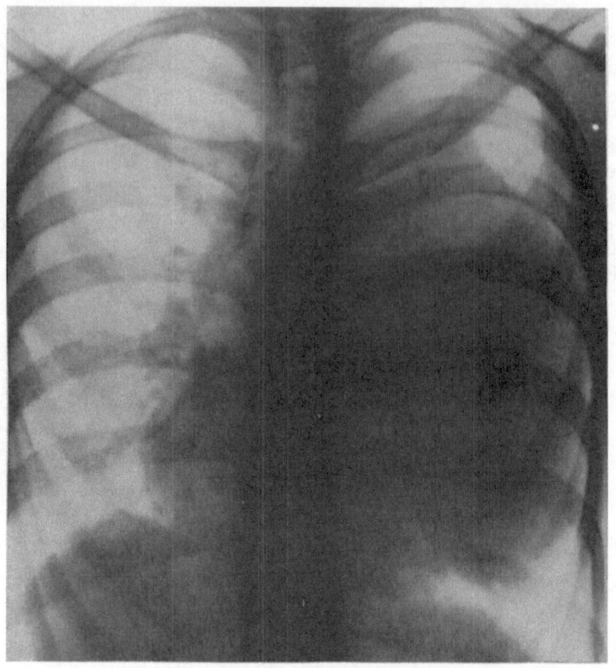

Abb. 210. Große Dermoidcyste (?) im linken vorderen Mediastinum. Fall 93.

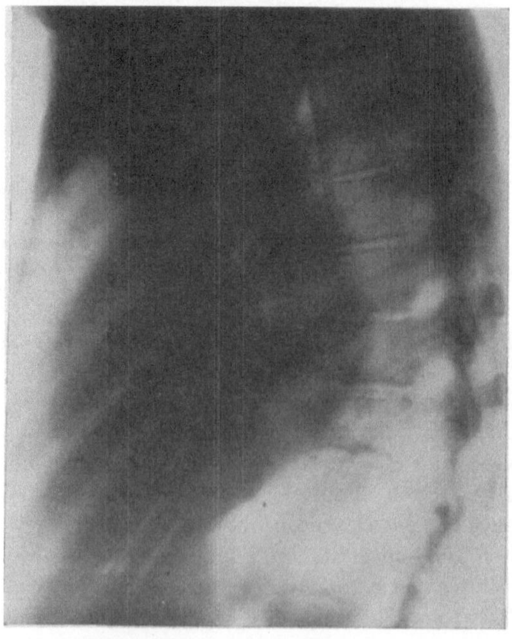

Abb. 211. Derselbe Fall. Dextro-sinistrale Aufnahme.

Tumors ein Schatten mit Knochenstruktur, der mehrere weit entwickelte Zahnkeime mit deutlicher alveolarer Umgrenzung enthält, erkennen läßt. Es ist nicht zu bezweifeln, daß eine kontrastreiche Bucky- oder Fernaufnahme einen solchen Cysteninhalt auch innerhalb des Thorax deutlich zur Darstellung bringen würde. Bei dem von P. SINGER beschriebenen Falle war in vivo innerhalb des kindskopfgroßen Schattens, ein bizarr geformter, fast knochendichter Schatten zu erkennen, dem, wie die Autopsie erwies, spongiöser Knochen zugrunde lag.

Ein Fall, der trotz fehlender autoptischer Bestätigung wahrscheinlich als Teratom im oder am Perikard mit kalkdichten Einlagerungen anzusehen ist, sei hier beschrieben.

Fall 94. Lorenz P., 52 Jahre alt. Zugewiesen von der 3. med. Klinik (Hofrat Prof. ORTNER).

Aus der *Anamnese:* Bereits vor 15 Jahren Drüsen in der Leistenbeuge, seit einigen Monaten neuerlich aufgetreten. Keine Beschwerden von seiten des Thorax.

Aus dem *klinischen Status:* Rechts supraclavicular einige vergrößerte Drüsen. Großer Drüsentumor links inguinal. Milz bis etwa handbreit unter den Rippenbogen reichend. Leichte Temperatursteigerung. Leukopenie. Stärkere Verbreiterung der Herzdämpfung nach rechts.

Aus dem *Röntgenbefunde:* Dem Herzschatten und der Aortenwurzel sitzt rechts ein ungefähr kindskopfgroßer, homogener, längsovaler, nach außen scharf, bogenförmig begrenzter Schatten breitbasig auf, der deutlich mitgeteilte Pulsation aufweist. Im Inneren des Schattens ein bogenförmiger, kalkdichter Streifen (Abb. 212). Der Versuch, diesen Kalkstreifen durch Drehung an den Schattenrand zu projizieren, wurde leider nicht gemacht. Es muß so unentschieden bleiben, ob es sich um eine Verkalkung innerhalb eines soliden Gebildes oder eine Kapselverkalkung gehandelt hat, wofür die Bogenform des dichten Streifens sprechen würde. Auf der seitlichen Aufnahme erscheint der Schatten annähernd kreisrund und projiziert sich auf den Herzschatten (Abb. 213).

Der Fall wurde wiederholt bestrahlt. Die supraclavicularen und inguinalen Drüsen, ebenso die Milz verkleinerten sich rasch, während der Schatten im Thorax vollkommen unverändert blieb.

Der Fall wurde von Dr. PRESSER in der Wiener Gesellschaft für Röntgenkunde demonstriert.

Geringere Beweiskraft besitzt eine Kalkschale an der Peripherie des Schattens, wie sie z. B. in einem Falle von GOEBEL und OSSIG gefunden wurde (vielleicht gehört auch der eben beschriebene Fall 94 hierher), da solche auch bei anderen Bildungen, wie accessorischen Strumen und Schwarten nach abgesackten mediastinalen Ergüssen vorkommen können, von denen die ersteren allerdings meist im oberen Mediastinum liegen, die letzteren gewöhnlich im Verein mit dem klinischen Bilde zu diagnostizieren sind.

Unter den *Komplikationen* können pleurale Ergüsse, wie in einem Falle von BLUM, aber auch pneumonische Infiltrate, die nach Durchbruch in einen Bronchus auftreten können, das Bild vollkommen verwischen.

Einzig dastehend dürfte bisher ein kürzlich von BECKER publizierter Fall sein, der unter den klinischen Zeichen von Bronchiektasien zur Aufnahme gelangte und als einzige röntgenologische Veränderung einen etwa hühnereigroßen, ziemlich breiten *Ringschatten* aufwies, der der Gegend des linken Vorhofes aufsaß und vom Mittelschatten nicht zu trennen war. Kurze Zeit später klärte das Aushusten von Haaren den Fall als in den Bronchialbaum durchgebrochene, luftgefüllte Dermoidcyste, die dann operativ entfernt wurde.

Der für andere Höhlenbildungen und auch für Pneumocysten ganz un-
gewöhnliche Sitz am Mediastinum, sowie das Fehlen sonstiger Veränderungen
der Lunge, könnte in ähnlichen Fällen den Verdacht auf eine perforierte
Dermoidcyste erwecken; doch dürfte in diesem Stadium eine röntgenologische

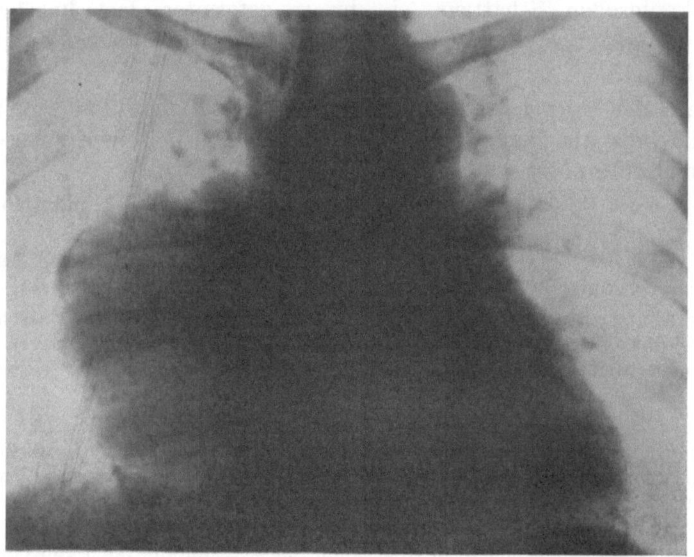

Abb. 212. Teratom (?) im oder am Perikard mit Kalkeinlagerung. Fall 94.

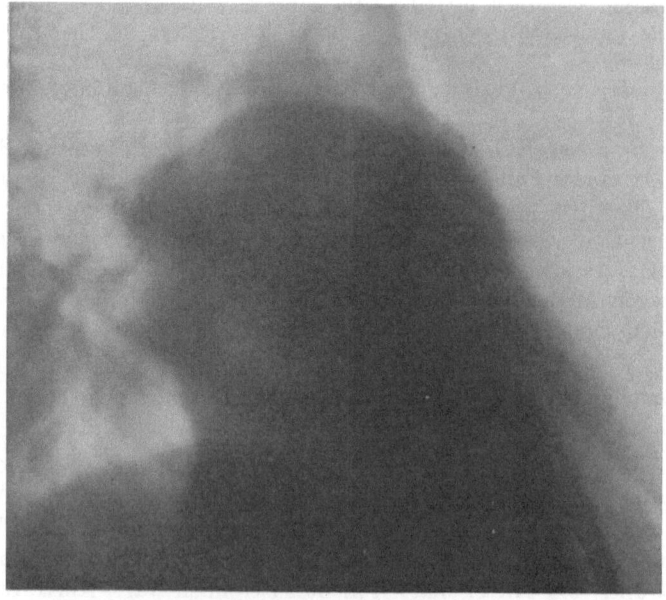

Abb. 213. Derselbe Fall. Sinistro-dextrale Aufnahme. Der bei dieser Aufnahmsrichtung kreisrunde
Schatten projiziert sich auf den Herzschatten.

Diagnose meist überflüssig sein, da sie sich viel sicherer aus dem Sputumbefunde ergibt.

Die *maligne Degeneration* ist röntgenologisch hauptsächlich bei wiederholter Untersuchung aus der raschen Vergrößerung des Schattens zu erschließen. Zu einer unscharfen Konturierung kann es nur bei Teratomen kommen, die in die Lunge durchgebrochen sind; doch sind derartige Fälle anscheinend bisher nicht beschrieben. Ein weiteres Merkmal sind Lungenmetastasen, die in dem Falle von SINGER auch im Röntgenbilde zu sehen waren. Ob Metastasen im Mediastinum zu Phrenicuslähmungen führen, ist nicht bekannt; doch wäre auch dies ein auf Malignität hinweisendes Merkmal, da die Zwerchfellähmung bei der benignen Geschwulst offenbar nicht vorkommt.

Von den *Hilfsuntersuchungsmethoden* ist der *diagnostische Pneumothorax* in jenen seltenen Fällen von Bedeutung, bei denen ein pleuraler Erguß den charakteristischen Schatten verdeckt. Mit Hilfe dieser Methode konnte er in dem von BLUM beschriebenen Falle zur Darstellung gebracht werden.

Die *probatorische Röntgenbestrahlung* ergibt beim benignen Tumor einen negativen Effekt. Erfahrungen über die Wirkung der Röntgenstrahlen bei malign degenerierten Teratomen liegen nicht vor.

Die Differentialdiagnose.

Die richtige Diagnose der Dermoidcyste und des Teratoms ist praktisch wegen ihrer Operabilität von größter Bedeutung. Derartige Operationen wurden von EISELSBERG, GARRÉ, ANSCHÜTZ, SAUERBRUCH, PAYR u. a. ausgeführt. NANDROT stellt im Jahre 1918 22 operierte Fälle mit 16 Heilungen (= $73^0/_0$), CALDBRICK im Jahre 1927 57 Operationen mit $22^0/_0$ Mortalität, also $78^0/_0$ an geheilten Fällen zusammen.

Als eindeutig kann das Röntgenbild nur bezeichnet werden, wenn in dem Schatten Zähne oder Knochen erkennbar sind.

Mit sehr großer Wahrscheinlichkeit ist die Dermoidcyste zu diagnostizieren, wenn ein asymmetrischer, längsovaler, konvex begrenzter Schatten im vorderen Mediastinum, namentlich in seinem oberen und mittleren Anteil vorliegt, vor allem dann, wenn er bei wiederholter Untersuchung keine Veränderungen erkennen läßt.

In den Kreis der differentialdiagnostischen Erwägungen sind nur Prozesse zu ziehen, die im vorderen Mediastinum lokalisiert sind.

Das *Aneurysma* der Aorta ascendens und des Arcus wird sich wohl immer aus der Isolierbarkeit des Schattens vom Aortenschatten, durch den Verlauf der Längsachse, sowie das Fehlen von sonstigen Aortenveränderungen ausschließen lassen. Vorhandensein von Pulsation spricht nicht gegen die Dermoidcyste. So wies z. B. ein von HALE publizierter und auch der von uns früher beschriebene Fall mitgeteilte Pulsation auf.

Große Ähnlichkeit kann die Dermoidcyste mit einem *Aneurysma der Arteria anonyma* haben, mit dessen Symptomatologie wir uns auf S. 374 befaßt haben. Doch wird auch in solchen Fällen der Nachweis des vorhandenen oder fehlenden Zusammenhanges mit dem Aortenschatten, sowie von sonstigen Aortenveränderungen und schließlich der Auskultationsbefund eine sichere Unterscheidung ermöglichen.

Der *maligne Thymustumor* ist durch seine symmetrische Ausbreitung und das Überwiegen des Querdurchmessers auch in jenen seltenen Fällen vom Dermoid zu unterscheiden, bei denen letzteres eine wellige Begrenzung aufweist.

Die *intrathoracische Struma,* die namentlich bei retroclavicularem Sitz an das Bild einer Dermoidcyste erinnern kann, ist durch ihr breitbasiges Aufsitzen auf dem Halsschatten, sowie die Schluck- und Hustenhebung ohne weiteres von der Dermoidcyste zu differenzieren.

Hingegen können die seltenen Fälle von *accessorischer Struma* röntgenologisch in allen Details den gleichen Symptomenkomplex aufweisen, wie die Dermoidcyste. Nur wenn der Schatten median gelagert ist, hätte man eher an einen Nebenkropf zu denken.

Auch die äußerst seltene *Bronchuscyste* ist, wenn sie im vorderen Mediastinum gelegen ist, röntgenologisch kaum von der Dermoidcyste zu unterscheiden (Näheres s. im folgenden Kapitel).

Das gleiche gilt für die in einem vorhergehenden Kapitel beschriebenen *Fibrome* und *Lipome* des vorderen Mediastinums.

Schließlich ist noch an eine *Pleuritis mediastinalis anterior* zu denken. In den meisten Fällen ist sie durch den basalen Sitz und die schräg-lineare laterale Begrenzung eindeutig charakterisiert. Nur bei Absackung, die aber im vorderen mediastinalen Pleuraspalte verhältnismäßig selten zu beobachten ist, kann ein Bild entstehen, das große Ähnlichkeit mit dem der Dermoidcyste hat. In solchen Fällen entscheidet das Fehlen oder Vorhandensein klinischer Symptome einer Pleuritis, sowie Kontrolluntersuchungen, die die allmähliche spontane Verkleinerung pleuraler Ergüsse erkennen lassen.

Es zeigt sich also, daß das beschriebene Röntgenbild des Dermoids, wenn es keine Merkmale des charakteristischen Cysteninhaltes enthält, wohl nicht eindeutig ist, daß aber die Differentialdiagnose gegenüber einer abgesackten Pleuritis mediastinalis anterior durch die Serienuntersuchung und durch die Zuhilfenahme des klinischen Befundes meist gelingt, so daß nur die praktisch belanglose Unterscheidung von den noch viel selteneren accessorischen Strumen, Fibromen und Lipomen, sowie Bronchuscysten auf röntgenologischem Wege unmöglich ist.

Unter den klinischen Symptomen ist das einzige wirklich sichere Merkmal einer Dermoidcyste der Nachweis von Haaren im Sputum oder im Punktat.

Es seien kurz noch jene Merkmale zusammengefaßt, deren Vorhandensein gegen ein Teratom, wenigstens gegen die weitaus häufigere benigne Form desselben sprechen. Es sind dies die Zeichen von Kompression, resp. Schädigung der Venen und Nerven, unter den röntgenologisch erkennbaren Symptomen also die Verbreiterung des Cava- und Anonymaschattens und die Phrenicuslähmung, unter den klinischen Symptomen die venöse Stauung und die Recurrensparese.

Bei Lokalisation der Dermoide im oder am Perikard sind andere Erkrankungen differentialdiagnostisch in Erwägung zu ziehen; wir wollen diese Differentialdiagnose erst im Anschlusse an die Beschreibung der Perikardcysten erörtern.

2. Die Bronchuscysten.

Pathologische Anatomie.

GOLD hat im Jahre 1921 auf Grund von 4 Obduktionen bei Säuglingsleichen eine offenbar angeborene cystische Mißbildung beschrieben, die er als Bronchuscyste bezeichnet. Es handelte sich um erbsen- bis walnußgroße, kugelige, mit klarer Flüssigkeit gefüllte Gebilde, die ungefähr im Bereiche der Trachealbifurkation mit dem rechten Hauptbronchus in Zusammenhang, doch nicht mit seinem Lumen in Kommunikation standen und sich hier gegen das hintere Mediastinum vorwölbten. Die Wand war äußerst dünn und bestand aus Bindegewebe; Knorpel und glatte Muskulatur, also Bestandteile der Bronchialwand enthielt sie nicht. Hingegen war die Cyste mit Flimmerepithel ausgekleidet. Aus diesem Grunde und wegen des Zusammenhanges mit dem rechten Hauptbronchus leitet GOLD diese Cysten vom Bronchialbaum ab, und zwar faßt er sie als rudimentären Nebenbronchus des rechten Stammbronchus mit dem typischen Sitz an der medialen Wand desselben auf.

GOLD ist der Ansicht, daß ein Teil der unter dem Sammelbegriffe „*Flimmerepithelcyste*" zusammengefaßten Bildungen, namentlich die von BERT und FISCHER als „*Oesophaguscysten*" beschriebenen Gebilde hierher gehören. Diese beiden Autoren fassen nämlich die mit Flimmerepithel ausgekleideten Cysten als Abkömmlinge des faetalen Schlunddarmes auf und verlegen ihre Entstehung in einen frühembryonalen Zeitpunkt vor erfolgter Abschnürung der LungenTrachealanlage vom Vorderdarm und bezeichnen sie dementsprechend als Oesophaguscysten.

Soweit es sich um kleine im Mediastinum gelegene Bildungen handelt, sind diese Cysten klinisch und röntgenologisch nicht von Interesse. Drei der von GOLD beschriebenen Fälle stellten auch nur Nebenbefunde bei aus anderer Ursache verstorbenen Kindern dar. In einem Falle hatte jedoch die nußgroße Cyste zu einer Verdrängung und starken Einengung des rechten Hauptbronchus geführt, die neben einem beträchtlichen Emphysem eine lobuläre Pneumonie zur Folge gehabt hatte, die auch die Todesursache war.

In neuerer Zeit sind auch vereinzelte Fälle von in vivo beobachteten und zum Teile operativ beseitigten großen cystischen Bildungen beschrieben worden, die mit Rücksicht auf die histologische Zusammensetzung der Wand (sie enthielt neben Bindegewebe auch Knorpelplatten und Schleimdrüsen und war mit Flimmerepithel bekleidet) als Bronchuscysten angesehen werden, obzwar sie nicht den von GOLD beschriebenen typischen Sitz aufwiesen. Hierher gehört vor allem eine von SULTAN bei einem 23jährigen Individuum beobachtete und operativ entfernte kindskopfgroße Cyste im vorderen Mediastinum, die durch einen kurzen soliden Stiel mit der Vorderwand des linken Hauptbronchus im Zusammenhange stand, weiters ein ähnlicher von PREUSS beschriebener Fall, schließlich höchstwahrscheinlich auch eine von FROMME beobachtete, in der rechten Thoraxhälfte von der 2. Rippe bis zum Zwerchfell reichende, ebenfalls unter der vorderen Thoraxwand gelegene Cyste, deren Wand zwar nicht histologisch untersucht wurde, deren Inhalt jedoch eine klare Flüssigkeit ohne Echinokokkusbestandteile war, sodaß sowohl ein Echinokokkus als auch eine Dermoidcyste ausgeschlossen werden mußte. Sehr bemerkenswert ist, daß die chemische

Untersuchung in den beiden Fällen von Sultan und von Fromme deutliche Spuren von *Bernsteinsäure* ergab, die also nicht als beweisend für einen Echinokokkus angesehen werden darf.

Als Bronchuscyste in weiterem Sinne muß auch eine von Nossen im Jahre 1925 beschriebene große cystische Bildung an der rechten Wand des Perikards bezeichnet werden, die durch Kompression der Pulmonalis zum Tode geführt hatte und histologisch den Bau der Bronchialwand aufwies. Einen ganz analogen Fall hat Joèl bereits im Jahre 1890 mitgeteilt; er bezeichnet die Geschwulst wohl als „Teratom", doch nimmt er selbst mit Rücksicht auf den histologischen Aufbau eine Abstammung des Gebildes vom Bronchialbaum an.

Die klinischen Erscheinungen.

Die kleinen cystischen Mißbildungen verlaufen vollkommen symptomlos, doch können, wie in dem einen Falle von Gold, der vom klinischen und röntgenologischen Gesichtspunkte von Rach demonstriert worden ist, auch verhältnismäßig kleine Gebilde durch die enge Beziehung zur Bifurkation, resp. zu einem Hauptbronchus schwere Erscheinungen hervorrufen. So bestand in diesem Falle höchstgradige Dyspnoe mit verlängertem und rasselndem In- und Exspirium, sowie eine sehr beträchtliche Atemfrequenz. Der Thorax war emphysematös erweitert.

Bei den großen Cysten, die von Sultan und von Fromme beschrieben wurden, bestanden subjektiv unklare Erscheinungen, wie Schmerzen auf der Brust, Atemnot bei Anstrengungen, Mattigkeit und Abmagerung. Die objektive Untersuchung ergab eine Vorwölbung der vorderen oberen Thoraxwand, sowie eine intensive Dämpfung.

In den Fällen von Joèl und von Nossen waren die klinischen Symptome durch die enge Nachbarschaft der Cyste zur Pulmonalis bedingt. In letzterem war mit Rücksicht darauf, daß die pulmonalen Symptome während der Behandlung einer Schenkelhalsfraktur auftraten und rasch zum Tode führten, klinisch eine Lungenembolie diagnostiziert worden.

Der Röntgenbefund.

Die kleinen Cysten, wie sie Gold beschreibt, sind, da sie mitten im Mediastinum gelegen sind und die Pleura mediastinalis nicht erreichen, röntgenologisch direkt nicht zu sehen. In dem Falle, den Rach demonstriert hat, war am Röntgenbilde ein in das rechte Lungenfeld stark vorragender dichter Hilusschatten zu sehen, als dessen anatomische Grundlage die Obduktion vergrößerte Hilusdrüsen ergab, deren Ursache wohl die lobuläre Pneumonie war, die im Gefolge der Bronchostenose aufgetreten war.

Es ist jedoch anzunehmen, daß derartige Cysten, wenn sie durch ihren Sitz zu einer Kompression der Bifurkation, resp. eines Hauptbronchus führen, sich durch indirekte Symptome auch röntgenologisch bemerkbar machen können. Solche Symptome sind: Spreizung und Abrundung des Bifurkationswinkels, Einengung eines Hauptbronchus mit glatter Konturierung, sowie die auf S. 89 beschriebenen funktionellen Merkmale einer Bronchostenose. Vor allem bei Säuglingen könnten diese Merkmale, die auf eine expansiv wachsende Bildung im Bifurkationswinkel hinweisen, an die richtige Diagnose denken lassen, wenn auch eine Schwellung der Bifurkationsdrüsen eine häufigere Ursache derselben sein dürfte.

Große Cysten, die direkt sichtbar sind, müßten sich, wenn sie sich von der Bifurkation nach hinten vorwölben, von den Dermoidcysten durch den Sitz im hinteren Mediastinum, von den Ganglioneuromen durch ihre prävertebrale Lage unterscheiden. Derartig große im hinteren Mediastinum gelegene Bronchuscysten sind bisher jedoch nicht beschrieben worden.

Liegen die Cysten, wie in den Fällen von SULTAN, PREUSS und FROMME im vorderen Mediastinum, dann unterscheidet sich ihr Bild nicht von dem der Dermoidcysten und Teratome. Die Lage in der Höhe der Bifurkation, die allerdings nur bei nicht zu großer Ausdehnung der Cyste auffällt, könnte einen gewissen Verdacht erwecken, ist jedoch keinesfalls entscheidend.

Auf die Beziehung dieser großen Cysten zu den Hauptbronchien ist bisher nicht geachtet worden. Wenn sie, wie das GOLD als typisch annimmt, von der medialen Wand derselben ausgehen, dann müßten sie einen oder beide Stammbronchien nach aufwärts drängen und zu einer Vergrößerung und Abrundung des Bifurkationswinkels führen. Das Bild eines im vorderen Mediastinum oder hinten prävertebral gelegenen, expansiv wachsenden Gebildes im Verein mit den genannten Zeichen im Bereiche der Bifurkation, wäre dann ein Symptomenkomplex, der eine Bronchuscyste sehr wahrscheinlich macht. Fehlen die letzteren Merkmale, dann ist die praktisch sicher gleichgültige Differentialdiagnose gegenüber einer Dermoidcyste nicht möglich.

Kürzlich hat OROSZ bei einem 11 Monate alten Säugling röntgenologisch, klinisch und anatomisch eine beinahe den ganzen linken Thoraxraum einnehmende Cyste beobachtet, die offenbar vom hinteren Mediastinum ausging und deren Wand aus *reiner Magenschleimhaut* bestand. Er faßt die Mißbildung als Folge einer Abschnürung der Oesophagusschleimhaut auf.

In röntgendiagnostischer Beziehung bemerkenswert ist hier vor allem die Lage im hinteren Mediastinum, die eine Dermoidcyste sehr unwahrscheinlich macht.

3. Die cystoiden Bildungen im Perikard.

Pathologische Anatomie.

Als „*Perikardcyste*", „*Perikarddivertikel*", „*Perikardhernie*", „*Perikarditis exsudative cystica pulsans*" ist eine Erkrankung beschrieben, die jetzt allgemein als Folge einer im Anschlusse an eine Entzündung aufgetretenen Absackung im Perikardialsack aufgefaßt wird. Es handelt sich also keineswegs um eine echte Cyste. Trotzdem sei dieses Krankheitsbild hier besprochen, weil es röntgenologisch, aber auch grob-anatomisch große Ähnlichkeit mit den wahren Cysten aufweist.

Die meisten pathologisch-anatomischen Lehrbücher erwähnen diese Bildung überhaupt nicht. Die Zahl der in der Literatur mitgeteilten einzelnen Fälle ist äußerst klein, obzwar nach eigener Erfahrung die Erkrankung nicht extrem selten sein dürfte. Der erste Fall ist im Jahre 1837 von HART beschrieben worden, außerdem gibt es Mitteilungen von ROKITANSKY, BRISTOWE, SCHRÖTTER,

SEIDLER, KIENBÖCK (2 Fälle, einer davon autoptisch verifiziert), MATRAS, GRABOWSKI, DENK und WINDHOLZ.

In einzelnen dieser Fälle war der cystenähnliche Sack mittels eines hohlen Stieles mit dem Inneren des Herzbeutels in Verbindung; es handelte sich um eine hernienartige Vorstülpung des serösen Perikardblattes durch einen Defekt des fibrösen Blattes. In anderen Fällen lag eine divertikelartige mit dem übrigen Perikardialsack in Kommunikation stehende Ausbuchtung eines Anteiles des Herzbeutels vor. Bei einer dritten Gruppe handelte es sich um eine völlige Absackung innerhalb des durch Adhäsionen mit dem Herzen fast völlig verschlossenen Perikards. In dem Falle von DENK war die cystische Bildung, die in toto exstirpiert werden konnte, mit dem Perikard anscheinend überhaupt nicht in Verbindung; WINDHOLZ, der den Fall anatomisch untersucht hat, nimmt an, daß es sich um ein völlig abgeschnürtes Divertikel des Herzbeutels gehandelt hat.

Alle bisher beschriebenen Perikardcysten lagen auf der rechten Seite des Herzens im Bereiche des rechten Vorhofes, mehrere im Bereiche der Aortenwurzel. MATRAS meint auf Grund seines Falles, daß ein Abschluß eines größeren Teiles der Perikardhöhle in der Nähe der Umschlagstelle des Perikards auf die Aorta im Anschlusse an eine Perikarditis vorliege.

Die klinischen Erscheinungen.

Das abgesackte Perikardialexsudat, um das es sich bei dieser Erkrankung handelt, stellt einen abgeschlossenen Krankheitsprozeß dar, der an sich kaum Krankheitserscheinungen machen dürfte. KIENBÖCK spricht von der „Bedeutungslosigkeit des Sackes". Das klinische Krankheitsbild wird beherrscht von der adhäsiven Perikarditis, die die Ursache der cystischen Absackung war, resp. von der begleitenden Myokardaffektion. In manchen Fällen lag neben dieser Bildung ein frischer allgemeiner perikardialer Erguß vor, so in dem Falle von SEIDLER ein beträchtliches Hydroperikard, in dem Falle von MATRAS eine akute fibrinös-eitrige Perikarditis.

Die objektive Untersuchung ergibt eine die Herzfigur nach rechts verbreiternde Dämpfung, die in keiner Weise charakteristisch ist.

Klinisch läßt sich diese Erkrankung also nicht einmal vermutungsweise diagnostizieren.

Die Röntgendiagnostik.

Der erste röntgenologisch beobachtete Fall dürfte der von SEIDLER mitgeteilte sein, den wir selbst röntgenologisch untersucht haben und bei dem wir einen Perikardtumor oder ein Herzaneurysma angenommen hatten. Eine genauere röntgenologische Beschreibung der an der Aortenwurzel lokalisierten „Perikardcysten" stammt von KIENBÖCK.

Wir müssen nach eigener Erfahrung die Röntgenbilder dieser Erkrankung entsprechend ihrer verschiedenen Lokalisation in zwei Gruppen einteilen.

Die dem rechten Herzrande aufsitzenden Gebilde präsentieren sich bei der Untersuchung im sagittalen Strahlengange als halbkreisförmige, breitbasig dem Herzschatten aufsitzende Schatten, die sich gewöhnlich scharf gegen den

unteren Anteil des rechten Vorhofbogens absetzen und mitgeteilte Vorhofs-
pulsation aufweisen. Bei der Untersuchung im queren Durchmesser projizieren

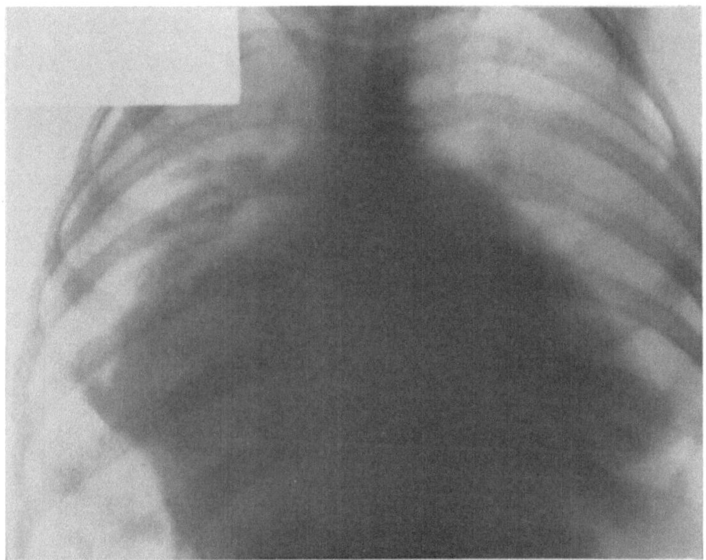

Abb. 214. Rechtsseitige „Perikardcyste" (?). Fall 95.

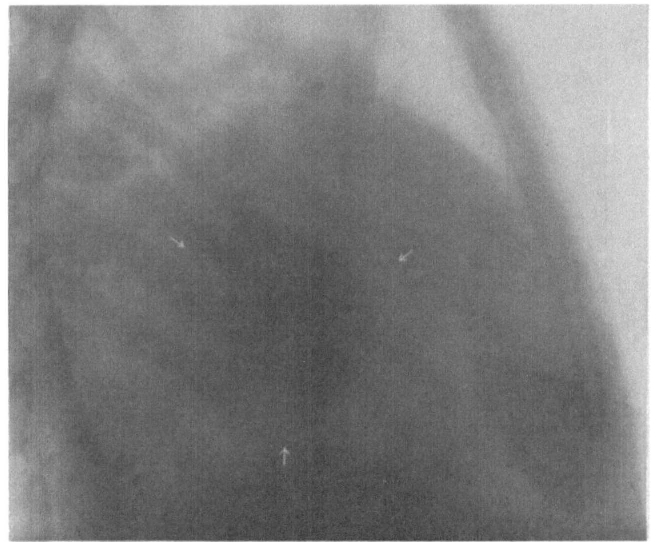

Abb. 215. Derselbe Fall. Sinistro-dextrale Aufnahme. Die Cyste als kreisförmige Verdunkelung etwa
in der Mitte des Herzschattens zu sehen.

sie sich vollkommen auf den Herzschatten und sind innerhalb desselben als
kreisförmige Verdichtung zu sehen. Das Bild gleicht also vollkommen dem,
das wir bei den rechtsgelegenen Perikardtumoren kennen gelernt haben.

Den eben geschilderten Symptomenkomplex wies der von SEIDLER beschriebene, von uns röntgenologisch untersuchte Fall auf, dessen Röntgenbild leider in Verlust geraten ist.

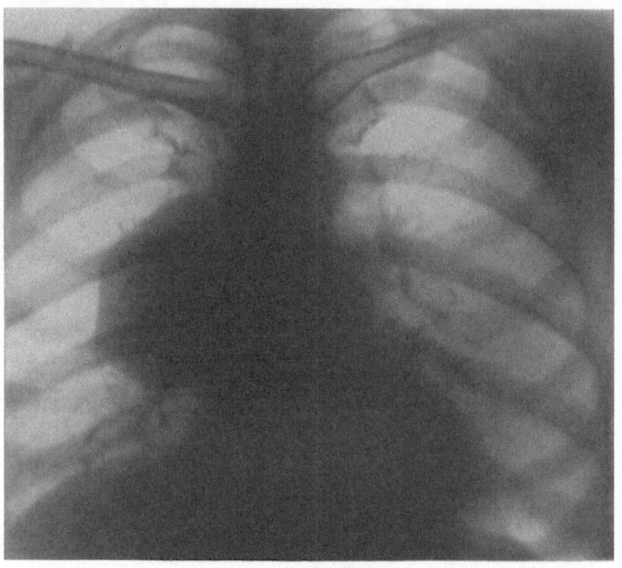

Abb. 216. „Perikardcyste" mit polyedrischer Begrenzung im Bereiche der Aortenwurzel. Fall 96.

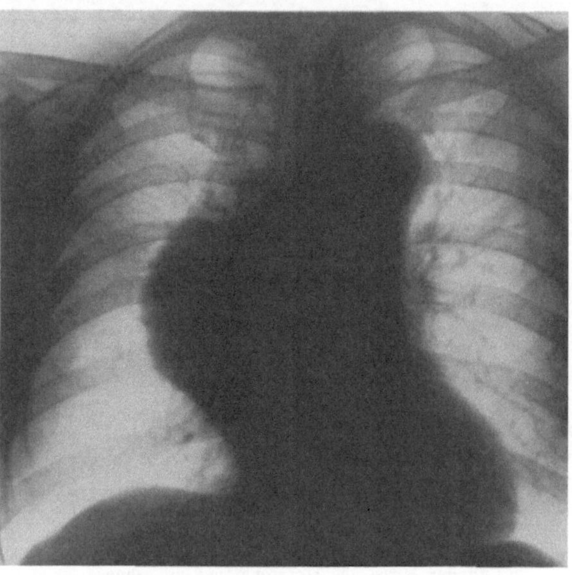

Abb. 217. „Perikardcyste" (?) im Bereiche der Aortenwurzel. Gleichzeitig Dilatation der Aorta.

Ein dem genannten Falle ganz analoges Bild beobachteten wir bei einem weiteren Falle, bei dem jedoch keine autoptische Kontrolle vorliegt.

Fall 95. Christine S., 28 Jahre alt. Zugewiesen von der 4. med. Abteilung (Hofrat Prof. KOVACS).

Aus der *Anamnese:* Seit vielen Jahren Herzbeschwerden, zeitweise mit Zeichen von Dekompensation.

Aus dem *klinischen Status:* Beträchtliche Vergrößerung des Herzens. Lautes systolisches und diastolisches Geräusch über der Herzspitze.

Aus dem *Röntgenbefunde:* Beträchtliche Vergrößerung des Herzens in allen seinen Abschnitten. Besonders stark vergrößert ist der linke Vorhof, der hauptsächlich nach hinten stark prominiert. Oberhalb des rechten Vorhofbogens sitzt dem Herzschatten ein ungefähr faustgroßer, nach außen scharf, bogenförmig begrenzter, schwach pulsierender Schatten auf (Abb. 214). Daß es sich nicht um den rechts randbildenden linken Vorhof handelt, beweist die seitliche Aufnahme, auf der der letztere als nach hinten gegen die Wirbelsäule stark vorspringender langer Bogen zu sehen ist, während der pathologische Schatten etwa über der Mitte des Herzschattens als apfelgroße, runde, scharf begrenzte Verstärkung desselben zu sehen ist (Abb. 215).

Die zweite Gruppe bilden die in der Höhe der Aortenwurzel lokalisierten cystischen Bildungen. Sie zeigen ebenfalls mitgeteilte Pulsation und haben mitunter eine kantige Begrenzung. KIENBÖCK hat diese eigenartige Grenzlinie zuerst bei einem in vivo nicht erkannten Falle beobachtet, bei dem die Obduktion (C. STERNBERG) dann ein abgesacktes hämorrhagisches Perikardialexsudat ergab. Auf Grund dieser Beobachtung hat er dann bei einem zweiten Falle, der ein ganz analoges Bild aufwies, die richtige Diagnose gestellt. KIENBÖCK meint, daß diese Kantenbildung wahrscheinlich auf der „Anwesenheit der großen Bronchienstämme" beruht. Sie könnte vielleicht aber auch eine Folge von Schrumpfungsvorgängen innerhalb des Sackes sein.

Der zweite, von KIENBÖCK beobachtete Fall, den auch wir untersucht haben, sei hier kurz mitgeteilt. Die Krankengeschichte verdanke ich der Liebenswürdigkeit Professor KIENBÖCKs.

Fall 96. Susanne H., 57 Jahre alt. Zugewiesen von der 2. med. Klinik (Hofrat Prof. ORTNER).

Aus der *Anamnese* und dem *klinischen Status:* Beginn der Erkrankung im 14. Lebensjahre mit Bleichsucht und Brustschmerzen. Im Jahre 1908 (die Patientin war damals 39 Jahre alt), wurde sie an der Klinik NEUSSER röntgenologisch untersucht; es wurde ein *Aneurysma der Aorta* diagnostiziert. 6 Jahre später neuerliche Untersuchung auf der Klinik ORTNER. Auch diesmal lautete die klinisch-radiologische Diagnose: Aneurysma.

Weitere 5 Jahre später Untersuchung durch KIENBÖCK. Es fand sich damals ein systolisches und diastolisches Geräusch über dem Herzen und ein umschriebener Dämpfungsbezirk vorne rechts vom Sternum im 2. und 3. Zwischenrippenraum. Er dachte an Tumor oder Cyste, änderte dann die Vermutungsdiagnose auf ein „sackförmiges Sinusaneurysma". Erst als er wieder mehrere Jahre später den oben genannten Obduktionsbefund bei einem anderen Falle gesehen hatte, nahm er auch bei diesem ein cystisches Perikardialexsudat an.

Aus dem *Röntgenbefunde:* Rechts der oberen Hälfte des rechten Vorhofes und dem unteren Anteile der Aorta ascendens aufsitzend ein ungefähr faustgroßer homogener, leicht pulsierender Schatten mit scharfer, ausgesprochen polyedrischer Begrenzung. Aortenbogen vollkommen normal. Linker Ventrikel leicht vergrößert (Abb. 216).

Einen allerdings ebenfalls nicht durch die Obduktion erhärteten Fall, gleichfalls mit der Lokalisation an der Aortenwurzel, haben wir kürzlich beobachtet. Die Begrenzung war hier nicht polyedrisch, sondern gleichmäßig bogenförmig. Trotzdem gleichzeitig eine Dilatation des Aortenbogens bestand, mußten wir ein Ascendensaneurysma, das von anderer Seite diagnostiziert worden war, ausschließen, da das Gebilde synchron mit den Herzventrikeln pulsierte und weil die Aorta ascendens teilweise innerhalb des pathologischen Schattens differenzierbar war; sie lag hinter dem fraglichen Gebilde. Da der Patient in seiner Jugend eine Perikarditis überstanden hatte, nahmen wir an, daß es sich um ein mit dem rechten Ventrikel in Kontakt stehendes abgesacktes cystenähnliches Exsudat handle (Abb. 217).

Die Differentialdiagnose.

Auch in differentialdiagnostischer Hinsicht ist die früher gemachte Scheidung in 2 Gruppen nach der Lokalisation der Cysten notwendig.

Gegenüber den dem rechten Vorhof aufsitzenden Bildungen kommen differentialdiagnostisch folgende Erkrankungen in Betracht: die im Herz-Leberwinkel lokalisierte *Pleuritis mediastinalis,* die *malignen Perikardtumoren,* die an dieser Stelle gelegenen *Dermoidcysten* und *Teratome,* die *Bronchuscysten,* die *Herzaneurysmen* und eine hochgradige Vergrößerung des rechts randbildenden *linken Vorhofes* bei mitralem Herzen. Die in der Höhe des Herzens gelegenen Descendensaneurysmen, kalten Abscesse, Tumoren im hinteren Mediastinum und die Thymusgeschwülste können wir bei dieser Besprechung außeracht lassen, da sie durch ihre Lokalisation leicht als nicht dem Perikard angehörig zu erkennen sind.

Die *Pleuritis mediastinalis anterior* kann, wie aus unserer auf S. 358 gegebenen Beschreibung hervorgeht, nur im Falle einer Absackung an dieser Stelle ein den Perikardcysten vollkommen analoges Bild machen. Eine Unterscheidung ermöglicht dann nur die Beachtung des klinischen Bildes mit den eventuellen Zeichen einer Pleuritis, sowie wiederholte Kontrolluntersuchungen, die im Falle der Pleuritis eine allmähliche Verkleinerung, im Falle der Perikardcyste einen stationären Befund ergeben.

Auch die *malignen Perikardtumoren* können, wie uns aus der systematischen Beschreibung derselben (S. 392) bekannt ist, den gleichen Symptomenkomplex erzeugen, wie die in Rede stehenden cystischen Bildungen. Das Bestehen von Malignitätssymptomen, sowie unscharfe Begrenzung und Metastasen im Mediastinum oder der Lunge, ferner die klinischen Zeichen einer bösartigen Geschwulst und schließlich die Serienuntersuchung werden wohl in den meisten Fällen Klarheit bringen.

Die im oder am Perikard lokalisierten *Dermoidcysten* und *Teratome* sind nur durch den sicher nur äußerst selten gelingenden röntgenologischen Nachweis von charakteristischem Cysteninhalt, wie von Zähnen oder Knochen mit Sicherheit zu erkennen. Fehlen solche Merkmale, dann ist eine Unterscheidung von der über dem rechten Vorhof lokalisierten Perikardcyste unmöglich.

Vollkommen ausgeschlossen ist es, die an der gleichen Stelle gelegene *Bronchuscyste* gegenüber der Perikardcyste zu differenzieren. In den meisten Fällen ergibt ja erst die histologische Untersuchung der Cystenwand die richtige Diagnose.

Hingegen ist eine Verwechslung der Perikardcyste mit dem *Herzaneurysma* kaum möglich, wenn man weiß, daß das letztere so gut wie immer in der Nähe der Herzspitze an der Vorderwand des linken Ventrikels liegt und eventuell den linken Herzrand überragt. Abgesehen von dieser typischen Lage der buckelförmigen Vorwölbung charakterisiert noch eine systolische Ausweitung das Herzaneurysma.

Ebenso ist auch der rechts randbildende *linke Vorhof* bei sorgfältiger Untersuchung immer mit Sicherheit als solcher zu erkennen. Bei schräger und vor allem querer Durchleuchtung sieht man ihn als bogenförmig begrenzte, nach hinten stark vorspringende, den Oesophagus nach hinten drängende Vorwölbung an der Hinterfläche des Herzens. Es fehlt auch bei der seitlichen Durchleuchtung und Aufnahme die für eine dem Herzen seitlich aufsitzende Bildung charakteristische kreisförmige Verdunkelung.

Wir sehen also, daß von den genannten Erkrankungen die abgesackte Pleuritis mediastinalis und der maligne Perikardtumor häufig nur durch die Beachtung von Nebenerscheinungen, weiters des klinischen Bildes und schließlich durch Kontrolluntersuchungen von den dem rechten Vorhof aufsitzenden Perikardcysten unterschieden werden können, während die Dermoidcyste nur in Ausnahmsfällen, die Bronchuscyste überhaupt nicht gegenüber dieser Form der Perikardcyste differenzierbar ist.

Die anscheinend häufiger vorkommenden cystoiden Bildungen des Perikards im Winkel zwischen dem rechten Vorhof und der Aortenwurzel müssen in allererster Linie vom *Aneurysma* der Aorta ascendens, resp. des Sinus aortae unterschieden werden.

Handelt es sich um ein jugendliches Individuum mit einem sonst vollkommen normalen Aortenbild, dann ist die Entscheidung nicht schwierig. In solchen Fällen ist das geschilderte Bild wohl als eindeutig beweisend für die Perikardcyste anzusehen. Ebenso dürfte die bisher in zwei Fällen beobachtete polyedrische Begrenzung des Cystenschattens die Diagnose sicherstellen.

Ist aber neben einem konvex begrenzten Schatten in der Höhe der Aortenwurzel eine dilatierte Aorta nachweisbar, dann ist die Entscheidung, ob ein Aneurysma oder die Kombination einer Perikardcyste mit einer Aortendilatation vorliegt, sehr schwierig, häufig sicher unmöglich. Unter Berücksichtigung der Frequenz wird man natürlich in solchen Fällen mit viel größerem Rechte ein Aneurysma diagnostizieren. Das von uns in einem Falle beobachtete Merkmal einer der Aortenbewegung entgegengesetzten, der Ventrikelpulsation synchronen Mitbewegung des Schattens erlaubt wohl, das Aneurysma auszuschließen, doch wird seine Feststellung sicher zu den größten Seltenheiten gehören.

L. Zusammenfassende Darstellung der Differentialdiagnostik der mediastinalen Erkrankungen.

Überblicken wir die Symptomatologie der Tumoren des Mediastinums und ihre Differentialdiagnose gegenüber den anderen mediastinalen Erkrankungen, so fällt es uns auf, daß trotz der im einleitenden Kapitel dieses Abschnittes besprochenen, durch die lokalen Verhältnisse erklärten Symptomenarmut ihrer Bilder die diagnostischen Ergebnisse im Bereiche des Mediastinums kaum hinter denen der Lungenerkrankungen zurückstehen, ja daß sogar vielfach die Diagnosen mit größerer Sicherheit gestellt werden können. Außer durch die zahlreichen Möglichkeiten, welche uns die Beachtung einzelner für die Lungenerkrankung wenig belangreicher Merkmale, wie der Lage der fraglichen Bildung, ihrer Ausbreitung und ihrer Beziehung zur Nachbarschaft bieten, erklärt sich diese günstige Ausbeute der Diagnostik im Mediastinum auch dadurch, daß eine große Krankheitsgruppe, deren Abgrenzung gegenüber den neoplastischen Bildungen uns in der Lunge häufig so große Schwierigkeiten bereitet, nämlich die exsudativen Prozesse, im Mediastinum einerseits wegen der Seltenheit ihres Vorkommens nur eine untergeordnete Rolle spielt, andererseits infolge der Eigenart ihrer durch die Pleura gehemmten Ausbreitung im allgemeinen leicht von den Tumoren zu unterscheiden ist.

Wir wollen die Differentialdiagnose zwischen den verschiedenen Tumoren des Mediastinums und den anderen mediastinalen Erkrankungen in großen Zügen durch die Besprechung ihrer Hauptunterscheidungsmerkmale zusammenfassen. Bezüglich der Details sei auf die systematische Beschreibung der einzelnen Erkrankungen verwiesen.

Wir können einer Gruppierung der mediastinalen Erkrankungen nach röntgendiagnostischen Gesichtspunkten die *Konturierung* der fraglichen Mittelschattenverbreiterung als Einteilungsprinzip zugrunde legen.

Es sei zunächst nochmals betont, daß die *Konturschärfe* nur insofern eine Rolle spielt, als die unscharfe Begrenzung mit größter Wahrscheinlichkeit für einen malignen Tumor spricht, während die weitaus häufigere, ja fast durchwegs zu beobachtende scharfe Konturierung keinerlei Schluß auf die Natur der vorliegenden Erkrankung zuläßt.

Der *Konturführung* nach können wir 3 Gruppen von mediastinalen Symptomenkomplexen unterscheiden, und zwar 1. Schattenbildungen mit geradliniger, 2. solche mit polycyklischer und 3. jene mit einheitlich konvexer Begrenzung.

1. *Verbreiterungen des Mittelschattens mit geradliniger Konturierung.* Die Begrenzungslinie kann bei dieser Gruppe beiderseits annähernd *senkrecht* verlaufen. Ein derartiger Schatten ist der röntgenologische Ausdruck für die Säulenform des Mediastinums. Dieser können vor allem exsudative Prozesse (akute oder tuberkulöse oder luetische Mediastinitis), sowie Schwielenbildung, und zwar entweder im Gefolge von Entzündungen oder nach bindegewebiger Umwandlung neoplastischer Prozesse (meist nach Röntgenbestrahlung, sehr selten spontan) zugrunde liegen. In der Regel findet sich im röntgenologischen Symptomenkomplex kein Merkmal, das eine Differenzierung zwischen all diesen Erkrankungen gestattet. Nur wenn eine probatorische Röntgenbestrahlung eine Verschmälerung des Schattens ergibt, ist mit größter Wahrscheinlichkeit an Drüsentumorreste innerhalb einer mediastinalen Schwiele zu denken. Im übrigen sind die klinischen Erscheinungen zur Weiterführung der Diagnose heranzuziehen.

Die geradlinige Konturierung kann in anderen Fällen *nur rechtsseitig* bestehen und im Bereiche des oberen Mittelschattens *nach außen umbiegen*; auf der linken Seite findet sich dann nur im oberen Mediastinum eine schräg nach oben außen verlaufende Begrenzungslinie. In solchen Fällen sind die in das Lungenfeld abnorm stark vorspringende Vena cava superior und die beiden Vv. anonymae das Substrat der linearen Konturierung der Mittelschattenverbreiterung. Die Ursache dieses abnormen Vorspringens der Venen in die Lungenfelder kann sowohl eine Verbreiterung der Venen infolge allgemeiner Stauung oder lokaler Kompression, als auch eine Hinausdrängung derselben durch einen innerhalb des Mediastinums gelegenen, an sich nicht randbildenden Prozesses sein. Auch hier ist die Röntgenuntersuchung zunächst nicht imstande, die spezielle Ursache der

Mittelschattenverbreiterung aufzudecken. Doch können verschiedene Begleiterscheinungen eine Aufklärung bringen, so z. B. das Bild eines vergrößerten dekompensierten Herzens, welches die Venenerweiterung als Teilerscheinung einer Stauung im großen Kreislauf klärt, weiters eine Verschmälerung des Schattens beim Schlucken und Husten, was eindeutig für eine Struma als Inhalt des verbreiterten Mediastinums spricht, ferner eine rasche Verschmälerung nach probatorischer Bestrahlung, welche bei Kindern mit größter Wahrscheinlichkeit eine Thymushyperplasie, bei Erwachsenen einen strahlenempfindlichen Drüsentumor als Grundlage der Venenverdrängung oder -kompression beweist. Nicht selten ist auf Grund der mehrfach besprochenen anatomischen Eigenheiten auch noch innerhalb des Venenschattens eine andere die Grundursache deklarierende Konturierung differenzierbar.

Es kann schließlich die lineare Kontur *schräg von innen oben nach außen unten* verlaufen. Diese Konturform ist für sich allein ein fast sicheres Merkmal der Pleuritis mediastinalis.

2. *Mittelschattenverbreiterungen mit polycyklischer Begrenzung.* In dieser Konturform spricht sich die plurizentrische Entstehung einer substituierend wachsenden Erkrankung oder der lappige Bau einer solchen aus. Wir finden sie daher in erster Linie bei allen Drüsengeschwülsten des Mediastinums, ferner bei den malignen Thymustumoren, schließlich in sehr seltenen Fällen bei den multilokulären Cysten.

Für die ersteren ist im allgemeinen die kleinwellige Konturform und das Überwiegen der Längsausdehnung beweisend; auch das kulissenartige Hintereinanderliegen mehrerer welliger Konturen entscheidet für die Drüsengeschwulst (über die Differenzierung zwischen den einzelnen Drüsentumoren s. S. 344).

Im Gegensatz dazu entscheidet die großwellige Konturform und der überwiegende Querdurchmesser neben der typischen Lage im vorderen Mediastinum für die Thymusgeschwulst.

Von der sehr seltenen multilokulären Cyste, die ebenso wie der Thymustumor großwellig konturiert sein kann und im vorderen Mediastinum liegt, unterscheidet diesen die symmetrische Ausbreitung, die bei der Cyste meist fehlt; weiters weist die letztere in der Regel eine überwiegende Ausdehnung in der Längsrichtung des Mediastinums auf.

Eine wichtige Rolle spielt in dieser Gruppe die probatorische Röntgenbestrahlung. Ein negativer Effekt derselben schließt fast mit voller Sicherheit einen autochthonen Drüsentumor (Lymphosarkom oder Lymphogranulom) aus; der positive Effekt spricht mit voller Sicherheit gegen ein Thymuscarcinom, gegen eine multilokuläre Cyste und gegen die meisten metastatischen Drüsengeschwülste.

3. *Die Mittelschattenverbreiterung mit einheitlich konvexer Begrenzung.* Diese Begrenzungsform kommt allen unizentrisch entstandenen, substituierenden Bildungen des Mediastinums, mögen sie expansiv oder destruktiv wachsen, zu. Die Zahl derselben ist sehr groß. Wesentlich erleichtert wird die Unterscheidung, wenn wir nach Feststellung dieser Konturform zunächst uns über die Lage der schattengebenden Bildung orientieren. Man kann dieses Gebilde zwanglos in die im vorderen und die im hinteren Mediastinum gelegenen gruppieren.

Im *vorderen Mediastinum* kommen als Ursache einer Mittelschattenverbreiterung mit einheitlich konvexer Konturierung in Betracht: die *intrathoracische Struma,* auch die *accessorische,* das *Dermoid,* die *Bronchuscyste,* der *maligne Perikardtumor,* die *Perikardcyste,* in vereinzelten Fällen auch der *maligne Thymustumor,* ferner das *Aneurysma der Aorta ascendens* und des *Arcus aortae,* das *Aneurysma der Arteria anonyma* und die *abgesackte Pleuritis mediastinalis anterior.* Wir haben die Differentialdiagnose zwischen diesen zahlreichen Erkrankungen eingehend in den Kapiteln „Dermoidcyste" und „Perikardcyste" besprochen. Es sei daher hier nur auf diese beiden Kapitel verwiesen. Wir haben dort gesehen, daß unter Berücksichtigung hauptsächlich der Organzugehörigkeit, der Symmetrie und des Verhaltens der Nachbarorgane, mitunter auch der Bewegungserscheinungen die Auswertung der Bildanalyse in vielen Fällen bis zur sicheren Spezialdiagnose gelingt, daß bei anderen wenigstens eine weitgehende Einengung der in Betracht kommenden Erkrankungsmöglichkeiten erzielbar ist.

Die *probatorische Röntgenbestrahlung* spielt, wenn einmal die Zugehörigkeit eines fraglichen Prozesses zu dieser Gruppe mit Sicherheit erkannt ist, bei der Differenzierung fast keine Rolle, da fast alle hierher gehörigen pathologischen Prozesse strahlenrefraktär sind. Nur das Lymphosarkom des Thymus, das vermöge seiner Konturierung gelegentlich auch in diese Gruppe gehören kann, wäre durch einen positiven Strahleneffekt charakterisiert. Atypischerweise könnte einmal auch ein Drüsentumor im vorderen Mediastinum eine einheitlich bogige Konturierung haben; auch er würde dann auf die Bestrahlung ansprechen.

Von Erkrankungen, die typischerweise im *hinteren Mediastinum* lokalisiert sind, weisen die folgenden in der Regel eine einheitlich konvexe Begrenzung auf: das *Ganglioneurom,* der *Wirbeltumor,* der durch ein Intervertebralloch in den Mediastinalraum eingedrungene *Rückenmarkstumor,* der *kalte Absceß* der Wirbelsäule, die *idiopathische Oesophagusdilatation,* das *Aneurysma der Aorta descendens,* die *abgesackte Pleuritis mediastinalis posterior;* in sehr seltenen Fällen kann vielleicht auch die *Bronchuscyste* im hinteren Mediastinum liegen.

Wir haben uns mit der Differentialdiagnose zwischen diesen Bildungen ausführlich im Kapitel „Ganglioneurom" beschäftigt (s. S. 397). Unter Verwertung der gleichen Kriterien, wie wir sie oben genannt haben, ist uns auch hier in den meisten Fällen eine eindeutige oder wenigstens mit großer Wahrscheinlichkeit gestellte Diagnose möglich.

Auch in dieser Gruppe kommt der *probatorischen Bestrahlung* kaum eine differentialdiagnostische Bedeutung zu. Keine der genannten hierher gehörigen Bildungen ist röntgentherapeutisch beeinflußbar. Vielleicht kann sich mitunter ein malign degeneriertes Neurom, ein maligner Wirbeltumor oder ein Fibrosarkom des Rückenmarks nach der Röntgenbestrahlung teilweise zurückbilden. Sollte jedoch ein einheitlich konvex begrenzter Schatten nach der Röntgenbestrahlung einmal eine deutliche und rasche Verkleinerung aufweisen, so ist das ein Beweis dafür, daß es sich um einen atypischerweise solcher Art begrenzten strahlenempfindlichen Tumor, am ehesten eine Drüsengeschwulst handelt.

Zweifellos gibt es vereinzelt auch derart atypische Fälle, daß alle besprochenen Unterscheidungsmerkmale versagen. Ihre Klärung gelingt dann nicht selten durch Zuhilfenahme des *klinischen Befundes.*

Es sei dieses Buch jedoch nicht abgeschlossen, ohne daß nochmals nachdrücklichst betont wurde, daß die klinische Untersuchung nicht nur für die Deutung der röntgenologisch ungelöst gebliebenen Fälle, sondern in jedem, auch in dem anscheinend röntgenologisch völlig geklärten Falle herangezogen werden muß.

Es sind vor allem die optisch nicht erfaßbaren klinischen Kennzeichen einer Erkrankung, die das Symptomenbild beträchtlich bereichern, vielleicht sogar in eine andere Richtung lenken können. Der *Perkussionsbefund,* der im wesentlichen das gleiche, meist aber undeutlicher zum Ausdruck bringt, wie ein Teil der Helligkeitsdifferenzen im Röntgenbilde, spielt hier eine geringere Rolle als die *auskultatorischen Phänomene,* deren Ursachen das Röntgenbild vielfach nicht nachgehen kann, weil sie strahlenphysikalisch nicht faßbar sind. Hierher gehören vor allem die durch den röntgenologisch nicht erkennbaren Klappenapparat des Herzens und mitunter im Lumen mancher Gefäße erzeugten, auskultatorisch differenzierbaren verschiedenartigen *Herz-* und *Gefäßgeräusche.* Weiters spielen manche röntgenologisch nicht darstellbaren *extrathorakalen Manifestationen* einer mediastinalen Erkrankung eine sehr große Rolle.

Schließlich kann eine im Mediastinum lokalisierte Erkrankung im *Allgemeinzustande,* im *Blut-, Harnbefunde* usw. ihr charakteristisches Merkmal haben. Über die Verwertung dieser einzelnen Symptome für die Spezialdiagnose haben wir in den einzelnen Kapiteln gesprochen.

Daß aber die Röntgenologie berufen ist, das meiste dazu beizutragen, gerade bei den mediastinalen Erkrankungen die Zahl der undiagnostizierbaren Fälle immer weiter zu verkleinern, hoffen wir, in diesem Abschnitte gezeigt zu haben. Der Weg zu diesem Ziele führt über die sachgemäße Verwertung der durch eine subtile Bildanalyse gewonnenen Einzelmerkmale, eine Verwertung, die geleitet sein muß von der Einsicht einerseits in die pathologisch-anatomischen Grundlagen dieser Merkmale, andererseits in deren strahlenphysikalische und optische Ausdrucksmöglichkeiten.

Literaturverzeichnis.

ABRAHAM: Über Retraktionserscheinungen und Trachealverziehungen bei Lungentumoren. Med. Klin. **23**, Nr 21, 791 (1927). — ABRASHANOFF: Zur Diagnostik und Therapie des Lungenechinokokkus. Jekaterinoslawski med. Z. **2**, 95 (1923). Ref. Z.org. Chir. **27**, 48 (1924). — Über Lungenechinokokkus. Wratscheb. delo **6**, 241 u. 279 (1923). Ref. Z.org. Chir. **29**, 119 (1925). — ACHARD: Tumeur du médiastin. J. des Pract. **35**, Nr 14, 225 (1921). — Tumore del mediastino. Gazz. Osp. **42**, 597 (1921). Ref. Z.org. Chir. **14**, 263 (1921). — ADLER: Primary malignant growths of the lung and bronchi. London: Longman, Green and Co. 1912. — ADLER und KAZNELSON: Darstellung des Bronchialbaumes. 4. Tagg. dtsch. Röntgenol. u. Radiol. i. d. C. S. R. Prag, 24.—25. Okt. 1925. Ref. Fortschr. Röntgenstr. **34**, 392 (1926). — ALBERS-SCHÖNBERG: Beitrag zur Kasuistik des Lungenechinokokkus. Fortschr. Röntgenstr. **16**, H. 4, 280. — ALEXANDER: Lungenechinokokkus und Pneumothoraxbehandlung. Zbl. inn. Med. **41**, Nr 47, 801 (1920). — ALEXANDER, HANNS: Kritische Bemerkungen zur Diagnose der Lungengeschwülste an Hand zweier einschlägiger Krankheitsfälle. Prakt. Tbk.bl. **1928**, H. 4, 49. — ALTMANN: Ein krebsähnlich wachsendes Lymphogranulom der Lunge. Verngg. path. Anat. Wien Sitzg. 30. Mai 1927. — D'AMATO: Sull' aspetto roentgenologico dei Tumori metastatici del polmone. Radiol. med. **1926**. — AMENVILLE: Cancer pulmonaire à forme d'absces. J. de Radiol. **8**, 78 (1924). — ANSCHÜTZ: Dermoid des Mediastinums. Med. Ges. Kiel Sitzg. 2. Jan. 1923. Ref. Dtsch. med. Wschr. **49**, 496 (1923). — ANTONUCCI: Echinococco del polmone. Roma: Riccardo Garroni 1923. Ref. Z.org. Chir. **31**, 828 (1925). — ARCHANGELSKY: Zur Frage der Erkrankung der Lungen durch Echinokokken. Arch. Kinderheilk. **55**, H. 5/6. — ARKIN: Drei Fälle von mediastinalem Lymphogranulom in einer Familie. Amer. J. med. Sci. **171**, 669 (1926). Ref. Fortschr. Röntgenstr. **35**, 844 (1927). — ARNSPERGER: Ein Fall von Lungentumor. Münch. med. Wschr. **50**, 3933 (1903). — ARNSTEIN: Über den Schneeberger Lungenkrebs. Verh. dtsch. path. Ges. **1910**, 332. — Wien. klin. Wschr. **1913**, Nr 19. — Sozialhygienische Untersuchungen über die Bergleute in den Schneeberger Kobaltgruben; insbesondere über das Vorkommen des sog. Schneeberger Lungenkrebses. Beiheft Wschr. österr. San.wesen **1913**, Nr 38, 1. — Über Echinokokkenpneumocysten und die sog. albuminöse Expektoration bei Lungenechinokokkus. Wien. klin. Wschr. **33**, 234 (1920). — Dauernde Schädigung des linken Nervus phrenicus und recurrens durch tuberkulöse Lymphdrüsen. Wien. klin. Wschr. **1926**, Nr41, 1191. — ARONADE: Lungentumor. 27. wiss. Abend Militärärzte Ingolstadt. Ref. Dtsch. med. Wschr. **42**, 152 (1916). — ASKANAZY: Zbl. Path. **29**, 49, zit. nach STERNBERG. — Über die Veränderungen der großen Luftwege, besonders ihre Epithelmetaplasie bei der Influenza. Korresp.bl. Schweiz. Ärzte **1919**, 365. — ASSMANN: Über eine typische Form isolierter tuberkulöser Lungenherde im klinischen Beginn der Erkrankung. Beitr. Klin. Tbk. **60**, 527. — Zur Frage der Pathogenese und zur Kasuistik des Bronchialcarcinoms. Med. Klin. **20**, 1783 u. 1820 (1924). — Die Bedeutung der Röntgenuntersuchungen von Lunge und Mediastinum für die innere Medizin. Ref. Kongreß dtsch. Röntgenges. **1927**; Fortschr. Röntgenstr. **36**, H. 3, 543. — Klinische Röntgendiagnostik der inneren Erkrankungen. 4. Aufl. Leipzig: F. C. W. Vogel 1928. — ATKINSON: Pulmonary neoplasms, their inceasing praevalence diagnosis and treatment. Amer. Rev. of Tbc. **14**, 556 (1926). — Pulmonary neoplasms. California Med. **25**, Nr 6, 750 (1926). — AUCHINCLOSS: An instructive case of abscess of the lung associated with mediastinal tumor. Arch. Surg. **10**, 419 (1925). Ref. Z.org. Chir. **31**, 293 (1925). — AUCLAIR et GUENAUX: Une tumeur du médiastin de diagnostic difficile. Bull. Soc. Radiol. méd. France **12**, 17 (1924). — AUFRECHT: Über ein traumatisches Lungencarcinom von 5jähriger Dauer. Dtsch. Arch. klin. Med. **144**, 371 (1924). — AUVRAY: Zit. nach GARRÉ. — AXHAUSEN: Diagnostik und Therapie des Lungenechinokokkus. Berl. klin. Wschr. **1910**, Nr 51. — AYERZA: Pneumothorax por quiste hidatidico del pulmon. Thése de Buenos Aires **1900**.

BACALOGLU et TANASESCO: Le pneumothorax et le pneumokyste hydatique. Presse méd. **33**, 1522 (1925). Ref. Zbl. Chir. **53**, 1843 (1926). — BACHER: Seltene Röntgenaufnahmen. 2. Tagg dtsch. Röntgenol. u. Radiol. tschechosl. Rep. Prag 3. u. 4. Febr. 1923. Ref. Fortschr. Röntgenstr. **31**, 780 (1923/24). — BAKULEFF: Zur Diagnostik des Lungenechinokokkus. Vestn. Roentgenol. **3**, 64 (russ.). — BANSE: Über intrathorakale Fibrome, Neurome und Fibrosarkome. Inaug.-Diss. Greifswald 1908. — BARJON: Radiodiagnostic des kystes du thorax. Congréss Assoc. franç. pour l'avancement Sci. Nîmes **1912**. Ref. Presse méd. **20**, 682 (1912). — BARJOU: Étude clinique et radiologique du cancer mediastino-pleuropulmonaire. J. de Radiol. **5**, 241 (1922). — BARRON: Carcinoma of the Lung. Arch. Surg. **4**, 624 (1922). — BARTELS: Das Lymphgefäßsystem. Jena: Gustav Fischer 1908. — BAUMGARTNER and WRIGHT: Carcinoma of the lung. Rep. four cases. Cliften med. J. **10**, 112 (1924). — BEAL and GRAY: A case of pulmonary neoplasm of the cavernous type. Brit. J. of Radiol. **1**, Nr 5, 151 (1928). — BECHRÉ et ROUMAUX: Kystes hydatiques et tumeurs solides de poumons. J. de Radiol. **8**, 227 (1924). — BECK, E. G.: Case report of sarcoma metastasis in the lung seventeen years after primary growths. Arch. Surg. **10**, 469 (1925). — BECK und SGALITZER: Zur Bronchograpbie mittels Larynxkatheters. Z. Hals- usw. Heilk. **14**, H. 1/2, 9 (1926). — BÉCLÈRE: Les rayons de Roentgen et la diagnostic des affections thoracics. Paris: Baillère, fils. — Sur la diagnostic des affection thoraciques à l'aide des rayons de Roentgen. Congrés internat. électr. et radio. méd., 31. Juli 1900. Ref. Fortschr. Röntgenstr. **4**, 100 (1900). — Note sur le radiodiagnostic du cancer pulmonaire etc. Bull. Soc. Radiol. méd. Paris. Ref. J. de Radiol. **35**, 158 (1909). — Sur le radiodiagnostic des néoplasmes pulmonaires. Soc. de radiol. Sitzg 9. März 1909. Ref. Presse méd. **17**, 255 (1909). — Zur Differentialdiagnose der Aneurysmen und Tumoren, die fälschlich als Aneurysmen aufgefaßt werden. Ref. Fortschr. Röntgenstr. **15**, 315 (1910); Bull. Soc. Radiol. méd. Paris **1910**. — Radiographie montrant la rapidité d'évolution d'une tumeur du médiastin. Bull. Soc. Radiol. méd. Françe **5**, 268 (1913). — Démonstration d'une kyste hydatique du poumon. Bull. Soc. Radiol. méd. Paris Sitzg 10. Juni 1913. Ref. Arch. Électr. méd. **23**, Nr 361, 39 (1913). — Radiographisch im Wachstum verfolgter Mediastinaltumor. Arch. Électr. méd. Nr 368. Ref. Fortschr. Röntgenstr. **21**, 603 (1914). — Kyste hydatique du poumon ouvert dans la bronche droite inférieure. Bull. Soc. Radiol. méd. France **5**, 240 (1913). — BECKER: Über einen seltenen Fall von Dermoidcyste mit Durchbruch nach der Lunge. Beitr. Klin. Tbk. **66**, 679 (1927). — BEHRENROTH: Beiträge zur Klinik des Lungenechinokokkus. Dtsch. Arch. klin. Med. **107**, 480 (1912). — Verschiedene Röntgenaufnahmen von Echinokokkus der Lunge. Verh. dtsch. Röntgenges. **8**, 45 (1912). — Der Lungenechinokokkus. Erg. inn. Med. **10**, 499 (1913). — BEL: Primary carcinoma of the lungs. Med. Clin. N. Amer. **9**, 887 (1926). — BELL: Über einen Fall von sekundärer miliarer Lungencarcinose. Inaug.-Diss. Straßburg i. Els. 1917. — BENDA: Ein Fall von Ganglioneurom des Nervus vagus. Verh. dtsch. path. Ges. **1904**, 266. — BENEKE: Zwei Fälle von Ganglioneurom. Beitr. path. Anat. **30**, H. 1, 1 (1901). — BENJAMIN und GOETT: Zur Deutung des Thoraxradiogramms beim Säugling. Dtsch. Arch. klin. Med. **107**, 508 (1912). — BERBLINGER: Die Zunahme des primären Lungenkrebses in den Jahren 1920—1924. Zbl. Path. **1923**, 576. — BERETVAS: Ein Fall von Erb-Goldflamscher Krankheit mit Mediastinaltumor. Riforma med. **41**, 771 (1925). Ref. Fortschr. Röntgenstr. **34**, 201 (1926). — BERGMARK und QUENSEL: Ein Fall von primärem Lungencarcinom mit akutem Verlauf unter dem Bilde einer carcinomatösen Pleuritis. Akad. med. skand. **59**, 710 (1923). — BERNARD: Pleuratumor. Sajous Ann. **1895**. Zit. nach SEYDEL. — BERT und FISCHER: Über Nebenlungen und versprengte Lungenkeime. Frankf. Zschr. Path. **6**, H. 1 (1911). — BEYE: Dermoid cysts of the mediastinum. Ann. Surg. **83**, 577 (1926). — BIBERFELD: Zur Kasuistik und Klinik der Lungengeschwülste. Med. Klin. **22**, Nr 36, 1353 (1926). — Zur Statistik und Klinik der Lungengeschwülste. Med. Klin. **22**, Nr 36, 1371 (1926). — BINDER: Ein primäres Sarkom des rechten Vorhofs. Frankf. Z. Path. **15**, 194 (1914). — BIRCHER: Der heutige Stand der Lungenchirurgie. Med. Klin. **1908**, Nr 31 u. 32. BIRD: Hydatids of the lung. Med. J. Austral. **2**, 505 (1925). Ref. Zbl. Tbk.forschg **26**, 110 (1927). — BIRK: Beiträge zur Klinik und Behandlung der Thymushyperplasie bei Kindern. Mschr. Kinderheilk. **14**, 363 (1918). — BITTORF: Lungenechinokokkus. Breslauer Röntgenverngg Sitzg 30. Febr. 1921. Ref. Fortschr. Röntgenstr. **28**, 87 (1921). — Röntgenplatte einer Dermoidcyste im vorderen Mediastinum. Schles. Ges. vaterl. Kultur Breslau 16. Febr. 1923. Ref. Klin. Wschr. **2**, 952 (1923). — BJÖRN-HANSEN: Ein Fall von Sarkom des Mediastinums und

Herzens. Norsk Mag. Laegevidensk. **85**, 835 (1924). Ref. Kongreßzbl. inn. Med. **38**, 391 (1925). — BLACK, H. R. and S. O. BLACK: Pulmonary teratoma. Ann. Surg. **67**, 73 (1918). — BLASCHKO: Zit. nach SCHUR. — BLASCO: Diagnose des Lungenechinokokkus. Progrès Clin. **8**, 17 (1920). Ref. Z.org. Chir. **10**, 29 (1920). — BLECHER: Über die klinische Bedeutung der Bronchialekchondrosen. Mitt. Grenzgeb. Med. u. Chir. **21**, 837. — BLES: Echinokokkus der Lunge. Fortschr. Röntgenstr. **23**, 56 (1915/16). — BLUM: Beitrag zur Differentialdiagnose chronisch-infiltrativer Lungenerkrankungen im Röntgenbilde. Fortschr. Röntgenstr. **34**, Nr 4, 512. — Zur Differentialdiagnose miliarer Lungenprozesse und sekundärer Lungentumoren. Münch. med. Wschr. **1924**, Nr 17, 545. — Drei seltene Befunde zur Röntgendiagnostik der Thoraxtumoren. Fortschr. Röntgenstr. **37**, H. 2, 145 (1928). — Über mediastinale Tumoren mit eigenartigem Symptomenkomplex. Ärztl. Ver. Frankfurt a. M. Sitzg 1. Nov. 1909. Ref. Zbl. Röntgenstr. **1**, 43 (1910). — BLUMENAU: Primäres Pleurasarkom. Dtsch. med. Wschr. **1896**. — BLUMENTHAL und UNGAR: Serologische und klinische Mitteilungen zur Diagnostik der Echinokokkenkrankheit. Dtsch. med. Wschr. **1923**, 512. — BLUMGARTEN: The diagnosis of primary lung tumors. Amer. J. med. Sci. **162**, 376 (1921). Ref. Z.org. Chir. **15**, 156 (1922). — BOBBIO und GAMMA: Contributo alla diagnosi e alla terapia delle cisti dermoidi del mediastino anteriore. Minerva med. **5**, 197 (1925). — BOCHNER: Zur Kasuistik des spät auftretenden bronchogenen Carcinoms. Inaug.-Diss. Köln 1923. — BÖHME: Primäres Sarco-Carcinom der Pleura. Virchows Arch. **81**, 181 (1880). — BÖHMIG: Zur Kasuistik der Mediastinaltumoren. Frankf. Z. Path. **33**, 80 (1926). — BOGGS: The value of Roentgen-rays in the mediastinaltumors. Trans. amer. Roentgen-ray Soc. 9. Jverslg New York **1918**. Ref. Fortschr. Röntgenstr. **14**, 449 (1909). — BONCABEILLE: Kystes hydatiques suppuré du poumon ouverture dans les bronches et la plèvre. Arch. Méd. mil. **1904**, Nr 3. — BONNEAUX: Radiographie d'un kyste du poumon. Bull. Soc. franç. Électrothér. et Radiol. méd. Sitzg 17. Juni 1914. Ref. Arch. Électr. méd. **24**, 678 (1914). — BORAK und DRIAK: Untersuchungen bei röntgenbestrahlten Melanosarkomen. Strahlenther. **21**, 550 (1926). — BORAK und LENK: Die diagnostische Auswertung von Röntgenbestrahlungseffekten. Wien. Arch. inn. Med. **10**, 71 (1925). — BORCHHARDT: Bemerkungen zu den sogenannten Sanduhrgeschwülsten des Rückenmarks und der Wirbelsäule. Klin. Wschr. **1926**, 636. — BORN: Klinisch-röntgenologische Studie über einen Fall von primärem Lungencarcinom bei einem Mann von 32 Jahren. Inaug.-Diss. Frankfurt 1923. — BORST: Die Lehre von den Geschwülsten **1902**. — Allgemeine Pathologie der malignen Geschwülste. Leipzig: S. Hirzel 1924. — BOSCHOWSKY: Über primäres Lungensarkom. Frankf. Z. Path. **9**, 239 (1912). — BRANDLEY: A case of primary sarc. of the Pleura. Zit. nach SEYDEL. — BRANDT: Zur Pathogenese des primären Lungenkrebses. Dtsch. med. Wschr. **1927** Nr 43, 1824. — BRANNAN: Carcinoma of the thymus. Arch. of Path. **1**, H. 4 (1926). — BRAUER, Exakte Diagnose der Pleuratumoren, resp. Pleurametastasen. Dtsch. med. Wschr. **1912**, Nr 37, 1768. Ärztl. Ver. Hamburg 7. Mai 1912. — BRAUER und LOREY: Die röntgenologische Darstellung der Bronchien mittels Kontrastfüllung. Erg. med. Strahlenforschg **3**, 115. Leipzig: Georg Thieme 1928. — BRAUN: Tumor der Pleura. Dtsch. Chir.kongreß **1908**. Zit. nach SEYDEL. — Über zwei aus dem hinteren Mediastinum entfernte Tumoren (Ganglioneurom und Sarkom). Beitr. klin. Chir. **136**, 1 (1916). — DU BRAY and ROSSON: Primary mesothelioma of the pleura. A clinical and pathologic contribution to pleural malignancy with report of case. Arch. int. Med. **26**, 715 (1920). — BRESSOT: Diagnostic et traitement des kystes hydatiques du poumon. Lyon chir. **23**, 186 (1926). Ref. Zbl. Tbkforschg **27**, 948 (1927) und Arch. Méd. mil. **84**, 292 (1926). Ref. Zbl. Tbkforschg **27**, 280 (1927). — BRET et CHATIN: Du sarc. prim. de plèvre. La province méd. **1895**. Zit. nach SEYDEL. — BRIESE: Zur Kenntnis des primären Lungencarcinoms mit statistischen Angaben. Frankf. Z. Path. **23**, 48 (1920). — BRISTOWE: Zit. nach SEIDLER. — BRONFIN: Pitfalls in the diagnosis of primary carcinoma of the lung. Colorado med. **21**, 155 (1924). Ref. Z.org. Med. **30**, 394 (1925). — BROWN: Mediastinalcyste. Mitteilung eines Falles. Radiol. **7**, H. 5, 436. — Malignant tumor of the thymic region. Arch. of Path. **2**, Nr 6 (1926). — BRUNN: Primäres Lungencarcinom. Arch. Surg. **12**, 406 (1926). Ref. Fortschr. Röntgenstr. **34**, 594 (1926). — BRUNNER: Struma cystica intrathroracica accessoria. Bruns' Beitr. **122**, 114 (1921). — Die erfolgreiche operative Entfernung eines großen Ganglioneuroms des hinteren Mittelfellraumes. Arch. klin. Chir. **129**, 364 (1924). — v. BRUNS: Die Neubildungen des Kehlkopfes, der Luftröhre und der Hauptbronchien in v. Bruns, Garré und Küttners Handbuch der praktischen Chirurgie. 4. Aufl. **1913**. — BRYAN: Roentgenological study of primary lung carcinoma. J. of Radiol.

2, 1 (1921). — BURDACH und MANN: Zur Diagnose der Brusthöhlengeschwülste mit kasuistischen Beiträgen und Röntgendemonstrationen. Fortschr. Röntgenstr. 10, 20 (1906/07). — BURGHARD: Hochgradige Verlagerung des Mediastinums beim Säugling infolge kongenitaler Bronchiektasie im linken Oberlappen. Fortschr. Röntgenstr. 34, H. 3, 308 (1926). — BURREL und TRAIL: Ein Fall von Fibrom des Bronchus. Lancet 213, H. 23, 1180 (1927). — BUSSE: Übre ein Chondro-myxo-sarcoma pleurae dextrae. Virchows Arch. 189, H. 1 (1907).

CALDBRICK: Dermoidcyste des Mediastinums. Arch. Surg. 15, H. 4, 660 (1927). — CAMP, DE LA: Zur Klinik der primären Bronchialcarcinome. Med. Klin. 20, 1270 (1924). — Beiträge zur Klinik und Pathologie der Mediastinaltumoren. Charité-Ann. 27. Ref. Fortschr. Röntgenstr. 6, 270 (1903). — CAMPATELLI: Contributo allo studio dei sarcomi primitive del polmone e loro trattamento. Tumori 12, H. 2 (1926). — CAMPIONE: Aspetti roentgenologici dei tumori metastatici del polmone. Arch. di Radiol. 2, H. 2/3, 246 (1926). — CARMAN: Primary Cancer of the lung from a roentgenological viewpoint. Med. Clin. N. Amer. 2, 307 (1921). — CARMAN, R. D.: The roentgenologic aspect of pulmonary metastasis. J. of Radiol. 2, Nr 9, 1 (1921). — CASTELLANETA: Cisti da echinococco del polmone. Riv. med. 29, 33 (1921). Ref. Z.org. Chir. 12, 447 (1921). — CAVE: Primary carcinoma of the lung. Amer. J. Surg. 40, Nr 6, 141 (1926). — CAVENAGH: Case of lymphosarcoma of the mediastinum suggesting a foreign body in the right bronchus. J. of Laryng. 39, 702 (1924). — CEELEN: Über eine primäre Geschwulst des Perikards. Hufelandische Ges. Berlin 22. Juni 1922. Ref. Klin. Wschr. 1922, 1810. — CERANKE, P.: Miliarcarcinose. Mitt. Ges. inn. Med. 1921, 9. — CHAOUL und STERLIN: Klinische Röntgendiagnostik der Brustorgane mit Ausschluß des Herzens auf pathologisch-anatomischer Grundlage. In: Die Chirurgie der Brustorgane, herausgegeb. von Sauerbruch 1. Berlin: Julius Springer 1920. — CHIARI: Zur Kenntnis der Bronchialgeschwülste. Prag. med. Wschr. 1883, Nr 51, 497. — CHILDS SAMUELS: Newgrowths within the chest X-ray diagnosis. Amer. J. Roentgenol. 10, 175 (1923). — CHRISTIE: Diagnosis of primary tumors of the lung. Amer. J. Roentgenol. 8, 97 (1921). — CLAIRMONT: Die geschlossene intrapulmonale Bronchuscyste. Dtsch. Chir. 200, 157 (1927). — CLAUS: Über primäres Lungencarcinom unter besonderer Berücksichtigung schrumpfender Prozesse. Beitr. Klin. Tbk. 50, 549 (1922). — COHEN: Ein Fall von primärem Fibrosarkom der Pleura. Inaug.-Diss. Würzburg 1895. — COHN: Die nichttuberkulösen Lungenerkrankungen im Röntgenbilde. Würzburg. Abh. N. F. 1, H. 10. Leipzig: Curt Kabitzsch 1924. — COLOMBANI: Über Lungenechinokokkus. Liječn. Vijesn. (serbo-kroat.) 36, 338 (1914). — COOLEY: An unusuel case of mediastinal tumor. Arch. of Pediatr. 39, 398 (1922). Ref. Z.org. Chir. 20, 365 (1923). — CORDIER: Echinococcose pulmonaire. Rev. Méd. 37, 151 (1920). Ref. Z.org. Chir. 8, 572 (1920). — CORVETTO: Der Lungenechinokokkus in Peru. Med. ibera 16, 66 (1922). Ref. Z.org. Chir. 17, 296 (1922). — COTTIN, CRAMER et SALOZ: Du diagnostic de cancers primitif du poumon. Étude clinique sur 29 cas. Ann. Méd. 8, 435 (1920). — COVA: La ricerca radiologica delle malattie del pulmone. Morgagni 31. Aug. u. 30. Sept. 1922. Ref. Zbl. Chir. 50, 842 (1923).— CRAMER: Zur Diagnose und Therapie des Lymphogranuloms. Verh. dtsch. Röntgenges. 17, 129 (1926). — Einführung in die Röntgendiagnostik innerer Krankheiten. Bonner Röntgenbücher 6. Bonn: Friedrich Cohen 1926. — CRAMER et SALOZ: Du cancer primitif du poumon. Rev. Méd. Suisse romande 1922, Nr 3. — CRAVER: The simulation of acute respiratory diseases by secondary lungtumors. Amer. J. med. Sci. 169, 792 (1925). — CZEPA: Zur Differentialdiagnose zwischen Lungentumoren und Aneurysma. Fortschr. Röntgenstr. 29, 277 (1922). — Intrathorakaler Tumor. Ges. inn. Med. Wien 21. Juni 1922. Ref. Wien. med. Wschr. 1922, Nr 29, 1250.

DALLA PALMA MODESTO: Sul cancro primitivo del pulmone. Pathologica (Genova) 18, Nr 417, 338 (1926). — DALLA VOLTA e VALENTI: La carcinosi generalizzata linfangitica pleuro-polmonare. (Studio clinico, istopatologico e radiologico. Arch. di Path. e Clin. med. 2, 569 (1923). Ref. Kongreßzbl. inn. Med. 38, 473 (1925). — DANDY: Angiosarkom der Brusthöhle mit Übergreifen auf den Epiduralraum. Ann. Surg. 81, H. 1 (1925). — DANGSCHAT: Beiträge zur Genese, Pathologie und Diagnose der Dermoidcysten und Teratome im Mediastinum anticum. Bruns' Beitr. 38, 692 (1903). — DANULESCU: Lungenechinokokkus radiographisch festgestellt. Spital (rum.) 1920, Nr 3, 85. Ref. Z.org. Chir. 14, 12 (1921). — DEGNER: Der Lungenechinokokkus im Röntgenbilde. Inaug.-Diss. Rostock 1916. — DEHN: Ein Fall von Lungentumor mit ungewöhnlichem Röntgenbefund. Fortschr. Röntgenstr. 34, 333 (1926). — DEHN und WEINSCHENK: Einige physikalische Erwägungen zur Lungenröntgenologie. Fortschr. Röntgenstr. **32**, 438. — Deist: Zur Differentialdiagnose zwischen Lungentumor und chronischer Pneumonie. Klin. Wschr. **2**, 550 (1923). — Zur Differentialdiagnose des metastatischen Chorionepithelioms mit inneren Erkrankungen. Klin. Wschr. **1923**, Nr 40, 1842. — Zur Differentialdiagnose zwischen Lungentumor und chronischer Pneumonie. Klin. Wschr. **2**, 1842 (1923). — Diagnose der Lungentumoren. Klin. Wschr. **3**, 2200 (1924). — Delafield: The primary newgrowths of the pleura. Med. Rec. 761. New York 1902. — Denk: Demonstration einer operierten Perikardcyste. Ges. Ärzte Wien. Ref. Wien. klin. Wschr. **1926**, Nr 45, 1319. — Demonstration eines operierten Neurinoms der Pleura. Ges. Ärzte Wien 13. Mai 1927. Ref. Wien. klin. Wschr. **1927**, Nr 20, 663. — Dertinger: Über tiefsitzende Lipome. Bruns' Beitr. **38**, 76 (1903). — Deruschinsky: Primäres Pleurasarkom. Dtsch. med. Wschr. **1888**, 52. — Primäres Sarkom der Pleura. Wien. klin. Wschr. **1905**, 354. — Desjardin: Pleuropneumonie nach Röntgenbestrahlung; diffuse Lungenmetastasen nach Brustkrebs. Radiol. **4**, 265 (1925). Ref. Fortschr. Röntgenstr. **33**, 821 (1925). — Deusch, G.: Zur spezifischen Diagnostik der menschlichen Echinokokkuserkrankungen, insbesondere mittels der Intracutanreaktion. Dtsch. med. Wschr. **1925**, 1319. — Dévé: Les indications de l'abstention opératoire dans le traitement des kystes hydatiques du poumon. Arch. méd.-chir. Appar. respirat. **1**, 141 (1926). Ref. Z.org. Chir. **36**, 627 (1927). — Le pneumo-kyste hydatique du poumon. Rev. de Chir. **44**, 245 (1925). Ref. Zbl. Tbkforschg **26**, 109 (1927). — Kyste hydatique et Radiothérapie. Presse méd. **1927**, 193. — Dietlen: Die Bedeutung der Röntgenuntersuchung der Lungen und des Mediastinums für die innere Medizin. 18. Kongreß dtsch. Röntgenges. Wiesbaden 28.—30. April 1927. Fortschr. Röntgenstr. **36**, Kongreßheft, 10 u. 29 (1927). — Dietrich: Über ein papilläres Carcinom des Herzbeutels. Arb. path.-anat. Inst. Tübingen **9**, 87 (1914). — Dieulafoy: Clin. méd. de l'hôtel Dieu 4. Paris 1903. — Dijk: Aus Klinik und Praxis. Dermoidcyste im rechten Thoraxraume. Geneesk. gids **1**, 37 (1923). Ref. Z.org Chir. **24**, 81 (1924). — Dillon: Über einseitigen persistierenden Zwerchfellhochstand. Erg. med. Strahlenforschg **3**, 289. Leipzig: Georg Thieme 1928. — Disk: Lungengeschwülste. Nederl. Tijdschr. Geneesk. **2**, 2268 (1925). — Dittrich: Struma aptica intrathoracica. Wien. med. Wschr. **1887**, Nr 21. — Domeny: Zur Kenntnis des Lungencarcinoms. Z. Heilk. **23** (1902). — Mc Donell and Maxwell: Endothelioma of the pleura. J. amer. med. Assoc. **74**, 168 (1920). — Dorendorf, H.: Demonstration eines großen Pleuratumors. Dtsch. med. Wschr. **40**, 224 (1914). — Dosquet: Über die Metastasenbildung bei primären Lungen- und Bronchialkrebsen. Virchows Arch. **234**, 481 (1921). — Drea: The enlarget thymus gland. J. of Radiol. **5**, 192 (1925). — Druckmann: Die Röntgendiagnose des verkalkten Echinokokkus. Fortschr. Röntgenstr. **37**, H. 5, 697. — Drysdale: Primary sarcoma of the heart. Trans. path. Soc. Lond. **54**, 311 (1903). — Duken: Zur Frage der Lungenmißbildung und ihrer klinischen und röntgenologischen Diagnostik im Kindesalter. Arch. Kinderheilk. **84**, H. 2, 108 (1928). — Duncan: Mediastinal sarcoma. With report of three cases. Med. Rec. **100**, Nr 3, 96 (1921). Ref. Z.org. Chir. **14**, 361 (1921). — Durand: Les epitheliomes primitifs du poumon. Arch. med.-chir. Appar. rsepirat. **1**, Nr 3, 265 (1926). — Dwyer Hugh and Ferdinand Helwig: Intrathoracic tumors in children. Report of a case. Amer. J. Dis. Childr. **30**, 799 (1925). — Dwyer: Report of a case of thymoma. Radiol. **9**, H. 6 (1927).

Eastmond: Metastatic thoracic disease. Long island med. J. **18**, 292 (1924). Ref. Kongreßzbl. inn. Med. **37**, 391 (1925). — Eastwood and Martin: A case of primary tumor of the pleura. Lancet **201**, 172 (1921). — Ebstein: Zur Lehre vom Krebs der Bronchien und der Lungen **1890**, 921. — Edlavitch: Primary cancer of the lung. J. amer. med. Assoc. **63**, 1364 (1914). — Edling: Ein sehr seltener Fall gutartigen Lungentumors. Fortschritte Röntgenstr. **25**, 25 (1917/18). — Edwards: Intrathorakale Neubildungen. Brit. J. Surg. **56**, H.14, 607. — Ehrenberg: Zwei Fälle von Tumor im Herzen. Dtsch. Arch. klin. Med. **103**, 293 (1911). — v. Eicken: Ekchondrom im linken Stammbronchus. Ver. süddtsch. Laryngol. **1907**. — Eigler, W.: Über endothorakale Cysten. Dtsch. Z. Chir. **199**, 133 (1926). — Einstein: Über Thymushyperplasie. Ärztl. Ver. Stuttgart Sitzg 3. Juli 1924. Ref. Münch. med. Wschr. **71**, 1186 (1924). — v. Eiselsberg: Die Erkrankungen der Schilddrüse. Dtsch. Chir. **38** (1901). — Eisler: Zur Röntgendiagnostik der Mediastinalerkrankungen. Fortschr. Röntgenstr. **21**, H. 4, 462 (1914). — Zur Röntgendiagnose der Lungentumoren. Wien. Arch. inn. Med. **2**, 245 (1925). — Elkan: Über Lungensarkome. Inaug.-Diss. München 1903. Zit. nach Boschowsky. — Eloesser: Primary tumors of the lung. Arch. Surg. **10**, 445 (1925). — Ephraim: Zur Frühdiagnose der primären Lungentumoren.

Berl. klin. Wschr. 49, 1167 (1912). — Beiträge zur endoskopischen Diagnostik und Therapie endothorakischer Tumoren. Berl. klin. Wschr. 50, 685 (1913). — EPPINGER: Lungencarcinom. Erg. Path. 8 (1904). — ESCUDERO: Kystes hydatiques du poumon. Paris: G. Steinheil 1912. — ESHLEMAN: An intrathoracic growth simulating aneurysm. Med. Clin. N. Amer. 9, Nr 4, 1109 (1926). — EVANS and LEUCUTIA: Deep roentgentherapy of neoplastic pulmonary metastases. Amer. J. Roentgenol. 11, 35 (1924). — EVANS und LEUCUTIA: Röntgentiefenbestrahlung als diffentialdiagnostisches Mittel bei Mediastinaltumoren. J. amer. med. Assoc. 85, 121 (1925). Ref. Fortschr. Röntgenstr. 34, 223 (1926). — EWALD: Demonstration eines Mediastinaltumors. Ver. inn. Med. Berlin 6. Juli 1914. — EWING: The Thymus and its tumors. Surg. etc. 22, 461 (1916).

FALTITSCHEK, F.: Stenose des linken Hauptbronchus, wahrscheinlich infolge Carcinoms; linksseitige exsudative Pleuritis, Thrombose der linken Axillarvene. Ges. inn. Med., interne Sektion Wien 23. Juni 1927. Wien. med. Wschr. 77, Nr 32, 1064 (1927). — FEILCHENFELD: Über Lungentumor. Inaug.-Diss. Berlin 1923. — FERENCZY und MATOLCSY: Über das primäre Lungencarcinom. Wien. klin. Wschr. 1927, Nr 19, 618. — FERRERO: Blastoma maligno delle linfoghiandole e linfogranuloma. Arch. ital. Chir. 6, H. 6 (1923). Ref. Zbl. Chir. 51, 298 (1924). — FERRO PAOLO: Sulle echinococcosi del polmone e del fegato. Rev. Méd. 37, 889 (1921). Ref. Z.org. Chir. 16, 527 (1922). — FETZER: Ein atypischer Fall eines Aortenaneurysma. Fortschr. Röntgenstr. 37, H. 1, 70 (1928). — FEYRTER: Zur Histogenese des Bronchuscarcinoms. Wien. klin. Wschr. 1927, Nr 20, 648. — FINKELSTEIN: Zur Frage des Stridor thymicus. Dtsch. med. Wschr. 1921, Nr 4, 93. — FINZI: Diskussion zum Vortrag MELVILLE: X-rays in the diagnosis of intrathoracic growths. Brit. med. J. 1927, Nr 3485, 725. — FISHBERG: Discernment of intrathoracic neoplasms by aid of diagnostic pneumothorax. J. amer. med. Assoc. 76, 481 (1921). — Diagnosis of pumonary neoplasms. Arch. int. Med. 37, 745 (1926). — FISHBERG and STEINBACH: Diagnosis of intrathoracic neoplasms. Med. Rec. 99, 513 (1921). — FLEISCHNER: Der sichtbare Bronchialbaum, ein differentialdiagnostisches Symptom im Röntgenbilde der Pneumonie. Fortschr. Röntgenstr. 36, 319. — Lobäre und interlobäre Lungenprozesse. Fortschr. Röntgenstr. 30, 181. — Diskussion zum Vortrag SGALITZER. Wien. Röntgenges. Sitzg 3 Juni 1924. — Chylothorax bei Mediastinaltumor. Ges. Ärzte Wien Sitzg 8. Okt. 1926. Ref. Wien. med. Wschr. 1926, Nr 42, 1235. — Diskussion zum Vortrag LENK in der Wien. Röntgenges. 5. April 1927. Ref. Wien. med. Wschr. 1927, Nr 36. — Über Kompression des Ösophagus bei grippöser Schwellung der mediastinalen Lymphdrüsen. Demonstr. Ges. Ärzte Wien 11. Mai 1928. — Das Röntgenbild der interlobären Pleuritis und seine Differentialdiagnose. Erg. med. Strahlenforschg 2, 199. — FLEMMING-MÖLLER, P.: The radiographic picture in chalicosis and its differentialdiagnosis from other affections of the lungs. Acta radiol. (Stockh.) 8 III, Nr 43 (1927). — FLÖRCKEN und MUES: Klinische und histologische Malignität des Kropfes. Med. Klin. 23, Nr 11, 380 (1927). — FÖRSTER: Perikardtumor. Zit. nach MÖNCKEBERG. — Chondrome der Lunge. Zit. nach SEYDEL. — FOOT: Concerning malignant thymoma; with report of a case of primary carcinoma of the thymus. Amer. J. Path. 2, H. 1 (1926). — FORSCHBACH: Lungenbefund bei Lymphogranulomatosis. Breslauer Röntgenverngg 30. Nov. 1921. Ref. Fortschr. Röntgenstr. 28, 87. — FOSTER, A.: The diagnosis of hydatid disease of the lung. Brit. med. J. 1920, Nr 3128, 887. — FRAENKEL: Zur Klinik der Lungen- und Pleurageschwülste. Dtsch. med. Wschr. 1911, 531. — Über Komplikationen und besondere klinische Verlaufsweise der Lungengeschwülste. Med. Klin. 9, Nr 15, 572 (1913). — Über allgemeine Periostitis hyperplastica. Fortschr. Röntgenstrahlen 25, 401 (1917/18). — FRAENKEL, EUGEN: Lymphomatosis granulomatosa in Henke und Lubarschs Handbuch der speziellen pathologischen Anatomie und Histologie 1 I, 347. Berlin: Julius Springer 1926. — FRAENKEL und MUCH: Lymphogranulom der Bronchialschleimhaut. Zit. nach ALTMANN. — FRANKE: Über die Lymphgefäße der Lunge. Dtsch. Z. Chir. 119, 107. — FRIED: Primary carcinoma of the lung. Arch. int. Med. 35, 1 (1925). — Primary carcinoma of the lungs. Further study, with particular attention to incidence, diagnosis and metastases to the central nervous system. Arch. int. Med. 40, Nr 3, 340 (1927). — FRIEDLÄNDER: Cancroid in einer Lungenkaverne. Fortschr. Med. 3 (1885). — FRIEDRICH: Ein Fall von Ganglioneurom des Sympathicus. Frankf. Z. Path. 10, 456 (1912). — FROMME: Seltene Röntgenbilder. 7. Tagg Verngg mitteldtsch. Chir. Chemnitz 6. u. 7. Juni 1925. Ref. Zbl. Chir. 52, 2326 (1925). — Über die operative Heilung einer intrathorakalen Cyste (Bronchuscyste). Zbl. Chir. 54, 3191 (1927). — FUCHS: Beiträge zur Kenntnis der primären Geschwulstbildungen in der Lunge. Inaug.-Diss. München 1886.

GAARDE: Clinical differentiation of cases with abnormal X. ray shadows in mediastinum. Med. Clin. N. Amer. 8, 1235 (1925). — GAARDE und SUTHERLANDT: Ein Fall von Endotheliom der Pleura. Radiol. 5, 526 (1925). — GÄHWYLER: Über nichttuberkulöse Bronchialdrüsenanschwellungen und Verkalkungen. Schweiz. med. Wschr. 51, 317 (1921). — Über einen Fall von unilokulärem Lungenechinokokkus. Schweiz. med. Wschr. 54, 805 (1924). — GALDI: Per la diagnosi di echinococco del polmone. Fol. med. (Napoli) 7, Nr 22, 652 u. 23, 677 (1921). — GANZULEVI: Lungenechinokokkus. Verh. ersten chir. Kongreß Nord-Kaukasusgeb. 23.—26. Sept. 1925 Rostov a. D. 1925, 84. Ref. Z.org Chir. 36, 264 (1927). — GARRÉ: Pleurasarkom. Chirurgischer Kongreß 1909. Zit. nach SEYDEL. — Demonstration eines großen Pleuratumors. Verh. 38. Kongreß dtsch. Ges. Chir. 5. April 1909, 121. — Über Mediastinaltumoren. Dtsch. med. Wschr. 44, 617 (1918). — GARRÉ und QUINCKE: Grundriß der Lungenchirurgie, 2. Aufl. Jena: Gustav Fischer. — GEBAUER: Ist die Durchleuchtung mit Röntgenstrahlen ausschlaggebend für die Differentialdiagnose zwischen Aortenaneurysma und intrathoracischem Tumor ? Dtsch. med. Wschr. 1900, Nr 35, 563. — GENOCSE: Cisti da Echinococco bilaterale dei pulmoni. Pediatria 130, 65 (1922). Ref. Z.org Chir. 17, 113 (1922). — GEYMÜLLER: Beiträge zur Kenntnis der Ganglioneurome und ihrer Beziehungen zur Recklinghausenschen Krankheit. Beitr. klin. Chir. 115, 712 (1919). — GIEGLER: Ein Beitrag zum gleichzeitigen Vorkommen von Carcinom und progredienter Phthise der Lungen. Dtsch. Arch. klin. Med. 144, H. 4/5 (1924). — GIROTTI: Su cinque casi di echinococcosi pulmonare. Riforma med. 38, 272 (1922). Ref. Z.org. Chir. 18, 31 (1922). — GLAHN: Cases illustrating malignant tumors of lung and pleura. Proc. N. Y. path. Soc. 23, 113 (1923). — GLOGAUER: Zur Röntgendiagnose der Bronchostenose. Med. Klin. 21, Nr 46, 1720 (1925). — GLUMPHY, MC.: A special form of chondroma of the lung. J. Canc. 8, 482 (1923/24). — GOEBEL und OSSIG: Fall von Dermoid des Mediastinums. Brelauer chir. Ges. 13. Nov. 1911. Ref. Berl. klin. Wschr. 49 42 (1912). — GÖDEL: Zur Kenntnis der primären Herzgeschwülste. Zbl. Herzkrkh. 11, 85 (1919). — GÖTTEL: Ein Fall von primärem Herztumor. Dtsch. med. Wschr. 1919, 937. — GOLD: Über Bronchuscysten und deren Entstehung. Beitr. path. Anat. 68, 278 (1921). — GOLDBERG: Lungentumor bei einem sechsjährigen Knaben. Mitt. Ges. inn. Med. 22, 138 (1923). — GOLDEN: The effect of Bronchostenosis upon the Roentgen-ray shadows in carcinoma of the bronchus. Amer. J. Roentgenol. 13, 21 (1925). — GOLDSTEIN: Zur Diagnose maligner durch ausgedehnte Einschmelzungsprozesse komplizierter Lungentumoren. Fortschr. Röntgenstr. 31, H. 5/6, 623. — GRABOW: Über einen Fall von auffallend mächtigem Sarkom der Pleura mit Verkalkung nach primärem Sarkom der Tibia. Berl. klin. Wschr. 47, 1625 (1910). — GRABOWSKI: Zit. nach WINDHOLZ. — GRÄFF und KÜPFERLE: Die Lungenphthise. Berlin: Julius Springer 1923. — GRAFE und SCHNEIDER: Zur Kenntnis der sekundären hyperplastisch-porotischen Osteoperiostitis. Beitr. path. Anat. 56 (1913). — GRANDHOMME: Über Tumoren des vorderen Mediastinums. Inaug.-Diss. Heidelberg 1900. — GRAU: Zur Differentialdiagnose zwischen Lungentumor und Tuberkulose. Dtsch. Arch. klin. Med. 98, 289 (1909). — GRAWITZ: Über angeborene Bronchiektasie. Virchows Arch. 82 (1880). — Demonstration einer neuen Gruppe intrathorakaler Tumoren (Neuro-Fibrosarkome). Med. Ver. Greifswald 15. Feb. 1908. Ref. Dtsch. med. Wschr. 1908, Nr 25, 1123. — Cystische Entartung beider Lungen. Dtsch. med. Wschr. 1913, 1335. — GRAY: The value of the X-rays in chest diagnosis, N. Y. med. J. 1908. — GREENBERG: Pulmonary neoplasm; a clinical study of three cases. Amer. J. med. Sci. 169, 648 (1925). — GROEDEL: Abgekapselte Pleuritiden im Röntgenbilde. Fortschr. Rötgenstr. 28, H. 2, 137 (1921). — GROOVER, CHRISTIE, MERVIT: Roentgenray diagnosis and treatment of thymoma. J. amer. med. Assoc. 85, 1125 (1925). — GROVE and CRAMER: Primary Carcinoma of the lung. Amer. J. med. Sci. 121, 250 (1921). — GRUBER: Zit. nach VOGT. — GRUETER: Über Lungencarcinom. Köln. Chir.ver. Sitzg 21. Jan. 1925. Ref. Zbl. Chir. 52, 767 (1925). — GRUNMACH: Über Diagnostik innerer Erkrankungen mit Hilfe der Röntgenstrahlen. Wien. med. Wschr. 47, 1649 (1897). — Über die Bedeutung der Röntgenstrahlen für die innere Medizin. Ther. Mh. 11, 1 (1897). — GUARNIERI: Perikardtumor. Zit. nach SCHÖPPLER. — GUISCHARD: Zur Differentialdiagnose des Lungenechinokokkus. Dtsch. med. Wschr. 39, 1938 (1913). — GULEKE: Über Wachstumseigenheiten bestimmter Tumoren des Wirbelkanals. Bruns' Beitr. 102, 273 (1916). — Zur Diagnostik der intrathorakalen Tumoren (gestieltes Neurinom). Zbl. Chir. 51, 50 (1924). — Zur Klinik des Neurinoms. Verh. dtsch. Ges. klin. Chir. 8. April 1926. Ref. Arch. klin. Chir. 142, 478 (1926). — GUTZEIT: Über einen Fall von Bronchialschleimdrüsenkrebs. Z. Krebsforschg 19, 30 (1923).

HABERFELD: Zur Statistik und Ätiologie des Carcinoms des Magens, der Gallenwege und Bronchien. Z. Krebsforschg 7, 190 (1909). — HAEBLER: Lungenechinokokkus. 12. Tagg Ver. bayer. Chir. Würzburg 8.—9. Aug. 1927. Ref. Zbl. Chir. 54, 2472 (1927). — HAENISCH: Zur Röntgendiagnose des Aneurysma der Aorta descendens. Fortschr. Röntgenstrahlen 30, H. 5/6, 523 (1923). — Die Bedeutung der Untersuchungstechnik für die Röntgendiagnose der Erkrankungen des Mediastinums und der Lunge. Ref. 18. Kongreß dtsch. Röntgenges. 1927. Fortschr. Röntgenstr. 36, Kongreßheft. — HALAHAN ROBERT: Hydatid Cysts of the lungs and pleura. Surg. etc. 36, 354 (1923). Ref. Z.org. Chir. 22, 383 (1923). — HALE: Dermoid cyst of the Mediastinum with transmitted pulsation. Med. Rec. 98, 1019 (1920). Ref. Z.org. Chir. 12, 36 (1921). — HALL: Newgrowths within the chest. Amer. J. Roentgenol. 10, 182 (1923). — HAMMER: Les chondromes du poumon. Ann. Anat. path. méd.-chir. 4, Nr 8, 949 (1927). — HAMILTON: Disease of the Mediastinum and its contents. Amer. J. med. Sci. 167, 1888 (1924). — HAMPELN: Über einen Fall von Lungencarcinom. Petersburg. med. Wschr. 1887, 137. — Zur Diagnose des Lungenechinokokkus. Berl. klin. Wschr. 49, 1181 (1912). — Zur Symptomatologie und Diagnose der primären malignen Lungentumoren. Mitt. Grenzgeb. Med. u. Chir. 31, 672 (1918/19). — Über die ersten Anzeichen mediastinaler Neubildungen. Dtsch. med. Wschr. 47, 1052 (1921). — Häufigkeit und Ursache der primären Lungencarcinome. Mitt. Grenzgeb. Med. u. Chir. 36, 145 (1923).— HAMPERL: Zur Kenntnis der neurogenen Tumoren des Mediastinums. Wien. med. Wschr. 1927, Nr 7, 216. — HARMS: Das subpleurale Lipom. Zbl. Chir. 47 I, 668 (1920). — HART: Zit. SEIDLER. — HARTMANN: Lungenechinokokkus. Demonstr. bei der 1. Tagg dtsch. Röntgenol. in der tschechoslov. Republik 29. Okt. 1922. Ref. Fortschr. Röntgenstr. 30, 358 (1923). — Über Mediastinaltumor. Med. Ges. Magdeburg 20. Jan. 1927. Ref. Münch. med. Wschr. 74, 954 (1927). — HASSLINGER und HITZENBERGER: Das Mediastinalwandern bei künstlicher Bronchostenose. Wien. klin. Wschr. 1926, Nr 37. — HATHAWAY: Case of thoracic dermoid. Proc. roy. Soc. Med. 17 I (1923). — HAUDEK: Veränderungen des Oesophagus bei Lymphosarkom und Lymphogranulom des Mediastinums. Fortschr. Röntgenstr. 31, 386 (1924). — HAYES and GASKELL: A case of primary carcinoma of the lung. Brit. med. J. 1, 222 (1922). — HEDINGER: Über ungewöhnlich verlaufendes primäres Lungencarcinom. Schweiz. med. Wschr. 53, 165 (1923). — HEISE and TRUDEAU: Primary pleural mesothelioma. A case with pneumothorax and mediastinal hernia. The first symptoms. Amer. Rev. Tbc. 16, Nr 1, 92 (1927). — HEISSEN: Zur Klinik der akuten Lymphogranulomatose. Klin. Wschr. 1923, Nr 35, 1640. — HELLER: Atelektatische Bronchiektasien. Zit. nach MÜLLER. — HELMS, O.: Über Lungengeschwülste. Hosp.tid. (dän.) 64, Nr 22 (1921). Ref. Zbl. Chir. 49, 353 (1922). — HENRICI: Primary cancer of the lung. J. med. Res. 26, 395 (1912). — HERRNHEISER: Kostomediastinale Schwarten. Fortschritte Röntgenstr. 31, 165 (1923). — HERZBERG: Das Bronchialcarcinom. Fortschr. Med. 1927, Nr 3. Ref. Zbl. Chir. 54, 1790 (1927). — HESCHL: Osteom der Lunge. Zit. nach SEYDEL. — HESS: Subpleural fibrolipoma. Report of case. Radiology 6, 525 (1926). — HESSE: Beitrag zur Differentialdiagnose der Thoraxtumoren. Fortschr. Röntgenstr. 18, 246 (1911/12). — HESSE und HÄRTING: Der Lungenkrebs, die Bergkrankheit in den Schneeberger Gruben. Vjschr. gerichtl. Med. 30, 236 u. 31, 213. — HEUER, GEORGE: Intrathoracic tumors. Experiences with eight cases of tumor of the thoracic wall pleura and mediastinum. Ann. Surg. 79, 670 (1924). — HEUSER: Röntgenaufnahme von Lungenechinokokken. Amer. J. Roentgenol. 13, 529 (1925). — HEWLETT: Multiple Hydatidencysten im Thorax. Brit. J. Radiol. 32, 327. — HICKEY and SIMPSON: Primary chondroma of the lung. Acta radiol. (Stockh.) 5, 475 (1926). — HIRSCH SETH: The Roentgendiagnosis malignant neoplasms of the lung. Radiology, Nr 6, 9, 470 (1927). — HOCH: Zit. nach MÖNCKEBERG. — HOCHE: Mediastinaltumor oder Aortenaneurysma. Dtsch. Z. Chir. 196, 219 (1926). — HOCHE et STERNE: Tumeur intrathor. renc. au cours de l'autopsie. Reone med. de l'ert. 40. Nancy 1908. — HOCHSINGER: Stridor thymicus infantum. Wien 1904. — HOFMOKL: Sarkom der linken Pleura. Arch. Kinderheilk. 7. — HOLZKNECHT: Ein neues radiologisches Verfahren bei Bronchialstenose und Methodisches. Wien. klin. Rdsch. 1899, Nr 45. — Die röntgenologische Diagnostik der Erkrankungen der Brusteingeweide. Fortschr. Röntgenstr. Erg.-Bd. 6. Lucas Gräfe u. Sillem 1901. — Über Röntgenstereoskopie. Diskuss. z. Vortrag RUSSO. Wien. Röntgenges., phys.-techn. Sektion 22. Febr. 1928. Ref. Fortschr. Röntgenstr. 37, H. 5, 742 (1928). — HOLZKNECHT und HOFBAUER: Zur Semiotik der Phrenicusparalyse. Mitt. Labor. radiol. Diagnostik. H. 2. Jena: Gustav Fischer 1907. — HOLZKNECHT, SOMMER und MAYER: In G. HOLZKNECHT: Röntgenologie. Urban und

Schwarzenberg 1918. — Hubeny, M.-S.: The diaphragm as an index of pathologie. Amer.
J. Roentgenol. **3**, 364 (1916). — Huguenin: Le cancer primitif du poumon. Étude anatomo-
clinique. Paris: Masson et Cie. éditeurs 1928. — Huismans: Mediastinaltumoren. Allg.
ärztl. Ver. Köln Sitzg 8. April 1918. Ref. Münch. med. Wschr. **65**, 888 (1918). — Hyde
and Holmes: The roentgenological aspects of primary tumors of the lung. Amer. J.
Roentgenol. **18**, 235 (1927).
   Immelmann: Orthodiagraphie der Aneurysmen und Mediastinaltumoren. Freie Ver.
Chir. Berlin Okt. **1916**. Ref. Dtsch. med. Wschr. **33**, 245 (1907). — Imperatori: Primary
adenocarcinoma of the bronchus. The Laryngoscope **32**, 123 (1922). — Isaac: Zur
Klinik des Lymphogranuloms. Ärztl. Ver. Frankfurt a. M. Sitzg 3. Febr. 1919. Ref.
Münch. med. Wschr. **66**, 699 (1919). — Ithurat: Über die Intracutanreaktion. J. amer.
med. Assoc. **1922**, 1218.
   Jackson: Endothelioma of the bronchi. Amer. J. med. Sci. **103**, 371 (1917). —
Jacob: Kyste dermoide du mediastin anterieur. Bull. Soc. Chir. Paris 18. Dez. 1912. Ref.
Presse méd. **20**, 1078 (1912). — Jacobaeus and Key: Some experiences of intrathoracic
tumors, their diagnosis and their operative treatment. Acta chir. scand. (Stockh.) **53**,
573 (1921). — Jacobsohn: Klinische experimentelle Beiträge zur inneren Medizin. Berlin:
August Hirschwald 1899. — Respiratorische Verschiebung des Mediastinums, ein Symptom
einseitiger Bronchostenose. Berl. klin. Wschr. **1903**, 440. — Zur Diagnostik der Bronchostenose. Dtsch. med. Wschr. **1913**, Nr 6. — Jaensch: Über das Röntgenbild der Pneumonokoniosen, insbsondere ihre grobknotige Form. Fortschr. Röntgenstr. **28**, 299 (1922). —
Jaguttis: Ein Fall von Lungenechinokokkus. Ver. wiss. Heilk. Königsberg i. Pr. Sitzg
31. Okt. 1927. Ref. Dtsch. med. Wschr. **53**, 2210 (1927). — Jaksch: Über Röntgendiagnostik und -Therapie innerer Krankheiten. Berl. klin. Wschr. **1905**, Nr 14 u. 15, 381
u. 434. — Jaksch-Wartenhorst: Obduktionsbefund des seinerzeit als Cysticercose der
Lunge beschriebenen Falles (Tuberkulose). 5. Tagg Ver. dtsch. Röntgenol. u. Radiol.
in der tschechoslov. Repuplik. Ref. Fortschr. Röntgenstr. **35**, H. 5, 1043. — Zur Röntgendiagnostik der Lungenerkrankungen (Tuberkulose und Cysticercose). Med. Klin. **20**, 5
(1924). — Cyste im Oberlappen der rechten Lunge, möglicherweise durch Echinokokken
bedingt. Ver. dtsch. Ärzte Prag, Sitzg 27. März 1925. Ref. Fortschr. Röntgenstr. **33**,
794 (1925). — Über Dermoidcysten der Lungen. Ver. dtsch. Ärzte Prag, Sitzg 11. Dez. 1925.
Ref. Fortschr. Röntgenstr. **34**, 572 (1926). — Dermoidcyste der linken Lunge, Trommelschlägelfinger. Ver. dtsch. Ärzte Prag, Sitzg 5. Nov. 1926. Ref. Münch. med. Wschr.
74, 171 (1927). — Jarisch: Eine papilläre Neubildung am Herzen. Zbl. Herzkrkh. **11**,
85 (1919). — Jehn: Die Bedeutung des Röntgenverfahrens für die Entwicklung und Diagnostik der Thoraxchirurgie. Verh. dtsch. Röntgenges. **14**, 6 (1923). — Die Bedeutung
des Röntgenverfahrens für die Entwicklung und Diagnostik der Thoraxchirurgie. Verh.
dtsch. Röntgenges. **14**, 6 (1923). — Jessen: Ein Fall von Carcinom und Tuberkulose der
Lungen intra vitam diagnostiziert. Zbl. inn. Med. **27**, 2 (1906). — Jezcovits: Beiträge
zur röntgenologischen Diagnose des Lungenkrebses. Magy. Röntgen Közl. **1927**, Nr 5,
146. — Joël: Ein Teratom auf der Arteria pulmonalis innerhalb des Herzbeutels. Virchows
Arch. **122**, 381 (1890). — Johnston: New growths in the thorax (differentialdiagnosis from
tuberculosis). Lancet **211**, 537 (1926). — Jugenburg: Zur Frage der bösartigen Geschwülste der Glandula thymi. Věstn. Roentgenol. (russ.) **5**, 124 (1927). — Julliard:
Cyste hydatique du poumon. 10. Verslg Schweiz. Ges. Chir. 9.—10. Juni 1923. Ref. Zbl.
Chir. **50**, 1576 (1923).
   Kaak: Ein Fall von „primärem" Myxocysto-sarcoma pericardii. Inaug.-Diss. Kiel
1904. — Kaestle: Röntgenphysik und Röntgentechnik in Schittenhelm, s. u. — Beitrag
zur Kenntnis der Dermoide des Mediastinum anticum. Münch. med. Wschr. **56**, 1952
(1909). — Die Röntgenuntersuchung der Atmungsorgane in Schittenhelm: Lehrbuch
der Röntgendiagnostik. Berlin: Julius Springer 1924. — Kahler und Eppinger: Ein
Fall von intrathoracischem Tumor. Prag. med. Wschr. **1882**, Nr 25, 26 u. 27. — Kahn
and Sloan: X-ray and clinical diagnosis of some pulmonary lesions. Radiology 4, 198
(1925). — Kajser: Zur Kenntnis der Geschwülste des Thymus, im Anschluß an zwei eigene
Fälle von Thymuscarcinom. Acta path. scand. (Kobenh.) **4**, H. 3 (1927). — Karewski:
Bemerkungen über Lungenechinokokkus. Verh. Berl. med. Ges. 31. Jan. 1912. Ref.
Berl. klin. Wschr. **1912**, Nr 7, 316. — Katzmann: Primärer Lungenkrebs im Röntgenbilde.
Z. Usovers. Vrac. (russ.) **4**, 521 (1926). Ref. Z.org. Chir. **38**, 732 (1927). — Kaufmann:
Lehrbuch der speziellen pathologischen Anatomie. — Kay Mc and W. J. Stewart:

Hydatid cyst of the lung and their surgical tretament. Med. J. Austral. 1, 7 (1926). Ref. Z.org. Chir. **34**, 839 (1926). — KAZNELSON: Über die diagnostische Verwertung von Röntgenbestrahlungen. 1. Tagg dtsch. Röntgenol. der tschechoslov. Republik 29. Okt. 1922. Ref. Fortschr. Röntgenstr. **30**, 357 (1923). — KEIJSER und HUIZINGA: Über die Ventilstenose des Bronchus. Acta oto-laryng. (Stockh.) **9**, H. 4, 407 (1926). — KEIJSER: Bronchuscarcinom. Demonstr. rheinisch-westfäl. Röntgenges. 26. Nov. 1927. Ref. Fortschr. Röntgenstr. **37**, H. 2, 273. — KEILTY: Primary endothelioma of the pleura. Amer. J. med. Sci. **153**, 888 (1917). — KERBY: Neoplasms of the lungs and bronchi. Brit. med. J. Radiol. **30**, 333 (1925). Arch. of physic. Ther. **7**, 374 (1926). — KERL: Tumor am Lungenhilus. Wien. klin. Wschr. **24**, 261 (1911). — KERLEY: Neoplasmen der Lungen und Bronchien. Brit. J. Radiol. **36**, 333 (1925). Ref. Fortschr. Röntgenstr. **34**, 192 (1926). — KERLEY, SHORE and YOUNG: Ein Fall fibrocystischer Erkrankung der Lunge. Lancet **213**, H. 14, 699 (1927). — KIENBÖCK: Zur röntgenologischen Differentialdiagnose von Aortenaneurysmen und Mediastinaltumoren. Fortschr. Röntgenstr. **34**, H. 5, 849. — Bronchiektatische Kaverne unter dem Bilde eines Tumors. Demonstr. Ges. inn. Med. Wien 4. Mai 1928. — Zur Differentialdiagnose der Aneurysmen und Mediastinaltumoren. Verh. 8. Röntgenkonkreß **1912**, 137. — Zur Differentialdiagnose zwischen Aortenaneurysma und Mediastinaltumor. Fortschr. Röntgenstr. **21**, 479 (1914). — Über die intrathoracische Struma. Med. Klin. **1908**, Nr. 14, 488. — Radiologische Differentialdiagnose der Aortenaneurysmen und der Mediastinaltumoren. Verh. dtsch. Ges. inn. Med. Wiesbaden 20. bis 23. April 1925. 37. Kongreß. 265. — Zur Frühdiagnose der intrapulmonalen Tumormetastasen. Med. Klin. **22**, Nr 37, 1380 (1926). — Bestrahlungstherapie der Mediastinaltumoren. Lehrbuch der Strahlentherapie von HANS MEYER **3**, 383. Berlin-Wien: Urban u. Schwarzenberg 1926. — Zur Differentialdiagnose der rechtsseitigen extrakardialen Sinusaneurysmen der Aorta und der abgesackten cystischen Perikardialexsudate. Ges. inn. Med. Wien 3. März 1927. Ref. Wien. med. Wschr. **1927**, Nr 17, 558. — KIENBÖCK und FÖDERL: Demonstration eines Falles von intrathoracischem Tumor mit Röntgenuntersuchung und Operation. Ges. Ärzte Wien 22. Mai 1914. Ref. Wien. klin. Wschr. **1914**, Nr 22, 774. — KIKUTH: Über Lungencarcinom. Virchows Arch. **255**, 107 (1925). — KINDBERG, GRANDCLAUDE et CATTAN: Tumeur mediastino-pulmonaire. Ann. Anat. path. méd.-chir. 4, Nr 8, 912. — KING: Thymusvergrößerung bei Kindern. Ihre Diagnose und Behandlung. Radiol. **9**, H. 2, 148. — KINGREEN: Zur Röntgendiagnose des Lungenechinokokkus. Dtsch. Z. Chir. **197**, 83 (1926). — Zur Röntgendiagnose der Echinokokken. Dtsch. Z. Chir. **194**, H. 3, 128. — KIRCH: Über stenosierende Bronchialgeschwülste mit konsekutiver Bronchiektasenbildung. Zbl. Path. **38**, Nr 22, 545 (1917). — Über das Vorkommen mediastinaler (manubrialer) Dämpfungen bei Grippe. Münch. med. Wschr. **1920**, Nr 15, 427. — KIRKLIN and PATERSON: The roentgenologic manifestations of primary carcinoma of the lung. Amer. Roentgenol. **19**. H. 1, 20 u. H. 2, 126 (1928). — KLEBS: Allg. Pathologie. 2. Teil. Jena 1889. — KLEINSCHMIDT: Bericht über zwei mit Erfolg radikal operierte komplizierte Dermoide des Mediastinum anticum. Münch. med. Wschr. **67**, 862 (1920). — Zur Röntgendiagnostik der Thymushyperplasie. Dtsch. Ges. Kinderheilk. Pest 11. Juli 1927. Ref. Münch. med. Wschr. **74**, 2161 (1927). Mschr. Kinderheilk. **37**, H. 4, 358 (1927). — KLOSE: Cystische Echinokokkuskrankheit im Kindesalter. Arch. Kinderheilk. **46**, H. 3 bis 6. — Beiträge zur Pathologie und Klinik der Thymusdrüse. Jb. Kinderheilk. **78**, 653 (1913). — KOCH: Lymphogranulom der Bronchialschleimhaut. Zit. nach ALTMANN. — KÖHLER: Zur Röntgendiagnostik der intrathoracischen Tumoren. Fortschr. Röntgenstr. **7**, 120 (1903/04). — KÖRNER: Ein traumatisches Hämatom im Mediastinum mit starker Verdrängung der Speise- und Luftröhre, aber ohne Recurrenslähmung. Z. Ohrenheilk. **73**, 33 (1916). — KOHLMANN, G.: Die Klinik und Röntgendiagnose des Lungeninfarktes. Fortschr. Röntgenstr. **32**, 1 (1924). — KOLB: Abstract of a case of intrathoracic malignancy. Long Island medic. J. **18**, 296 (1924). — KONJETZNY: Ein Beitrag zur Kenntnis und chirurgischen Behandlung der phlegmonösen Mediastinitis. Dtsch. Z. Chir. **197**, 108 (1926). — KORNBLUM: A case of primary carcinoma of the lung showing both atelektasis and pleural effusion. Amer. J. Roentgenol. **18**, 230 (1927). — KOVACS KOLOMAN: Lungen- und Pleuraechinokokkus. Roentgenologica **3**, 4 (1925). Ref. Zbl. Tbk.forschg **25**, 148 (1926). — KRAFT: Lungeninfarkt unter dem Bilde eines Echinokokkus. Verh. dtsch. Röntgenges. **1923**, Kongreßheft. Fortschr. Röntgenstr. **31**, 40. — KRAMPF: Über Lungenkrebse unter dem Bilde von Lungenabscessen. Dtsch. Z. Chir. **194**, 128 (1925). — Beitrag zur Klinik und operativen Behandlung des Lungencarcinoms. Dtsch. Z. Chir. **199**, H. 3/5, 184 (1926). —

KRAMPF und SAUERBRUCH: Bronchen, Lunge, Pleura, Mediastinum (Thymus), Herz und Herzbeutel, Brustwand und Zwerchfell in ZWEIFEL-PAYR: Die bösartigen Geschwülste. 2. Leipzig: D. Hirzel 1927. — KRAUS: Ein Fall von ausgedehntem linksseitigem Pleuratumor. Inaug.-Diss. Bonn 1893. — KRAUSE: Zur Diagnostik der Lungentumoren. Allg. med. Z.ztg. 74, 660 (1905). — Röntgendiagnose der Thoraxtumoren in GROEDELS Atlas und Grundriß der Röntgendiagnostik in der inneren Med. 4. Aufl. München: J. F. Lehmann 1924. — KREISCHMER: Röntgendiagnostik des Mediastinums. Jkurse ärztl. Fortbildg 17, H. 8, 32 (1926). — KREUZFUCHS: Über intrathorakischen Kropf. Wien. med. Wschr. 1909, Nr 29. — Symptomatologie und Häufigkeit der intrathorakischen Struma. Münch. med. Wschr. 58, H. 1, 23 (1911). — KÄDING: Zur Differentialdiagnose der Miliartuberkulose mit besonderer Berücksichtigung der Röntgenuntersuchung. Med. Klin. 1928, Nr 2, 47. — KÜPFERLE: Über Lungen- und Mediastinaltumoren im Röntgenbilde. Ref. Münch. med. Wschr. 57, 2323 (1910). — KUHLMANN: Über ein besonderes Krankheitsbild der Lymphogranulomatose. Med. Klin. 21, 665 (1925). — KUNDRAT: Über das Lymphosarkom. Wien. klin. Wschr. 1893, Nr 12. — KUTZNITZKY: Lymphogranulomatose der Lunge. Diskuss. z. Demonstr. FORSCHBACH. Ref. Fortschr. Röntgenstr. 28, 88. — KUZNITZKY und BITTORF: BOECKsches Sarkoid mit Beteiligung innerer Organe. Münch. med. Wschr. 1915, Nr 40, 1349.

LAACHE: Intrathoracische Geschwülste. Kristiania 1922. — LAESCHKE: Die Häufigkeit der primären Lungen- und Bronchialcarcinome vor und nach der Grippeepidemie. Inaug.-Diss. Jena 1923. — LAMA: Cisti da echinococco interlobare del polmone sinistro. Valore diagnostico radiografia. Riforma med. 38, 392 (1922). Ref. Z.org. Chir. 18, 332 (1922). — LAMBERT and BERRY: The mediastinum. Paths of extension of infection from focus in mediastinum. Arch. Surg. 14, 261 (1927). Ref. Z.org. Chir. 38, 217 (1927). — LANDAU: Beitrag zur Kombination von Lungentuberkulose. Beitr. Klin. Tbk. 68, H. 2, 266 (1928). — LARGIADÈR: Zur Kenntnis der bösartigen Thymusgeschwülste, insbesondere der Thymuscarcinome. Frankf. Z. Path. 29, 228 (1923). — LASKER, W.: Beitrag zur Kenntnis des Lungenechinokokkus. Arch. klin. Chir. 114, 864 (1920). — LATTERI: Contributo clinico allo studio delle cisti da echinococco del polmone. Riforma med. 37, 318 (1921). Ref. Z.org. Chir. 13, 390 (1921). — LAURÖSCH: Ein Fall von Lungencarcinom. 13. Tagg südwestdtsch. Chirurgenver. Breslau Sitzg 26. Juni 1926. Ref. Zbl. Chir. 53, 2808 (1926). — LAVILLAT: Hydatid Cyst of the lung. With a report of five cases. Internat. Clin. 2, 47 (1922). Ref. Z.org. Chir. 19, 138 (1923). — LAZARUS: Perikardtumor. Dtsch. med. Wschr. 1898, 30. — LEBSCHE: Chirurgie des Thymus in SAUERBRUCH: Chirurgie der Brustorgane, 2. Aufl. 2. — LEHMANN: Wann und wie soll der Lungenechinokokkus operiert werden ? Dtsch. Z. Chir. 197, 91. — LEMON: Lipoma of the Mediastinum. Med. Clin. N.-Amer. 8, 1247 (1925). Ref. Z.org. Chir. 33, 589 (1926). — LEMON and DOYLE: Clinical observations of Hodgkins disease with special reference to mediastinal treatment. Amer. J. med. Sci. 162, 516 (1921). Ref. Z.org. Chir. 16, 67 (1922). — LENHARTZ: In EBSTEIN:SCHWALBE: Handbuch der praktischen Medizin 1. — Primäres Lungencarcinom. Biol. Ärzteverein Hamburg. Münch. med. Wschr. 1898, 28. — LENK: Vorläufige Heilung einer metastatischen Sarkomatose der Lunge. Demonstr. Ges. Ärzte Wien 24. Okt. 1924. Ref. Wien. klin. Wschr. 1924. — Verschiebung von Pleuraexsudaten durch Lagewechsel und ihre diagnostische Bedeutung. Fortschr. Röntgenstr. 33, H. 5, 673 (1925). — Röntgenuntersuchungen zur Frage der Verschieblichkeit von pleuritischen Exsudaten durch Lagewechsel. Wien. Arch. inn. Med. 11, 459 (1925). — The differentialdiagnosis between tumors and tuberculosis of the lung. Arch. physic. Ther. 7, 529 (1926). — Zur Röntgendiagnose der Bronchuscarcinome. Vortr. Wien. Röntgenges. 5. April 1927. Ref. Wien. med. Wschr. 1927, Nr 36. — Aortenaneurysma vortäuschender Fall von Lungenechinokokkus, röntgenologisch diagnostiziert. Wien. klin. Wschr. 35, 341 (1922). — Weitere Beiträge zur Röntgendiagnose der Bronchuscarcinome. Fortschr. Röntgenstr. 36, H. 2, 305 (1927). — Differentialdiagnose zwischen Tumor und Tuberkulose der Lunge. Klin. Wschr. 5, 801 (1926). — Röntgenologie im Frontspital. Kapitel: Halsschüsse. In HOLZKNECHT: Röntgenologie. 566. Wien. Urban u. Schwarzenberg 1918. — Scheinbarer Mediastinaltumor. Wien. Röntgenges. Sitzg 7. April 1924. Ref. Fortschr. Röntgenstr. 32, 682 (1924). — Röntgenbilder von Erkrankungen des Myo- und Perikards. Fortbildungskurs der Wien. Universität. Wien. klin. Wschr. 1928, Nr 9. — Die Bedeutung des künstlichen Pneumothorax für die Diagnose von intrathorakalen, besonders mediastinalen Tumoren. Fortschr. Röntgenstr. 38, H. 1, 88. — Atelektase des Unterlappens bei stenosierendem Carcinom des Unterlappenbronchus, röntgenologisch diagnostiziert. Ges. inn. Med. Wien 12. Jan. 1928. — Zur Nomenklatur in der röntgenologischen Bildanalyse von Lungenerkrankungen. Fortschr. Röntgenstr. 37, H. 5 (1928). — Röntgendiagnostik der Thymustumoren. Ges. inn. Med. Wien 15. Dez. 1927. Ref. Wien. med. Wschr. 1928, Nr 7. — Zur Differentialdiagnose zwischen Tumorose und Tuberkulose im Röntgenbilde. Klin. Wschr. 7, Nr. 30, 1414 (1928). — Zur Röntgendiagnose der Aneurysmen der Aorta descendens und der Aortenlues überhaupt. Fortschr. Röntgenstr. 30, H. 1/2, 134 (1922). — LENK und HASSLINGER: Röntgen-untersuchungen an normalen und kranken Bronchien nach Füllung mit Lipiodol. Klin. Wschr. 4, Nr 32 (1925). — LENK, HASSLINGER und PRESSER: Diagnose von Erkrankungen der großen Bronchien, namentlich Bronchostenosen mittels Kontrast-füllung. Fortschr. Röntgenstr. 34, H. 1/2, 117 (1926). — LENZ: Thymustumor. Ges. inn. Med. Wien 15. Dez. 1927. Ref. Wien. med. Wschr. 1928, Nr 17. — Demonstration von Photogrammen eines Thymustumors. Ges. Med. inn. Wien 12. Jan. 1928. Ref. Wien. med. Wschr. 1928, Nr 8, 262. — LEO: Osteosarkom der Lunge. Niederrhein. Ges. Bonn Sitzg 22. Febr. 1897. Ref. Dtsch. med. Wschr. Vereinsbeilage 24, 180 (1898). — Nachweis eines Osteosarkoms der Lungen durch Röntgenstrahlen. Berl. klin. Wschr. 1898, Nr 16, 349. — LEONHARTSBERGER: Dermoid des vorderen Mediastinums. Ges. inn. Med. Wien, Dez. 1921. Ref. Dtsch. med. Wschr. 48, 245 (1922). — LEOPOLD: A case of massive Lipoma of the Mediastinum. Arch. int. Med. 26, 274 (1920). Ref. Z.org. Chir. 10, 415 (1921). — LESSER: Ein Fall von Enchondroma osteoides mixtum der Lunge mit partieller Amyloidentartung. Virchows Arch. 69, 404 (1877). — v. LEUBE: Mediastinal-tumoren. In: Spezielle Diagnose der inneren Krankheiten, 4. Aufl. — LEVY-DORN: Verh. dtsch. Röntgenges. 1920. Kongeßheft. Fortschr. Röntgenstr. 11. — Diskussion zum Vor-trag OTTEN, dtsch. Röntgenges. 1922. Kongreßheft 13, 62. — Zur Röntgendiagnose der Lungentumoren. Ann. of Roentgenol. 1, 153 (1922) (St. Petersburg). Ref. Fortschr. Röntgenstr. 30, 380 (1922/23). — LEVY-DORN und ZADEK: Zur Untersuchung mit Röntgen-strahlen bei Lungenechinokokkus. Berl. klin. Wschr. 36, 431 (1899). — LHOMME: Radio-graphie des tumeurs solides du poumon. J. de Radiol. 8, 227 (1924). — LICHTENSTEIN: Chondrome der Lunge. Inaug.-Diss. Göttingen 1869. — LICHTY, WRIGHT und BAUM-GARTNER: Primary cancer of the lungs; a clinical report of 17 cases. J. amer. med. Assoc. 87, 144. — LIEGEOIS et FOULON: Un cas de lymphocytom malin du médiastin. Paris méd. 59, 116 (1926). — LILIENTHAL: Malignant tumor of the lung, necessity for early operation. Arch. Surg. 8, 308 (1924). — LINCOLN and HOLMES: The roentgenological Aspects of primary tumors of the lung. Amer. J. Roentgenol. 18, 235 (1927). — LISS: Zit. nach VOGT. — LOCKE: Arch. int. Med. 1915. Zit. bei WEINBERGER. — LOEWY-LENZ: Klinik und Patho-genese des Krebses der Bronchien. Wien. Arch. inn. Med. 13, 295 (1926). — LORENZ: Lymphogene Lungencarcinose. Fortschr. Röntgenstr. 28, H. 5, 430. Verh. dtsch. Röntgen-ges. 12, 109 (1921). — LORETZ: Gangliöses Neurom der linken Pleura. Virchows Arch. 49. — Ein Fall von gangliösem Neurom (Gangliom). Virchows Arch. 49, 435 (1870). — LOREY: Mediastinitis acuta. Verh. dtsch. Röntgenges. 1912. — Die abgesackte Pleuritis im Röntgenbilde. Fortschr. Röntgenstr. 29, H. 6, 690 (1922). — In GRASHEY: Irrtümer der Röntgendiagnostik und Strahlentherapie. 149. Leipzig: Georg Thieme 1924. — Die akute Miliartuberkulose im Röntgenbild. Erg. med. Strahlenforschg 1, 131. Leipzig: Georg Thieme 1925. — Über die Kontrastfüllung der Bronchien mit Lipiodol und Jodipin. Ref. 18. Kongreß dtsch. Röntgenges. 1927. Fortschr. Röntgenstr. 36, Kongreßheft. — Über Lungengeschwülste. Verh. dtsch. Röntgenges. 14, 38 (1923). — LÜDIN: Der solitäre, umschriebene, rundliche Schatten im Lungenröntgenogramm. Fortschr. Röntgenstr. 34, H. 6, 899 (1926). — LYDTIN: Ein kasuistischer Beitrag zur Differentialdiagnose Aneu-rysma-Lungentumor und Lungentuberkulose. Klin. Wschr. 2, Nr 22, 1029 (1923). — LYNAH and STEWART: Roentgenographic Studies of Bronchiektasis and Lungs Abcess after direct Injection of Bismuth Mixtur through the Bronchoscope. Amer. J. Roentgenol. 8, 49 (1921). — LYNHAM: Neoplasms of the chest. Tubercle 8, Nr 6, 262 (1927).

MACHOL: Beitrag zur operativen Behandlung der Lungengeschwülste. Zbl. Chir. 54, 3199 (1927). — MACIAG: Ein Fall von primärem Lungenkrebs. Polska Gaz. lek. 4, 627 (1925). Ref. Zbl. Tbk.forschg 25, 150 (1926). — MANARA: Schwer diagnostizierbare Formen der Lymphogranulomatose. Arch. f. Biol. 1925 V, 2. Ref. Fortschr. Röntgenstr. 35, 850 (1927). — MANASSE: Über einen Fall von Struma endothoracica mit retrotrachealem Fort-satz. Berl. klin. Wschr. 40, 379 (1903). — MANCINI: Neoplasma epiteliale del polmone con vistosa riproduzione estratoracica. Riv. Osp. 15 (1922). Ref. Zbl. Chir. 49, 1806

(1922). — Nota radiologica concernente un caso di tumore des mediastino anteriore (probabile cistin dermoide). Radiol. med. 10, 590 (1924). — MANDELSTAMM: Über primäre Neubildungen des Herzens. Virchows Arch. 245, 43 (1923). — MANGES: The roentgen ray in the diagnosis of pneumonia, pleural diseases and pulmonary tumors. N. Y. med. J. 106, 917 (1917). — Amer. J. Roentgenol. 1920 u. 1922. Zit. bei KEIJSER und HUIZINGA. — MARIANTSCHIK: Zur Pathologie des Lungenechinokokkus. Zbl. Chir. 54, 1286 (1927). — MASCI: Contributo allo studio dell echinococcosi multipla dei polmoni. Policlinico, sez. med. 29, 163 (1922). Ref. Z.org. Chir. 17, 438 (1922). — Diagnosi differenziale precoce fra neoplasma ed echinococco del polmone. Policlinico, sez. prat. 33, 1562 (1926). Ref. Z.org. Chir. 38, 303 (1927). — MASTBAUM: Über primäres Lungencarcinom. Inaug.-Diss. Köln 1924. — MARTENSTEIN: Röntgenologischer Lungenbefund bei Mycosis fungoides. Breslauer Röntgenverngg 9. Dez. 1925. Ref. Fortschr. Röntgenstr. 34, H. 5, 765. — MATERNA: Zur Klinik und Pathologie des primären Lungenkrebses. 9. Tagg südostdtsch. Chirurgenverngg Troppau Sitzg 5. Juli 1924. Ref. Zbl. Chir. 51, 2617 u. 2618 (1924); Bruns Beitr. 132, 708 (1924). — MATRAS: Cystenbildung im Herzbeutel. Verngg path. Anat. Wien 26. April 1926. Ref. Wien. klin. Wschr. 1926, Nr 39, 1124. — MATTEUCCI: Variazioni di una immagine radiologica del mediastino di interpretazioni difficile. Rinasc. med. 4, Nr 13, 295 (1927). Ref. Zbl. Radiol. 4, H. 9, 554 (1928). — MEHRDORF: Fibro-sarcoma myxomatodes pleurae permagnum. Beitrag zur Kenntnis der primären Pleuratumoren. Virchows Arch. 193, 92 (1908). — MELTZER: Röntgendiagnostik der primären Lungengeschwülste. Vestn. Roentgenol. (russ.) 4, Nr 3, 113 (1926). — MELVILLE: Röntgenstrahlen in der Diagnose intrathorakaler Tumoren. Lancet 213, H. 12, 604 (1927). — X-rays in the diagnosis of intrathoracic growths. Brit. med. J. 1927, Nr 3485, 725. — MERVENNÉE: Die primären malignen Tumoren der Lunge. Inaug.-Diss. München 1923. — MEYER: Ein Fall von Epithelmetaplasie und metaplasierendem Carcinom des rechten Hauptbronchus nach Grippe. Zbl. Path. 27, 517 (1922). — Chronic pneumonia or tumor of the lung. Arch. Surg. 10, 431 (1925). — MEYER, P.: Über Lungensarkome. Inaug.-Diss. München 1900. Zit. nach BOSCHOWSKY. — MIGNON: Examen du médiastin par les rayons X. Ann. d'Électrobiol. et d'Électrother. Sept./Okt. 1900. Ref. Fortschr. Röntgenstr. 4, 101 (1900). — MIGNOT: Le cancer primitif du poumon. Étude clinique et radiologique. Arch. méd.-chir. Appar. respirat. 1, Nr 3, 243 (1926). — MILLER: Kongenitale cystische Lunge. Arch. Surg. 12, H. 1, 392 (1926). — MIX: Mediastinal tumors. Fulldiscussion of mediastinal tumors both benign and malignant, with classification, symptomatology, autopsy. Med. Clin. N.-Amer. 3, 1507 (1920). Ref. Z.org. Chir. 10, 415 (1921). — MÖNCKEBERG: Die Erkrankungen des Herzbeutels in HENKE und LUBARSCH: Handbuch der speziellen pathologischen Anatomie und Histologie 2, Berlin: Julius Springer 1924. — Geschwülste und Parasiten des Myokards und des spezifischen Muskelsystems in HENKE und LUBARSCH: Handbuch der speziellen pathologischen Anatomie und Histologie 2. Berlin: Julius Springer 1924. — MOISE: Primary carcinoma of the lungs. Arch. int. Med. 218, 733 (1921). Amer. J. med. Sci. 120, 102 (1925). — MOLES: Diagnostic clinique et radiologique des tumeurs malignes latentes du poumon. 87. Inaug.-Diss. Paris 1923. — MOLLOW: Beitrag zur Röntgendiagnostik des Leber- und Lungenechinokokkus. Fortschr. Röntgenstr. 15, H. 3, 167 (1910). — MOLNAR: Ein Fall von retrosternalem Kropf. Klin. Wschr. 1, 420 (1922). — MONGOUR et VENOT: Sarcome pleuro-pulm. conséc. à un sarc. de la fesse. J. Méd. Bordeaux 1904. — MOONS: Dermoid cyst of anterior mediastinum. Arch. franco-belges Chir. 25, 959 (1922). — Dermoidcyste des Mediastinum anticum. Vlaamsch. geneesk. Tijdschr. 4, 249 (1923). Ref. Z.org. Chir. 27, 220 (1924). — MOORE: Multiple cysts of the lung. Ann. of Otol. 36, Nr 1, 263 (1927). — MORAVITZ: Operative oder exspektative Behandlung des Lungenechinokokkus? Ther. Gegenw. 59, 329 (1918). — MORENO: Echinokokkus des linken oberen Lungenlappens und interlobäre Pleuritis. Prensa méd. argent. 9, 883 (1923). Ref. Z.org. Chir. 23, 436 (1923). — MORISON, I. M. WOODBURN: X-rays and cancer diagnosis. Brit. J. Radiol. 32, Nr 328, 383 (1927). — Elevation of the diaphragm; unilateral phrenic paralysis. A radiological study with special reference to differentialdiagnosis. Arch. of Roentgenol. 27, 353 u. 28, 72 u. 3 (1923). — MORRIS: Dermoid cysts of the Mediastinum anticum. Med. news 1905. — MÜLLER: Angeborene Cystenbildung der Lunge in HENKE und LUBARSCH: Handbuch der speziellen pathologischen Anatomie und Histologie 3 I, 550. — MÜLLER, E.: Solitäre Echinokokkusblase der Lunge. Ver. inn. Med. Berlin Sitzg 13. Nov. 1922. Ref. Münch. med. Wschr. 69, 296 (1922). — Echinokokkus im Unterlappen der rechten Lunge. Ver. inn. Med. Berlin Sitzg 13. Nov. 1922. Ref. Klin. Wschr. 1, 602 (1922). — Über multiple metastatische Lungengeschwülste. Verh. dtsch. Röntgenges. **9**, 42 (1913). — MÜLLER, HEINRICH: Mißbildungen der Pleura. In HENKE und LUBARSCH: Handbuch der speziellen pathologischen Anatomie und Histologie **3** I, 588 (1928). — MÜLLER, JOHANN: Diagnostik der Lungenkrankheiten mittels Röntgenstrahlen. Ärztl. Ver. Nürnberg Sitzg 17. Febr. 1910. Ref. Dtsch. med. Wschr. **36**, 1548 (1910). — MULHERIN, HOLMEN and HARELL: The Thymus in infancy in the newly born. South. med. J. **18**, 494 (1925). Ref. Surg. etc. **41** II, Suppl., 445 (1925). — MÜNCH: Lymphogranulomatose. Med. Sekt. schles. Ges. vaterl. Kultur Breslau Sitzg 4. Juli 1924. Ref. Klin. Wschr. **3**, 1695 (1924). — MUNIAGURRIA: Lungenechinokokken. Rev. méd. del ROSARIO **15**, 1 (1925). Ref. Zbl. Tbk.forschg **25**, 149 (1926). — MUNK: Grundriß der gesamten Röntgendiagnostik innerer Krankheiten **1914**. — MUUS NIELS: Eine Geschwulst der Pleura, von aberrierendem Lungengewebe ausgegangen. Virchows Arch. **176**, 180 (1904). — MURPHY: Dermoid cysts in the thorax. J. de Radiol. **1922**, 8. — MÜSER: Über den primären Krebs der Lungen und Bronchien. Mitt. d. Hamburg. Staatskrankenhauses **8**, 3 (1908). — MÜTHLER: Ein Fall von Bronchostenose durch ein Sarkom bedingt. Inaug.-Diss. Berlin 1873. — MYERS: Primary tumors of the Mediastinum and the lungs. South. med. J. **19**, 598 (1926). — Primary tumors of mediastinum and lung (Differentialdiagnosis and treatment). South. med. J. **19**, 598 (1926). Ref. Zbl. Tbk.forschg **27**, 448 (1927).

NAEGELI: Exstirpation einer Dermoidcyste des vorderen Mediastinums. Bruns' Beitr. **110**, 672 (1918). — Das Lymphogranulom, die für den praktischen Arzt wichtigste Drüsenerkrankung. Jkurse ärztl. Fortbildg **16**, H. 3, 14 (1925). — Röntgenbilder zur Differentialdiagnose des Lungenabscesses und Lungentumors. Bonn. Röntgenver. Sitzg 17. Mai 1926. Ref. Fortschr. Röntgenstr. **34**, 972 (1926). — NANDROT: Zit. nach GARRÉ. — NAPALKOW: Die Echinokokkuserkrankungen. Ber. 1. Chirurgenkongreß des Nord-Kaukasus-Gebietes **1925**, 23—26. — NATHER, BECK und SGALITZER: Kontrastfüllung der Lungen. Ges. Ärzte Wien 3. April 1925. Ref. Fortschr. Röntgenstr. **33**, H. 4, 622. — NAVARRO BLASCO A.: Zwei Fälle von Spontanheilung eines Lungenechinokokkus. Med. ibera **16**, 221 (1922). Ref. Z.org. Chir. **201**, 283 (1923). — NAVARRO, BLASCO und DIAZ GOMEZ: Zwei Fälle von Lungenechinokokkus. Ann. Acad. med.-quir. españ. **9**, 170 (1922). Ref. Z.org. Chir. **24**, 178 (1924). — NAVARRO, JUAN CARLOS: Bronchiektasie infolge einer Echinokokkuscyste. Prensa méd. argent. **12**, 533 (1925). Ref. Zbl. Tbk.forschg **26**, 923 (1927). — NEMENOW: Die Röntgendiagnostik des Echinokokkus. Ann. de Roentgenol. Paris **1926**, 1 u. Věstn. Rentgenol. (russ.) **2**, 1. — NEUHÖFER: Über die Bedeutung pathologischer und künstlicher Phrenicusschädigung für die Einstellung und Funktion des Zwerchfells. Mitt. Grenzgeb. Med. u. Chir. **35**, 1 (1922). — NEUMANN, W.: Zur physikalischen Diagnose des Oberlappenbronchuscarcinoms. Wien. klin. Wschr. **37**, 441 (1924). — NEVINNY: Beitrag zur Kasuistik der expansiv wachsenden Pleurariesensarkome. Mitt. Grenzgeb. Med. u. Chir. **40**, H. 2 (1927). — NITSCH: Die schwachen Stellen des Mediastinum. Beitr. Klin. Tbk. **18**. — NÖLCKE: Mediastinaltumor und generalisierte Periostitis. Köln. Röntgenver. Sitzg 17. Juni 1926. Ref. Fortschr. Röntgenstr. **35**, 1274 (1927). — NONNENBRUCH: Stenosierendes Bronchialcarcinom mit inspiratorischer Anschwellung der Halsvenen. Münch. med. Wschr. **73**, H. 564 (1926). — NOSSEN: Tod unter dem Bilde der Lungenembolie durch Cyste im Perikard. Dtsch. med. Wschr. **51**, 1150 (1928). — NOWICKI: Beiträge zur pathologischen Anatomie der primären Herzgeschwülste, nach einigen klinischen Bemerkungen. Virchows Arch. **259**, 502 (1926). — NUSSBAUM: Zur Diagnose des Lungenkrebses. Münch. med. Wschr. **69**, 507 (1922).

OBERNDORFER: Metastatisches Pleurasarkom. Zit. nach KAUFMANN. — Miliare Karnifikationen der Lungen. Fortschr. Röntgenstr. **37**, H. 2, 235. — OEHLER: Ein weiteres diagnostisches Merkmal der malignen Strumen. Zbl. Chir. **46**, Nr 28, 536 (1919). — OROSZ: Genaue Lokalisation einer intrathorakalen Cyste im Säuglingsalter mittels Lufteinblasung. Fortschr. Röntgenstr. **38**, H. 2, 371 (1928). — ORTH: Parikardtumoren. Lehrbuch der speziellen pathologischen Anatomie **1**. Berlin 1887. — ORTNER: Zur Diagnose der Pleuritis. Med. Klin. **1924**, 1697. — OTTEN: Zur Röntgendiagnostik der primären Lungencarcinome. Fortschr. Röntgenstr. **9**, 369 (1905/06). — Die Röntgendiagnose der Lungengeschwülste. Fortschr. Röntgenstr. **15**, 1 (1910). — Vortr. Kongreß dtsch. Röntgenges. **13**, Kongreßheft, 60 (1922). — Zur Diagnose der Lungengeschwülste. Verh. dtsch. Röntgenges. **30**, 60 (1922).

PALTAUF: Hautaffektionen bei Erkrankungen des lymphatischen Apparates. In MRACEK: Handbuch der Hautkrankheiten. — PALUGYAY: Zwei seltene Fälle von Thoraxtumoren.

Wien. med. Wschr. **70**, 515 (1920). — Röntgendiagnose der Struma intrathoracica. Wien. med. Wschr. **70**, 467 (1920). — PANCOAST: Importance of careful Röntgen ray investigation of apical chest tumors. J. amer. med. Assoc. **83**, 1407 (1924). — PARLAVECCHIO: Beitrag zur Kenntnis und Kasuistik der sekundären abdominalen und thorako-abdominalen Echinokokkenkrankheit. Dtsch. Z. Chir. **101**, 205 (1909). — PAWLOWSKI: Herztumor. Zit. nach GÖTTEL. — PAYR: Mediastinaldermoid. Med. Ges. Leipzig 18. Juni 1918. Ref. Münch. med. Wschr. **65**, 949 (1918). — Primärer Lungentumor. Chirurgenkongreß. Ref. Z.org. Chir. **27**, 100 (1924). — PÉAN: Quelques cas de chirurgie du poumon. 9. Congrés franç. Chir. **1895**. — PEL: Echinokokkus der Lunge unter dem klinischen Bilde der akuten Pleuropneumonie. Zbl. inn. Med. **1902**, 148. — PÉLISSIER: Sur les kystes hydatiques du poumon. Huit opérations. Huit guerisons. Résultats éloignés. Lyon chir. **17**, 77 (1920). Ref. Z.org. Chir. **8**, 467 (1920). — PELS-LEUSDEN: Brustwandtumor, Sarkom einer Rippe. Med. Ver. Greifswald Sitzg 24. Juli 1925. Ref. Klin. Wschr. **5**, 338 (1926). — Großer Echinokokkus der rechten Lunge. Med. Ver. Greifswald Sitzg 24. Juli 1925. Ref. Klin. Wschr. **5**, 338 (1926). — PERA, S.: Sopra un caso di sarcoma del mediastino: osservazioni semeiologiche e cliniche. Policlinico, sez. prat. **33**, 444 (1926). — PÉTRIAUX: Reflex. sur quelqu. cas des tumeurs de plèvre. Thèse de Paris **1893**. Zit. nach SEYDEL. — PETZETAKIS und YALOUSSIS: Kyste hydatique calcifié du foie et kyste du poumon. Paris méd. **16**, 165 (1926). J. de Radiol. et d'Éléctrol. méd. **19**, 169 (1926). — PEYE: Dermoid cysts of the mediastinum. Ann. Surg. **83**, Nr 5 (1926). — PFAHLER: Chondrosarkom des Sternums. Amer. med. J. **2**, Nr 6 (10. Febr. 1906). — Malignant disease of the lungs, its early recognition and progressive development as studied by the Röntgen rays with remarks on treatment. Ann. Surg. **71**, 472 (1920). — PFEIFFER: Die Darstellung der Trachea im Röntgenbilde, besonders bei Strumen. Beitr. klin. Chir. **45**, 716 (1905). — Über die Röntgenuntersuchung der Trachea bei Tumoren und Exsudat im Thorax. Münch. med. Wschr. **53**, 352 (1906). — Einseitige Bronchostenose und seine künstliche Erzeugung. Dtsch. med. Wschr. **1920**, Nr 47. — PICK, F.: Intrathorakale Tumoren. Ver. dtsch. Ärzte Prag Sitzg 18. März 1921. Ref. Fortschr. Röntgenstr. **28**, 594 (1921). — Pleuratumoren. Zit. bei SCHNEIDER. — PINDERS: Über Dermoidcysten des vorderen Mediastinums. Inaug.-Diss. Bonn 1887. — PIRERA, A.: Contributi alla diagnosi radioscopica dei tumori pleuropulmonare. Il Tomasi **1913**, Nr 30, 640. — PLAYFAIR and WAKELY: Primary carcinoma of the lung incidence and diagnosis. Brit. J. Surg. **11**, 203 (1923). — PODLASKY: Routine roentgen examination of the chest in diseases of the genitourinary tract. Urologic Rev. **28**, 331 (1924). Ref. Z.org. Chir. **30**, 520 (1925). — POKORNY-WEIL: Zur Kenntnis der grobknotigen Form der Pneumonokoniose. Fortschr. Röntgenstr. **31**, H. 1, 22 (1923). — POKROWSKY: Über spontane Heilung von Lungenechinokokkus. Věstn. Rentgenol. **5**, Nr 1, 45 (1927) (russ.). — Zur Frage der Spontanheilung des Lungenechinokokkus. Dtsch. Z. Chir. **206**, H. 6, 406 (1927). — POMORSKI: Ein Fall von Rankenneurom der Intercostalnerven mit Fibroma molluscum und Neurofibromen. Virchows Arch. **3**, 60 (1888). — POPOVIC: Echinokokkus der Pleura. Zbl. Tbk.forschg **17**, 325. — POPOVIC LAZAR: Echinokokkus der Pleura. Liječn. Vjesn. (serbo-kroat.) **43**, 255 (1921). Ref. Z.org. Chir. **16**, 402 (1922). — PORDES: Über stereoskopisches Sehen. Diskussion zum Vortrag RUSSO: Röntgenstereoskopie. Wien, Röntgenges. physik.-techn. Sektion 22. Febr. 1928. Ref. Fortschr. Röntgenstr. **37**, H. 5. 736 (1928). — POTTER: Lungenmetastasen einer papillomatösen Cyste eines Eierstockes. Amer. Roentgen-ray Soc. 12. Jverslg Richmond 20.—23. Sept. 1911. Ref. Zbl. Röntgenstr. **3**, 93 (1912). — PRESSER: Demonstration zur Röntgendiagnostik der Thoraxorgane. Wien. Röntgenges. 7. Juli 1926. Ref. Fortschr. Röntgenstr. **36**, H. 3, 721. — Die Veränderungen des Röntgenbildes des mediastinalen Lymphogranuloms und Lymphosarkoms im Verlaufe der durch Röntgentherapie erfolgten Rückbildung. Fortschr. Röntgenstr. **37**, H. 4, 515. — PREUSS: Über eine Mediastinalcyste. Inaug.-Diss. München 1921. — Über Bronchuscysten. Dtsch. med. Wschr. **51** 1823 (1925). — PRICE G. BASIL: On the diagnosis of certain chest conditions with special reference to intrathoracic tumors. Tubercle **8**, Nr 6, 253 (1927). — PRITCHARD: Ein seltener Fall von Neubildung beider Lungen. Amer. J. Roentgenol. **3** (1921). — Intrathoracic malignant tumor simulating tuberculosis. Amer. Rev. Tbc. **8** 304 (1923). Ref. Amer. J. Radiol. **5**, 64 (1924). — PRYM: Ein Teratom im vorderen Mediastinum. Frankf. Z. Path. **15**, 181 (1914).

QUINCKE: Über die geformten Bestandteile von Transsudaten. Dtsch. Arch. klin. Med. **30**, 580 (1882).

Rach: Kompression des rechten Hauptbronchus durch eine Cyste. Ges. inn. Med. Wien 4. Dez. 1919. Ref. Wien. med .Wschr. 1920, Nr 1, 37. — Radestock: Ein Fall von Struma intratrachealis. Beitr. path. Anat. 3, 289 (1888). — Rahnenführer: Beitrag zur Klinik der umschriebenen Lungeneiterungen. Fortschr. Röntgenstr. 28, H. 2, 97. — Ramend: Le cancer du poumon. Ses formes cliniques et son diagnostic. J. des Prat. 35, 289 (1921). Ref. Z.org. Chir. 14, 565 (1921). — Redlich, Fritz: Zur Diagnose der neurogenen Tumoren des Mediastinums. Wien. med. Wschr. 1926, Nr 24. — Redtenbacher: Perikardtumor. Wien. klin. Wschr. 1889. Zit. nach Mönckeberg. — Regnier: Zur Röntgendiagnose zerfallender Bronchuscarcinome. Fortschr. Röntgenstr. 37, H. 1, 50. — Rehn: Zit. nach Benjamin und Goett. — Reich: Zur Kasuistik der Zwerchfell hernien. Fortschr. Röntgenstr. 30 305 (1922/23). — Reiche: Akute Bronchialdrüsen schwellung mit einseitiger Bronchostenose. Arch. Kinderheilk. 81, H. 4, 293 (1927). — Reinberg: Röntgenstudien über die normale und pathologische Physiologie des Tracheo-Bronchialbaumes. Fortschr. Röntgenstr. 33, 661. — Zur Röntgendiagnose der Lungen cysticercose. Fortschr. Röntgenstr. 33, 382 (1925). — Reissig: Über Enchondrome der Pleura. Inaug.-Diss. Würzburg 1892. — Remé: Echinokokkusreaktion bei einem Fall von Lungenechinokokkus im Kindesalter. Dtsch. med. Wschr. 53, 324 (1927). — Rémond et Colombiès: Les néoplasmes primitifs de la plèvre. Rev. Méd. (1922), 39, 424. Ref. Z.org. Chir. 19, 278 (1923). — Renault, Cathaca et Plichet: Lymphocytom malin du mediastin anterieur chez un enfant de vingt mois. Origine thymique probable. Bull. Soc. méd. Hôp. Paris 48, 176 (1924). — Reyher: Das Röntgenverfahren in der Kinderheil kunde. Berlin: H. Meußer 1912. — Ribbert: Über ein primäres Lungencarcinom. Dtsch. med. Wschr. 22 (1896). — Die Endokardtumoren. In Henke und Lubarsch: Handbuch der speziellen pathologischen Anatomie und Histologie 2. Berlin: Julius Springer 1924. — Ricard: Zit. nach Garré. — Rieder: Die Röntgenuntersuchung des Mediastinums. In Rieder und Rosenthal: Lehrbuch der Röntgenkunde 1. Leipzig: Joh. Ambrosius Barth 1913. — Röntgenuntersuchung des Pneumothorax, der Pleura und des Zwerchfells. In Schittenhelm: Lehrbuch der Röntgendiagnostik 1. Berlin: Julius Springer 1924. — Rindfleisch: Fibroma pulmonum multiplex. Virchows Arch. 81, 516. — Zit. nach Borst. — Rist, Jakob et Soulas: Sténose bronchique extrinsèque révélée par l'examen radiologique après injection de lipiodol sous le contrôle de la bronchoscopie. Bull. Soc. med. Hôp. Paris 42, Nr 22, 1082 (1926). — Rizer and Habien: Primary carcinoma of the lung. Minnesota Med. 5, 352 (1922). — Rokitansky: Lehrbuch der pathologischen Anatomie. Wien 1855 u. 1861. — Rolland: Diagnostic du cancer du poumons. Prat. Méd. franç., Dez. 1924, 1011. — Rolly: Tumor der linken Lunge (Lymphosarkom). Med. Ges. Leipzig Sitzg 2. Mai 1921. Ref. Münch. med. Wschr. 68, 829 (1921). — Rosenberg: Die Bedeutung der Röntgenstrahlen für die Diagnose der für den Laryngologen in Betracht kommenden intrathorakischen Geschwülste. Arch. f. Laryng. 8, 1 (1898). — Rosenblatt: Lympho sarkom des Mediastinums. 11. Chirurgen- u. 3. Therapeutenkongreß Moskau, Jan. 1912. Ref. Fortschr. Röntgenstr. 18, 439 (1911/12). — Rosenson: Neoplasms of the mediastinums in infancy and childhood, report of a case of ganglioneuroma in a girl of eight years. Amer. J. Dis. Childr. 26, 411 (1923). — Rossbach: Mechanische Vagus- und Sympathicusreizung bei Mediastinaltumoren. Inaug.-Diss. Jena 1869. — Rostoski, Saupe und Schmorl: Die Bergkrankheit der Erzbergleute in Schneeberg in Sachsen (Schneeberger Lungenkrebs). Z. Krebsforschg 23, H. 4/5, 360 (1926). — Roubier et Milhaud: Cancer primitif du poumon droit pri pour un absces sous-phrenique. Lyon méd. 1922, 63. Ref. Zbl. Chir. 49, 1344 (1922). — Rouslacroix et Huguenin: Epithélioma primitif du poumon droit à forme cavitaire chez un syphilitique. Tentative d'intervention chirurgical. Fracture spontanée de l'humérus droit. Bull. Assoc. franç. Étude Canc. 15, Nr 7, 345 (1926). — Rowe: Tumors of the Mediastinum. J. of Radiol. 5, 190 (1924). — Rostoski: Lungentumoren bei Berg arbeitern. Verh. dtsch. Ges. inn. Med. 1923, 423.

Sabrazès: Gaz. Soc. méd. Bordeaux 1919. — Sachs: Über die primären malignen Lungentumoren. Schweiz. med. Wschr. 54, 1156 (1924). — Sale: Tumors of the media stinum. Three cases. Med. Clin. N.-Amer. 6, 189 (1922). Ref. Kongreß bl. Med. 27, 361 (1922). — Salomon und Engelmann: Zur Differentialdiagnose Lungentuberkulose-Lungentumor. Z. Tbk. 28, 165 (1918). — Sante: Acute consolidation of the lungs. Their recognition and differential diagnosis. Radiology 4, 221 (1925). — Sartorari: Su di un caso di sarcoma primitivo del polmone. Tumori 10, H. 4 (1924). Ref. Zbl. Chir. 51, 2406 (1924). — Sauerbruch: Mediastinalcyste. Ärztl. Ver. München Sitzg. 12. Nov. 1919.

444 Literaturverzeichnis.

Ref. Berl. klin. Wschr. **57**, 335 (1920). — Die operative Entfernung von Lungengeschwülsten. Zbl. Chir. **53**, 852 (1926). — Lungenechinokokkus. Ärztl. Ver. München Sitzg 13. Jan. 1926. Ref. Münch. med. Wschr. **73**, 220 (1926). — Lungencarcinom. Ärztl. Ver. München Sitzg 13. Jan. 1926. Ref. Münch. med. Wschr. **73**, 220 (1926). — Saupe: Über röntgenologische Lungenbefunde bei der sog. Bergkrankheit der Erzbergleute in Schneeberg. Verh. dtsch. Röntgenges. (Kongreßbericht) **14**, 35 (1923). — Das Thoraxröntgenbild im frühesten Kindesalter. München: J. F. Lehmann 1925. — Savy: Les pleurésies mediastines. Progrés méd. **1910**. — Schech: Primäres Sarkom der Lungen. Dtsch. Arch. klin. Med. **47**, 411. — Schiff: Demonstration von intrathoracischer Struma. Ges. Ärzte Wien 27. Okt. 1899. Ref. Wien. klin. Wschr. **1899**, 1111. — Schiffner: Zur Kasuistik des Lymphogranuloms. Med. Klin. **17**, 1174 (1921). — Schleier, F. M.: Dermoid cyst of the pleural cavity. J. amer. med. Assoc. **84**, 1038 (1925). — Schlesinger: Krankheiten des höheren Lebensalters. Wien-Leipzig **1915**, 2. — Tuberkulöses Lymphogranulom. Med. Sekt. schles. Ges. vaterl. Kultur Breslau 20. Jan. 1922. Ref. Klin. Wschr. **1**, Nr 22, 1130 (1922). — Schmidt: Zur klinischen Diagnostik der Miliarcarcinose der Lungen. Med. Klin. **1913**, Nr 50. — Knolliger Mediastinaltumor. Med. Ges. Leipzig Sitzg 18. Dez. 1923. Ref. Klin. Wschr. **3**, 430 (1924). — Bronchuscarcinome, sekundäre Lungengeschwülste, maligne Pleura- und Mediastinaltumoren. Eine klinische Studie auf Grund eigener Kasuistik. Med. Klin. **22**, Nr 49, 1837 (1926). — Kombination eines Mediastinaltumors mit Amöbeninfektion. Arch. of physic. Ther. **7**, 558 (1926). Ref. Fortschr. Röntgenstr. **35**, 852 (1927). — Schmidt, Werner: Über Fibrome der Lungenpleura. Inaug.-Diss. Greifswald 1903. — Schmieden: Über die Operationsbehandlung der Teratome im vorderen Mediastinum. Arch. klin. Chir. **129**, 657 (1924). — Schmincke: Pathologie des Thymus. In Henke und Lubarsch: Handbuch der speziellen pathologischen Anatomie und Histologie 8. Berlin: Julius Springer 1926. — Schmoller: Die Grundlage der Diagnose der Lungentumoren. Fortschr. Röntgenstrahlen **31**, H. 4, 399 (1923/24). — Schmorl: Pathologisch-anatomischer Teil in Rostoski, Saupe und Schmorl, s. d. — Über die Beziehungen anthrakochalikotischer Bronchiallymphknoten zu Bronchialveränderungen. Münch. med. Wschr. **1925**, Nr 19, 757. — Schneider: Ein anatomisch und klinisch umschriebener Typus des Pleurasarkoms. Virchows Arch. **252**, 706 (1924). — Schöller, Karoly: Einiges über die Röntgenuntersuchung des Mediastinum posticum. Röntgenol. **1**, 19 (1922). Ref. Z.org. Chir. **21**, 500 (1923). — Schöppler: Über ein großzelliges Riesenzellensarkom des Mediastinums. Frankf. Z. Path. **22**, 305 (1919/20). — Schridde: Thymus. In Aschoff: Lehrbuch der pathologischen Anatomie, 4. Aufl. Jena. — Schröder: Über Lungensyphilis. Münch. med. Wschr. **1909**, 1401. — Der künstliche Pneumothorax als diagnostisches Hilfsmittel zur besseren Erkennung der Lungentumoren. Internat. Zbl. Tbk.forschg **10**, 354 (1916). — Schrohe: Vorführung von Lungenaufnahmen. Ärztl. Ver. Mainz Sitzg 25. Juni 1923. Ref. Klin. Wschr. **2**, 1962 (1923). — Schrötter: Erkrankungen des Herzbeutels. In Nothnagels Handbuch. — Schubert: Über Trachealverdrängung bei Thymus hyperplasticus. Beitr. klin. Chir. **82**, 269 (1913). — Schütze: Lungentumoren und Röntgenfehldiagnose. Fortschr. Röntgenstrahlen **27**, H. 1, 46 (1920). — Schulze-Vellinghausen: Beitrag zur Kenntnis des primären Endothelkrebses der Pleura. Münch. med. Wschr. **1900**, 647. — Schupfer: Sopra un caso di mediastino-pericardite sarcomatosa con pleurite destra saccata paramediastinica. Policlinico, ser. prat. **27**, 461 (1920). — Schur, Heinrich: Kasuistische Mitteilungen zur Klinik der Mediastinaltumoren. Hautaffektionen als erstes Symptom von Mediastinaltumoren. Wien. klin. Wschr. **30**, 837 (1917). — Schuster: Ein Beitrag zu den malignen Thymusgeschwülsten epithelialer Herkunft (Adenocarcinom gelatinosum). Beitr. path. Anat. **75**, 403 (1926). — Schwab, Ernst: Ein Fall von maligner Myommetastase in der Lunge. Fortschr. Röntgenstr. **33**, 733 (1925). — Schwalbe: Zur Lehre von den primären Lungen- und Brustfellgeschwülsten. Dtsch. med. Wschr. **17**, Nr 45, 1238 (1891). — Entwicklung eines primären Lungencarcinoms in einer tuberkulösen Kaverne. Virchows Arch. **149** (1897). — Schwalm: Ein Beitrag zur Differentialdiagnose Lungentumor-Tuberkulose. Beitr. Klin. Tbk. **68** H. 4/5, 667 (1928). — Schwarz: Die Röntgenuntersuchung der Verdauungsorgane. In Schittenhelm: Lehrbuch der Röntgendiagnsotik 2. Berlin: Julius Springer 1924. — Teratoide Cyste im Mediastinum. Demonstr. Wien. Röntgenges. 10. Jan. 1928. Ref. Wien. med. Wschr. **1928**. Nr 30. — Schwarz G.: Die Röntgentherapie der Blutkrankheiten. Vortrag im Rahmen der Fortbildungskurse der Wiener Universität Juni 1927. — Scott and Forman: Primary carcinoma of the lungs. Med. Rec. **90.**, 425 (1916). — Sebba: Recurrenslähmung. Inaug.-Diss. Rostock 1908. — Seefisch:

Lungenechinokokkus. Berl. Ges. Chir. Nov. **1923.** Ref. Zbl. Chir. **51,** 284 (1924). — Sehrt: Inaug.-Diss. Leipzig 1904. — Seidler: Über Perikarddivertikel. Wien. klin. Wschr. **1921,** Nr 49, 592. — Selka: Über Knochenmetastasen beim Bronchuscarcinom. Seltene Lokalisation in der Handwurzel. Fortschr. Röntgenstr. **37,** H. 4, 483 (1928). — Sessa, P.: Sopra un caso di neoplasia maligna primitiva del pulmone. Radiol. med. **11,** 6 (1924). — Beitrag zur Röntgenuntersuchung der primären malignen Tumoren der Lunge. Radiol. med. **12,** Nr 3 (1925). — Severin: Metastatischer Lungentumor. Breslau. Röntgenver. Sitzg 30. Febr. 1921. Ref. Fortschr. Röntgenstr. **28,** 87 (1921). — Seydel: Über Operabilität von Lungen- und Pleuratumoren. Münch. med. Wschr. **57,** 452 (1910). — Seyfarth: Primäre Lungen- (Bronchial-) Carcinome in Leipzig. Dtsch. med. Wschr. **1924,** Nr 44. — Sgalitzer: Die röntgenographische Darstellung der Luftröhre mit besonderer Berücksichtigung ihrer Veränderungen bei Kropfkranken. Arch. klin. Chir. **110,** 418 (1918). — Zur Kenntnis der Lage und Formveränderungen der Luftröhre bei intrathorakalen Erkrankungen auf Grund der Röntgenuntersuchung. Arch. klin. Chir. **115,** H. 4, 967 (1921). — Sgalitzer und Stöhr: Zur Röntgenuntersuchung der Luftröhre, unter besonderer Berücksichtigung der Tracheomalacie. Fortschr. Röntgenstr. **32,** 247 (1924). — Shennan: Tumors of mediastinum and lung. J. of Path. **31,** 365 (1928). — Sicard et Forestier: Exploration Radiologique par l'Huile jodie. Presse méd. **1923,** Nr 44. — Siegmund: Krebsentwicklung und Bronchiektasien. Virchows Arch. **236,** 191 (1923). — Silberstern und Singer: Über tumorartiges Aussehen der Tuberkulose im Röntgenbilde. Wien. med. Wschr. **1925,** Nr 33 u. 41. — Silbiger: Zur Diagnose des Bronchialcarcinoms. Z. Laryng. **14,** 356 (1926). — Bronchialcarcinom. Ver. dtsch. Ärzte Prag Sitzg 26. Febr. 1926. **34,** 782. — Simmonds: Über maligne Thymusgeschwülste. Z. Krebsforschg **12,** 280 (1913). — Singer, Paul: Über einen Fall eines malign degenerierten cystischen Teratoms im Mediastinum anterius mit einer Osteoarthropathie hypertrophiante pneumique. Wien. Arch. klin. Med. **15,** H. 1, 195 (1928). — Smith and Stone: Tumors of the Mediastinum in children. Ann. Surg. **79,** 687 (1924). — Snapper: Diagnose des Bronchialcarcinoms. Nederl. Tijdschr. Geneesk. **72,** Nr 8, 191 (1928). — Soiland: Die Granulome (Hodgkins disease, Lymphosarkom und Leukämie). Radiol. **1925,** 410. Ref. Fortschr. Röntgenstr. **34,** 228 (1926). — Sokolowski: Zur Diagnose von bösartigen Neubildungen der Lunge und der Pleura. Beitr. Klin. Tbk. **35,** 205 (1917). — Sonnenfeld: Die klinische und röntgenologische Diagnose und Differentialdiagnose der bösartigen Lungengeschwülste. Med. Klin. **24,** Nr 16, 617 u. Nr 17, 659 (1928). — Sonnenschein: Dermoids of the anterior mediastinum with report of a case. Ann. of Otol. **29,** 427 (1920). — Sorge: Beitrag zur Kenntnis der Mediastinaltumoren. Arch. klin. Chir. **120,** 150 (1922). — Sorgo: Zur Differentialdiagnose der primären und sekundären Pleuratumoren. Z. Heilk. **23,** H. 8, 299. — Spassokukotzky: Lungenechinokokken. Vrač. Delo (russ.) **8,** 956 (1925). Ref. Zbl. Tbk.forschg **26,** 624 (1927). — Spiess: Ein Fall von hochgradiger Dyspnoe infolge eines Polypen im rechten Bronchus. Münch. med. Wschr. **1910,** Nr 40, 2095. — Staehelin: Über die Zunahme des primären Lungenkrebses mit Bemerkungen über die Diagnose. Klin. Wschr. **4,** 1853 (1925). — Die Röntgenuntersuchung der Lunge. Schweiz. med. Wschr. **56,** Nr 16, 376 (1926). — Stahl: Über den diagnostischen Pneumothorax. Fortschr. Röntgenstr. **29,** 169. — Steckelmacher: Ein Beitrag zur Kenntnis der hyperplastisch-porotischen Osteoperiostitis. Dtsch. Arch. klin. Med. **127,** 231 (1918). — Steiner: Ein spontan geheilter Fall von primitiver Echinokokkuscyste der Lunge. Dtsch. med. Wschr. **1913,** 1832. — Lymphogranulom der Lunge. 3. Tagg dtsch. Röntgenol. u. Radiolog. in der tschechoslov. Republik Prag 25. u. 26. Okt. 1924. Ref. Fortschr. Röntgenstr. **33,** 287 (1925). — Stern: Die Diagnostik und Behandlung des Lungenechinokokkus. Erg. med. Strahlenforschg **3.** Leipzig: Georg Thieme 1928. — Sternberg, Carl: Primärerkrankungen des lymphatischen und hämatopoetischen Apparates. Erg. Path. **9 II,** 360 (1903). — Blutkrankheiten. In Henke und Lubarsch: Handbuch der speziellen pathologischen Anatomie und Histologie **1.** Berlin: Julius Springer 1926. — Der heutige Stand der Lehre von den Geschwülsten, 2. Aufl. Wien: Julius Springer 1926. — Lymphogranulom der Bronchien. Diskussion zum Vortrag Altmann (s. d.). — Sternberg, Maxim.: Lungengeschwülste. Wien. med. Wschr. **73,** 1365 (1923). — Stevens: Malignant diseases of the lung with special reference to sarcome. Amer. J. med. Sci. **114,** 193 (1912). — Stöcklin: Der künstliche Pneumothorax als diagnostisches und therapeutisches Hilfsmittel bei Echinokokken und Absceß der Lunge. Beitr. Klin. Tbk. **46,** 256 (1921). — Stoerck: Über angeborene blasige Mißbildung der Lunge. Wien. klin. Wschr. **1897,** Nr 1, 25. — Stoichitza: Zwei Fälle von

Mediastinalgeschwulst. Spital (rum.) **1920**, Nr 6, 171. Ref. Z.org. Chir. **14**, 139 (1921). — STOUT: Zit. nach HAMPERL. — STRUNNIKOFF: Zur Diagnostik und operativen Behandlung des Lungenechinokokkus. Wratschebn. Djelo 7, 636 (1924). Ref. Z.org. Chir. **31**, 169 (1925). — STRUNZ: Klinische Verlaufsformen des Bronchialcarcinoms. Wien. klin. Wschr. **1925**, Nr 37, 1008. — SULTAN: Bronchuscyste. Zbl. Chir. **52**, 869 (1925). — SUTHERLAND: Ein Fall von Myxom der Lunge. Radiology **3**, 161 (1924). Ref. Fortschr. Röntgenstr. **33**, 150 (1925). — SVENTURHAGEN: Some cases of pulmonary atelectasie. Acta radiol. (Stockh.) **5**, 250 (1926).

TELJATNIKOFF: Zur Lehre vom Lungenkrebs. Kazan. med. ž. **21**, 807 (1925). Ref. Zbl. Tbk.forschg **26**, 807 (1927). — TERPLAN: Ein Beitrag zu den Teratomen der Brusthöhle. Virchows Arch. **240**, 166 (1923). — TEUFL: Lymphogranulom der Lunge. Diskussion zum Vortrag ALTMANN (s. d.). — THIELE, ROSTOSKI, SAUPE und SCHMORL: Über den Schneeberger Lungenkrebs. Ges. Natur- u. Heilk. Dresden Sitzg 8. Okt. 1923. Ref. Münch. med. Wschr. **71**, 24 (1924). — THOMAS, GEORGE: X ray-diagnosis in diseases in the region of the Mediastinum. Cleveland med. J. **13**, 22 (1914). — THOMAS and FARMER: Diagnosis of primary intrathoracic neoplasms. Amer. J. Roentgenol. **11**, 391 (1924). — TISSOT: Lymphadénome du médiastin antérieur. J. des Prat. **35**, 343 (1921). Ref. Z.-org. Chir. **14**, 361 (1921). — TOBIESEN: Ein Fall von Sarkom des Perikardiums. Z. klin. Med. **75** (1912). — TONELLI: Casi atipici di echinococco del polmone. Radiol. med. **13**, 874 (1926). — TOVELL: X-ray findings in primary carcinoma of the lung. Canad. med. Assoc. J. **15**, 485 (1925). — TROMMER: Zur Kontrastdarstellung des Bronchuscarcinoms. Fortschr. Röntgenstr. **36**, H. 4, 835. — TSCHISTOWITSCH: Zit. nach HAMPERL. — TUFFIER: Angioma du poumon. Bull. Soc. Chir. Paris **34** et Bull. Soc. Radiol. Paris **34**, 887 (1909). — TUFFIER et AUBOURG: Tumeurs du poumon diagnostiquées par les rayons X. Bull. Soc. Radiol. méd. France **1**, 35 (1909). — TYLER: Metastasis in malignancy. J. of Radiol. **5**, 412 (1924).

UFFREDUZZI: Echinococco multiplo del polmone e del fegato. Morgagni 20. April 1924. Ref. Zbl. Chir. **51**, 2470 (1924). — UHLIG, M.: Über den Schneeberger Lungenkrebs. Virchows Arch. **230**, 76 (1921). — UNVERRICHT: Beiträge zur klinischen Geschichte der krebsigen Pleuraergüsse. Z. klin. Med. **4**, 79 (1882). — USPENSKIJ: Röntgendiagnostik der Echinokokkuskrankheit der Brust- und Bauchhöhle. Russk. Klin. **5**, 244 (1926). Ref. Z.org. Chir. **38**, 560 (1927). — USPENSKY: Die Bedeutung der Röntgenstrahlen für die Diagnostik des Lungenkrebses. Z. Krebsforschg **26**, H. 2, 166 (1928).

VALLARDI: Del pneumotorace diagnostico (Cisti da echinococco del polmone diagnosticate col pneumotorace artificiale). Policlinico, sez. prat. **29**, 1561 (1922). Ref. Z.org. Chir. **24**, 82 (1924). — VEDEL et JANBON: Cancer primitif de poumons. Bull. Soc. Med. Biol. Montpellier et du Languedoc mediterranee 7, H. 9, 478 (1926). — VEREBÉLY: Eine aus dem hinteren Mediastinum entfernte Geschwulst. Ges. Ärzte Budapest Sitzg 27. März 1926. Ref. Klin. Wschr. **5**, 1393 (1926). — VERGER, PIÉCHAUD et AUBERTIN: Contribution à la symptomatologie de l'echinococcose pulmonaire. Paris méd. **14**, 551 (1924). Ref. Z.org. Chir. **28**, 357 (1924). — VIERORDT: Diagnostik der inneren Krankheiten, 4. Aufl. **1897**. — VINCENTI: Tumore maligno del mediastino in soggetto eredoluetico. Riv. Osp. Rome, Juni **1925**. Ref. Zbl. Chir. **52**, 2857 (1925). — VIRCHOW: Krankhafte Geschwülste **2**. — VOGT: Zur Kritik der Röntgendiagnostik des Herzens und des Thymus in der ersten Lebenszeit. Fortschr. Röntgenstr. **32**, 75 (1924). — VOLHARD: Lungenechinokokkus. Ver. Ärzte Halle a. S. Sitzg 14. Nov. 1923. Ref. Klin. Wschr. **3**, 93 (1924). — VORHOEVE: La Lymphogranulomatose maligne. Acta radiol. (Stockh.) **4**, 567 (1925). — VRIES, W. M. DE: Über Lungenkrebs. Nederl. Tijdschr. Geneesk. **70 II**, Nr 3, 255 (1926).

WADSACK: Ein solitärer Echinokokkus der Lunge durch Aushusten spontan geheilt. Berl. klin. Wschr. **43**, 1097 (1906). — WAGNER: Osteom der Lunge. Arch. physiol. Heilk. **1859**. Zit. nach SEYDEL. — WALD, LE: Newgrowths of the lungs; primary and secondary. Radiology 4, 212 (1925). — WALSHAM und BEALE: Über die Anwendung der Radiographie für die Erkennung von Lungen- und Herzkrankheiten. Med. Soc. Lond. Sitzg 14. Jan. 1901. Ref. Dtsch. med. Wschr. **27**, 72 (1901). — WATSUJI: Beiträge zur Kenntnis des primären Hornkrebses der Lunge. Z. Krebsforschg **1**, 445 (1904). — WEBER, EUGEN: Zwei kasuistische Beiträge (Lungenechinokokkus und Aktinomykose der Lungen). Fortschr. Röntgenstr. **17**, 327 (1911). — WEIGERT s. in HESSE und HÄRTING. — WEIL: Drei Fälle von Lungentumor mit ungewöhnlichem Röntgenbefunde. Fortschr. Röntgenstr. **19**, 146 (1912/13). — WEIL, A.: Miliarcarcinose der Lunge. Fortschr. Röntgenstr. **25**, 420 (1918). — WEIL et

Darbois: Cinqu cases de cancer primitif du poumon. J. de Radiol. 8, 228 (1924). — Weinberg: Zur Kenntnis des Lungenechinokokkus. Fortschr. Röntgenstr. **24**. — Serodiagnostic de l'echinococcose. Ann. Inst. Pasteur **1909**, Nr 6, 472. — Weinberg und Degner: Beitrag zur Kenntnis des Lungenechinokokkus. Fortschr. Röntgenstr. **24**, 319 (1916/17). — Zur Kenntnis des Lungenechinokokkus. Zbl. Chir. **1914**, 1261. — Weinberger: Weitere Beiträge zur Radiographie der Brustorgane. Med. Klin. **1908**, Nr 16, 584. — Osteoarthropathie bei Lungencarcinom. Wien. Arch. klin. Med. **2**, 357 (1921). — Atlas der Radiographie der Brustorgane. Wien: Engel 1901. — Retraktion des Herzens und des Mediastinums in die kranke Seite als Symptom der Bronchostenose. Ges. inn. Med. 18. Okt. 1906. Ref. Wien. med. Wschr. **56**, 2219 (1906). — Weinstein: Zur Überlegenheit des Röntgenbefundes gegenüber dem makroskopischen Sektionsergebnis. Röntgenver. Berlin Sitzg 12. Okt. 1922. Ref. Fortschr. Röntgenstr. **30**, 143 (1922/23). — Weis und Fraenkel: Über vernarbende Lymphogranulomatose. Münch. med. Wschr. **1921** Nr 10, 295. — Weis and Krusen: A foreign body in the lung for thirtyfive years complicated by abscess and tumor formation. J. amer. med. Assoc. **78**, 506 (1922). — Weiss: Hodgkinsche Krankheit. Ärztl. Ver. Hamburg Sitzg 15. April 1920. Ref. Münch. med. Wschr. **67** 793 (1920). — Über die in den hinteren Mediastinalraum hineinragenden Geschwülste. Fortschr. Röntgenstr. **26**, 41 (1919/20). — Weller: Primary carcinoma of the larger bronchi. Arch. int. Med. **11**, 314 (1913). — Wenckebach: L'examen radiographique du thorax. 17. Congr. internat. méd. London **1913**. Ref. Arch. Éléctr. méd. **23**, Nr 364, 184 (1913). — Verh. d. dtsch. Ges. inn. Med. 35. Kongreß **1923**, 263. — The radiology of the chest. Arch. of Roentgen-ray 18, 169 (1913). — Wessen: An intrathoracic tumour of a xanthomatous character. Acta chir. scand. (Stockh.) **53**, 621 (1920). — Wessler and Greene: Intrathoracic Hodgkins disease: its Roentgendiagnosis. J. amer. med. Assoc. **74**, 445 (1920). — Wessler and Jaches: Clinical Roentgen of diseases of the Shet. New York. — Whitacker, Lester: Malignant Lymphoman. Arch. int. Med. **32** 538 (1923). — Wierig: Beiträge zum Kapitel der Lungenzeichnung im Röntgenbild. Fortschritte Röntgenstr. **35**, H. 4, 704. — Über Lymphogranulomatose. Beitr. Klin. Tbk. **61**, 567 (1925). — Wilhelm: Ein Fall von Lungenechinokokkus. Fortschr. Röntgenstr. **24**, 59 (1916/17). — Willis: The Roentgen-ray and its use in diagnosis with report of a few cases. J. of Radiol. **5**, 235 (1924). — Windholz: Perikardcyste. Diskussion zu Denk. Wien. klin. Wschr. **1926**, Nr 45, 1319. — Wintz: Röntgenschädigungen in der Tiefentherapie. Verh. dtsch. Röntgenges. **13**, 133. — Wizekowsky: Über den primären Lungenkrebs. Wien. klin. Wschr. **26**, 1067 (1913). — Wolf: Der primäre Lungenkrebs. Fortschr. Med. **13**, 725 (1890). — Wolff, Walter: Intrathorakale Tumoren. Med. Klin. **17**, 100 (1921). — Wölfler: Über den wandernden Kropf. Wien. klin. Wschr. **1889**, Nr 19. — Wright: Note on elevation of the diaphragm and unilateral phrenic paresis. Arch. of Roentgenol. **28**, 187 (1923). — Wuhrmann: Die Struma intrathoracica. Dtsch. Z. Chir. **43** (1896).

Young, F. H.: Two cases of neoplasms of the mediastinum with unusuel complications. Lancet **210**, 1196 (1926).

Zdansky: Mediastinalwandern bei Skoliose der Wirbelsäule. Wien. Röntgenges. Sitzg 5. Juni 1928. — Zeckwer: Mesothelioma of the pleura. Arch. int. Med. **34**, 191 (1924). — Zeitlin: Röntgendiagnose der Tumoren des Brustraumes. Moskau. Röntgen- und Radiumkongreß, 1. Sitzg. Ref. Fortschr. Röntgenstr. **31**, 105 (1923/24). — Die Röntgendiagnostik chirurgischer Erkrankungen der Lungen. 2. russ. Röntgenol.- u. Radiol.-Kongreß Moskau u. Leningrad 7.—14. Mai 1924. Ref. Fortschr. Röntgenstr. **33**, 599 (1925). — Ziegler: Die Hodgkinsche Krankheit. Monographie. Jena 1911. — Beitrag zur Röntgendiagnostik der Bronchostenose. Dtsch. med. Wschr. **1913**, Nr 46.

Namenverzeichnis.

Sachverzeichnis.